全国高等医药院校药学类专业第五轮规划教材

临床医学概论

第2版

（供药学类及相关专业使用）

主　编　陈　垦
副主编　张　威　官成浓　李贵平
编　者　（以姓氏笔画为序）
王　芳（广东省妇幼保健院）
王其友（中山大学附属第三医院）
龙友明（广州医科大学附属第二医院）
刘华锋（广东医科大学附属医院）
迟作华（广东药科大学临床医学院）
李欢欢（郑州大学第一附属医院）
李贵平（南方医科大学南方医院）
李晨钟（南方医科大学第三附属医院）
李景森（滨州医学院附属医院）
张　明（西北妇女儿童医院）
张　威（广东药科大学附属第一医院）
张祥忠（中山大学附属第三医院）
陈　垦（广东药科大学）
陈莉延（广州医科大学附属第一医院）
孟　勇（汕头大学医学院第一附属医院）
官成浓（广东医科大学）
宫　建（沈阳药科大学）
徐学聚（郑州大学第一附属医院）
康　旭（广东省中医院）
蒋文功（广东药科大学临床医学院）
曾慧兰（暨南大学附属第一医院）
臧国庆（上海交通大学附属上海市第六人民医院）

中国健康传媒集团
中国医药科技出版社

内容提要

本教材为“全国高等医药院校药学类专业第五轮规划教材”之一，系根据本套教材的编写指导思想和原则要求，结合专业培养目标和本课程的教学目标、内容与任务要求编写而成。全书除绪论外共有七篇三十一章，主要内容包括诊断学基础、辅助检查、肿瘤学、内科疾病、外科疾病、妇产科疾病、儿科疾病等内容。

本教材为书网融合教材，即纸质教材有机融合电子教材、教学配套资源（PPT、微课、视频、图片等）、题库系统、数字化教学服务（在线教学、在线作业、在线考试），使教学资源更加多样化、立体化。

本教材供药学类及相关专业使用。

图书在版编目（CIP）数据

临床医学概论/陈垦主编．—2版．—北京：中国医药科技出版社，2019.12

全国高等医药院校药学类专业第五轮规划教材

ISBN 978-7-5214-1522-3

Ⅰ.①临…　Ⅱ.①陈…　Ⅲ.①临床医学-医学院校-教材　Ⅳ.①R4

中国版本图书馆CIP数据核字（2020）第000816号

美术编辑　陈君杞
版式设计　友全图文

出版　**中国健康传媒集团**｜中国医药科技出版社
地址　北京市海淀区文慧园北路甲22号
邮编　100082
电话　发行：010-62227427　邮购：010-62236938
网址　www.cmstp.com
规格　889×1194 mm $^{1}/_{16}$
印张　$31^{1}/_{2}$
字数　702千字
初版　2007年10月第1版
版次　2019年12月第2版
印次　2019年12月第1次印刷
印刷　三河市国英印务有限公司
经销　全国各地新华书店
书号　ISBN 978-7-5214-1522-3
定价　82.00元

获取新书信息、投稿、为图书纠错，请扫码联系我们。

数字化教材编委会

主　　编　陈　垦

副 主 编　张　威　官成浓　李贵平

编　　者　（以姓氏笔画为序）

王　芳（广东省妇幼保健院）
王其友（中山大学附属第三医院）
龙友明（广州医科大学附属第二医院）
刘华锋（广东医科大学附属医院）
迟作华（广东药科大学临床医学院）
李欢欢（郑州大学第一附属医院）
李贵平（南方医科大学南方医院）
李晨钟（南方医科大学第三附属医院）
李景森（滨州医学院附属医院）
张　明（西北妇女儿童医院）
张　威（广东药科大学附属第一医院）
张祥忠（中山大学附属第三医院）
陈　垦（广东药科大学）
陈莉延（广州医科大学附属第一医院）
孟　勇（汕头大学医学院第一附属医院）
官成浓（广东医科大学）
宫　建（沈阳药科大学）
徐学聚（郑州大学第一附属医院）
康　旭（广东省中医院）
蒋文功（广东药科大学临床医学院）
曾慧兰（暨南大学附属第一医院）
臧国庆（上海交通大学附属上海市第六人民医院）

学术秘书　迟作华（广东药科大学临床医学院）
李　敏（广东药科大学）

常务编委会

出版说明

“全国高等医药院校药学类规划教材”，于20世纪90年代启动建设，是在教育部、国家药品监督管理局的领导和指导下，由中国医药科技出版社组织中国药科大学、沈阳药科大学、北京大学药学院、复旦大学药学院、四川大学华西药学院、广东药科大学等20余所院校和医疗单位的领导和权威专家成立教材常务委员会共同规划而成。

本套教材坚持“紧密结合药学类专业培养目标以及行业对人才的需求，借鉴国内外药学教育、教学的经验和成果”的编写思路，近30年来历经四轮编写修订，逐渐完善，形成了一套行业特色鲜明、课程门类齐全、学科系统优化、内容衔接合理的高质量精品教材，深受广大师生的欢迎，其中多数教材入选普通高等教育“十一五”“十二五”国家级规划教材，为药学本科教育和药学人才培养做出了积极贡献。

为进一步提升教材质量，紧跟学科发展，建设符合教育部相关教学标准和要求，以及可更好地服务于院校教学的教材，我们在广泛调研和充分论证的基础上，于2019年5月对第三轮和第四轮规划教材的品种进行整合修订，启动“全国高等医药院校药学类专业第五轮规划教材”的编写工作，本套教材共56门，主要供全国高等院校药学类、中药学类专业教学使用。

全国高等医药院校药学类专业第五轮规划教材，是在深入贯彻落实教育部高等教育教学改革精神，依据高等药学教育培养目标及满足新时期医药行业高素质技术型、复合型、创新型人才需求，紧密结合《中国药典》《药品生产质量管理规范》（GMP）、《药品经营质量管理规范》（GSP）等新版国家药品标准、法律法规和《国家执业药师资格考试大纲》进行编写，体现医药行业最新要求，更好地服务于各院校药学教学与人才培养的需要。

本套教材定位清晰、特色鲜明，主要体现在以下方面。

1.契合人才需求，体现行业要求 契合新时期药学人才需求的变化，以培养创新型、应用型人才并重为目标，适应医药行业要求，及时体现新版《中国药典》及新版GMP、新版GSP等国家标准、法规和规范以及新版《国家执业药师资格考试大纲》等行业最新要求。

2.充实完善内容，打造教材精品 专家们在上一轮教材基础上进一步优化、精炼和充实内容，坚持“三基、五性、三特定”，注重整套教材的系统科学性、学科的衔接性，精炼教材内容，突出重点，强调理论与实际需求相结合，进一步提升教材质量。

3.创新编写形式，便于学生学习 本轮教材设有“学习目标”“知识拓展”“重点小结”“复习题”等模块，以增强教材的可读性及学生学习的主动性，提升学习效率。

4.配套增值服务，丰富教学资源 本套教材为书网融合教材，即纸质教材有机融合数字教材，配套教学资源、题库系统、数字化教学服务，使教学资源更加多样化、立体化，满足信息化教学的需求。通过“一书一码”的强关联，为读者提供免费增值服务。按教材封底的提示激活教材后，读者可通过PC、手机阅读电子教材和配套课程资源（PPT、微课、视频、图片等），并可在线进行同步练习，实时反馈答案和解析。同时，读者也可以直接扫描书中二维码，阅读与教材内容关联的课程资源（“扫码学一学”，轻松学习PPT课件；“扫码看一看”，即可浏览微课、视频等教学资源；“扫码练一练”，随时做题检测学习效果），从而丰富学习体验，使学习更便捷。

编写出版本套高质量的全国本科药学类专业规划教材，得到了药学专家的精心指导，以及全国各有关院校领导和编者的大力支持，在此一并表示衷心感谢。希望本套教材的出版，能受到广大师生的欢迎，为促进我国药学类专业教育教学改革和人才培养做出积极贡献。希望广大师生在教学中积极使用本套教材，并提出宝贵意见，以便修订完善，共同打造精品教材。

中国医药科技出版社
2019年9月

前言

当今临床医学迅猛发展，新理论、新技术、新设备、新方法不断涌现，临床诊疗手段和方法也日新月异。为进一步适应现代药学人才培养的需要，拓展医学视野，使学生掌握更多、更实际的临床医学知识，更好地促进药学专业课程的学习，我们按照全国高等医药院校药学类专业第五轮规划教材编写委员会的要求，在中国医药科技出版社的组织和规划下对《临床医学概论》进行了修订。

上一版教材在教学实践过程中，得到了广大教师和学生的认可，同时也发现了一些问题。本次修订在遵循教材建设编写委员会和出版社的统一要求基础上，接受并采纳了来自使用院校相关师生的建设性意见，在传承了上一版教材主要教学内容的基础上重新审视，采用目前通行的案例形式对教材编写框架进行了较大幅度的修订，以期使新修订的教材更加适合学生和教师的使用。

在诊断学基础篇章，删除了一些实用性不强的内容；在内科学、外科学、妇科学、儿科学和肿瘤学等章节，按照目前临床的常见病、多发病和最新的临床发展趋势增加了相应的疾病和诊疗进展。规范了相应疾病案例诊断步骤，使内容更具实用性和通用性，培养学生批判性思维的能力。

本教材为书网融合教材，即纸质教材有机融合电子教材、教学配套资源（PPT、微课、视频、图片等）、题库系统、数字化教学服务（在线教学、在线作业、在线考试），使教学资源更加多样化、立体化。

《临床医学概论》教材建设也和其他教材建设一样需要长期的磨练和积累。本教材在修订的过程中得到了参编院校的热情帮助，提出了许多宝贵意见和建议。本教材全体编写组成员和出版社的相关人员认真负责地参与了修订工作，并如期完成，在此，一并表示诚挚的感谢。但毕竟时间仓促，难免有增删不当和疏漏不足之处，敬请广大师生和读者不吝赐教，惠予指正，以便在下一版修订时不断完善。

编　者

2019 年 10 月

目录

第三篇　肿瘤学

第四篇　内科疾病

第五篇 外科疾病

第六篇 妇产科疾病

第七篇　儿科疾病

绪　论

扫码“学一学”

临床医学（clinical medicine，CM）是医学科学中研究疾病的诊断、治疗和预防的各专业学科的总称。它根据患者的临床表现，从整体出发，结合研究疾病的病因、发病机制和病理过程，进而确定诊断，通过治疗和预防以消除疾病、减轻患者痛苦、恢复患者健康、保护劳动力。临床医学是直接面对疾病、患者，但对患者直接实施治疗的科学，重点在诊断与治疗疾病。临床医学的性质既属于应用科学，但又不是单纯的应用科学，它在疾病的科学发现中起着重要的作用，所涉及的面非常广，包括内科学、外科学、妇产科学、传染病学、神经病学、儿科学等各学科的内容，各学科之间虽独立分科，有各自的独立性与整体性，但彼此之间却又相互密切联系。近年来，以生物学、化学、物理学、数学和基础医学的理论与技术蓬勃发展为基础，临床医学的内容正在不断更新和深入，并进入一个飞跃发展的新时代。

【临床医学的发展】

医学的发展经历了近4000年，从远古时代的神学医学、古代的经验医学、近代的实验医学到目前所提倡的循证医学，在不同的历史阶段，产生了相应的医学模式，反映了医学水平的变化与发展。

原始人类在依靠植物为生的长期过程中，人类还未出现有真正所谓的医学。奴隶社会已开始出现“职业医生”，但奴隶社会的医学笼罩着浓厚的宗教色彩，是一种神学（宗教）医学，常含有许多迷信成分，为了驱逐身体内的鬼怪，使用了催吐、下泄、利尿、发汗等方法。奴隶社会后期，医学逐步摆脱神学束缚与巫医分离，走上了独立发展的道路。

中世纪，医学的发展受到了极大的阻碍。但由于鼠疫、麻风与梅毒等传染病在欧洲猖獗流行，又使医生在实践中积累了经验，懂得了严格隔离患者才能控制其蔓延，这为欧洲医院的建立提供了依据。港口检疫的实施，控制了传染病的进一步蔓延。当时的阿拉伯医学在化学、药物学和制备药物方面取得的成就十分突出，极大地丰富了以后药物制剂的发展。中世纪欧洲临床医学的发展还表现在医学院校、医院和药房的建立。中世纪的医学未能脱离神学色彩，依然由宗教所控制。

16世纪“文艺复兴”的兴起，使医学界产生了一场以帕拉切尔苏斯为代表的医学革命。帕拉切尔苏斯指出人体的生命过程是化学过程，他重视实践，反对烦琐的经院哲学，反对中世纪的传统和权威观念。以宗教控制的医学时代已逐渐退出历史舞台，进入一个以经验为主导的医学时代，这是第一个里程碑。

17世纪时，物理学、化学和生物学的进步，使医学家开始怀疑旧的医学学说，并提出新的学说，倡导以实验客观为基础的医学，成为人类医学上的第二个里程碑。1543年，维萨里发表《人体构造论》，建立了人体解剖学，标志着医学新征途的开始。实验、量度的应用，使生命科学开始步入科学轨道，其标志是哈维发现血液循环。随着实验的兴起，显微镜把人们带到一个新的认识水平。18世纪莫干尼把对疾病的认识由症状推到了器官，建立了病理解剖学，为研究疾病的生物学原因开辟了道路。19世纪中叶的德国病理学家微尔啸，充实和发展了形态病理学，开辟了病理学的新阶段。此外，牛痘接种的发明，公共卫生和社会医学的一些问题引起人们的重视。19世纪下半叶巴斯德证明发酵及传染病都是微生物引起的，德国人科赫发现了霍乱弧菌、结核杆菌及炭疽杆菌等，并改进了培养细菌的方法和细菌染色方法，大多数主要致病菌在此时期内先后发现。巴斯德还用减弱微生物毒力的方法首先进行疫苗的研究，从而创立经典免疫学。

19世纪诊断学有了很大的进步，叩诊法在临床上推广应用；雷奈克发明了听诊器；许多临床诊断辅助手段，如血压测量、体温测量、体腔镜检查都是在19世纪开始应用的。19世纪中叶，解剖学的发展和麻醉法、防腐法和无菌术的应用，对外科学的发展起了决定性的作用。到19世纪末期，体腔外科普遍发达，这样许多临床专业（如妇科、泌尿科、眼科等）中除进行内科处置外，外科方法也获得重要地位。到了19世纪末，内科学迅速发展。狂犬疫苗、白喉和破伤风抗毒素、百日咳疫苗的研制，解决系列传染性疾病的防治问题。20世纪初维生素的发现与胰岛素的提取，揭开了代谢与内分泌疾病有效治疗的序幕，而最大的突破是化学疗法的创立和抗生素的发现。1908年德国人埃尔利希合成抗梅毒药物，开创了化学疗法；1928年英国人弗莱明发现抗生素现象；1935年德国人多马克发现磺胺药的抑菌作用，解决常见感染的特效治疗问题。由1940年起人们又相继提取出青霉素、链霉素等抗生素，扩大了治疗范围。对病毒感染，虽然还缺乏杀灭病原体的药物，但也相继研制出一些有效的疫苗，如小儿麻痹症疫苗、麻疹疫苗、风疹疫苗和乙型肝炎疫苗。

20世纪，发病机制的研究也取得很大成就。最突出的当推对免疫的研究，即研究在机体和致病因子交互作用的过程中机体所起的作用。人们逐渐了解到免疫过程的许多细节，发现免疫机制也会给机体造成损害，如过敏性疾病。对血型和异体组织移植的研究则带来实际的好处，安全输血和器官移植都是这种研究的成果。免疫学还给医学提供一种灵敏的方法，即我们可以利用抗原抗体反应检测特异蛋白。近年来，由于分子生物学等基础医学的发展，对不少疾病的病因和发病机制有了更为深刻的认识。

医学上的这些进展同物质科学和工程技术部门的帮助是分不开的，它们为基础研究提供了大量灵敏高效的仪器设备和相应的技术，包括光学观测、电学检测、化学分析、显微操作以及电子放大和计算机技术。此外还为临床直接提供了许多医疗器械，其中以内窥镜为最早：在19世纪就已制成喉镜、眼底镜、膀胱镜和气管镜，20世纪60年代出现的光导纤维镜，使检查更为便利，可以观察过去难以达到的死角。19世纪末制成的X线机在20世纪也不断得到改进，出现了利用对比剂的各种造影技术。在20世纪70年代研究出计算机断层成像技术（CT）。到80年代，根据磁共振原理又研究出核磁共振成像技术。这两种技术连同50年代出现的超声成像技术等组成了医学影像学。另一方面，生物电的检测技术开始于20世纪初，先是心电测定，继而脑电测定和肌电测定技术也用于临床，然后又研究出诱发电位检查和心脏电生理检查等技术。目前心电检查已成常规身体检查的必要组成部分。人造器官和器官功能辅助装置是另一项重大成就。40年代出现人工肾，此后又有人工心肺机、人造心脏瓣膜，甚至整个人工心脏已进入临床应用。辅助装置如助听器、心脏起搏器等应用更为广泛。现在，一个先进的医院备有各种监测仪器，它们组成网络记录着患者的主要生理指标，可在出现异常变化时自动报警。病案记录都存储在计算机里，便利了医务人员的及时检索。利用人工智能技术研制的专家系统还可帮助医生分析检查结果、做出诊断、选择疗法、决定治疗剂量和判断预后。

近年来，随着分子生物学的迅速进步，临床诊断技术也得到了迅猛发展，特别是基因诊断技术在临床上得到使用，使许多疾病得以早期诊断。在治疗方面，除了新药不断出现之外，介入治疗、微创治疗、器官移植和生物治疗技术等也陆续用于临床。随着网络技术的不断发展，信息技术也在医疗系统广泛开展和应用，如电子病历、电子医嘱、电子处方等；数字化门诊系统、医技系统、病房医疗护理系统、社区信息系统等已成规模。

以客观实验为基础的医学模式虽能为疾病的诊治提供有力证据，但仅凭个人经验和检查结果还不能做出最佳决策，而医学统计学的发展使医学得以量化，临床学家成为科学家可能得以实现，通过统计量化的方法可获取疾病诊治最佳措施。20 世纪 70 年代后期，在国际医学领域内，日益发展和完善的临床流行病学以其先进的临床科研方法学推动了临床科学研究，产生了日益增多的高质量的临床研究成果，同时总结出一系列严格评价的方法和标准，促进了临床医学信息科学的发展和循证医学实践。1992 年，加拿大学者 Sackett 等在国际上正式提出循证医学概念。同年，英国牛津大学成立科克伦（Cochrane）中心，由此宣告了循证医学的正式问世，标志着循证医学已成为一个独立的学科体系，为临床医学发展开创了新纪元。循证医学的核心思想是医学决策应在现有最好的临床研究依据基础上作出，同时也重视结合个人的临床经验，运用科学依据来指导实践。要规范临床工作和立足于最新的科学研究发现去开发新的诊疗手段，需要循证医学做指导。

【临床医学的内容】

临床医学涉及面非常广，主要内容包括以下几个方面。

（一）内科学

内科学是研究各个疾病的病因、发病机制、发展规律、诊断方法和防治措施的临床医学。它是临床医学各科的基础学科，整体性强，涉及面广，其范围包括呼吸、循环、消化、泌尿、造血、内分泌系统及代谢、营养、风湿等常见疾病以及理化因素所致疾病。近年来，随着基础理论与应用技术的发展，内科学的内容在不断地更新、提高、发展，且相应地分成许多专科，如心脏病学、肺病学、消化病学、血液病学、老年病学、肿瘤学等。早年属于内科学范围的传染病学、职业病，由于各自具有一定的特性，已成为独立的学科。

（二）外科学

外科学是医学科学的一个重要组成部分，在古代，外科学的范畴仅仅限于一些体表的疾病和外伤。随着医学的发展，它目前的范畴包括了许多内部的疾病，分类为创伤、感染、肿瘤、畸形和其他性质的疾病。外科学与内科学的范畴是相对的，外科一般以需要手术或手法为主要疗法的疾病为对象，而内科一般以应用药物为主要疗法的疾病为对象。然而，外科疾病也不是都需要手术的，而是在一定的发展阶段才需要手术，例如化脓性感染，在早期一般先用药物治疗，形成脓肿时才需要切开引流。而一部分内科疾病在它发展到某一阶段也需要手术治疗，例如难治疗性的溃疡性结肠炎，有严重并发症时常需要外科的手术治疗。由于外科领域日渐扩大，逐步按不同专业形成各种外科分科：如按身体的部位而分脑外科、胸部外科、骨科、泌尿外科等；按疾病的性质分为整形外科、肿瘤外科、血管外科、内分泌外科；按患者的年龄又可分为小儿外科、老年外科。外科中各专科成立后，其余未被包括在专科范畴内的称普通外科。

（三）传染病学

传染病学目前已从内科学中分离出来，它是研究传染病和寄生虫病在人体内、外环境中发生、发展、传播和防治规律，控制传染病在人群中传播的科学。其重点在于研究这些疾病的发病机制、临床表现、诊断和治疗方法。同时兼顾流行病学和预防措施的研究，以求达到防治结合的目的。

（四）神经病学

神经病学又称临床神经病学，是研究中枢神经系统、周围神经系统及骨骼肌疾病的病因及发病机制、病理、临床表现、诊断、治疗及预防的一门临床医学学科。近年来，由于神经组织胚胎学、神经解剖学、神经生理学、神经生物化学、神经病理学、神经药理学等的迅速发展，使其成为防治神经系统疾病的理论基础。近代科学技术的特殊辅助检查的发展，有可能更准确及时地确定疾病部位和性质。在防治方面，除了应用各种传统和近代的内科治疗外，外科手术也日益发展，促使临床神经病学又形成神经内科学和神经外学两个分支。神经病学又与其他临床学科交叉、融合，相互渗透形成新边缘学科，如神经眼科学、神经耳科学、神经内分泌学等，从各个学科的角度加深对神经系统疾病的研究。

（五）精神病学

精神病学是现代医学科学的一个重要组成分支，它主要研究各种精神疾病的病因、发病机制、临床特征、转归和防治措施的临床医学。精神病的历史可谓源远流长，但现代精神病学的创立和发展则是近百年的事，精神活动是人脑在反映客观事物时所进行的一系列复杂性的功能活动，主要包括认识、情感、意志等过程，精神病就是由不同原因所引起大脑功能紊乱，临床上表现为精神活动的异常，包括感知、思维、情感、注意、记忆、行为、意识和智能等方面的异常。现代精神病学不单涉及各种精神病、神经症、心身疾病或伴随躯体疾病的精神障碍的诊治，还涉及适应障碍、人格障碍、性心理偏异，以及诸多类别的儿童智力、能力或品德上发育障碍的防治、矫正和处置问题。现代精神病学在理论上涉及自然科学、心理科学和社会科学的若干分支，在实践上已发展到与社会心理卫生相结合的阶段。

（六）儿科学

儿科学是一门研究小儿生长发育规律，提高小儿身心健康水平和疾病防治的医学科学。它的服务对象是体格和智能处于不断生长发育中的小儿，其生理病理等方面都与成人有所不同，而且具有动态的特点。它的任务是不断探索儿科医学理论并在实践中总结经验，提高疾病防治水平，降低儿童发病率和死亡率，增强儿童体质，保障儿童健康，提高中华民族的整体素质。按儿科学的工作性质，可分为预防儿科学、发育儿科学和临床儿科学即儿科诊疗学。

（七）妇产科学

妇产科学是专门研究妇女特有的生理和病理的一门科学，一般分为三部分：产科部分，是研究妇女在妊娠、分娩和产褥期的生理和病理，包括胎儿和新生儿的生理和病理；妇科部分，是研究在非妊娠状态下妇女生殖系统可能遇到的一些特殊变化和疾病；计划生育部分，是研究并指导如何有计划地控制生育。

（八）诊断学

诊断学是研究如何运用诊断疾病的基础理论、基本知识、基本技能和诊断思维对患者提出诊断的一门学科。诊断是临床医学最根本的任务之一，是预防和治疗疾病的前提。一个完整的诊断内容应包括对疾病的性质、部位、病理形态的认识，还包括致病因素、功能状态和患者全面健康状况等的判断。根据其取得资料的不同，可分为症状诊断、体检诊断、实验诊断、生物电流诊断、超声波诊断、X 线诊断、放射性核素诊断、内镜诊断、手术诊断和试验治疗诊断等。只有将这些方法有选择地相互地配合使用，才能得出比较确切完整无缺的诊断。

值得强调的是以上各学科之间虽独立分科，有各自的独立性与整体性，但它们之间却又相互密切联系，相互影响，相互促进。

【现代医学特点与发展趋势】

（一）现代医学的特点

1．分科分类更细 随着范围的不断扩大，医学学科越分越细，一切有助于诊断、治疗和预防疾病的物理学、化学和生物学知识和技术，都会成为医学的内容。然而作为医学的核心，现代医学仍然由三个部分组成，即临床医学、群体医学和其础医学。临床医学或称治疗医学，主要以求诊的个体患者为对象，讨论疾病的诊断和治疗。群体医学即预防医学，以一定的社群为对象，研究人群的健康情况和疾病在人群中的分布，着重讨论致病原因及相应预防措施。基础医学研究人体的结构、功能、遗传和发育以及病原体、免疫及病理过程、药物作用、发病机制等，基础医学近年取得的飞跃发展，带动着整个医学阔步前进。

2．分化和综合并重 现代医学整体论建立在“分析－再综合”的基础上，因而可做出科学的论断来指导医疗实践。如生理学研究，一方面从系统、器官到细胞、分子，由宏观到微观逐层深入；另一方面是把这些成分再综合起来，在整体上研究它们如何在神经、内分泌和免疫系统的控制下协调行动以适应环境的变化。目前基因成为研究的中心。提出了人体内环境稳态破坏的致病概念，大多数重大疾病都是破坏了稳态，医疗的任务就是协助机体恢复这个稳态。

3．医学模式的转变 为了发扬生物医学模式的长处，克服其缺陷和不足，以适应现代医学的需要，通过对生物医学模式的改进、完善和充实，医学模式正在实现生物医学模式向生物－心理－社会医学模式转变。生物－心理－社会医学模式是在生物医学模式的基础上进一步扩大和完善而产生的，它克服了生物医学模式忽视人的心理因素和社会因素的局限性，强调全面地、系统地从生物因素、心理因素和社会因素综合认识人类的健康与疾病。实现这种模式的转变，对医学的发展和进步有着重要的意义：①更能适应医学社会功能的要求；②有利于解决现代医学重大课题；③为医学教育的改革提出了新的方向；④对改进医疗服务方向和质量有指导意义。

4．在研究的时空尺度越来越大 群体医学本身视野广阔，但现代医学不仅范围更广且工作更深入，多学科的综合研究可认识宏观环境万物间的复杂联系。大规模工业污染带来的公害病，引起人们对生态学和环境科学的重视，认识到要用全球观点考虑问题。人口问题提到国际论坛。由微观到宏观，由大分子、细胞，经器官、生理系统、个体，到种群、生态系统、生物圈，每个层次都自成系统，并指导着现代的医学思维，带来有效、安全和经济的医疗服务。

5．科技进步的促进 转化医学和整合医学的兴起，“互联网＋”、大数据和精准医学的发展，人工智能在医疗领域的广泛应用，必将在促进基础医学发展、提高医疗水平和解决健康问题等方面发挥积极作用，将彻底改变传统的医疗模式。

（二）发展趋势

生命科学将成为当代科学中的带头学科；分子生物学将对医学的发展继续起主导作用，

并和生物技术、生物医学工程结合，带动医学各领域的发展，加速预防、诊断、治疗等的更新，使整个医学面貌发生根本改观。根据现代医学的发展轨迹和社会的发展趋势，未来二三十年，医学将发生很大的变化，其特点主要表现在医学的发展将要重视以下几个方面：①医学的任务将从以防病治病为主逐步转身以维护和增加健康、提高人的生命质量为主。医学的对象将从以患者为主的模式逐步转变成为面向整个人群的模式，整个社会卫生资源将重点分为两极，即社区医学服务与医学中心。②信息学、生物信息学将改变医学工作的方式。③医学工作的范围将从“出生到死亡”扩展到“生前到死后”。④第二次卫生革命正处于攻坚阶段。以各种菌苗、疫苗接种为主要预防手段，以各种抗生素和化学疗法为主要治疗手段，使传染病的流行得以控制。当今，主要威胁人类生命的是癌症、艾滋病、心脑血管病和其他老年病。⑤新理论新技术推动医学向前发展。后基因组学、转基因技术、基因治疗、生物多样性保护等的进步，对解开人类自身的秘密，疾病的防治，维护健康，保持良好功能状态方面都会取得重大进步。⑥医学和其他多学科的交叉融合，医学各学科之间的相互渗透，为疾病的诊断和治疗带来了新的突破。

【临床医学概论的学习目的与要求】

临床医学概论是整合临床医学相关内容于一体的综合性医学专业学科，其范围涵盖了各种年龄、性别、各个器官系统以及各类疾病。该门学科是为适应非临床医学专业本科学生的医学相关需求而开设的一门入门级课程。

学习临床医学概论的目的是在学习巩固本专业理论知识的同时，了解临床医学的观念、原则；掌握有关现代临床医学概论的基本知识、基本理论和基本技能；在学习中注意信息收集，要有效地利用好各类课程资源，开阔非临床医学专业学生的专业视野，拓宽知识面，使其在走向工作岗位后，具有一定的联系临床的能力，能与临床医生密切合作。

要牢固树立全心全意为人民服务的思想，无论是临床医生或是其他从事医药工作的人都不能单单只重视疾病，更重要的是要重视患者。要注重能力的培养，尤其是要结合本专业特点，寻求临床思维方法去解决所遇问题。医学各基础学科和诊断学是临床医学的基础，在学习临床医学的过程中要经常复习和密切联系有关基础学科知识。如学习内科学除了要掌握各个疾病的临床表现，诊断方法和治疗措施之外，还要深入研究相关的药学知识，这样才能更好地理解临床知识并运用专业知识解决面临的问题。利用学习临床医学的知识，培养自学能力，树立“终生学习”的观念，以利于专业知识的加深，使自己得到不断的提高与发展，有助于适应以后的工作需要。

扫码“练一练”

（陈　垦）

第一篇

诊断学基础

扫码“学一学”

第一章　症状学

症状（symptom）是指患者主观感受到的不适或异常感觉，例如，头痛、乏力、呼吸困难、呕吐等。体征（sign）是指医生或他人客观检查到的改变，如心脏杂音、啰音、肝脾肿大、皮疹等。但是有些体征，患者自己能主观感觉到，医生也能客观检查到，所以既是症状又是体征，如发热、皮肤黄疸、水肿等。广义的症状也包括体征。症状是诊断疾病或鉴别诊断的主要依据，也是反映病情的重要指标之一。

症状学（symtomatology）研究症状的识别、发生机制、临床表现特点及其在诊断中的作用。症状学是医师向患者进行疾病调查的第一步，是问诊的主要内容，是诊断、鉴别诊断的重要线索和主要依据，也是反映病情的重要指标之一。

本章仅对临床上较为常见而又重要的症状的发病原因与机制、临床表现和鉴别诊断要点加以扼要的阐述。

第一节　发　热

案例 1－1

患者，女，25 岁，农民。

主述：发热、咳嗽、咳痰 7 天，伴腹泻 3 天。

现病史：7 天前头痛、咳嗽、发热，在社区医院就诊，按“上呼吸道感染”给予“病毒唑”等治疗，效果不佳。7 天后再次出现发热、咳嗽、咳痰伴腹泻，体温波动于 39.1～40℃。腹泻，每日排黄稀水样便 3～5 次，无里急后重，咳嗽伴少量白色黏痰。发病以来自觉乏力、精神差，食欲减退，伴汗少、腹痛，无恶心、呕吐及尿频、尿急，小便色黄。

体格检查：体温 39℃，脉搏 70 次/分，呼吸 22 次/分，血压 130/72 mmHg。表情淡漠，上胸部可见 3 个玫瑰疹，心肺未见明显异常。腹平，脐周轻压痛，无反跳痛，肝肋下 3 cm，质软，无压痛，脾轻度肿大，肠鸣音活跃。

既往史：既往体健，无急、慢性传染病史及手术史、外伤史，无药物过敏史，预防接种史不详。

问题：

1. 该患者的主要症状是什么？
2. 该患者主要症状有哪些特点？
3. 该患者的伴随症状有哪些？

【定义】

正常人体温因受大脑皮层及下部体温中枢的控制，通过神经、体液因素调节产热与散热过程，而保持相对恒定。当机体在致热原（pyrogen）作用下或各种原因引起体温调节中枢的功能障碍时，体温升高超出正常范围，称为发热（fever）。

【正常体温与生理变异】

正常健康人的体温比较恒定，一般保持在36～37℃，正常体温在不同个体之间略有差异，且常受机体内、外因素的影响稍有波动。一般而言，妇女高于男性；儿童因基础代谢率较高，体温较成人稍高；老年人因基础代谢率稍低，体温较青壮年稍低。生理状态下，体温也有轻微的波动，如昼夜中，清晨2～6点最低，下午5～6点最高；剧烈运动、进餐后或劳动后体温略高；妇女在月经前、妊娠期，体温也可升高0.5℃以上。生理性的体温波动范围一般不超过1℃。另外，在高温环境下体温也可稍升高。

案例1－1 分析1

1. 该患者的主要症状是发热。
2. 根据已有病史资料，该患者发热的原因可能为感染性发热。

【发生机制】

在正常情况下，人体的产热和散热保持着动态平衡。由于各种原因导致产热增加或散热减少，则出现发热。在大多数情况下，发热是人体对致病因子的一种病理生理反应。

（一）致热原性发热

多数患者的发热是由于致热原所致。致热原是一类能引起恒温动物体温异常升高物质的总称，微量物质即可引起发热。目前已知的致热原可概括为外源性和内源性两大类。

1. 外源性致热原（exogenous pyrogen）　如内毒素、外毒素和结核菌素。外源性致热原不能直接作用于体温中枢，而是通过激活血液中中性粒细胞、嗜酸性粒细胞和单核－巨噬细胞系统，使其产生并释放内源性致热原，引起发热。

2. 内源性致热原（endogenous pyrogen）　又称白细胞致热原（leukocytic pyrogen），如白介素（IL－1）、肿瘤坏死因子（TNF）和干扰素等，通过血－脑屏障直接作用于体温调节中枢的体温调定点，而引起发热。

（二）非致热原性发热

非致热原性发热见于：①体温调节中枢直接受损，如颅脑外伤、出血、炎症等；②引起产热过多的疾病，如癫痫持续状态、甲状腺功能亢进症等；③引起散热减少的疾病，如广泛性皮肤病、心力衰竭等。

此外，其他因素（如物理、化学因素）可直接作用于体温调节中枢引起发热。

案例1－1 分析2

1. 结合以上所述，该患者发热的特点为高热，热型为稽留热。
2. 本例患者病程7天，属高热，在体温上升期属骤升型，不伴寒战。

【病因】

引起发热的病因甚多，可分为感染性与非感染性两大类，而以前者为多见。

（一）感染性发热

感染性发热（infective fever）可以是急性、亚急性或慢性，亦可以是全身性或局部性感染；其病原体可以是病毒、细菌、支原体、立克次体、螺旋体、真菌、寄生虫等。患者除发热外，还有全身毒血症状。其原因是病原体的代谢产物或其毒素，作用于单核－巨噬细胞系统而释出内源性致热原，从而导致发热。

（二）非感染性发热

非感染性发热（noninfective fever）常见于以下情况。

1. 无菌性坏死物质的吸收 ①机械性、物理性或化学性损害，如大手术、内出血、大面积烧伤等；②血管栓塞或血栓形成引起的心、肺、脾等内脏梗死或肢体坏死；③组织坏死与细胞破坏，如肿瘤坏死、白血病、淋巴瘤、溶血反应等。

2. 抗原－抗体反应 如风湿热、血清病、药物热、结缔组织疾病等。

3. 内分泌与代谢障碍 如甲状腺功能亢进症时产热增多，重度脱水时因心排血量减少而散热减少。

4. 皮肤散热减少 如广泛性皮炎、鱼鳞癣等。慢性心功能不全，心输出量减少、皮肤血流量降低，以及水肿的隔热作用，使散热减少而引起低热。

5. 体温调节中枢功能失常 ①物理性，如中暑等；②化学性，如重度安眠药中毒等；③机械性，如脑出血、脑震荡、颅骨骨折等。

6. 自主神经功能紊乱 由于自主神经功能紊乱，而影响正常的体温调节过程，使产热大于散热，体温升高，属功能性发热，临床上常表现为低热。

【临床表现】

（一）发热的分度

按发热的高低可分为：①低热：37.3～38℃；②中等度热：38.1～39℃；③高热：39.1～41℃；④超高热：41℃以上。

（二）发热过程

1. 体温上升期 临床表现为畏寒或寒战、皮肤苍白并干燥无汗、疲乏无力、肌肉酸痛等症状。体温上升有以下两种方式。①骤升型：体温在几小时内达39～40℃或以上，常伴有寒战。见于大叶性肺炎、疟疾、败血症、流感、急性肾盂肾炎等。小儿易发生惊厥（抽搐）。②缓升型：体温于数日内缓慢上升达高峰，多不伴寒战。见于伤寒、结核病等，伤寒以阶梯状上升的高热为特征。

2. 高热持续期 此期可持续数小时（如疟疾等）、数日（如肺炎、流感等）或数周（如伤寒等）。畏寒、寒战消失，皮肤潮红而灼热，产热与散热在较高水平上保持平衡。由于体温增高，基础代谢率增高，呼吸加快加强，心率加快，可有出汗。

3. 体温下降期 此期产热减少、散热增多，使体温恢复正常。降温的方式有以下两种。①骤降：体温于数小时内迅速下降至正常，有时甚至可略低于正常，常伴有大汗淋漓。常见于疟疾、大叶性肺炎、急性肾盂肾炎等。②渐降：体温在数日内逐渐降至正常，如伤寒、风湿热等。

案例1-1分析3

1. 本例患者的伴随症状有：咳嗽、咳痰、腹泻、头痛、表情淡漠、玫瑰疹、肝脾肿大，以上症状以伤寒多见。

2. 还应问及有无关节痛等症状。

【热型及临床意义】

发热患者在不同时间测得的体温数值分别记录在体温单上，将各体温数值点连接起来形成体温曲线。体温曲线的不同形态（形状）称为热型（fever type）。不同的病因所致发热的热型也常不同。临床上常见的热型有：

（一）稽留热

体温持续于39℃以上，达数日或数周，24小时波动范围不超过1℃称为稽留热（continued fever）（图1-1）。见于大叶性肺炎、伤寒、斑疹伤寒等的高热期。

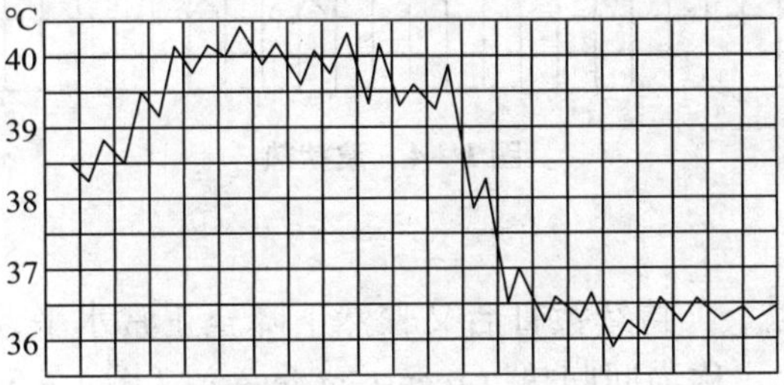

图1-1　稽留热

（二）弛张热

弛张热（remittent fever）又称败血症热型，体温在39℃以上，但波动幅度大，24小时内体温波动范围超过2℃，最低时一般仍高于正常水平（图1-2）。常见于败血症、风湿热、重症肺结核、化脓性炎症等。

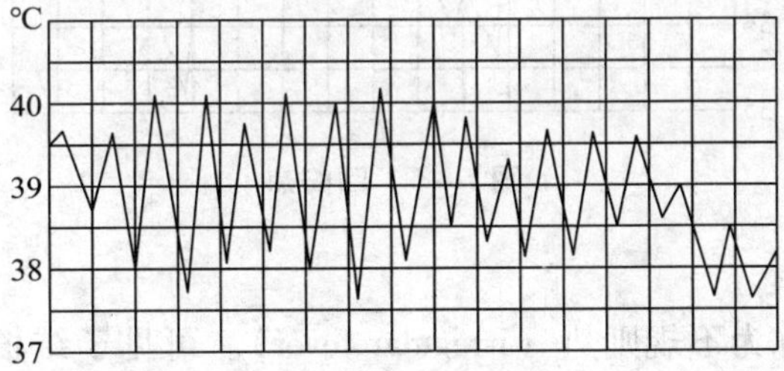

图1-2　弛张热

（三）间歇热

高热期与无热期交替出现，体温波动幅度可达数度，无热期（间歇期）可持续1天至数天，反复发作，称为间歇热（intermittent fever）（图1-3）。见于疟疾、急性肾盂肾炎等。

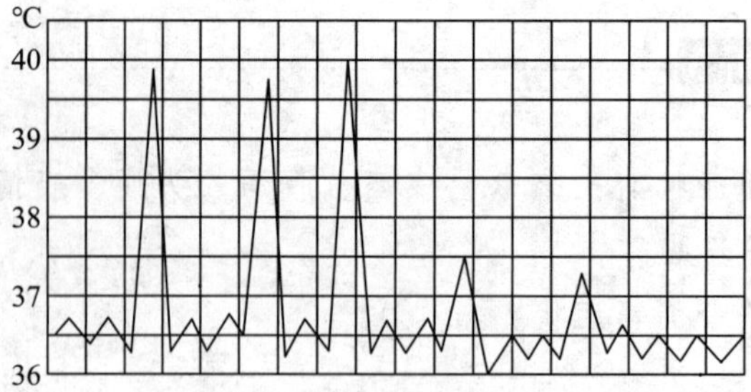

图 1-3　间歇热

（四）波状热

体温逐渐升高达 39℃或以上，数天后逐渐下降至正常水平，持续数天后再逐渐升高，如此反复多次称为波状热（undulant fever）（图 1-4）。常见于布鲁菌病等。

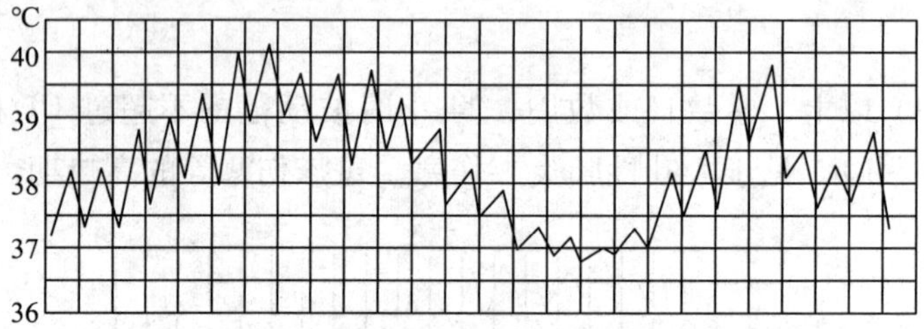

图 1-4　波状热

（五）回归热

体温骤然升至 39℃以上，持续数日后又骤然下降至正常水平，高热期与无热期各持续若干日后规律性交替一次，称为回归热（recurrent fever）（图 1-5）。见于回归热、霍奇金病、周期热等。

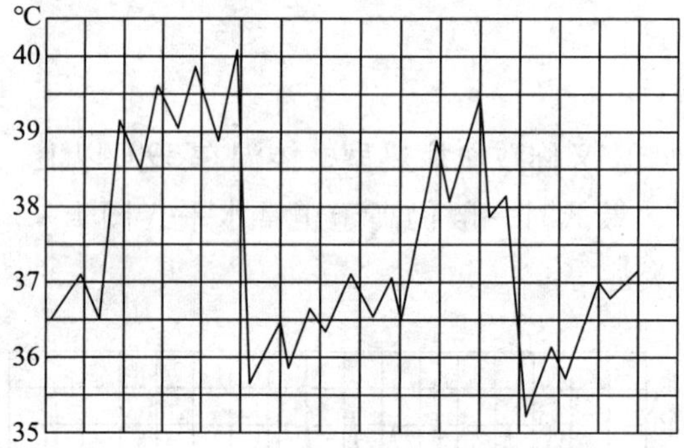

图 1-5　回归热

（六）不规则热

发热无一定规律，称为不规则热（irregular fever）。可见于结核病、风湿热、支气管肺炎、渗出性胸膜炎等（图 1-6）。

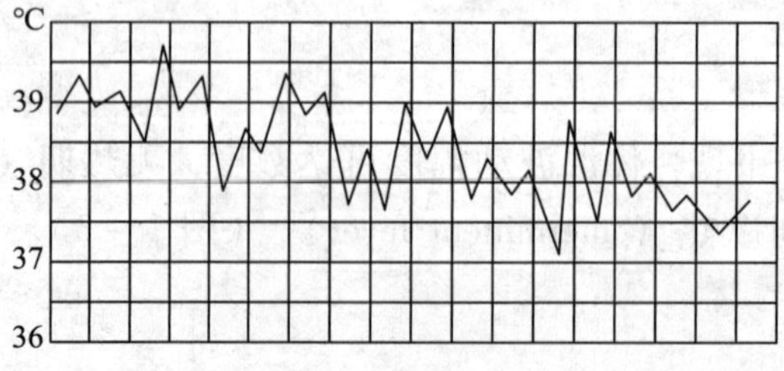

图 1-6　不规则热

案例1－1分析4

1. 本案例提供的资料中缺乏传染病接触史（如有无传染病患者接触史、近期有无疫区居住史等）重要资料，故应在问诊中补充。

2. 根据目前所掌握的病史资料，诊断考虑伤寒可能性大。

【伴随症状】

1. **寒战**　常见于疟疾、大叶性肺炎、败血症、急性溶血性疾病、急性胆囊炎等。
2. **结膜充血**　常见于麻疹、流行性出血热、斑疹伤寒、钩端螺旋体病等。
3. **单纯疱疹**　多出现于急性发热性疾病，常见于大叶性肺炎、流行性脑脊髓膜炎等。
4. **淋巴结肿大**　常见于传染性单核细胞增多症、风疹、淋巴结结核、局灶性化脓性感染等。
5. **肝脾肿大**　常见于传染性单核细胞增多症、病毒性肝炎、肝及胆道感染、布氏杆菌病等。
6. **皮肤、黏膜出血**　可见于流行性出血热、钩端螺旋体病、急性白血病等。
7. **关节肿痛**　常见于败血症、猩红热、布氏杆菌病、风湿热、结核病、结缔组织病等。
8. **尿痛、尿急、尿频**　常见于尿路感染，如肾盂肾炎等。
9. **咳嗽、咳痰、胸痛**　常见于呼吸系统疾病，如上感、支气管炎、肺炎、肺结核等。
10. **恶心、呕吐、腹痛、腹泻**　常见于急性胃肠炎、细菌性痢病等。
11. **皮疹**　常见于麻疹、猩红热、风疹、水痘、斑疹伤寒、风湿热、结核病等。
12. **昏迷**　可见于乙型脑炎、流行性脑脊髓膜炎、脑型疟疾、脑溢血、蛛网膜下腔出血等。

第二节　呼吸困难

案例1－2

患者，男，70岁，退休干部。

主述：突起呼吸困难、咯粉红色泡沫痰1天。

现病史：1天前活动后突起呼吸困难，呈混合性呼吸困难，不能平卧，大汗淋漓，口唇发绀，烦躁不安，且咯粉红色泡沫痰。发病以来精神差，进食不佳，大小便正常。

体格检查：体温37℃，脉搏100次/分，呼吸30次/分，血压160/90 mmHg。端坐呼吸，面唇发绀，双肺可闻及大量湿性啰音和哮鸣音，心率100次/分，心尖区可闻及奔马律。

既往史：既往有高血压心脏病史10年。无呼吸系统疾病、糖尿病等疾病史。无外伤、手术史及毒物接触史。

问题：

1. 该患者的突出症状是什么？
2. 该患者的伴随症状有哪些？
3. 为了鉴别诊断，还应该询问哪些病史特点？

呼吸困难（dyspnea）是指患者感到空气不足，呼吸费力；客观上表现用力呼吸，重者鼻翼扇动、张口耸肩，甚至出现发绀，呼吸辅助肌也参与活动，并可有呼吸频率、深度与节律的异常。

案例1-2分析1

1. 该患者突出的症状为呼吸困难。

2. 根据目前提供的病史资料考虑引起患者呼吸困难的原因为心血管系统疾病所致。

【病因】

引起呼吸困难的主要病因为呼吸系统疾病和心血管系统疾病。

（一）呼吸系统疾病

1. **气道阻塞**　支气管哮喘、慢性阻塞性肺疾病及喉、气管与支气管的炎症、水肿等。

2. **肺疾病**　肺实质疾病、肺间质疾病，如大叶性肺炎或支气管肺炎、肺脓肿、肺淤血等。

3. **脊柱、胸廓与胸膜疾病**　如严重胸廓脊柱畸形、大量胸腔积液和胸廓外伤等。

4. **神经肌肉疾病与药物不良反应**　如脊髓灰质炎病变累及颈髓、急性多发性神经根神经炎和重症肌无力累及呼吸肌等。

5. **膈肌疾病与运动受限**　如膈肌麻痹、高度鼓肠、大量腹腔积液（腹水）、腹腔巨大肿瘤、胃扩张等。

（二）心血管疾病

各种原因所致心力衰竭、心包压塞、原发性肺动脉高压、肺栓塞等。

（三）中毒

如尿毒症、糖尿病酮症酸中毒、吗啡类药物中毒、有机磷杀虫药中毒等。

（四）血液病

如重度贫血、高铁血红蛋白血症和硫化血红蛋白血症等。

（五）神经精神因素

如颅脑外伤、脑出血、脑肿瘤、脑及脑膜炎症、癔症等。

案例1-2分析2

1. 患者呼吸困难表现为呼气和吸气均费力，伴有咯粉红色泡沫痰。

2. 结合患者既往有高血压心脏病史，无毒物接触史，无精神神经系统及血液系统疾病，应考虑为心源性呼吸困难，加之患者呼吸困难属于混合性呼吸困难。应考虑系肺淤血引起间质性肺水肿、肺泡弹性减退使肺泡通气量减少所致。

【发生机制及临床表现】

（一）肺源性呼吸困难

由于呼吸道、肺、胸膜及呼吸肌的病变，引起肺通气、肺换气功能降低，使血液中二氧化碳浓度增高及缺氧所致。临床上可分为三种类型。

1. **吸气性呼吸困难**　特点为吸气费力，高度阻塞时呼吸肌极度紧张用力、胸腔内负压增高，吸气时胸骨上窝、锁骨上窝和肋间隙明显凹陷，称“三凹征”（three depression），常伴有干咳及高调吸气性喉鸣。

2. **呼气性呼吸困难**　特点是呼气费力，呼气时间明显延长而缓慢，常伴有干啰音。常见于支气管哮喘、慢性阻塞性肺气肿合并感染等。

3. **混合性呼吸困难**　特点是呼气与吸气均感费力，呼吸频率增快、变浅，常伴有呼吸音异常（减弱或消失），可有病理性呼吸音。见于重症肺结核、大面积肺不张、大块肺栓塞等。

（二）心源性呼吸困难

心源性呼吸困难主要由左心和（或）右心衰竭引起，两者发生机制不同，左心衰竭所致呼吸困难较为严重，主要由于肺淤血和肺组织弹性减弱，肺泡与毛细血管的气体交换受到障碍所致。右心功能不全时，呼吸困难的主要原因是体循环淤血。

急性左心衰竭时，常出现阵发性呼吸困难，多在夜间睡眠中发生，称为夜间阵发性呼吸困难。其发生机制为：①睡眠时迷走神经兴奋性增高，使冠状动脉收缩，心肌供血不足，心功能降低；②小支气管收缩，肺泡通气减少；③仰卧时肺活量减少，下半身静脉回流量增多，致肺淤血加重；④呼吸中枢敏感性降低，对肺淤血引起的轻度缺氧反应迟钝，当淤血程度加重、缺氧明显时，才刺激呼吸中枢做出应答。常见于高血压性心脏病、冠状动脉粥样硬化性心脏病、风湿性心瓣膜病、心肌炎和心肌病等。

（三）中毒性呼吸困难

中毒性呼吸困难见于急、慢性肾功能衰竭、糖尿病酮症酸中毒等，血中酸性代谢产物增多，强烈刺激颈动脉窦、主动脉体化学受体或直接兴奋强烈刺激呼吸中枢，出现深长规则的呼吸，可伴有鼾声，称为酸中毒大呼吸（Kussmaul 呼吸）。

急性感染和急性传染病时，由于体温升高和毒性代谢产物的影响，刺激兴奋呼吸中枢，使呼吸频率增快。

某些药物和化学物质如吗啡类、巴比妥类和有机磷杀虫药中毒时，呼吸中枢受抑制，致呼吸变缓慢、变浅，且常有呼吸节律异常。

（四）神经精神性呼吸困难

重症颅脑疾病，如颅脑外伤、脑出血、脑炎、脑膜炎等，呼吸中枢因血流减少或直接受增高的颅内压力的刺激，使呼吸变慢变深，并常伴呼吸节律的改变，如呼吸遏制（吸气突然终止）、双吸气（抽泣样呼吸）等。

精神性呼吸困难多由于过度通气引起呼吸性碱中毒，严重时也可出现意识障碍。表现为呼吸浅快，伴有叹息样呼吸或出现手足抽搐。

（五）血源性呼吸困难

重度贫血、高铁血红蛋白血症、硫化血红蛋白血症等，因红细胞携氧量减少，血氧含量降低，致呼吸加速，心率加快。大出血或休克时，因缺血与血压下降，刺激呼吸中枢，也可使呼吸加速。

案例1－2分析3

1. 患者的伴随症状有咯粉红色泡沫痰、大汗淋漓、面唇发绀、烦躁不安、端坐呼吸。

2. 结合患者老年男性，呼吸困难属于混合性呼吸困难，系肺淤血引起间质性肺水肿、肺泡弹性减退使肺泡通气量减少等所致，故应考虑高血压心脏病所致急性左心衰。

【伴随症状】

1. 发作性呼吸困难伴有哮鸣音，见于支气管哮喘、心源性哮喘；骤然发生的严重呼吸困难，见于急性喉水肿、气管异物、大块肺栓塞等。

2. 伴一侧胸痛，见于大叶性肺炎、急性渗出性胸膜炎、肺梗死、自发性气胸等。

3. 伴发热，见于肺炎、肺脓肿、胸膜炎、急性心包炎、咽喉壁脓肿等。

4. 伴咳嗽、咳脓痰，见于慢性支气管炎、阻塞性肺气肿并发感染、化脓性肺炎等；伴大量浆液性泡沫样痰，见于急性左心衰竭和有机磷杀虫药中毒。

5. 伴昏迷，见于脑出血、脑膜炎、尿毒症、糖尿病酮症酸中毒、肺性脑病等。

案例1－2分析4

1. 本案例提供的资料中缺乏对呼吸困难的进一步描述，如呼吸困难与活动和体位的关系、呼吸困难昼夜是否一样等。

2. 问诊中还应问及患者的个人史、习惯及嗜好，如有无吸烟及饮酒史等。

第三节　呕血与咯血

一、呕血

呕血（hematemesis）是上消化道疾病（指屈氏韧带以上的消化器官，包括食管、胃、十二指肠、肝、胆、胰疾病）或全身性疾病所致的急性上消化道出血，血液经口腔呕出。由鼻腔、口腔、咽喉等部位出血或呼吸道疾病引起的咯血，不属呕血，应当注意仔细加以区别。

【病因】

1. **食道疾病**　如食道静脉曲张破裂、食道炎、食道憩室炎、食道贲门黏膜撕裂症等。

2. **胃及十二指肠疾病**　最常见为消化性溃疡（胃及十二指肠溃疡），其次为慢性胃炎及由服用非甾体抗炎药物（如阿司匹林、吲哚美辛等）和应激所引起的急性胃、十二指肠黏膜病变等。

3. **肝、胆道疾病**　肝硬化门脉高压可引起食道和胃底静脉曲张破裂出血、肝恶性肿瘤等。

4. 胰腺疾病　急性胰腺炎合并脓肿或囊肿、胰腺癌破裂出血。

5. 血液系统疾病　血小板减少性紫癜、过敏性紫癜、白血病、血友病等。

6. 急性传染病　流行性出血热、钩端螺旋体病、急性重型肝炎等。

7. 其他　尿毒症、呼吸功能衰竭、肝功能衰竭等。

【临床表现】

呕血前常有上腹不适、恶心等前驱症状，继之呕吐出血性胃内容物，其颜色与出血量、出血速度、出血部位及在胃内停留时间有关。出血量多、在胃内停留时间短、出血位于食管则血色鲜红或混有凝血块，或为暗红色；出血量较少、在胃内停留时间长，则因血红蛋白与胃酸作用形成正铁血红蛋白，呕吐物可呈咖啡渣样棕褐色。呕血的同时因部分血液经肠道排出体外，可致便血或形成黑便。

其他全身症状视出血量多少而异，出血量为10%～15%的血容量时，除头晕、心悸、畏寒外，多无血压、脉搏等变化；出血量达血容量的20%以上时，则有出冷汗、四肢厥冷、心悸、脉搏增快等急性失血症状。若出血量在30%血容量以上时，可有急性周围循环衰竭、脉搏频数细弱、血压下降、呼吸急促及休克等。

【伴随症状】

1. 上腹痛　中青年人，慢性反复发作的上腹痛，具有一定的周期性与节律性，多为消化性溃疡。中老年人，慢性上腹痛，疼痛无明显规律性并有厌食及消瘦者，应警惕胃癌。

2. 肝脾大　脾大，皮肤有蜘蛛痣、肝掌或有腹水等，提示肝硬化门脉高压；肝区疼痛、肝大、质地坚硬、表面凹凸不平或有结节等多为肝癌。

3. 黄疸　黄疸、寒战、发热伴右上腹绞痛而呕吐者，可能由肝胆疾病所引起；黄疸、发热及全身皮肤黏膜有出血倾向者，见于某些感染性疾病，如败血症及钩端螺旋体病等。

4. 皮肤黏膜出血　常与血液疾病及凝血功能障碍的疾病有关。

5. 头晕、黑矇、口渴、冷汗　提示血容量不足，早期伴随体位变动而发生（如由卧位变坐位、立位时）。肠鸣音、黑便或便血伴随，提示活动性出血。

6. 其他　近期有服用非甾体抗炎药物史、大面积烧伤、颅脑疾病等，应考虑急性胃黏膜病变。

二、咯血

案例1－3

患者，男性，60岁。以“咳嗽、痰中带血丝伴左侧胸痛10天”入院。

患者10天前无明显诱因出现咳嗽、痰中带血丝，伴左上胸部隐痛。既往体健，无肺结核等传染病史。吸烟30年，每天2包。

体格检查：左上胸部呼吸运动减弱，触觉语颤减弱，叩诊为浊音，听诊呼吸音降低。

问题：

1. 患者咯血的临床特点是什么？
2. 患者咯血的伴随症状有哪些？
3. 患者咯血的病因是什么？

咯血（hemoptysis）是指喉及喉以下呼吸道任何部位的出血，经口腔排出者。咯血须与口腔、鼻、咽部出血或上消化道出血引起的呕血鉴别。应参考病史、体征及其他检查方法，对咯血与呕血进行鉴别，参见表1－1。

表1－1　咯血与呕血的鉴别

	咯血	呕血
病因	肺结核、支气管扩张、肺炎、肺脓肿、肺癌、心脏病等	消化性溃疡、肝硬化、急性糜烂出血性胃炎、胆道出血等
出血前症状	喉部痒感、胸闷、咳嗽等	上腹不适、恶心、呕吐等
出血方式	咯出	呕出，可为喷射状
血色	鲜红	棕黑、暗红、有时鲜红
血中混有物	痰、泡沫	食物残渣、胃液
反应	碱性	酸性
黑便	除非咽下，否则没有	有，可为柏油便、呕血停止后仍持续数日
出血后痰性状	常有血痰数日	无痰

【病因】

1. **支气管疾病**　常见于支气管扩张症、支气管肺癌、支气管结核等。

2. **肺部疾病**　常见于肺结核、肺脓肿等；在我国，咯血的主要原因为肺结核。较少见的有肺梗死、肺淤血、肺吸虫病等。

3. **心血管疾病**　较常见于风湿性二尖瓣狭窄及左心衰竭。某些先天性心脏病如房间隔缺损、动脉导管未闭等引起肺动脉高压时，也可发生咯血。

4. **全身性疾病**　包括：①血液病，如血小板减少性紫癜、白血病、血友病等；②急性传染病，常见于肺出血型钩端螺旋体病、流行性出血热；③其他，如风湿性疾病、气管、支气管子宫内膜异位症等。

案例1－3分析1

患者为40岁以上中年男性，咯血为持续痰中带血丝，有长期吸烟史（纸烟>40支/日×20年以上），首先应考虑肺癌的可能性。

【临床表现】

（一）年龄

青壮年咯血多见于肺结核、支气管扩张症、风湿性心瓣膜病、二尖瓣狭窄等；40岁以上有长期大量吸烟史者，要高度警惕支气管肺癌。

（二）咯血量

每日咯血量在100 ml以内为小量，100～500 ml为中等量，500 ml以上（或一次咯血300～500 ml）为大量。大量咯血主要见于肺结核空洞、支气管扩张症和慢性肺脓肿，支气管肺癌的咯血主要表现为持续或间断痰中带血，少有大咯血。慢性支气管炎和支原体肺炎咳嗽剧烈时，可偶有痰中带血或血性痰。

（三）颜色和性状

肺结核、支气管扩张症、肺脓肿、支气管结核等，咯血颜色鲜红；铁锈色血痰主要见于肺炎球菌大叶性肺炎、肺吸虫病和肺泡出血；砖红色胶胨样血痰主要见于克雷伯杆菌肺炎；二尖瓣狭窄肺淤血咯血一般为暗红色；左心衰竭肺水肿时咯浆液性粉红色泡沫样血痰，并发肺梗死时常咯黏稠暗红色血痰。

案例 1-3 分析 2

结合患者伴随症状胸痛，考虑病因可能为支气管肺癌。

【伴随症状】

1. **发热**　见于肺结核、支气管扩张症、肺脓肿、支气管结核、出血性疾病等。
2. **胸痛**　见于大叶性肺炎、肺梗死、肺结核、支气管肺癌等。
3. **脓痰**　见于肺脓肿、肺结核空洞、支气管扩张症、化脓性肺炎等。
4. **呛咳**　见于支气管肺癌、支原体肺炎等。
5. **皮肤黏膜出血**　应考虑流行性出血热、血液病、肺出血型钩端螺旋体病等。
6. **黄疸**　须注意钩端螺旋体病、大叶性肺炎、肺梗死等。

案例 1-3 分析 3

结合患者老年男性，持续痰中带血丝伴胸痛，考虑病因可能为支气管肺癌。

第四节　腹　痛

案例 1-4

男性，35 岁。因“突发上腹部剧痛 4 小时”入院。

患者于 4 小时前进食后突感上腹部剧痛，后感全腹痛，大汗。

体格检查：板状腹，全腹压痛、拒按，反跳痛，肝浊音区消失。既往曾有消化性溃疡病史。

问题：

1. 该患者突出的症状是什么？
2. 为了确定诊断还需要询问的伴随症状是什么？
3. 有哪些疾病或情况能够引起上述主要症状？

腹痛（abdominal pain）是临床极其常见的症状，也是促使患者就诊的主要原因。腹痛多数由腹部脏器疾病所引起，但腹腔外疾病及全身性疾病也可引起。病变的性质可为器质性，亦可为功能性。有的疾病来势急骤，有的起病缓慢而疼痛轻微。由于发病原因复杂，引起腹痛机制各异，对腹痛患者必须认真了解病史，进行全面的体格检查和必要的辅助检查，在此基础上联系病理生理改变，进行综合分析。临床上一般将腹痛按起病缓急、病程长短分为急性腹痛与慢性腹痛。

案例 1－4 分析 1

1. 该患者突出的症状为腹痛。
2. 根据已有资料，该患者腹痛的病因可能是消化性溃疡并发穿孔。

【病因】

（一）急性腹痛

1. **腹腔器官急性炎症** 如急性胃炎、急性肠炎、急性胰腺炎、急性出血坏死性肠炎等。
2. **空腔脏器阻塞或扩张** 如肠梗阻、肠套叠、胆道结石、胆道蛔虫症等。
3. **脏器扭转或破裂** 如肠扭转、肠绞痛、肠系膜或大网膜扭转、卵巢扭转等。
4. **腹膜炎症** 多由胃肠穿孔引起，少部分为自发性腹膜炎。
5. **腹腔内血管阻塞** 如缺血性肠病、夹层腹主动脉瘤和门静脉血栓形成等。
6. **腹壁疾病** 如腹壁挫伤、脓肿及腹壁皮肤带状疱疹等。
7. **胸腔疾病所致的腹部牵涉痛** 如肺炎、肺梗死、心绞痛、心肌梗死等。
8. **全身性疾病** 腹型过敏性紫癜、糖尿病酸中毒、尿毒症、铅中毒等。

（二）慢性腹痛

1. **腹腔器官慢性炎症** 如反流性食管炎、慢性胃炎、慢性胆囊炎及胆道感染等。
2. **空腔脏器的张力变化** 如胃肠痉挛或胃、肠、胆道运动障碍等。
3. **消化性溃疡** 如胃溃疡、十二指肠溃疡。
4. **腹腔脏器的扭转或梗阻** 如慢性胃扭转、肠扭转，慢性假性肠梗阻等。
5. **脏器包膜的牵拉** 如肝淤血、肝炎、肝脓肿、肝癌等。
6. **中毒与代谢障碍** 如铅中毒、尿毒症等。
7. **肿瘤压迫及浸润** 以恶性肿瘤居多。
8. **胃肠神经功能紊乱** 如胃肠神经症。

案例 1－4 分析 2

1. 本病例腹痛的发生机制包括了内脏性腹痛、牵涉痛及躯体性疼痛。
2. 本病例的体征包括全腹压痛、拒按、反跳痛；这主要因为炎症进一步发展波及壁腹膜，则出现躯体性疼痛，程度剧烈，伴以压痛、肌紧张及反跳痛。

【发生机制】

腹痛发生可分为三种基本发生机制，即内脏性腹痛、躯体性腹痛和牵涉痛。

1. **内脏性腹痛** 疼痛特点为：①疼痛部位不确切，接近中线；②疼痛感觉模糊，多为痉挛、不适、钝痛、灼痛；③常伴恶心，呕吐，出汗等其他自主神经兴奋症状。

2. 躯体性腹痛　疼痛特点为：①定位准确，可在腹部一侧；②程度剧烈而持续；③可有局部腹肌强直；④腹痛随体位、咳嗽变化而加重。

3. 牵涉痛　疼痛特点为：疼痛程度剧烈，部位准确，局部有压痛、肌紧张及感觉过敏。

临床上不少疾病的腹痛涉及多种机制，如阑尾炎早期疼痛在脐周或上腹部，常有恶心、呕吐，为内脏性疼痛，持续而强烈的炎症刺激影响相应脊髓节段的躯体传入纤维，出现牵涉痛，疼痛转移至右下腹麦氏（McBurney）点；当炎症进一步发展波及腹膜壁层时则出现躯体性疼痛，程度剧烈，伴以压痛、肌紧张及反跳痛。

案例1-4分析3

1. 本病例伴随症状有大汗，是休克前期的表现。

2. 还应问及的症状包括疼痛的性质，有无其他伴随症状，如有无发热、寒战，有无黄疸、呕吐、反酸、腹泻，有无血尿、休克等症状。

【临床表现】

1. 部位　一般腹痛部位多为病变所在部位。如消化性溃疡，疼痛多在中上腹部或右上腹部；胆囊炎、胆石症疼痛多在右上腹部；胰腺疾病疼痛多在上腹部和左上腹部；阑尾炎疼痛多在右下腹麦氏点；弥漫性或部位不定的疼痛见于急性弥漫性腹膜炎、机械性肠梗阻等。

2. 性质和程度　如突发的中上腹剧烈刀割样痛，烧灼样痛，多见于胃、十二指肠溃疡穿孔。

3. 诱发因素　如胆囊炎或胆结石发作前常有进油腻食物史，急性胰腺炎发作前则常有酗酒、暴饮暴食史，部分机械性肠梗阻多与腹部手术有关。

4. 发作时间与体位的关系　如餐后痛可能由胆胰疾病、胃部肿瘤或消化不良所致；饥饿痛呈周期性、节律性发作常为胃窦、十二指肠溃疡等。如果腹痛与体位有关，有可能成为诊断的线索。如上腹痛于左侧卧位减轻者可能为胃黏膜脱垂症；反流性食管炎患者烧灼痛在躯体前屈位时加重，而直立位时减轻；上腹痛于仰卧位加重、俯卧位或前倾位时减轻，提示可能为胰腺肿瘤。

案例1-4分析4

1. 本病例提供的资料中缺乏腹痛的部位、性质的详细问诊，既往病史的详细问诊和治疗情况的问诊；腹痛有无缓解、加重的情况问诊。应再进一步问诊中补充。

2. 缺乏相关既往病史及生活习惯、嗜好的问诊。

3. 能够引起腹痛的情况或疾病还包括急性胆囊炎、急性阑尾炎、泌尿系统结石、卵巢囊肿蒂扭转、宫外孕等。

【伴随症状】

1. **急性腹痛伴有黄疸** 可见于肝胆胰疾病，如胆石症、胰头癌等。

2. **腹痛伴发热、寒战** 常提示腹内脏器急性炎症或化脓性病变、结核或肿瘤等，也可见于腹腔外疾病。

3. **腹痛伴反酸、嗳气** 提示胃十二指肠溃疡或胃炎。

4. **腹痛伴呕吐** 常见于食物中毒、胃肠道梗阻、急性胰腺炎等。

5. **腹痛伴腹泻** 常见于肠道炎症、过敏性疾病、肠结核、结肠肿瘤等。

6. **腹痛伴血便** 如阿米巴痢疾、肠癌、肠套叠、急性出血性坏死性肠炎等。

7. **腹痛伴血尿** 如泌尿道结石等。

8. **腹痛伴腹部包块、炎症性肿块** 见于阑尾脓肿、腹腔结核，非炎症性肿块见于蛔虫性肠梗阻、肠扭转、腹腔内肿瘤等。

9. **腹痛伴休克** 见于急性内出血（内脏破裂宫外孕等）、中毒性痢疾、急性心肌梗死等。

第五节　水　肿

案例1－5

患者，男，63岁，因“反复双下肢浮肿10年”入院。

患者于10年前反复出现双下肢凹陷性浮肿，夜间加重，第2天清晨时减轻，休息或抬高下肢可减轻，伴有心悸、气促，时有夜间胸闷，坐起后症状可缓解，曾多次前往医院就诊，此次患者劳累后再度出现上述症状前来就诊。

问题：

1. 该患者突出的症状是什么？
2. 为了确定诊断还需要询问的伴随症状有哪些？
3. 能够引起上述主要症状的疾病有哪些？

人体组织间隙有过多的液体积聚致组织肿胀称为水肿（edema）。水肿按分布范围可分为全身性和局部性。一般情况下，水肿这一术语，不包括内脏器官局部的水肿，如脑水肿、肺水肿等。水肿并非独立疾病，而是疾病时的一种重要病理过程或体征。

水肿产生的机制目前尚有争论，导致水肿的主要因素有：①钠与水的潴留：如继发性醛固酮增多症。②毛细血管滤过压升高：如右心衰竭。③毛细血管通透性增高：如急性肾炎。④血浆胶体渗透压降低：如血清白蛋白减少。⑤淋巴回流受阻：如丝虫病。

案例1－5分析1

1. 本病例水肿发生的机制主要是毛细血管滤过压升高。
2. 本病例结合症状及体征是伴有器质性心脏病的水肿，如右心衰引起。

【病因与临床表现】

（一）全身性水肿（anasarca）

1. 心源性水肿（cardiac edema）　主要是右心衰竭的表现。水肿首先出现于身体的下垂部位。能起床活动者，最早出现于踝内侧，行走活动后明显，休息后减轻或消失；经常卧床者，以腰骶部最为明显。颜面部一般不肿。水肿呈对称性、凹陷性，常伴有颈静脉怒张、肝大、静脉压升高，严重时还可出现胸腔积液（简称胸水）、腹腔积液（简称腹水）等。

2. 肾源性水肿（renal edema）　可见于各型肾炎和肾病。水肿特点：疾病早期晨间起床时有眼睑与颜面部水肿，以后发展为全身水肿。常有尿常规改变、高血压、肾功能损害的表现。与心源性水肿的鉴别见表 1－2。

3. 肝源性水肿（hepatic edema）　失代偿期肝硬化主要表现为腹水，也可首先出现踝部水肿，逐渐向上蔓延，而头、面部及上肢常无水肿。

表 1－2　心源性水肿与肾源性水肿的鉴别

鉴别点	肾源性水肿	心源性水肿
开始部位	从眼睑、颜面开始而延及全身	从足部开始、向上延及全身
发展快慢	发展迅速	发展缓慢
水肿性质	软而移动性大	比较坚实，移动性较小
伴随症状	伴有其他肾脏病病症，如高血压、蛋白尿、血尿、管型尿、眼底改变等	伴有心功不全病症，如心脏增大，心杂音、肝肿大、静脉压升高等

4. 营养不良性水肿　其特点：水肿发生前常有消瘦、体重减轻等表现。皮下脂肪减少所致组织松弛，组织压降低，加重了水肿液的潴留。水肿常从足部开始逐渐蔓延全身。

5. 其他原因的全身性水肿　①黏液性水肿：为非凹陷性水肿，颜面及下肢较明显；②经前期紧张综合征：为月经前 7～14 天出现眼睑、踝部及手部轻度水肿，可伴乳房胀痛及盆腔沉重感，月经后水肿逐渐消退；③药物性水肿：可见于糖皮质激素、雄激素、雌激素、胰岛素等；④特发性水肿：几乎只发生在妇女，主要表现在身体下垂部分，原因未明，被认为是内分泌功能失调与直立体位的反应异常所致；⑤其他：可见于妊娠中毒症、血管神经性水肿等。

案例 1－5 分析 2

1. 该患者突出的症状为反复双下肢对称性凹陷性浮肿。
2. 主要病因是右心衰引起的心源性水肿。

（二）局部性水肿

常由于局部静脉、淋巴回流受阻或毛细血管通透性增加所致，如肢体血栓形成致血栓性静脉炎、丝虫病致象皮腿、局部炎症、创伤或过敏等。

案例1－5分析3

1. 本病例伴随症状有：心悸、气促，是心力衰竭的表现。

2. 还应问及的伴随症状包括：有无肝大、颈静脉怒张、呼吸困难与发绀等。

【伴随症状】

1. **肝大** 可为心源性、肝源性与营养不良性，而同时有颈静脉怒张者则为心源性。
2. **重度蛋白尿** 常为肾源性，而轻度蛋白尿也可见于心源性。
3. **呼吸困难与发绀** 常提示由于心脏病、上腔静脉阻塞综合征等所致。
4. **特发性水肿** 与月经周期有明显关系。
5. **其他** 伴失眠、烦躁、思想不集中等，见于经前期紧张综合征。

案例1－5分析4

1. 本病例提供的资料中缺乏水肿开始部位及蔓延情况。

2. 缺乏相关病史及生活习惯问诊。

3. 能够引起上述主要症状的情况还包括：肝硬化失代偿期、肾源性水肿、黏液性水肿、营养不良等。

第六节 昏 迷

案例1－6

患者，男，70岁。因突然右侧肢体无力伴意识不清2小时入院。

患者2小时前在家中上厕所时突然感右侧肢体无力，有剧烈头痛，伴恶心，呕吐3次，呕吐物为胃内容物，继而出现意识不清，呼之不应，送我院急诊科。既往有高血压病史12年，近半月未服降压药。

查体：体温37℃，脉搏90次/分，呼吸22次/分，血压200/120 mmHg。心、肺、腹未见明显异常。浅昏迷状，呼之不应，双侧瞳孔等大等圆，对光反射迟钝，右侧肢体呈外旋状态，无活动。右侧肢体腱反射亢进，右侧病理征阳性。

问题：

1. 该患者突出的症状是什么？

2. 为了确定诊断还需要询问的伴随症状是什么？

3. 上述症状如何分度？

意识是中枢神经系统对内外环境中的刺激具有的有意义的应答能力。正常人意识清醒。意识障碍是指人对周围环境及自身状态的识别和觉察能力出现障碍，严重的意识障碍表现为昏迷（coma）。

【病因】

昏迷是中枢神经系统受损的结果，任何疾病累及脑干或双侧大脑皮层即有可能引起昏迷。昏迷常见原因如下。

（一）全身性疾病

1. 内分泌、代谢性疾病　如尿毒症、肝性脑病、甲状腺功能减退、糖尿病酮症酸中毒等。

2. 感染性疾病　如败血症、肺炎、中毒型痢疾、伤寒等。

3. 外源性中毒　如一氧化碳、农药、安眠药、酒精和吗啡中毒等。

4. 水及电解质平衡紊乱　如稀释性低钠血症、高氯性酸中毒、低氯性碱中毒等。

5. 物理性及缺氧性损害　如高温中暑、日射病、触电、高山病等。

（二）颅内病变

1. 感染性疾病　如各种脑炎、脑膜脑炎、脑型疟疾等。

2. 脑血管疾病　如脑缺血、脑出血、蛛网膜下腔出血、脑栓塞、脑血栓形成等。

3. 脑占位性病变　如脑肿瘤、脑脓肿等。

4. 颅脑损伤　如脑震荡、脑挫裂伤、外伤性颅内血肿、颅骨骨折等。

5. 癫痫

案例1－6分析1

1. 该患者突出的症状为意识障碍（浅昏迷）。
2. 根据已有的资料该患者昏迷的主要病因是颅内非感染性疾病。

【发生机制】

由于脑缺血、缺氧、葡萄糖供给不足、酶代谢异常等因素可引起脑细胞代谢紊乱，从而导致网状结构功能损害和脑活动功能减退，均可产生意识障碍。

案例1－6分析2

1. 该患者主要临床表现为昏迷。
2. 根据已有的资料该患者昏迷的分级为中度昏迷。

【临床表现】

昏迷是严重的意识障碍，表现为意识持续的中断或完全丧失，运动、感觉及反射障碍，对外界刺激的反应消失。昏迷按其程度可分为以下三个阶段。

1. 轻度昏迷　意识大部分丧失，无自主运动，对声、光刺激无反应，对疼痛刺激尚可出现痛苦的表情或肢体退缩等防御反应。角膜反射、瞳孔对光反射、眼球运动、吞咽反射等可存在。

2. 中度昏迷　对周围事物及各种刺激均无反应，对于剧烈刺激或可出现防御反射。角膜反射减弱，瞳孔对光反射迟钝，眼球无转动。

3. **深度昏迷** 全身肌肉松弛，对各种刺激全无反应。深、浅反射均消失。

案例1－6分析3

本病例伴随症状有：左侧肢体无力、头痛、恶心、呕吐、血压高。

扫码“练一练”

【伴随症状】

可伴有发热、呼吸缓慢、瞳孔散大或缩小、心动过缓、高血压或低血压及皮肤黏膜出血、脑膜刺激征、偏瘫等。

（宫　建）

第二章　体格检查

体格检查（physical examination）是医生运用自己的感官或借助简单的检查工具客观地了解和评估机体健康状况的检查方法，其目的是从患者身上收集与疾病诊断相关的资料。医生进行全面体格检查后对被检查者健康状况和疾病提出的临床判断称为检体诊断（physical diagnosis）。

体格检查的基本方法包括：视诊、触诊、叩诊、听诊和嗅诊。检查要按一定顺序进行，首先检查生命体征和一般检查，然后按头、颈、胸、腹、脊柱、四肢、肛门、生殖器、神经系统等顺序进行检查。体格检查是临床常用的基本技能，是诊断疾病的重要手段。

第一节　基本检查

扫码“学一学”

一、视诊

视诊（inspection）是医生通过视觉观察被检查者全身或局部表现的诊断方法。视诊可观察患者一般状态、全身性和局部体征，如性别、发育营养、面容表情、体位姿势与步态等。局部视诊是医生对被检查者身体局部做重点观察，但对特殊部位的视诊需借助某些器械，如耳镜、鼻镜、检眼镜等进行检查。

视诊时光线要充足，最好在自然光线下进行，以免因人工光线而影响对皮肤、黏膜和巩膜颜色的观察，被检查部位应充分暴露。

二、触诊

触诊（palpation）是医生通过手接触被检查部位来判断某一器官特征的一种诊法。触诊可以进一步验证视诊发现的征象，还可以明确视诊所不能明确的体征。触诊应用范围广、遍及身体各部，其中以腹部尤为重要。多数情况下用手的指腹和掌指关节部掌面的皮肤进行触诊，如检查温度，则宜用手背皮肤触诊。

常用触诊方法有浅部触诊法和深部触诊法。

1. 浅部触诊法（light palpation）　适用于身体浅表病变的检查和评估，如关节、软组织、浅部血管、精索和阴囊等。腹部浅部触诊可触及的深度约为 1 cm。

2. 深部触诊法（deep palpation）　主要用于检查和评估腹腔病变和脏器情况。腹部深部触诊法触及的深度常常在 2 cm 以上，有时可达 4 ~ 5 cm。按检查目的和要求可采用以下不同的手法。

（1）深部滑行触诊法（deep slipping palpation）　该法常用于腹腔深部的包块和胃肠病变的检查。

（2）双手触诊法（bimanual palpation）　用于肝、脾、肾及腹腔肿物的检查。

（3）深压触诊法（deep press palpation）　用于探查腹腔深在病变的部位或确定腹腔压痛点，如阑尾压痛点、胆囊压痛点、输尿管压痛点等。

（4）冲击触诊法（ballottement）　又称浮沉触诊法。此法仅用于大量腹水患者肝、脾难以触及者（图2-1）。

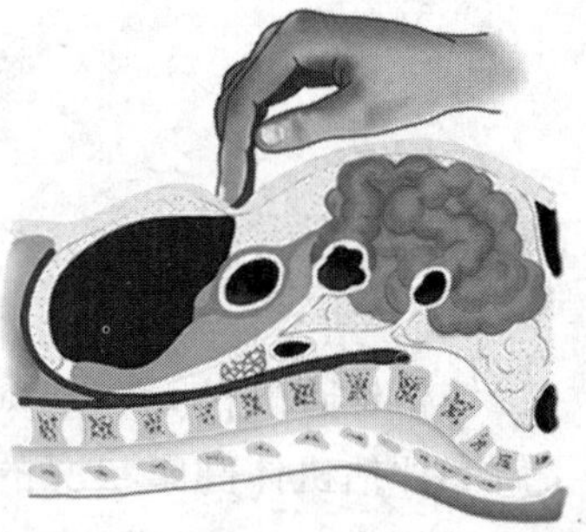

图2-1 冲击触诊示意图

三、叩诊

叩诊（percussion）是用手指叩击身体某部表面，使之震动而产生音响，根据震动和音响的特点来判断被检查部位脏器有无异常的一种诊法。

（一）叩诊方法

根据叩诊的手法与目的不同可分为直接叩诊法与间接叩诊法两种，以间接叩诊法常用。

1. 直接叩诊法（direct percussion） 检查者右手中间三指并拢，用指掌面或指端直接叩击被检查部位，借助叩击所产生的反响和指下的振动感来判断病变情况的方法，称为直接叩诊法。该法适用于检查胸、腹部是否有范围较广泛的病变，如大量胸腔积液、胸膜增厚等。

2. 间接叩诊法（indirect percussion） 又称指指叩诊法，是临床最常用的叩诊法。检查者以左手中指第二指节紧贴于叩诊部位，其他手指稍微抬起，勿与体表接触，右手指自然弯曲，以中指指端垂直叩诊左手中指第二指骨的前端，叩击方向应与叩诊部位的体表垂直。叩诊时应以腕关节与指掌关节的活动为主，避免肘关节及肩关节参与运动（图2-2）。

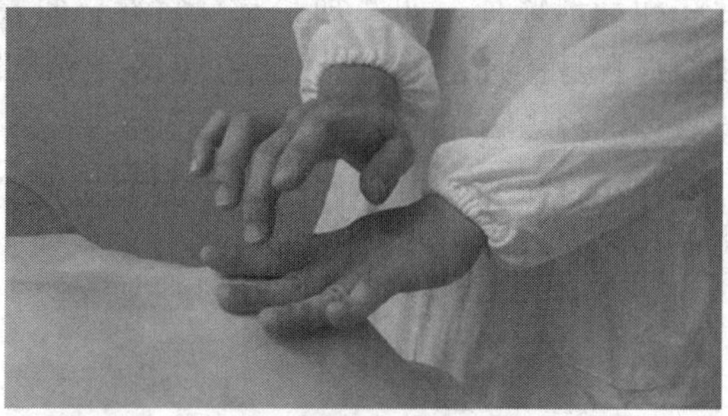

图2-2 间接叩诊法

（二）叩诊音

叩诊时被叩击部位产生的反响称为叩诊音（percussion sound），临床上将叩诊音分为清音、过清音、鼓音、浊音和实音五种。

1. 清音（resonance） 是正常肺部的叩击音，为频率100~128次/分、振幅持续时间较长、音响不甚一致的非乐性音。提示肺组织的弹性、含气量、致密度正常。

2. 鼓音（tympany） 在叩击含有大量气体的空腔器官时出现，正常情况下见于胃泡区及腹部叩诊时，病理情况下见于气腹、气胸、有较大肺内空洞的患者。

3. 浊音（dullness） 正常情况下，当叩击覆盖有少量含气组织的实质器官时产生，如叩击肝脏、心脏被肺边缘所覆盖的部位。病理情况下，如肺炎，因肺含气量减少，在胸部叩诊时也可出现。

4. 实音（flatness） 正常情况下叩击心脏、肝脏等实质性脏器所产生的音响。大量胸腔积液、肺实变患者，胸部相应病变部位叩诊呈实音。

5. 过清音（hyperresonance） 介于鼓音与清音之间，是正常成人不会出现的一种病态叩击音，常见于肺组织弹性减弱、含气量增多的疾病，如肺气肿。

四、听诊

听诊（ausculation）是医生根据被检查者身体各部分活动时发出的声音，判断有无异常的一种诊断方法。

（一）听诊方法

1. 直接听诊法（direct auscultation）　是指医生用耳直接贴于被检查者体表进行听诊。仅在特殊情况或紧急情况下没有听诊器时才使用。

2. 间接听诊法（indirect auscultation）　是借助听诊器进行听诊，临床适用范围广，可用于身体任何部位，对肺部和心脏的听诊尤其重要。

（二）听诊器的选择及使用

听诊器（stethoscope）由耳件、体件及软管三部分组成。体件有钟型和膜型两种类型，钟型体件适用于听取低音调的声音；膜型体件，适用于听取高调的声音（图2-3）。

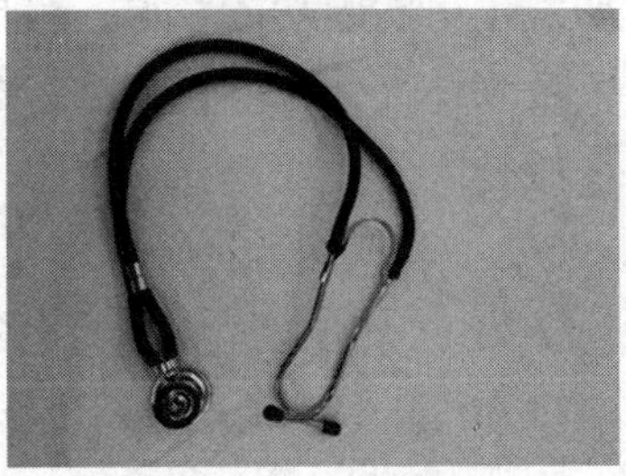

图2-3　听诊器

五、嗅诊

嗅诊（olfactory examination）是通过嗅觉来判断发自被检查者的异常气味与疾病之间关系的方法，嗅诊往往能提供具有重要意义的诊断线索，如恶臭味见于支气管扩张或肺脓肿厌氧菌感染；呼吸气味有烂苹果味见于糖尿病酮症酸中毒，氨味见于尿毒症。

第二节　一般检查

一般检查是对被检查者全身状态的概括性观察，以视诊为主，必要时需配合触诊等进行。其检查的内容包括：性别、年龄、生命体征、发育与体型、营养、意识状态、面容表情等，还包括皮肤和淋巴结。

扫码"学一学"

一、全身状态检查

（一）性别

性别（sex）不难判断，了解性别的意义在于：性别与某些疾病的发生率有关；某些疾病对性征有影响；性分化及发育异常对性别和性征有影响。

（二）年龄

年龄（age）与疾病的发生及预后有密切的关系。如佝偻病、麻疹多见于儿童；结核病、风湿热多见于青少年；动脉硬化、恶性肿瘤多见于中老年人。

（三）生命体征

生命体征（vital sign）包括有体温、脉搏、呼吸和血压，是评价生命活动存在与否及其质量的指标。

1. 体温　①腋测法：正常值为36~37℃。此法简便、安全且不易发生交叉感染，为最常用的体温测定方法。②口测法：正常值为36.3~37.2℃。此方法较为准确。③肛测法：

正常值为36.5～37.7℃。此法测值稳定，多用于神志不清及婴幼儿者。

2. 呼吸　观察记录被检查者呼吸的节律性及每分钟次数。详见第五节胸部检查。

3. 脉搏　观察记录被检查者脉搏的节律性及每分钟次数。详见第五节心脏胸部。

4. 血压　检测并记录动脉血压的高低。详见第五节胸部检查。

（四）发育与体型

1. 发育（development）　通过被检查者年龄、智力和体格成长状态（包括身高、体重及第二性征）之间的关系进行综合评价。年龄、智力和体格成长状态处于均衡一致，表明发育正常。成人发育正常的指标包括：①头部的长度为身高的1/7～1/8；②胸围为身高的1/2；③双上肢展开后，左右指端的距离与身高基本一致；④坐高等于下肢的长度。

机体发育受多种因素影响，临床上的病态发育与内分泌的改变密切相关。在新生儿期，如发生甲状腺功能减退，可导致呆小病；垂体前叶功能亢进，可致巨人症；垂体功能减退，可致垂体性侏儒症；性激素分泌决定第二性征的发育，如性激素分泌减少，可导致第二性征改变。

2. 体型（habitus）　是身体各部发育的外观表现。成年人的体型分为以下3种。

（1）无力型　亦称瘦长型，表现为体高肌瘦、颈细长、肩窄下垂，胸廓扁平，腹上角小于90°。

（2）正力型　亦称均称型，表现为身体各个部分结构匀称适中，腹上角90°左右，见于多数正常成人。

（3）超力型　亦称矮胖型，表现为体格粗壮、颈粗短、肩宽平、胸围大、腹上角大于90°。

（五）营养状态

营养状态（state of nutrition）的好坏可作为鉴定健康和疾病程度的标准之一。营养状态通常根据皮肤、毛发、皮下脂肪、肌肉的发育情况进行综合判断。最简便而迅速的方法是观察皮下脂肪充实的程度，其最适宜的部位在前臂屈侧或上臂背侧下1/3。

1. 营养状态的分级　①良好：黏膜红润、皮肤光泽、弹性良好，皮下脂肪丰满而有弹性，肌肉结实，指甲、毛发润泽，肋间隙及锁骨上窝深浅适中，肩胛部和股部肌肉丰满。②不良：皮肤黏膜干燥、弹性降低，皮下脂肪菲薄，肌肉松弛无力，指甲粗糙无光泽、毛发稀疏，肋间隙及锁骨上窝凹陷，肩胛骨和髂骨嶙峋突出。③中等：介于上述两者之间。

2. 营养状态异常　常见的营养状态异常包括营养不良和营养过度两个方面。

（1）营养不良　由于摄食不足或（和）消耗增多引起。当体重减轻低于标准体重的10%时称为消瘦，根据体重指数（BMI）判断，BMI $<18.5\ kg/m^2$ 为消瘦。极度消瘦者称为恶病质（cachexia）。营养不良多见于长期或严重疾病，如长期活动性肺结核、恶性肿瘤等。

（2）营养过度　体重超过标准体重的20%以上者称为肥胖，根据体重指数（BMI）判断，我国标准，BMI $\geqslant 28\ kg/m^2$ 为肥胖症。根据原因不同，肥胖可分为原发性和继发性两种。①原发性肥胖，也称单纯性肥胖，表现为全身脂肪分布均匀，身体各个部位无异常改变，有一定的遗传倾向。②继发性肥胖，主要为某些内分泌疾病所致。如肾上腺皮质功能亢进（Cushing综合征）、甲状腺功能低下等。

（六）意识状态

意识（consciousness）是大脑高级神经中枢功能活动的综合表现，是人对环境和自身状态的认知与觉察能力。正常人意识清晰，表现为定向力正常，反应敏锐，表达能力好，语言流畅，思维和情感活动正常。凡能影响大脑功能活动的疾病均可引起程度不等的意识改变，称为意识障碍。根据意识障碍的程度可分为嗜睡、意识模糊、谵妄、昏睡以及昏迷。

（七）面容与表情

面容（facial feature）是指面部呈现的状态；表情（expression）是面部情感的表现。健康人表情自然，神态安怡。临床常见的病态面容有：

1. **急性面容**　面色潮红、兴奋不安、鼻翼扇动、口唇疱疹，表情痛苦。多见于急性感染性疾病，如肺炎球菌肺炎。

2. **慢性面容**　面容憔悴、面色晦暗或苍白、目光暗淡。见于慢性消耗性疾病，如恶性肿瘤、肝硬化等。

3. **贫血面容**　面色苍白、唇舌色淡、表情疲惫。见于各种原因所致的贫血。

4. **肝病面容**　面部晦暗，额部、鼻背、双颊有褐色色素沉着。见于慢性肝脏疾病。

5. **肾病面容**　面色苍白、双睑、颜面浮肿，舌色淡。见于慢性肾脏疾病。

6. **甲状腺功能亢进面容**　面容惊愕、眼裂增宽、眼球凸出、目光炯炯、烦躁易怒。见于甲状腺功能亢进症（图2-4）。

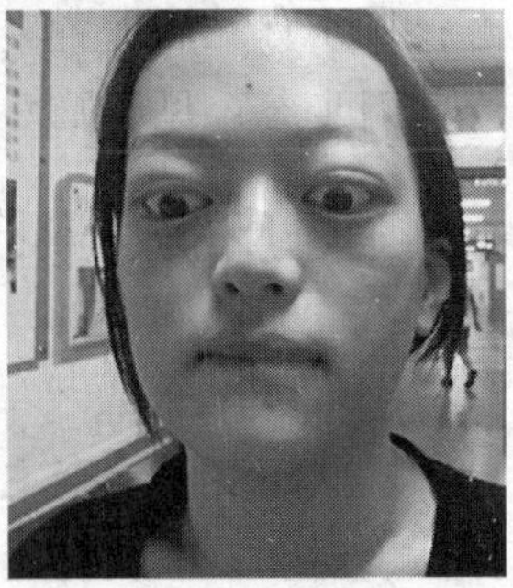
图2-4　甲状腺功能亢进面容

7. **黏液性水肿面容**　面色苍黄、颜面浮肿、睑厚面宽、目光呆滞、反应迟钝、眉毛、头发稀疏。见于甲状腺功能减退症。

8. **二尖瓣面容**　面色晦暗、两颊紫红、口唇轻度发绀。见于风湿性心脏病二尖瓣狭窄。

9. **肢端肥大症面容**　头颅增大，面部变长，下颌增大、向前突出，眉弓及两颧隆起，唇舌肥厚，耳鼻增大。见于肢端肥大症（图2-5）。

10. **苦笑面容**　牙关紧闭，面肌痉挛，呈苦笑状。见于破伤风。

11. **满月面容**　面圆如满月，皮肤发红，常伴痤疮和小须。见于Cushing综合征及长期应用糖皮质激素者（图2-6）。

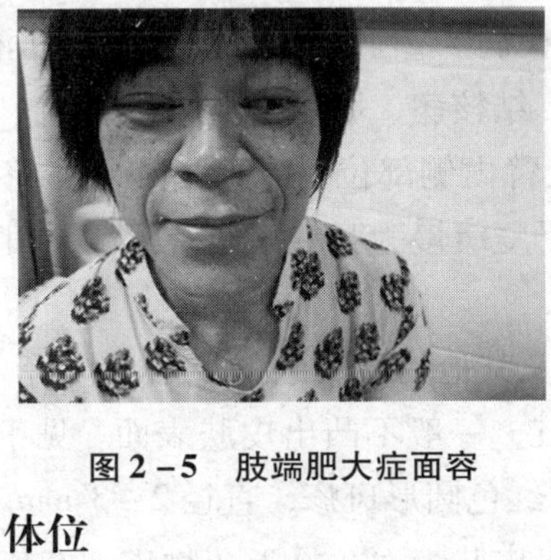
图2-5　肢端肥大症面容

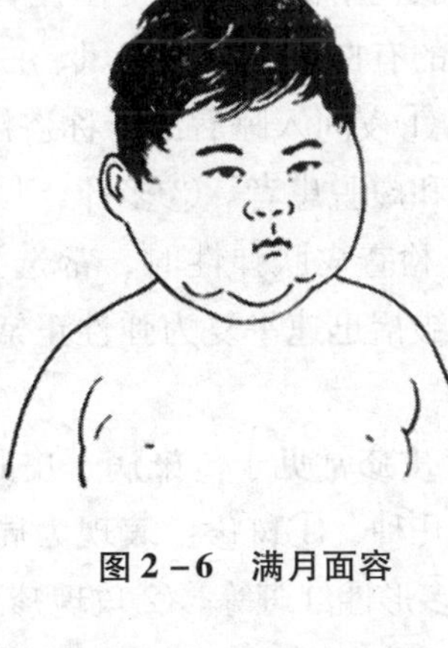
图2-6　满月面容

（八）体位

体位（position）是指被检查者身体所处的状态。常见的体位有以下几种。

1. **自主体位**　身体活动自如，不受限制。见于正常人、轻症和疾病早期患者。

2. **被动体位**　被检查者不能自己调整或变换身体的位置。见于极度衰竭或意识丧失者。

3. **强迫体位** 被检查者为减轻痛苦，被迫采取某种特殊的体位。如心、肺功能不全者，会强迫坐位，亦称端坐呼吸；急性阑尾炎、腹膜炎者，强迫仰卧位；破伤风及小儿脑膜炎者，呈角弓反张（图2－7）。

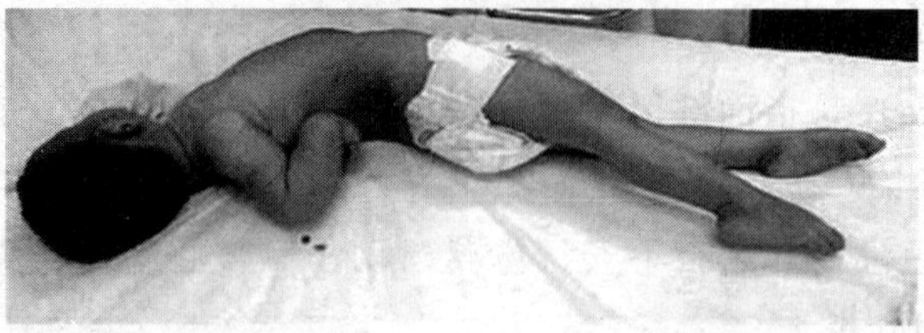

图2－7 角弓反张位

（九）步态

步态（gait）指走路时所表现的姿态。常见的典型异常步态有：①蹒跚步态：见于佝偻病、进行性肌营养不良。②醉酒步态：见于小脑疾病、乙醇及巴比妥中毒。③共济失调步态：见于脊髓病患者。④慌张步态：见于震颤麻痹患者。⑤跨阈步态：见于腓总神经麻痹。⑥剪刀步态：见于脑性瘫痪与截瘫患者。

二、皮肤、淋巴结

（一）皮肤

皮肤病变的检查主要通过视诊观察，必要时需配合触诊。皮肤的检查内容包括：颜色、弹性、温度，以及有无皮疹、出血点、蜘蛛痣、水肿等。皮肤病变有的是局部的，也可是全身的，既反映皮肤本身疾病，也可是全身各系统疾病表现的一部分。

1. **颜色** ①苍白：见于寒冷、惊恐及休克。②发红：见于各种发热性疾病、阿托品中毒、一氧化碳中毒等。③发绀：见于还原性血红蛋白增多或异常血红蛋白血症。④黄染：皮肤黄染可由食物、药物引起，多无病理意义。胆道阻塞、肝细胞损害、溶血性疾病可致血清内胆红素浓度增高，使皮肤黏膜发黄，称黄疸。⑤色素沉着：可为全身性或局部性。全身广泛性的肤色增深，常见于慢性肾上腺皮质功能减退患者。⑥色素脱失：皮肤色素含量下降。常见的有白化症、白癜风、白斑。

2. **湿度** ①夜间入睡后出汗称盗汗，见于结核病。②手足皮肤发凉而大汗淋漓称为冷汗，见于休克和虚脱患者。③多汗，见于风湿热、结核病、甲状腺功能亢进等。

3. **弹性** 检查皮肤弹性时，常选择手背或上臂内侧部位，以拇指和示指将皮肤提起，松下后如皮肤皱褶迅速平复为弹性正常；如皱褶平复缓慢为弹性减退，见于重度营养不良、严重脱水者。

4. **皮疹** 皮疹常见于传染病、皮肤病、药物及其他物质所致的过敏反应等。临床常见的皮疹有以下几种：①斑疹：表现为局部皮肤发红，一般不凸出皮肤表面。见于斑疹伤寒、丹毒、风湿性多形性红斑等。②玫瑰疹：为一种鲜红色圆形斑疹，直径2～3 mm。见于伤寒和副伤寒。③丘疹：皮肤局部颜色改变且病灶凸出皮肤表面。见于药物疹、麻疹及湿疹等。④斑丘疹：在丘疹周围有皮肤发红的底盘称为斑丘疹。见于风疹、猩红热和药物疹等。⑤荨麻疹：为稍隆起皮肤表面的苍白色或红色的局限性水肿，见于各种过敏反应。⑥疱疹：为局限性高出皮面的腔性皮损。见于单纯疱疹、带状疱疹等（图2－8）。

5. **皮下出血**　皮下出血根据其直径大小及伴随情况分为以下几种：①小于2 mm称为瘀点。②3～5 mm称为紫癜。③大于5 mm称为瘀斑（图2-9）。④片状出血并伴有皮肤显著隆起称为血肿。皮下出血常见于造血系统疾病、重症感染、某些血管损害性疾病以及毒物或药物中毒等。

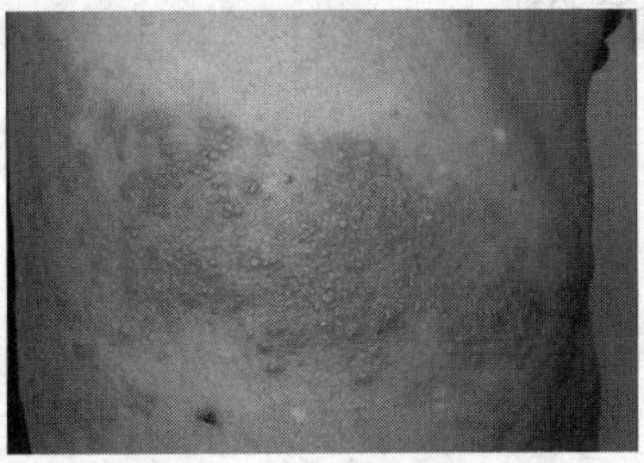

图2-8　带状疱疹

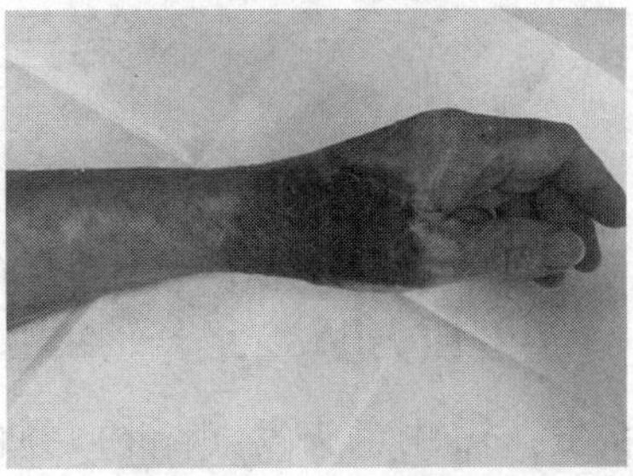

图2-9　瘀斑

6. **蜘蛛痣与肝掌**　皮肤小动脉末端分支性扩张形成的血管痣，形似蜘蛛，称为蜘蛛痣（图2-10）。一般认为蜘蛛痣与肝脏对雌激素的灭活作用减弱有关，常见于急、慢性肝炎或肝硬化。慢性肝病患者手掌大、小鱼际肌处常发红，加压后褪色，称为肝掌。

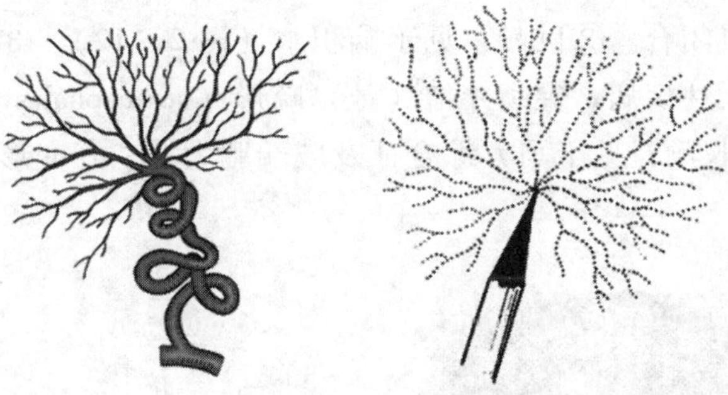

图2-10　蜘蛛痣

7. **水肿**　皮下组织的细胞及组织间隙内液体积聚过多称为水肿。凹陷性水肿指局部受压后可出现凹陷（图2-11）；非凹陷性水肿受压后并无明显凹陷，如黏液性水肿和象皮肿（丝虫病）。水肿分三度：①轻度：仅见于眼睑、眶下软组织、胫骨前、踝部皮下等，指压后可见组织轻度下陷，平复较快。②中度：全身组织均可见明显水肿，指压后可出现明显的或较深的组织下陷，平复缓慢。③重度：全身组织严重水肿，身体低位皮肤紧张发亮，甚至有液体渗出，常伴发胸腔、腹腔积液。

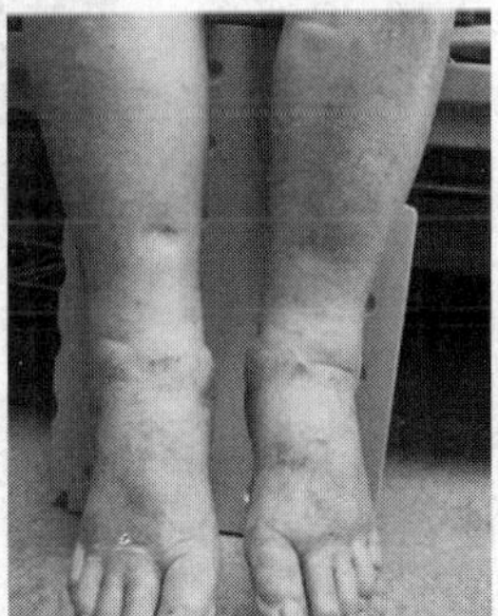

图2-11　凹陷性水肿

（二）淋巴结

淋巴结分布在人体深部和浅部不同部位，体格检查仅能检查身体各部浅表的淋巴结。正常情况下，淋巴结较小，直径多在0.2～0.5 cm之间，质地柔软，表面光滑，与毗邻组织无粘连，不易触及，无压痛。触诊浅表淋巴结时，需按一定顺序进行，按耳前、耳后、枕部、颌下、颏下、颈前三角、颈后三角、锁骨上窝、腋窝、滑车上、腹股沟、腘窝顺序进行。触及淋巴结时，应注意其部位、大小、数目、硬度、压痛、活动度、有无粘连，局部皮肤有无红肿、瘢痕、瘘管等。

局限性淋巴结肿大见于非特异性淋巴结炎、单纯性淋巴结炎、淋巴结结核、恶性肿瘤淋巴结转移。全身淋巴结肿大见于感染性疾病，如病毒、细菌、寄生虫等所致的感染，也可见于非感染疾病，如系统性红斑狼疮等结缔组织病及急、慢性白血病、淋巴瘤等血液系统疾病。

扫码“学一学”

第三节　头部检查

一、头部

（一）头发和头皮

1. 头发　需注意头发（hair）颜色、疏密度、脱发的类型与特点。脱发可见于湿疹、斑秃等皮肤病，亦可见于伤寒、甲状腺功能低下、药物化疗或放射治疗后的肿瘤患者等。

2. 头皮　需分开头发观察头皮（scalp）颜色、头皮屑，有无头癣、疖痈、外伤、血肿及瘢痕等。

（二）头颅

1. 头颅大小和外形改变　头颅的大小异常或畸形可成为一些疾病的典型体征。①小颅：见于小儿囟门过早闭合。②巨颅：见于脑积水（图2－12）。③方颅：见于小儿佝偻病。④尖颅：见于先天性疾病。尖颅并指（趾）畸形（acrocephalosyndactylia）即Apert综合征（图2－13）。⑤长颅：见于马方综合征及肢端肥大症。⑥变形颅：见于变形性骨炎（Paget病）。

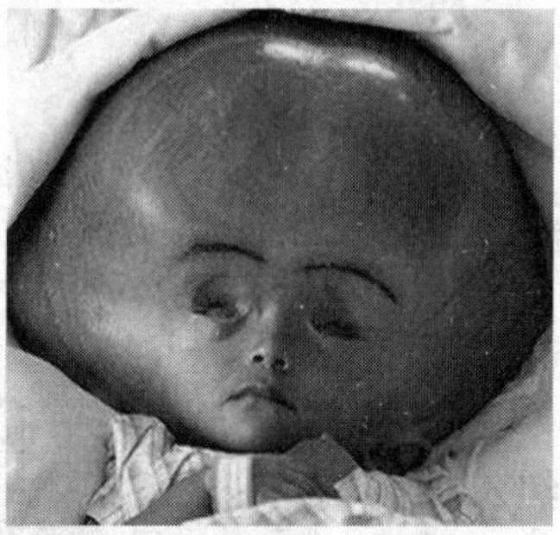

图2－12　脑积水

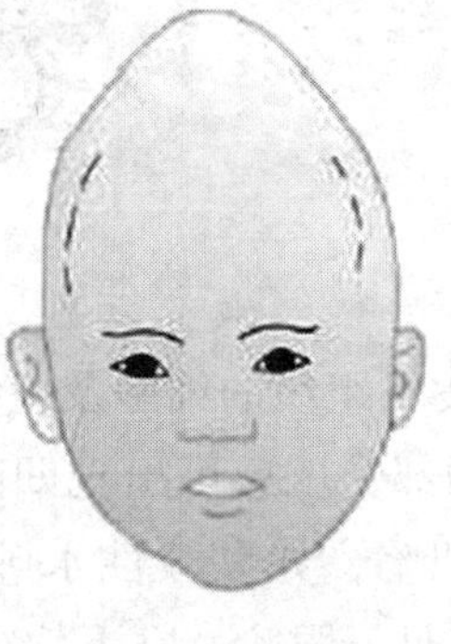

图2－13　尖颅

2. 头部运动异常　①头部运动受限：见于颈椎疾病。②头部不随意地颤动：见于震颤麻痹（Parkinson病）。③与颈动脉搏动一致的点头运动：称DeMusset征，见于严重主动脉瓣关闭不全。

二、面部

（一）眼

1. 眼眉（eyebrow）　注意眉弓有无畸形、凹陷，眉毛颜色、疏密度，眉毛脱落见于麻风、垂体前叶功能减退症、甲状腺功能减退症等。

2. 眼睑（eyelids）　①睑内翻（entropion）：见于沙眼。②上睑下垂（ptosls）：双侧眼睑下垂见于先天性上睑下垂、重症肌无力；单侧上睑下垂见于蛛网膜下腔出血、脑炎、外伤等引起的动眼神经麻痹。③眼睑闭合障碍：单侧闭合障碍见于面神经麻痹；双侧闭合障碍见于甲状腺功能亢进症。④眼睑水肿：常见于急慢性肾小球肾炎、肾功能不全、药物过敏、血管神经性水肿等。

3. 结膜（conjunctiva） 结膜出现充血及红肿，除为其本身的急慢性炎症外，亦可见于麻疹、流感、斑疹伤寒等；颗粒与滤泡见于沙眼；结膜苍白见于贫血；结膜发黄见于黄疸；散在的出血点，见于亚急性感染性心内膜炎。

4. 眼球（eyeball） ①眼球突出（Exoph thalmos）：双侧眼球突出见于甲状腺功能亢进；单侧眼球突出，多由于局部炎症或眶内占位性疾病所致，偶见于颅内病变。②眼球凹陷（enophthalmos）：双侧下陷见于严重脱水；单侧下陷见于 Horner 综合征和眶尖骨折。③眼球运动：眼外肌受动眼、滑车、外展 3 对脑神经支配。斜视见于动眼神经、外展神经受损时，如脑炎、脑膜炎、脑出血、脑肿瘤等。眼球震颤多见于耳源性眩晕、小脑疾病等。④眼内压：眼内压减低见于眼球萎缩或脱水；眼内压增高见于青光眼。

5. 巩膜（selera） 正常巩膜为瓷白色。巩膜黄染可见于肝胆疾病、溶血性疾病、胰头癌等。

6. 角膜（cornea） 正常角膜为透明光亮、感觉十分灵敏。维生素 A 缺乏可发生角膜软化。老年人的角膜周围可出现灰白色混浊环，称为老年环（arcus senilis）。角膜边缘若出现黄色或棕褐色的色素环，称为 Kayser – Fleischer 环（图 2 – 14），见于肝豆状核变性（Wilson 病）。

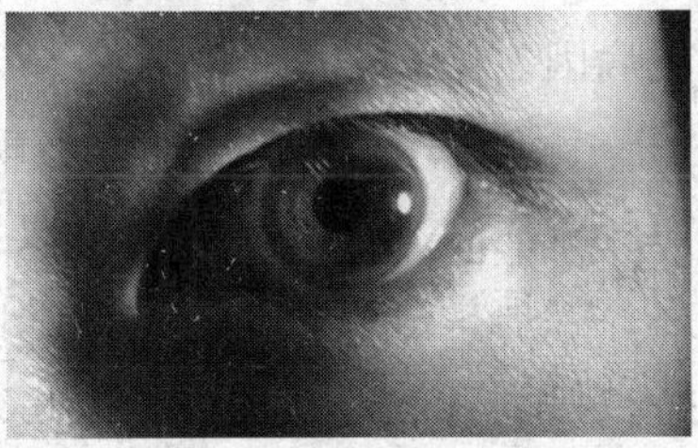

图 2 – 14 Kayser – Fleischer 环

7. 虹膜 正常虹膜纹理近瞳孔呈放射状排列，周边呈环形排列。纹理模糊或消失见于虹膜炎症、水肿或萎缩。形态异常或有裂孔见于虹膜后粘连、外伤等。

8. 瞳孔（Pupil）

（1）瞳孔的形状与大小 正常瞳孔为圆形，两侧等大，直径 2 ~ 5 mm。病理情况下：①瞳孔缩小：见于有机磷农药中毒、药物反应（吗啡、毛果芸香碱、氯丙嗪）等。②瞳孔扩大：见于外伤、颈交感神经受刺激、青光眼绝对期、脑死亡等。③当颈部或胸部交感神经麻痹时，出现病侧瞳孔缩小，上眼睑下垂，眼球凹陷等症状，称为霍纳综合征（Horner 综合征）。④瞳孔大小不等：提示有脑外伤、脑肿瘤、脑疝等。

（2）对光反射 ①直接对光反射：通常用手电筒直接照射瞳孔并观察其动态反应。正常人当眼受到光线刺激后瞳孔立即缩小，移开光源后瞳孔迅速复原。②间接对光反射：是指光线照射一眼时，另一眼瞳孔立即缩小，移开光线，瞳孔扩大。瞳孔对光反射迟钝或消失见于昏迷患者。

（3）集合反射 嘱被检查者注视 1 米以外的目标（通常是检查者的示指尖），然后将目标迅速移近距眼球约为 10 cm 处，正常人此时可见双眼内聚，瞳孔缩小，称为集合反射（convergen – cy reflex）。集合反射消失，见于动眼神经功能损害，睫状肌和双眼内直肌麻痹。

9. 晶体 注意有无浑浊。晶体浑浊称为白内障，多见于老人、糖尿病及眼外伤患者。

10. 视力、色觉及眼底检查 参见眼科学。

（二）耳

耳分为外耳、中耳和内耳三个部分。

（1）注意耳郭有无畸形，外耳道有无红肿、溢液、流脓及疼痛，乳突有无压痛，耳部有无小结及牵拉痛。外耳道炎时局部有红肿疼痛，并有耳部牵拉痛。慢性化脓性中耳炎时外耳道常有脓性分泌物，同时伴有鼓膜穿孔，乳突炎时乳突部有压痛。

（2）听力　检查粗测方法为：嘱被检查者闭目静坐，并用一手堵塞一侧耳道，医生持手表或以手指互相摩擦，两手自1m以外移至被检查者耳部，直到被检查者听到声音为止，测量距离，同样方法检查另一耳。

（三）鼻

1. 鼻外形　注意鼻部皮肤颜色和鼻外形。

2. 鼻翼扇动　是呼吸困难的表现，见于支气管哮喘或心源性哮喘发作时。

3. 鼻腔　①鼻腔黏膜和鼻腔分泌物：鼻腔有大量水样分泌物，见于过敏性鼻炎；黏液脓性分泌物常见于慢性鼻炎和鼻窦炎；血性鼻涕者，成人有鼻腔或鼻窦肿瘤的可疑，婴儿则应考虑有无白喉或异物；鼻黏膜萎缩、鼻甲缩小、嗅觉减退或消失，见于慢性萎缩性鼻炎。②鼻中隔：明显偏曲，引起呼吸障碍，称为鼻中隔偏曲。鼻中隔出现孔洞称为鼻中隔穿孔，多为鼻腔慢性炎症、外伤引起。③鼻出血：鼻衄除鼻本身疾病所致外，血液病为常见病因。

4. 鼻窦　鼻窦炎时可出现鼻塞、流脓涕、头痛及鼻窦区压痛。①上颌窦：医生双手固定于被检查者的两侧耳后，将拇指分别置于左右颧部向后按压。②额窦：一手扶持被检查者枕部，用另一拇指或示指置于眼眶上缘内侧用力向后向上按压。③筛窦：双手固定被检查者两侧耳后，双侧拇指分别置于鼻根部与眼内眦之间向后方按压。④蝶窦：因解剖部位较深，不能进行体表检查（图2-15）。

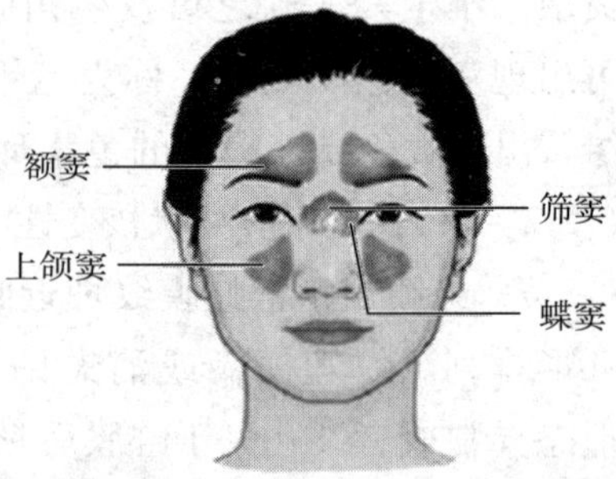

图2-15　鼻窦位置示意图

（四）口

1. 口唇　健康人口唇红润有光泽。①口唇苍白：见于虚脱、主动脉瓣关闭不全和贫血。②口唇发绀：见于心力衰竭和呼吸衰竭等。③口唇干燥并有皲裂：见于严重脱水患者。④口角糜烂：见于核黄素缺乏症。⑤口唇周围疱疹：常见于疱疹病毒感染、大叶性肺炎、感冒等。⑥口唇肥厚增大：见于黏液性水肿（myxedema）、肢端肥大症（acromegaly）等。⑦口角歪斜：见于面神经麻痹。⑧唇裂：为先天性发育畸形。⑨口唇突然发生非充血性、无痛性肿胀：见于血管神经性水肿。⑩口唇有红色斑片、压之褪色：见于遗传性毛细血管扩张症。

2. 口腔黏膜　注意有无溃疡、出血、充血及黄染。①在第二磨牙颊黏膜处出现针头帽大小的白色斑点（Koplik斑），为麻疹的早期特征。②口腔黏膜及舌上蓝黑色色素沉着斑片，为肾上腺皮质功能减退症（Addison病）。③黏膜疹（erathema），多为对称性，见于猩红热、风疹和某些药物中毒。④黏膜溃疡可见于慢性复发性口疮。雪口病（鹅口疮）为白色念珠菌感染，多见于衰弱的病儿或老年患者，也可见于长期使用广谱抗生素和抗癌药之后。

3. 牙齿及牙龈　注意有无龋齿、残根、缺牙和义齿等。齿龈红肿容易出血，多见于齿龈炎、维生素C缺乏症、血液系统疾病等。齿龈游离缘出现灰蓝色点线称为铅线，是铅中毒的特征。出现黑褐色点线状色素沉着，见于慢性铋、汞、砷等中毒。

4. 舌

（1）舌的运动异常　舌下神经麻痹时，舌伸出偏向患侧；甲状腺功能亢进时舌平伸常有震颤。

（2）舌的形态、感觉异常　①草莓舌：见于猩红热或长期发热患者。②镜面或光滑舌：见于恶性贫血、萎缩性胃炎及缺铁性贫血。③黑或毛舌：见于长期使用抗生素或久病衰弱患者。④地图舌或游走性舌炎：由于核黄素缺乏或不明原因，舌面出现黄色不规则的隆起如地图状。⑤干燥舌：明显干燥见于鼻部疾病、大量吸烟、阿托品作用等；严重的干燥舌见于严重脱水、干燥综合征等。⑥胖大舌：一过性增大见于舌炎、口腔炎脓肿等；长期增大见于黏液性水肿、呆小症等。⑦裂纹舌：见于唐氏综合征、维生素 B_2 缺乏、梅毒性舌炎。⑧牛肉舌：见于糙皮病。

5. 咽部及扁桃体　检查时应注意有无充血、溃疡及分泌物。扁桃体增大一般分为三度（图 2－16）：不超过咽腭弓者为Ⅰ度；超过咽腭弓者为Ⅱ度；达到或过咽后壁中线者为Ⅲ度。

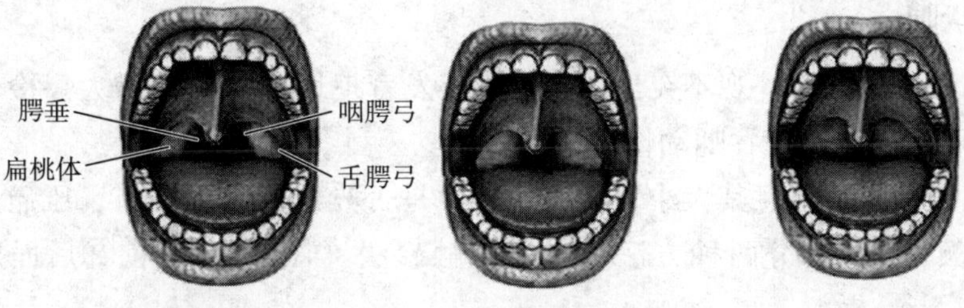

图 2－16　扁桃体位置及其大小分度示意图

6. 喉　急性声音嘶哑或失音见于急性喉炎；慢性失音见于喉癌。

（五）腮腺

腮腺位于耳屏、下颌角、颧弓所构成的三角区内（图 2－17）。腮腺肿大常见于：①急性流行性腮腺炎；②急性化脓性腮腺炎；③腮腺肿瘤；④腮腺导管结石。

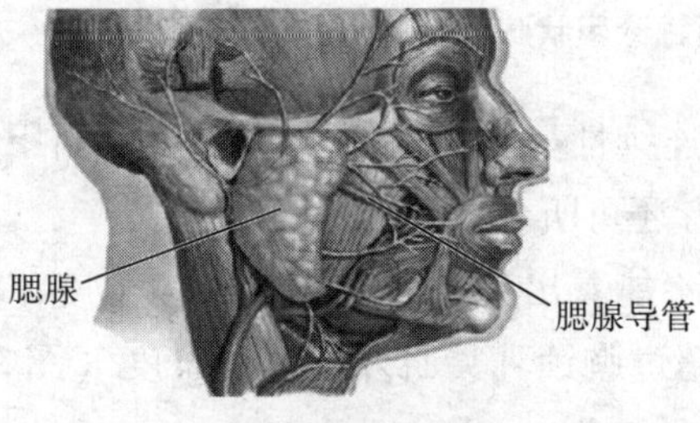

图 2－17　腮腺及腮腺导管位置示意图

第四节　颈部检查

检查颈部时，应注意颈部外形、运动、血管、甲状腺、气管的位置及有无包块、瘢痕、溃疡与瘘管。

扫码"学一学"

（一）颈部外形、分区及运动

正常人颈部直立两侧对称，矮胖者较粗，瘦长者较细长。根据解剖结构将颈部每侧分为2个大三角区域，即颈前三角和颈后三角。正常人坐位时颈部直立，伸屈、转动自如。①头不能抬起：见于严重消耗性疾病的晚期、重症肌无力等。②头部向一侧偏斜称为斜颈(torticollis)：见于颈肌外伤、先天性颈肌挛缩或斜颈。③颈部运动受限并伴有疼痛：见于颈肌扭伤、颈椎结核或肿瘤等。④颈部强直：见于脑膜炎、蛛网膜下腔出血等。

(二) 颈部血管

1. 视诊 ①颈静脉搏动：见于三尖瓣关闭不全颈静脉怒张。②颈静脉怒张：见于右心衰竭、缩窄性心包炎、心包积液或上腔静脉阻塞综合征。③颈动脉搏动：多见于主动脉瓣关闭不全、高血压、甲状腺功能亢进等。

2. 听诊 ①在颈部大血管区听到血管性杂音，应考虑颈动脉或椎动脉狭窄。②在锁骨上窝处听到杂音，可能为锁骨下动脉狭窄，见于颈肋压迫。③右锁骨上窝听到连续性静脉"嗡鸣"，属生理性静脉音。④颈静脉杂音最常出现于右侧颈下部；与动脉杂音不同，它受体位改变、转颈和呼吸的影响。

(三) 甲状腺

1. 视诊 正常甲状腺外观不突出，女性青年发育期甲状腺可略增大。检查时被检查者做吞咽动作，可见甲状腺随吞咽动作而向上移动。

2. 触诊 触诊时应注意其大小、硬度、表面是否光滑，有无结节、压痛，两侧是否对称，有无细震颤等。触诊分两种方法：①前面触诊法（图2-18）；②后面触诊（图2-19）。

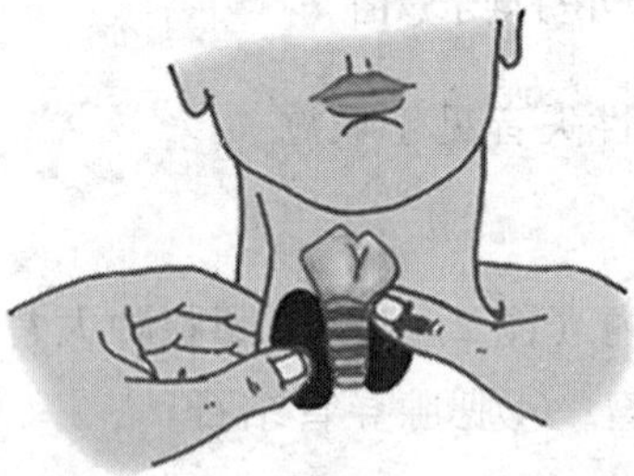

图2-18 从前面触诊甲状腺

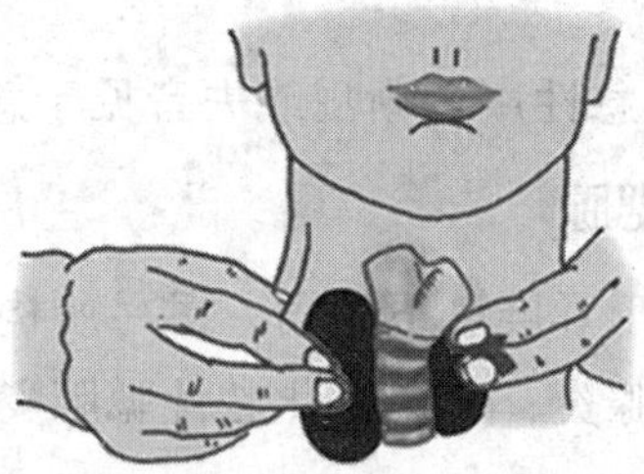

图2-19 从后面触诊甲状腺

3. 听诊 如听到低调的连续性静脉"嗡鸣"音，对诊断甲状腺功能亢进很有帮助；在弥漫性甲状腺肿伴功能亢进者还可听到收缩期动脉杂音。

4. 甲状腺肿大分三度 不能看出肿大但能触及者为Ⅰ度；能看到肿大又能触及，但在胸锁乳突肌以内者为Ⅱ度；超过胸锁乳突肌外缘者为Ⅲ度（图2-20）。

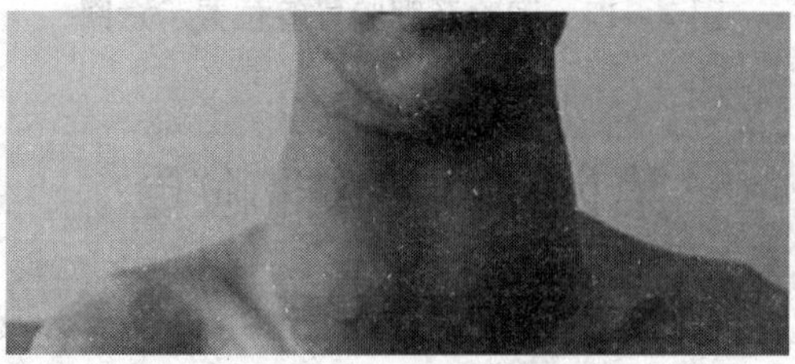

图2-20 Ⅲ度甲状腺肿大

引起甲状腺肿大的常见疾病：①甲状腺功能亢进症；②单纯性甲状腺肿；③甲状腺癌；④慢性淋巴性甲状腺炎；⑤甲状旁腺腺瘤。

（四）气管

正常气管位于颈前正中部。气管移位对诊断胸部疾病有重要意义。一侧胸腔积液、积气、纵隔肿瘤以及单侧甲状腺肿大时，可将气管推向健侧；一侧肺不张、胸膜粘连时，可将气管拉向患侧。主动脉弓动脉瘤由于心脏收缩时瘤体膨大，将气管压向后下，因而每随心脏搏动可以触到气管的向下曳动，称为 Oliver 征。

（五）颈部包块

常见的颈部包块有非特异性淋巴结炎、恶性肿瘤转移及淋巴瘤所致的淋巴结肿大、甲状腺肿大及甲状腺包块、囊状瘤等。

第五节　胸部检查

一、胸部体表标志

扫码“学一学”

胸部体表标志包括骨骼标志、人为画线、自然陷窝和分区，可用于标记胸廓内部脏器的位置，以及反映异常体征的部位和范围。

（一）骨骼标志（图2－21）

1. **胸骨柄**　为胸骨上端略呈六角形的骨块。其上缘为胸骨上切迹，正常情况下气管位于切迹正中。

2. **胸骨角**　由胸骨柄与胸骨体的连接处向前突起而成，又称 Louis 角，其两侧连接第2肋软骨，常用于计数肋骨和肋间隙顺序。

3. **剑突**　位于胸骨体下端，呈三角形，其底部与胸骨体相连。

4. **肋骨**　共12对。第1～10肋骨在前胸部与胸骨相连，其中7～10肋软骨相互连接形成肋弓。第11和12肋骨不与胸骨相连，称为浮肋。

5. **肋间隙**　为两个肋骨之间的空隙，其命名对应上一肋骨计数。如：第一肋骨下面的间隙为第一肋间隙，其余以此类推。

6. **腹上角**　为左右肋弓在胸骨下端汇合处所形成的夹角。正常为70°～110°。

7. **肩胛骨**　位于后胸壁第2～8肋骨之间。肩胛下角为肩胛骨的最下角。

8. **肋脊角**　为第12肋骨与脊柱构成的夹角。

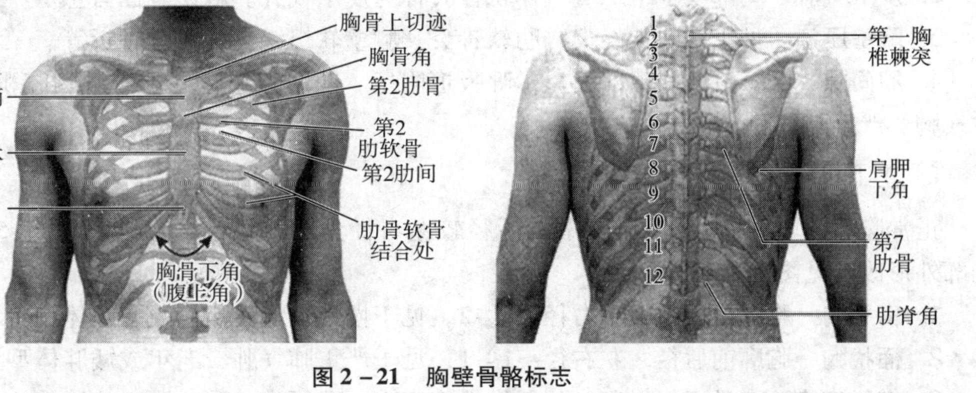

图2－21　胸壁骨骼标志

（二）垂直线标志（图2－22）

1. **前正中线**　为通过胸骨正中的垂直线。

2. **胸骨线（左、右）** 为沿胸骨边缘与前正中线平行的垂直线。

3. **锁骨中线** 为通过锁骨的肩峰端与胸骨端两者中点的垂直线。

4. **腋前（后）线** 为通过腋窝前（后）皱襞沿前（后）侧胸壁向下的垂直线。

5. **腋中线** 为自腋窝顶端于腋前线和腋后线之间向下的垂直线。

6. **肩胛线** 为双臂下垂时通过肩胛下角与后正中线平行的垂直线。

7. **后正中线** 为通过椎骨棘突或沿脊柱正中下行的垂直线。

（三）自然陷窝和解剖区域（图2－22）

1. **腋窝** 为上肢内侧与胸壁相连的凹陷部。

2. **胸骨上窝** 为胸骨柄上方的凹陷部，正常气管位于其后。

3. **锁骨上（下）窝** 为锁骨上（下）方的凹陷部。

4. **肩胛上区** 为肩胛冈以上的区域。

5. **肩胛下区** 为两肩胛下角的连线与第12胸椎水平线之间的区域。

6. **肩胛区** 为肩胛冈以下、肩胛下角水平以上、肩胛骨内缘以外的区域。

7. **肩胛间区** 为两肩胛骨内缘之间的区域。

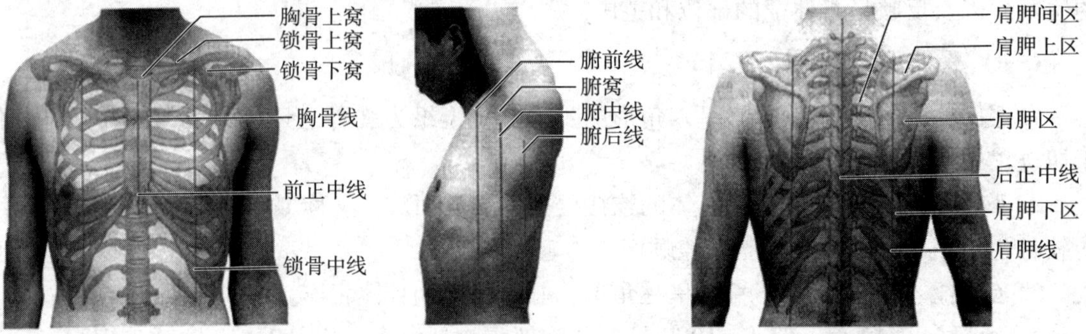

图2－22 胸壁的自然陷窝和人工画线

二、胸壁、胸廓与乳房

（一）胸壁

胸壁主要通过视诊和触诊检查。

1. **静脉** 上腔或下腔静脉阻塞时，可见胸壁静脉充盈或曲张。

2. **皮下气肿** 胸部皮下组织有气体积存时称为皮下气肿。触诊有握雪感。

3. **胸壁压痛** 见于肋间神经炎、肋软骨炎、胸壁软组织炎、肋骨骨折等。

4. **肋间隙** 吸气时肋间隙回缩提示呼吸道阻塞。肋间隙膨隆见于大量胸腔积液、张力性气胸、严重肺气肿。

（二）胸廓

正常胸廓两侧对称，成年人胸廓前后径较左右径为短，两者比例约为1∶1.5。常见的胸廓外形改变见图2－23所示。

1. **扁平胸** 胸廓前后径∶左右径≈1∶2，见于慢性消耗性疾病及瘦长体型者。

2. **桶状胸** 胸廓前后径∶左右径≈1∶1，见于严重肺气肿、老年或矮胖体型者。

3. **佝偻病胸** 多见于佝偻病，包括佝偻病串珠、肋膈沟、漏斗胸、鸡胸等改变。

4. **胸廓一侧变形** 一侧膨隆多见于大量胸腔积液、气胸或一侧严重代偿性肺气肿，一侧平坦或下陷常见于肺不张、肺纤维化、广泛性胸膜增厚和粘连等。

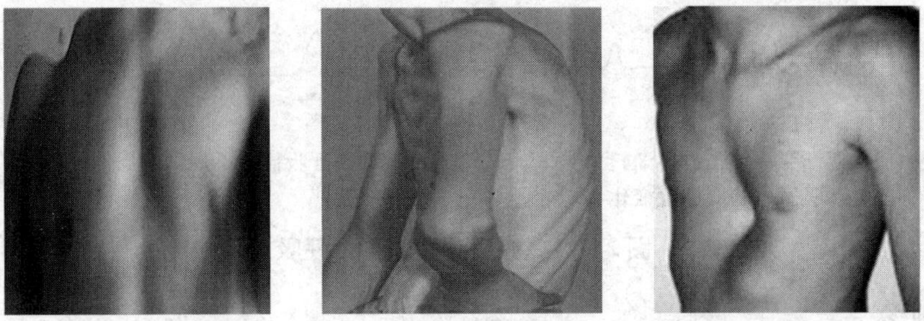

A. 正常胸　B. 扁平胸　C. 漏斗胸

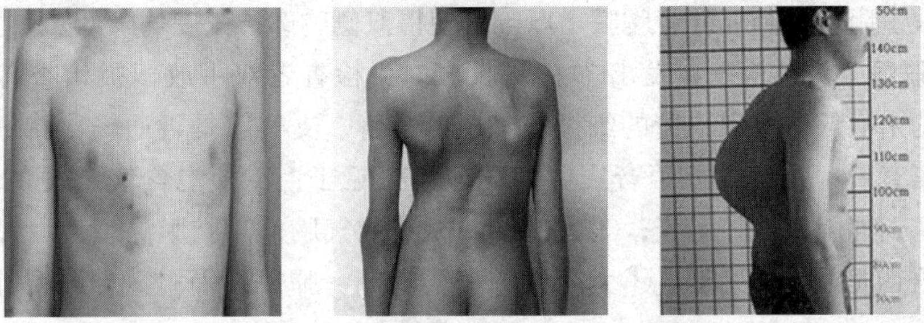

D. 鸡胸　E. 脊柱侧凸　F. 脊柱后凸

图 2－23　正常胸廓和常见畸形

5. 胸廓局部隆起　见于心脏明显增大、大量心包积液、主动脉瘤、肋软骨炎和肋骨骨折。

6. 脊柱畸形　见于先天性畸形、背部外伤和脊柱结核等。

（三）乳房

检查时要注意观察乳房的对称性、表观情况、乳头、皮肤是否回缩等。触诊一般由外上象限开始，左侧沿顺时针，右侧沿逆时针方向进行，最后触诊乳头。注意硬度和弹性、压痛及包块等物理征象。乳房的常见病变有急性乳腺炎和乳腺肿瘤。

三、肺部

肺部的检查，一般应包括视、触、叩、听四个部分。

（一）视诊

1. 呼吸运动　正常男性和儿童以腹式呼吸为主，女性以胸式呼吸为主。肺炎、严重肺结核、胸膜炎等肺或胸膜疾病时，可使胸式呼吸减弱，腹式呼吸运动增强；而阑尾炎、腹膜炎、大量腹水、肝和脾重度肿大等情况时，则腹式呼吸减弱，胸式呼吸相对加强。

2. 呼吸频率、节律、幅度和深度的变化（图 2－24）　正常成人静息状态下，呼吸频率为 12～20 次/分，均匀而整齐。严重代谢性酸中毒时出现库斯莫尔（Kussmaul 呼吸），当呼吸中枢兴奋性降低，如脑炎、脑膜炎、颅内高压及某些中毒，可表现为潮式呼吸（Cheyne－Stokes 呼吸）或间停呼吸（Biots 呼吸）。

A. 正常呼吸　节律规整、平静　B. 库斯莫尔呼吸　快而深的呼吸

C. 潮式呼吸
呼吸由浅慢逐渐变深快，再逐渐转为浅慢，随之呼吸暂停的周期性变化

D. 间停呼吸
规律的呼吸插入不规则的周期性呼吸暂停

图 2－24　呼吸分型及异常呼吸

（二）触诊

1. 胸廓扩张度　即呼吸时的胸廓动度。大量胸腔积液、气胸、肺不张等可引起一侧胸廓扩张度受限。阻塞性肺气肿、胸膜增厚等可使得双侧胸廓扩张度均降低。

2. 语音震颤　为被检查者发出“一”长音时，检查者双手放于被检查者胸部对称部位，感觉到的由喉部传导到胸壁的细微震动感。气管、支气管是否通畅，胸壁传导是否良好均可影响语音震颤的强弱。语音震颤减弱或消失见于：①肺泡含气量过多，如肺气肿；②支气管阻塞，如阻塞性肺不张；③大量胸腔积液或气胸；④胸膜高度增厚粘连；⑤胸壁皮下气肿。语音震颤增强见于：①大叶性肺炎实变期、肺梗死等；②空洞型肺结核、肺脓肿等。

3. 胸膜摩擦感　见于急性胸膜炎，于前胸下侧壁、深呼吸时容易触及。

（三）叩诊

1. 叩诊方法　叩诊顺序先前胸，再侧胸，后背部，自上而下，由外向内，左右对比。叩诊前胸及两侧时，板指应与肋间隙平行。叩诊肩胛间区时，板指可与肋骨垂直，叩诊肩胛下区时，板指仍保持与肋间隙平行。

2. 正常胸部叩诊音　正常胸部叩诊音包括清音、鼓音、浊音和实音：①正常肺部投影区域叩诊呈清音；②心脏（左侧胸部）和肝脏（右下胸部）投影区域叩诊呈实音；③胃泡投影区域（左下胸部）叩诊呈鼓音，又称为 Traube 鼓音区；④心脏外缘和肝脏上缘投影区域呈浊音。

3. 肺界的叩诊

（1）肺上界　正常为 4～6 cm。肺上界变窄或叩诊浊音见于肺结核所致的肺尖浸润、纤维性变和萎缩；双侧增宽常见于肺气肿。

（2）肺前界　左肺前界相当于心脏的绝对浊音界，右肺前界相当于胸骨线的位置。

（3）肺下界　平静呼吸时位于双侧锁骨中线第 6 肋间隙上，腋中线第 8 肋间隙上，肩胛线第 10 肋间隙上。

（4）肺下界的移动范围　正常人为 6～8 cm。肺下界移动度减弱见于肺组织弹性消失，如肺气肿；肺组织萎缩，如肺不张和肺纤维化等；肺组织炎症和水肿。

4. 胸部异常叩诊音　①过清音：见于慢性阻塞性肺疾病。②异常浊音或实音：见于肺炎、胸腔积液、肺肿瘤等。③鼓音：见于气胸、肺内大空洞等。④浊鼓音：见于肺不张、肺炎充血期或消散期、肺水肿等。

（四）听诊

从肺尖开始自上而下听诊前胸部、侧胸部和背部，并注意左右对比。

1. 正常呼吸音　①气管呼吸音：于胸外气管上面可听及。②支气管呼吸音：分布于喉部、胸骨上窝，背部第 6、7 颈椎及第 1、2 胸椎附近。③支气管肺泡呼吸音：分布于胸骨两侧第1、2肋间，肩胛间区第3、4胸椎水平。④肺泡呼吸音：在大部分肺野内均可听及（图2－25）。

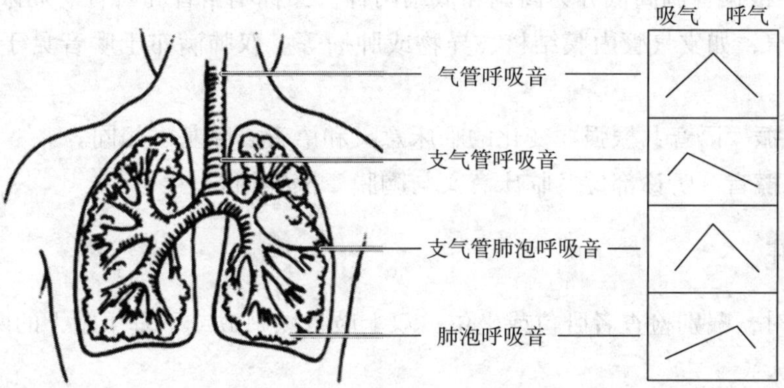

图2－25 正常呼吸音分布及听诊特点

2. 异常呼吸音

（1）异常肺泡呼吸音 ①肺泡呼吸音减弱或消失：见于胸腔积液、慢性阻塞性肺疾病等。②肺泡呼吸音增强：见于运动、高热、酸中毒等。③呼气延长：见于支气管哮喘发作期等。④粗糙性呼吸音：见于支气管炎、肺炎早期。⑤断续性呼吸音：见于肺炎或肺结核等。

（2）异常支气管（支气管肺泡）呼吸音 在正常肺泡呼吸音部位听到支气管（支气管肺泡）呼吸音，则为异常体征。见于肺组织实变（如大叶性肺炎实变期）、肺内大空腔（如空洞性肺结核）和压迫性肺不张（如大量胸腔积液区上方）。

3. 啰音 为呼吸音以外的附加音，按性质分为湿啰音和干啰音两类。

（1）湿啰音 吸气时气体通过呼吸道分泌物产生的水泡破裂的声音，又称水泡音。

1）特点 多在于吸气时或吸气终末期出现。一次连续多个出现、断续而短暂，部位较恒定，性质不易变，不同类型水泡音可同时存在，咳嗽后可减轻或消失。

2）分类 ①粗湿啰音：又称大水泡音，见于支气管扩张、肺脓肿、肺水肿。②中湿啰音：又称中水泡音，见于支气管炎和支气管肺炎。③细湿啰音：又称小水泡音，见于肺炎、肺淤血。④捻发音：见于肺炎、肺淤血。局限性湿啰音，多见于局部炎症，如肺炎、支气管扩张症等。湿啰音满布双肺，多见于急性肺水肿或严重肺部炎症。双侧肺底湿啰音，多见于左心功能不全所致的肺淤血或双下肺炎（图2－26）。

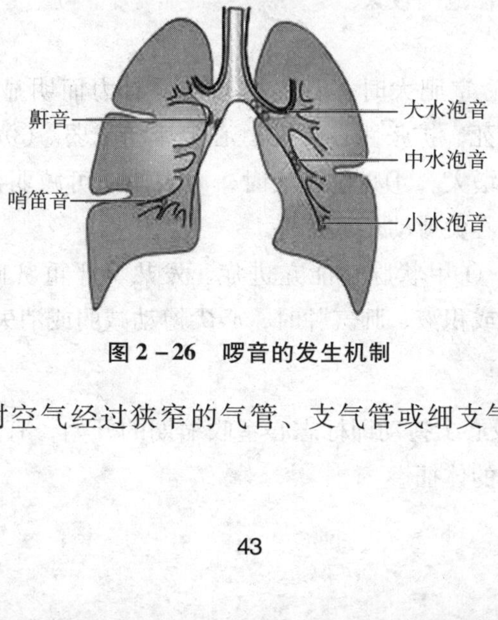

图2－26 啰音的发生机制

（2）干啰音 呼吸时空气经过狭窄的气管、支气管或细支气管，形成湍流所产生的声音。

1）特点　吸气及呼气时均可听到，以呼气时明显。持续时间长，带乐音性质，性质、强度及部位均易变。

2）分类　根据音调高低分为高调和低调两种，又称哨笛音和鼾音。局限性干啰音见于局部支气管狭窄，如支气管内膜结核、异物或肿瘤等。双肺满布干啰音见于支气管哮喘和心源性哮喘。

4. 语音共振　语音共振强弱变化的临床意义和语音震颤基本相同。

5. 胸膜摩擦音　听诊部位及临床意义与胸膜摩擦感相同。

四、心脏

扫码“学一学”

心脏检查时，嘱别检查者卧位或坐位，双上肢自然平放或下垂于躯干的两侧。

（一）视诊

1. 心前区隆起与凹陷

（1）心前区隆起　①心脏增大，见于先天性心脏病、风湿性心脏病、心肌炎后心肌病；②鸡胸；③心包积液。

（2）心前区凹陷　见于漏斗胸、缩窄性心包炎、马方综合征等。

2. 心尖搏动　心脏收缩时，心尖向前冲击前胸壁相应部位，形成心尖搏动。

（1）正常心尖搏动　正常心尖搏动一般位于第5肋间，左锁骨中线内0.5～1.0 cm处，搏动范围直径为2.0～2.5 cm。

（2）心尖搏动的位置变化　影响心尖搏动位置变化的病理因素如下。

1）心脏疾病　①左心室增大：心尖搏动向左下方移位。②右心室增大：心尖搏动向左移位。③先天性右位心：心尖搏动位于胸部右侧相应部位。④全心增大：心尖搏动向左下移位，并可伴有心界向两侧扩大。

2）胸部疾病　①一侧胸腔积液或气胸：心尖搏动稍向健侧移位。②一侧肺不张或胸膜粘连：心尖搏动稍向患侧移位。③胸廓或脊柱畸形：胸腔内脏器的位置发生变化，心尖搏动亦相应移位。

3）腹部疾病　腹腔内大量腹水、巨大肿瘤，心尖搏动向左上方移位。

3. 心尖搏动强度与范围的改变

（1）生理条件下　剧烈运动、精神紧张、兴奋时，心尖搏动常增强；体瘦、儿童或肋间增宽时，心尖搏动较强，范围较大。

（2）病理条件下

1）心脏疾病：①左心室肥大时，心尖搏动增强有力而明显，心尖搏动范围也较大。②心肌病变（急性心肌梗死、扩张性心肌病）心尖搏动减弱。③心室腔扩大时，心尖搏动减弱，心尖搏动范围明显增大。④心包积液时，心尖搏动可减弱甚或消失。⑤心脏收缩时心尖反向内陷，称为负性心尖搏动。

2）肺部或其他疾病：①甲状腺功能亢进症、发热、严重贫血时，心搏增强且范围较大。②左侧胸腔大量积气或积液、肺气肿时，心尖搏动减弱或消失。

（二）触诊

1. 心尖搏动　当触及心尖搏动即标志心室收缩期的开始，有助于确定第一心音。心尖区抬举性搏动为左室肥厚的体征。

2. 震颤（thrill） 是触诊时手掌感到的一种细小的震动感，与在猫喉部摸到的呼吸震颤类似，又称猫喘，为心血管器质性病变的体征。临床上凡触及震颤均可认为心脏有器质性病变。震颤出现部位和临床意义见表2-1。

表2-1 心前区震颤的临床意义

部位	时期	常见病变
胸骨右缘第2肋间	收缩期	主动脉瓣狭窄
胸骨左缘第2肋间	收缩期	肺动脉瓣狭窄
胸骨左缘3~4肋间	收缩期	室间隔缺损
胸骨左缘第2肋间	连续性	动脉导管未闭
心尖区	舒张期	二尖瓣狭窄
心尖区	收缩期	重度二尖瓣狭窄

3. 心包摩擦感 特点：①在心前区以胸骨左缘第4肋间最清楚；②收缩期更明显；③前倾坐位和呼气末更明显；④与呼吸无关。

（三）叩诊

叩诊的目的在于确定心脏及大血管的大小、形状及其在胸腔内的位置。

1. 叩诊方法 坐位时扳指与肋间垂直，卧位时扳指与肋间平行。以右手中指借右腕关节活动叩击扳指，以听到声音由清变浊来确定心浊音界。

2. 叩诊顺序 通常是先叩左界，后叩右界，由下而上，由外向内。左侧在心尖搏动外2~3 cm处开始，由外向内，由清音叩至相对浊音，逐个肋间向上，直至第2肋间。右界叩诊先于右锁骨中线上叩出肝上界，然后于其上一肋间由外向内，逐一肋间向上叩诊，直至第2肋间。对各肋间叩得的浊音界逐一做出标记，并测量其与胸骨中线间的垂直距离。

3. 正常心浊音界 心脏被肺覆盖部分叩诊呈相对浊音，因相对浊音反映心脏的实际大小和形状，所以叩诊相对浊音界较绝对浊音界有较重要的临床意义。正常成人相对浊音界见表2-2。

表2-2 正常成人相对浊音界

右界（cm）	肋间	左界（cm）
2~3	Ⅱ	2~3
2~3	Ⅲ	3.5~4.5
3~4	Ⅳ	5~6
	Ⅴ	7-9

注：（左锁骨中线距胸骨中线为8~10 cm）

4. 心浊音界改变及其意义

（1）心脏病变 ①左心室增大：心浊音界向左下增大，心腰加深，似靴型，见于主动脉瓣病变或高血压性心脏病（图2-27）。②右心室增大：见于肺心病或单纯二尖瓣狭窄。③左、右心室增大：心浊音界向两侧增大，称普大心，见于扩张型心肌病。④左心房增大合并肺动脉段扩大：见于二尖瓣狭窄，又称为二尖瓣型心（图2-28）。⑤心包积液：坐位时心浊音界呈三角形烧瓶样，卧位时心底部浊音界增宽，为心包积液的特征性体征。⑥主动脉扩张或升主动脉瘤：第1~2肋间心浊音区增宽。

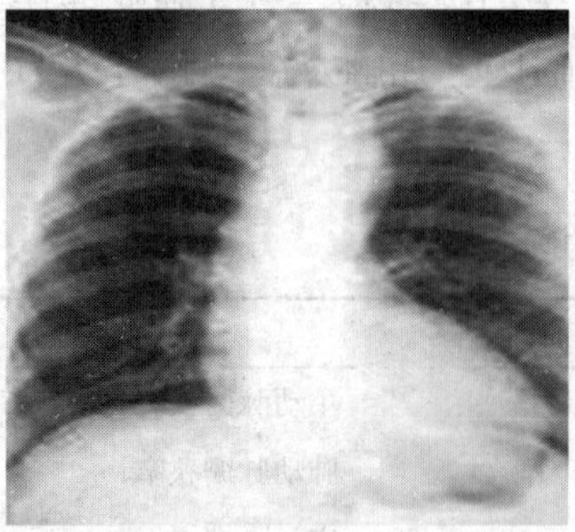

图 2－27　“主动脉型”靴型心

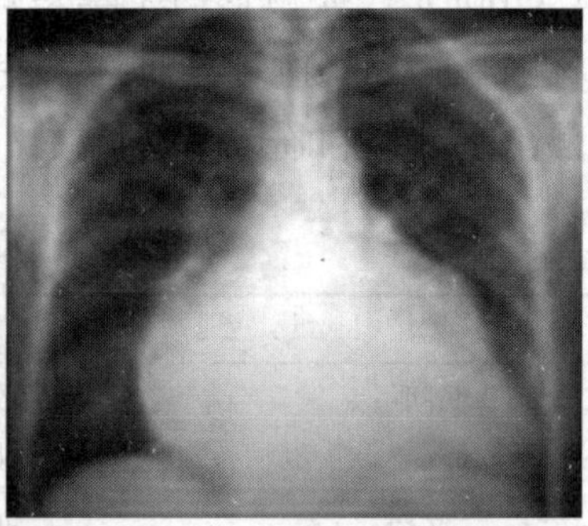

图 2－28　“二尖瓣型”梨形心

（2）心外因素　①胸壁较厚或肺气肿：心脏浊音界变小。②大量胸腔积液、积气：健侧心脏浊音界向外移，患侧叩不出。③肺实变、肺肿瘤或纵隔淋巴结肿大：如心浊音区与病变浊音区重叠，心脏浊音界则叩不出。④大量腹水、腹腔巨大肿瘤：心界向左、向上扩大。⑤Traube 鼓音区扩大：心脏左界下部叩诊不清。

（四）听诊

心脏听诊是心脏物理诊断中最为重要的组成部分。通过听诊可获得心率、节律、心音变化和杂音等多种信息。

1. 心脏瓣膜听诊区　共有 5 个听诊区（图 2－29）：①二尖瓣区：位于心尖搏动最强点，又称心尖区。②肺动脉瓣区：位于胸骨左缘第 2 肋间。③主动脉瓣区：位于胸骨右缘第 2 肋间。④主动脉瓣第二听诊区：在胸骨左缘第 3 肋间。⑤三尖瓣区：在胸骨下端左缘，即胸骨左缘第 4、5 肋间。

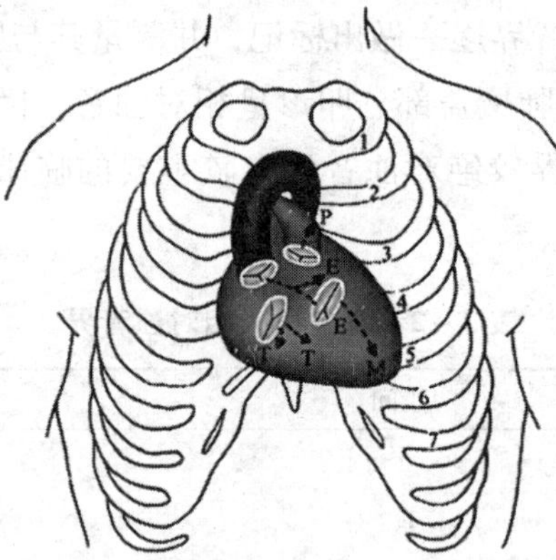

图 2－29　心脏瓣膜解剖部位及瓣膜听诊区

M：二尖瓣区　A：主动脉瓣区　E：主动脉瓣第二听诊区　P：肺动脉瓣区　T：三尖区

2. 听诊顺序　通常从心尖区开始至肺动脉瓣区，再依次为主动脉瓣区、主动脉瓣第二听诊区和三尖瓣区。

3. 听诊内容　包括心率、心律、心音、额外心音、杂音及心包摩擦音。

（1）心率（heart rate）　正常成人心率范围为 60～100 次/分。成人心率超过 100 次/分，婴幼儿超过 150 次/分称为心动过速。心率低于 60 次/分称为心动过缓。

（2）心律（heart rhythm）　指心脏跳动的节律。最常见的心律失常有期前收缩（premature beat）和心房颤动（atrial fibrillation）。期前收缩按其来源可分为房性、交界性和室性三种。心房颤动特点：①心律绝对不规则；②第一心音强弱不等；③心率快于脉率，称脉搏短绌。常见于二尖瓣狭窄、冠心病、肺源性心脏病和甲状腺功能亢进症等。

（3）心音（cardica sound） 可分为第一心音（S_1）、第二心音（S_2）、第三心音（S_3）和第四心音（S_4）。正常情况下只能听到 S_1、S_2；在青少年可闻及 S_3。①第一心音：标志心室收缩的开始。②第二心音：标志心室舒张的开始。③第三心音：音调低钝而重浊，持续时间短（约 0.04 s）而强度弱，紧跟 S_2 后面，在心尖部及其内上方仰卧位较清楚。④第四心音：病理情况下可听到，呈低调，沉浊而弱，位于 S_1 前面，在心尖部及其内侧较明显。

（4）心音改变及其临床意义

1）心音强度的改变 ①S_1 增强：见于二尖瓣狭窄、高热、贫血等。②S_1 减弱：见于二尖瓣关闭不全、心肌炎、心肌病、心肌梗死等。③S_1 强弱不等：见于心房颤动和完全性房室传导阻滞。④S_2 增强：见于高血压、动脉粥样硬化、肺心病、左向右分流的先心病和左心衰竭。⑤S_2 减弱：见于低血压、主动脉瓣或肺动脉瓣狭窄和关闭不全。

2）心音性质改变 心肌严重病变时，第一心音失去原有的低钝性质且明显减弱，第二心音也弱，S_1 与 S_2 极相似，可形成"单音律"。S_1、S_2 均减弱时，又称"钟摆律"或"胎心律"，提示病情严重，如大面积急性心肌梗死和重症心肌炎等。

3）心音分裂（splitting of heart sounds） 当心脏瓣膜关闭音相差 0.1 秒以上时可由人耳分辨出来。二尖瓣和三尖瓣关闭时间明显不同时，出现第一心音分裂，可见于右束支传导阻滞，偶见于正常的青少年；当主动脉瓣和肺动脉瓣关闭时间明显不同时，出现第二心音分裂，可见于二尖瓣狭窄、肺动脉高压，青少年也可以出现生理性第二心音分裂。

（5）额外心音（extra cardiac sound）

1）奔马律（gallop rhythm） 是心肌严重损害的体征。①舒张早期奔马律：最为常见，是病理性的 S_3，又称第三心音奔马律，提示严重器质性心脏病如心力衰竭、急性心肌梗死、重症心肌炎等。②舒张晚期奔马律：多见于高血压心脏病、肥厚型心肌病、冠心病等。③重叠型奔马律：见于心肌病或心力衰竭。

2）开瓣音（opening snap） 又称二尖瓣开放拍击声，见于二尖瓣狭窄。开瓣音的存在可作为二尖瓣瓣叶弹性及活动尚好的间接指标，还可作为二尖瓣分离术适应证的重要参考条件。

3）心包叩击音（pericardial knock） 见于缩窄性心包炎。

4）肿瘤扑落音 见于心房黏液瘤。

（6）心脏杂音（cardiac murmurs）

1）杂音产生的机制 有血流加速、瓣膜开放口径或大血管通道狭窄、瓣膜关闭不全、异常血流通道、心腔异常结构和大血管瘤样扩张（图 2－30）。

2）杂音的特性与听诊要点 ①最响部位和传导方向：杂音在某瓣膜听诊区最响则提示该瓣膜有病变。二尖瓣关闭不全的杂音向左腋下传导；主动脉瓣狭窄的杂音向颈部传导。②心动周期中的时期：可分为收缩期杂音、舒张期杂音、连续性杂音三种。收缩期及舒张期均出现但不连续则称双期杂音。一般舒张期杂音和连续性杂音均为病理性器质性杂音，而收缩期杂音则有器质性和功能性两种可能。③性质：功能性杂音较柔和，器质性杂音较粗糙。④强度（响度）：强度一般采用 Levine 6 级分级法，主要指收缩期杂音，对舒张期杂音的分级也可采用此标准，亦可分为轻、中、重三级（表 2－3）。

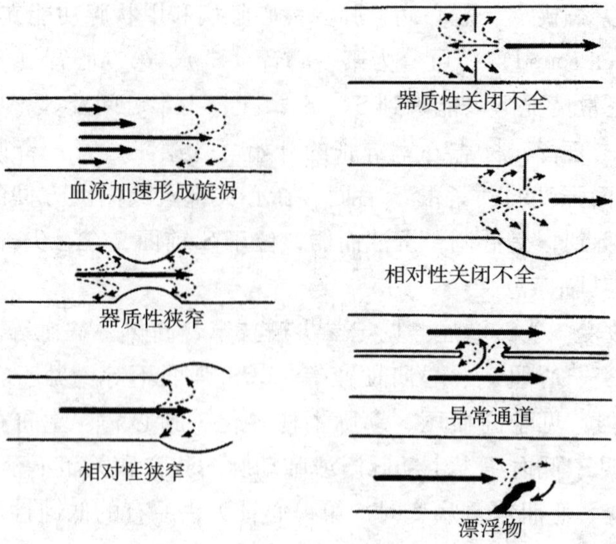

图 2-30　杂音产生的机制示意图

表 2-3　杂音强度分级

级别	响度	听诊特点	震颤
1	最轻	很弱，须在安静环境下仔细听诊才能听到易被忽略	无
2	轻度	较易听到，不太响亮	无
3	中度	明显的杂音，较响亮	无或可有
4	响亮	杂音响亮	有
5	很响	杂音很强，且向四周甚至背部传导，但听诊器离开胸壁即听不到	明显
6	最响	杂音震耳，即使听诊器离胸壁一定距离也能听到	强烈

杂音分级的记录方法：杂音级别为分子，6 为分母；如响度为 2 级的杂音则记为 2/6 级杂音。一般认为 3/6 级或以上的杂音多为器质性病变。体位、呼吸和运动对杂音的影响：左侧卧位可使二尖瓣狭窄的舒张期隆隆样杂音更明显；深吸气使三尖瓣和肺动脉瓣狭窄和关闭不全的杂音增强；运动后在一定心率范围内使杂音增强。

3）杂音的临床意义　可分为器质性杂音与功能性杂音。功能性杂音多见于收缩期，生理性与器质性杂音的鉴别见表 2-4。

表 2-4　收缩期生理性与器质性杂音的鉴别要点

鉴别点	生理性	器质性
年龄	儿童、青少年多见	不定
部位	肺动脉瓣区和（或）心尖区	不定
性质	柔和，吹风样	粗糙，吹风样，常呈高调
持续时间	短促	较长，常为全收缩期
强度	一般为 3/6 级以下	常在 3/6 级以上
震颤	无	3/6 级以上常伴有
传导	局限，传导不远	沿血流方向传导较远而广

4）杂音出现的时期和部位

收缩期杂音　二尖瓣区：①功能性：见于发热、贫血、妊娠与甲状腺功能亢进等。②相对性：见于二尖瓣相对性关闭不全，如高血压性心脏病、冠心病、扩张型心肌病等。

③器质性：主要见于风湿性二尖瓣关闭不全、二尖瓣脱垂综合征等。主动脉瓣区：①器质性：见于主动脉瓣狭窄；②功能性：见于升主动脉扩张，如高血压和主动脉粥样硬化。肺动脉瓣区：①功能性：多见于青少年及儿童。②相对性：见于肺动脉瓣相对狭窄。③器质性：见于肺动脉瓣狭窄。三尖瓣区：①相对性：多见于二尖瓣狭窄伴右心衰竭、肺心病心衰竭。②器质性：极少见。

舒张期杂音　二尖瓣区：①器质性：见于风湿性二尖瓣狭窄。②相对性：主要见于较重度主动脉瓣关闭不全，称 Austin Flint 杂音。与器质性二尖瓣狭窄的杂音鉴别见表 2－5。

表 2－5　二尖瓣器质性与相对性狭窄杂音的鉴别

鉴别点	器质性	相对性
杂音特点	粗糙，呈递增型，为舒张中晚期杂音，常伴震颤	柔和，递减型，为舒张早期杂音，无震颤
拍击性 S_1	常有	无
开瓣音	可有	无
心房颤动	常有	无
X 线心影	呈二尖瓣型，右室、左房增大	呈主动脉型，左室增大

主动脉瓣区：可见于各种原因的主动脉瓣关闭不全。肺动脉瓣区：多见于肺动脉扩张导致相对性关闭不全，称 Graham steel 杂音。常见于二尖瓣狭窄伴明显肺动脉高压。三尖瓣区：见于三尖瓣狭窄，极少见。

连续性杂音：常见于先天性心脏病动脉导管未闭。

（7）心包摩擦音　见于各种感染性心包炎、风湿性病变、急性心肌梗死、尿毒症、系统性红斑狼疮等。

五、血管

（一）脉搏

1. 脉率　正常人脉率为 60～100 次/分，婴幼儿、儿童较快，老年人较慢。

2. 脉律　正常人脉律规则，少数可出现窦性心律不齐。心房颤动、期前收缩、房室传导阻滞时，脉律不规则。

3. 紧张度与动脉壁状态　脉搏的紧张度与血压高低有关。

4. 强弱　脉搏增强且振幅大，称洪脉。见于高热、甲状腺功能亢进、主动脉瓣关闭不全等。

5. 脉波　①正常脉波：由升支（叩击波）、波峰（潮波）和降支（重搏波）三部分组成。②水冲脉（water hammer pulse）：见于主动脉瓣关闭不全、甲状腺功能亢进、动脉导管未闭和严重贫血。③迟脉（pulse tardus）：见于主动脉瓣狭窄。④重搏脉（dicrotic pulse）：见于肥厚型梗阻性心肌病及长期发热患者。⑤交替脉（pulsus alternans）：见于高血压心脏病、急性心肌梗死和主动脉瓣关闭不全。⑥奇脉（paradoxical pulse）：见于心包压塞或心包缩窄。⑦无脉（pulseless）：见于严重休克及多发性大动脉炎。

（二）血压

血压是指动脉血压或体循环血压（systemic blood pressure，BP），是重要的生命体征。

1. 测量方法　①直接测压法；②间接测压法。

Korotkoff 5 期法：听到动脉搏动声第一响时的血压值为收缩压（第 1 期），随后声音逐渐加强为第 2 期，继而出现柔和吹风样杂音为第 3 期，再后音调突然变低钝为第 4 期，最终声音消失即达第 5 期。声音消失时的血压值即舒张压。收缩压与舒张压之差值为脉压，舒张压加 1/3 脉压为平均动脉压。

2. **血压标准** 见表 2－6。

表 2－6 血压水平的定义和分类（18 岁以上成人）

类别	收缩压（mmHg）	舒张压（mmHg）
理想血压	< 120	< 120
正常血压	< 130	< 85
正常高值	130 ~ 139	85 ~ 89
1 级高血压（“轻度”）	140 ~ 159	90 ~ 99
亚组：临界高血压	140 ~ 149	90 ~ 94
2 级高血压（“中度”）	160 ~ 179	100 - 109
3 级高血压（“重度”）	≥ 180	≥ 110
单纯收缩期高血压	> 140	< 90
亚组：临界收缩期高血压	140 ~ 149	< 90

3. **血压变动的临床意义** ①高血压：至少 3 次非同日血压值达到或超过 140/90 mmHg，或仅舒张压达到标准，即可认为有高血压。②低血压：凡血压低于 90/60 ~ 50 mmHg 时称低血压，见于休克、心肌梗死、急性心脏压塞等。③双侧上肢血压差别显著：双上肢血压差别超过 10 mmHg 以上，见于多发性大动脉炎或先天性动脉畸形等。④上下肢血压差异常：下肢血压低于上肢，见于主动脉缩窄，胸腹主动脉型大动脉炎等。⑤脉压改变：脉压 > 40 mmHg，为脉压增大，见于甲状腺功能亢进、主动脉瓣关闭不全等；脉压 < 30 mmHg，为脉压减小，见于主动脉瓣狭窄，心包积液及严重衰竭患者。

4. **动态血压监测** 正常参考标准为 24 小时平均血压 < 130/80 mmHg；白昼平均值 < 135/85 mmHg；夜间平均值 < 125/75 mmHg。

（三）血管杂音及周围血管征

1. **静脉杂音** 颈静脉营营声属无害性杂音，肝硬化门静脉高压引起腹壁静脉曲张时，可在脐周或上腹部闻及连续性静脉营营声。

2. **动脉杂音** ①甲状腺功能亢进：可闻及连续性动脉杂音。②多发性大动脉炎：可在动脉病变部位听到收缩期杂音。③肾动脉狭窄：在上腹部或腰背部闻及收缩期杂音。④肺内动静脉瘘：可闻及连续性杂音；冠状动静脉瘘则在心前区出现表浅柔和的连续性杂音或双期杂音。

3. **周围血管征** 主要见于主动脉瓣关闭不全、甲状腺功能亢进、严重贫血等。①水冲脉；②枪击音（pistol shot sound）；③Duroziez 双重杂音；④毛细血管搏动征（capillary pulsation）。

扫码“学一学”

第六节 腹部检查

腹部的范围上起横膈，下至骨盆，前面及侧面为腹壁，后面为脊柱及腰肌。腹部体检中以触诊为主，而触诊中又以脏器触诊为最重要。

一、体表标志及分区

（一）体表标志（图 2－31）

1. **肋弓下缘** 由第 8 ~10 肋软骨构成，其下缘为体表腹部上界。

2. 腹上角（胸骨下角）　为两侧肋弓的交角、剑突根部。

3. 脐　为腹部中心，平3～5腰椎之间。

4. 髂前上棘　髂嵴前方突出点。

5. 腹直肌外缘　相当于锁骨中线的延续。

6. 腹中线（腹白线）　为前正中线的延续。

7. 腹股沟韧带　两侧腹股沟韧带与耻骨联合上缘共同构成腹部体表的下界，此处为寻找股动、静脉标志。

8. 肋脊角　背部两侧第12肋骨与脊柱的交角。

9. 剑突　胸骨下端的软骨，亦为腹部上界。

10. 耻骨联合　为两耻骨间的纤维软骨连接。

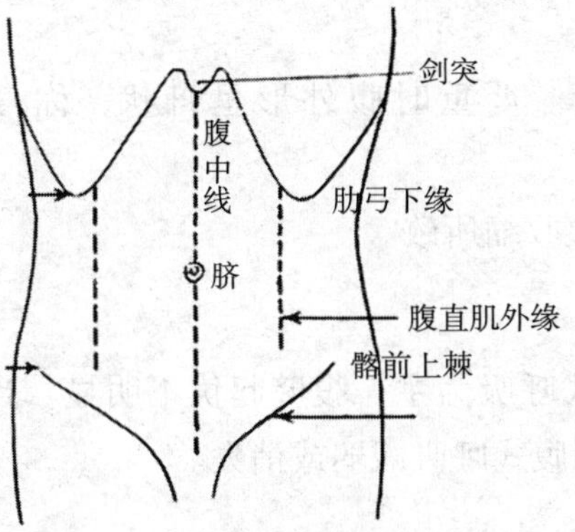

图2-31　腹部前面体表标志示意图

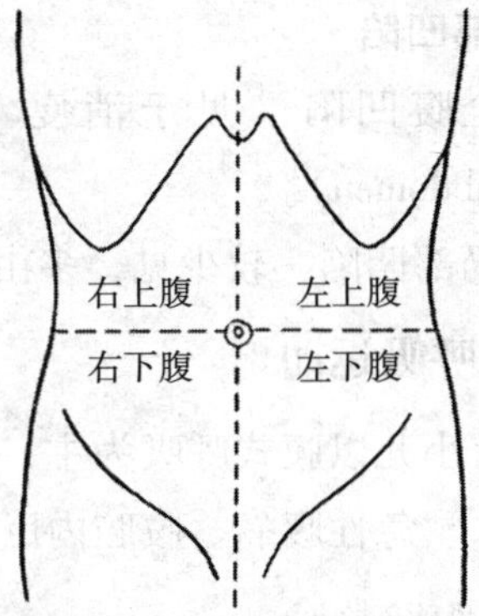

图2-32　腹部体表分区示意图（四区分法）

（二）腹部分区

1. 四区法　即十字型法，以脐为中心划一水平线和一垂直线，两线相交，把腹部分成四区（图2-32）。

2. 九区法　用两条水平线和两条垂直线将腹部分成九个区，上水平线为两侧肋弓下缘最低点的连线；下水平线为两侧髂前上棘的连线；左、右两条垂直线是在髂前上棘至腹正中线的水平线的中点上所做的垂直线（图2-33）。

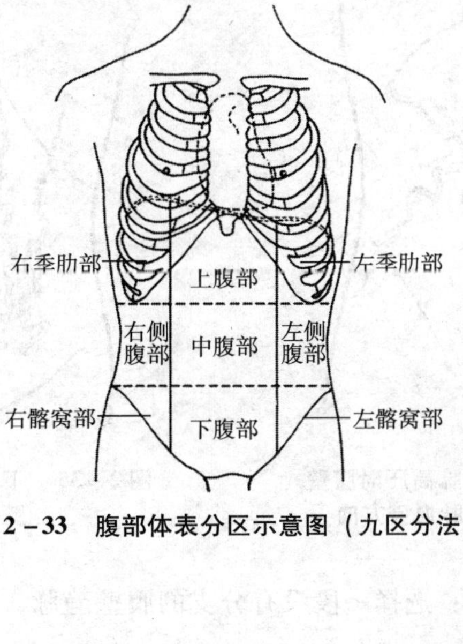

图2-33　腹部体表分区示意图（九区分法）

二、视诊

腹部视诊的主要内容有腹部外形、呼吸运动、腹壁静脉、胃肠型及蠕动波，以及腹部的皮疹、疝和腹纹等。

（一）腹部外形

1. 腹部膨隆

（1）全腹膨隆　弥漫性膨隆，腹外形可呈球状或扁圆形，常见于：①腹腔积液：见于肝硬化腹水增多、心力衰竭、腹膜癌转移等。②腹内积气：见于各种原因引起的肠梗阻或肠麻痹。③腹内巨大包块：如足月妊娠、巨大卵巢囊肿、畸胎瘤等。

（2）局部膨隆　见于腹内有增大的脏器、肿瘤、炎症性包块、胃或肠胀气、疝等。

2. 腹部凹陷

（1）全腹凹陷　见于消瘦、脱水、恶病质等。严重时腹外形呈舟状，称舟状腹（scaphoid abdomen）。

（2）局部凹陷　较少见，多由于手术后腹壁瘢痕收缩所致。

（二）呼吸运动

男性及小儿以腹式呼吸为主，成年女性则以胸式呼吸为主，腹壁起伏不明显。当腹膜炎症、腹水、急性腹痛、腹腔内巨大肿物或妊娠时，腹式呼吸减弱或消失。

（三）腹壁静脉

腹壁静脉曲张（或扩张）常见于门静脉高压致循环障碍或上、下腔静脉回流受阻而有侧支循环形成时，此时腹壁静脉可显而易见或迂曲变粗，称为腹壁静脉曲张。

检查腹壁曲张静脉的血流方向，有利于判定静脉阻塞的部位。门静脉阻塞有门脉高压时，曲张的静脉常以脐为中心向四周伸展，如水母头（caput medusae），常在此处听到静脉血管杂音。血流经脐静脉脐孔而入腹壁浅静脉流向四方（图 2－34）。下腔静脉阻塞时，曲张的静脉大都分布在腹壁两侧，有时在臀部及股部外侧，脐以下的腹壁浅静脉血流方也转向上（图 2－35）。上腔静脉阻塞时，上腹壁或胸壁的浅静脉曲张血流均转向下方。

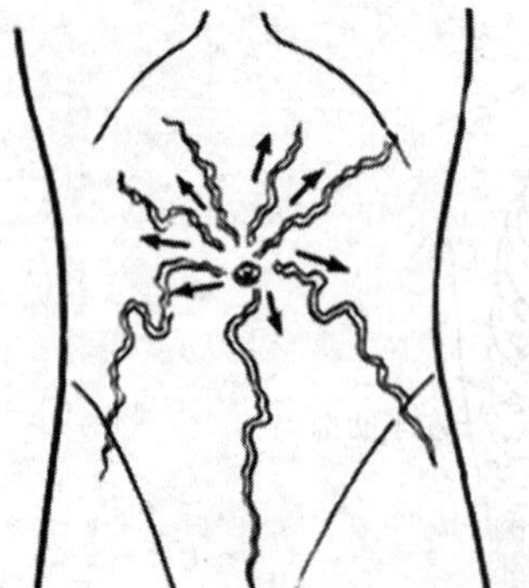

图 2－34　门静脉高压时腹壁浅静脉血流方向

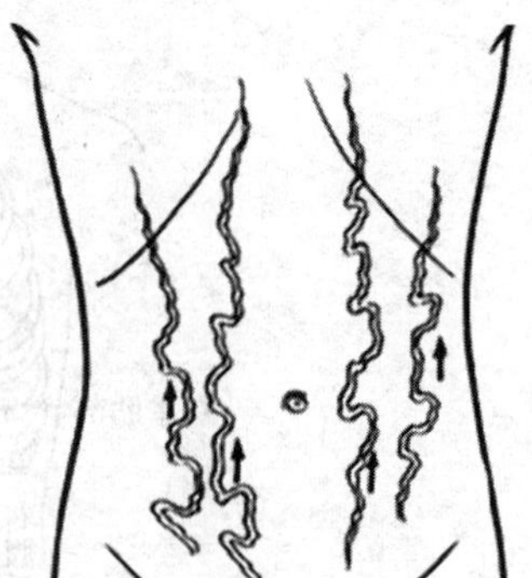

图 2－35　下腔静脉梗阻时腹壁浅静脉血流方向

检查血流方向的方法为：选择一段没有分支的腹壁静脉，检查者将手示指和中指并拢压在静脉上，然后一只手指紧压静脉向外滑动，挤出该段静脉内血液，至一定距离放松该手指，另一手指紧压不动，观察静脉是否迅速充盈，再同法放松另一手指，即可看出血流方向（图2－36）。

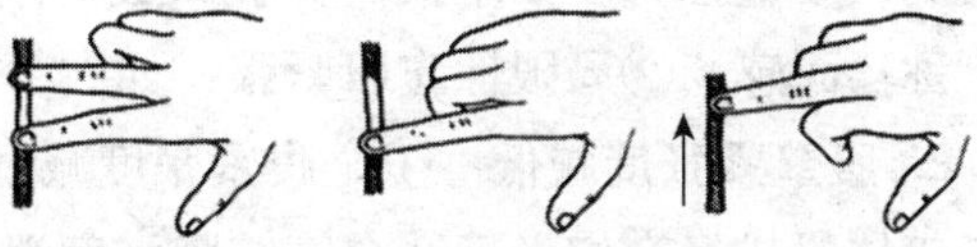

图2－36 检查静脉血流方向手法示意图

（四）胃肠型及蠕动波

当胃肠道梗阻时，梗阻上端的胃肠道由于胀气膨隆，可见到胃型或肠型，同时伴有该部位的蠕动加强，可以看到蠕动波（peristalsis）。

（五）腹壁皮肤

1. **皮疹** 见于高热疾病，药疹及某些传染病、伤寒的玫瑰疹最早见于腹壁皮肤。

2. **色素** 腹部和腰部出现不规则的斑片状色素沉着，见于多发性神经纤维瘤；脐周围发蓝为腹腔内大出血的现象，称Cullen征，也可见于急性胰腺炎。

3. **腹纹** 经产妇腹部常有纵行的条纹，称妊娠纹（图2－37）。肾上腺皮质功能亢进患者，下腹部、股外侧、臀部和肩部出现紫红色纵形条纹，称紫纹，多为对称性（图2－38）。

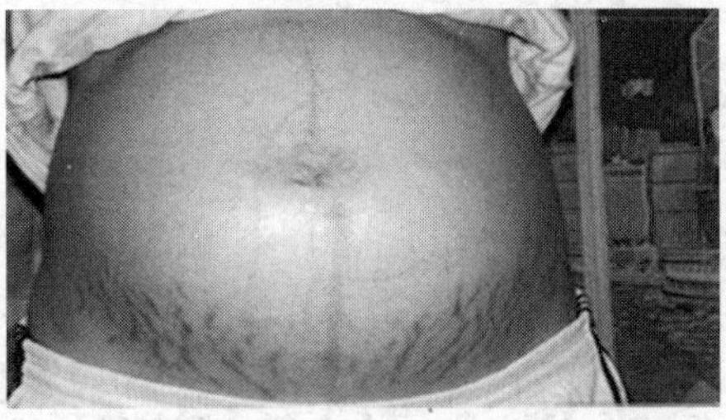

图2－37 妊娠纹

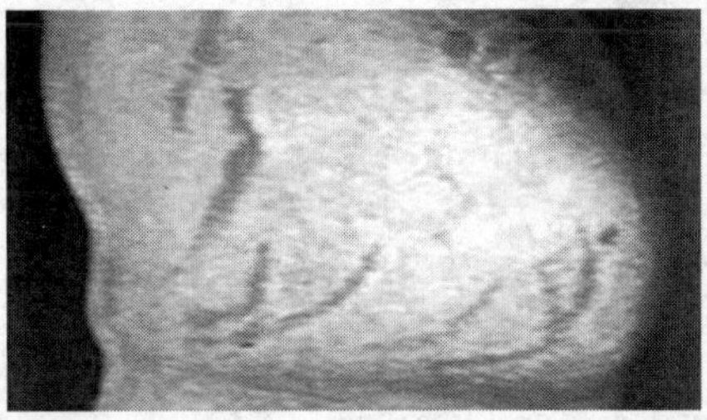

图2－38 甲状腺皮质功能亢进患者腹部紫纹

4. **瘢痕** 腹部瘢痕多为外伤、手术或皮肤感染所致，有时对诊断很有帮助。

5. **疝** 如脐疝、腹壁疝、股疝等（图2－39）。

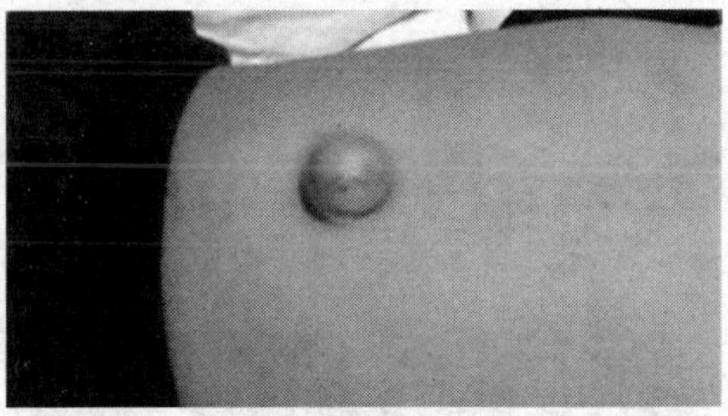

图2－39 脐疝

三、触诊

触诊是腹部检查的主要方法，对腹部体征的认知和疾病的诊断有重要作用。触诊时一般采用仰卧位，检查者站在被检查者的右侧，动作轻柔，从正常部位开始，逐渐移向病变区域，一般先从左下腹开始，循逆时针方向，由下而上，先左后右，由浅入深，将腹部各区仔细进行触诊。

触诊内容主要检查腹壁紧张度、压痛和反跳痛、脏器触诊、腹部包块、液波震颤以及振水音等。

（一）腹壁紧张度

1. 腹壁紧张度增加 ①全腹壁肌紧张：急性胃肠道穿孔或脏器破裂所致的急性弥漫性腹膜炎，腹壁强直硬如木板，称板状腹；结核性腹膜炎时，腹壁柔韧而具抵抗力，不易压陷，称揉面感。②局限性腹肌紧张：如右下腹肌紧张多见于急性阑尾炎。

2. 腹壁紧张度减低 ①全腹紧张度减低：见于慢性消耗性疾病或大量放腹水后，亦见于老年体弱或经产妇者。②全腹壁紧张度消失：见于脊髓损伤所致腹肌瘫痪和重症肌无力。③局部紧张度降低：较少见，多由于局部的腹肌瘫痪或缺陷所致。

（二）压痛和反跳痛

腹部压痛（tenderness）的部位多表示所在内脏器官或腹膜有病变存在，如炎症、结核、肿瘤等病变均引起压痛（图2－40）。明确而固定的压痛点，是诊断某些疾病的重要依据。如右髂前上棘与脐连线中、外1/3交界处的McBurney点压痛多考虑阑尾炎（图2－41）；右锁骨中线与肋缘交界处的胆囊点压痛标志胆囊的病变。反跳痛（rebound tenderness）表示炎症已波及腹膜壁层。临床上将腹肌紧张、压痛及反跳痛统称为腹膜刺激征，是急性腹膜炎的体征。

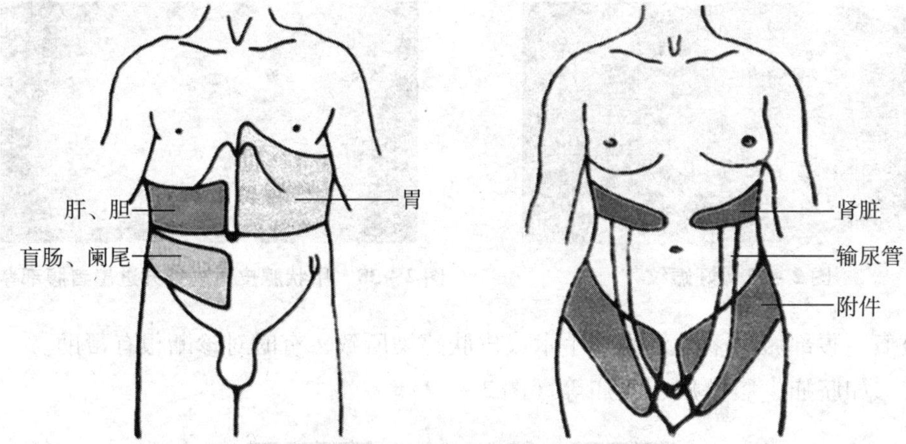

图2－40 腹部脏器病变常见压痛点

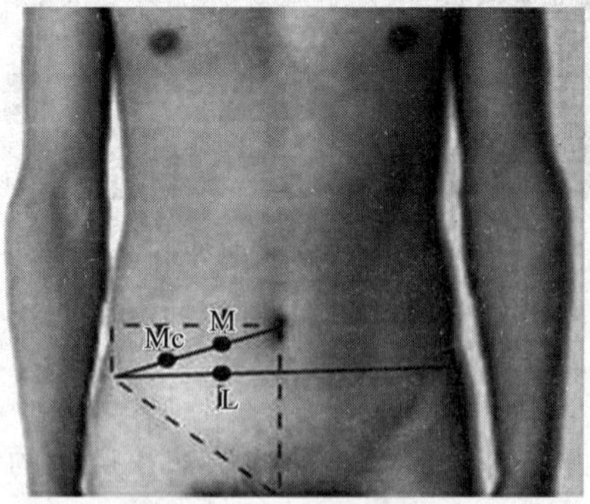

图2－41 麦氏点位置

（Mc：McBurney点；M：Morris点；L：Lenz点）

（三）脏器触诊

1. 肝脏触诊 分为单手触诊法和双手触诊法。触及肝脏时，应详细描述其大小、质地、表面状态与边缘、压痛、搏动、肝区摩擦感与震颤等。

（1）大小　正常成人的肝脏一般摸不到。肝肿大可分为弥漫性或局限性，弥漫性肝肿大常见于肝炎、肝淤血、血吸虫病等；局限性肝肿大见于肝脓肿、肝肿瘤、肝囊肿等。肝脏缩小见于急性或亚急性坏死，晚期肝硬化。肝下缘记录方法：平静呼吸时，测量右锁骨中线与右肋缘交点至肝下缘或剑突至肝下缘的垂直距离，以厘米表示。

（2）质地　①质软：如触及嘴唇样感觉。②质韧：如触鼻尖。③质硬：如触额部。急性肝炎质地稍韧；慢性肝炎、肝淤血质中等硬；肝硬化质硬；肝癌质最坚硬。

（3）表面状态和边缘　正常肝脏表现光滑；肝硬化时表面可略不平，有时可触及小结节；肝表面高低不平、有结节样隆起，见于肝癌、多囊肝；肝表面呈大块状隆起，见于巨块型肝癌、肝脓肿、肝包虫病。

（4）压痛　正常肝脏无压痛。轻度弥漫性压痛见于急性肝炎、肝淤血；局限性明显压痛见于较表浅的肝脓肿。

（5）搏动　三尖瓣关闭不全或罕见的肝动脉瘤时，肝脏表面可触及扩张性搏动；较大的腹主动脉瘤时，肝脏可有传导性搏动。

（6）肝－颈静脉回流征　当右心功能不全引起肝淤血肿大时，用力压迫肝脏下方，使颈静脉怒张更明显，称为肝－颈静脉回流征阳性。

（7）肝区摩擦感　肝周围炎时，可触及肝区摩擦感。

（8）肝震颤　见于肝包虫病。

2. 脾触诊　脾脏明显肿大而位置又较表浅时，用浅部触诊法即可以触到。若脾脏位置较深或腹壁较厚，则用双手触诊法。正常脾脏不能触及，若能触及脾脏则提示脾肿大。测量方法：脾脏肿大不超过脐水平时，可沿左锁骨中线测量肋下缘至脾下缘的距离（以厘米表示）；脾肿大的测量方法有以下几种（图2－42）。

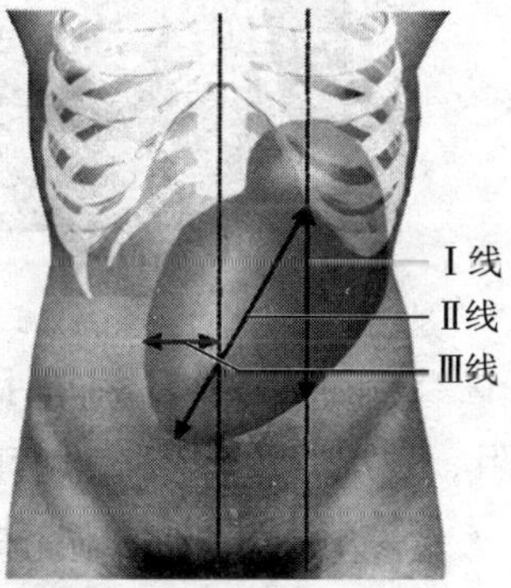

图2－42　脾肿大测量法

第Ⅰ测量（又称甲乙线），测量左锁骨中线与左肋弓交叉点至脾下缘的距离。

第Ⅱ测量（又称甲丙线），测量左锁骨中线与左肋弓交叉点至脾脏最远点的距离。

第Ⅲ测量（又称丁戊线），指脾右缘与前正中线的距离，超过正中线以“＋”号表示，未超过则以“－”号表示。

临床上，脾脏肿大程度分为轻、中、高三度。①深吸气时，脾缘不超过肋下2 cm为轻度肿大；②超过2 cm至脐水平线以上为中度肿大；③超过脐水平线或前正中线则为高度肿大，即巨脾。触到脾后应注意其大小、质地、表面情况、有无压痛及摩擦感等。脾脏肿大的原因：①脾脏轻度肿大：见于急慢性肝炎、伤寒、血行播散性肺结核、败血症等。②中度肿大：见于肝硬化、白血病、淋巴瘤等。③高度肿大：见于慢性粒细胞白血病、慢性疟疾，骨髓纤维化等。

3. 胆囊触诊　用单手滑行触诊法或钩指触诊法。正常胆囊不能触到。如胆囊肿大，有囊性感且压痛明显者，称胆囊触痛征（Murphy征）阳性（图2－43），见于急性胆囊炎；胆囊肿大有囊性感而无压痛者，见于壶腹周围癌；如胆囊肿大，有实体感者，见于胆囊结石或胆囊癌。当胰头癌压迫胆总管导致阻塞，使黄疸明显加深，胆囊显著肿大，但无压痛，称 Courvoisier 征。

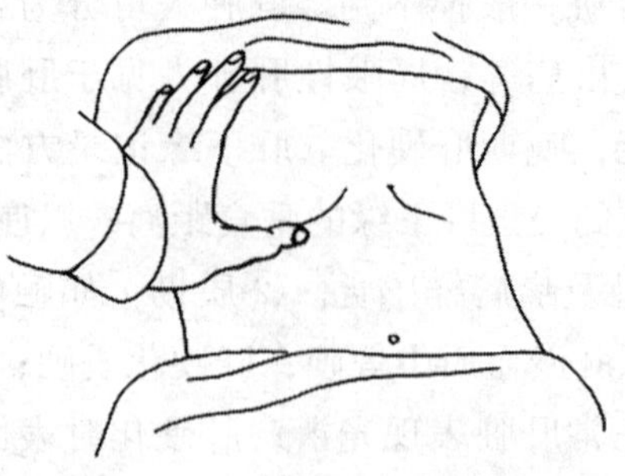

图 2-43 Murphy 征检查法

4. 肾触诊 触诊肾脏用双手触诊法。正常人的肾脏一般不能触及，如在深吸气时能触到1/2以上、移动度较大的肾脏即为肾下垂。触诊肾脏时要注意其大小、硬度、形状、表面状态、有无压痛及活动度。肾和尿路有炎症疾病时，常在一些部位出现压痛点：①季肋点；②上输尿管点；③中输尿管点；④肋脊点，又称肋脊角；⑤肋腰点，又称肋腰角（图2-44）。

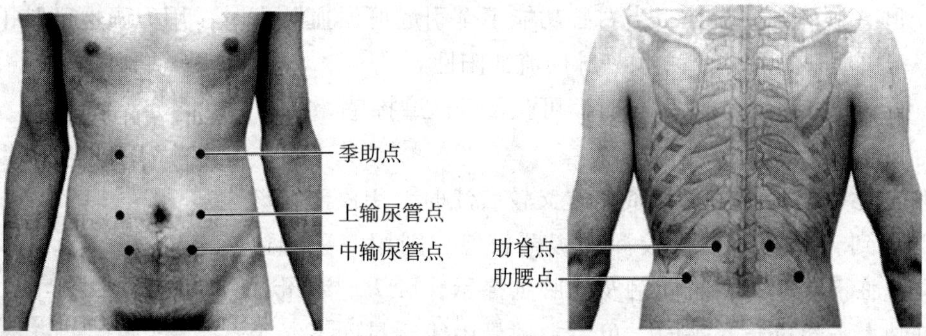

图 2-44 肾疾病压痛点示意图

5. 膀胱触诊 用单手滑行触诊法。正常膀胱空虚时不能触到。尿潴留常见于尿道梗阻、昏迷、腰椎或骶椎麻醉等。导尿后肿块消失即可确诊尿潴留。

6. 胰腺触诊 正常胰腺不能触及。当胰头癌压迫胆总管导致阻塞，使黄疸明显加深，胆囊显著肿大，但无压痛，称 Courvoisier 征。急性胰腺炎时，上腹及左上腹部有明显压痛，而局部肌紧张较轻。

（四）腹部包块

1. 位置 右腰部触及包块，考虑为右肾下极或升结肠肿块，但也可能为转移性肿瘤；带蒂的包块或肠系膜、大网膜的包块位置多变；肠管分布区的较大包块，若不伴有肠梗阻现象，多来源于肠系膜、大网膜、腹膜或腹膜后的脏器。

2. 大小 凡触及包块均要用尺测量其上下（纵长）、左右（横径），其大小以厘米记载。

3. 形态 要摸清包块的形状如何，轮廓是否清楚，表面是否光滑，有无结节，边缘是否规则，有否切迹等。触及形态不规则，且表面呈结节形状或凸凹不平，多考虑恶性肿瘤；条索状或管状肿物，且形态多变者，多为蛔虫团或肠套叠。

4. 硬度、质地 可区别肿块是囊性的或实质性的。若为囊性包块、其质地柔软，见于卵巢囊肿、多囊肾等。实质性包块，其质地柔软、中等硬或坚硬，见于肿瘤、炎性或结核浸润块等。

5. 压痛 炎症性包块及部分肿瘤有明显压痛，无压痛的包块多系囊肿。

6. **活动度** 如包块随着呼吸上下移动，多为肝、脾、肾、胆等；如包块随体位移动或用手推动者，可能来自胃、肠或肠系膜；移动范围较广且距离较大，见于带蒂的肿物、游走脾、游走肾等。

（五）液波震颤（fluid thrill）

用此法检查腹水，其量在 3000 ~ 4000 ml 以上能查出，不如移动性浊音敏感（图 2 – 45）。

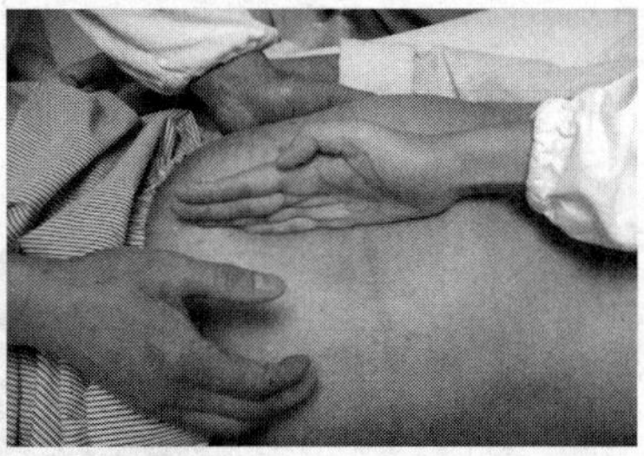
图 2 – 45 液波震颤检查法

（六）振水音（vibrational sound）

正常人在餐后或饮进大量流汁后可有上腹部振水音。但若在清晨空腹或餐后 6 ~ 8 小时以上仍听到此音，则提示胃出口梗阻或胃扩张。

四、叩诊

腹部叩诊有直接叩诊法和间接叩诊法，一般多采用间接叩诊法，因其较为可靠，检查震水音及叩击痛时，也用直接叩诊法，腹部叩诊内容如下。

（一）腹部叩诊音

正常腹部叩诊除肝、脾区呈浊音或实音外，其余部位均为鼓音。胃肠高度胀气、人工气腹和胃肠穿孔时，腹部呈高度鼓音。实质脏器极度肿大、腹腔内肿物或大量腹水时，病变部位可出现浊音或实音，鼓音范围缩小。

（二）肝脏叩诊

肝脏叩诊呈实音。正常肝上界在右锁骨中线上第 5 肋间（肝绝对浊音界比相对浊音界位置低一肋骨），下界位于右肋缘下，肝上界至肝下界之间称肝浊音区，正常成人在 9 ~ 11cm。①肝浊音界扩大：见于肝脓肿、肝癌、肝淤血、肝包虫等。②肝浊音界缩小：见于急性重型肝炎、肝硬化及胃肠胀气等。③肝浊音界消失代之以鼓音：主要见于急性胃肠穿孔、人工气腹。④肝浊音界向上移位：见于右肺纤维化、右下肺不张等。⑤肝浊音界向下移位：见于肺气肿、右侧张力性气胸等。

（三）移动性浊音

腹腔内有游离液体超过 1000 ml 以上时，移动性浊音（shifting dullness）阳性（图 2 – 46），此为诊断腹水的重要方法。

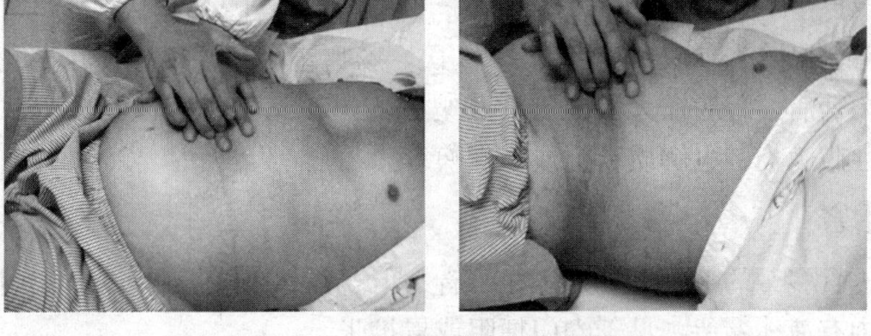
图 2 – 46 移动性浊音叩诊示意图

腹水应与下列情况鉴别：

（1）肠管内有大量液体潴留，常伴有肠梗阻征象。

（2）巨大卵巢囊肿与腹水鉴别：①卵巢囊肿与腹水相反，在仰卧时，浊音区在腹中部，鼓音区在腹部两侧；②卵巢囊肿浊音不呈移动性；③尺压试验（ruler pressing test）若有跳动与心搏动相一致的节奏性跳动，则为卵巢囊肿；如为腹水，则压尺不跳动（图2－47）。

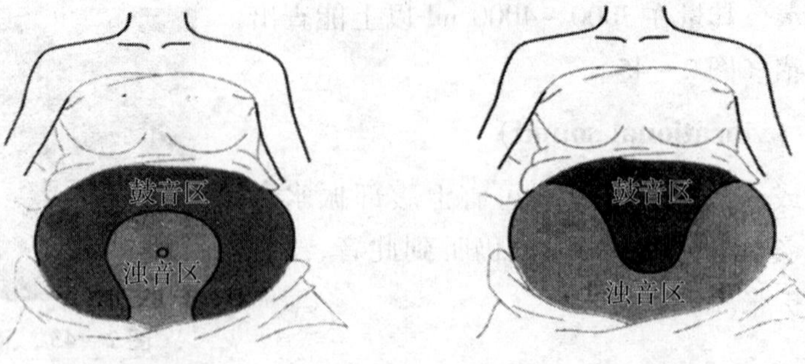

卵巢囊肿　　　　腹水

图2－47　卵巢囊肿与腹水叩诊音的鉴别示意图

（四）液波感（fluid sensation）

腹腔内有大量腹水时可出现液波感。

（五）脾脏叩诊

正常脾浊音区在左第9～11肋间之间，宽度为4～7 cm，前方不超过腋前线。脾浊音区缩小或消失见于左侧气胸、胃扩张、鼓肠等；脾肿大时，脾浊音区明显扩大。

（六）膀胱叩诊

当膀胱被尿液充盈时，耻骨上方叩诊呈圆形浊音区，排尿后浊音区消失。

（七）胃泡鼓音区

胃泡鼓音区（Traube区）位于左前胸下部，叩诊呈鼓音。当胃扩张、幽门梗阻时，此鼓音区增大；肝、脾肿大，心包积液，左侧胸腔积液时，该鼓音区缩小甚至消失。

（八）叩击痛

右季肋叩击痛，见于肝炎、肝脓肿；胆囊叩击痛多为胆囊炎；肾区叩击痛见于肾炎、肾盂肾炎、肾结核、肾结石等。

五、听诊

（一）肠鸣音

正常情况下，肠鸣音一般每分钟为4～5次。肠鸣音活跃（每分钟在10次以上），见于急性肠炎、服泻药后、胃肠道大出血等。肠鸣音亢进，见于机械性肠梗阻。肠鸣音减弱或消失，见于急性腹膜炎、电解质紊乱或肠麻痹等。

（二）振水音

正常人在进食多量的液体后可出现振水音，但若在空腹或饭后6～8小时以上仍有振水音，则表示胃内有液体潴留，见于幽门梗阻或胃扩张。

（三）血管杂音

正常腹部无血管杂音。病理性血管音可见于（图2－48）：①肾动脉狭窄：在上腹部或脐水平正中线两侧可听到强弱不等的收缩期吹风样杂音。②门静脉高压：可在脐附近或胸骨剑突下部听到连续性静脉营营音。③肝血管瘤或左叶肝癌：在肿大的肝表面听到连续性血管杂音。④腹主动脉瘤或腹主动脉狭窄：腹中部收缩期血管杂音。

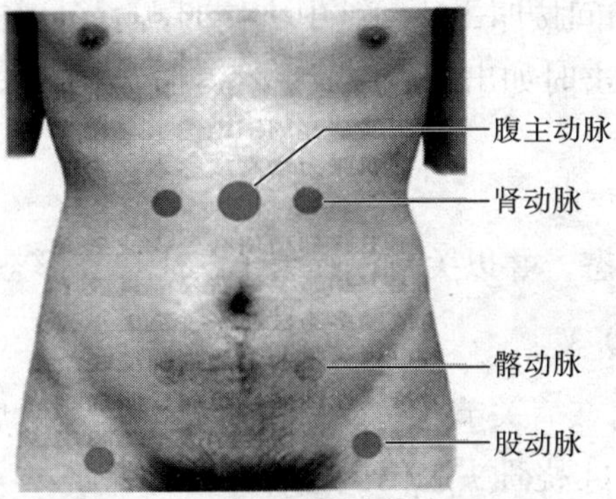

图 2－48　腹部动脉性杂音听诊

（四）摩擦音

见于脾梗死、脾周围炎、肝周围炎等。

（五）搔弹音

腹部搔弹音的改变可协助测定肝下缘和微量腹水，还可确定扩张的胃界。

第七节　脊柱与四肢检查

扫码“学一学”

一、脊柱

脊柱（spine）是支持体重，保持正常的立位及坐位姿势的重要支柱。检查时应注意其弯曲度及有无畸形、活动是否受限、有无压痛及叩击痛。

（一）脊柱弯曲度

1. 生理性弯曲　直立时，从侧面观察脊柱，颈椎稍向前凸，胸椎稍向后凸，腰椎明显向前凸，骶椎则明显向后凸，似“S”形。

2. 病理性变形

（1）脊柱后凸　多发生于胸段脊柱，多见于佝偻病、脊柱结核、强直性脊柱炎、脊椎退行性变、压缩性骨折等。

（2）脊柱前凸　多发生在腰段脊柱，多见于晚期妊娠、大量腹水、髋关节结核等。

（3）脊柱侧凸　①姿势性侧凸（posture scoliosis）：见于儿童发育期姿势不良、椎间盘突出症、脊髓灰质炎后遗症等。②器质性侧凸（organic scoliosis）：见于先天性、佝偻病、慢性胸膜肥厚、胸膜粘连等。

（二）脊柱活动度

1. 正常活动度　正常人颈、腰椎活动范围最大，胸椎段活动范围较小，骶椎及尾椎几乎无活动性。

2. 活动受限　①颈部肌纤维组织炎及韧带劳损；②椎间盘突出；③腰椎椎管狭窄症；④颈椎、腰椎骨质破坏（结核或肿瘤浸润）；⑤颈椎和腰椎外伤、骨折或关节脱位。

（三）脊柱压痛与叩击痛

1. 压痛 常见的病变有脊椎结核、椎间盘突出及脊椎外伤或骨折，若椎旁肌肉有压痛，则常为腰肌纤维组织炎或劳损。

2. 叩击痛 分为直接和间接叩击法。其中直接叩击法多用于检查胸椎与腰椎，疼痛的部位提示病变所在，间接叩击时如出现上肢放射性疼痛，提示颈椎病变。

二、四肢与关节

四肢检查需注意大体形态，并以关节检查为主，注意其形态改变、压痛和活动度。

（一）上肢（图2－49）

1. 肩、肘关节 ①方肩，肩关节脱位或三角肌萎缩；②耸肩：先天性肩胛高耸症或脊柱侧弯；③肘内（外）翻；④桡骨头脱位；⑤肘关节后脱位。

2. 腕、指关节 ①垂腕症：桡神经损伤。②猿掌：正中神经损伤。③爪形手：尺神经损伤、进行性肌萎缩。④餐叉样畸形：colles 骨折。⑤梭形关节：见于类风湿关节炎。

3. 其他 ①匙状甲（koilonychia）：又称反甲，多见于缺铁性贫血、高原疾病，偶见于风湿热及甲癣等。②杵状指（趾）（acropachy）：常见于支气管肺癌、支气管扩张、慢性肺脓肿等呼吸系统疾病，也可见于发绀性先天性心脏病、亚急性感染性心内膜炎，可能与疾病引起肢体末端慢性缺氧、代谢障碍及中毒性损伤有关。

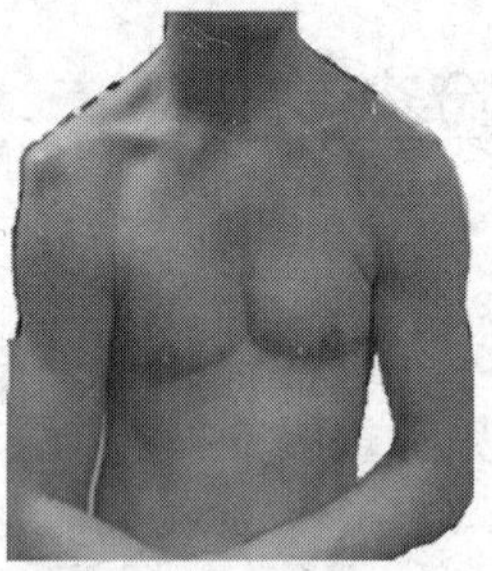
A. 方肩

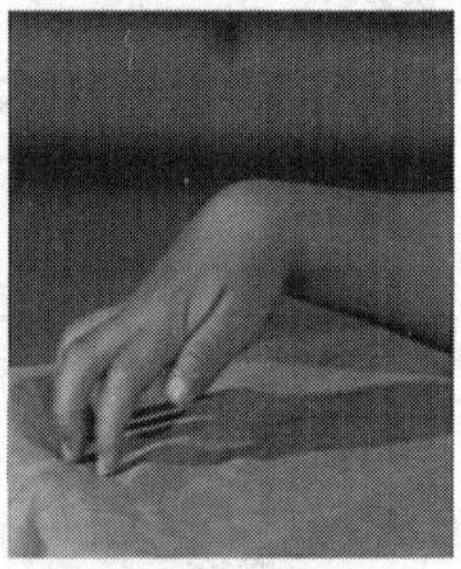
B. 爪形手

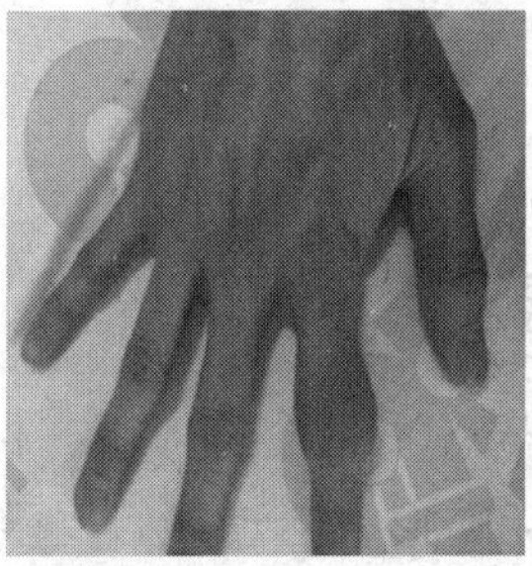
C. 梭形关节

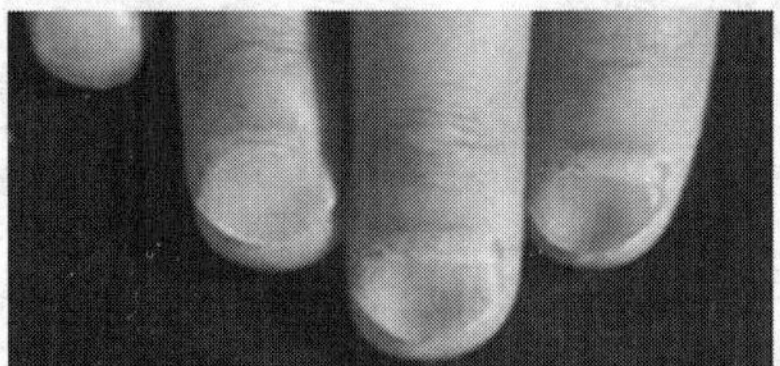
D. 匙状甲

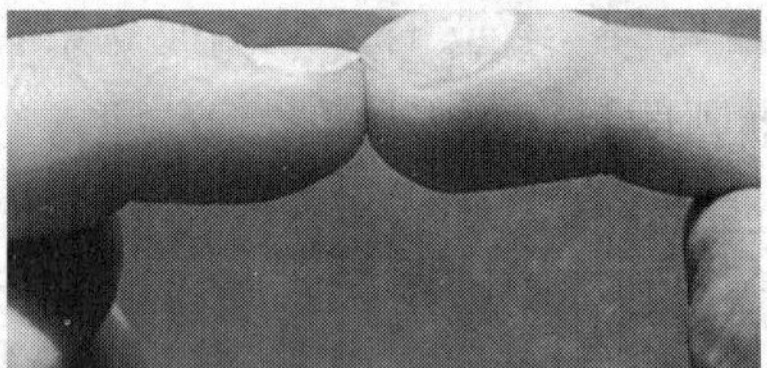
E. 杵状指

图2－49 上肢形态改变

（二）下肢

1. 髋关节 包括内收、外展和旋转畸形，由髋关节脱位、股骨干和股骨头骨折引起。

2. 膝关节 ①膝内、外翻：见于佝偻病和大骨节病。② 膝关节肿胀：均匀肿大、浮髌试验（floating patella phenomenon）阳性见于膝关节积液，皮肤发红、灼热提示急性炎症。

3. 踝关节与足 ①足内、外翻：见于先天性畸形及脊髓灰质炎后遗症。②扁平足。

③弓形足。④马蹄足。

第八节　神经系统检查

神经反射是由反射弧完成的，反射弧包括感受器、传入神经、中枢、传出神经和效应器五部分。反射弧中任一环节有病变，均可影响反射，使其减弱或消失；反射又受高级中枢控制，如锥体束以上有病变，可使反射活动失去抑制而出现反射亢进。反射包括生理反射和病理反射，生理反射又分为浅反射和深反射。

（一）浅反射

浅反射系刺激皮肤、黏膜或角膜引起的反应。

1. 角膜反射（corneal reflex）　分为直接角膜反射和间接角膜反射。直接与间接角膜反射均消失见于三叉神经病变（传入障碍）；如直接反射消失，间接反射存在，为病侧面神经瘫痪（传出障碍）。深昏迷患者角膜反射完全消失。

2. 腹壁反射（abdominal reflex）　以钝头棉签由外向内快速轻划腹部两侧皮肤，正常可见局部腹肌收缩。上、中或下部反射消失分别见于不同平面的胸髓病损；双侧上、中、下腹壁反射消失见于昏迷或急性腹膜炎患者；一侧上、中、下腹壁反射消失见于同侧锥体束病损。

3. 提睾反射（cremasteric reflex）　用钝头竹签由下向上轻划股内侧上方皮肤，正常可以引起同侧提睾肌收缩，使睾丸上提。双侧反射消失为腰髓 1～2 节病损；一侧反射减弱或消失见于锥体束损害。

4. 跖反射（plantar reflex）　用钝头竹签划足底外侧并反折到踇趾侧，正常可引起足趾跖屈。反射消失为骶髓 1～2 节病损。

5. 肛门反射（anal reflex）　用大头针刺激肛周皮肤，引起肛门外括约肌收缩。反射障碍为骶髓 4～5 节、肛尾神经病损。

（二）深反射

深反射系指刺激骨膜、肌腱经深部感受器完成的反射，又称腱反射。

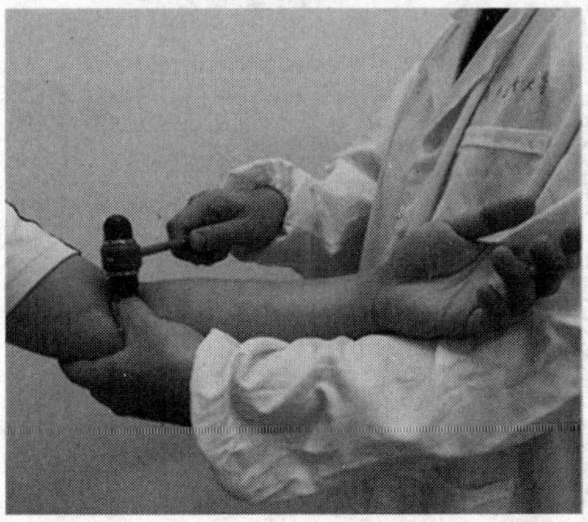

图 2－50　肱二头肌腱反射检查示意图

1. 肱二头肌反射（biceps tendon reflex）　被检查者前臂屈曲 90°，检查者以左拇指置于肱二头肌肌腱上，然后右手持叩诊锤叩击左拇指指甲，可使肱二头肌收缩，引出屈肘动作。反射中枢为颈髓 5～6 节（图 2－50）。

2. 肱三头肌反射（triceps tendon reflex）　被检查者外展上臂，半屈肘关节，检查者用左手托住被检查者的肘部，右手用叩诊锤直接叩击鹰嘴上方的肱三头肌肌腱，可使肱三头肌收缩，引起前臂伸展。反射中枢为颈髓 6～7 节（图 2－51）。

3. 桡骨膜反射（radio periosteal reflex）　检查者左手轻托被检查者腕部，并使腕关节自然下垂，随即以叩诊锤轻叩桡骨茎突，可引起肱桡肌收缩，发生屈肘和前臂旋前动作。反射中枢在颈髓 5～8 节（图 2－52）。

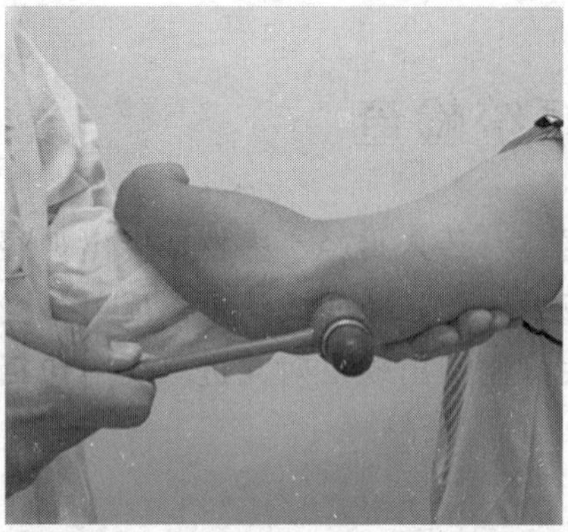

图 2-51　肱三头肌腱反射检查示意图

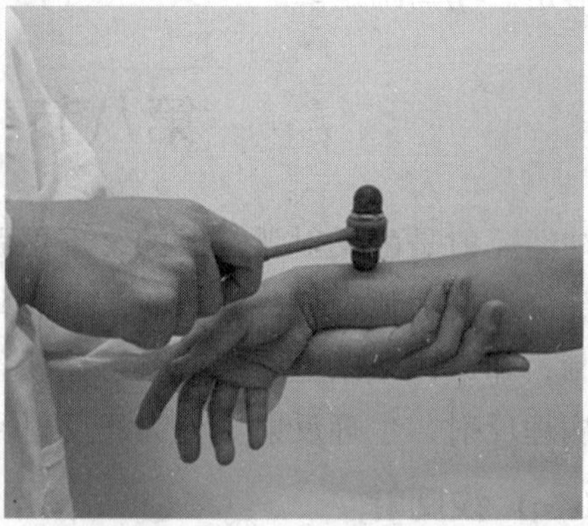

图 2-52　桡骨骨膜反射检查示意图

4. 膝反射（patellar tendon reflex）　坐位检查时，被检查者小腿完全松弛下垂。卧位检查时则被检查者仰卧，检查者以左手托起其膝关节使之屈曲约 120°，用右手持叩诊锤叩击髌骨下方的股四头肌腱，可引起小腿伸展。反射中枢在腰髓 2~4 节（图 2-53）。

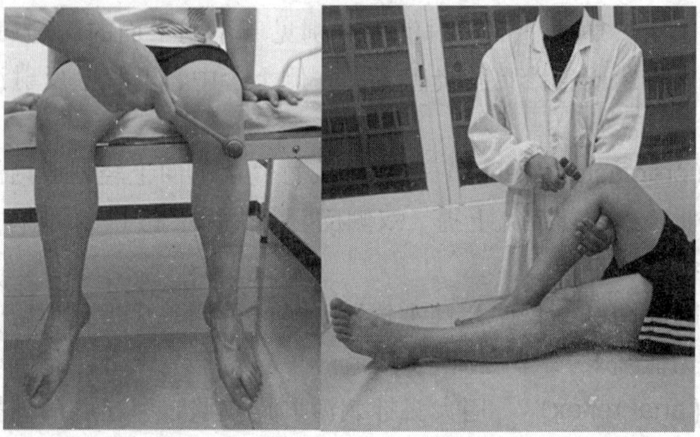

图 2-53　膝腱反射检查示意图

5. 踝反射（ankle reflex）　又称跟腱反射。被检查者仰卧，髋及膝关节稍屈曲，下肢外旋外展位。检查者左手将被检查者足部背屈成直角，以叩诊锤叩击跟腱，反应为腓肠肌收缩，足向跖面屈曲。反射中枢在骶髓 1~2 节（图 2-54）。

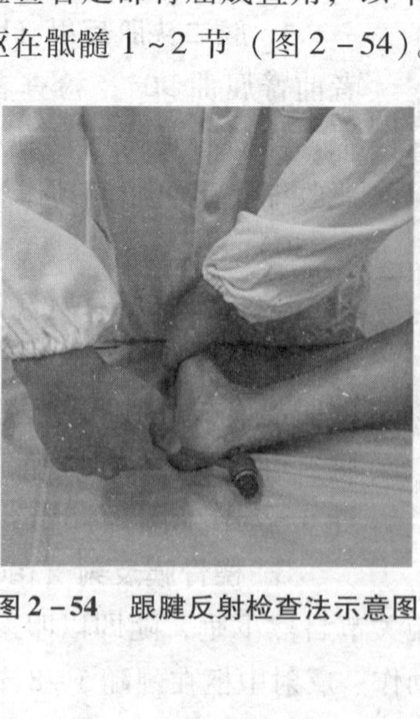

图 2-54　跟腱反射检查法示意图

（三）病理反射

指椎体束病损时，大脑失去了对脑干和脊髓的抑制作用而出现的异常反射。1 岁半以内的婴幼儿由于神经系统发育未完善，也可出现这种反射，不属于病理性。

1. Babinski 征 被检查者仰卧，下肢伸直，医生手持被检查者踝部，用钝头竹签沿被检查者足底外侧缘，由后向前至小趾跟部并转向内侧，阳性反应为踇趾背伸，余趾呈扇形展开（图 2－55）。

2. Oppenheim 征 检查者用拇指及示指沿被检查者胫骨前缘用力由上向下滑压，阳性表现同 Babinski 征。

3. Gordon 征 检查者用手以一定力量捏压被检查者的腓肠肌，阳性表现同 Babinski 征。

以上 3 种体征临床意义相同，以 Babinski 征价值最大。

4. Hoffmann 征 检查者左手持被检查者腕部。然后以右手中指与示指夹住被检查者中指并稍向上提，使腕部处于轻度过伸位。以拇指迅速弹刮被检查者的中指指甲，引起其余四指轻度掌屈反应则为阳性，多见于颈髓病变（图 2－56）。

5. 阵挛（clonus） 在有深反射亢进时，用力使相关肌肉处于持续性紧张状态，该组肌肉发生节律性收缩，称为阵挛，常检查的是踝阵挛（ankle clonus）和髌阵挛（patellar clonus）。

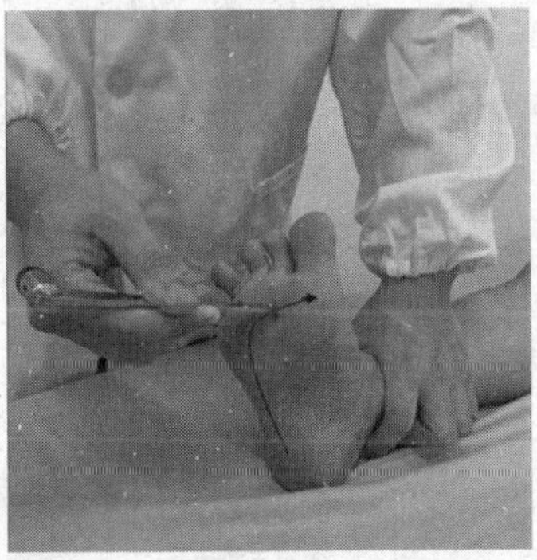

图 2－55 Babinski 征检查法示意图

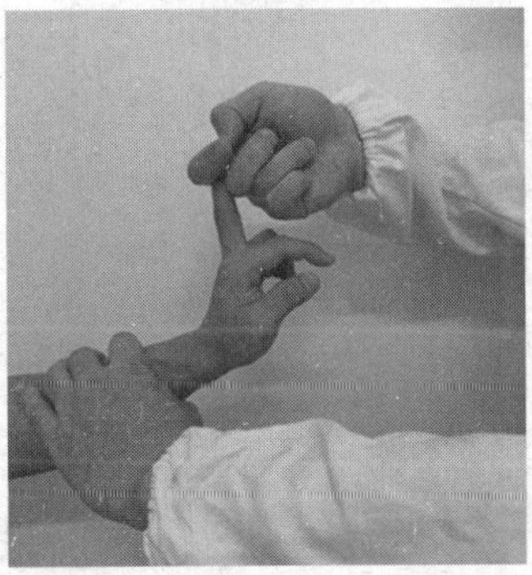

图 2－56 Hoffmann 征检查法示意图

（四）脑膜刺激征

脑膜刺激征为脑膜受激惹的体征，见于脑膜炎、蛛网膜下腔出血和颅压增高等病况。

1. 颈强直 被检查者仰卧，检查者左手托扶其枕部，右手置于胸前做屈颈动作。被动屈颈时如抵抗力增强，即为颈部阻力增高或颈强直。

2. Kernig 征 被检查者仰卧，一侧髋关节屈成直角后，膝关节也在近乎直角状态时，检查者将被检查者小腿抬高伸膝，正常人膝关节可伸达 135°以上。如伸膝受限且伴疼痛与屈肌痉挛则为阳性（图 2－57）。

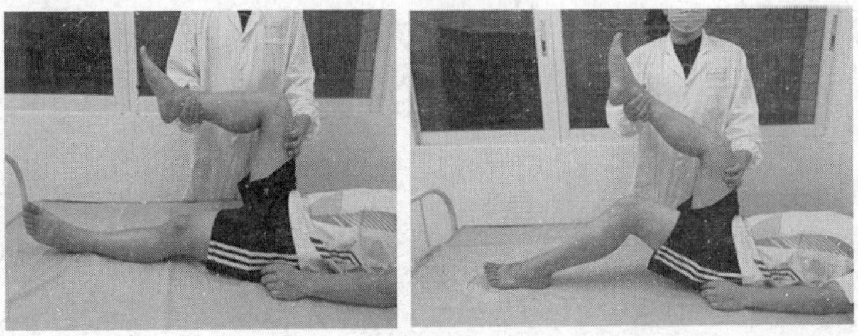

图 2－57 Kernig 征检查法示意图

3. Brudzinski 征　被检查者仰卧，下肢伸直，检查者一手托起被检查者枕部，另一手按于其胸前，当头部前屈时，两侧髋关节与膝关节同时屈曲则为阳性（图 2－58）。

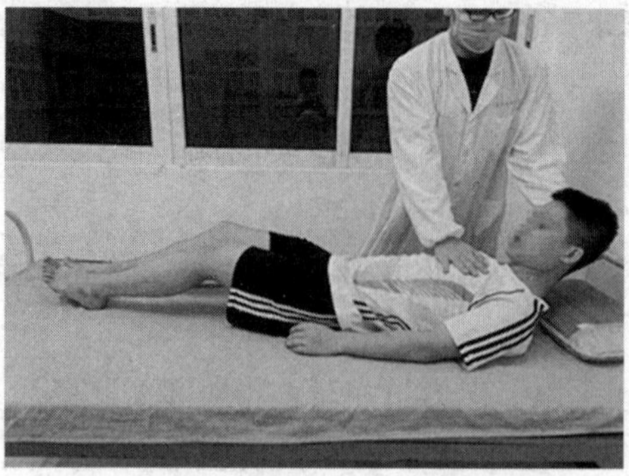

图 2－58　**Brudzinski** 征检查法示意图

扫码“练一练”

（蒋文功　林忠伟　陈　燕）

第三章　实验诊断

第一节　血液一般检测

扫码“学一学”

血液由血浆和血细胞两部分组成，通过循环系统与全身各个组织器官密切联系，参与机体各项生理功能活动，维持机体正常新陈代谢和内外环境平衡。血液一般检测是对血液成分的一些基础指标进行数字值测定、形态学描述的实验室检查。血液一般检测包括血液常规检测（blood routine test）、有形成分形态学观察、红细胞沉降率测定等。传统的血液常规检测仅有红细胞计数、血红蛋白测定、白细胞计数及分类。随着检验技术的发展，快速、自动化、多指标联合的血液学分析仪器已广泛应用，血液常规项目的内涵也在逐渐增多，除有形成分数量指标外，红细胞个体形态、血红蛋白状态、网织红细胞定量及分级、血小板个体形态、白细胞自动分类及异常白细胞提示，甚至外周血有核红细胞数量都已逐渐成为常规检测内容，因此也有把血常规检测称为全血细胞计数（complete blood count，CBC）。血液因为取材方便、测试快捷，能反映患者的生理、病理状态的基本信息，为临床疾病诊断的首先检查内容，不仅能为临床提供进一步检查的线索，有时还能为某些血液病的诊断提供重要依据。

一、红细胞的检测和血红蛋白的测定

正常情况下人体 RBC 的生成与衰亡保持动态平衡。多种原因可使 RBC 的生成与衰亡的动态平衡遭到破坏，导致 RBC 与 HGB 的数量减少或增加，或质量发生变化。

（一）红细胞计数、形态和血红蛋白的含量

【实验原理】

1. 红细胞　显微镜直接计数法：用红细胞等渗稀释液将血液进行稀释，混合均匀后冲入计数池内，在显微镜下计数一定区域内细胞数，最后换算成每升血液内红细胞数。血细胞分析仪检测红细胞数量采用光散射法或电阻抗法原理。

2. 血红蛋白　氰化高铁血红蛋白比色法：血红蛋白与试剂中的高铁氰化钾反应生成高铁血红蛋白，再与高铁氰化钾提供的氰根离子反应形成棕红色的氰化高铁血红蛋白（HiCN）。在分光光度计波长 540nm 处测定其吸光度，经计算可得到血红蛋白浓度。

【参考值】

1. 红细胞（RBC）　成年男性：（4.0～5.5）$\times 10^{12}$/L，成年女性：（3.5～5.0）$\times 10^{12}$/L

2. 血红蛋白（HBG）　成年男性：120～160 g/L，成年女性：110～150 g/L

【临床意义】

1. 红细胞及血红蛋白增多

（1）相对增多　常因血浆容量减少，使红细胞容量相对增加。见于严重呕吐、腹泻、大量出汗、尿崩症、大面积烧伤、甲状腺功能亢进危象、糖尿病酮症酸中毒等。

（2）绝对增多　临床上称为红细胞增多症（polycythemia，erythrocytosis），按发病原因可分为继发性和原发性两类，后者称为真性红细胞增多症。①继发性红细胞增多症：是血中红细胞生成素增多所致。常因各种生理、病理原因引起的缺氧所致，生理性见于胎儿、新生儿、高原地区居民；病理性见于严重的慢性心、肺疾病如阻塞性肺气肿、肺源性心脏病、发绀型先天性心脏病、携氧能力低的异常血红蛋白病等可使红细胞生成素代偿性增加；某些恶性肿瘤，如肾癌、卵巢癌、肝细胞癌等可引起红细胞生成素非代偿性增加。②真性红细胞增多症（polycythemia vera）：特点是红细胞持续性显著增多，可高达（7～10）$\times 10^{12}$/L，血红蛋白可达（180～240）g/L，全身总血容量也增加，白细胞和血小板也不同程度增多。

2. 红细胞及血红蛋白减少

（1）生理性　部分老年人，妊娠中、后期女性可使红细胞及血红蛋白减少。婴幼儿及15岁前儿童，红细胞及血红蛋白一般比正常人高10%～20%。

（2）病理性　见于各种贫血。根据贫血产生的病因和发病机制不同，可将贫血分为红细胞生成减少、红细胞破坏增多、红细胞丢失过多。

1）红细胞生成减少　包括骨髓造血功能衰竭，如再生障碍性贫血、骨髓纤维化等伴发的贫血，或者造血原料缺乏或利用障碍引起的贫血，如缺铁性贫血、铁粒幼细胞性贫血、叶酸及维生素 B_{12} 缺乏所致的巨幼细胞性贫血。

2）红细胞破坏过多　由于红细胞膜、酶遗传性缺陷或外来因素造成红细胞破坏过多导致的贫血，如遗传性球形红细胞增多症、阵发性睡眠性血红蛋白尿等。

3）失血过多　由于各种原因造成的急性或慢性失血，如外伤、手术等所致的急性失血，消化道溃疡、钩虫病等引起的慢性失血均可导致不同程度的贫血。还有各种慢性疾病或恶性病如慢性肾病、恶性肿瘤等也可致贫血。

3. 红细胞形态改变

（1）红细胞大小和染色反应的异常

1）正常红细胞（normocyte）和正常色素性（normochromic）　红细胞直径为6～9 μm，平均7.5 μm，中央淡染区无扩大或消失。除见于正常人外，再生障碍性贫血、多数溶血性贫血、急性失血性贫血和骨髓病性贫血等常表现为正常细胞正色素性（normocytic normochromic）贫血。

2）小红细胞（microcyte）和低色素性（hypochromic）　红细胞直径小于6 μm，染色过浅，中央淡染区扩大，提示血红蛋白含量明显减少为小细胞低色素性（microcytic hypochromic）。常见于缺铁性贫血，铁粒幼细胞贫血，珠蛋白生成障碍性贫血。但球形细胞的体积小，血红蛋白含量多，中央淡染区消失，呈高色素性（hyperchromic）。

3）大红细胞（macrocyte）、巨红细胞（megalocyte）和高色素性（hyperchromic）　红细胞直径 >10 μm 为大红细胞，见于溶血性贫血、急性失血性贫血及巨幼细胞性贫血。直径大于15 μm，称为巨红细胞，最常见于维生素 B_{12} 或（和）叶酸缺乏所致的巨幼细胞贫血，巨红细胞常呈椭圆形，内含血红蛋白量高，中央淡染区常消失。

4）红细胞大小不均（anisocytosis）　红细胞大小悬殊，直径可相差一倍以上。在增生性贫血达中度以上时均可见某种程度的大小不均，在巨幼细胞贫血表现得尤为突出。这种现象属于病态造血，在骨髓增生异常综合征时亦可见到。

5）嗜多色性（polychromatic）　Wright－Giemsa 染色后红细胞呈淡灰蓝色或灰红色，实为刚脱去细胞核的网织红细胞，体积较正常红细胞稍大，称嗜多色性红细胞或多染性红细胞。正常人外周血中约占1%。嗜多色性红细胞增多反映骨髓造血功能活跃、红细胞系增生旺盛、红细胞释放量增加。见于各种增生性贫血，特别是溶血性贫血时最多见。

（2）红细胞形态异常

1）球形红细胞（spherocyte） 细胞直径小于6 μm，厚度增加，大于2 μm，细胞体积小，呈圆球形，表面积与体积比下降，染色后着色深、中央淡染区消失，主要见于遗传性球形细胞增多症，血涂片上此类细胞数量常超过25%。自身免疫性溶血性贫血、红细胞酶缺陷的溶血性贫血也可见到少量球形红细胞。

2）椭圆形红细胞（elliptocyte） 红细胞的横径/长径<0.75，呈卵圆形或两端钝圆的长柱状。正常人血涂片中可约有1%的椭圆形细胞，属正常现象。遗传性椭圆形细胞增多症患者有严重贫血时可高达15%以上。巨幼细胞贫血也易出现少量椭圆形红细胞，缺铁性贫血、骨髓纤维化和镰状细胞性贫血也可偶见。

3）口形细胞（stomatocyte） 红细胞中央淡染区呈扁平裂缝状，像微张口的嘴型或鱼口状。正常人血涂片中偶见，遗传性口形细胞增多症时常可达10%以上，弥散性血管内凝血（DIC）及酒精中毒时也可见少量口形红细胞。

4）靶形细胞（target cell） 红细胞中央淡染区扩大，血红蛋白大部分都集中在红细胞中心和边缘，形态似射击之靶。在地中海贫血，异常血红蛋白病。靶形细胞常占20%以上。其他类型的溶血性贫血、缺铁性贫血、阻塞性黄疸、脾切除后，某些肿瘤及骨髓转移癌时也可见到少量靶形细胞。

5）镰形细胞（sickle cell） 红细胞形态如镰刀状，见于镰状细胞贫血（HbS病）。

6）泪滴形红细胞（dacryocyte，teardrop cell） 形状似泪滴状或手镜状，见于骨髓纤维化，也可见于地中海贫血，溶血性贫血等。

7）棘形细胞（acanthocyte）或刺突细胞（spur cell） 细胞膜外呈长短不一致、间隔分布不匀称的棘形、刺状突起。见于棘形细胞增多症（先天性无β脂蛋白血症），也可见于脂质代谢异常、脂肪吸收不良、脾切除后等。

8）裂细胞（schistocyte） 红细胞碎裂产生的碎片，形态呈非规律性改变，如梨形、泪滴形、新月形、长圆形、哑铃形、逗点形、三角形、盔形等。见于红细胞因机械或物理因素所致的破坏，如微血管病性溶血性贫血、弥散性血管内凝血、血栓性血小板减少性紫癜、溶血尿毒症综合征、心脏瓣膜溶血以及严重烧伤等。

9）红细胞缗钱状排列（rouleaux formation） 涂片中红细胞连在一起呈串条状，如古代铜钱串，称缗钱状排列。常见于多发性骨髓瘤、原发性巨球蛋白血症等。输液中若存在能降低红细胞表面负电荷的低分子药物也可引起红细胞缗钱状排列。

（3）红细胞结构异常

1）嗜碱性点彩（basophilic stippling） 红细胞内含有细小的蓝色嗜碱点状物质，是核糖体凝集而成的。有时与嗜多色性并存，也可发现于有核红细胞胞质内。产生机制目前还不太明确，可见于骨髓增生旺盛的贫血，如巨幼细胞贫血等。铅中毒时出现量增多并呈粗颗粒状点彩，因此可用于铅中毒的筛查。

2）染色质小体（Howell - Jolly body） 红细胞内含有圆形紫红色小体，直径1～2 μm，一个或数个，是核碎裂的残余物或染色质的断裂、丢失，亦可出现于晚幼红细胞中。多见于溶血性贫血、巨幼细胞贫血、红白血病及其他增生性贫血。

3）卡波环（Cabot ring） 成熟红细胞内出现一条很细的淡紫红色线状体呈环形或

"8"字形，目前认为可能是纺锤体的残余物。见于严重贫血、溶血性贫血、巨幼细胞贫血、铅中毒及白血病等。

4）有核红细胞（nucleated erythrocyte）　外周血涂片中除在新生儿可见到有核红细胞外，成人若出现均属病理现象，提示红细胞需求量、释放量明显增加或血髓屏障破坏。主要见于：①各种溶血性贫血；②白血病；③髓外造血，如骨髓纤维化；④其他，如骨髓转移癌，脾切除后的滤血、清除功能丧失等。

（二）血细胞比容测定

血细胞比容（hematocrit，Hct）又称血细胞压积（packed cell volume，PCV），是指血细胞在血液中所占容积的比值。用抗凝血在一定条件下离心沉淀即可测得。

【参考值】

温氏法：男：0.40～0.50 L/L（40～50vol%）；平均 0.45 L/L

　　　　女：0.37～0.48 L/L（37～48vol%）；平均 0.40 L/L

【临床意义】

1. 血细胞比容增高　由各种原因所致的血液浓缩，如严重呕吐、腹泻、大量出汗、大面积烧伤等。在纠正脱水及电解质平衡失调时，常需测血细胞比容作为治疗参考。在真性红细胞增多症、新生儿、高原地区居民及慢性心肺疾病时，血细胞比容常可达60%以上。

2. 血细胞比容减低　见于各种类型贫血。由于贫血种类不同，红细胞体积大小也有不同，血细胞比容减少与红细胞计数减少并不一定成正比。由血细胞比容、红细胞数及血红蛋白量可以计算平均红细胞容积、平均红细胞血红蛋白量及平均红细胞血红蛋白浓度，从而有利于区别大细胞、小细胞及正细胞贫血。

（三）红细胞平均值的计算

将同一份血液标本同时测得的红细胞数、血红蛋白量和血细胞比容 3 项数据，按以下公式可以计算出红细胞的 3 种平均值。

【参考值】

1. 平均红细胞容积（mean corpuscular volume，MCV）　系指每个红细胞的平均体积，以飞升（fl）为单位。计算公式如下：

$$\text{平均红细胞容积（MCV）}=\frac{\text{HCT（L/L）}\times 10^{15}}{\text{RBC}\times 10^{12}/\text{L}}\text{fl}\qquad {}^{*}1\ \text{L}=10^{15}\text{fl}$$

手工法：82～92fl；血细胞分析仪法：80～100fl

2. 平均红细胞血红蛋白量（mean corpuscular hemoglobin，MCH）　系指每个红细胞内所含血红蛋白的平均量，以皮克（pg）为单位。计算公式如下：

$$\text{平均红细胞血红蛋白量（MCH）}=\frac{\text{Hb（g/L）}\times 10^{12}}{\text{RBC}\times 10^{12}/\text{L}}\text{pg}\qquad {}^{*}1\ \text{g}=10^{12}\text{pg}$$

手工法：27～31pg；血细胞分析仪法：27～34pg

3. 平均红细胞血红蛋白浓度（mean corpuscular hemoglobin concentration，MCHC）　系指每升血液中平均所含血红蛋白浓度（克），以 g/L 表示。计算公式如下：

$$\text{平均红细胞血红蛋白浓度（MCHC）}=\frac{\text{Hb（g/L）}}{\text{HCT（L/L）}}\text{g/L}$$

310～360 g/L（32%～36%）

【临床意义】

根据上述3项红细胞平均值可进行贫血的形态学分类，见表3－1。

表3－1　贫血的形态学分类

类型	MCV（fl）	MCH（pg）	MCHC（%）	临床类型
大细胞性贫血	>100	>34	32～36	巨幼细胞贫血，恶性贫血
正常细胞性贫血	80～100	27～34	32～36	再生障碍性贫血，急性失血性贫血，多数溶血性贫血，骨髓病性贫血如白血病等
单纯小细胞性贫血	<80	<27	32～36	慢性炎症性贫血，慢性肝病，恶性肿瘤，肾性贫血等
小细胞低色素性贫血	<80	<27	<32	缺铁性贫血，铁粒幼细胞性贫血，珠蛋白生成障碍性贫血

（四）网织红细胞测定

网织红细胞（reticulocyte）是晚幼红细胞脱核后到完全成熟之间的过渡型细胞，由于胞质内还残存核糖体（内含有mRNA）等嗜碱性物质，用煌焦油蓝或新亚甲蓝染色后呈现浅蓝或深蓝色的网织状细胞而得名。网织红细胞较成熟红细胞稍大，直径为8.0～9.5μm，是Wrihgt－Giemsa染色血涂片中的嗜多色性红细胞。

【参考值】

成年人及儿童：0.005～0.015（百分数为0.5%～1.5%）；绝对数（24～84）$\times10^9$/L

新生儿：0.03～0.06（百分数3%～6%）

【临床意义】

1. **网织红细胞增多**　表示骨髓红细胞系增生旺盛，常见于溶血性贫血，急性失血、缺铁性贫血、巨幼细胞贫血及某些贫血患者治疗后，如补充铁或维生素B_{12}及叶酸后，网织红细胞上升，在两者治疗前后分别检查网织红细胞，如出现上述反应，可用作该疾病的试验性治疗诊断。

2. **网织红细胞减少**　表示骨髓造血功能减低，常见于再生障碍性贫血、纯红细胞再生障碍性贫血等。

二、白细胞计数和白细胞分类

（一）白细胞计数

【参考值】

成人（4～10）$\times10^9$/L；新生儿（15～20）$\times10^9$/L；6个月～2岁（11～12）$\times10^9$/L

【临床意义】

白细胞总数高于正常值（成人为10×10^9/L）称白细胞增多，低于正常值（成人为4×10^9/L）称白细胞减少。白细胞总数的增多或减少主要受中性粒细胞数量的影响。淋巴细胞数量上的较大改变也会引起白细胞总数的变化，除此之外其他类型的白细胞一般不会引起白细胞总数大的变化。白细胞总数改变的临床意义详见白细胞分类计数中临床意义的有关内容。

外周血涂片，经Wrihgt－Giemsa染色后根据其形态特点，可分为下列5种类型，即中性粒细胞、嗜酸性粒细胞、嗜碱性粒细胞、淋巴细胞和单核细胞。

（二）白细胞的分类计数

【参考值】

见表3－2。

表 3-2 白细胞分类计数

名称	百分数（%）	绝对值（$\times10^9$/L）
中性杆状核粒细胞（st）	0~5	0.04~0.5
中性分叶核粒细胞（sg）	50~70	2~7
嗜酸性粒细胞（E）	0.5~5	0.02~0.5
嗜碱性粒细胞（B）	0~1	0~0.1
淋巴细胞（L）	20~40	0.8~4
单核细胞（M）	3~8	0.12~0.8

【临床意义】

（一）增加

1. 中性粒细胞 ①生理性增多：见于新生儿、妊娠后期及分娩时、寒冷、酷热、饱餐、剧烈运动后等，多为一过性。②病理性增多：见于急性感染，尤其是化脓性球菌引起的局部或全身性感染；组织损伤或坏死，如手术、创伤、烧伤、心肌梗死等；急性大出血；急性溶血；急性中毒，包括尿毒症、糖尿病酮症酸中毒、化学物质或化学药物中毒；白血病、骨髓增生性疾病等。

2. 嗜酸性粒细胞 可见于：①过敏性疾病：支气管哮喘、药物过敏、荨麻疹等；②寄生虫病；③皮肤病：如湿疹、剥脱性皮炎等；④血液病：如慢性髓系白血病、高嗜酸性粒细胞综合征、嗜酸性粒细胞肉芽肿等；⑤某些恶性肿瘤：某些上皮系肿瘤如肺癌、部分淋巴瘤和多发性骨髓瘤等；⑥某些传染病：急性传染病时，嗜酸性粒细胞大多减少，但猩红热时可引起嗜酸性粒细胞增高；⑦其他：风湿性疾病、脑腺垂体功能减低症、肾上腺皮质功能减低症、过敏性间质性肾炎等常伴有嗜酸性粒细胞增多。

3. 嗜碱性粒细胞 过敏性疾病、慢性髓系白血病、嗜碱性粒细胞白血病、骨髓纤维化、恶性肿瘤转移、糖尿病、水痘、结核等。

4. 淋巴细胞 儿童时期，淋巴细胞可生理性增多。婴儿出生时淋巴细胞约占35%，4~6天后淋巴细胞可达50%，直至4~6岁，此为儿童期的淋巴细胞生理性增多。病理性淋巴细胞增多见于：①感染性疾病，主要为病毒感染，也可见于百日咳杆菌、结核分枝杆菌、布氏杆菌、梅毒螺旋体、弓形体等的感染；②淋巴细胞白血病、部分淋巴瘤；③急性传染病的恢复期；④移植排斥反应，见于移植物抗宿主反应（GVHR）或移植物抗宿主病（GVHD）等；⑤淋巴细胞比值相对增高的疾病，再生障碍性贫血、粒细胞减少症和粒细胞缺乏症时中性粒细胞减少，淋巴细胞比例相对增高，但淋巴细胞的绝对值并不增高。

5. 单核细胞 婴幼儿及儿童单核细胞可略增多，属生理性增多。病理性增多见于：①某些感染：如疟疾、黑热病、结核病、感染性心内膜炎等。②血液病：如单核细胞白血病、粒细胞缺乏症恢复期、骨髓增生异常综合征、慢性粒单核细胞白血病等也可见单核细胞增多。

（二）减少

1. 中性粒细胞 ①感染性疾病：特别是革兰氏阴性杆菌感染，如伤寒、副伤寒杆菌感染时。某些病毒感染性疾病，如病毒性肝炎、流感、水痘、风疹等。②血液系统疾病：再生障碍性贫血、噬血细胞综合征、部分巨幼细胞贫血、阵发性睡眠性血红蛋白尿、骨髓转移癌等。③物理、化学因素损伤。④单核-巨噬细胞系统功能亢进。⑤其他：如系统性红斑狼疮等，产生自身抗体导致中性粒细胞及白细胞减少。

2. 嗜酸性粒细胞 其临床意义较小。可见于长期应用肾上腺皮质激素后。也见于伤寒、副伤寒初期等。

3. 淋巴细胞 ①应用肾上腺皮质激素、烷化剂、抗淋巴细胞球蛋白等的治疗；②接触放射线；③免疫缺陷性疾病、丙种球蛋白缺乏症等。

4. 单核细胞减少 一般无重要临床意义。

（三）中性粒细胞的核象变化

正常人外周血的中性粒细胞中，具有分叶核的占绝大多数，以2～3叶为最多，而不分叶或分叶过多的较少。在病理情况下，中性粒细胞核象可发生变化，出现核左移或核右移现象。

1. 核左移 外周血的非分叶核中性粒细胞（包括中性杆状核粒细胞、晚幼粒、中幼粒、甚至早幼粒细胞等）的百分率增高（超过5%）时，称为核左移。常见于细菌性感染，特别是急性化脓性感染、急性失血、急性中毒及急性溶血反应等。粒细胞白血病可出现病理性中性粒细胞核左移现象，与细胞分化、成熟紊乱有关。细菌性感染相关的粒细胞类白血病反应，也可出现核极度左移现象，与机体大量需求中性粒细胞及粒细胞释放有关。

2. 核右移 外周血中性粒细胞的细胞核出现5叶或更多分叶，且其百分率超过3%时，称为核右移。主要见于巨幼细胞贫血及造血功能衰退，也可见于应用抗代谢药物，如阿糖胞苷或6－巯基嘌呤等。在炎症恢复期，可出现一过性中性粒细胞核右移。如在疾病进展期突然出现中性粒细胞核右移的现象，则提示预后不良。

（四）外周血白细胞形态

1. 中性粒细胞形态异常

（1）中性粒细胞的中毒性改变 在严重传染性疾病（如猩红热）、各种化脓性感染、败血症、恶性肿瘤、中毒及大面积烧伤等病理情况下，中性粒细胞可发生中毒性和退行性变化。相关变化可单独出现，亦可同时出现，如：①细胞大小不均：表现为部分中性粒细胞胞体增大，大小相差悬殊。见于病程较长的化脓性炎症或慢性感染。②中毒颗粒：中性粒细胞胞质中出现粗大、大小不等、分布不均匀、染色呈深紫红或紫黑色中性颗粒，称之为中毒颗粒。③空泡变性：中性粒细胞胞质或胞核中可见单个或多个，大小不等空泡，可能是细胞质发生脂肪变性所致。④杜勒小体（Döhle body）：是中性粒细胞胞质因毒性变化而出现局部发育不良而保留的嗜碱性区域。呈圆形、梨形或云雾状，Wrihgt－Giemsa染色呈天蓝色或蓝黑色，直径1～2 μm，是胞质局部不成熟，即核浆发育失衡表现。Döhle小体亦可在单核细胞胞质中出现。⑤核变性：是中性粒细胞细胞核出现固缩、溶解及碎裂的现象。

（2）巨多分叶核中性粒细胞 细胞胞体较大，直径达16～25 μm，核分叶过多，常超过5叶以上，甚至在10叶以上，核染色质疏松。多见于巨幼细胞贫血或应用抗代谢药物治疗后。

（3）与遗传有关的中性粒细胞形态异常 ①Pelger－Huet畸形：为常染色体显性遗传性疾病，也称家族中性粒细胞异常，表现为先天性中性粒细胞核分叶障碍，出现核分叶异常和畸形，如肾形、哑铃形、花生形等。类似的核型异常也可发生于某些感染、白血病和骨髓增生异常综合征，称假性 Pelger－Huet 畸形。②Chediak－Higashi 畸形：是常染色体隐性遗传性疾病，各阶段的中性粒细胞中含有数个至数十个直径为 2～5 μm 的包涵体，呈淡紫红色或蓝紫色颗粒。③Alder－Reilly 畸形：其特点是在中性粒细胞内含有巨大深染嗜天青颗粒。④May－Hegglin 畸形：患者粒细胞终身含有淡蓝色包涵体，形态与 Döhle 小体相似，但常较大而圆，除中性粒细胞外，其他粒细胞，甚至巨核细胞中也能见到。

2. 反应性淋巴细胞（异型淋巴细胞） 一些病原体（主要是病毒）感染机体时，淋巴细胞参与抗病原体反应会激活变成活化的淋巴细胞，外周血可见到与常规形态相比有变异的不典型淋巴细胞，称为反应性淋巴细胞（reactive lymphocyte），可见于：①感染性疾病：引起淋巴细胞增多的病毒性疾病均可出现反应性淋巴细胞，尤其是 EB 病毒感染引起的传染性单核细胞增多症、流行性出血热，可高达 10% 以上。也可见于某些细菌性感染、螺旋体病、立克次体或原虫感染（如疟疾）等疾病。②药物过敏。③输血、血液透析或体外循环术后，可能与巨细胞病毒感染有关。④其他疾病：如免疫性疾病、粒细胞缺乏症、放射治疗等也可出现反应性淋巴细胞。

三、血小板的检测

（一）血小板计数

血小板计数（platelet count，PC 或 PLT）是计数单位容积（L）外周血液中血小板的数量，可以采用镜下目视法、目前多用自动化血细胞分析仪检测。

【参考值】

（100～300）$\times 10^9$/L

【临床意义】

1. 血小板减少 血小板数低于 100 $\times 10^9$/L 称为血小板减少。可见于

（1）血小板的生成障碍 见于再生障碍性贫血、放射性损伤、急性白血病、巨幼细胞贫血、骨髓纤维化晚期等。

（2）血小板破坏或消耗增多 见于免疫性血小板减少症、系统性红斑狼疮、淋巴瘤、上呼吸道感染、风疹、新生儿血小板减少症、输血后血小板减少症、DIC，血栓性血小板减少性紫癜、先天性血小板减少症。

（3）血小板分布异常 如脾肿大（肝硬化、Banti 综合征）、血液被稀释（输入大量库存血或大量血浆）等。

2. 血小板增多 血小板数超过 400 $\times 10^9$/L 称为血小板增多。可见于以下情况。

（1）原发性增多 见于骨髓增殖性肿瘤，如慢性髓系白血病、真性红细胞增多症和原发性血小板增多症等。

（2）反应性增多 见于急性感染、缺铁性贫血、急性溶血、某些癌症患者，这种增多是轻度的，多在 500 $\times 10^9$/L 以下，这种异常在原发疾病得到治疗后而得到改善。

（二）血小板平均容积（MPV）和血小板分布宽度（PDW）测定

【参考值】

MPV 为 7～11fl；PDW 为 15%～17%。

【临床意义】

1. 血小板平均容积（mean platelet volume，MPV） 表示单个血小板的平均容积。

（1）MPV 增加　可见于：①血小板破坏增加而骨髓代偿功能良好者；②造血功能抑制解除后。MPV 增加是造血功能恢复的首先征兆。

（2）MPV 减少　可见于：①骨髓造血功能不良，血小板生成减少；②有半数白血病患者 MPV 减低；③MPV 随血小板数而持续下降，是骨髓造血功能衰竭的指标之一。

2. 血小板分布宽度（platelet distribution width，PDW）　反映血小板容积大小的离散度。用单个血小板容积大小的变异系数（CV%）表示。PDW 减少表明血小板的均一性高，PDW 增高表明血小板大小悬殊，见于急性髓系白血病、巨幼细胞贫血、慢性髓系白血病、脾切除、巨大血小板综合征、血栓性疾病等。

第二节　排泄物检测

扫码"学一学"

一、尿液检测

（一）尿液一般性状检查

1. 颜色与透明度　新鲜尿液呈淡黄色、清晰透明。在病理情况下尿液可呈不同的颜色。①红色：最常见的尿液颜色变化是红色，其中以血尿最常见。1000 ml 尿液所含血量超过 1 ml，外观可出现红色的尿液称为肉眼血尿。②深黄色：最常见的是胆红素尿。外观呈深黄色豆油样，振荡尿液后其泡沫仍呈黄色，胆红素定性检查呈阳性。常见于胆汁淤积性黄疸及肝细胞性黄疸。③白色：常见于乳糜尿和脂肪尿、脓尿、菌尿、结晶尿等。④黑褐色：见于重症血尿、变性血红蛋白尿等。⑤淡绿色：见于铜绿假单胞菌感染，以及服用某些药物后，如亚甲蓝、吲哚美辛等。

2. 气味　尿液的气味来自尿内的挥发性酸和酯类。长时间放置后尿素分解可出现氨臭味，若新鲜尿液即有氨味，可见于慢性膀胱炎及尿潴留等。有机磷中毒患者尿常带有蒜臭味；苯丙酮尿症者尿有鼠臭味。糖尿病酮症酸中毒时尿呈烂苹果味。

3. 比重　是指在4℃条件下尿液与同体积纯水的重量之比，是尿液中所含溶质浓度的指标。成人尿比重在 1.015～1.025 之间，晨尿最高，一般大于 1.020，婴幼儿尿液比重偏低。①比重增高：比重大于 1.025 的尿液称为高渗尿或高比重尿。常见于血容量不足导致的肾前性少尿、糖尿病、急性肾小球肾炎、肾病综合征等。②比重降低：比重小于 1.015 的尿液称为低渗尿或低比重尿。常见于大量饮水、慢性肾小球肾炎、肾小管间质性疾病、慢性肾衰竭、尿崩症等。尿比重固定于 1.010±0.003，提示肾脏浓缩稀释功能丧失。

4. 酸碱度　新鲜尿液多呈弱酸性，随机尿 pH 4.5～8.0，晨尿 pH 约 6.5。尿液酸碱度受食物、药物和多种疾病的影响。①pH 降低：进食肉类及混合性食物等，服用氯化铵、维生素 C 等酸性药物、酸中毒、高热、糖尿病、痛风等。②pH 增高：进食蔬菜、水果、服用噻嗪类利尿剂、碳酸氢钠等碱性药物。碱中毒、膀胱炎及肾小管酸中毒等。

5. 尿量　正常成人尿量为 1 000～2 000 ml/24 h；成人 24 小时尿量少于 400 ml 或每小时尿量持续少于 17 ml，学龄前儿童尿量少于 300 ml/24 h，婴幼儿尿量少于 200 ml/24 h，称为少尿；成人 24 小时尿量少于 100 ml，小儿少于 30～50 ml，称为无尿；成人 24 小时尿量大于2500 ml，儿童大于 3000 ml，称为多尿。

尿量异常的临床意义如下。

1. 多尿　①生理性多尿：当肾脏功能正常时，由于外源性或生理性因素所致的多尿，如大量饮水、静脉输液、精神紧张等。②病理性多尿：可见于内分泌疾病、肾脏疾病和代谢性疾病等。

2. 少尿与无尿 ①肾前性：为各种原因引起的肾缺血、血液浓缩、血容量降低、ADH分泌增多，如休克、严重脱水、失血过多、大面积烧伤、肾动脉栓塞及肿瘤压迫等。②肾性：肾小球滤过率降低导致，如急性肾小球肾炎、慢性肾炎急性发作、急性间质性肾炎、急性肾小管坏死、肾移植术后排斥反应等。③肾后性：因输尿管结石、肿瘤压迫、损伤、前列腺肥大、膀胱功能障碍等导致尿路梗阻。

（二）尿液化学检查

尿液化学检查简便、安全、无创伤，对泌尿系统疾病、肝脏疾病、代谢性疾病（如糖尿病）的诊断及疗效观察有重要价值，已成为尿液检查的重要内容和诊断疾病的重要指标，由于尿液化学分析仪的广泛应用，目前已成为常规检查项目（表3－3）。

表3－3 尿液化学检查的指标与参考值

指标	参考值	指标	参考值
蛋白质	定性：阴性。定量：0～80 mg/24 h	胆红素	定性：阴性。定量：≤2 mg/L
葡萄糖	定性：阴性。定量：0.56～5.0mmol/24 h	尿胆原	定性：阴性或弱阳性。定量≤10 mg/L
酮体	阴性		

尿液化学检查的临床意义如下。

1. 蛋白质 正常情况下，肾小球滤过膜能够有效阻止相对分子质量在4万以上的蛋白质通过。虽然相对分子质量小于4万的蛋白质能够通过滤过膜，但又可被近曲小管重吸收。所以，健康成人每天通过尿液排出的蛋白质极少（大约为30～130 mg），一般常规定性方法检查呈阴性。当蛋白质浓度大于100 mg/L或150 mg/24 h尿液，蛋白质定性检查呈阳性的尿液，成为蛋白尿（proteinuria）。①生理性蛋白尿：见于剧烈运动（或劳累）、受寒、发热、精神紧张、交感神经兴奋等所致暂时性功能性蛋白尿，多见于青少年，尿蛋白定性不超过（+），定量不超过500 mg/24 h。另外一种称为体位性蛋白尿，又称为直立性蛋白尿，卧位休息后蛋白尿即消失，此种蛋白尿多发生于瘦高体型的青少年。②病理性蛋白尿（表3－4）：见于各种肾脏及肾脏以外疾病所致的蛋白尿，多为持续性蛋白尿。

表3－4 病理性蛋白尿的分类与临床意义

分类	标志性蛋白	临床意义
肾小球性蛋白尿	清蛋白或抗凝血酶、转铁蛋白、前清蛋白、IgG、IgA、IgM和补体C3等	急性肾炎、肾缺血和糖尿病肾病等
肾小管性蛋白尿	α_1－MG、β_2－MG、视黄醇结合蛋白、胱抑素C、β－NAG	肾盂肾炎、间质性肾炎、重金属中毒、药物损害及肾移植术后等
混合性蛋白尿	清蛋白、α_1－MG、总蛋白	糖尿病、系统性红斑狼疮等
溢出性蛋白尿	血红蛋白、肌红蛋白、本－周蛋白	溶血性贫血、挤压综合征、多发性骨髓瘤、轻链病等
组织性蛋白尿	Tamm－Horsfall蛋白	肾小管受炎症或药物刺激等
假性蛋白尿	血液、脓液、黏液等	肾脏以下的泌尿道疾病如膀胱炎、尿道炎、尿道出血及尿液内混入阴道分泌物等

2. 尿糖 尿糖一般指尿液中的葡萄糖、也有微量乳糖、半乳糖、果糖、核糖、戊糖和

蔗糖等。尿糖定性检查呈阳性的尿液称为糖尿。当血糖浓度超过 8.88 mmol/L 时，尿液中开始出现葡萄糖，这时的血糖浓度称为肾糖阈。①血糖增高性糖尿：见于代谢性糖尿，如糖尿病、应激性糖尿、摄入性糖尿，如短时间内摄入大量糖类或输注高渗葡萄糖溶液，内分泌性糖尿，如生长激素、肾上腺素、糖皮质激素等分泌过多，都可使血糖浓度增高。②血糖正常性糖尿：血糖浓度正常，但由于肾小管的病变导致其重吸收葡萄糖的能力降低，即肾糖阈下降而出现的糖尿，又称为肾性糖尿。常见于慢性肾炎、肾病综合征、间质性肾炎、家族性糖尿病等。③暂时性糖尿：见于饮食性糖尿、应激性糖尿等。④假性糖尿：尿液中含有的某些还原性物质，如维生素 C、尿酸、葡糖糖醛酸，以及一些随尿液排出的药物，如异烟肼、链霉素、阿司匹林等，可使尿糖定性检查出现假阳性反应。⑤其他糖尿：进食乳糖、半乳糖、果糖、甘露糖及一些戊糖等过多或体内代谢失调使血液浓度增高时，可出现相应的糖尿。

3. 酮体　是指脂肪氧化代谢过程中的中间代谢产物，包括乙酰乙酸、β－羟丁酸和丙酮。尿液酮体检查主要用于糖代谢障碍和脂肪不完全氧化的判断与评价。①糖尿病酮症酸中毒：由于葡萄糖利用减少，而分解脂肪产生酮体增加，糖尿病酮症酸中毒患者酮体呈阳性；②非糖尿病性酮症：如感染性疾病，严重呕吐、剧烈运动、腹泻、长期饥饿、禁食等均可出现酮尿；③中毒：如磷中毒、氯仿、乙醚麻醉后，尿液酮体也可阳性；④药物影响：服用降糖药物的患者，由于药物有抑制细胞呼吸的作用，也可出现尿酮体阳性的现象。

4. 尿液胆红素与尿胆原　尿液胆红素、尿胆原检查主要用于黄疸的鉴别，其变化特点见表 3－5。

表 3－5　不同类型黄疸患者尿胆原和尿液胆红素的变化特点

指标	健康人	溶血性黄疸	肝细胞性黄疸	胆汁淤积性黄疸
尿液颜色	浅黄	深黄	深黄	深黄
尿胆原	弱阳性/阴性	强阳性	阳性	阴性
尿胆素	阴性	阳性	阳性	阴性
尿液胆红素	阴性	阴性	阳性	阳性

二、粪便检测

粪便（feces）是食物在体内被消化吸收营养成分后剩余的产物。粪便检测包括一般性状检查、粪便隐血试验、粪便显微镜检查。

（一）一般性状检查

粪便一般性状受食物的种类、性质、量的影响较大，也受某些药物的影响。但粪便一般性状检查对消化系统疾病和寄生虫感染的诊断有重要价值。

【参考值】

成人每天一般排便 1 次，量为 100～300 g，为成形软便，呈黄褐色，有少量黏液，有粪臭。婴幼儿粪便可为黄色或金黄色糊状。

【临床意义】

1. 量　健康人的粪便量随着食物种类、食量及消化器官的功能状态而异。细粮和肉食者粪便量少；粗粮和蔬菜为主者粪便量较多。当胃肠道、胰腺有炎症或功能紊乱时，因炎症渗出、肠蠕动加快及消化吸收功能不良，可使排便次数和排便量有不同程度的增多。

2. 性状 健康人的粪便成形、柱状、软便。

（1）稀糊状或稀汁样便见于急性肠炎、假膜性肠炎、副溶血性弧菌食物中毒、出血性小肠炎、艾滋病伴肠道隐孢子虫感染等。

（2）米泔样便呈白色淘米水样，含有黏液片块。见于霍乱，副霍乱患者。

（3）黏液便见于肠道炎症或受刺激、肿瘤或便秘，某些细菌性痢疾等。

（4）胨状便见于过敏性肠炎、慢性细菌性痢疾等。

（5）脓血便见于细菌性痢疾、阿米巴痢疾、溃疡性结肠炎、结肠癌、肠结核等。

（6）鲜血便见于直肠息肉、直肠癌、肛裂或痔疮等。

（7）乳凝块呈黄白色乳凝块或蛋花样，见于婴儿消化不良、婴儿腹泻等。

（8）变形便呈球形硬便，见于习惯性便秘、老年人排便无力。细条、扁片状见于肠痉挛，直肠或肛门狭窄，细铅笔状见于肠痉挛、肛裂、痔疮、直肠癌等。

3. 颜色 粪便的颜色可因进食种类不同而异，肉食者粪便偏黑褐色，进食过多绿色蔬菜者的粪便呈暗绿色。粪便颜色变化及意义见表3－6。

表3－6 粪便颜色变化及意义

颜色	生理性	病理性
淡黄色	婴儿	服用大黄、山道年、番泻叶等
绿色	食用大量绿色蔬菜	服用甘汞等
白陶土色	食用大量脂肪	胆汁淤积性黄疸、服用硫酸钡、金霉素等
红色	食用大量番茄、红辣椒、西瓜等	直肠癌、痔疮、肛裂等，服用利福平
果酱色	食用大量咖啡、可可、樱桃、桑葚、巧克力等	阿米巴痢疾、肠套叠等
柏油色	食用动物血和肝脏等	上消化道出血，服用铁剂、活性炭等

4. 气味 粪便的气味与进食的种类、疾病等有关。正常粪便由于蛋白质的分解产物而产生臭味，素食者臭味轻，肉食者臭味重。

（1）粪便恶臭见于慢性肠炎、结肠或直肠癌溃烂时、胰腺疾病、消化道大出血。

（2）腥臭见于阿米巴肠炎。

（3）酸臭味见于由脂肪、糖类消化不良或吸收不良，脂肪酸分解或糖的发酵所致。

5. 寄生虫和结石

（1）寄生虫 肠道寄生虫感染时粪便中可出现寄生虫，如蛔虫、蛲虫、绦虫等或其片段，肉眼即可发现；钩虫虫体需要筛查粪便后才能发现。服用驱虫剂后应常规检查有无寄生虫。

（2）结石 粪便中可发现胆石、粪石、胰石和肠结石等，最多见的是胆石。粪便中出现胆石多见于服用排石药物或碎石术之后。

（二）粪便隐血试验

消化道出血量较少时红细胞已被消化分解，粪便外观无血色，且显微镜检查也未发现红细胞者为隐血（occult blood）。采用化学方法或免疫学方法检查粪便微量出血的试验称为粪便隐血试验（fecal occult blood test，FOBT）。FOBT对消化道出血，特别是消化道肿瘤的诊断与鉴别诊断具有重要价值。

【参考值】

阴性。

【临床意义】

FOBT 是粪便检查最常用的筛查项目，可作为消化道恶性肿瘤的一个筛查指标，其连续检查对早期发现结肠癌、胃癌等恶性肿瘤有重要的价值。FOBT 的临床意义与评价见表 3－7。

表 3－7　FOBT 的临床意义与评价

临床意义	评价
诊断消化道出血	凡是能引起消化道出血的疾病或损伤都可使 FOBT 呈阳性反应
鉴别溃疡与肿瘤	FOBT 对消化性溃疡诊断的阳性率为 40%～70%，且呈间断性阳性；FOBT 对消化道恶性肿瘤诊断的阳性率达 95%，且呈持续性阳性
恶性肿瘤筛查	①FOBT 常作为消化道恶性肿瘤的筛查试验 ②对 50 岁以上的无症状的中老年人，每年做 1 次 FOBT ③FOBT 作为消化道恶性肿瘤的筛查试验，其特异度不可能达到 100%，因此，FOBT 结果必须与临床其他资料结合分析，进行诊断与鉴别诊断

（三）粪便显微镜检查

粪便显微镜检查是粪便常规检查的重要项目之一，主要观察粪便中有无细胞、寄生虫虫卵、原虫以及各种食物残渣等，有助于消化道疾病的诊断和疗效观察。

【参考值】

粪便显微镜检查项目及参考值见表 3－8。

表 3－8 粪便显微镜检查项目及参考值

项目	参考值
细胞	无红细胞、吞噬细胞和肿瘤细胞，偶见白血病，少见柱状上皮细胞
食物残渣	偶见淀粉颗粒、脂肪小滴，可见少量肌肉纤维、结缔组织、弹力纤维、植物细胞和植物纤维
结晶	可见少量无临床意义的结晶，如磷酸盐、草酸钙、碳酸钙结晶
细菌	粪便中的细菌较多，球菌与杆菌的比例大致为 1∶10，约占粪便干重的 1/3，多为正常菌群。可有人体酵母菌
寄生虫	无寄生虫及寄生虫虫卵

【临床意义】

粪便显微镜检查是诊断肠道病原体感染最直接和可靠的方法，可明确诊断相应的寄生虫病或寄生虫感染。对消化道肿瘤的诊断也具有重要价值。

1. 细胞和食物残渣

（1）红细胞增多见于　①肠道下段的病变。②阿米巴痢疾可见大量堆积、变性的红细胞、且数量多于白细胞。③细菌性痢疾红细胞形态多正常，数量少于白细胞，且分散存在。

（2）白细胞增多　以中性粒细胞为主。①肠炎患者白细胞小于 15 个/HPF，常分散存在。②细菌性痢疾、溃疡性结肠炎患者白细胞大量增多，可见成堆的脓细胞。③肠易激综合征、寄生虫感染患者可见大量嗜酸性粒细胞。

（3）吞噬细胞　见于急性细菌性痢疾、出血性肠炎、溃疡性结肠炎患者。吞噬细胞是诊断急性细菌性痢疾的主要依据之一。

（4）上皮细胞　大量增多或成片出现见于结肠炎、假膜性肠炎患者。

（5）肿瘤细胞　见于结肠癌、直肠癌患者。

2. 结晶　病理性结晶主要有：①Charot－Leyden 结晶：见于阿米巴痢疾、钩虫病和过敏性肠炎等患者。②血红素结晶：为棕黄色斜方形结晶，主要见于胃肠道出血患者。

3. 细菌

（1）常见细菌　以大肠埃希菌、厌氧菌和肠球菌为成人粪便中的主要细菌。正常粪便中的菌量和菌谱处于相对稳定状态，保持着与宿主间的生态平衡。若正常菌群消失或比例失调，称为肠道菌群失调症。可通过粪便涂片染色检查、细菌培养鉴定确定致病菌。

（2）真菌　正常粪便中极少见假丝酵母菌，且多为外源性污染所致。在病理情况下，粪便中以白假丝酵母菌多见，常见于长期应用光谱抗生素、激素、免疫抑制剂和放射治疗、化学治疗以及各种慢性消耗性疾病等。

4. 寄生虫及虫卵　对寄生虫病患者，肉眼可直接观察其粪便中的寄生虫虫体，显微镜检查虫卵和包囊。另外，也可采用单克隆抗体检查虫卵抗原，以便对虫卵形态不典型或高度怀疑寄生虫感染的患者进行确诊。

（1）蠕虫　在病理情况下，粪便涂片中可见到蛔虫卵、鞭虫卵、钩虫卵、蛲虫卵、血吸虫卵、肺吸虫卵、肝吸虫卵或姜片虫卵等。

（2）原虫　病理情况下，粪便涂片中可见溶组织内阿米巴，显微镜检查新鲜粪便的脓血黏液部分可见到滋养体，并可找到包囊，蓝氏贾第鞭毛虫，隐孢子虫，人芽孢子虫等。

第三节　常用肾脏功能实验室检测

扫码“学一学”

肾脏是排泄机体代谢产物的重要器官，由于肾脏有强大的储备力和多方面的功能以及个体差异性，早期和轻度的肾实质病变常不能被一般的检查方法所发现，必须通过各种肾功能检查才可了解肾脏有无较广泛的损害。并通过定期复查，观察病情动态变化，对制定治疗方案，估计预后有重要参考价值。临床肾功能检查方法很多，本节仅介绍以下常用的几种。

（一）肾小球功能检测

1. 血清肌酐测定　血液中的肌酐（creatinine，Cr）是由外源性和内生性两类组成的。机体每 20 g 肌肉每天代谢产生 Cr 1 mg，产生速率为 1 mg/min，每天 Cr 的生成量相当恒定。血中 Cr 主要由肾小球滤过排出体外，肾小管基本不重吸收且排泌量也较少，在外源性肌酐摄入量稳定的情况下，血液中的浓度取决于肾小球滤过能力，当肾实质受损，肾小球滤过率降低到临界点后（下降至正常人的 1/3），血 Cr 浓度就会明显上升，故测定血 Cr 浓度可作为肾小球滤过率受损的指标。灵敏度较血尿素氮好，但并非早期诊断指标。

【临床意义】

（1）评价肾小球滤过功能　血 Cr 增高见于各种原因引起的肾小球滤过功能减退。①急性肾衰竭，血 Cr 明显的进行性升高为器质性损害的指标，可伴少尿或非少尿；②慢性肾衰竭，血 Cr 升高程度与病变严重性一致。

（2）鉴别肾前性和肾实质性少尿　器质性肾衰竭，血肌酐常超过 200 μmmol/L，肾前性少尿多不超过 200 μmmol/L；若 Cr 正常，仅有 BUN 升高，则多为肾外因素所致，如消化道出血和高蛋白饮食等。

（3）生理性变化　老年人、消瘦者 Cr 可能偏低。

2. 血尿素氮测定　血尿素氮（blood urea nitrogen，BUN）是蛋白质代谢的终末产物，尿素的生成量取决于饮食中蛋白质摄入量、组织蛋白质分解代谢及肝功能状况。尿素主要经肾小球滤过随尿液排出，正常情况下 30% ~40% 被肾小管重吸收，肾小管有少量排泌。

目前临床上多测定尿素氮，粗略观察肾小球的滤过功能。

【参考值】

1. 全血 Cr 为 88.4 ~ 176.8 μmol/L；血清或血浆 Cr，男性 53 ~ 106 μmol/L，女性 44 ~ 97 μmol/L。

2. BUN 成人 3.2 ~ 7.1 mmol/L；婴儿、儿童 1.8 ~ 6.5 mmol/L。

【临床意义】

血中尿素氮增高见于以下情况。

（1）器质性肾功能损害 ①各种原发性肾小球肾炎、肾盂肾炎、间质性肾炎、肾肿瘤、多囊肾等所致的慢性肾衰竭。②急性肾衰竭肾功能 轻度受损时，BUN 可无变化，但肾小球滤过率下降至 50% 以下，BUN 才能升高。因此血 BUN 测定不能作为早期肾功能指标。

（2）肾前性少尿 如休克、大量腹水、严重脱水等导致血容量不足，肾血流量减少灌注不足导致少尿，此时 BUN 升高，但肌酐升高不明显，经扩容尿量多能增加，BUN 可自行下降。

（3）蛋白质分解或摄入过多 上消化道大出血、高热、大面积烧伤、高蛋白饮食等，但血肌酐一般不升高。以上情况矫正后，血 BUN 可以下降。

3. 内生肌酐清除率测定（endogenous creatinine clearance rate，Ccr） 正常血浆中肌酐可分外源性和内源性两种，内源性肌酐是肌酸代谢产物，其血浓度比较恒定。在一般情况下，肌酐由肾小球滤出后，肾小管不吸收，也很少分泌，故肾脏在单位时间内把若干毫升血液中的内在肌酐全部清除出去，称为内生肌酐清除率。

（1）标准 24 小时留尿计算法：①患者连续 3 天进低蛋白饮食（<40 g/L），并禁食肉类（无肌酐饮食），避免剧烈运动。②于第 4 天晨 8 时，排空膀胱，弃去尿液，然后收集记录 24 h 尿量（次日晨 8 时尿必须留下），并加入甲苯 4 ~ 5 ml 防腐。并抽取空腹静脉血 2 ~ 3 ml，注入干燥试管。③将血、24 小时尿液标本同时送验。④测定尿液及血 Cr 浓度。⑤Ccr 计算方法：按 Ccr 公式计算出每分钟肌酐清除率（ml/min）。

$$\text{Ccr（ml/min）}=\frac{\text{尿肌酐浓度（μmmol/L）}\times\text{每分钟尿量（ml/min）}}{\text{血浆肌酐浓度（μmol/L）}}$$

⑥测量身长、体重，以计算体表面积。由于每个人肾的大小不同，每分钟排尿的能力也有差异，为排除这种个体差异可进行体表面积的校正，因肾脏大小与体表面积成正比，可参考应用下列公式：

校正清除率 = 实际清除率 × 标准体表面积（1.73 m^2）/受试者的体表面积

（2）4 小时留尿改良法：因临床留 24 小时尿不方便，容易导致留不准（少），且高温时需冷藏，影响肌酐检测，因此常引起误差（偏低）。在严格控制条件下，24 小时内血浆和尿液肌酐含量较恒定，为临床应用方便，故可用 4 小时尿及空腹一次性取血进行肌酐测定，先计算每分钟尿量（ml/min），再按公式计算清除率。

【参考值】

成人：80 ~ 120 ml/min，老年人随年龄增长，有自然下降趋势。

【临床意义】

（1）较早判断肾小球损害程度 成人内生肌酐清除率 <50 ml/min，提示肾小球滤过功能已有损害，往往出现在血尿素氮、肌酐升高前，故是较早反映肾小球滤过功能的指标。

（2）评估肾功能 第 1 期（肾衰竭代偿期），Ccr 在 80 ~ 51 ml/min；第 2 期（肾衰竭失代偿期），Ccr 在 50 ~ 20 ml/min；第 3 期（肾衰竭期），Ccr 在 19 ~ 10 ml/min；第 4 期（尿

毒症期或终末期肾衰竭），Ccr 低于 10 ml/min。

（3）指导治疗 内生肌酐清除率小于 30～40 ml/min，应开始限制蛋白质摄入；小于 10 ml/min 应结合临床进行肾替代治疗；凡由肾代谢或从肾脏排出的药物均应根据肌酐清除率降低程度调节用药剂量和决定用药的时间间隔。

（二）肾小管功能检测

1. 昼夜尿比密试验 又称莫氏试验（Mosenthal test），试验日正常进食，但每餐含水量控制在 500～600 ml，并且除三餐外不再饮任何液体。晨 8 时完全排空膀胱后至晚 8 时止，每 2 小时收集尿 1 次，共 6 次昼尿，分别测定每次尿量及比密。晚 8 时至次晨 8 时的夜尿收集在一个容器内为夜尿，同样测定尿量和比密。

2. 3 小时尿比密试验 试验日正常饮食和活动，晨 8 时排空膀胱后每隔 3 小时收集 1 次尿，至次晨 8 时止共 8 次，分置于 8 个容器中。计算测定每次尿量和比密。

【参考值】

1. 昼夜尿比密试验 成人尿量 1000～2000 ml/24 h，其中夜尿量小于 750 ml，昼尿量与夜尿量比值一般为（3～4）：1，夜尿或昼尿中至少 1 次尿比密大于 1.018，昼尿中最高与最低尿比密差值大于 0.009。

2. 3 小时尿比密试验 昼尿量多于夜尿量，（3～4）：1。至少 1 次尿比密大于 1.020（多为夜尿），1 次低于 1.003。

【临床意义】

（1）浓缩功能早期受损 夜尿大于 750 ml 或昼夜尿量比值降低，而尿比密值及变化率仍正常，为浓缩功能受损的早期改变，可见于间质性肾炎、慢性肾小球肾炎、高血压肾病、痛风性肾病早期主要损害肾小管时。

（2）肾小球病变 尿量少而比密增高、固定在 1.018 左右（差值 <0.009），多见于急性肾小球肾炎及其他降低肾小球滤过率的情况。

（3）浓缩－稀释功能严重受损 若夜尿增多及尿比密无 1 次大于 1.018 或尿比密差值小于 0.009，提示稀释－浓缩功能严重受损。

（4）浓缩－稀释功能丧失 若每次尿比密均固定在 1.010～1.012 的低值，称为等渗尿（与血浆比），表明肾只有滤过功能，而稀释－浓缩功能完全丧失。

（5）尿崩症：尿量超过 4 L/24 h，尿比密均低于 1.006，为尿崩症的典型表现。

（三）血尿酸检测

尿酸（uric acid，UA）为核蛋白和核酸中嘌呤的代谢产物，来自体内和食物中嘌呤的分解代谢，大部分经肾脏排泄，血尿酸浓度受肾小球滤过功能和肾小管重吸收功能的影响。

【参考值】

成人酶法血清（浆）尿酸浓度男性 150～416 μmol/L，女性 89～357 μmol/L。

【临床意义】

（1）血尿酸浓度升高 ①肾小球滤过功能损伤，较血肌酐和血尿素氮测定敏感；②体内尿酸生成异常增多，如痛风、血液病、恶性肿瘤等，以及长期使用利尿剂、慢性铅中毒和长期禁食者。

（2）血尿酸浓度降低 ①各种原因所致肾小管重吸收尿酸功能损害，尿中丢失过多；②肝功能严重损害致尿酸生成减少；③其他：慢性镉中毒、应用磺胺类药物及大剂量肾上腺糖皮质激素等。

扫码“学一学”

第四节 肝脏病常用实验室检测

肝脏是人体内最大的实质性腺体器官，肝脏功能繁多，但其基本的主要功能是物质代谢功能，它在体内蛋白质、氨基酸、糖、脂类、维生素、激素等物质代谢中起着重要作用；同时肝脏还有分泌、排泄、生物转化及胆红素、胆汁酸代谢等方面的功能。当肝细胞发生变性及坏死等损伤后，可导致血清酶学指标的变化；当肝细胞大量损伤后，则可导致肝脏代谢功能的明显变化。

（一）血清总蛋白和清蛋白、球蛋白比值测定

90% 以上的血清总蛋白（serum total protein，STP）和全部的血清清蛋白（albumin，A）是由肝脏合成，因此血清总蛋白和清蛋白含量是反映肝脏合成功能的重要指标。清蛋白是正常人体血清中的主要蛋白质组分，球蛋白（globulin，G）是多种蛋白质的混合物，其中包括含量较多的免疫球蛋白和补体、多种糖蛋白、金属结合蛋白、多种脂蛋白及酶类。球蛋白与机体免疫功能与血浆黏度密切相关。根据清蛋白与球蛋白的量，可计算出清蛋白与球蛋白的比值（A/G）。

【参考值】

正常成人血清总蛋白 60～80 g/L，清蛋白 40～55 g/L，球蛋白为 20～30 g/L，A/G 为（1.5～2.5）：1。

【临床意义】

（1）血清总蛋白及清蛋白增高　主要由于血清水分减少，使单位容积总蛋白浓度增加，而全身总蛋白量并未增加，如各种原因导致的血液浓缩（严重脱水、休克、饮水量不足）、肾上腺皮质功能减退等。

（2）血清总蛋白及清蛋白降低　①肝细胞损害影响总蛋白及清蛋白合成：常见于亚急性重症肝炎、慢性中度以上持续性肝炎、肝硬化、肝癌等，以及缺血性肝损伤、毒素诱导性肝损伤等。②营养不良：如蛋白质摄入不足或消化吸收不良。③蛋白丢失过多：如肾病综合征（大量肾小球性蛋白尿）、蛋白丢失性肠病、严重烧伤、急性大失血等。④消耗增加：见于慢性消耗性疾病，如重症结核、甲状腺功能亢进及恶性肿瘤等。⑤血清水分增加：如钠水潴留或静脉补充过多的晶体溶液。先天性低清蛋白血症较为少见。

（3）血清总蛋白及球蛋白增高　当血清总蛋白大于 80g/L 或球蛋白大于 35g/L，分别称为高蛋白血症或高球蛋白血症。总蛋白增高主要是因球蛋白增高，其中又以 γ 球蛋白增高为主。①慢性肝脏疾病：包括自身免疫性肝炎、慢性活动性肝炎、肝硬化等；球蛋白增高程度与肝脏病严重性相关。②M 球蛋白血症：如多发性骨髓瘤、淋巴瘤、原发性巨球蛋白血症等。③自身免疫性疾病：如系统性红斑狼疮、风湿热、类风湿性关节炎等。④慢性炎症与慢性感染：如结核病、疟疾、黑热病、麻风病及慢性血吸虫病等。

（4）血清球蛋白浓度降低　主要因合成减少。①生理性减少：小于 3 岁的婴幼儿。②免疫功能抑制：如长期应用肾上腺皮质激素或免疫抑制剂。③先天性低 γ 球蛋白血症。

（5）A/G 倒置　清蛋白降低和（或）球蛋白增高均可引起 A/G 倒置，见于严重肝功能损伤及 M 蛋白血症，如慢性中度以上持续性肝炎、肝硬化、原发性肝癌、多发性骨髓瘤、原发性巨球蛋白血症等。

（二）胆红素代谢检查

胆红素是血液循环中衰老红细胞在肝、脾及骨髓的单核－巨噬细胞系统中分解和破坏的产物。红细胞破坏释放出血红蛋白，然后代谢生成游离珠蛋白和血红素，血红素（亚铁原卟啉）经微粒体血红素氧化酶的作用，生成胆绿素，进一步在胆绿素还原酶作用下被催化还原为胆红素。正常人由红细胞破坏生成的胆红素占总胆红素的80%～85%，其余15%～20%来自含有亚铁血红素的非血红蛋白物质（如肌红蛋白、过氧化氢酶及细胞色素酶等）及骨髓中无效造血的血红蛋白，这种胆红素称为旁路胆红素。以上行程的胆红素称为游离胆红素（free bilirubin），在血液中与清蛋白结合形成的复合体，称为非结合胆红素（unconjugated bilirubin，UCB）。非结合胆红素不能自由透过各种生物膜，故不能从肾小球滤过。非结合胆红素被肝细胞摄取并与葡萄糖醛酸结合后，形成结合胆红素（conjugated bilirubin，CB）。结合胆红素随胆汁排入肠道，被肠道细菌还原成尿胆素原和尿胆素，大部分随粪便排出，约20%的尿胆原被肠道重吸收，经门静脉入肝，重新转变为结合胆红素，再随胆汁排入肠腔，这就是胆红素的肠肝循环。在肠肝循环过程中仅有极少量尿胆原溢入体循环，经肾脏随尿排出。血清总胆红素（serum total bilirubin，STB）是UCB和CB的总和。

【参考值】

成人STB：3.4～17.1 μmol/L；新生儿：0～1天：34～103 μmol/L；1～2天：103～171μmol/L；3～5天：68～137 μmol/L。CB：0～6.8 μmol/L；UCB：1.7～10.2 μmol/L；CB/STB：0.2～0.4

【临床意义】

（1）判断有无黄疸、黄疸程度及演变过程　隐性黄疸或亚临床黄疸STB为17.1～34.2 μmol/L；轻度黄疸STB为34.2～171 μmol/L；中度黄疸STB为171～342 μmol/L；重度黄疸STB>342 μmol/L。在病程中检测可以判断疗效和指导治疗。

（2）根据黄疸程度推断黄疸病因　溶血性黄疸通常小于85.5 μmol/L，肝细胞黄疸为17.1～171 μmol/L，不完全梗阻性黄疸为171～265 μmol/L，完全性梗阻性黄疸通常大于342 μmol/L。

（3）根据总胆红素、结合及非结合胆红素增高程度判断黄疸类型　若STB增高伴非结合胆红素明显增高提示为溶血性黄疸，CB/STB常小于0.2；STB增高伴结合胆红素明显升高为梗阻性黄疸，CB/STB常大于0.5；三者均增高为肝细胞性黄疸，CB/STB比值常>0.2，但<0.5。

（三）血清酶学检查

1. 血清氨基转移酶测定　用于肝功能检查的转氨酶主要是丙氨酸氨基转移酶（alanine aminotransferase，ALT）和天门冬氨酸氨基转移酶（aspartate aminotransferase，AST）。ALT广泛存在于肝脏，其次是骨骼肌、肾脏、心肌等组织中。AST主要分布于心肌，其次为肝脏、骨骼肌和肾脏组织中。ALT和AST均为非特异性细胞内功能酶，正常时血清中含量很低，但当肝细胞受损伤，肝细胞膜通透性增加，胞质内的ALT与AST释放入血浆，致使血清中ALT和AST的酶活性升高，在中等程度肝细胞损伤时，ALT漏出率远大于AST；但在严重肝细胞损伤时，线粒体膜亦受损，可导致线粒体内AST的释放，血清中AST/ALT比值升高。

【参考值】

ALT 5～40 U/L（速率法，37℃）；AST 8～40 U/L（速率法，37℃）；AST/ALT 1.15

【临床意义】

(1) 急性病毒性肝炎　ALT 与 AST 均显著升高，可达正常上限的 20~50 倍，甚至 100 倍，但 ALT 升高更明显。通常 ALT > 300 U/L、AST > 200 U/L，AST/ALT < 1，是诊断急性病毒性肝炎重要的检测手段。在急性肝炎恢复期，如转氨酶不能降至正常或再上升，提示急性病毒性肝炎转为慢性。急性重症肝炎时，病程初期转氨酶升高，以 AST 升高显著，如在症状恶化时，黄疸进行性加深，酶活性反而降低，即出现“胆酶分离”现象，提示肝细胞严重坏死，预后不佳。

(2) 慢性病毒性肝炎　转氨酶轻度升高（100~200 U/L）或正常，AST/ALT < 1，若 AST/ALT > 1，提示慢性肝炎进入活动期可能。

(3) 酒精性肝病、药物性肝炎、脂肪肝、肝癌等非病毒性肝病　转氨酶轻度升高或正常，且 AST/ALT > 1，其中肝癌时 AST/ALT ≥ 3。

(4) 肝硬化　转氨酶活性取决于肝细胞进行性坏死程度，AST/ALT ≥ 2，终末期肝硬化转氨酶活性正常或降低。

(5) 肝内、外胆汁淤积　转氨酶活性通常正常或轻度上升。

(6) 急性心肌梗死后 6~8 小时，AST 增高，18~24 小时达高峰，其值可达参考值上限的 4~10 倍，与心肌坏死范围和程度有关，4~5 天后恢复，若再次增高，提示梗死范围扩大或新的梗死发生。

(7) 其他疾病　如骨骼肌疾病（皮肌炎、进行性肌萎缩）、肺梗死、肾梗死、胰梗死、休克及传染性单核细胞增多症等可引起转氨酶轻度升高。

2. 血清碱性磷酸酶测定　血清碱性磷酸酶（alkaline phosphatase，ALP）是一组在碱性环境下能水解多种磷酸单酯化合物的酶。主要分布于肝脏、骨骼、肾脏、小肠和胎盘中。由于血清中大部分 ALP 来源于肝脏与骨骼肌，因此常作为肝脏疾病的检查指标之一，胆道疾病时可能由于 ALP 产生过多而排泄减少，引起血清中 ALP 升高。

【参考值】

磷酸对硝基苯酚速率法（37℃）：男性：45~125 U/L；女性：20~49 岁 30~100 U/L，50~79 岁 50~135 U/L

【临床意义】

(1) 肝胆系统疾病　各种肝内、外胆管阻塞性疾病，ALP 明显升高，且与血清胆红素升高平行；累及肝实质细胞的肝胆疾病（如肝炎、肝硬化），ALP 轻度升高。

(2) 黄疸的鉴别诊断　ALP 和血清胆红素、转氨酶同时测定有助于黄疸鉴别诊断。①梗阻性黄疸，ALP 和血清胆红素明显升高，转氨酶仅轻度增高；②肝细胞性黄疸，血清中胆红素中等程度增加，转氨酶活性很高，ALP 正常或稍高；③肝内局限性胆道阻塞（如原发性肝癌、转移性肝癌、肝脓肿等），ALP 明显升高，ALT 无明显增高，血清胆红素大多正常。

(3) 骨骼疾病　如纤维性骨炎、佝偻病、骨软化症、成骨细胞瘤及骨折愈合期等，血清 ALP 升高。

(4) 其他　营养不良、严重贫血、重金属中毒、胃、十二指肠损伤、结肠溃疡等时，ALP 也有不同程度的升高。生长中儿童、妊娠中晚期血清 ALP 生理性增高。血清 ALP 活性降低比较少见，主要见于呆小病、ALP 过少症、维生素 C 缺乏症。

3. 血清　γ-谷氨酰转移酶（γ- glutamyl transferase，GGT）测定 是催化谷胱甘肽上

γ-谷氨酰基转移到另一个肽或另一个氨基酸上的酶。主要存在于细胞膜和微粒体上，参与谷胱甘肽的代谢。肾脏、肝脏、胰腺含量丰富，但血清中 GGT 主要来自肝胆系统。当肝内合成增多或胆汁排出受阻时，血清中 GGT 增高。

【参考值】

γ-谷氨酰-3-羧基-对硝基苯胺法（37℃）男性：11～50 U/L；女性：7～32 U/L

【临床意义】

（1）胆道阻塞性疾病　原发性胆汁性肝硬化、硬化性胆管炎等所致的慢性胆汁淤积，肝癌、胰腺癌时，血清 GGT 显著升高。

（2）急、慢性病毒性肝炎，肝硬化　急性肝炎时，GGT 呈中等度升高；慢性肝炎、肝硬化的非活动期，酶活性正常，若 GGT 持续升高，提示病变活动或病情恶化。

（3）急、慢性酒精性肝炎，药物性肝炎　GGT 可升高，ALT 和 AST 仅轻度增高，甚至正常，显著升高是酒精性肝病的重要特征，酗酒者当其戒酒后 GGT 可随之下降。

（4）其他　GGT 特异性不高，脂肪肝、胰腺炎、胰腺肿瘤、前列腺肿瘤等 GGT 亦可轻度增高。

扫码“学一学”

第五节　临床常用生物化学检测

临床生物化学检测是医学检查的重要组成部分，检测项目不断拓展、检测手段不断改进、检测项目组合不断完善，为临床诊断、鉴别诊断、病情观察、预后判断和治疗检测提供了重要依据。

一、血糖及其代谢产物的检测

（一）空腹血糖测定

空腹血糖（fasting blood glucose，FBG）是诊断糖代谢紊乱最常用和最重要的指标。FBG 易受肝脏功能、内分泌激素、神经因素和抗凝剂等多种因素的影响，且不同的检测方法，其结果也不尽相同。

【参考值】

成人空腹血浆（清）葡萄糖：3.9～6.1mmol/L。

【临床意义】

（1）FBG 增高　FBG 增高而又未达到诊断糖尿病的标准时，称为空腹血糖受损（impaired fasting glucose，IFG）；FBG 增高超过 7.0mmol/L 时称为高糖血症。根据 FBG 水平将高糖血症分为 3 度：FBG 7.0～8.4 mmol/L 为轻度增高；FBG 8.4～10.1 mmol/L 为中度增高；FBG 大于 10.1 mmol/L 为重度增高。当 FBG 超过 9 mmol/L（肾糖阈）时尿糖即可呈阳性。①生理性增高：餐后 1～2 小时，高糖饮食、剧烈运动、情绪激动等。②各型糖尿病；③内分泌疾病：如巨人症或肢端肥大症、皮质醇增多症、甲状腺功能亢进症、嗜铬细胞瘤和胰高血糖素瘤等；④应激性因素：如颅脑外伤、脑出血、心肌梗死等；⑤药物影响：如噻嗪类利尿剂、口服避孕药、肾上腺糖皮质激素等；⑥其他：如高热、呕吐、脱水、腹泻、缺氧等。

（2）FBG 减低　FBG 低于 3.9mmol/L 时为血糖减低，当 FBG 低于 2.8mmol/L 时称为低糖血症。① 生理性减低：饥饿、长期剧烈运动、妊娠等；②胰岛素过多：如胰岛素用量过大、胰岛 β 细胞增生或肿瘤等；③对抗胰岛素的激素分泌不足：如肾上腺皮质激素、生长激素缺乏等；④肝糖原贮存缺乏：如各种严重的肝脏疾病；⑤其他：如严重营养不良、恶病质、急性酒精中毒等。⑥特发性低血糖。

（二）口服葡萄糖耐量试验

葡萄糖耐量试验（glucose tolerance test，GTT）是检测葡萄糖代谢功能的试验，主要用于诊断症状不明显或血糖升高不明显的可疑糖尿病。GTT 有静脉葡萄糖耐量试验（intravenous glucose tolerance test，IVGTT）、口服葡萄糖耐量试验（oral glucose tolerance test，OGTT）。现多采用 WHO 推荐的 75g 葡萄糖标准 OGTT，分别检测 FPG 和口服葡萄糖后 0.5 小时、1 小时、2 小时、3 小时的血糖和尿糖。正常人口服一定量葡萄糖后，暂时升高的血糖很快降至空腹水平，此现象称为耐糖现象。当糖代谢紊乱时，口服一定量葡萄糖后，血糖急剧增高或升高不明显，但短时间内不能降至空腹水平（或原来水平），此为糖耐量异常或糖耐量降低。

【参考值】

① FPG 3.9 ~6.1 mmol/L。②口服葡萄糖后 0.5 ~1 小时，血糖达高峰（一般为 7.8 ~9.0 mmol/L），峰值 <11.1 mmol/L。③ 2 小时血糖为 <7.8 mmol/L。④ 3 小时血糖恢复至空腹水平。⑤各检测时间点的尿糖均为阴性。

【临床意义】

（1）诊断糖尿病　具有糖尿病症状，空腹血糖≥7.0 mmol/L，或 OGTT 2 小时血糖值≥11.1 mmol/L，或具有临床症状，随机血糖≥11.1 mmol/L，且伴有尿糖阳性者，可诊断为糖尿病。

（2）判断糖耐量异常　指空腹血糖 <7.0 mmol/L；服糖后 2 小时血糖为 7.8 ~11.1 mmol/L,且血糖达高峰时间延长至 1 小时后，血糖恢复正常时间延长至 2 ~3 小时后，且有尿糖阳性者为糖耐量异常。多见于 2 型糖尿病、痛风、肥胖症、甲状腺功能亢进、肢端肥大症及皮质醇增多症等。

（3）平坦型糖耐量曲线　糖耐量曲线为空腹血糖水平减低，服糖后血糖水平增高不明显，服糖后 2 小时血糖仍处于低水平。见于胰岛 B 细胞瘤、腺垂体功能减退症、肾上腺皮质功能减退症等。

（4）鉴别低血糖　①功能性低血糖：空腹血糖正常，口服葡萄糖后血糖高峰时间及峰值均正常，但 2 ~3 小时后出现低血糖，见于特发性低糖血症。②肝源性低血糖：空腹血糖常低于正常，口服葡萄糖后血糖高峰提前出现并超过正常，2 小时后仍处于高水平，且尿糖阳性，常见于广泛性肝损伤、病毒性肝炎等。

（三）糖化血红蛋白测定

糖化血红蛋白（glycosylated hemoglobin，GHb）是在红细胞生存期间，血红蛋白 A（HbA）与己糖（主要是葡萄糖）缓慢、连续的非酶促反应的产物。由于 HbA 所结合的成分不同，又分为 HbA1a（与磷酰葡萄糖结合）、HbA1b（与果糖结合）、HbA1c（与葡萄糖结合），其中 HbA1c 含量最高（占 60% ~80%），是目前临床最常检测的部分。由于糖化过程非常缓慢，一旦生成不再解离，且不受血糖暂时性升高的影响。因此，HbA1c 对高血糖，特别是血糖和尿糖波动较大时有特殊诊断价值。

【参考值】

HbA1c 4% ~6%，HbA1 5% ~8%。

【临床意义】

HbA1c 水平取决于血糖水平、高血糖持续时间，其生成量与血糖浓度呈正比。HbA1c 的代谢周期与红细胞的寿命基本一致，故 HbA1c 水平反映了近 2～3 个月的平均血糖水平。但并不能提供每天血糖的动态变化或低血糖异常发生的频率。

（1）评价糖尿病控制程度　HbA1c＜7%说明糖尿病控制良好，HbA1c 增高提示近 2～3 个月的糖尿病控制不良，HbA1c 愈高，血糖水平愈高，病情愈重。故 HbA1c 可作为糖尿病长期控制的良好观察指标。糖尿病控制良好者，每年检测 2 次，控制欠佳者每 3 个月检测 1 次，以便调整用药剂量。

（2）筛检和预测糖尿病　HbA1c 水平在 5.7%～6.4%为糖尿病高危人群，预示进展到糖尿病前期阶段。2011 年世界卫生组织（WHO）推荐 HbA1c≥6.5%作为糖尿病的诊断截点。由于我国有关 HbA1c 诊断糖尿病的相关资料尚不足，而且缺乏 HbA1c 检测方法的标准化，故目前在我国不推荐采用 HbA1c 诊断糖尿病。

（3）预测血管并发症　由于 HbA1c 与氧的亲和力强，可导致组织缺氧，故长期 HbA1c 增高，可引起组织缺氧而发生血管并发症。HbA1c＞10%，提示并发症严重，预后较差。

（4）鉴别高血糖　糖尿病高血糖的 HbA1c 水平增高，而应激性高血糖的 HbA1c 则正常。

二、血清脂质和脂蛋白检测

血清脂质包括胆固醇、三酰甘油、磷脂（phospholipid）和游离脂肪酸（free fatty acid, FFA）。血清脂质检测除了可作为脂质代谢紊乱及有关疾病的诊断指标外，还可协助诊断原发性胆汁性胆管炎、肾病综合征、肝炎肝硬化及吸收不良综合征等。血液中的脂类除游离脂肪酸与清蛋白结合外，其余均与球蛋白结合成为脂蛋白复合物，脂蛋白主要由蛋白质、甘油三酯、磷脂、胆固醇及其酯组成。

（一）总胆固醇测定

胆固醇（cholesterol, CHO）是脂质的组成成分之一。胆固醇中 70%为胆固醇酯（cholesterol esterase, CE），30%为游离胆固醇（free cholesterol, FC），总称为总胆固醇（total cholesterol, TC）。CHO 检测的适应证有：①早期识别动脉粥样硬化的危险性；②使用降脂药物治疗后的监测。

【参考值】

合适水平 ＜5.2 mmol/L；边缘水平 5.2～6.2 mmol/L；升高 ＞6.2 mmol/L。

【临床意义】

（1）增高见于　①冠状动脉粥样硬化所致的心、脑血管疾病。②各种高脂蛋白血症、胆汁淤积性黄疸、甲状腺功能减退症、肾病综合征、糖尿病等。③长期吸烟、饮酒、精神紧张和血液浓缩等。④应用某些药物，如糖皮质激素、阿司匹林、口服避孕药、β－肾上腺阻滞剂等。

（2）降低见于　①甲状腺功能亢进症。②严重的肝脏疾病：如肝硬化和急性重型肝炎等。③贫血、恶性肿瘤、营养不良等。④应用某些药物，如雌激素、甲状腺激素、钙拮抗剂等。

（二）三酰甘油测定

三酰甘油（triglyceride, TG）是甘油和 3 个脂肪酸所形成的酯，又称为中性脂肪。TG

是机体恒定的功能来源，主要存在于β-脂蛋白和乳糜微粒中，直接参与CHO和CE的合成。TG也是动脉粥样硬化的危险因素之一。

【参考值】

合适水平0.56 ~1.7 mmol/L；边缘水平1.7~2.3 mmol/L；升高 >2.3 mmol/L。

【临床意义】

（1）增高见于 ①冠状动脉粥样硬化性心脏病；②原发性高脂血症、动脉粥样硬化症、肥胖症、胆汁淤积性黄疸、糖尿病、痛风、甲状腺功能减退症、肾病综合征、高脂饮食等。

（2）减低见于 低β-脂蛋白血症和无β-脂蛋白血症、甲状腺功能亢进症、肾上腺皮质功能减退症及严重肝脏疾病等。

（三）血清脂蛋白检测

脂蛋白（lipoprotein）是血脂在血液中存在、转运及代谢的形式。超高速离心法根据脂蛋白密度不同，将其分为：①乳糜微粒（chylomicron，CM）是颗粒最大的脂蛋白，主要功能是运输外源性TG，空腹时含量很低；②极低密度脂蛋白（very low density lipoprotein，VLDL）主要功能是转运内源性TG到外周组织，VLDL水平升高是冠心病的危险因素；③低密度脂蛋白（low density lipoprotein，LDL）是富含CHO的脂蛋白，是动脉粥样硬化的危险性因素之一；④高密度脂蛋白（high density lipoprotein，HDL）颗粒最小、密度最高，HDL水平增高有利于外周组织清除CHO，从而防止动脉粥样硬化的发生，故HDL被认为是抗动脉粥样硬化因子。

【参考值】

乳糜微粒：阴性；HDL：合适水平 >1.04 mmol/L，减低 <1.0 mmol/L；LDL：合适水平≤3.4 mmol/L，边缘水平3.4~4.1 mmol/L。

【临床意义】

（1）血清CM极易受饮食中TG的影响，易出现乳糜样血液。

（2）HDL增高 对防止动脉粥样硬化、预防冠心病的发生有重要作用。

（3）HDL减低 常见于动脉粥样硬化、急性感染、糖尿病、肾病综合征以及应用雄激素、β受体拮抗剂和孕酮等药物。

（4）LDL增高 判断发生冠心病的危险性，是动脉粥样硬化的危险因子，LDL水平增高与冠心病发病呈正相关。

（5）LDL减低 常见于无β-脂蛋白血症、甲状腺功能亢进症、吸收不良、肝硬化以及低脂饮食和运动等。

血清脂质和脂蛋白水平变化的意义见表3-9。

表3-9 血清脂质和脂蛋白水平变化的意义（mmol/L）

指标	合适水平	边缘水平	危险水平（增高或减低）
TC	<5.2	5.2~6.2	>6.2
TG	<1.7	1.7~2.3	>2.3
LDL	<3.4	3.4~4.1	>4.1
HDL	>1.04		<1.0

三、血清电解质检测

临床电解质测定主要包括血清钾、钠、氯、钙、磷测定。

（一）血钾测定

钾（potassium）是细胞内的主要阳离子，约98%的钾离子分布于细胞内液。钾维持细胞的新陈代谢、调节渗透压与酸碱平衡，保持神经肌肉的应激性和心肌的正常功能。

【参考值】

3.5～5.5 mmol/L

【临床意义】

（1）血钾增高　血清钾超过5.5 mmol/L时称为高钾血症（hyperkalemia）。①摄入过多：高钾饮食、静脉输注大量钾盐、输入大量库存血液等；②排出减少：急性肾衰竭少尿、肾上腺皮质功能减退导致肾小球排钾减少，长期大量使用潴钾利尿剂、远端肾小管上皮细胞泌钾障碍；③细胞内钾外移增多：组织损伤、严重溶血、大面积烧伤和挤压综合征、缺氧和酸中毒、家族性高血钾性麻痹；应用甘露醇、高渗葡萄糖盐水等静脉输液可使细胞内脱水，导致细胞内钾外移增多；④假性高钾：细胞外液因失水或休克而浓缩，使血钾增高，采血时上臂压迫时间过久（几分钟）、间歇性握拳产生的酸中毒，可引起细胞内钾释放，白细胞过度增高（大于500×10^9/L），若标本放置后可因凝集而释放钾，血小板数过度增高（大于600×10^9/L），可引起高钾血症。

（2）血钾减低　血清钾低于3.5 mmol/L时称为低钾血症（hypokalemia）。①摄入不足：营养不良、胃肠功能紊乱、饥饿、长期低钾饮食等；②丢失过多：频繁呕吐、长期腹泻、瘘管引流，肾小管酸中毒，肾衰竭多尿期，长期使用呋塞米（速尿）、噻嗪类等排钾利尿剂，肾上腺皮质功能亢进症、醛固酮增多症等促进钾的排泄等；③分布异常：应用大量胰岛素、低钾性周期性麻痹和碱中毒等，使细胞外钾过多转入细胞内，心功能不全、大量输入无钾盐液体时，使细胞外液稀释。

（二）血钠测定

钠（sodium）是细胞外液的主要阳离子，44%存在于细胞外液，9%存在于细胞内液，47%存在于骨骼中。血清钠多以氯化钠的形式存在，主要功能是保持细胞外液容量、维持渗透压及酸碱平衡，维持肌肉和神经的应激作用。

【参考值】

135～145 mmol/L

【临床意义】

（1）血钠增高　血清钠超过145 mmol/L，并伴有血液渗透压过高者，称为高钠血症（hypernatremia）。①水分摄入不足：水源断绝、进食困难、昏迷等；②水分丢失过多：大量出汗、烧伤、长期腹泻、呕吐、糖尿病性多尿、胃肠引流等；③内分泌病变：肾上腺皮质功能亢进症、原发性或继发性醛固酮增多症，肾小管保钠排钾，使血钠增高；④摄入过多：进食过量钠盐或输注大量高渗盐水等。

（2）血钠减低　血清钠低于135 mmol/L称为低钠血症（hyponatremia）。①消耗性低钠或摄取不足：长期低钠饮食、饥饿、营养不良；肺结核、肿瘤、肝硬化等慢性消耗性疾病，由于细胞内蛋白质分解消耗，细胞内液渗透压降低，水分从细胞内渗到细胞外，导致血钠减低；②丢失过多：胃肠道丢失：严重呕吐、腹泻、胃肠引流等；肾性丢失：慢性肾衰竭多尿期和大量使用利尿剂；皮肤黏膜丢失：严重烧伤、大量出汗；医源性丢失：浆膜腔穿刺丢失大量液体等；③细胞外液稀释：常见于水钠潴留。如饮水过多、尿崩症、不适当的输液等。

（三）血钙测定

钙（calcium）是人体含量最多的金属宏量元素，人体内99%以上的钙以磷酸钙或碳酸钙的形式存在于骨骼中，血液中钙含量甚少，仅占人体钙含量的1%。血液中的钙以蛋白结合钙、复合钙（与阴离子结合的钙）和游离钙（离子钙）的形式存在。

【参考值】

总钙：2.25 ~2.58 mmol/L；离子钙：1.10 ~1.34 mmol/L。

【临床意义】

血清总钙超过2.58 mmol/L称为高钙血症（hypercalcemia）。血清总钙低于2.25 mmol/L称为低钙血症（hypocalcemia）。当血清总钙浓度超过3.5 mmol/L时所出现的极度消耗、代谢性脑病和胃肠道症状，称为高钙血症危象，一旦血钙浓度下降，症状就会缓解。高钙血症和低钙血症发生机制和原因见表3-10、表3-11。

表3-10　高钙血症的发生机制和原因

机制	原因
溶骨作用增强	①原发性甲状旁腺功能亢进症 ②多发性骨髓瘤、骨肉瘤等 ③急性骨萎缩、骨折后 ④分泌前列腺素 E_2 的肾癌、肺癌；分泌破骨细胞刺激因子的急性白血病、多发性骨髓瘤、Burkitt淋巴瘤等
肾功能损害	急性肾衰竭的少尿期，钙排出减少而沉积在软组织中；多尿期时沉积于软组织中的钙大量释放
摄入钙过多	静脉输入钙过多、大量饮用牛奶等
吸收增加	服用维生素D过多，维生素D中毒等

表3-11　低钙血症的发生机制和原因

机制	原因
成骨作用增强	甲状旁腺功能减退症、恶性肿瘤骨转移等。
摄入不足	长期低钙饮食
吸收减少	佝偻病、婴儿手足搐搦症、骨质软化症等
吸收不良	乳糜泻或小肠吸收不良综合征、胆汁淤积性黄疸等
其他	①急性肾衰竭、肾性佝偻病、肾病综合征、肾小管性酸中毒等 ②急性坏死性胰腺炎 ③妊娠后期及哺乳期需要钙量增加，若补充不足时，血钙可减低

（四）血氯测定

氯（chloride）是细胞外液的主要阴离子，但在细胞内外均有分布。氯常伴随钠的摄入与排出。氯的主要功能为调节机体的酸碱平衡、渗透压、水与电解质的平衡及参与胃液中胃酸的生成。

【参考值】

95 ~105 mmol/L

【临床意义】

（1）血氯增高　血清氯含量超过105 mmol/L称为高氯血症（hyperchloremia）。①摄入过多：食入或静脉过量补充氯化钠、氯化钙溶液等。②排出减少：急性或慢性肾衰竭的少尿期，肾血流量减少如心功能不全等。③血液浓缩：反复腹泻、呕吐、大量出汗等。④代偿性增高：呼吸性碱中毒过度呼吸，使 CO_2 排出增多，HCO_3^- 减少，血氯代偿性增高。⑤吸收增加：肾上腺皮质功能亢进、长期应用糖皮质激素等，使肾小管对 NaCl 吸收增加。⑥低蛋白血症：肾脏疾病时的尿蛋白排出增加，血浆蛋白质减少，使血氯增加，以补充血浆阴离子。

（2）血氯减低　血清氯含量低于 95 mmol/L 称为低氯血症（hypochloremia）。①摄入不足：饥饿、营养不良、低盐治疗等。②丢失过多：严重呕吐、腹泻、胃肠引流等，反复应用利尿剂，慢性肾衰竭、糖尿病等，使氯由尿液排出增多。慢性肾上腺皮质功不全，由于醛固酮分泌不足，氯随钠丢失增加。呼吸性酸中毒，血 HCO_3^- 增高，使氯的重吸收减少。

（五）血磷测定

人体中 70% ~80% 的磷以磷酸钙（calcium phosphate）的形式沉积于骨骼中，只有少部分存在于体液中。血液中的磷有无机磷和有机磷两种形式。血磷与血钙有一定的浓度关系，两者浓度（mg/dl）的乘积为 36 ~40。磷参与机体糖、脂类及氨基酸的代谢，是骨盐的主要成分，也是转运能量的物质，磷酸盐是调节酸碱平衡的重要缓冲体系之一。

【参考值】

0.97 ~1.61 mmol/L

【临床意义】

（1）血磷增高　①排出障碍：肾衰竭等所致的磷酸盐排出障碍。②内分泌疾病：原发性或继发性甲状旁腺功能减退症。③吸收增加：摄入维生素 D 过多。④其他：Addison 病、肢端肥大症、多发性骨髓瘤等。

（2）血磷减低　①摄入不足或吸收障碍：饥饿或恶病质、吸收不良、活性维生素 D 缺乏、长期应用含铝制剂等。②磷转移入细胞内：静脉注射葡萄糖或胰岛素、碱中毒等。③丢失过多：大量呕吐、腹泻、血液透析、肾小管酸中毒、应用噻嗪类利尿剂等。④其他：如酒精中毒、糖尿病酮症酸中毒、甲状旁腺功能亢进症、维生素 D 抵抗性佝偻病等。

扫码“练一练”

（迟作华　张祥忠）

第二篇

辅助检查

扫码“学一学”

第四章　心电学检查

当胎儿尚在母体中，未出生前心脏的搏动便已经开始，不论出生后人的寿命有多长，在有生之年，人的心脏搏动不已。19世纪末，首先自动物，以后在人体均发现在心脏搏动时，伴有微弱的电活动。经过详细地勘查发现，电活动略先于机械性搏动，直至1902年荷兰生理学家Einthoven发明弦线式心电图机自体表描记出这种电活动。1905年，心电图机正式应用于临床，为心脏病学的发展起到了任何其他方法都无法取代的关键作用。在漫长的岁月中，经过无数学者的努力，如今，心电图学已经发展得枝繁叶茂，并由最初单纯的体表心电图发展成为包含多个分支专业的心电学。静态心电图、动态心电图、运动心电图和监测心电图等已成为各级医院最常用的诊断手段。远程心电监测、心磁图、立体心电图、心电管理系统等新技术发展迅速。T波电交替、窦性心率震荡等新概念不断涌现，各项无创心电学技术在心脏疾病诊断、预后和心脏性猝死分层研究中发挥着重要的作用，特别是由心电图技术发展而来的心电生理和心脏起搏技术在心律失常的研究中取得了许多突破性进展。本章重点介绍心电图检查、心电图运动负荷试验及动态心电图。

第一节　心电图检查

一、基本原理和方法

在正常人体，由窦房结发出的一次兴奋，按一定的途径和时程，依次传向心房和心室，引起整个心脏的兴奋；因此，每一个心动周期中，心脏各部分兴奋过程中出现的电变化的传播方向、途径、次序和时间等都有一定的规律。这种生物电变化通过心脏周围的导电组织和体液，反映到身体表面，使身体各部位在每一心动周期中也都发生有规律的电变化。将测量电极放置在人体表面的一定部位记录出来的心脏电变化曲线，就是临床上记录的心电图（electrocardiogram，ECG）。心电图反映心脏兴奋的产生、传导和恢复过程中的生物电变化，而与心脏的机械收缩活动无直接关系。

二、心电图各波段的组成和命名

正常心电活动始于窦房结，兴奋心房的同时，经结间束传导至房室结，然后循希氏束→左、右束支→浦肯野纤维顺序传导，最后兴奋心室。这种先后有序的电激动的传播，引起一系列电位改变，形成了心电图上的相应的波段（图4－1）。临床心电学对这些波段规定了统一的名称：①最早出现的幅度较小的P波，反映心房的除极过程；②PR段（实为PQ段，传统称为PR段），反映心房复极过程及房室结、希氏束、束支的电活动，P波与PR段合计为P－R间期，始自心房开始除极至心室开始除极；③幅度最大的QRS波群，反映心室除极的全过程；④除极完毕后，心室的缓慢和快速复极过程分别形成了ST段和T波；⑤Q－T间期为心室开始除极至心室复极完毕全过程的时间；⑥U波发生机制不明，多认为是心肌激动的激后电位。

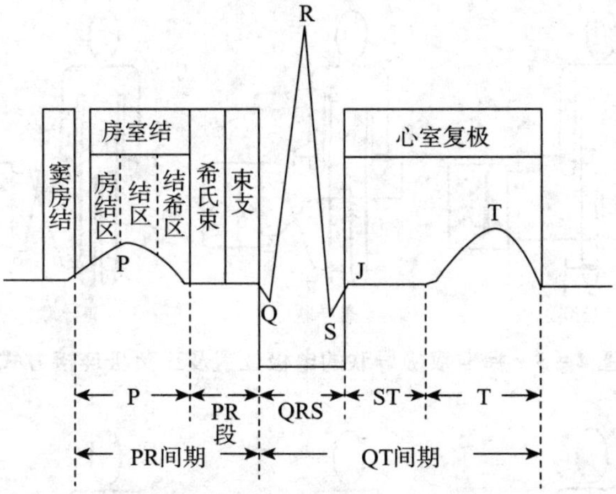

图 4-1　心脏除极、复极与心电图各波段的关系示意图

QRS 波群可因检测电极的位置不同而呈多种形态，已统一命名如下：最初一个向下的波为 Q 波，R 波为最初一个向上的波，可继于 Q 波之后，亦可为起始波，S 波为 R 波之后的向下波，R′波是继 S 波后的上升波，S′波是继 R′波后的下降波。如整个 QRS 综合波为一个向下的波而无向上的波，称为 QS 波。至于采用 Q 或 q、R 或 r、S 或 s 表示，应根据其幅度大小而定。图 4-2 为 QRS 波群命名示意图。

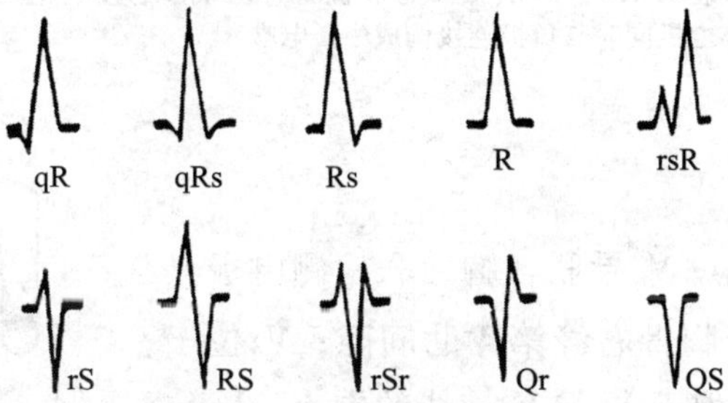

图 4-2　QRS 波群命名示意图

三、心电图导联体系

在人体不同部位放置电极，并通过导联线与心电图机的正负极连接，这种记录心电图的电路连接方法称为导联。1902 年，Einthven 首创的导联连接方式被国际通用，分为肢体导联和胸导联，共计 12 个常规心电图导联体系。

（一）肢体导联

1. 标准导联　为双极肢体导联，反映其中两个肢体间的电位差变化。有 3 个标准导联，分别为Ⅰ、Ⅱ和Ⅲ导联。

导联连接方式：Ⅰ导联：左臂（正极），右臂（负极）；Ⅱ导联：左腿（正极），右臂（负极）；Ⅲ导联：左腿（正极），左臂（负极）（图 4-3）。

2. 加压单极肢体导联　为单极导联，反映检测部位电位变化。有 3 个加压单极肢体导联，分别为 aVR 、aVL 和 aVF 导联。导联连接方式：aVR：右臂（正极），左臂和左腿（负极）；aVL：左臂（正极），右臂和左腿（负极）；aVF：左腿（正极），左臂和右臂（负极）（图 4-4）。

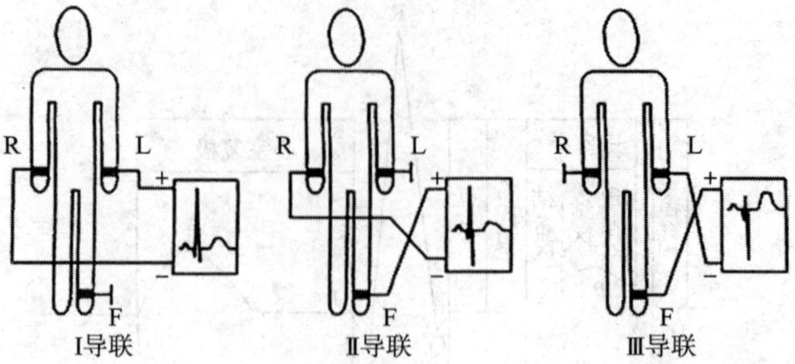

图 4－3　标准双极导联的电极位置及正负极连接方式

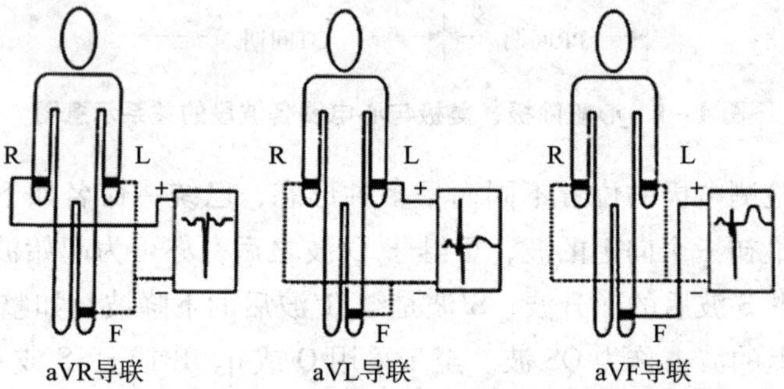

图 4－4　加压单极肢体导联的电极位置及电极连接方式

图中实线表示 aVR、aVL、aVF 导联检测电极与正极连接，虚线表示其余二肢体电极同时与负极连接构成中心电端

（二）胸导联

属单极导联，包括 V_1～V_6 导联。胸导联检测电极具体安放的位置为：V_1 位于胸骨右缘第 4 肋间隙；V_2 位于胸骨左缘第 4 肋间隙；V_3 位于 V_2 与 V_4 连线的中点；V_4 位于左锁骨中线与第 5 肋间相交处；V_5 位于左腋前线 V_4 水平；V_6 位于左腋中线 V_4 水平（图 4－5、图 4－6）。

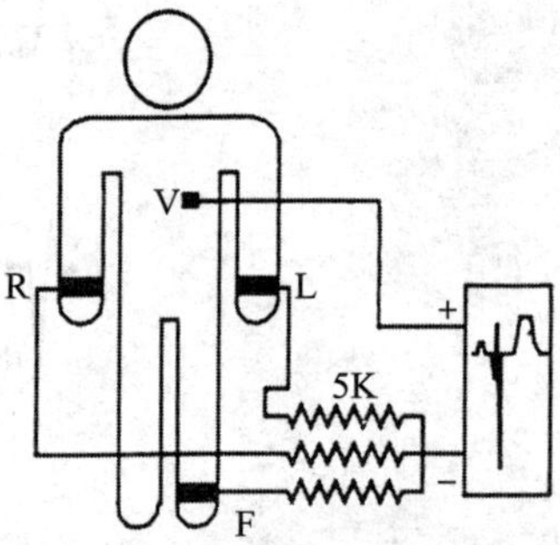

图 4－5　胸导联电极的连接方式

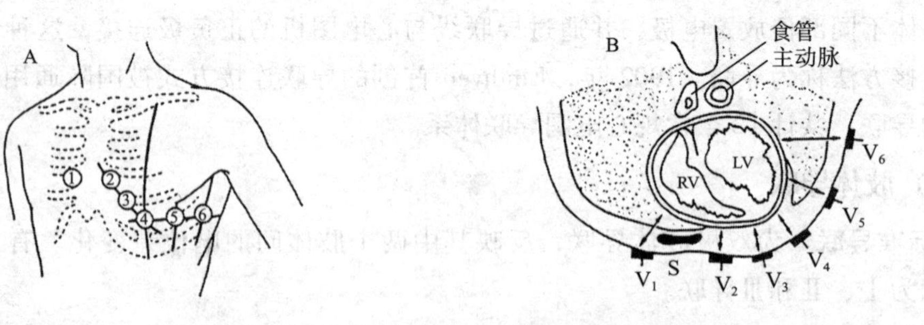

A. 胸导联检测电极的位置　　　B. 胸导联检测电极位置与心室壁部位的关系

图 4－6　胸导联检测电极的位置及与心室壁部位的关系

临床上其他常用胸导联有：代表正后壁 V_7、V_8 和 V_9 导联：V_7 位于左腋后线 V_4 水平；V_8 位于左肩胛骨线 V_4 水平；V_9 位于左脊旁线 V_4 水平。代表右心室 V_{3R}、V_{4R} 和 V_{5R} 导联：V_{3R} 位于右胸与 V_3 对称处；V_{4R} 位于右胸与 V_4 对称处；V_{5R} 位于右胸与 V_5 对称处。

四、心电图的测量方法

心电图多是直接描记在印有许多纵线和横线交织而成的小方格纸上，小方格的各边细线间隔均为 1 mm，纸上的横向距离代表时间，用以计算各波和间期所占的时间，因为心电图纸移动的速度一般为每秒 25 mm，所以每一小格代表 0.04 s；粗线间隔内有 5 小格，故每两条粗线之间代表 0.2 s。纸上的纵向距离代表电压，用以计算各波振幅的高度或深度，当输入标准电压为 1 mV 使曲线移位 10 mm 时，1 小格为 1 mm，代表 0.1 mV。

（一）测量原则

1. 时间的测量 自波形起点的内缘至波形终点的内缘，代表时间。测量单位以 s（秒）表示，一般选择 25 mm/s 的走纸速度，1 mm = 0.04 s。测量时应选择波幅最大、波形清晰的导联。

2. 振幅的测量 ①正向波：以基线的上缘至波形顶点之间的垂直距离。②负向波：以基线的下缘至波形底端之间的垂直距离（图 4－7）。振幅单位以 mV 表示，一般选择每毫伏电压波幅 10 mm，这样波幅每高 1 mm 等于 0.1 mV 的电压。

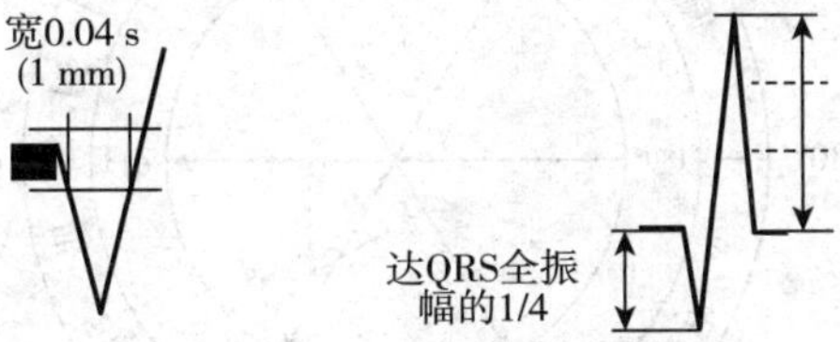

图 4－7 心电图的测量原则

（二）心率的测量

1. 测定邻近 2 个 P－P 或 R－R 间隔的时间（代表一个心动周期），然后代入以下公式：心率 = 60/P－P 或 R－R 间期（s）。

2. 数 30 大格相当于 6 秒钟距离中 P 或 R 波的数目，乘以 10，便得出 1 分钟心房或心室率，此法常用于计算心律不齐者的平均心率。

（三）平均心电轴

1. 概念 一般指平均 QRS 轴，它是心室除极过程中瞬间向量的综合。即除极过程中平均电势方向和强度。

2. 测定方法 最为简单的方法是目测 Ⅰ、Ⅲ 导联 QRS 波群的方向，估测电轴是否偏移：①若 Ⅰ、Ⅲ 导联的 QRS 主波均为正向波，可推断电轴不偏；②若 Ⅰ 导联主波为正向波、Ⅲ 导联出现较深的负向波，则属电轴左偏；③若 Ⅰ 导联出现较深的负向波，Ⅲ 导联主波为正向波，则属于电轴右偏（图 4－8）；④若 Ⅰ、Ⅲ 导联主波均为负向波，则电轴不确定。准确的方法通常采用分别测算 Ⅰ 和 Ⅲ 导联的 QRS 振幅的代数和，然后将这两个数值分别在 Ⅰ 导联及 Ⅲ 导联上画出垂直线，求得两垂直线的交叉点。也可将测算的 Ⅰ、Ⅲ 导联 QRS 振幅的代数和值直接查表求得心电轴。

3. 临床意义 ①正常心电轴的范围为 －30° ~ ＋90°；②电轴从 ＋90° 顺钟向转动至 ＋180° 范围为心电轴右偏；③从 －30° 逆钟向转动至 －90° 范围为心电轴左偏；④ －90° ~ －180° 之间为电轴极度右偏或称为“不确定电轴”（图 4－9，图 4－10）。电轴受左右心室的质量比、心室传导功能、激动在室内传导状态以及年龄，体型等因素影响。左室肥大、左前分支阻滞等可使心电轴左偏；而右室肥大、左后分支阻滞等可使心电轴右偏。

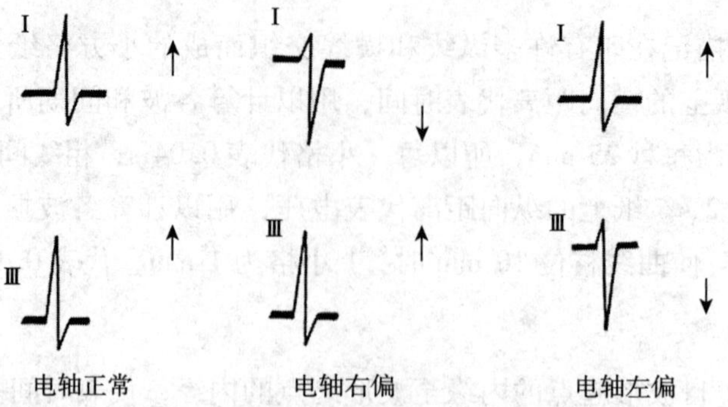

图4-8　平均心电轴估测方法示意图

图中箭头示QRS主波方向

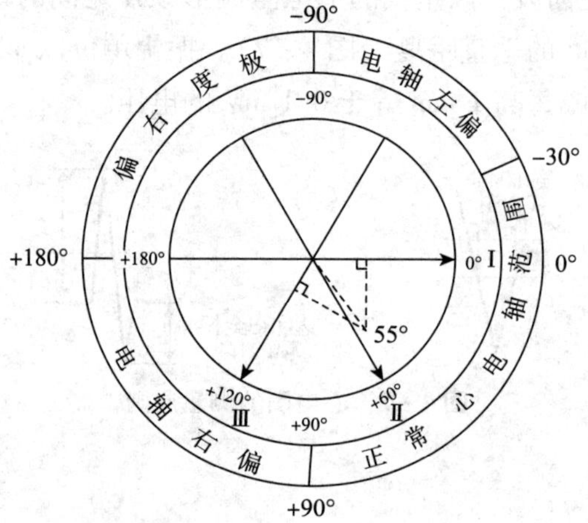

图4-9　正常心电轴及其偏移

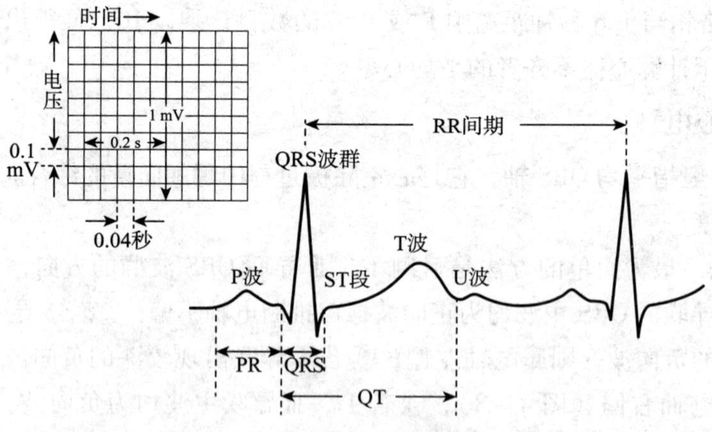

图4-10　正常心电图各波段的测量

4. 钟向转位　指心脏沿其长轴（从心尖部向心底部观察）发生顺时针或逆时针方向的转动。①顺钟向转位：右心室波形向左移，常使正常应在 V_3、V_4 导联见到的左、右心室过渡区波形RS，出现在 V_5、V_6 导联上，常见于右心室肥大；②逆钟向转位：V_1、V_2 导联出现过渡区波形，常见于左心室肥大。心脏钟向转位示意图（图4-11）。

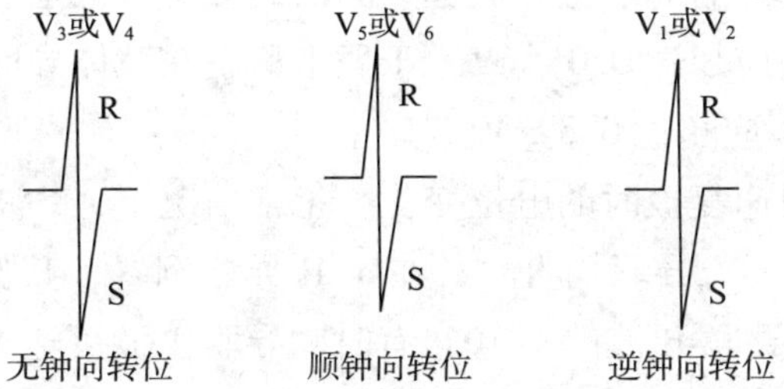

图4－11　心脏钟向转位示意图

五、正常心电图特点和正常值

（一）正常心电图的特点（图4－12）

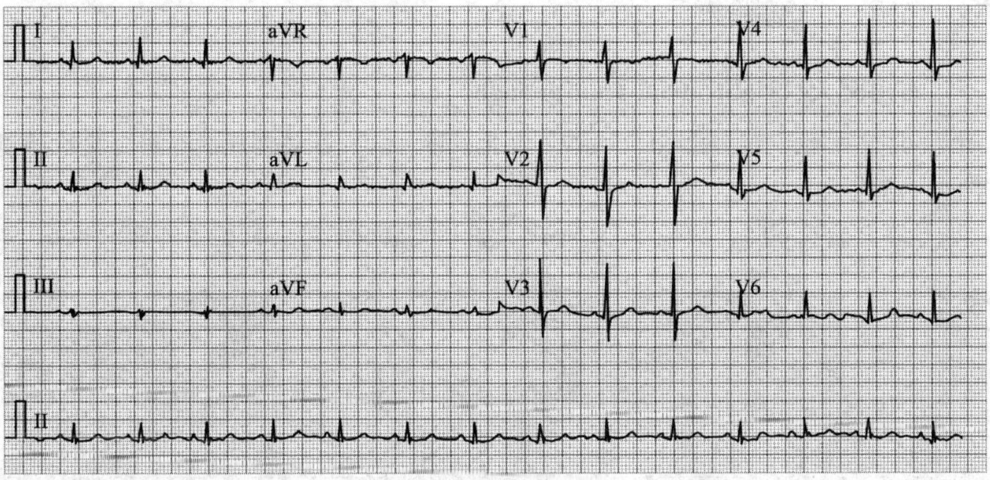

图4－12　正常心电图

1. P波　代表心房除极的电位变化。P波波形一般小而圆钝，正常人P波方向在Ⅰ、Ⅱ、aVF、V_4～V_6导联中均向上，aVR导联向下，其余导联呈双向、倒置或低平均可。正常人P波时间小于0.12 s，振幅在肢导联小于0.25 mV，胸导联小于0.20 mV。

2. P－R间期　从P波的起点至QRS波群的起点，代表心房开始除极至心室开始除极的时间。心率在正常范围时，成年人的P－R间期为0.12～0.20 s。在幼儿及心动过速的情况下，P－R间期相应缩短。在老年人及心动过缓的情况下，P－R间期可略延长，但不超过0.22 s。

3. QRS波群　代表心室肌除极的电位变化。典型的QRS波群，包括三个紧密相连的电位波动：第一个向下波为Q波，以后是高而尖峭的向上的R波，最后是一个向下的S波。但在不同导联中，这三个波不一定都出现。①正常成年人多为0.06～0.10 s，最宽不超过0.11 s。②正常人V_1、V_2导联多呈rS型，V_1的R波一般不超过1.0 mV；③V_5、V_6导联可呈qR、qRs、Rs、或R型，R波振幅一般不超过2.5 mV。④胸导联R波自V_1至V_6逐渐增高，S波逐渐变小。⑤在V_3、V_4导联，R波和S波的振幅大体相等，V_1的R/S小于1，V_5的R/S大于1。除aVR导联外，正常的Q波振幅应小于同导联中R波的1/4，时间应小于0.04 s。

4. J点　QRS波群的终末与ST段起始之交接点。

5. **ST 段** 自 QRS 波群的终点至 T 波起点间的线段，代表心室缓慢复极过程。在任何一导联，ST 段下移一般不应超过 0.05 mV。ST 段上移，在肢体导联和 $V_4 \sim V_6$导联不应超过 0.1 mV，在 $V_1 \sim V_3$导联不应超过 0.3 mV。

6. **T 波** 代表心室快速复极时的电位变化。正常情况下，T 波方向常和 QRS 波群主波方向一致。在Ⅰ、Ⅱ、$V_4 \sim V_6$导联均直立，在 aVR 导联倒置，其他导联可直立、倒置或双向。振幅一般不应低于同导联 R 波的 1/10。有时胸导联 T 波可达 1.2 ~1.5 mV。

7. **Q－T 间期** 从 QRS 波群的起点至 T 波终点，代表心室肌除极和复极全过程所需的时间。其长短与心率有关，心率在 60 ~100 次/分时，Q－T 间期的正常范围应为 0.32 ~0.44 s。心率增快，Q－T 间期缩短；反之，则延长。

8. **U 波** T 波之后 0.02 ~0.04 s 出现的振幅很低小的波，代表心室后继电位，U 波明显增高常见于血钾过低。

六、心房、心室肥大

（一）右房肥大（right atrial enlargement）

1. P 波尖而高耸，其振幅≥0.25 mV，以Ⅱ、Ⅲ、aVF 导联表现最突出。又称“肺性 P 波”（图 4－13）。

2. V_1导联 P 波直立时，振幅≥0.15 mV，如 P 波呈双向时，其振幅的算术和≥0.2 mV。

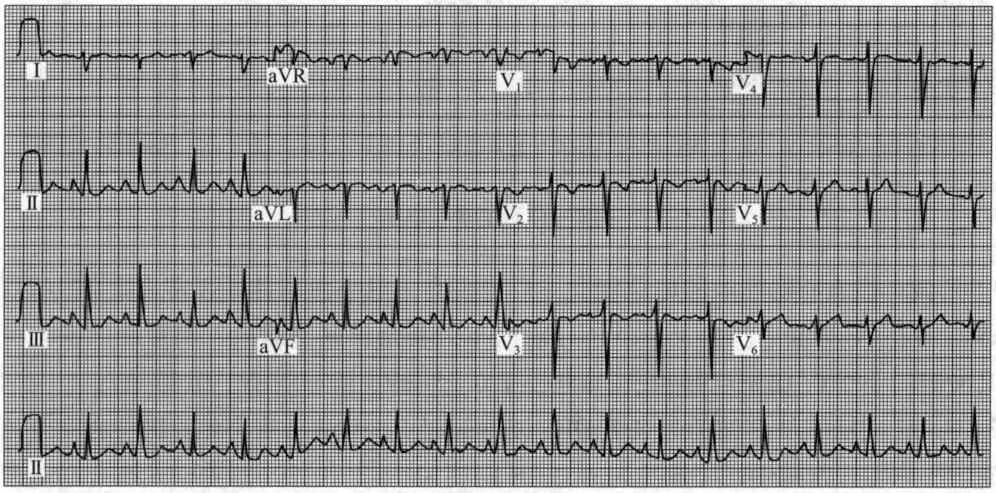

图 4－13 右房肥大，窦性心动过速

（二）左房肥大（left atrial enlargement）

1. Ⅰ、Ⅱ、aVR、aVL 导联 P 波增宽≥0.12 s，常呈双峰型，两峰间距≥0.04 s 又称“二尖瓣型 P 波”（图 4－14）。

2. V_1导联 P 波常呈先正而后出现深宽的负向波，V_1负向 P 波时间乘以负向波振幅，称为终末电势（Ptf），左房大时，V_1导联 Ptf≤－0.04 mm·s。

（三）双心房肥大（biatrial enlargement）

1. P 波增宽≥0.12 s，其振幅≥0.25 mV。

2. V_1导联 P 波高大双相，上下振幅均超过正常范围。

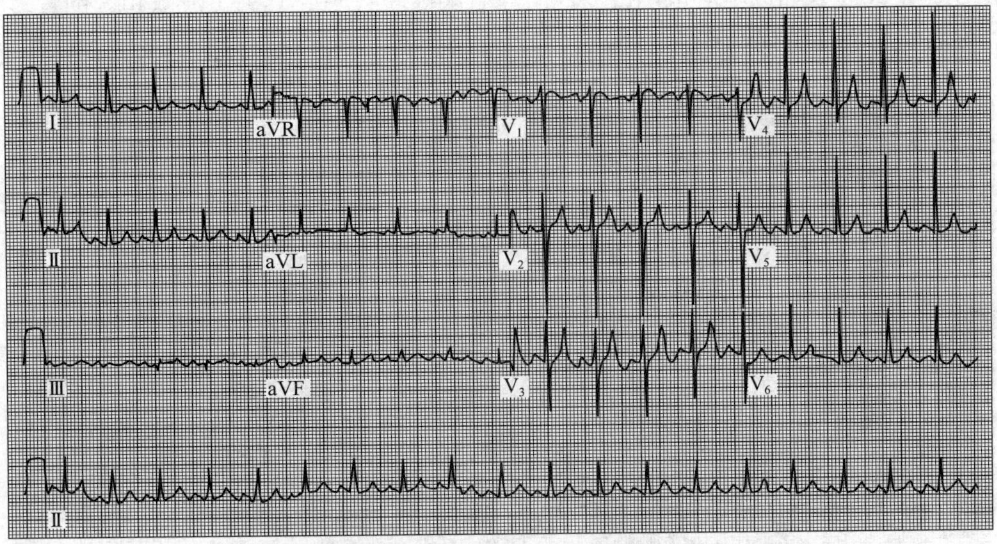

图 4－14　左房肥大，窦性心动过速

（四）左室肥大（left ventricular enlargement）

1. QRS 波群电压增高，胸导联 V_5 或 V_6 的 R 波 ＞2.5 mV；或 V_5 的 R 波 ＋ V_1 的 S 波 ＞4.0 mV（男性）或 ＞3.5 mV（女性）。肢体导联中，Ⅰ导联的 R 波 ＞1.5 mV；aVL 导联的 R 波 ＞1.2 mV；aVF 导联的 R 波 ＞2.0 mV；或Ⅰ导联的 R 波 ＋ Ⅲ导联的 S 波 ＞2.5 mV。

2. 可出现额面心电轴左偏。

3. QRS 波群时间延长到 0.10～0.11 s，但一般 ＜0.12 s。

4. 在 R 波为主的导联，其 ST 段可呈下斜型压低达 0.05 mV 以上，T 波低平、双向或倒置。在以 S 波为主的导联（如 V_1 导联）则反而可见直立的 T 波。QRS 波群电压增高同时伴有 ST－T 改变者，称左室肥大伴劳损（图 4－15）。

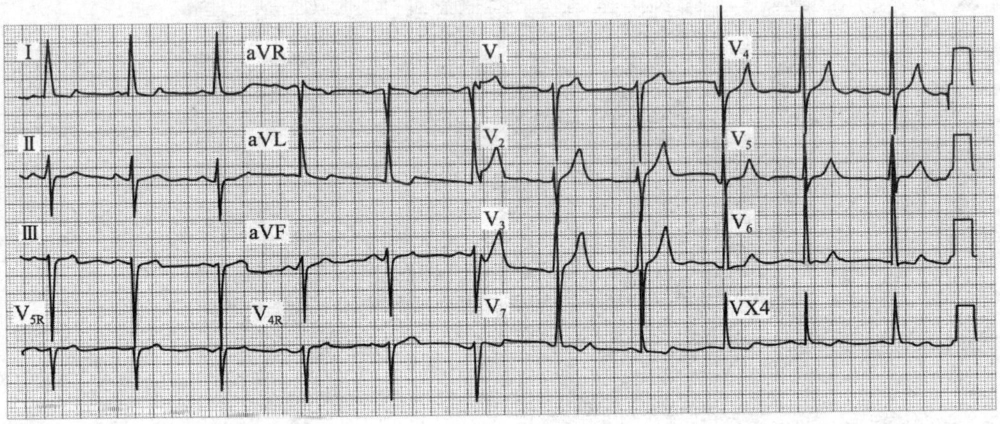

图 4－15　左室肥大

（五）右室肥大（right ventricular enlargement）

1. V_1 导联 R/S≥1，V_5 导联 R/S≤1 或 S 波比正常加深；重度肥厚可使 V_1 导联呈 qR 型（除外心肌梗死）；aVR 导联的 R/q 或 R/S≥1。

2. V_1 导联的 R 波 ＋ V_5 导联的 S 波 ＞1.05 mV（重症 ＞1.2 mV）；aVR 导联的 R/q 或 R/S≥1，R 波 ＞0.05 mV。

3. 心电轴右偏≥ ＋90°（重症 ＞110°）。

4. ST－T改变。如以上心电图改变同时伴右胸导联（V_1，V_2）T波双相、倒置，ST段压低，称右室肥大伴劳损（图4－16）。

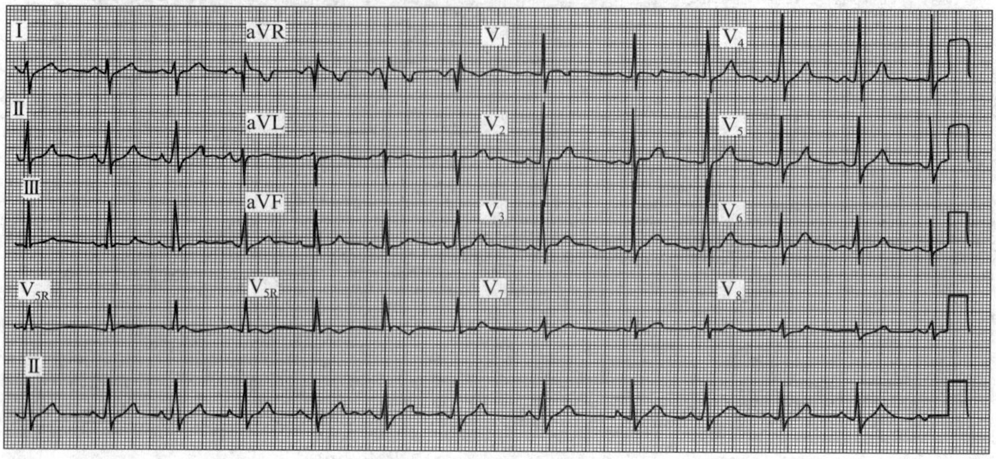

图4－16　右室肥大

（六）双侧心室肥大（biventricular enlargement）

既表现右室肥大的心电图特征，（如V_1导联R波为主，电轴右偏等），又存在左室肥大的某些征象（如V_5导联R/S＞1，R波振幅增高等）（图4－17）。

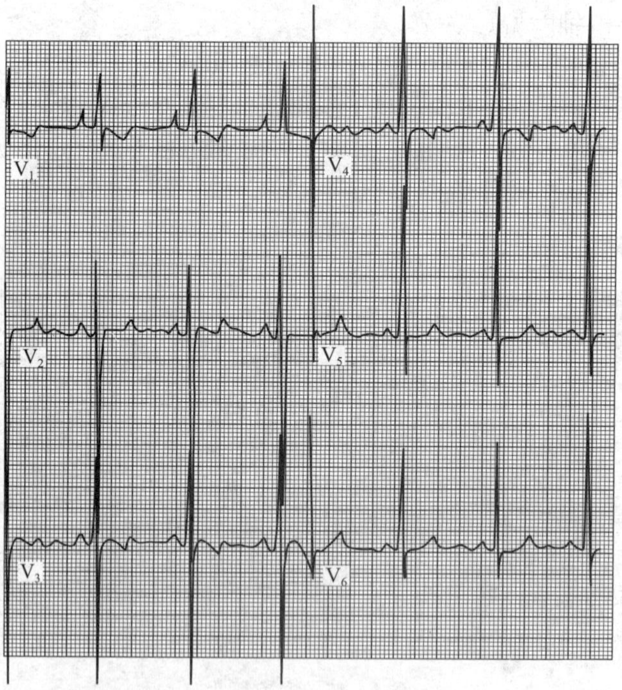

图4－17　双侧心室肥大，右心房扩大

可有以下三种情况：①既表现右室肥大的心电图特征，又存在左室肥大的某些征象；②大致正常心电图，是由于双侧心室电压同时增高，互相抵消；③单侧心室肥大心电图，只表现出一侧心室肥大，而另一侧心室大的图形被掩盖。

七、心肌缺血与ST－T改变

冠状动脉供血不足，主要发生在冠状动脉粥样硬化基础上。当心肌某一部分缺血时，将影响到心室复极的正常进行，并可在与缺血区相关导联上发生 ST－T 异常改变。心肌缺血的心电图改变类型取决于缺血的严重程度，持续时间和缺血发生部位。

（一）缺血型心电图改变

正常情况下，心外膜复极早于心内膜，因此，心室肌复极过程从心外膜开始向心内膜方向推进。发生心肌缺血（myocardial ischemia）时，复极过程发生改变，心电图上出现 T 波变化。

1. **心内膜下心肌缺血**　相应导联 T 波高大直立（图 4－18，A）。

2. **心外膜下心肌缺血**　相应导联 T 波倒置（图 4－18，B）。

图 4－18　缺血型心电图改变

A. T 波高大直立　B. T 波倒置

（二）损伤型心电图改变

心肌缺血除了可出现 T 波改变外，还可出现损伤型 ST 段改变。损伤型 ST 段偏移可表现为 ST 段压低及 ST 段抬高两种类型（图 4－19）。

图 4－19　损伤型心电图改变

A. ST 段压低　B. ST 段抬高

心肌缺血的心电图可仅仅表现为 ST 段改变或者 T 波改变，也可同时出现 ST－T 改变。典型的心绞痛发作时，缺血部位的导联常显示缺血型 ST 段压低（水平型或下斜型下移≥0.1 mV）和（或）T 波倒置（图 4－20）。持续和较恒定的缺血型 ST 改变（水平型或下斜型下移≥0.05 mV）和（或）T 波低平、负正双向和倒置，多见于慢性冠状动脉供血不足。冠心病患者心电图上出现倒置深尖、双肢对称的 T 波称之为冠状 T 波，反映心外膜下心肌缺血或有透壁性心肌缺血，这种 T 波改变亦见于心内膜下心肌梗死及透壁性心肌梗死患者。

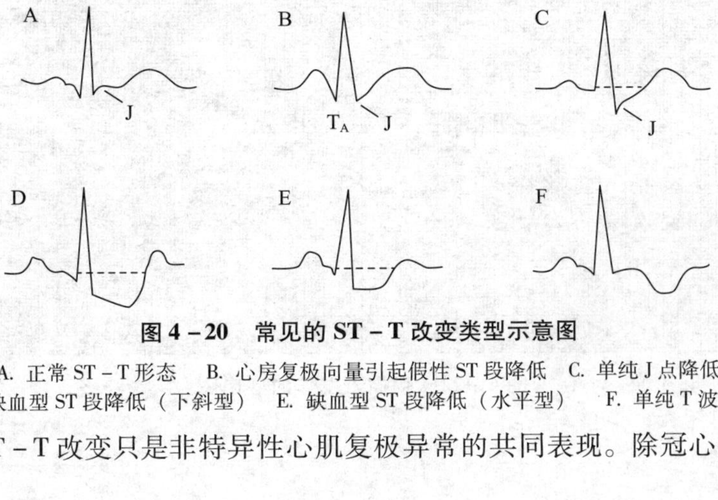

图 4－20　常见的 ST－T 改变类型示意图

A. 正常 ST－T 形态　B. 心房复极向量引起假性 ST 段降低　C. 单纯 J 点降低
D. 缺血型 ST 段降低（下斜型）　E. 缺血型 ST 段降低（水平型）　F. 单纯 T 波倒置

心电图上 ST－T 改变只是非特异性心肌复极异常的共同表现。除冠心病外，其他心血管疾病如心肌病、心肌炎、瓣膜病、心包炎等均可出现此类似 ST－T 改变。低钾、高钾等电解质紊乱、药物（洋地黄）等也可引起非特异性 ST－T 改变。此外，心室肥大、束支传导阻滞、预激综合征等可引起继发性 ST－T 改变。

案例 4－1

男性，45 岁。发作性胸痛 2 个月，1 天前晚餐后突发胸痛，伴大汗淋漓，急症心电图如（图 4－21），现心电图如（图 4－22）。

心电图示（图 4－21，图 4－22）：胸痛发作时 V_4 和 V_5 导联中，T 波高尖，V_4 导联高达 1.0 mV。所有导联未见 ST 段移位。目前心电图正常。

诊断：①（图 4－21）心肌缺血；②（图 4－22）正常心电图。

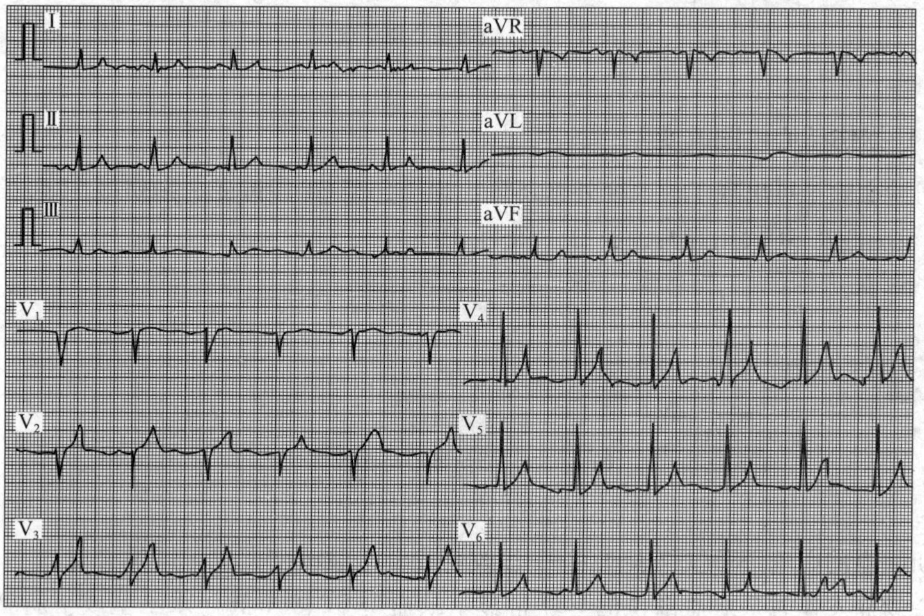

图 4－21　胸痛时急诊心电图

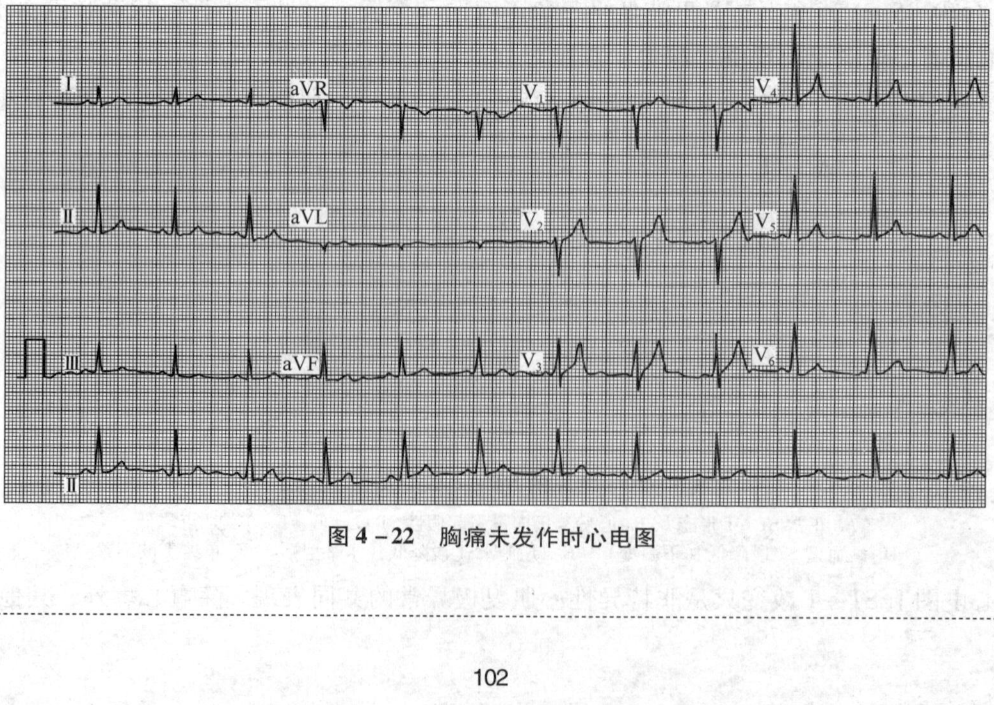

图 4－22　胸痛未发作时心电图

八、心肌梗死

绝大多数心肌梗死（myocardial infarction）系由冠状动脉粥样硬化所引起，是冠心病的严重类型。除了临床表现外，心电图的特征性改变及其演变规律是确定心肌梗死诊断和判断病情的主要依据。

（一）基本图形

发生心肌梗死后，随着时间的推移在心电图上可先后出现缺血、损伤和坏死三种类型的图形（图4－23）。当一个区域发生梗死时，从中心到边缘缺血的程度是不同的，也可在不同部位同时出现上述三种图形改变。

1. “缺血型”改变　缺血发生于心内膜面，出现对称性T波高而直立；若缺血发生于心外膜面，则为对称性T波倒置。

2. “损伤型”改变　主要表现为面向损伤心肌的导联出现ST段弓背向上抬高。

3. “坏死型”改变　主要变现为面向坏死取得导联出现异常Q波（宽度≥0.04 s，深度≥1/4R）或者呈QS波。

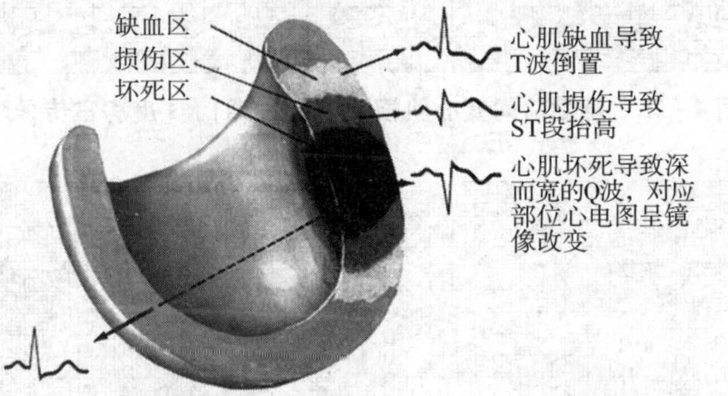

图4－23　急性心肌梗死后心电图上产生的特征性改变

（二）心肌梗死的图形演变及分期

心肌梗死心电图除了具有特征性改变外，它的图形演变也对诊断具有重要意义（图4－24）。其演变过程可有：①早期（超急性期）：T波高耸直立，以后迅速出现ST段斜型抬高，与高耸直立T波相连。持续数分钟至数小时。②急性期：高耸T波开始降低后出现病理性Q波，ST段弓背向上抬高，抬高显著者可形成单向曲线，继而逐渐下降；T波由直立变倒置，并逐渐加深。此期持续数小时或数周。③近期（亚急性期）：病理性Q波持续，ST段回到等电位线，T波由倒置较深变浅，持续数周或数月；④陈旧期（愈合期）：ST段和T波恢复正常或T波持续倒置、低平，趋于恒定不变，仅留下坏死性Q波，持续3～6月或更长。

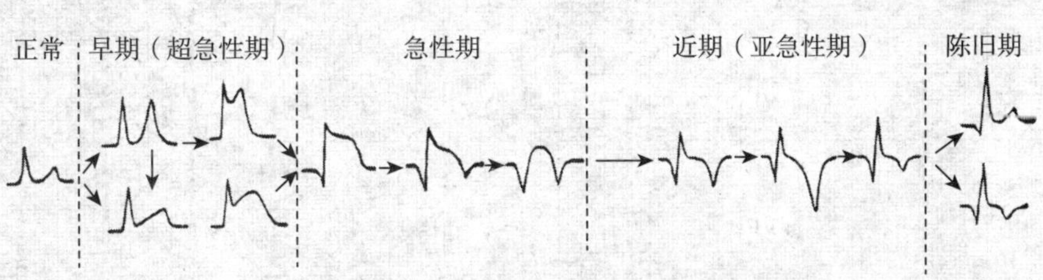

图4－24　急性心肌梗死的图形演变与分期

（三）定位

心电图上心肌梗死部位的诊断一般主要根据坏死图形（异常Q波或QS波）出现于哪

些导联而做出定位判断。发生心肌梗死的部位多与冠状动脉分支的供血区域相关，因此，心电图的定位基本上与病理一致。心电图上心肌梗死的定位如下：①前间壁：V_1、V_2、（V_3）（图4－25）。②前壁：（V_2）、V_3、V_4、（V_5）（图4－26）。③广泛前壁：V_1～V_6。④下壁：Ⅱ、Ⅲ、aVF（图4－27）。⑤侧壁：（V_5）V_6、Ⅰ、aVL。⑥后壁：V_7、V_8、V_9导联出现异常Q波；V_1、V_2导联出现R波增高及T波高耸（图4－28）。

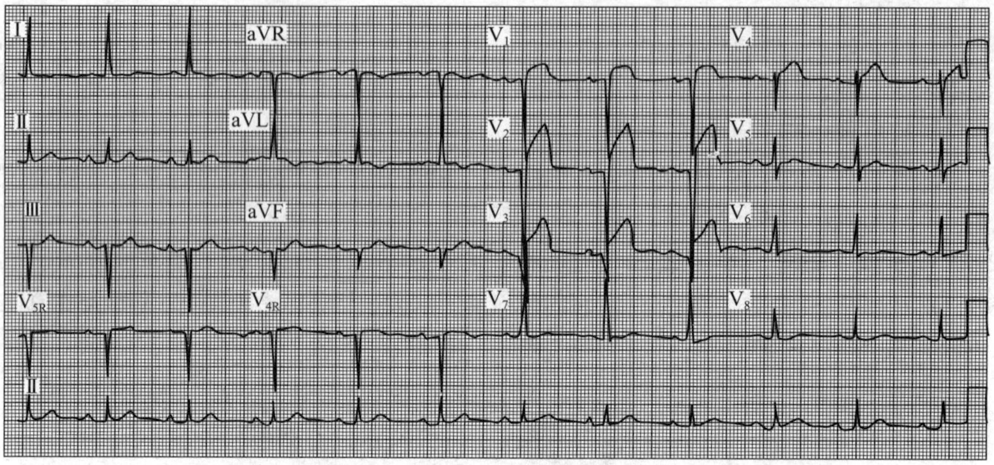

图4－25　急性前间壁心肌梗死（急性期），Ⅰ度房室传导阻滞

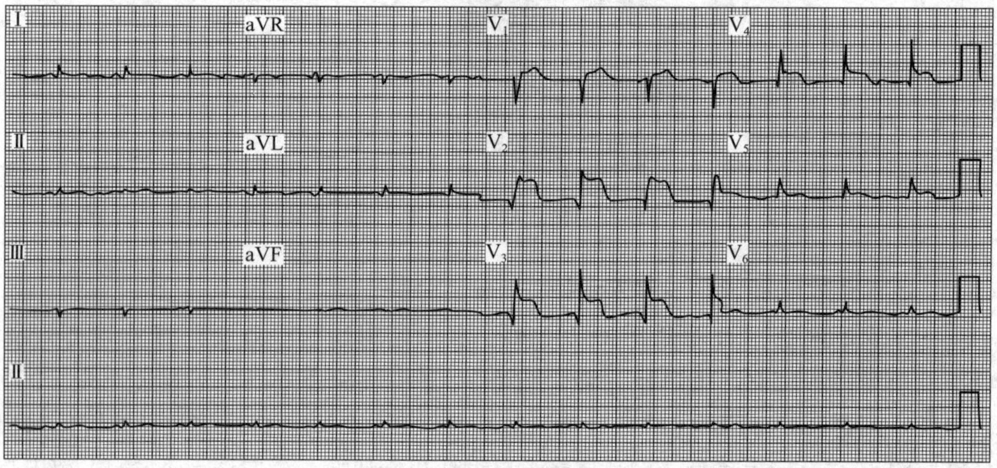

图4－26　急性前壁心肌梗死（急性期）

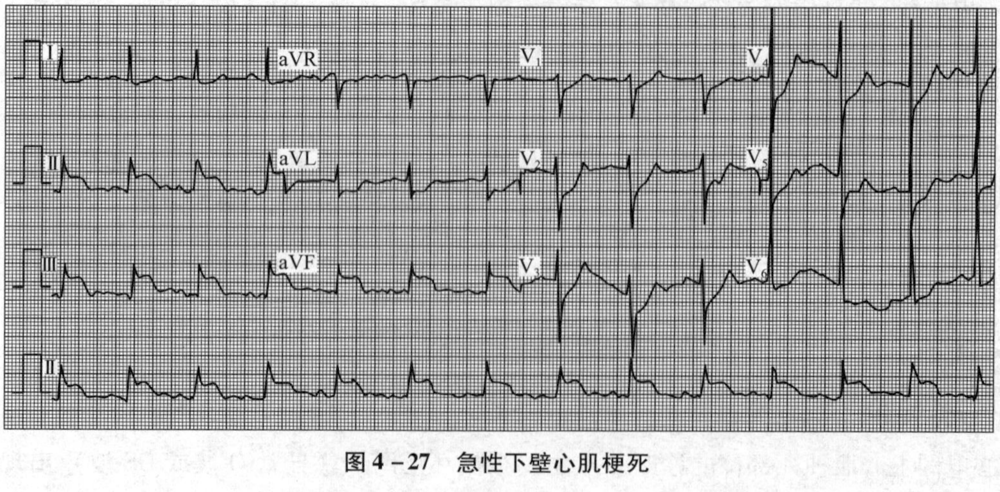

图4－27　急性下壁心肌梗死

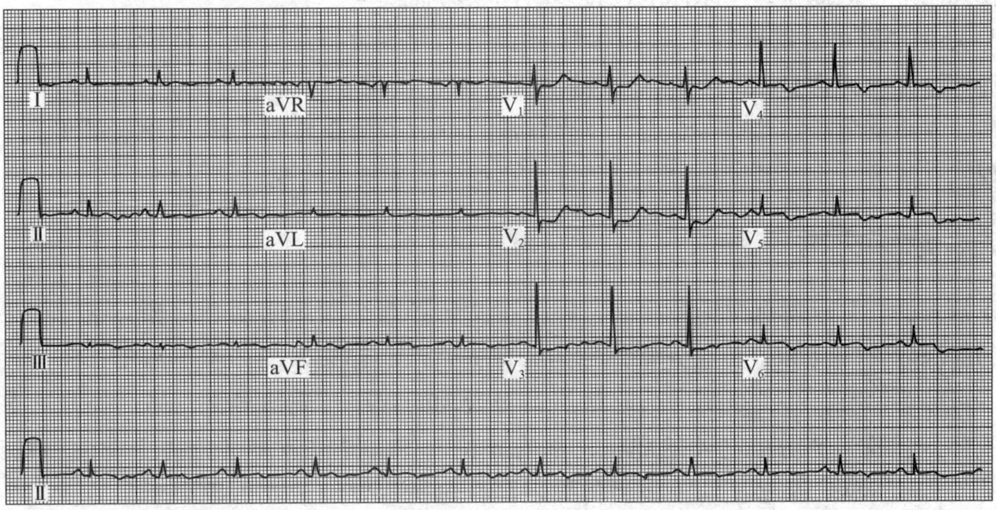

图 4－28　急性后壁心肌梗死

案例 4－2

患者，男性，60 岁，发作性胸痛 20 天，加重 1 天。既往有高血压病史。入院后行心电图检查。

心电图示（图 4－29）：V_2 导联 ST 段抬高≥0.2 mV，V_1 和 V_3 导联 ST 段抬高≥0.1 mV，V_1～V_3 导联中 T 波直立或正负双向。V_1 导联呈 rS 型，V_2 导联呈 QS 型，V_5 导联呈 qrS 型。I、aVL、V_4、V_5 导联 T 波倒置，V_6 导联 T 波低平。

诊断：①急性间隔壁心肌梗死（急性期）；② Q－T 间期延长

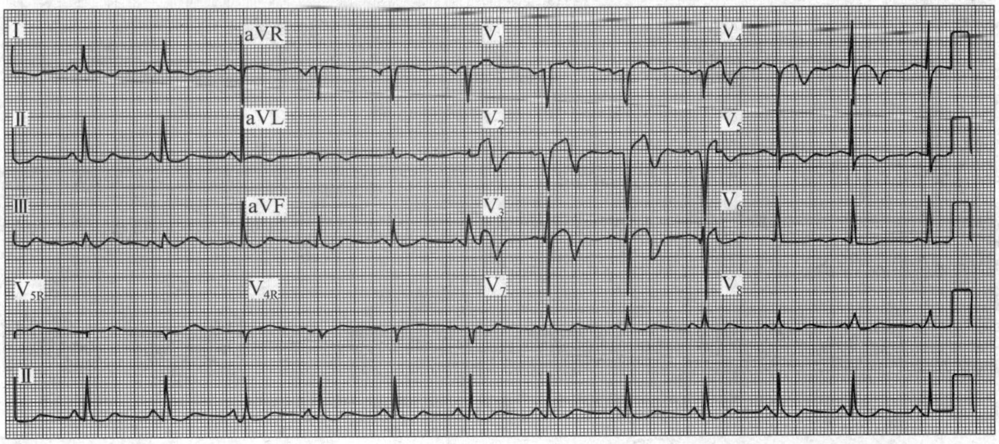

图 4－29　急性间隔壁心肌梗死（急性期）

（四）心肌梗死的不典型图形改变和鉴别诊断

1. 非 Q 波型心肌梗死　心电图表现只有 ST 段抬高或压低及 T 波倒置，ST－T 改变可呈规律性演变，但不出现异常 Q 波，需要通过临床表现及其他检查指标明确诊断。

2. 心肌梗死合并其他病变　心肌梗死合并室壁瘤时，可见升高的 ST 段持续存在到半年以上。如心肌梗死合并右束支阻滞时，一般不影响二者的诊断。心肌梗死合并左束支阻滞，梗死图形常被掩盖，按原标准进行诊断比较困难。

3. 心肌梗死的鉴别诊断 单纯的 ST 抬高需与早期复极综合征、急性心包炎、变异性心绞痛等鉴别。异常 Q 波需与感染或脑血管意外、横位心脏、左心室肥大、右心室肥大、心肌病、左束支阻滞等鉴别。总之，仅当异常的 Q 波、抬高的 ST 段以及倒置的 T 波三者同时出现，并具有一定的演变规律才是急性心肌梗死的特征性改变。

九、心律失常

正常人的心脏起搏点位于窦房结，并按正常传导系统顺序激动心房和心室。如果心脏激动的起源异常或（和）传导异常，称为心律失常。心律失常的产生可由于：①激动起源异常，可分为两类，一类是窦房结起搏点本身激动的程序与规律异常；另一类是心脏激动全部或部分起源于窦房结以外的部位，称为异位节律，异位节律又分为主动性和被动性。②激动的传导异常，最多见的一类为传导阻滞，包括传导延缓或传导中断；另一类为激动传导通过房室之间的附加异常旁路。③激动起源异常和激动传导异常同时存在，相互作用，此可引起复杂的心律失常。

（一）窦性心律及窦性心律失常

凡起源于窦房结的心律，称为窦性心律（sinus rhythm）。窦性心律属于正常节律。

1. 窦性心律的心电图的特征 ①窦性 P 波，P 波规律出现，P 波在Ⅰ、Ⅱ、aVF、$V_4 \sim V_6$直立，在 aVR 倒置。②窦性 P 波连续出现三次以上，正常情况下每个 P 波后均继以 QRS 波群，P－R 间期 >0.12 s。③正常窦性心律的频率一般为 60 ~ 100 次/分。④P－P 间期固定，同一导联上 P－P 间期相差 <0.12 s。（图 4－30）。

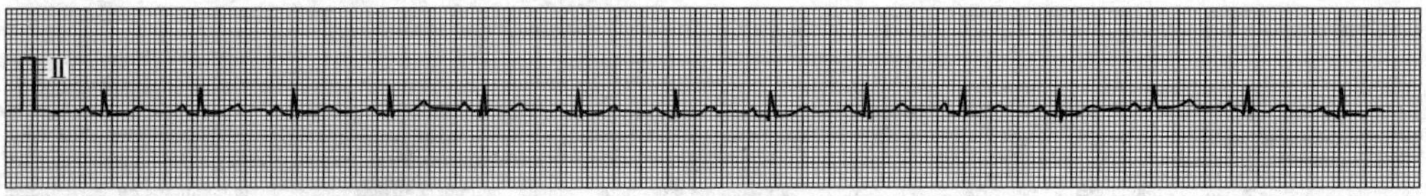

图 4－30　正常窦性心律

2. 窦性心动过速（sinus tachycardia） 正常成人窦性心律的频率 >100 次/分，称为窦性心动过速（图 4－31）。窦性心动过速时，P－R 间期、QRS 及 Q－T 时限都相应缩短，有时可伴有继发性 ST 段轻度压低和 T 波振幅偏低。

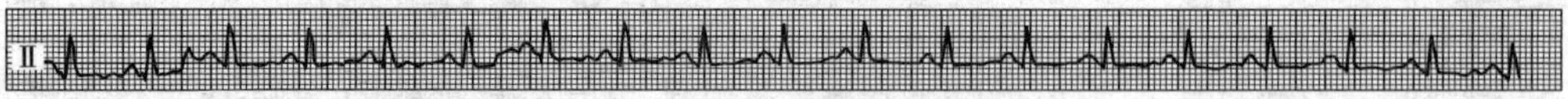

图 4－31　窦性心动过速

3. 窦性心动过缓（sinus bradycardia） 窦性心律的频率 <60 次/分，P－R 间期 >0.12 s，称为窦性心动过缓。

4. 窦性心律不齐（sinus arrhythmia） 窦性心律的起源未变，但节律不整，在同一导联上 P－P 间期差异 >0.12 s。窦性心律不齐常与窦性心动过缓同时存在（图 4－32）。

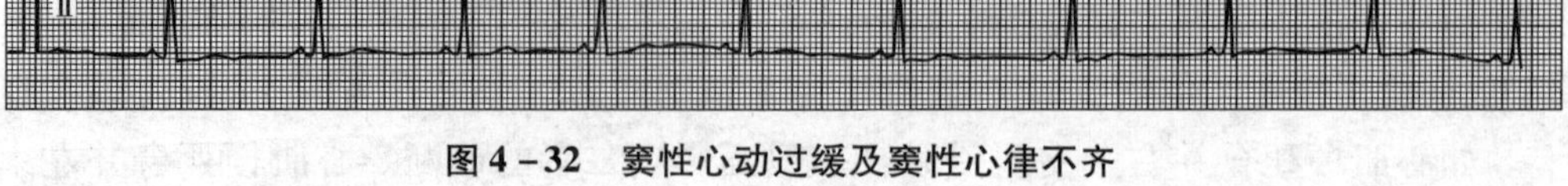

图 4－32　窦性心动过缓及窦性心律不齐

5. **窦性停搏（sinus arrest）**　亦称窦性静止。心电图上见规则的 P－P 间距中突然出现 P 波脱落，形成长 P－P 间距，且长 P－P 间距与正常 P－P 间距不成倍数关系（图 4－33）。窦性停搏后常出现逸搏或逸搏心律。

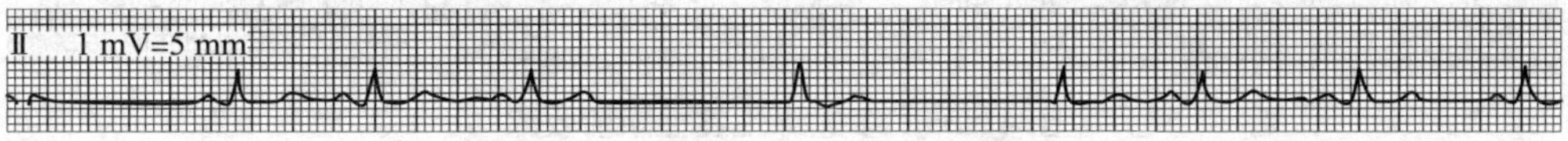

图 4－33　窦性停搏

6. **病态窦房结综合征（sick sinus syndrome，SSS）**　其主要的心电图表现有：①持续的窦性心动过缓，心率＜50 次/分，且不易用阿托品等药物纠正；②窦性停搏或窦房阻滞；③在显著的窦性心动过缓基础上，常出现室上性快速心律失常（房速、房扑、房颤等），又称为慢－快综合征；④如病变同时累及房室交界区，则发生窦性停搏时，可长时间不出现交界性逸搏，或伴有房室传导障碍，此即成为双结病变（图 4－34）。

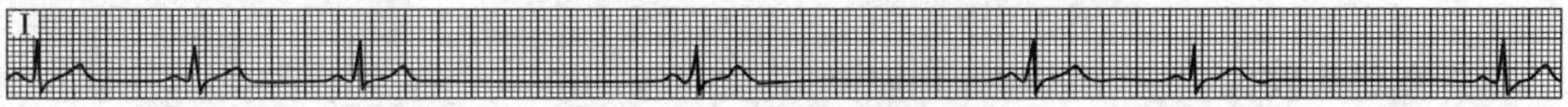

图 4－34　病态窦房结综合征

（二）期前收缩

期前收缩是指起源于窦房结以外的异位起搏点提前发出的激动，又称过早搏动或早搏，是临床上最常见的心律失常。

期前收缩的基本特征：比基本心律提前出现的 QRS 波群或 P 波，其后有一个较正常延长的代偿间歇。

期前收缩的产生机制包括：①折返激动；②触发活动；③异位起搏点兴奋性增高。根据异位搏动发生的部位，可分为房性、交界性和室性期前收缩。其中以室性期前收缩最为常见，房性次之，交界性比较少见。期前收缩的心电图诊断常用到如下术语：

联律间期　指异位搏动与其前窦性搏动之间的时距。当联律间期的变化范围在 0.08 s 以内时，可称为联律间期固定。

代偿间歇　指期前出现的异位搏动代替了一个正常窦性搏动，其后出现一个较正常的心动周期为长的间歇。房性期前收缩大多为不完全性代偿间歇，而室性期前收缩则为完全性代偿间歇。

插入性期前收缩　指插入在两个相邻正常窦性搏动之间的期前收缩，其后无代偿间歇。

单源性期前收缩　指期前收缩来自同一异位起搏点或有固定的折返径路，其形态、联律间期相同。

多源性期前收缩　指在同一导联中出现两种或两种以上形态及联律间期互不相同的异位搏动。

频发性期前收缩　期前收缩可依其出现频度人为分为偶发与频发，常见的二联律、三联律就是一种有规律的频发性期前收缩。二联律指期前收缩与窦性心律交替出现；三联律指每二个窦性心搏后出现一次期前收缩。

1. **室性期前收缩（premature ventricular contraction）**　心电图表现：①期前出现的 QRS－T 波前无 P 波或无相关的 P 波；②期前出现的 QRS 形态宽大畸形，时限通常＞0.12 s，

T 波方向多与主波方向相反；③往往为完全性代偿间歇，即期前收缩前后的两个窦性 P 波间距等于正常 P－P 间距的两倍（图 4－35）。

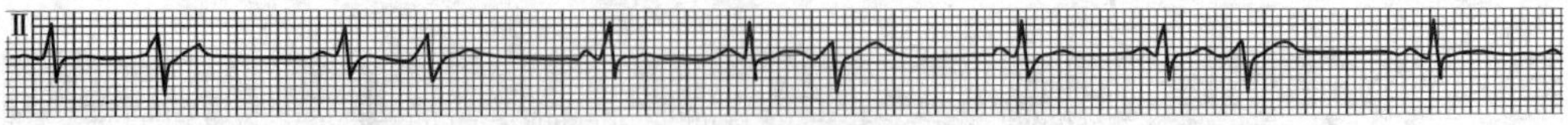

图 4－35　多起源性室性期前收缩

2. 房性期前收缩（premature atrial contraction）　心电图表现：①期前出现的异位 P′ 波，其形态与窦性 P 波不同；②P′－R 间期通常 >0. 12 s；③大多为不完全性代偿间歇，即期前收缩前后两个窦性 P 波的间距小于正常 P－P 间距的两倍（图 4－36）。

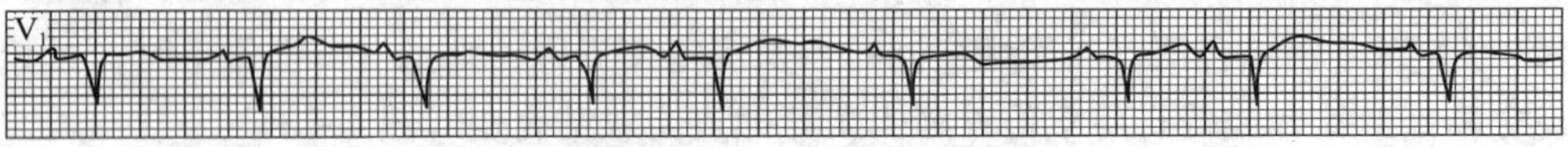

图 4－36　房性期前收缩

3. 交界性期前收缩（premature junctional contraction）　心电图表现：①期前出现的 QRS－T 波，其前无 P 波，QRS 形态与窦性下传者基本相同；②出现逆行 P′波（Ⅱ、Ⅲ、aVF 导联倒置，aVR 导联直立），可发生于 QRS 波群之前（P′－R 间期 <0. 12 s）或 QRS 波群之后（R －P′间期 <0. 20 s），或者与 QRS 相重叠；③大多为完全性代偿间期（图 4－37）。

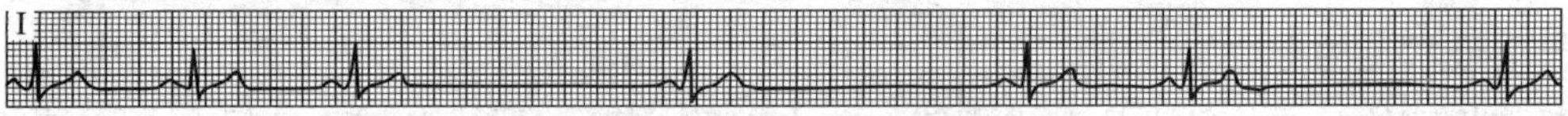

图 4－37　房室交界性期前收缩

（三）异位性心动过速

异位性心动过速是指异位节律点兴奋性增高或折返激动引起的快速异位心律（期前收缩连续出现 3 次或 3 次以上）。根据异位节律点发生的部位，可分为房性、交界性及室性心动过速。

1. 阵发性室上性心动过速（paroxysmal supraventricular tachycardia）　理应分为房性与交界性心动过速，但常因 P′不易辨别，故将两者统称为室上性心动过速（图 4－38）。发作时有突发、突止的特点，频率一般在 160～250 次/分，节律快而规则，QRS 形态一般正常（伴有束支阻滞或室内差异传导时，可呈宽 QRS 波）。临床上最常见的室上性心动过速类型为预激旁路引发的房室折返性心动过速和房室结双径路引发的房室结折返性心动过速。

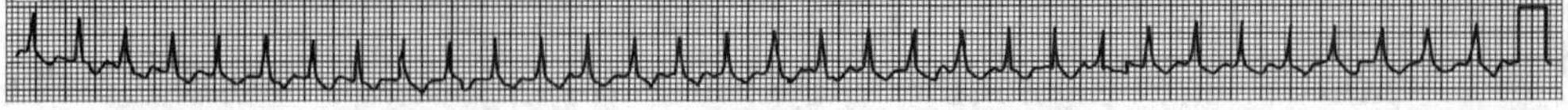

图 4－38　阵发性室上性心动过速

案例 4－3

患者，男性，78 岁。原有心动过缓，今自觉心率增加而就诊。

发作时心电图示（图 4－39）：快速而有节律规则的心动过速，QRS 波形态正常，P 波无法识别。心率：192 次/分，节律规则。

诊断： 阵发性室上性心动过速。

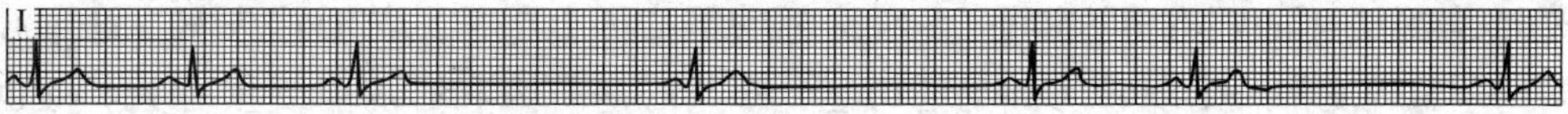

图 4－39　阵发性室上性心动过速

2. **室性心动过速（ventricular tachycardia）**　心电图表现：①频率多在 140～200 次/分，P－R 间期可稍不齐；②出现 3 个或 3 个以上连续 QRS 波群宽大畸形，时限通常 >0.12 s；③如能发现 P 波，并且 P 波频率慢于 QRS 频率，P－R 无固定关系（房室分离），则诊断明确；④偶尔心房激动夺获心室或发生室性融合波，也支持室性心动过速诊断（图 4－40）。

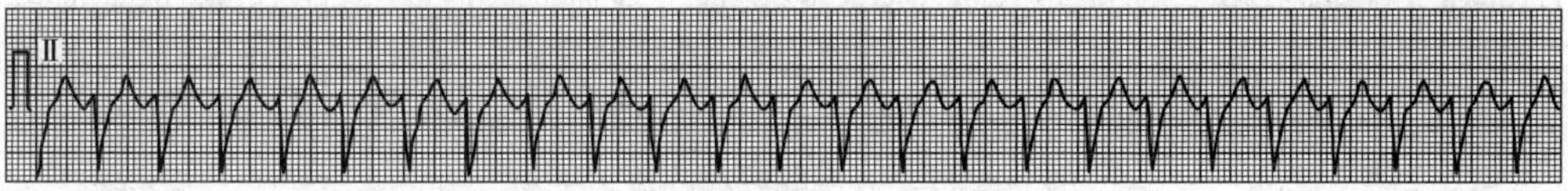

图 4－40　室性心动过速

3. **非阵发性心动过速（nonparoxysmal tachycardia）**　又称为加速性自主心律，可发生于心房、房室交界区或心室，此类心动过速有渐起渐止的特点。心电图表现为：①频率比逸搏心律快，比阵发性心动过速慢；②交界性心律频率多为 70～130 次/分，室性心律频率多为 60～100 次/分；③易发生干扰性房室脱节，并出现各种融合波或夺获心搏。

4. **扭转型室性心动过速（torsade de pointes，TDP）**　此类心动过速是一种严重的室性心律失常。发作时可见一系列增宽变形的 QRS 波群以每 3～10 个心搏围绕基线不断扭转其主波的正负方向。每次发作持续数秒到数十秒而自行终止，但极易复发或转为心室颤动（图 4－41）。临床上表现为反复发作的心源性晕厥或称为阿－斯综合征。

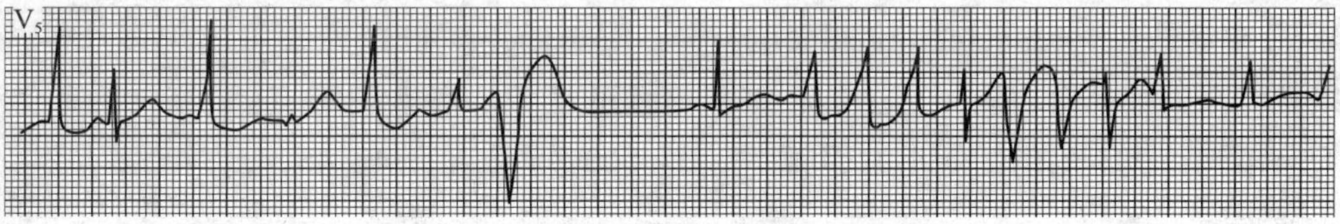

图 4－41　扭转型室性心动过速

（四）扑动与颤动

扑动与颤动可出现于心房或心室。主要的电生理基础为心肌的兴奋性增高，不应期缩短，同时伴有一定的传导障碍、形成环形激动及多发微折返。

1. **心房扑动（atrial flutter）**　心电图特点：①正常 P 波消失，代之以连续的大锯齿状扑动波（F 波），F 波多数在Ⅱ、Ⅲ、aVF 导联中清晰可见；②F 波间无等电位线，波幅大小一致，间隔规则，频率多为 250～350 次/分，大多不能全部下传，而以固定房室比例下传（图 4－42），故心室律规则。心电图表现可分为典型房扑Ⅰ型和Ⅱ型。

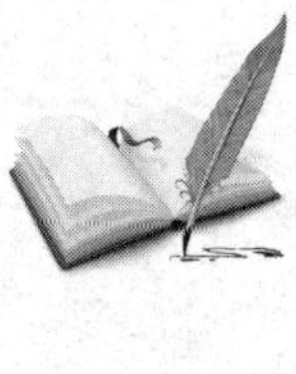

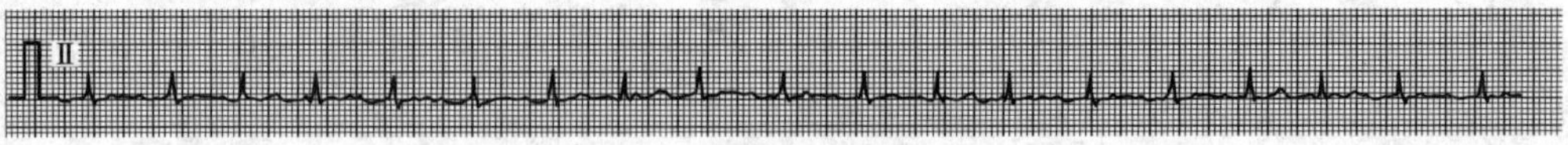

图 4－42　心房扑动（以 3∶1 下传）

2. 心房颤动（atrial fibrillation）　心房颤动是临床上很常见的心律失常。许多心脏疾病发展到一定程度都有出现心房颤动的可能，多与心房扩大和心房肌受损有关。但也有少数阵发性房颤患者无明显器质性心脏病。目前多数人认为房颤是多个小折返激动所致。心电图特点：①P 波消失，代之以大小不等、形状各异的颤动波（f 波），通常以 V_1 导联最明显；②心房 f 波的频率为 350～600 次/分；③心室律绝对不规则，QRS 波一般不增宽（图 4－43）；④若是前一个 R－R 间距偏长而与下一个 QRS 波相距较近时，易出现一个增宽变形的 QRS 波，酷似室性早搏，此可能是房颤伴室内差异传导。

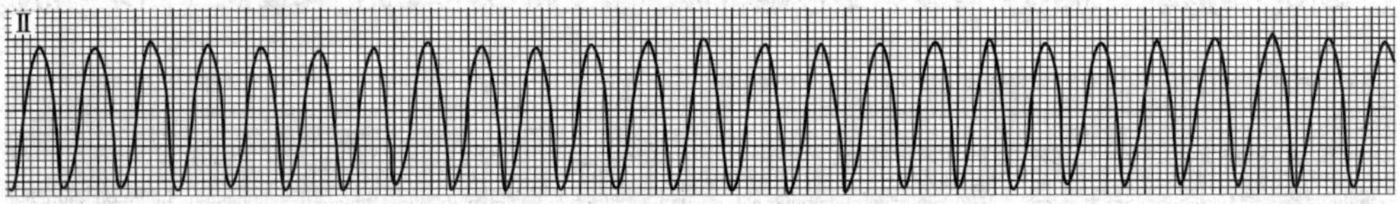

图 4－43　心房颤动伴快速心室率

3. 心室扑动（ventricular flutter）　心室扑动机制为心室肌产生环形激动的结果，出现心室扑动一般具有两个条件：①心肌明显受损，缺氧或代谢失常；②异位激动落在了易颤期。心电图特点：无正常 QRS－T 波，代之以连续快速而相对规则的大振幅波动，频率达 200～250 次/分，心脏失去排血功能（图 4－44）。

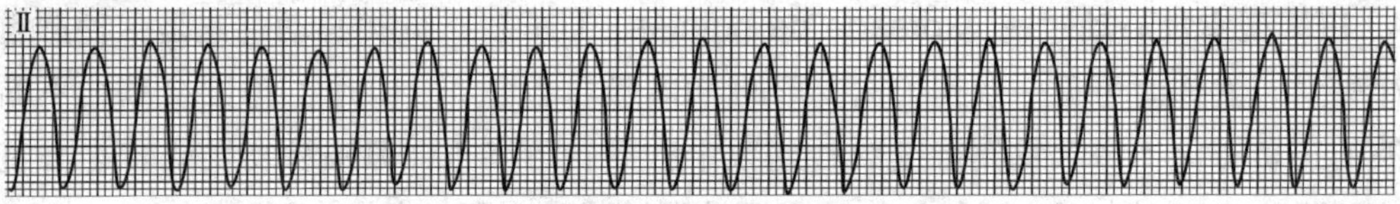

图 4－44　心室扑动

4. 心室颤动（ventricular fibrillation）　心室颤动发生机制为心脏出现多灶性局部兴奋，以致完全失去排血功能，往往是心脏停搏前的征象。心电图特点：QRS－T 完全消失，出现大小不等，极不均匀的低小波，频率 200～500 次/分（图 4－45）。

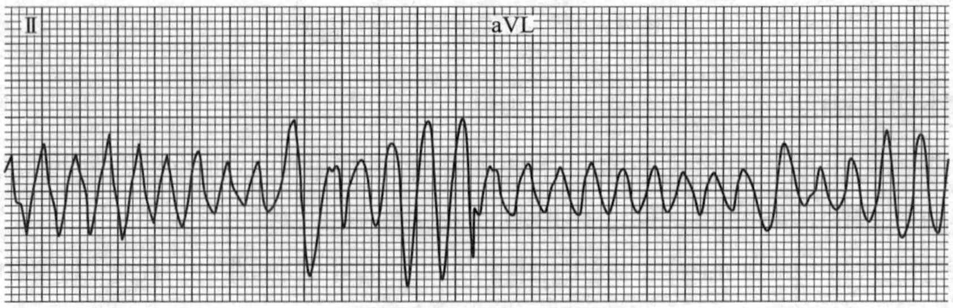

图 4－45　心室颤动

（五）传导异常

心脏传导异常主要包括传导障碍和传导途径异常。传导障碍又可分为病理性传导阻滞与生理性干扰脱节。本节仅介绍心脏传导阻滞和预激综合征。

心脏传导阻滞的病因可以是传导系统的器质性损害，也可能是迷走神经张力增高引起的功能性抑制或是药物作用的影响。心脏传导阻滞按发生的部位分为窦房阻滞、房内阻滞、房室传导阻滞和室内阻滞。按阻滞程度可分为一度（传导延缓），二度（部分激动传导发生中断）和三度（传导完全中断）。按传导阻滞发生情况，可分为永久性、暂时性、交替性及渐进性。

1. 窦房传导阻滞（sinoatrial block）　常规心电图不能直接描记出窦房结电位。故一度窦房阻滞不能观察到。三度窦房阻滞难与窦性停搏鉴别，只有二度窦房阻滞出现心房和心室漏搏（P－QRS－T 均脱漏）时才能诊断。二度Ⅱ型窦房阻滞心电图特点：在窦性 P－P 间期呈现有规律的渐短突长改变，长 P－P 间期小于最短 P－P 间期的两倍，并呈周期性出现，符合文氏型窦房阻滞的特征（图 4－46）。

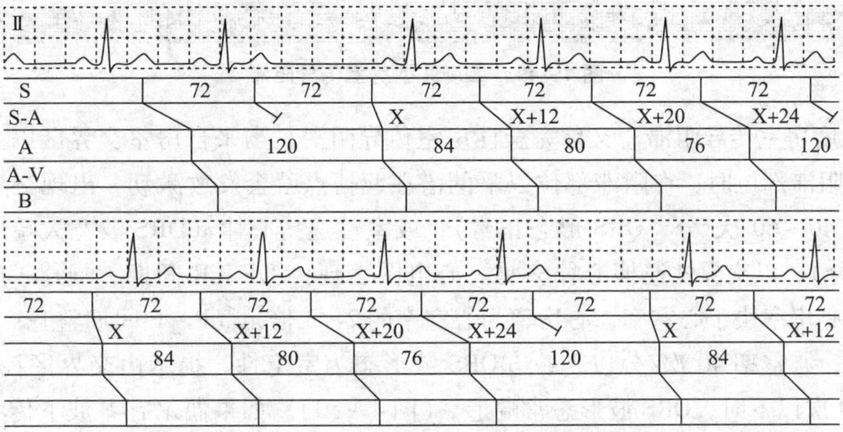

图 4－46　Ⅱ度Ⅰ型窦房阻滞（文氏型窦房阻滞）

2. 房室传导阻滞（atrioventricular block，AVB）　是临床上常见的一种心脏传导阻滞，通常分析 P 与 QRS 波的关系可以了解房室传导情况，房室传导阻滞可发生在不同水平，在房内的结间束（尤其是前结间束）传导延缓即可以引起 P－R 间期出现延长，房室结和希氏束是最常发生传导阻滞的部位。若左、右束支或三支同时出现传导阻滞，也归于房室传导阻滞，房室传导阻滞多数是由器质性心脏病所致，少数可见于迷走神经张力增高的正常人。

（1）一度房室传导阻滞　心电图表现：P－R 间期延长。在成人若 P－R 间期 >0.20 秒或对两次检测结果进行比较，心率没有明显改变而 P－R 间期延延长超过 0.04 s，可诊断一度房室传导阻滞（图 4－47）。

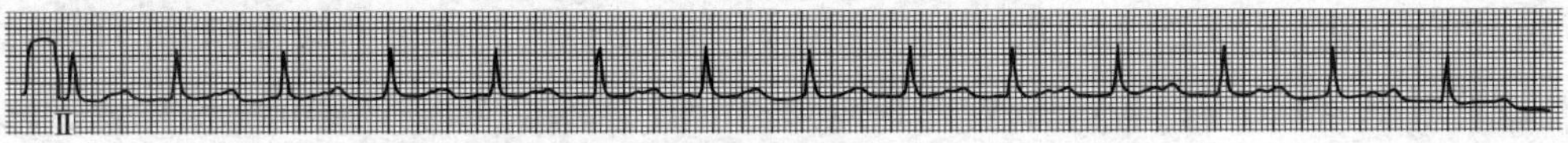

图 4　47　一度房室传导阻滞

（2）二度房室传导阻滞　心电图主要表现为部分 P 波后 QRS 波脱漏，分为两种类型：二度Ⅰ型房室阻滞；二度Ⅱ型房室阻滞。

二度Ⅰ型房室传导阻滞：心电图表现为 P 波规律出现，P－R 间期逐渐延长，（通常每次延长的绝对增加值多呈递减），直到一个 P 波后脱漏一个 QRS 波群，漏搏后传导阻滞得到一定恢复，P－R 间期又趋缩短，之后又复逐渐延长，如此周而复始地出现，称为文氏现象（图 4－48）。

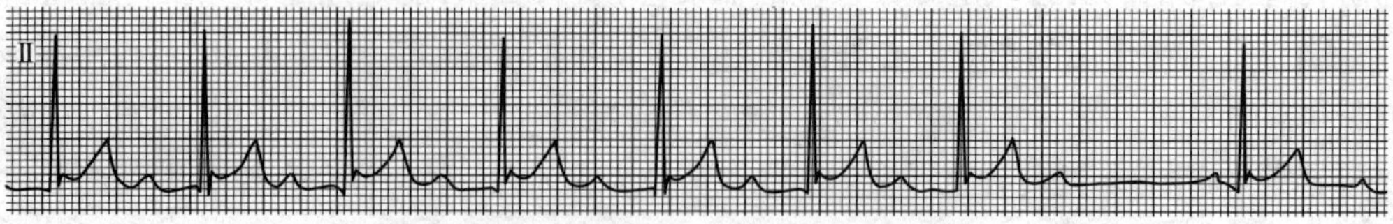

图 4-48　二度Ⅰ型房室传导阻滞

二度Ⅱ型房室传导阻滞：心电图表现为 P-R 间期恒定（正常或延长），部分 P 波后无 QRS 波群，凡连续出现两次或两次以上的 QRS 波群脱漏者，称为高度房室传导阻滞（图4-49）。

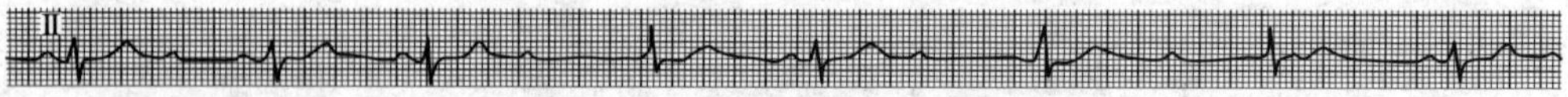

图 4-49　二度Ⅱ型房室传导阻滞

（3）三度房室传导阻滞　又称完全性房室传导阻滞，当来自房室交界区以上的激动完全不能通过阻滞部位时，在阻滞部位以下的潜在起搏点就会发放激动，出现交界性逸搏心律（频率为 40～60 次/分，QRS 形态正常），或室性逸搏心律（QRS 波宽大畸形，频率为 20～40 次/分），以交界性逸搏心律多见。心电图表现：①P-R 间期无规律，P 波与 QRS 波无关；②心房率快于心室率，心房率为心室率的 2～3 倍；③P-P 间期整齐；④R-R 间期缓慢整齐，心室率 40 次/分以上；⑤QRS 波形态为室上性，提示由交界区控制心室率，心室率在 40 次以下时，QRS 波形态常畸形。（图 4-50）。如果偶尔有 P 波下传心室者，称为几乎完全性房室传导阻滞。心房颤动时，如果出现心室律慢而绝对规则，则为房颤合并三度房室传导阻滞。

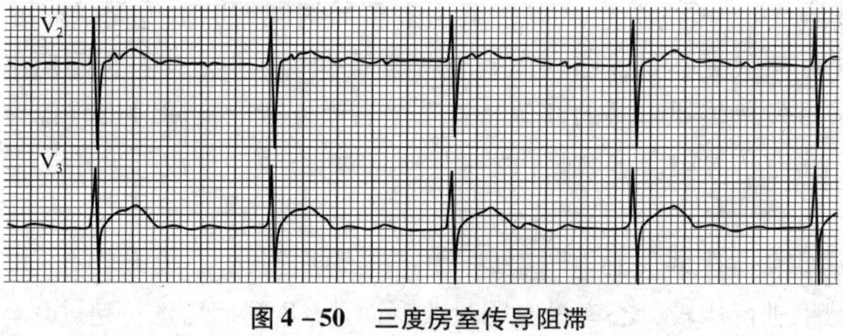

图 4-50　三度房室传导阻滞

3. 束支与分支阻滞

（1）右束支阻滞（right bundle branch block，RBBB）　完全性右束支阻滞心电图表现：①QRS 波群时限≥0.12 s；②V_1或 V_2导联 QRS 呈 rsR′型或呈宽大并有切迹的 R 波，此为最具特征性的改变；③Ⅰ、V_5～V_6导联 S 波增宽而有切迹，其时限≥0.04 s；aVR 导联呈 QR 型，其 R 波宽而有切迹；④V_1导联 R 峰时间 >0.05 s；⑤V_1～V_2导联 ST 段轻度压低，T 波倒置；Ⅰ、V_5、V_6导联 T 波方向一般与终末 S 波方向相反，仍为直立。

不完全性右束支阻滞心电图表现：为 QRS 形态和完全性右束阻滞相似，仅 QRS 波群的时限 <0.12 秒。

（2）左束支阻滞（left bundle branch block，LBBB）　左束支粗而短，由双侧冠状动脉分支供血，不易发生传导阻滞，如有发生大多为器质性病变所致。

完全性左束支阻滞心电图表现：①QRS 波群时限≥0.12 s；②V_1、V_2导联呈 rS 波（其 r

波极小、S 波明显增宽）或呈宽而深的 QS 波；Ⅰ、aVL、$V_5 \sim V_6$导联 R 波增宽，顶峰粗纯或有切迹，电轴左偏）；③Ⅰ、V_5、V_6导联 q 波消失；④V_5、V_6导联 R 波峰的时间大于 0.06 s；⑤ST－T 方向与主波方向相反（图 4－51）。

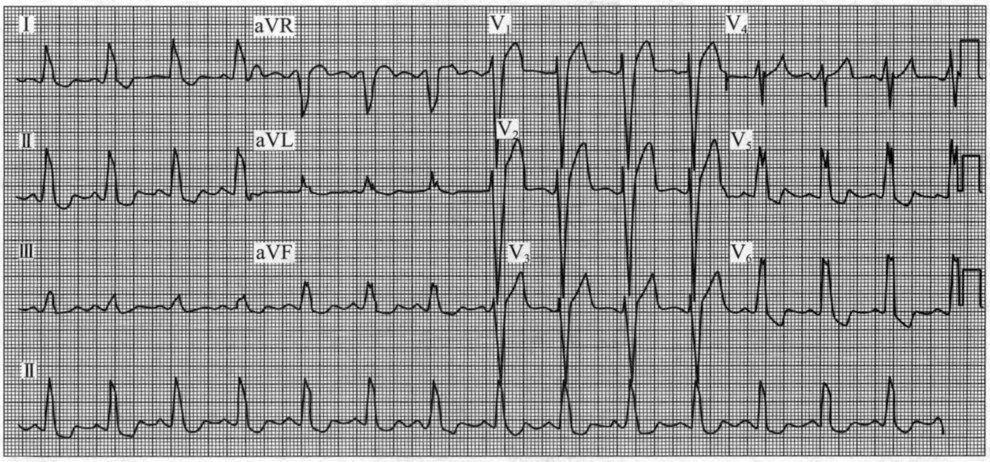

图 4－51　完全性左束支传导阻滞

（3）左前分支阻滞　心电图表现：①心电轴平均左偏≥－45°，有较肯定的诊断价值；Ⅱ、Ⅲ、aVF 导联 QRS 波呈 rS 型、Ⅲ导联 S 波大于Ⅱ导联 S 波；②Ⅰ、aVL 导联呈 qR 型，aVL 导联的 R 波大于Ⅰ导联的 R 波；③QRS 时限轻度延长，但＜0.12 s（图 4－52）。

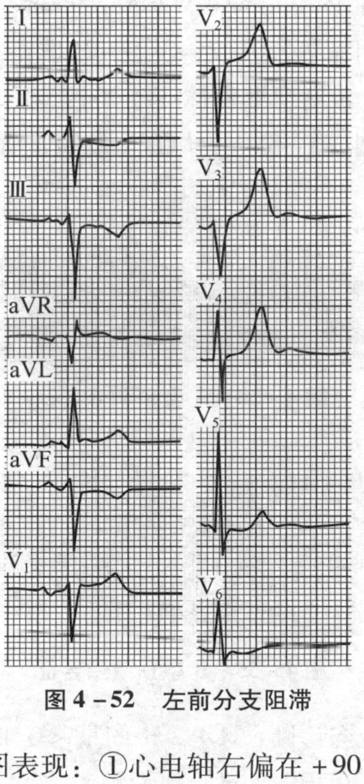

图 4－52　左前分支阻滞

（4）左后分支阻滞　心电图表现：①心电轴右偏在＋90°～＋180°，以超过 120°有较肯定价值；②Ⅰ、aVL 导联 QRS 波呈 rS 型，Ⅲ、aVF 导联呈 qR 型，且 q 波时限＜0.025 s，Ⅲ导联 R 波大于Ⅱ导联 R 波；③QRS 时限＜0.12 s。诊断左后分支阻滞应先排除引起电轴右偏的其他原因（图 4－53）。

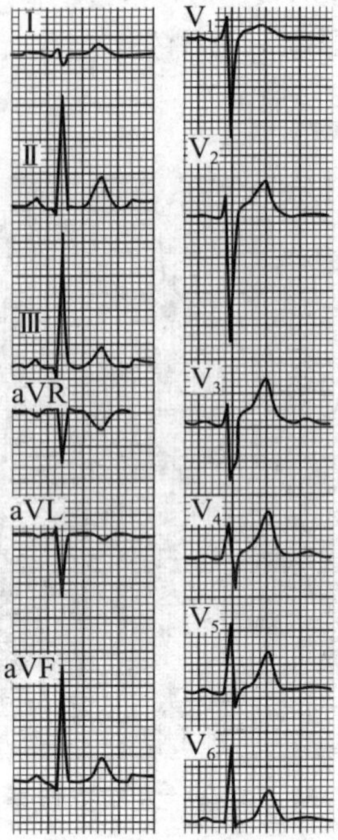

图 4－53　左后分支阻滞

4. 预激综合征（preexcitation syndrome）　是指在正常的房室结传导途径之外，沿房室环周围还存在附加的房室传导束（旁路）。预激综合征的类型如下。

（1）WPW 综合征（Wolff－Parkinson－While syndrome），又称为经典型预激综合征。WPW 心电图特点：①P－R 间期缩短 <0.12 s；②QRS 增宽 ≥ 0.12 s；③QRS 起始部有预激波（α 波）；④P－J 间期正常；⑤出现继发性 ST－T 改变。A 型 WPW，V_1 导联 δ 波正向且以 R 波为主（图 4－54）。B 型 WPW，V_1 导联 δ 波负向及 QRS 主波以负向波为主（图 4－55）。

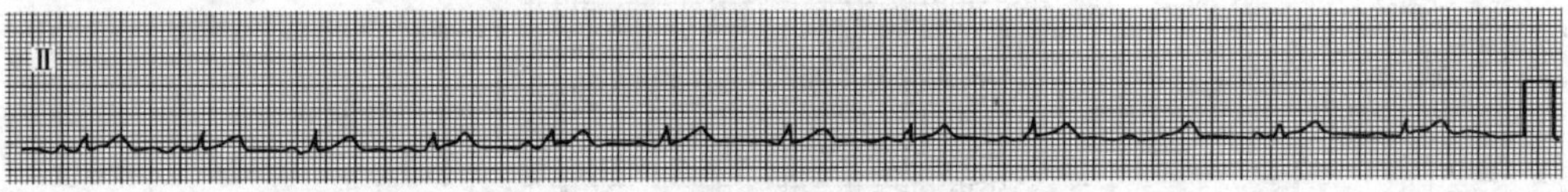

图 4－54　A 型预激综合征

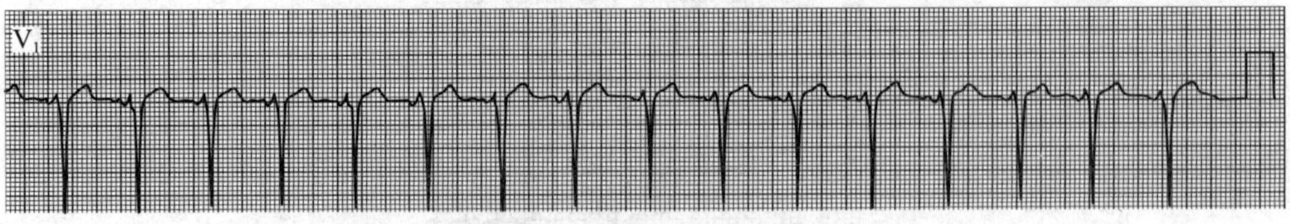

图 4－55　B 型预激综合征

（2）短 P－R 综合征　心电图诊断：①P－R 间期 <0.12 s；②QRS 波时限正常（右束支阻滞或室内传导阻滞例外）；③QRS 波起始部无预激波。

（3）Mahaim 预激综合征　心电图表现：①P－R 间期正常或延长；②QRS 时限延长，呈类完全性左束支阻滞图形；③QRS 起始部有预激波（δ 波）；④可伴继发性 ST－T 改变；⑤心动过速时，QRS 波表现为类左束支阻滞的宽大畸形，V_1 导联呈 rS。

十、电解质紊乱和药物影响

（一）电解质紊乱

电解质紊乱（electrolytes disturbance）是指血清电解质浓度的增高与降低，无论增高或降低都会影响心肌的除极与复极及激动传导异常，并可反映在心电图上。需要强调，心电图虽有助于电解质紊乱的诊断，但由于受其他因素的影响，心电图改变与血清中电解质水平并不完全一致。如同时存在各种电解质紊乱时又可互相影响，加重或抵消心电图改变。故应密切结合病史和临床表现进行判断。

1. **高血钾** 心电图特点：①Q－T 间期缩短和 T 波高耸，基底部变窄，形成所谓“帐篷状”T 波；②QRS 波群增宽，P－R 及 Q－T 间期延长；③R 波电压降低及 S 波加深，ST 段压低（图 4－56，图 5－57）。因心房肌受抑制而无 P 波，称之为“窦室传导”。

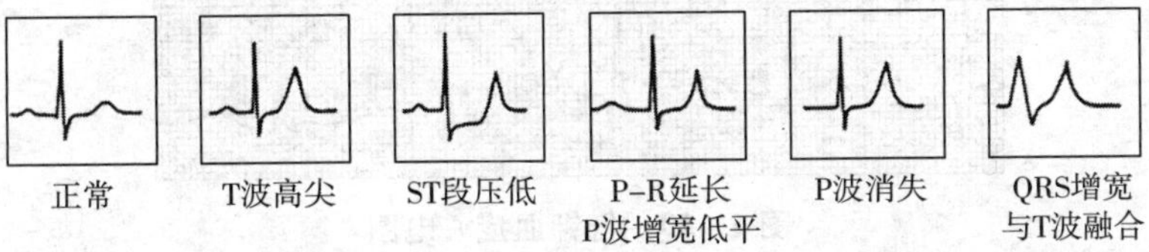

图 4－56 高血钾：随血钾水平逐渐升高引起的心电图改变示意图

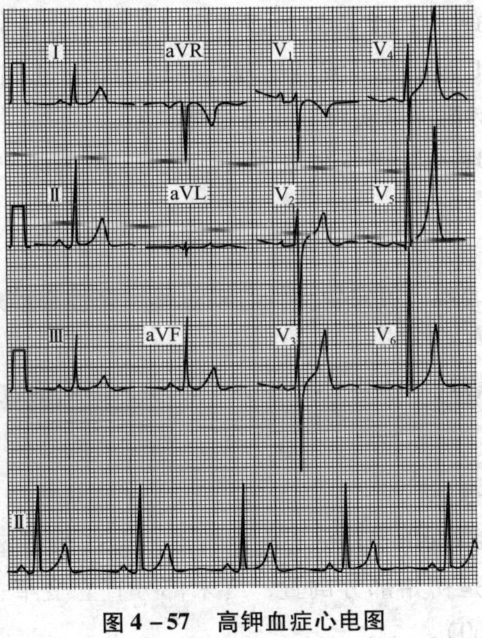

图 4－57 高钾血症心电图

2. **低血钾** 心电图特点：①ST 段压低，可达 0.05 mV 以上；T 波低平或倒置；②U 波增高（U 波 >0.1 mV 或 u/T >1 或 T－u 融合、双峰）；③P－R 间期及 Q－T 间期延长，表现为 Q－T－u 间期延长；④出现各种心动过速、期前收缩以及各种传导阻滞等（图 4－58，图 5－59）。

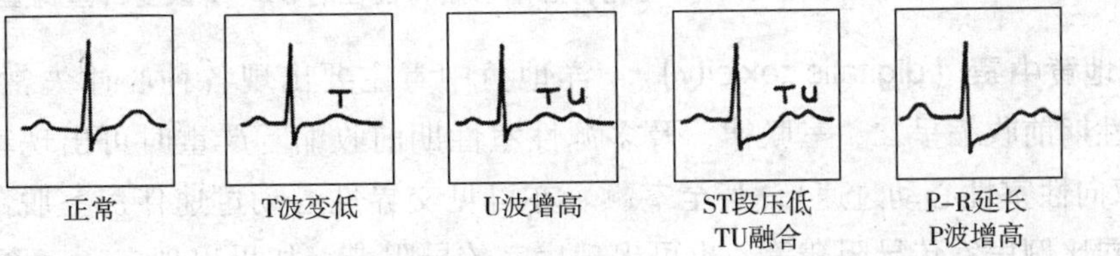

图 4－58 低血钾：随血钾水平逐渐降低引起的心电图改变示意图

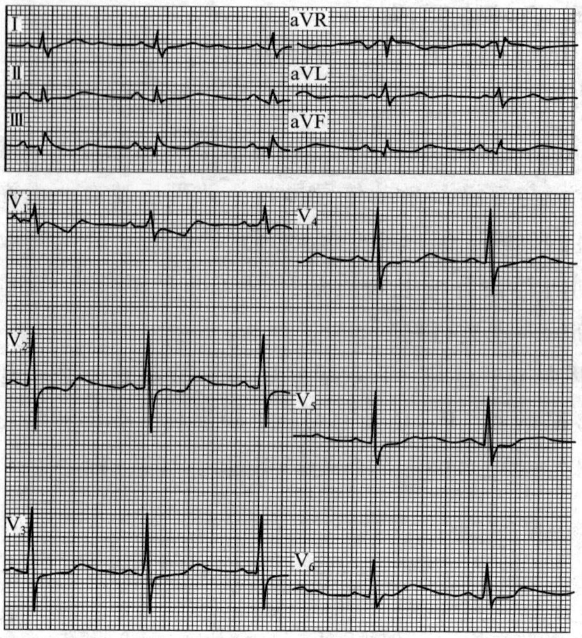

图4－59　低钾血症心电图

3. 高血钙和低血钙

（1）高血钙心电图表现　①ST段缩短或消失，R波后立即出现上升的T波；②Q－T间期缩短，常伴有明显的U波；③T波可出现低平或倒置；④偶可出现期前收缩、阵发性心动过速、不同程度的传导阻滞或窦性静止等心律失常。

（2）低血钙心电图表现　①ST段平坦延长，但无上下偏移；②Q－T间期延长、直立T波变尖、低平或倒置。

4. 血镁改变

（1）高镁血症心电图表现　可发生窦性心动过速、窦性心动过缓、一度房室传导阻滞、室内传导阻滞，甚至心脏停搏。

（2）低镁血症心电图表现　①容易产生异位激动，以期前收缩多见；②ST段压低，T波低平或倒置。

（二）药物影响

1. 洋地黄效应（digitalis effect）　心电图特点：①ST段下垂型压低；②T波低平、双向或倒置，双向T波往往是初始部分倒置，终末部分直立变窄；③ST－T呈“鱼钩型”；④Q－T间期缩短（图4－60）。

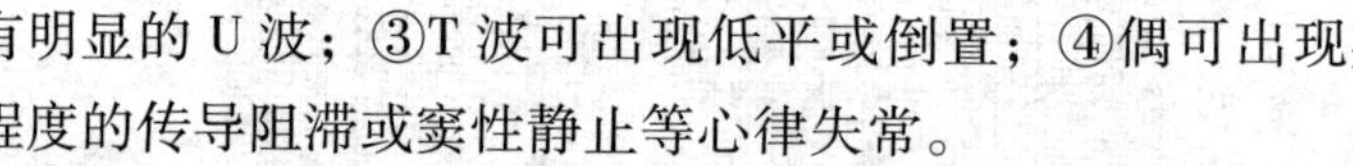

图4－60　洋地黄引起ST－T变化，逐渐形成特征性的ST－T改变（鱼钩型）

2. 洋地黄中毒（digitalis toxicity）　洋地黄中毒主要出现各种心律失常，常见的有：频发性室性期前收缩呈二、三联律，及多源性室性期前收缩。严重时可出现室性心动过速（特别是双向性室性心动过速），甚至室颤。亦可见交界性心动过速伴房室脱节，房性心动过速伴不同比例房室传导阻滞等。也可出现房室传导阻滞，如果出现二、三度房室阻滞时，则是洋地黄严重中毒的表现。也可以发生窦房阻滞伴交界性逸搏或窦性静止、心房扑动、心房颤动等。

3. 奎尼丁 治疗剂量时的心电图表现：①Q－T间期延长；②T波低平或倒置伴ST段压低；③u波增高；④P波增宽可有切迹，P－R间期稍延长。奎尼丁中毒时心电图表现：①Q－T间期明显延长；②QRS时限明显延长；③各种程度的房室传导阻滞及窦性心动过缓、窦性静止或窦房阻滞；④各种室性心律失常，严重时发生扭转型室性心动过速，甚至室颤。

4. 其他药物 如胺碘酮及索他洛尔等也可使心电图Q－T间期延长。

十一、心电图的分析方法和临床应用

（一）心电图分析方法和步骤

心电图在临床上是重要的客观资料，当对一份心电图做出诊断时，不同业务水平的人可能会做出不同的判断。

1. 结合临床资料的重要性 心电图记录的只是心肌激动的电学活动，心电图检测技术本身还存在一定的局限性，并且还受到个体差异的影响。许多心脏疾病，特别是早期阶段，心电图可以正常。多种疾病可以引起同一种图形改变，例如心肌病、脑血管意外等都会导致出现异常Q波，不可轻易诊断为心肌梗死。因此，在检查心电图之前应仔细阅读申请单，必要时应亲自询问病史和重做必要的体格检查。对心电图的各种变化都应密切结合临床资料，才能得出正确的解释。

2. 对心电图描记技术的要求 心电图机必须保证经放大后的电信号不失真，阻尼、时间常数合乎要求，走纸速度正确稳定，毫伏标尺无误。描记时应尽量避免干扰和基线飘移。描记者应了解临床资料及掌握心电图分析法。心电图应常规描记十二导联的心电图。应根据临床需要及心电图变化，决定描记时间的长短和是否加做导联。例如怀疑有右心室肥大时应加作V_{3R}导联；怀疑后壁心肌梗死应加作$V_7 \sim V_9$导联。对于心律失常，要取P波清晰的导联，描记长度最好能达到重复显示具有异常改变的周期。胸痛时描记心电图发现有ST－T异常改变者，一定要在短期内重复描记心电图，以便证实是否为急性心绞痛发作所致。

3. 熟悉心电图的正常变异 分析心电图时必须熟悉心电图的正常变异。例如P波一般偏小常无意义；儿童P波偏尖；由于体位和激动点位置关系，Ⅲ、aVF导联P波低平或轻度倒置时，只要Ⅰ导联P波直立，aVR导联P波倒置，则并非异常；QRS波群振幅随年龄增加而递减；儿童右室电位较占优势；横位时Ⅲ导联易见Q波；“顺钟向转位”时，V_1、V_2导联易出现“QS”波形；呼吸可导致交替电压现象；青年人易见ST段斜形轻度抬高；有自主神经功能紊乱者可出现ST段压低；体位、情绪、饮食等也常引起T波振幅减低；儿童和妇女$V_1 \sim V_3$导联的T波倒置机会较多等。

4. 心电图的定性和定量分析 定性分析是基础，先将各导联大致看一遍，注意P、QRS、T各波的有无及其相互之间的关系，平均电轴的大概方位，波形的大小，有无增宽变形，以及ST－T的形态等。若心中已经有数，则对大部分较单纯的变化即能做出正确判断。对可疑部分或界限不明确的地方，可有目的地去做一些必要的测量，以获得较准确的参数帮助判断。定量分析，常用的有P－P间期、P－R间期、QRS时限、Q－T间期以及P和QRS波群的振幅等。为了不致遗漏，分析心电图至少从四个方面考虑：心律问题、传导问题、房室肥大问题和心肌方面的问题。

分析心律问题应首抓住基础心律是什么，有无规律 P 波，从窦房结开始，逐层下推，对较复杂的心律失常，常要借助梯形图。对最后结果，还要反过来看与临床是否有明显不符合的地方，并提出适当的解释，原则上能用一种道理解释的不要设想过多的可能性；应首先考虑多见的诊断，从临床角度出发，诊断要顾及治疗和患者安全。

分析时基本步骤：①基本心律是窦性心律还是异位心律，找到 P 波清楚的导联（P 波在Ⅱ导联、V_1 导联最清楚），观察测量 P－P 间期、P 波与 QRS 波的关系，测量 P－R 间期。②比较 P－P 间期与 R－R 间期，找出心房率与心室率的关系，计算心室率并且观察有无心律失常；观测 QRS 时限、电压、形态、方向；测量心电轴。③观测 ST 段有无抬高或压低及其幅度；T 波形态、幅度、方向。测量 Q－T 间期。④做出心电图诊断，例如：正常心电图；大致正常心电图；异常心电图，要写明诊断，如急性广泛前壁心肌梗死；阵发性室上性心动过速等。

（二）心电图的临床应用

心电图主要反映心脏激动的电学活动，因此，对各种心律失常和传导障碍的诊断分析具有肯定价值，到目前为止尚没有任何其他方法能替代心电图在这方面的作用。特征性的心电图改变和演变是诊断心肌梗死可靠而实用的方法。

房室肥大、心肌受损、供血不足、药物和电解质紊乱都可引起一定的心电图变化，有助于诊断，但特征性不甚强。对于瓣膜活动、心音变化、心肌功能状态等，心电图不能提供直接判断。除了循环系统疾病之外，心电图已广泛应用于各种危重患者的抢救、手术麻醉、用药观察、航天、登山运动的心电监测等。

第二节　心电图运动负荷试验

心电图运动负荷试验（ECG exercise testing）是发现早期冠心病的一种检测方法，虽然与冠状动脉造影结果对比有一定比例的假阳性与假阴性，但由于其方法简便实用、无创伤、安全，一直被公认为是一项重要的临床心血管疾病检查手段。

一、运动试验的生理和病理基础

生理情况下，运动时为满足肌肉组织需氧量的增加，心率相应加快，心排出量相应增加，而必然伴随心肌耗氧量增加，冠状动脉血流量增加。病理情况下，当冠状动脉发生病变而狭窄到一定程度时，患者在静息状态下可以不发生心肌缺血，但当运动负荷增加伴随心肌耗氧量增加时，冠状动脉血流量不能相应增加，即引起心肌缺氧，心电图上可出现异常改变。心肌耗氧量与心率快慢、心室大小、室壁张力、室内压力增加速度及心室射血时间有关。在临床上，一般以心率或心率与收缩期血压的乘积来反映心肌耗氧量情况。

二、运动负荷量的确定

运动负荷量分为极量与亚极量两档。极量是指心率达到自己的生理极限的负荷量。这种极限运动量一般多采用统计所得的各年龄组的预计最大心率为指标。最大心率粗略计算法为 220－年龄数；亚极量是指心率达到 85%～90% 最大心率的负荷量，在临床上大多采用亚极量运动试验。例如 55 岁的受检者最大心率为 220－55＝165 次/分钟，亚极量运动试验要求其心率应为 165 ×85% =140 次/分钟。

三、心电图运动试验种类

1. Master 二级梯运动试验　20 世纪 30 年代由 Master 创建。按年龄、性别、体重不同，以适当速度在规定时间内完成规定次数的二级梯登梯运动。分析运动前后的心电图变化以判断结果。该方法虽简单、易行、经济、安全，但由于负荷量小，敏感性较差，因而假阴性率较高。目前，这一方法已基本淘汰。

2. 踏车运动试验（bicycle ergometer test）　让患者在装有功率计的踏车上做踏车运动，以速度和阻力调节负荷大小，负荷量分级依次递增，直至患者的心率达到亚极量水平。运动前、运动中及运动后多次进行心电图记录，逐次分析做出判断。这种方法的主要优点是根据受试者个人情况，达到各自的亚极量负荷，符合运动试验的原理和要求，结果比较可靠。

3. 平板运动试验（treadmill test）　这是目前应用最广泛的运动负荷试验方法。让患者在活动的平板上走动，根据所选择的运动方案，仪器自动分级依次递增平板速度及坡度以调节负荷量，直至患者心率达到亚极量水平，分析运动前、中、后的心电图变化以判断结果。

四、检测方法和注意事项

1. 运动试验前应描记受检者卧位和立位 12 导联心电图并测量血压作为对照。

2. 运动中通过监视器对心率、心律及 ST－T 改变进行监测，并按预定的方案每 3 分钟记录心电图和测量血压一次。

3. 在达到预期亚极量负荷后，使预期最大心率保持 1～2 分钟再终止运动。

4. 运动终止后，每 2 分钟记录 1 次心电图，一般至少观察 6 分钟。

5. 如果 6 分钟后 ST 段缺血性改变仍未恢复到运动前图形，应继续观察至恢复。

五、运动试验的适应证和禁忌证

1. 适应证　①对不典型胸痛或可疑冠心病患者进行鉴别诊断。②评估冠心病患者的心脏负荷能力。③评价冠心病的药物或手术治疗效果。④进行冠心病易患人群流行病调查筛选试验。

2. 禁忌证　①急性心肌梗死或心肌梗死合并室壁瘤。②不稳定型心绞痛。③心力衰竭。④中、重度瓣膜病或先天性心脏病。⑤急性或严重慢性疾病。⑥严重高血压患者。⑦急性心包炎或心肌炎。⑧肺栓塞。⑨严重主动脉瓣狭窄。⑩严重残疾不能运动者。

六、终止运动试验条件

在运动过程中，虽未达到适宜的试验终点，而出现下列情况之一时，应终止试验：①运动负荷进行性增加而心率反而减慢或血压反而下降者。②出现室性心动过速或进行性传导阻滞者。③出现眩晕、视力模糊、面色苍白或发绀者。④出现典型的心绞痛或心电图出现缺血型 ST 段下降≥0. 2 mV 者。

七、运动试验结果的判断

目前国内外较公认的判断踏车或平板运动试验的阳性标准主要为：①运动中出现典型的心绞痛。②运动中心电图出现 ST 段下斜型或水平型下移≥0. 1 mV，持续时间大于 1 分钟。

第三节　动态心电图

动态心电图（ambulatory electrocardiography，AECG）是指连续记录24小时或更长时间的心电图。该项检查首先由美国学者Holter于60年代初期应用于临床，故又称之为Holter监测。动态心电图可提供受检者24小时的动态心电活动信息，已成为临床上广泛使用的无创性心血管病诊断手段之一。

一、仪器的基本结构

动态心电图仪主要由记录系统和回放系统组成。

（一）记录系统

记录系统包括导联线和记录器。导联线一端与固定在受检者身上的电极相连，另一端与记录器连接。记录器有磁带式和固态式两种类型。记录器佩戴在受检者身上，并能精确地连续同步记录和储存24小时或更长时间的两通道或三通道心电信号。

（二）回放分析系统

回放分析系统主要由计算机系统和心电分析软件组成。回放系统能自动对磁带或固态记录器记录到的24小时心电信号进行分析。分析人员通过人机对话对计算机分析的心电图资料进行检查、判定、修改和编辑，打印出异常心电图图例以及有关的数据和图表，做出诊断报告。

二、临床应用范围

动态心电图可以获得受检者日常生活状态下连续24小时甚至更长时间的心电图资料，因此常可检测到常规心电图检查不易发现的一过性异常心电图改变。还可以结合分析受检者的生活日志，了解患者的症状、活动状态及服用药物等与心电图变化之间的关系。其临床应用范围有：

1. 心悸、气促、头昏、晕厥、胸痛等症状性质的判断。
2. 心律失常的定性和定量诊断。
3. 心肌缺血的诊断和评价，尤其是发现无症状心肌缺血的重要手段。
4. 心肌缺血及心律失常药物的疗效评价。
5. 心脏病患者预后的评价，通过观察复杂心律失常等指标，判断心肌梗死后患者及其他心脏病患者的预后。
6. 选择安装起搏器的适应证，评定起搏器的功能，检测与起搏器有关的心律失常。
7. 医学科学研究和流行病学调查，如正常人心率的生理波动范围，宇航员、潜水员、驾驶员心脏功能的研究等。

三、分析注意事项

（一）认真填写生活日志

要求患者在佩带记录器检测过程中做好日志。

（二）动态心电图常受到多种因素的干扰而影响其准确性

对动态心电图检测到的某些结果，尤其是ST－T改变，还应结合病史、症状及其他临床资料综合分析做出正确的诊断。

（三）动态心电图不能够替代常规 12 导联心电图

原因：①动态心电图属回顾性分析，并不能了解患者即刻的心电变化。②导联的限制，尚不能反映某些异常心电改变的全貌。对于心脏房室大小的判断、束支传导阻滞、预激综合征的识别以及心肌梗死的诊断和定位等，仍需要依靠常规 12 导联心电图检查。

（江　英　李贵平）

扫码“学一学”

第五章 超声诊断

超声是指振动频率在20 000次/秒（Hz，赫兹）以上，超过人耳听觉阈值上限的声波。超声检查是利用超声波的物理特性和人体器官组织声学特性相互作用后产生的信息，并将其接收、放大和信息处理后形成图形、曲线或其他数据，借此进行疾病诊断的一种非创伤性的检查方法。超声检查具有操作简便、无创伤、无痛苦、无电离辐射影响，可多次重复检查，不仅能观察脏器的解剖结构和形态，而且能检测其功能和血流状态等优点，因此广泛应用于临床，成为许多脏器、软组织器官病变首选的影像学检查方法。

一、基本知识

（一）超声检查的原理

1. 超声的物理参数 由声源产生的声振动在介质中传播，具有波长（λ）、频率（f）和传播速度（C）等物理参数。

（1）频率 由声源发生超声时所决定。单位为赫兹（Herz，Hz），用于医学上的超声频率为2.5～10MHz（兆赫），常用的是3.5～5MHz。

（2）声速 指超声在传播介质中单位时间内行进的距离，单位为m/s或cm/s，介质中声速的高低与其弹性（K）/密度（ρ）的比率有关，K/ρ比率大的介质，其声速高，小则声速低。即在固体中最快，液体中次之，气体中最慢。

（3）波长 超声在传播中，两个相邻的位相相同的质点之间的长度，即声波在一个完整周期内所通过的距离。频率、声速与波长间的关系式为$C = f \cdot \lambda$。超声在同一介质中传播时，由于声速已确定不变，频率愈高则波长愈短；反之，频率愈低则波长愈长。

2. 超声波传播的物理特性

（1）束射性或指向性 超声波与一般声波不同，由于频率极高，而波长很短，在介质中呈直线传播，具有良好的束射性或指向性。这是应用超声对人体器官进行定向探测的基础。

（2）反射、折射和散射 超声在介质中传播与介质的声阻抗密切相关。声阻抗（Z）为声波传递介质中某点的声压和该点速度的比值，它等于密度（ρ）与声速（C）的乘积，即$Z = \rho \cdot C$。两种不同声阻抗物体的接触面称界面。超声束在具有同一声阻抗均匀的介质1中呈直线传播，遇到大于波长且具有不同声阻抗的界面时，部分声束发生折射进入介质2，部分声束发生反射，声阻抗差越大，反射越多；如遇到远远小于其波长且声阻抗不同的界面时则发生散射。

（3）吸收与衰减 超声在介质中传播时除了声束的远场扩散，界面反射和散射使其声能衰减外，还有介质吸收导致的衰减，包括介质的黏滞性、导热率和弛豫性。不同生物组织对入射超声的吸收衰减程度不一，主要与组织中蛋白质和水的含量有关，且在同一种组织中又随超声频率的增高而增大。

（4）多普勒效应 超声束遇到运动的反射界面时，其反射波的频率将发生改变，即超声波的多普勒效应。

（5）非线性传播　超声波在组织中传播时形成压缩区和稀疏区，前者压力高，后者压力低，两者间的压力差引起声波传播速度的改变。这种声波传播中各点传播速度不同导致波形逐渐畸变并导致谐波的产生。因此，在介质中传播的超声波除了与发射频率相同的超声波（基波）外，还有整倍于基波频率的波（谐波）。

3. 超声成像基本原理　一般超声仪器均含有换能器、信号处理系统和显示器。含有压电晶体的换能器发射一定频率的超声波，在人体组织中传播时，常可穿透多层界面，在每一层界面上均可发生不同程度的反射或（和）散射，这些反射和散射声波含有超声波传播途中所经过的不同组织的声学信息，被换能器接收并经过仪器的信号处理系统的一系列处理，在显示器上以不同的形式显示为波形或图像。

（二）超声设备

1. A 型超声仪　即振幅调制型。以波幅高低变化反映界面反射回声的强弱。主要用于测量器官的径线以了解其大小，鉴别病变的物理特性（实质性，液性或气体）。

2. B 型超声仪　即辉度调制型。在显示器上以辉度不同的明暗光点反映界面反射回声强弱，采用多声束连续扫描，每一单条声束上的光点连续地分布成一幅切面图像，可以显示脏器的二维图像。可清晰显示脏器的外形与毗邻关系、内部结构及血管与其他管道分布情况，以及软组织的内部回声。是目前临床应用最广泛、最基本的一种超声诊断法。

3. M 型超声仪　实际上属于辉度调制型，以单声束取样获得活动界面发射波，再以慢扫描方式将某一取样线上的活动界面展开获得“距离－时间”曲线。主要用于探测心脏房室壁、心瓣膜和大血管的运动。

4. 多普勒超声仪　利用多普勒效应对心脏血管内血流方向、速度和状态进行显示的方式称为多普勒显示法。根据其仪器性能及显示方式，大致可分为两类：①频谱型多普勒：将朝向换能器流动的血流多普勒频移信号显示在频谱图基线上方；背向换能器流动的血流信号显示在频谱图基线的下方；频谱图的横轴和纵轴分别代表时间和频移的大小。②彩色多普勒血流显像：用自相关技术处理一个切面内多点多普勒频移信号，彩色编码红、蓝、绿三色显示血流多普勒频移信号，并将此彩色血流信息重叠显示于同一幅二维灰阶图像的相应区域内。其中，朝向探头的正向血流以红色代表，背离探头的负向血流以蓝色代表，湍流方向复杂多变，以绿色代表。彩色多普勒血流显像不仅能清楚显示心脏及大血管的形态结构与活动情况，而且能直观和形象地显示心内血流的方向、速度、范围、有无血流紊乱及异常通道等。

（三）超声特殊检查

超声的特殊检查包括经腔内超声检查和负荷超声心动图检查，其中经腔内超声检查包括经食管超声心动图、经直肠超声检查、经阴道超声检查、血管内超声检查。

（四）超声图像特点

超声图像是根据探头所扫查的部位构成的断层图像，改变探头位置可获得任意方位的超声图像。是以解剖形态学为基础，依据各种组织结构间的声阻抗差的大小以明（白）暗（黑）之间不同的灰度来反映回声的有无和强弱，从而分辨解剖结构的层次，显示脏器和病变的形态、轮廓和大小以及某些结构的物理性质。根据组织内部声阻抗及声阻抗差的大小，可将人体组织器官分为 4 种类型（表 5－1）。

表5－1　人体组织器官声学类型

反射类型	组织器官	二维超声图像表现
无反射型	血液等液性物质	液性暗区
少反射型	心肌、肝、脾等实质性脏器	低亮度、低回声区
多反射型	心瓣膜、肝包膜等	高亮度、高回声区
全反射型	肺气、肠气等	极高亮度、极高回声区、后伴声影

（五）超声新技术

超声目前在三维超声（three－dimensional ultrasound）、超声造影（ultrasound contrast. UC）、实时超声弹性成像（real－time ultrasound elastography，RTE）、斑点追踪超声心动图、声学定量、彩色室壁动态分析、彩色多普勒能量成像（color Doppler energy，CDE）、组织多普勒成像（tissue Doppler imaging，TDI）等技术方面取得很大进展。三维超声分为静态三维超声成像和动态三维超声成像，其临床运用有两点，一是在心脏病变方面包括对于间隔、房室壁结构与病变、心脏瓣膜、心脏占位性病变、心腔内血流信号三维显像、容积与体积测量，另外非心脏病变方面包括含液性结构和病变、被液体环绕的结构和病变等，如眼球内的病变、胎儿的观察。超声造影是人为地在血液加入声阻抗值与血液截然不同的介质（微气泡），则血液内的散射增强，出现云雾状的回声，利用这一原理，可使器官、组织显影或显影增强，从而为临床诊断提供重要依据。

二、超声检查的临床应用

（一）肝脏疾病的超声诊断

1. 正常肝脏声像图　肝脏切面轮廓规则，被膜呈线状，光滑完整。肝实质呈均匀一致弥漫分布的细点状中等度回声。肝内显示的管道结构主要为门静脉、肝静脉及其分支，前者管壁较厚，回声较强，后者管壁较薄，回声较低；血管腔为无回声。

2. 原发性肝癌声像图　肝实质内多发或单发的圆形或类圆形团块，多数呈膨胀性生长，局部肝表面隆起。肿块内部可显示均匀或不均匀的弱回声、强回声和混杂回声。肿瘤周围可见完整或不完整的低回声包膜，在侧后方形成声影。形成静脉或胆管内癌栓时，则在扩张的血管或胆管内见到高回声的转移灶。

案例5－1

患者，男性，34岁，体检发现肝内占位性病变。B超检查如图5－1。

超声表现：肝脏形态、大小正常，包膜完整光滑，下缘角锐利。肝右叶探及一实性低回声团，大小为4.1 cm×3.6 cm，形态规则，边界清，团块内可见短条状彩色血流信号。

诊断：肝右叶原发性肝癌。

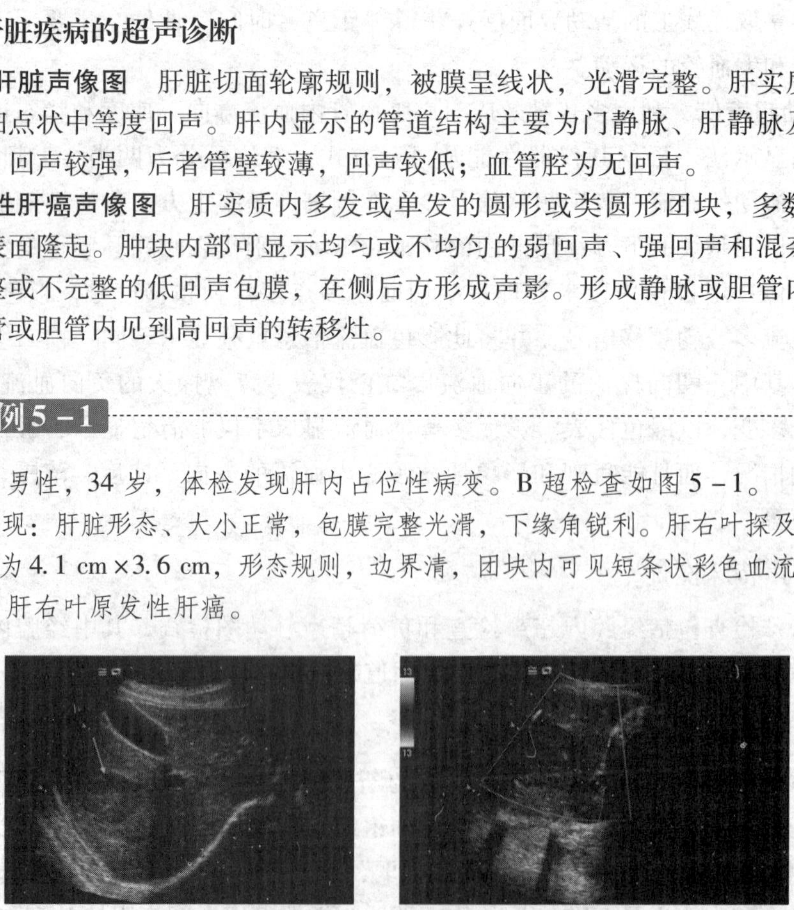

图5－1　原发性肝癌

3. 肝脓肿声像图　可见单发或多发的低回声或无回声肿块，脓肿壁表现强回声，厚薄不等，外壁光滑，内壁不平整。脓肿后壁回声增强，侧壁清楚。脓肿后方亦可见回声增强。脓肿周围显示由亮渐暗的环状回声的水肿带。脓腔的无回声、脓肿壁的强回声和周围的低回声形成了所谓“环中环”征。脓肿内出现气体时，后方出现狭长带状强回声。

（二）胆系疾病的超声诊断

1. 正常胆囊与胆道声像图　横切面和纵切面胆囊的形状表现为圆形、类圆形或长圆形，胆囊大小直径为4～5 cm，胆囊壁为边缘光滑的强回声，厚度为2～3mm。胆囊腔内为均匀的无回声液性暗区，胆囊后方回声增强。肝外胆管位于门静脉前方，管壁为强回声，薄而光滑，纵切面呈无回声长管状影，横切面呈小圆形无回声影。肝内胆管一般不能显示。

2. 胆石症与胆囊炎声像图　胆石症的典型表现有：①胆囊或胆管内形态稳定的强回声团；②强回声团后方伴声影；③强回声团随体位改变而移动。合并急性胆囊炎时胆囊可增大，慢性胆囊炎胆囊多缩小，胆囊壁增厚，边缘毛糙，回声增强。

案例5－2

患者，女性，35岁，体检发现胆结石。B超检查如图5－2。

超声表现：胆囊大小形态正常，囊壁欠光整，内见强回声团，大小约1.1×0.8 cm，后方伴声影。

诊断：胆囊结石。

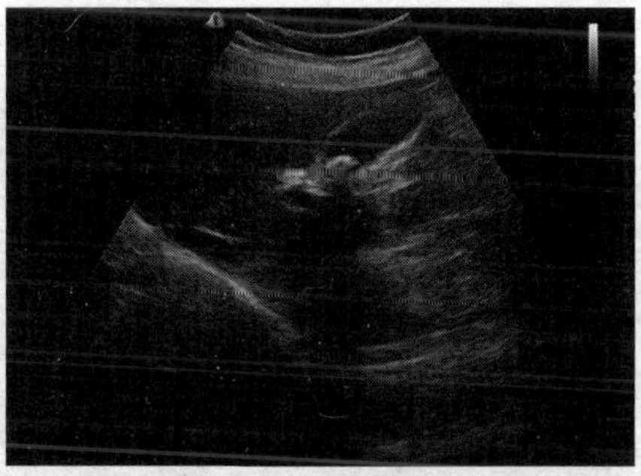

图5－2　胆囊结石

（三）胰腺疾病的超声诊断

1. 正常胰腺声像图　长轴切面呈蝌蚪形、哑铃形或腊肠形，边界光滑整齐，胰头稍膨大，呈椭圆形。胰腺实质呈均匀细小的回声光点，回声稍强于肝脏。

2. 急性胰腺炎声像图　胰腺增大增厚，多呈弥漫性，也可为局限性肿大，边界常不清楚。内部回声稀少，回声强度减低，随病情好转上述改变可迅速消失。出血性坏死性胰腺炎者胰腺明显肿大，边缘模糊不清，回声强弱不均伴暗区。

3. 慢性胰腺炎声像图　胰腺轻度增大或萎缩变小，轮廓多不规则，胰腺实质回声多呈不均匀性增强，主胰管常扩张，其中如有小结石可出现点状或斑片状强回声和声影。有时可见伴发的假性囊肿回声。

4. 胰腺癌声像图　胰腺多呈局限性肿大，内见异常回声肿物，轮廓不规则，边界模糊，肿瘤可向周围组织呈蟹足样浸润。内部多呈不均匀低回声，癌肿坏死液化可出现小的无回声暗区。胰头癌可压迫胆总管使肝内外胆管扩张及胆囊增大，胰管也可扩张。晚期胰腺癌常于胰腺周围、肠系膜上动脉、腹主动脉及下腔静脉周围出现椭圆形低回声的肿大淋巴结。

（四）泌尿系统疾病的超声诊断

1. 正常肾脏声像图　正常肾脏随扫查方向不同可呈圆形、卵圆形或豆形，被膜为强回声线影，清晰、光滑。外周的肾皮质呈均匀弱回声；内部的肾锥体为三角形或圆形低回声；肾窦呈不规则形强回声。正常输尿管由于肠气干扰而不能显示。

2. 正常膀胱声像图　正常充盈的膀胱腔内为均匀液性无回声区，膀胱壁厚 1 ~ 3 mm，黏膜为明亮回声线，肌层为中等回声带，浆膜层为强回声线。

3. 泌尿系统结石　肾结石表现为肾窦区点状或团状强回声，后方伴有声影。输尿管结石表现为在扩张输尿管的下端强回声，后方伴声影。膀胱结石表现为膀胱内强光团，后方伴声影，并随体位改变而移动。

案例 5-3

患者，男性，28 岁。右上腹侧腰部胀痛不适半年，阵发性发作。查体：皮肤、巩膜无黄染，右上腹部轻压痛，无肌紧张。B 超检查如图 5-3。

超声表现：右肾上极、下极集合系统内各见一大小分别为 0.6 cm × 0.4 cm、0.3 cm × 0.2 cm 的强回声团，后伴弱声影；右肾集合系统无分离。

诊断：右肾结石。

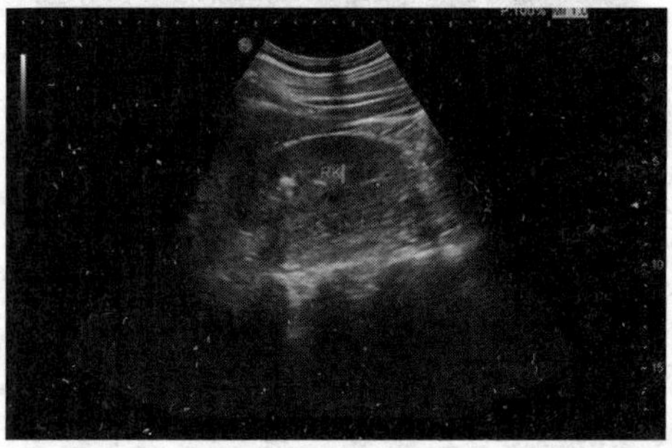

图 5-3　肾结石

4. 肾癌　肾表面常有隆起，并可见边缘不整齐的肿块，呈强弱不等回声或混合性回声，可有坏死、囊性变所致的局灶性无回声区。发生淋巴结转移时，于肾动脉和主动脉周围可见低回声结节；血管内有癌栓时，腔内有散在或稀疏回声团块。

5. 膀胱肿瘤　表现为膀胱壁上有向腔内突起的赘生物，大小不一，形态多样，呈中等强度回声，表面不光滑，呈菜花状或海藻样，有蒂肿瘤可随体位变化而有漂浮感。如肿瘤未侵及肌层，肿瘤附着部位膀胱壁轮廓光整明亮；如肿瘤已侵及肌层，则膀胱壁回声连续性破坏，轮廓不清。

（五）女性生殖系统疾病的超声诊断

1. 正常盆腔声像图　子宫位于充盈的膀胱后方，纵切面一般呈倒置的梨形，横切面子宫底部呈三角形，体部呈椭圆形，轮廓清晰，被膜光滑，子宫肌层呈均匀中等回声，宫腔呈线状强回声；内膜为低回声或较强回声，其回声和厚度与月经周期有关。宫颈回声较宫体回声稍强且致密，其内可见带状强回声的宫颈管。卵巢在子宫横切面上位于子宫两侧外上方，断面呈圆形或卵圆形，内部回声强度略高于子宫，所含卵泡呈圆形液性无回声区。双侧输卵管呈边缘强回声的管状结构，一般难以分辨。

2. **子宫肌瘤**　子宫肌瘤是子宫最常见的良性肿瘤，其声像图示子宫增大，形态不规则，尤见于多发者；肌瘤结节呈圆形低回声或等回声，周边有假性包膜形成的低回声晕；在壁间肌瘤时子宫内膜移向对侧且发生变形，黏膜下肌瘤时内膜显示增宽、增强或显示出瘤体。

（江　英　李贵平）

扫码“学一学”

第六章　X 线、CT 和 MRI 检查

第一节　X 线检查

1895 年德国物理学家伦琴发现了 X 线，不久 X 线就被应用于医学，并逐步形成了放射诊断学，为医学影像学发展奠定了基础。X 线诊断是影像诊断中的基础和主要内容，其应用十分广泛。了解 X 线的特点、检查方法和过程，熟悉各类基本病变的 X 线表现，是护理专业人员必须具备的基本条件。

一、基本知识

（一）X 线的特性

X 线是由高速运行的自由电子群撞击某一特定物质突然受阻时产生，是一种波长很短的电磁波。X 线的特性见表 6－1。

表 6－1　X 线的特性

特性	评价
穿透性	X 线能穿透一般可见光不能穿透的各种不同密度的物质，故 X 线对人体各种组织结构穿透力的差别是 X 线成像的基础
荧光效应	X 线能激发荧光物质（如硫化锌、钨酸钙等），产生肉眼可见的荧光，故利用荧光屏观察 X 线穿透人体后所产生的影像是透视检查的基础
感光效应	X 线能使胶片上的溴化银感光，产生潜影，经显影定影处理便形成黑白不同的影像，故感光效应是 X 线摄片检查的基础
电离效应	X 线经过任何物质都可使该物质发生电离，进入人体也同样使人体产生生物学方面的改变，故是放射防护学和放射治疗学的基础

（二）X 线成像原理

由于 X 线具有穿透性、荧光效应和感光效应，同时也由于人体组织结构有密度和厚度的差别，导致 X 线透过人体不同组织结构时，被吸收的程度不同，到达荧光屏或胶片上的 X 线量出现差异，从而在荧光屏或胶片上形成黑白明暗不同的影像。

人体组织密度的高低，依次分为骨骼、软组织（包括液体）、脂肪和气体四类（表 6－2）。

表 6－2　人体组织的密度与 X 线影像的关系

人体组织	密度	X 线影像	
		透视影像	X 线片影像
骨骼	高	黑	白
软组织（包括液体）	中	较黑	灰白
脂肪组织	低	较亮	灰黑
气体	最低	亮	黑

（三）X 线图像特点

X 线图像是 X 线束穿透路径上不同密度和厚度的组织结构相互叠加在一起的影像。由于前后重叠，有些结构可能被掩盖。X 线图像是由黑到白不同灰度的图像，反映各种人体组织结构密度和厚度的差别（图 6－1）。

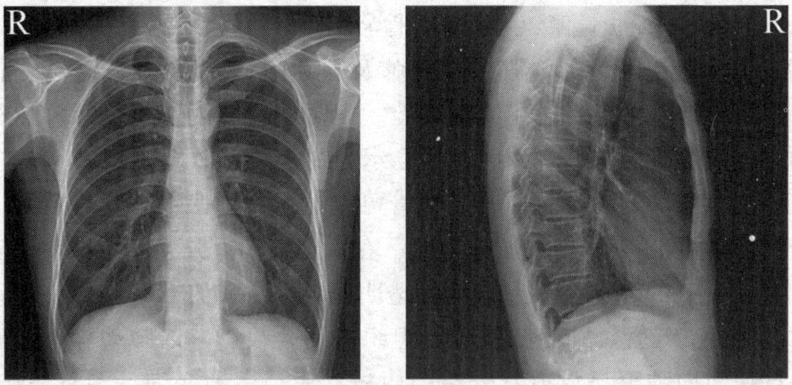

图 6－1　胸部后前位和左侧位 X 线图像

二、X 线检查方法

（一）透视

透视是利用荧光屏显影直接观察 X 线影像的检查方法。常用于胸部检查，也用于胃肠道钡剂造影、心血管造影检查及介入治疗等。其优点是简便、易行、灵活、经济，可对组织器官进行多方位及动态观察。主要缺点是不能显示细微病变，缺乏客观记录。

（二）X 线摄影

X 线摄影又称摄片，是利用胶片摄取透过人体的 X 线影像的检查方法。广泛用于胸部、腹部、四肢、头颅、骨盆及脊柱的检查。软线摄影是利用各种软组织对 40kV 以下的低能量 X 线的吸收量也有显著差别，在胶片上形成对比良好的 X 线影像，主要用于乳腺的检查。X 线摄影的优点是对比度和清晰度均较好，可作为客观记录保存。缺点是检查范围受胶片大小的限制，且不能动态观察。

（三）造影检查

人体有些相邻的组织器官（如腹部各脏器、肌肉、血管、软骨等）的密度相仿，不能形成自然对比，只有向被检组织器官内引入一些密度更高（如医用硫酸钡、水溶性有机碘对比剂等）或更低的物质（如空气等），才能形成人工对比从而显影，这种检查方法称造影检查，这些引入的物质称为造影剂。造影剂引入人体的途径有直接引入法和生理排泄法两种方法。

水溶性有机碘对比剂分为非离子型和离子型，主要用于血管造影、血管内介入治疗、尿路造影、子宫输卵管造影、窦道、瘘管及 T 管造影等。血管内应用水溶性有机碘对比剂有可能引起轻重不等的不良反应。其中，非离子型对比剂引起的反应少且程度轻，为广泛应用的类型，而离子型对比剂已趋于淘汰。此外，肝肾功能严重受损、甲状腺功能亢进、恶病质、婴幼儿、高龄者和过敏体质者，应禁用或慎用水溶性有机碘对比剂。

三、X线检查的临床应用

（一）呼吸系统

1. 正常的X线表现

（1）胸廓　由软组织与骨骼构成。软组织影像有胸锁乳突肌、锁骨上皮肤皱褶、胸大肌、女性乳房和乳头、第一、二肋骨伴随阴影等；骨骼影像有肋骨、锁骨、肩胛骨、胸骨和胸椎。

（2）胸膜　分为脏层和壁层，脏层包裹肺及肺叶间，壁层与胸壁、纵隔及横隔相贴，二者相互移行，两层胸膜之间为潜在的胸膜腔。正常情况下胸膜不显影，只有在胸膜反褶处X线投照方向与胸膜走行方向一致时，才显示为线状致密影。

（3）气管、支气管　气管和主、叶支气管可以显示，肺段以下支气管需进行支气管造影才能显示。气管在第5~6胸椎平面分为左、右主支气管，分叉角为60°~85°。

（4）肺　含有空气的肺在胸片上显示为透明区域，称肺野。肺门影是肺动脉、肺叶动脉、肺段动脉、伴行支气管、肺静脉及淋巴组织的复合投影，以肺动脉、肺静脉的投影为主。肺纹理是自肺门向肺野呈放射状分布的树枝状影，逐渐变细，主要是肺动脉的投影，肺静脉、支气管及淋巴管也参与形成。

（5）纵隔　表现为两肺之间的致密阴影，由其内的心脏、大血管、气管、主支气管、食管、淋巴组织、胸腺、神经及脂肪等组织器官的综合投影所形成。

（6）膈　呈圆顶状，表面光滑整齐。膈与胸壁相交形成肋膈角，外、后肋膈角深而锐利。膈与心脏形成心膈角。

2. 基本病变的X线表现

（1）支气管阻塞性改变　①阻塞性肺气肿：局限性阻塞性肺气肿表现为局部肺野透亮度增高，肺纹理稀疏。弥漫性阻塞性肺气肿表现为两肺野透亮度增加，肺纹理稀疏、纤细，双侧膈面低平，肋间隙增宽，心影狭长。②阻塞性肺不张：局限性肺不张表现为三角形或片状致密影，尖端指向肺门，基底朝外；肺叶不张表现为肺叶体积缩小，密度增高，肺纹理聚拢，叶间裂向不张的肺叶呈向心性移位，相邻肺组织呈代偿性肺气肿表现；一侧性肺不张表现为患侧肺野呈均匀致密影，纵隔向患侧移位，患侧横膈升高，肋间隙变窄，健侧肺可有代偿性肺气肿表现。

（2）肺部病变　①渗出与实变：表现为密度较均匀的斑片状或云絮状影，边缘模糊。如实变占据整个肺叶，则以叶间裂为界，形成边缘锐利的大片实变影。②增生：表现为结节状影，密度较高，边缘清楚，可呈梅花瓣状。③纤维化：表现为索条状影，密度较高，走行僵直。弥漫性纤维化则呈结节状、线状、网状、蜂窝状阴影。④钙化：表现为边缘锐利、形状不一、大小不等的致密影，呈局限或弥漫分布。⑤肿块：肿瘤以肿块为特征。良性肿瘤呈边缘光滑的球形肿块，一般不发生坏死；恶性肿瘤呈不规则分叶状肿块，边缘可有脐样切迹和短毛刺等特征，常发生坏死。⑥空洞与空腔：表现为局限性透亮区。前者壁较厚，周围可有实变区；后者壁菲薄，周围无实变。

案例6－1

患者，女，21岁，因反复发热1周就诊。体温最高39.8℃，听诊：右肺上叶有大量湿性啰音。X线检查如图6－2。

X线表现：右上肺野见密度均匀增高大片状阴影，下缘清晰，止于横裂，稍上抬，其内可见支气管征象；侧位：病灶位于右肺上叶。

诊断：右肺上叶大叶性肺炎。

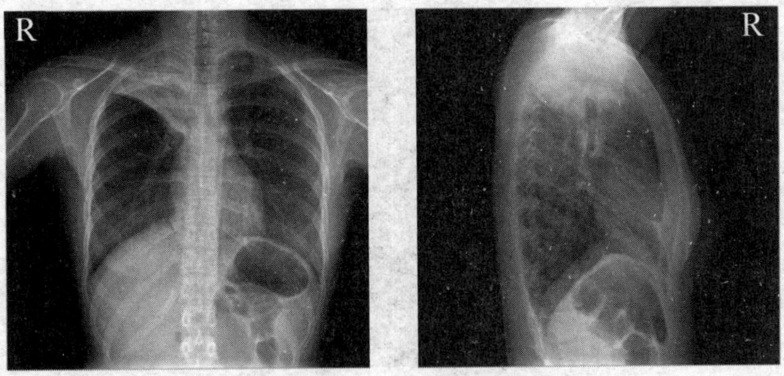

图6-2 右肺上叶大叶性肺炎

案例6-2

患者，男性，47岁，咳嗽、咳痰，发热并盗汗半月。X线检查如图6-3。

X线表现：量肺纹理增粗、增多，模糊，见多发弥漫粟粒状密度增高影，边缘模糊。

诊断：急性血行播散型肺结核。

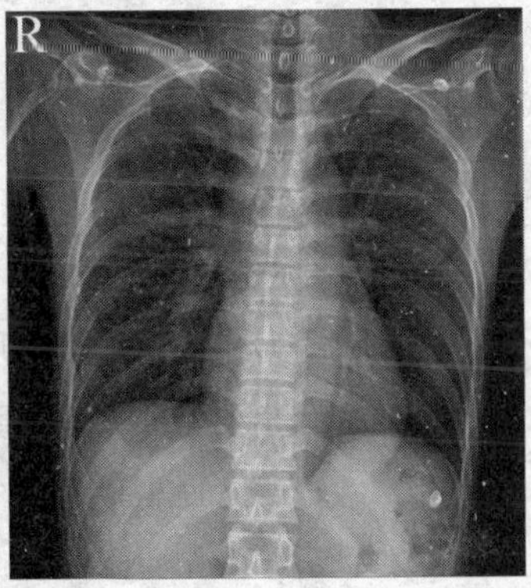

图6-3 急性血行播散型肺结核

案例6-3

女，49岁，因咯血5天，鲜红色血，伴咳嗽咳痰，无发热，无胸痛。听诊：双肺呼吸音粗，未闻及干湿性啰音。既往有咯血史。X线检查如图6-4。

X线表现：右上肺野中外带见一5.0 cm×3.4 cm大小团块状阴影，边缘模糊，侧位示病灶位于右肺上叶；团块影周围可见斑点、斑片状密度增高影；右上肺野见大片状密度增高影，水平裂外侧部稍向上移；两侧肺门未见增大、增浓；双膈面光整，肋膈角清晰锐利；心影大小、形态正常，主动脉未见异常；纵隔居中，无增大；两侧胸廓对称，无畸形。

诊断：右肺上叶团块影，考虑周围型肺癌并阻塞性肺炎、阻塞性肺不张。

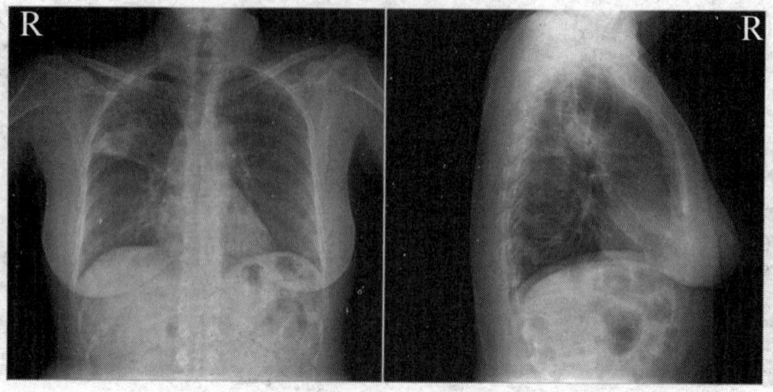

图6－4　周围型肺癌

（3）胸膜病变　①胸腔积液：少量积液表现为肋膈角变钝。中等量积液时，下肺野呈一片均匀致密影，上缘呈外高内低的弧线，肺野下部、膈面、肋膈角均被遮蔽。大量积液时，患侧胸腔呈广泛均匀致密影，患侧肋间隙增宽，纵隔向对侧移位。②气胸：表现为压缩的肺组织边缘与胸壁内缘之间出现无肺纹理的透亮区，称为气胸带。③液气胸：明显的液气胸可见横贯胸腔的液平面，其上方为气胸带和压缩的肺。气体较少时，则只见液面而不易看到气胸带。④胸膜肥厚、粘连、钙化：轻度肥厚粘连表现为肋膈角变钝、变浅、变平，膈顶牵拉平直，常呈幕状突起。广泛胸膜肥厚粘连可见沿胸廓内缘分布的带状致密影，边缘清晰，同侧肋间隙变窄，横膈上抬，纵隔向患侧移位。胸膜钙化表现为点状、线条状、片状或斑块状致密影。

（二）循环系统

1. 正常的X线表现

（1）后前位　心右缘分上下两段，上段为上腔静脉与升主动脉的复合影；下段为右心房右侧缘的投影。心左缘分3段：①上段是主动脉弓的投影，称主动脉结；②中段为肺动脉主干的投影，称肺动脉段或心腰；③下段是左心室的投影，最突出处为心尖。

案例6－4

患者，女，57岁，因胸痛2周就诊。查体：血压149/92 mmHg，心率94次/分，双肺未闻及啰音，律齐，各瓣膜听诊区未闻及病理性杂音。X线检查如图6－5。

X线表现：主动脉扩张，主动脉结向左突出；两侧肺野透光度正常，未见明确实变影；两肺纹理稍增粗、增多、模糊；两侧肺门无增大、增浓；两膈面光整，肋膈角清晰锐利；纵隔居中，无增大；心影增大，心胸比约为0.53；其他：未见异常。

诊断：高血压性心脏病。

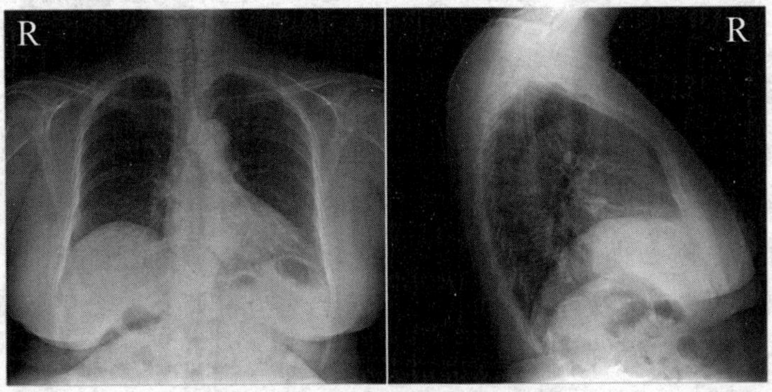

图 6－5　高血压性心脏病

（2）左侧位　前缘自上而下为升主动脉、肺动脉主干和右心室。后缘上段为左心房，下段为左心室。

2. 基本病变的 X 线表现

（1）心脏形态异常　可分为二尖瓣型、主动脉型和普大型。

（2）心脏增大　判断心脏增大的方法是测量心胸比率，即在后前位胸片上测量心脏最大横径（心脏左右缘最突出点至胸廓中线垂直距离之和）和胸廓内壁最宽横径（在右膈顶水平胸廓两侧肋骨内缘间连线的长度），两者的比值即称心胸比率。正常为 0.45 ±0.03。临床上以 0.51 ~0.55 为轻度增大；0.56 ~0.60 为中度增大；0.60 以上为重度增大。

1）左心房增大　表现为：①食管的左心房压迹加深、加大和后移；②左心房段向后上方隆凸致左主支气管受压抬高、变细；③心左缘由于左心耳膨凸出现四个弧，第三个弧为左心耳，称为“第三弓”；④心右缘可见左心房向右膨凸超过右心房的边缘，称为双房征或双弧影。

2）左心室增大　表现为：①左心室段隆凸延长，心尖向左下移位，左心室与膈肌接触面增加。由于心脏呈顺钟向向右转位，主动脉弓显示开大，心腰部凹陷，形成“主动脉型”心；②心后缘下段向后膨凸。

3）右心房增大　表现为右心缘下段向右膨凸延长。

4）右心室增大　表现为：①心脏呈逆钟向向左转位，主动脉结缩小，心尖圆隆、上翘，可见肺动脉段凸出，形成“二尖瓣型”心；②心前下缘向前膨凸，室间沟后移，心膈面延长。

（3）肺循环异常

1）肺充血　表现为：①肺动脉段突出，右下肺动脉扩张，横径 >1.5 cm；②肺纹理增粗、增多；③扩张的血管边缘清楚，肺动脉及分支搏动增强。④肺野透亮度正常。

2）肺少血　表现为：①肺门动脉缩小，搏动减弱；②肺动脉段平直或凹陷，但肺动脉瓣狭窄时可有凸出；③肺纹理变细、稀疏；④肺野透亮度增加，有时可见扭曲紊乱或明显增多呈网状的侧支血管形成。

3）肺淤血　表现为：①肺纹理增多、增粗且边缘模糊，上肺静脉扩张而小静脉、下肺静脉正常或变细；②肺门影增大，边缘模糊；③肺野透亮度降低。

4）肺水肿　表现为：①间质性肺水肿，出现各种间隔线，以克氏 B 线最常见，表现为肋膈角区与胸壁垂直的细线影，长 2 ~3 cm，宽 1 ~3mm；②肺泡性肺水肿，亦称实质性肺水肿，表现为两肺广泛分布的边缘模糊的斑片状阴影，重者聚集在两肺门区的大片阴影呈“蝶翼状”。

（三）消化系统

1. 正常的X线表现

（1）食管　轮廓光滑整齐，管壁柔软，伸缩自如，宽度2～3 cm。右前斜位可见食管前缘自上而下有3个压迹，即主动脉弓、左主支气管和左心房压迹。

黏膜皱襞表现为2～5条纵行纤细的条状透亮影，互相平行。食管蠕动波对称，波形自上而下运动，随吞咽动作或受食物团的刺激时出现。

（2）胃　分为胃底、胃体、胃窦三部分及胃小弯和胃大弯，入口为贲门，出口为幽门。

胃的形状与体型、张力有关，一般分为牛角型、鱼钩型、无力型和瀑布型。胃的轮廓在胃小弯和胃窦部大弯侧光滑整齐；胃底和胃体大弯侧呈锯齿状，与黏膜皱襞走行有关。

胃底皱襞较粗而弯曲，呈不规则网状；胃体小弯侧皱襞呈纵行，平行整齐，靠大弯处逐渐变粗呈横行或斜行；胃窦部皱襞为胃体皱襞的延续，可斜行或与胃长轴一致。

胃的蠕动由胃体上部开始向幽门推进，波形由浅小逐渐加深，一般同时可见到2～3个蠕动波。

（3）十二指肠　呈“C”字形，分为球部、降部、水平部和升部。球部呈边缘整齐的三角形，尖端（称顶部）连接降部，底部中央为幽门管开口，两侧为穹隆。球部黏膜皱襞呈纵行。降部以下黏膜皱襞变化较大，多为羽毛状，亦可为纵行、横行。球部蠕动呈整体性收缩，降部以下呈波浪式推进，偶可见逆向蠕动。

（4）空肠和回肠　空回肠无明显分界，空肠多位于左上和中腹部，回肠多位于中下、右下腹及盆腔。空肠管径较回肠略大；空场黏膜皱襞高凸而密集，回肠黏膜皱襞平坦而稀疏。普通钡餐造影空回肠皱襞呈羽毛状或雪花状，回肠末端的黏膜皱襞常呈纵行。气钡双重造影空回肠皱襞呈环状。空回肠的蠕动为推进式运动，表现为肠曲节段性的充盈和排空。空肠蠕动迅速有力，回肠蠕动慢而弱。

（5）结肠　分为盲肠、升结肠、横结肠、降结肠、乙状结肠和直肠。升结肠转向横结肠处为肝曲，横结肠转向降结肠处为脾曲。

结肠充盈时肠腔呈对称性袋状突出，称结肠袋，右半结肠较左半结肠明显。直肠没有结肠袋。阑尾充盈时表现为管条状阴影，位于盲肠内下方。结肠黏膜皱襞呈半月形，构成结肠袋之间的不完全间隔。

2. 基本病变的X线表现

（1）轮廓改变　① 龛影：由于胃肠道管壁溃烂，造影剂充填在其内而形成的突出于轮廓外的钡影，轴位呈类圆形的高密度影，常见于溃疡。② 充盈缺损：病变向胃肠道腔内突出，使该处不能被造影剂充盈而形成的影像缺损区，称为充盈缺损。良性病变边缘多光滑整齐，恶性病变边缘多不规则。③ 憩室：由于胃肠道管壁局部组织结构薄弱，呈囊袋状向外膨出，或邻近病变粘连牵拉致使管壁各层向外膨出而形成。表现为局限性囊袋状突出影，边缘光滑，内有正常的黏膜皱襞伸入。

案例6－5

患者，女，37岁，因腹痛压痛就诊。上消化道造影如图6－6。

造影表现：胃窦部及胃体小弯侧见一不规则龛影，外缘略平，内缘不整齐，见多个尖角，龛影位于胃轮廓内，周围黏膜皱襞增粗、紊乱、部分中断，见“环堤征”及“指压征”，胃小区及胃小沟被破坏，胃壁僵硬，柔软度、移动度减弱，蠕动、舒缩功能消失，排空功能尚可，见激惹现象。

诊断：胃窦、胃体小弯胃癌。

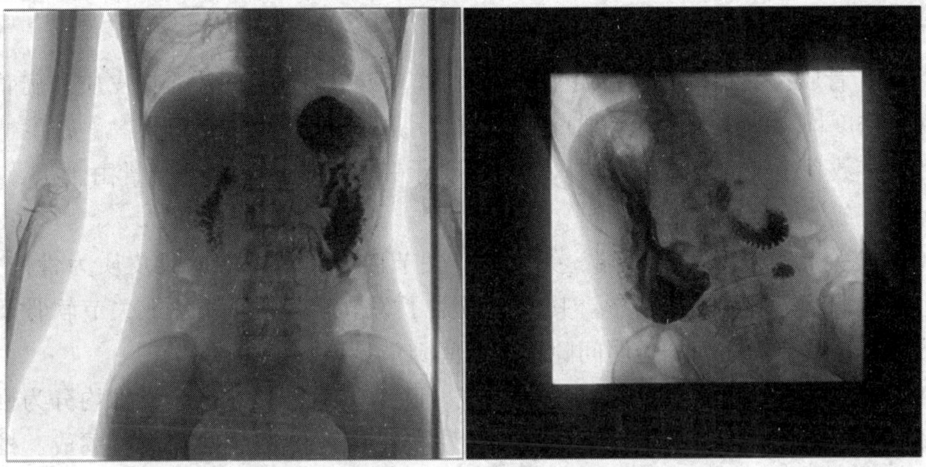

图 6－6　胃癌

案例 6－6

患者，男性，59 岁，进行性吞咽困难 3 年，伴消瘦、乏力。食管造影如图 6－7。

检查方法：对比剂流至食道下段及贲门处见一长约 2.2 cm 的狭窄段，对比剂呈窄条状缓慢通过，狭窄段以上食道稍扩张；黏膜皱襞见增粗、紊乱、中断现象；胃底部见软组织肿块影，黏膜皱襞见增粗、紊乱、中断现象，见充盈缺损影。

诊断：食管下段贲门胃底癌。

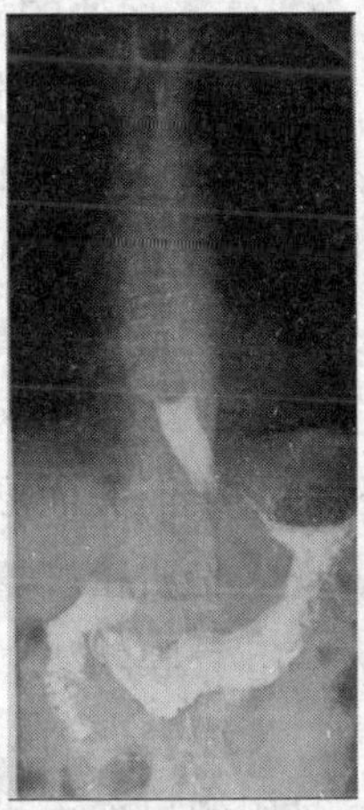

图 6－7　食管下段贲门胃底癌

（2）黏膜皱襞的改变　①黏膜破坏：黏膜皱襞影像消失，代之以杂乱不规则的钡影。②黏膜皱襞平坦：皱襞的条纹影变得不明显，严重时可完全消失。③黏膜皱襞增宽和迂曲：皱襞的透明条纹影增宽，常伴有黏膜皱襞迂曲、紊乱。④黏膜纠集：皱襞从四周向病变区集中，呈车辐状或放射状。

（3）功能改变　①张力：张力高表现为局部管腔持续性收缩、变小，称为痉挛；张力低表现为管腔扩张，运动减弱。②蠕动：蠕动增强表现为蠕动波增多、加深、运行加快；蠕动减弱或消失，表现为蠕动波减少、变浅、运行缓慢或长时间无蠕动波出现；逆蠕动，蠕动方向与正常运行方向相反，造成内容物反流。③运动力：表现为钡剂到达和离开某一部位的时间。服钡后4小时胃未排空、6小时未到达盲肠、9小时小肠未排空均表现为运动力减弱或通过缓慢；服钡后少于2小时即到达盲肠表现为运动力增强或通过过快。节段性排空加快，称为激惹或跳跃现象。④分泌：分泌功能亢进时，表现为液体增多，造影剂散在分布，呈絮片状或线条状影。

（四）骨、关节系统

1. 正常的X线表现

（1）骨　骨质按其结构分为密质骨和松质骨。密质骨构成长骨的骨皮质和扁骨的内外板，表现为密度均匀的致密影。松质骨由多数骨小梁组成，其间充以骨髓，密度低于密质骨，且可见多数骨小梁交叉排列。成人长骨由骨干和骨端组成。小儿长骨由骨干、干骺端、骨骺和骺板组成。

（2）四肢关节　包括关节骨端、关节囊、关节腔。关节骨端的骨皮质为骨性关节面，表现为边缘光滑整齐的线样致密影。其表面覆盖了关节软骨，X线片上关节软骨及关节囊均不显影。骨性关节面之间的透明间隙称关节间隙。

（3）脊柱　由脊椎和其间的椎间盘所组成。除第1颈椎外，每个脊椎均分为椎体和椎弓两部分。椎体呈长方形，从上而下逐渐增大。椎弓由两侧椎弓根和椎板围成。椎弓根在正位投影位于椎体内呈椭圆形环状致密影，两侧对称。椎板由椎弓根向后内下延续，在中线联合成棘突，投影于椎体中央，呈尖向上类三角形致密影。椎弓每侧各有一横突和上、下关节突。椎体后缘和椎弓围成椎管，表现为纵行的半透明区。椎体之间有椎间盘相隔，呈宽度均匀的横行透明影，称椎间隙。

2. 基本病变的X线表现

（1）骨骼的基本病变　①骨质疏松：是指一定单位体积内正常钙化的骨组织减少。X线表现为骨密度减低，骨小梁变细、减少，间隙增宽，骨皮质分层和变薄。②骨质软化：是指一定单位体积内骨组织的有机成分正常，钙盐沉着减少，骨骼因此失去硬度而变软。X线表现为骨质密度普遍减低，皮质变薄，骨小梁稀少，边缘模糊，骨骼变形。③骨质破坏：是指局部骨组织被病理组织代替而造成的骨质缺损。X线表现为局部骨质密度减低，骨皮质和骨小梁消失而形成骨质缺损区。④骨质增生硬化：是指一定单位体积内骨量的增多。X线表现为骨质密度增高，骨皮质增厚，骨小梁增粗、密集，髓腔变窄或消失，可伴有骨骼增大。⑤骨膜增生：又称骨膜反应，是因骨膜受刺激，内层成骨细胞活动增加形成骨膜新生骨。X线表现为与骨皮质表面平行的线状、层状、花边状、放射状致密影。⑥骨质坏死：是指骨组织局部血供中断、代谢停止形成死骨。X线表现为局限性骨质密度增高，大小不等，呈条状、块状或砂粒状。⑦骨内或软骨内钙化：是指骨或软骨内出现异常钙盐沉着。X线表现为颗粒状、小环或半环状无结构的高密度影。⑧骨内矿物质沉积：铅、磷、铋等进入体内，主要沉着于骨内，生长发育期主要沉积于生长较快的干骺端。X线表现为多条平行于骺线的致密带，厚薄不一。⑨骨骼变形：多与骨骼大小改变并存。骨肿瘤可使骨局部膨大、变形；发育畸形可使一侧骨骼增大；脑垂体功能亢进使全身骨骼增大；骨软化症使全身骨骼变形等。⑩周围软组织改变：外伤、炎症等可引起骨骼周围软组织肿胀，密度增高，层次模糊。恶性肿瘤可见局部软组织肿块影。长期慢性骨病可引起软组织萎缩。外伤后发生骨化性肌炎，可见软组织内钙化或骨化。肿瘤新生骨时也可见不规则瘤骨及钙化。

案例6－7

患者，男，26岁，因右侧腕关节包块就诊。X线检查如图6－8。

X线表现：右侧桡骨远端骨端关节面下见囊性膨胀性骨质破坏区，其内见多发骨性分隔，骨皮质似中断，未见明确骨膜反影；见软组织肿块影；余构成右腕关节各骨未见明确骨折现象；未见明确脱位。

诊断：右侧桡骨远端骨巨细胞瘤。

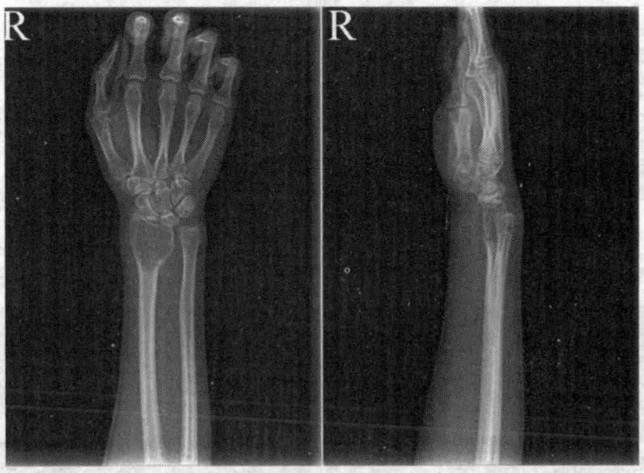

图6－8　骨巨细胞瘤

案例6－8

患者，男性，50岁，左股骨骨折术后复查。查体：左侧大腿上段肿胀疼痛。X线检查如图6－9。

X线表现：左侧股骨骨干增粗变形，骨密度增高，骨皮质增厚，骨髓腔变窄；上段可见一骨脓腔形成，骨皮质、周围软组织稍肿胀，左股骨大转子上缘软组织内见结节状骨性密度影。其他：未见异常。

诊断：左股骨慢性骨髓炎。

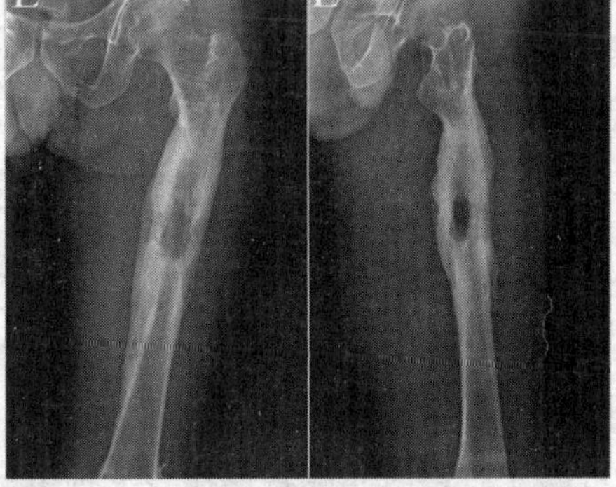

图6－9　慢性骨髓炎

（2）关节的基本病变　①关节肿胀：表现为关节周围软组织影增厚，密度增高，层次模糊，关节间隙正常或增宽。②关节破坏：表现为关节间隙变窄或消失，关节面或关节骨端骨质缺损。严重时可引起关节半脱位和变形。③关节强直：可分为骨性强直和纤维性强直。前者表现为关节间隙变窄、部分或全部消失，关节骨端间有骨小梁相连；后者表现为关节间隙变窄，关节骨端骨质疏松，其间无骨小梁贯穿。④关节脱位：是指构成关节的骨端失去正常的对应关系。⑤关节退行性变：早期改变为缓慢发生的软骨变性、坏死和溶解。继而造成骨性关节面骨质增生硬化，并于边缘形成骨赘。早期表现为骨性关节面模糊、中断、消失。晚期表现为关节间隙狭窄、软骨下骨质囊变和关节边缘骨赘形成。

案例 6-9

患者，女，36 岁，右侧肘关节摔伤急诊就诊。X 线检查如图 6-10。

X 线表现：右肘关节之尺桡骨向后移位，且向外稍移位，周围软组织肿胀。

诊断：右肘关节后脱位。

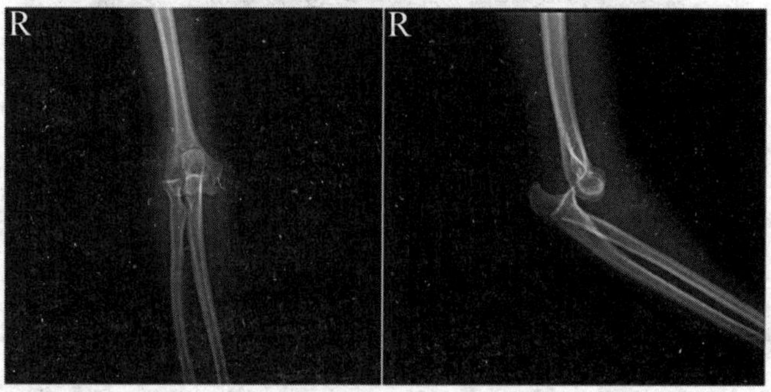

图 6-10　右肘关节后脱位

第二节　计算机体层成像检查

计算机体层成像（computer tomography，CT）是 Hounsfield 于 1969 年首先设计成功，1972 年问世的。它是利用 X 线束对人体选定层面进行扫描，取得信息，经计算机处理而获得的重建图像，所显示的是断面解剖图形，密度分辨率高，可直接显示 X 线照片无法显示的器官和病变，提高了病变的检出率和诊断的准确率。

一、基本知识

（一）CT 成像原理

CT 是以 X 线束对人体某部位一定厚度的层面进行扫描，由对侧的探测器接收透过该层内组织的 X 线，将其转变为可见光后，由光电转换器转变为电信号，再经模拟/数字转换器转为数字，输入计算机处理。计算机系统按设计好的图像重建方法，对数字信号加以一系列的设计和处理，得出人体断层层面上组织密度数值的分布。图像形成的处理有如将选定层面分成若干个体积相同的长方体，称之为体素，扫描所得信息经过计算机而获得每个体素的 X 线衰减系数或吸收系数，再排列成数字矩阵。经数字模拟转换器把数字矩阵中的每个数字转为由黑到白不等灰度的小方块，即像素，并按矩阵排列，构成 CT 图像。

（二）CT 图像特点

CT 图像是断面图像，由像素按矩阵排列所构成，像素的不同灰度反映的是相应体素的 X 线吸收系数。密度高的组织为白影，如骨骼；密度低的组织为黑影，如肺部。CT 的密度分辨率高，如人体软组织之间的密度差别虽小，也能形成对比，显示出良好的解剖结构图像及软组织内病变的图像，这是 CT 突出的优点。CT 图像是在一定的视野范围内，像素越小，数目越多，构成的图像越细致。

CT 图像不仅以不同灰度显示组织密度的高低，还可将组织对 X 线吸收系数换算成 CT 值，用 CT 值说明组织密度高低的程度，即具有量的概念。CT 图像常为某一部位多个连续的横断面图像，为了显示整个器官，通过图像重组程序，可重组成冠状面和矢状面的层面图像。螺旋 CT 可做任意平面的图像重建和三维立体图像重建，可以更直观地显示正常结构及病变的立体方位。

二、CT 检查方法

（一）平扫

是指不用造影剂的普通扫描。常规先行平扫。多层螺旋 CT 技术还允许使用较低的剂量用于肺癌、结肠癌、冠状动脉等多种疾病的筛查。

（二）增强扫描

是指经静脉注入水溶性有机碘剂后再进行扫描。目的是提高病变组织同正常组织间的密度差，以显示平扫上未被显示或显示不清的病变，通过病变有无强化和强化类型，对病变组织类型做出判断。除头颅外伤、脑血管意外以及椎间盘、胸部检查的患者外，一般需要在平扫后加做增强扫描。

（三）造影扫描

是先做器官或结构的造影，然后再行扫描的方法。可更好地显示某一器官或结构，从而发现病变，常用的如脑池造影 CT、脊髓造影 CT、胆囊造影 CT 等。

（四）CTA

静脉注射碘对比剂，后进行螺旋 CT 三维血管重建，可以获得比较清晰和精细的血管图像，即 CTA（CT angiography），以了解病变和大血管的关系。

（五）图像后处理技术

螺旋 CT 所获得的信息经过计算机处理后，可重组冠位、矢位及任意方向的断层图像，并得到其他方式的图像，包括最大强度投影（maximum intensity projection，MIP）、最小密度投影（minimum intensity projection，MinIP）、容积再现（volume rendering，VR）、表面遮盖显示（surface shaded display，SSD）技术。

三、CT 检查的临床应用

（一）对中枢神经系统疾病的诊断

CT 对中枢神经系统疾病的诊断价值较高，应用普遍。CT 扫描的优点是扫描速度快、空间分辨率高、可进行薄层扫描和三维后处理重建。缺点是有辐射、软组织分辨率不如

MRI。对颅内肿瘤、脓肿、肉芽肿、寄生虫病、外伤性血肿、脑损伤、脑梗死、脑出血以及椎管内肿瘤、椎间盘突出等诊断效果好，较为可靠。CT 灌注检查（CTP），为快速注射碘对比剂对受检部位进行同一层面或几个层面快速连续扫描，通过计算机处理后得到脏器组织血流灌注信息的一种检查方法。该检查方法直接反应了对比剂通过毛细血管时引起的脏器组织密度动态变化。如果将不同时间脏器组织的密度值连成曲线，即可获得对比剂通过脏器组织时的时间 - 密度曲线，经过不同的数学模型可以得到血容量（cerebral bloood volum，CBV）、脑血流量（cerebral blood flow，CBF）等脏器组织的血流灌注定量信息。它能够反映脑实质的微循环和血流灌注情况。

（二）对头颈部疾病的诊断

CT 对头颈部疾病的诊断也很有价值。如对眶内占位性病变、早期鼻窦癌、中耳小胆脂瘤、听骨破坏与脱位、内耳骨迷路的轻微破坏、耳先天性发育异常以及鼻咽癌的早期发现等。

（三）对胸部疾病的诊断

通常采用造影增强扫描以明确纵隔和肺门有无肿块或淋巴结增大、支气管有无狭窄或阻塞，对原发和转移性纵隔肿瘤、淋巴结结核、中央型肺癌等的诊断均很有帮助。对肺间质、实质的病变也可以很好地显示。CT 对平片检查较难显示的部分，如与心脏、大血管重叠病变的显示更具有优越性，对胸膜、膈、胸壁病变，也可清楚显示。

案例 6－10

患者，女，35 岁，因咳嗽、痰中带血丝 3 个月就诊。CT 检查如图 6－11。

CT 表现：右肺上叶尖段见一团块状软组织密度影，中央较实，周围伴磨玻璃样影，增强扫描病灶不均匀强化。病变大小约 3.5 cm×3.5 cm×4.8 cm，周围呈分叶状，并可见长短不等的毛刺影。

诊断：右肺上叶尖段周围型肺癌。

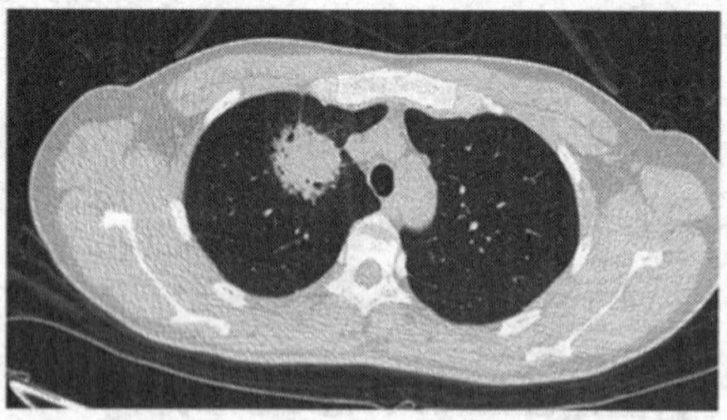

A. 平扫（肺窗）

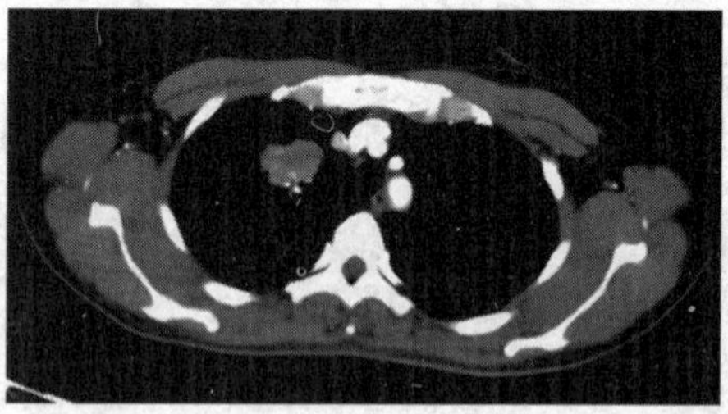

B. 增强扫描

图 6－11　周围型肺癌

（四）对心脏及大血管病变的诊断

心脏方面主要是心包病变的诊断。CT 检查可以很好显示冠状动脉和心瓣膜的钙化、大血管壁的钙化和动脉瘤改变等。

（五）对腹部及盆腔脏器疾病的诊断

主要用于肝、胆、胰、脾、腹膜腔及腹膜后间隙以及泌尿和生殖系统的疾病诊断，尤其是占位性、炎症性和外伤性病变等。对胃肠道病变向腔外侵犯以及邻近和远处转移等，CT 检查也有很大价值。

案例 6－11

患者，男性，38 岁，既往乙肝小三阳数年，近期外院检查提示肝内占位性病变。CT 检查如图 6－12。

CT 表现：肝右前叶见一类圆形占位性病变，边界清，大小约 4.8 cm×4.2 cm×3.9 cm,CT 值约 40HU，密度欠均匀，内见片状更低密度坏死区，增强扫描动脉期病灶实性成分明显强化，门脉期强化程度下降，延迟扫描呈不均匀低密度，病灶内坏死区无强化。

诊断：肝右前叶原发性肝癌。

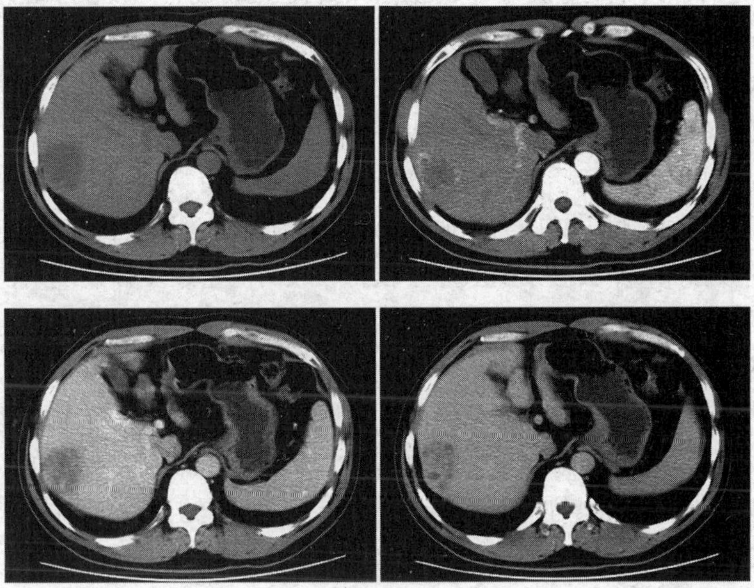

图 6－12　原发性肝癌

（六）对骨关节疾病的诊断

螺旋 CT 三维表面重建（SSD）可以在骨关节、脊柱形成与骨骼标本外观极为相似的三维 CT 图像，对肿瘤侵犯骨质情况的观察可以从多方向判断骨质破坏程度，对复杂部位的骨折可以准确显示骨折部位的解剖结构关系，并且有利于发现骨骼、椎体的畸形，也有利于矫形、植骨手术计划的制定。

第三节　磁共振成像检查

磁共振成像（magnetic resonance imaging，MRI）是利用原子核在磁场内所产生的信号经重建成像的一种影像技术。1946 年核磁共振作为一种物理现象被应用于化学领域，形成磁共振波谱学。1973 年 Lauterbur 等人将核磁共振首先应用于临床医学领域——MRI 成像技术。近年来磁共振成像作为医学影像学的一部分，发展十分迅速，已在世界范围得到推广。

一、基本知识

（一）磁共振成像的原理

含单数质子的原子核，如人体中广泛存在的氢原子核，只有一个质子，没有中子，其质子有自旋运动，带正电，产生磁矩，如同一个小磁体。小磁体自旋轴的排列无一定规律，其磁矩的方向都是随意的，磁矩间的磁性相互抵消，对外不表现磁性。将人体放入均匀的外加强磁场后，小磁体的自旋轴按磁场磁力线的方向呈平行和反平行的方向排列，平行于外磁场磁力线的质子处于低能级状态，反平行于外磁场的质子处于高能级状态。平行于外磁场磁力线的质子磁矩略多于反平行的磁矩，平行与反平行的磁力相互抵消，剩余一些平行于外磁场的质子磁矩，这些质子的磁矢量叠加起来，就成为顺外磁场磁力线方向的净（总）磁矢量。这时，人体本身成为一个磁体，有自己的磁场，即发生了磁化，这种磁化沿着外磁场的方向即纵轴（Z 轴）方向，为纵向磁化。

此时，向人体发射短促的无线电波，称之为射频脉冲。脉冲与质子运动频率相同，就能将其能量传给质子，出现共振，即磁共振现象。

质子吸收射频脉冲的能量，由低能级跃迁至高能级，使纵向磁化减小。同时导致质子同步、同速运动，即同相位，其磁力叠加起来而出现横向的磁矢量，即横向磁化。

停止发射射频脉冲，则被激发的氢原子核将吸收的能量逐步释放出来，其相位和能级恢复到激发前的状态，这一恢复过程称为弛豫，而恢复到原来平衡状态所需要的时间称为弛豫时间。有两种弛豫：纵向磁化恢复，其过程为纵向弛豫；横向磁化消失，其过程则为横向弛豫。纵向弛豫时间，反映自旋核纵向磁化恢复到激发前状态所需的时间，称 T_1；横向弛豫时间，反映横向磁化衰减、丧失的过程，也即是横向磁化所维持的时间，称 T_2。

人体不同器官的正常组织与病理组织的 T_1、T_2 是相对恒定的，而且它们之间有一定差别。这种组织间弛豫时间上的差别是 MRI 成像的基础。MRI 的成像有 T_1、T_2 和自旋质子密度等几个参数。获得选定层面中各种组织的 T_1、T_2 和质子密度的差别，就可获得该层面中包括各种组织影像的图像。

（二）磁共振成像的图像特点

MRI 图像是模拟灰度的黑白图像，反应的是 MR 信号强度的不同或组织弛豫时间上的差别，即 T_1、T_2 的长短。可有 T_1 加权像（T_1 weighted imaging，T_1WI）、T_2 加权像（T_2 weighted imaging，T_2WI）和质子密度加权像（Proton density weighted imaging，PdWI），同样可行 MR 血管成像（magnecic resonance angiography，MRA）、扩散加权成像（diffusion weighted imaging，DWI）、扩散张量成像（diffusion tensor imaging，DTI）、磁敏感加权成像（susceptibility weighted imaging，SWI）、MR 波谱分析（magnectic resonance spectroscopy，MRS）、功能性磁共振成像（functional MRI，fMRI）。总之，MRI 较 CT 又可提供更为全面丰富的信息。MRI 是多参数成像，具有无辐射、软组织分辨率高的优点，缺点是扫描时间长，对于金属、运动等伪影非常敏感，同时对于微小钙化和细微骨皮质破坏敏感度不及 CT。在描述 MRI 图像的黑影与白影时，不论在哪种加权像上，都用信号的高低来表达。

MRI 可获得人体横断面、冠状面、矢状面和任何方向断面的图像，有利于病变的三维定位。心血管内的血液由于流动迅速，使发射 MR 的氢原子核离开接受范围外，所以测不到 MR 信号呈黑影，这就是流空效应。这一效应使心腔和血管显影。采用呼吸和心电图门控成像技术，不仅能改善心脏大血管的 MRI 成像，还可获得其动态图像。

二、磁共振检查的临床应用

1. MRI 在神经系统中应用　三维成像和流空效应使病变定位诊断更为准确，并可观察病变与血管的关系。对脑干、幕下区、枕骨大孔区、脊髓与椎间盘的显示明显优于 CT。对脑脱髓鞘疾病、多发性硬化、脑梗死、脑与脊髓肿瘤、血肿、脊髓先天性异常与脊髓空洞症的诊断有较高价值。

案例 6－12

患者，男性，51 岁，突发左侧肢体麻木无力 10 天行 MRI 检查。MRI 检查如图6－13。

MRI 表现：右侧基底节区见一团片状异常信号影，大小约 2.9×1.7×1.7 cm，边界尚清，T_1WI 呈环形高信号，T_2WI 呈稍高信号，DWI 呈高信号，病灶周围见小片状长 T_1 长 T_2 信号水肿带。

诊断：右侧基底节区脑出血（亚急性期）。

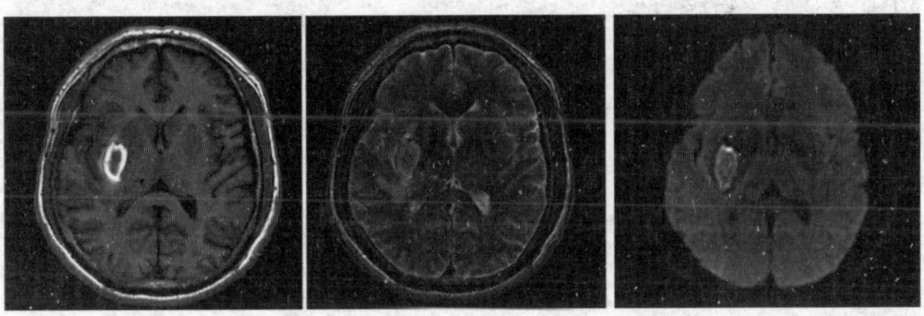

A. T_1WI　　B. T_2WI　　C. DWI

图 6－13　脑出血

2. 在 MRI 上，纵隔内脂肪与血管形成良好对比，易于观察纵隔肿瘤及其与血管间的解剖关系。对肺门淋巴结与中央型肺癌的诊断帮助也较大。

3. 心脏、大血管在 MRI 上因可显示其内腔，心脏、大血管的形态学与动力学的研究可在无创伤的检查中完成。

4. 对腹部与盆部器官，如肝、肾、膀胱、前列腺和子宫，颈部和乳腺，MRI 检查也有相当价值，在恶性肿瘤的早期显示、对血管的侵犯以及肿瘤的分期方面优于 CT。

5. 骨髓在 MRI 上表现为高信号区，侵及骨髓的病变，如肿瘤、感染及代谢疾病，MRI 上可清楚显示。在显示关节内病变及软组织方面也有其优势。

6. MRI 在显示骨骼、肺和胃肠道方面受到限制。

7. MRI 有望于对血流量、生物化学和代谢功能方面进行研究，对恶性肿瘤的早期诊断也带来希望。

案例6-13

患者，男性，19岁，因左下肢疼痛1月余，加重5天就诊。MRI检查如图6-14。

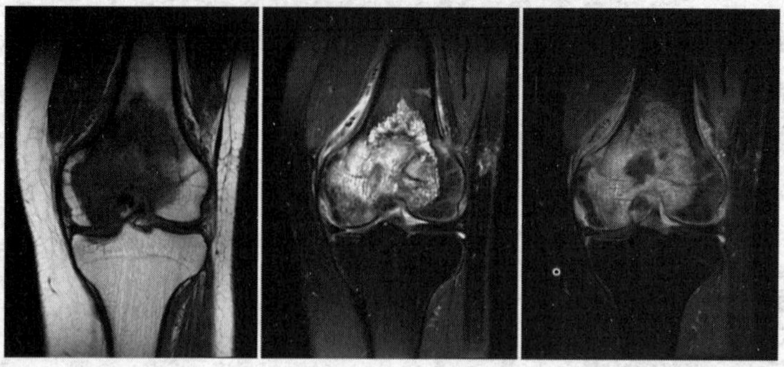

A. T_1WI　　B. T_2WI　　C. 增强扫描

图6-14　骨肉瘤

MRI表现：左侧股骨下段髓腔内见不规则状骨质破坏区，T_1WI稍低信号，T_2WI呈高信号，信号不均匀，内部可见弧形状、絮状长T_1短T_2信号影，病灶大小约71 mm×64 mm×56 mm，病灶外周见多发小圆形T_2高信号影，增强扫描肿瘤不均匀明显强化，病灶周围见片状长T_1长T_2信号，为水肿信号。左侧股骨下段可见骨膜反应，骨膜增厚，T_2WI呈高信号，增强扫描呈明显强化。

诊断：左侧股骨下段及干骺端骨肉瘤。

（江　英　李贵平）

第七章　核医学检查

扫码“学一学”

核医学检查是利用放射性核素这一对人体无害的原子示踪剂对疾病进行诊断和研究的一类方法。此检查具有方法简便、安全、灵敏度高和特异性强等优点，利用核医学探测仪器可获得脏器的形态和功能两方面的信息，并可动态观察和定量分析，在临床上广泛应用于内分泌、泌尿、循环和骨关节等系统疾病的诊断，尤其是PET（正电子发射计算机断层显像）的分子显像研究正日益广泛应用于肿瘤的临床诊断和治疗中并产生重要的影响。

一、概述

放射性核素或其标记物被引入人体后，被某一器官的某种细胞摄取和聚集，或经某一脏器的某种细胞清除和排出，或参与某一代谢过程，或简单地在某一生物区通过和积存，由于它们发射能穿透组织的核射线（γ射线），用放射性探测器在体表定量探测它们的所在，从而把上述种种过程定位定量地用显像方式或非显像方式显示出来，根据放射性核素分布的多少来了解组织、脏器的功能、代谢或血流灌注等情况，或观察体内某一通道的通畅程度。

二、核医学检查的临床应用

（一）甲状腺摄^{131}I试验

1. 参考值　甲状腺摄^{131}I率随时间逐渐上升，24小时达到高峰，峰时提前是诊断甲状腺功能亢进（甲亢）的重要指标。各地区的正常摄^{131}I率因地域不同，饮食中含碘量不同而有较大差别，同时与年龄和性别也有一定关系。

2. 临床意义

（1）甲状腺摄^{131}I率降低　见于亚急性甲状腺炎、甲状腺功能减退等。

（2）甲状腺摄^{131}I率增高　见于：①甲状腺功能亢进：摄^{131}I率各时相均明显增高，摄^{131}I率高峰前移。②地方性甲状腺肿：摄^{131}I率各时相均高于正常值，但高峰仍在24小时。

（3）用于准备^{131}I治疗的甲状腺功能亢进患者计算口服^{131}I剂量。

甲状腺吸^{131}I率检查安全可靠，对人体近乎无害，但为了防止γ射线对胎儿的损伤，妊娠和哺乳期女性禁用。

（二）甲状腺显像

1. 正常影像　正常甲状腺影像位于颈前正中，分左右两叶，呈蝴蝶状，中间有峡部相连，也可有峡部缺如。甲状腺内放射性分布均匀。

2. 临床意义

（1）异位甲状腺的诊断　在排除甲状腺癌转移的情况下，正常甲状腺部位不见有甲状腺显像，而在其他部位出现影像，即可诊断为异位甲状腺。异位甲状腺多为胚胎发育异常的结果，多位于舌根部、舌骨下或胸骨后。

（2）甲状腺结节功能的判定　根据甲状腺结节的放射性高低可分为4类结节：热结节、温结节、凉结节、冷结节，其特点见表7－1。

表 7-1　四类甲状腺结节的影像特征

结节类型	与邻近正常甲状腺组织相比较
热结节	放射性增高
温结节	放射性相似
凉结节	放射性减低
冷结节	放射性缺损

（3）功能性甲状腺癌转移灶的探测　分化较好的甲状腺滤泡状癌和乳头状癌及其转移灶具有一定的摄^{131}I 能力，而其余大多数甲状腺癌摄取^{131}I 率很低或不摄取^{131}I。因此，用^{131}I 探测甲状腺癌转移灶时，仅对有摄^{131}I 能力的病灶有效，但尚需将残余的正常甲状腺组织用大量^{131}I 摧毁后再予^{131}I 进行探测，方可使转移灶显像。

案例 7-1

患儿，男，4 岁。偶然发现颈部包块 1 周，无其他不适主诉。查体：颈部前正中一大小约 2 cm×2 cm 包块，表明光滑，质地中等，不随吞咽移动；甲状腺未扪及包块。甲状腺激素水平测定未见异常。门诊以“颈部包块待诊，甲状舌骨囊肿?”收住入院。入院后申请做甲状腺 ECT 静态显像。甲状腺显像如图 7-1。ECT 影像表现：在颈部正常甲状腺位置未见甲状腺显影；颈部正中所见包块摄取显像剂。

诊断：异位甲状腺。

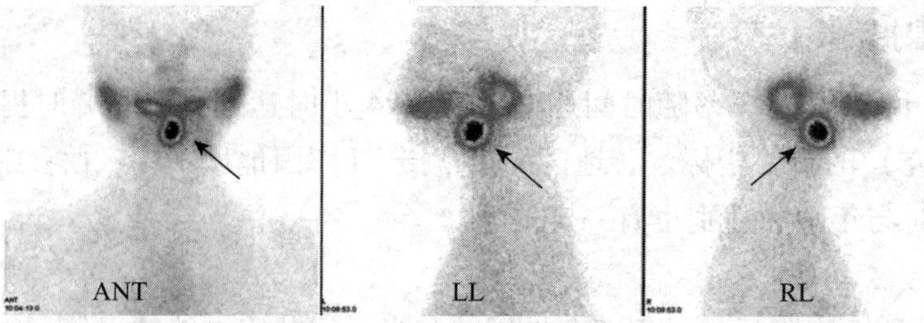

图 7-1　异位甲状腺位于舌根部

（三）心肌灌注显像

1. 显像原理　心肌显像剂被有功能的心肌细胞摄取，从而使正常心肌显影而病损区不显影，摄取量与局部心肌血流灌注量成正比，称心肌灌注显像，又称“冷区”显像。

2. 临床意义

（1）冠心病心肌缺血、心肌梗死、心肌病、室壁瘤、病毒性心肌炎等的诊断，可直观地看到病变部位及范围，其灵敏度及特异性可达到 99% 左右。

（2）急性心肌梗死预后的判断、溶栓治疗的监测。

（3）冠心病内科或手术治疗的疗效观察、预后的估测。

（四）肾动态显像

1. 显像原理　经静脉快速注入能被肾小球滤过或肾小管上皮细胞重吸收、浓集和排泄的放射性显像剂，用 SPECT 连续采集放射性核素通过肾脏的一系列影像，经过计算机系统处理可得到肾脏血流灌注图像、功能动态图像，以及绘出双侧肾脏的时间 - 放射性曲线

（肾图），从而提供有关肾脏血流灌注、功能和尿引流的信息，具有重要的临床应用价值。

2. 临床意义

（1）肾功能的判断 肾动态显像可观察双肾和分肾功能，应用肾图曲线和定量参数分析，能够灵敏、准确地评价各种肾脏疾病的功能变化及损伤程度，如慢性肾炎、肾病综合征和肾盂肾炎等。

（2）肾血管性病变的诊断 肾动脉狭窄所致高血压患者肾动态显像特点多半呈单侧肾血流灌注量减少，肾影缩小，伴有肾功能损伤时显影延迟，肾图显示小肾图形曲线。

（3）尿路梗阻的诊断 上尿路梗阻的肾动态显像征象多为梗阻部位以上的输尿管、扩张的肾盂、肾盏持续显影。

（4）肾移植术后监测 肾动态显像对评价肾移植术后是否成活，反映其功能，监测并发症的出现均有重要价值。

（五）骨显像

1. 显像原理 静脉注射^{99m}Tc标记的亚甲基二磷酸盐（^{99m}Tc－MDP）后，通过化学吸附和离子交换途径，^{99m}Tc－MDP沉积在骨骼内的羟基磷灰石晶体表面，从而在体外利用显像装置可以获得全身骨骼的图像。骨组织聚集显像剂的量与其局部血流量及代谢活性有关，局部血流量增加、成骨细胞活跃和新骨形成时，显像图上表现为局部放射性浓集区；反之，骨组织血供减少，病变区呈溶骨性改变，显像图上则出现放射性稀疏或缺损。因此，当骨病变的早期尚未出现骨密度的明显变化时，骨显像即可显示，而X线需局部骨盐密度变化超过30%时才能显示异常。

2. 临床意义 ①恶性肿瘤患者疑有骨转移者寻找骨转移病灶；②原发性骨肿瘤定位；③各种代谢性骨病的诊断；④骨髓移植术后观察局部血供及成活情况；⑤股骨头血供情况的观察及股骨头缺血性坏死的诊断；⑥诊断X线难以发现的某些骨折。

案例7－2

患者，男性，72岁，确诊前列腺癌，近期自觉腰骶部疼痛明显。行全身骨显像如图7－2。

ECT影像表现：骨盆骨、胸腰骶椎、肋骨、右侧股骨及右侧肱骨等见异常显像剂浓集区（热区），形态为团块状，条状，而且是多发、分布无规律。

诊断：前列腺癌多发骨转移。

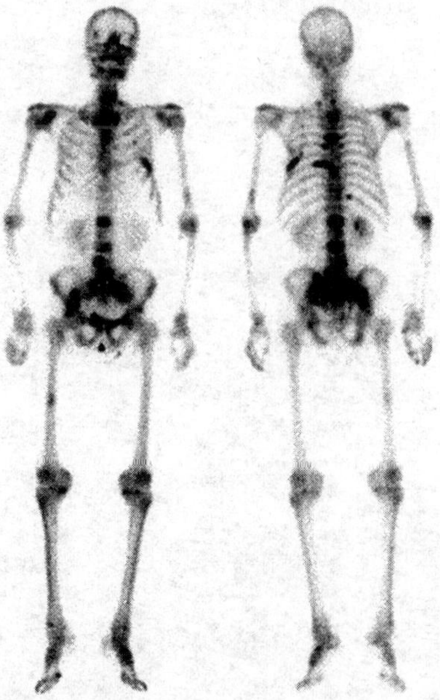

NT POST

图7－2 前列腺癌多发骨转移

（六）肿瘤^{18}F－FDG PET代谢显像

1. ^{18}F－氟化脱氧葡萄糖（^{18}F－FDG） 静脉注射后，可通过细胞膜上的葡萄糖转运体进入细胞内，在己糖激酶作用下变成6－磷酸－^{18}FDG。但与葡萄糖不同的是不能继续代谢，因而滞留在细胞内，肿瘤细胞糖代谢增强，因而摄取与滞留^{18}F－FDG增加。肿瘤细胞摄取FDG的程度与肿瘤的恶性程度呈正相关。应用PET或PET/CT可获取肿瘤代谢的信息，灵敏度和特异性高于单纯利用解剖形态进行诊断的CT检查。正常情况下，脑部、肾脏、输尿管和膀胱、心肌、肝脾可正常显影，胃肠道、肌肉内有一定放射性分布。代谢旺盛的恶性肿瘤常呈现放射性异常浓聚。

2. 临床意义 早期诊断、早期发现、早期治疗是肿瘤防治的三大原则。PET作为一种功能、代谢显像，能在形态学改变之前发现病变，并对其准确定性，不但可以检查出原发灶，而且还可以检查出转移灶，并对肿瘤准确分期。^{18}F－FDG PET主要用于肿瘤的诊断与鉴别诊断；恶性肿瘤的分期；肿瘤治疗后残存、复发灶与纤维瘢痕组织的鉴别诊断；恶性肿瘤放射治疗或化学治疗后疗效的监测；恶性肿瘤患者预后判断。主要应用范围为肺癌、脑肿瘤、结直肠癌、淋巴瘤、黑色素瘤、乳腺癌、头颈部肿瘤及软组织骨骼肿瘤等。

扫码“练一练”

（李贵平　江　英）

第三篇

肿瘤学

扫码“学一学”

第八章 肿瘤学概论

恶性肿瘤是严重威胁人类生存和社会发展的重大疾病，是21世纪全球最严重的公共卫生问题之一，全世界每年约1010万人患恶性肿瘤，760万人死于恶性肿瘤，恶性肿瘤居男性死因的第二位，女性主要死因的第三位。目前70%以上的恶性肿瘤死亡发生在低收入和中等收入国家，并呈迅速上升趋势。我国每年约新发病例200万，死亡约150万人，其中60%以上为消化系统癌症。我国最常见的恶性肿瘤，在城市依次为肺癌、胃癌、肝癌、肠癌与乳腺癌。在农村为胃癌、肝癌、肺癌、食管癌、肠癌。

【分类】

分类的目的在于明确肿瘤性质、组织来源，有助于选择治疗方案并能提示预后。根据肿瘤的形态学及肿瘤对机体的影响即肿瘤的生物学行为，肿瘤可分为良性、恶性、交界性。良性肿瘤：包括不同组织来源的肿瘤，上皮组织、间叶组织以及其他组织，称之为“瘤”，如血管瘤、腺瘤、囊腺瘤、乳头状瘤、脂肪瘤、错构瘤、成熟畸胎瘤等。恶性肿瘤：来自上皮组织者称为“癌”，如鳞癌，腺癌，囊腺癌等；来源于间叶组织者称为“肉瘤”，如骨肉瘤、脂肪肉瘤，骨骼肌肉瘤等；胚胎性肿瘤常称母细胞瘤，如神经母细胞瘤、肾母细胞瘤等。交界性肿瘤：具有独特的病理学形态和生物学行为，是性质介于良性和恶性之间的一类独立类型肿瘤，组织学形态有时近似恶性形态但无间质浸润，可复发，但可长期带瘤生存，预后明显好于同源组织的恶性肿瘤，如卵巢交界性浆液性或黏液性、包膜不完整的纤维瘤、黏膜乳头状瘤、唾液腺混合瘤等。

某些恶性肿瘤仍沿用传统名称，如“瘤”或“病”。如恶性淋巴瘤、白血病、霍奇金病。各种良性或恶性肿瘤，根据其组织及器官来源部位而冠以不同的名称，如乳腺癌、肺癌、结肠癌、背部脂肪瘤、股骨骨肉瘤等。相同器官或组织可发生不同细胞形态的肿瘤，如肺鳞状细胞癌与肺腺癌、子宫颈鳞状细胞癌与子宫颈腺角化癌、胃腺癌与胃类癌等。根据细胞分化程度，又分为高分化癌、中分化癌、低分化癌及未分化癌。

【病因】

恶性肿瘤的病因尚未完全了解。目前认为肿瘤是环境因素与细胞的遗传物质相互作用引起的。据估计约80%以上的恶性肿瘤与环境因素有关，环境因素可分为致癌因素与促癌因素，同时机体的内在因素在肿瘤的发生、发展中也起着重要的作用，如遗传（遗传易感性）、内分泌与免疫机制等。体细胞中多基因改变并积累的结果使肿瘤形成。

（一）环境因素

1. 化学因素

（1）烷化剂　其生物学作用类似X射线，可致癌变、突变和畸形，如有机农药、硫芥、乙酯杂螨醇等，可致肺癌及造血器官肿瘤等。

（2）多环芳香烃类化合物　如煤焦油中的3,4-苯并芘。与煤烟垢、煤焦油、沥青等经常触的工人易患皮肤癌与肺癌。

（3）氨基偶氮类　为染料类，易诱发膀胱癌、肝癌。

（4）亚硝胺类　与食管癌、胃癌和肝癌的发生有关。

（5）真菌毒素和植物毒素　如黄曲霉素污染的粮食可致肝癌，也可致肾癌、胃癌以及结肠癌。

（6）其他　金属（镍、铬、砷）可致肺癌等。氯乙烯能诱发人肝血管肉瘤。二氯二苯三氮乙烷（DDT）、苯均可致肝癌。

2. 物理因素

（1）电离辐射　由于X线防护不当所致的皮肤癌、白血病等，吸入放射污染粉尘可致瘤和甲状腺肿瘤等，也属医源性致癌的原因之一。

（2）紫外线　可引起皮肤癌，尤对易感性个体（着色性干皮病）作用明显。

（3）其他　烧伤深瘢痕的长期存在易致癌变，如幼儿皮肤深瘢痕、皮肤慢性溃疡可能致皮肤鳞癌。石棉纤维与肺癌有关。滑石粉与胃癌有关。

3. 生物因素　主要为病毒，如EB病毒与鼻咽癌、伯基特淋巴瘤相关，单纯疱疹病毒、乳头瘤病毒反复感染与宫颈癌有关。致癌病毒可分为DNA肿瘤病毒与RNA肿瘤病毒两大类。C型RNA病毒主要与白血病、霍奇金病有关；乙型肝炎病毒与肝癌有关；幽门螺杆菌与胃癌相关。此外，寄生虫与肿瘤有关，如埃及血吸虫可致膀胱癌、华支睾吸虫与肝癌有关，日本血吸虫病对大肠癌有促癌作用。

（二）机体因素

1. 遗传因素　癌症具有遗传倾向性，即遗传易感性，如结肠息肉病综合征、乳腺癌、胃癌等。相当数量的食管癌、肝癌、鼻咽癌者有家族史。故遗传易感性不可忽视，如携带缺陷基因BRCA-1者易患乳腺癌；带有突变APC基因者易患肠道腺瘤病。代谢酶多态性也可构成易感性。

2. 内分泌因素　某些激素与肿瘤发生有关，例如雌激素和催乳素与乳腺癌有关，子宫内膜癌与雌激素也有关。生长激素可以刺激癌的发展。

3. 免疫因素　先天或后天免疫缺陷者易发生恶性肿瘤，如获得性自身免疫性疾病（HIV，艾滋病）易患恶性肿瘤。丙种球蛋白缺乏症患者易患白血病和淋巴造血系统肿瘤，器官移植长期使用免疫抑制剂的患者，肿瘤发生率较高。关于肿瘤发生还有其他方面因素，如营养、微量元素、精神因素等。内外因交互作用，综合病因的概念，更符合临床和实验的实际情况。

【病理】

1. 恶性肿瘤的发生发展过程　包括癌前期、原位癌及浸润癌三个阶段。一般情况下，致癌因素作用30~40年，经10年左右的癌前期阶段恶变为原位癌，原位癌可历时3~5年，在促癌因素作用下发展成浸润癌。浸润癌的病程一般1年左右，但低度恶性者可达10年左右。从病理形态上看，癌前期为上皮增生明显，并伴有不典型增生。如萎缩性胃炎或慢性胃溃疡，伴有不典型增生的病变；乳腺增生症伴上皮或腺增生；皮肤或黏膜的乳头状瘤、黏膜白斑、交界痣等等。

2. 肿瘤细胞增殖周期　细胞增殖分裂依次经G1、S、G2和M期，细胞增殖或静息后再次进入周期或细胞凋亡。肿瘤是细胞失控性生长所致的疾病，几乎所有的癌基因、抑癌基因，都可参与细胞周期调控，细胞周期的核心是CDK（细胞周期依赖性蛋白激酶）的调控机制，cyclin（周期素）是调控CDK活性的主要成分。P53-P21-CDK-cyclin途径是DNA修复的经典途径。

3. 肿瘤细胞的分化　恶性肿瘤的分化程度代表其恶性程度，分高分化、中分化、低分化三类，或称Ⅰ、Ⅱ、Ⅲ级。高分化（Ⅰ级分化）细胞接近正常分化程度，显示恶性程度低，未分化或Ⅲ级分化显示高度恶性，核分裂较多。表现在组织化学方面的变化为：核酸增多、酶的改变、糖原减少。

【临床表现】

（一）特有症状

1. 肿块 位于体表或表浅的肿瘤，肿块常是第一症状，相应的可见扩张或增大增粗的静脉。因肿瘤性质而具不同硬度、移动度及有无包膜。位于深在或内脏者，肿块不易触及，但可出现脏器受压或空腔器官梗阻症状。良性者多生长慢，恶性者则快，且可出现相应的转移灶，如肿大淋巴结、骨和内脏的结节与肿块等表现。

2. 疼痛 肿块的膨胀性生长、破溃或感染等使末梢神经或神经干受刺激或压迫，可出现局部刺痛、跳痛、灼热痛、隐痛或放射痛，常难以忍受，尤以夜间更明显。空腔脏器肿瘤可致痉挛，产生绞痛，例如肿瘤致肠梗阻的肠绞痛。

3. 溃疡 体表或胃肠道的肿瘤，若生长过快，血供不足而继发坏死，或因继发感染可致溃烂。恶性者常呈菜花状，或肿块表面有溃疡，可有恶臭及血性分泌物。出血：体表及与体外相交通的肿瘤，发生破溃、血管破裂可致出血。在上消化道者可有呕血或黑便；在下消化道者可有血便或黏液血便；在胆道与泌尿道者，除见血便和血尿外，常伴局部绞痛；肺癌可并发咯血或血痰；子宫颈癌可有血性白带或阴道出血；肝癌破裂可致腹腔内出血。

4. 梗阻 肿瘤可导致空腔器官阻塞，而随部位不同可出现不同症状。如胰头癌、胆管癌可合并黄疸，胃癌伴幽门梗阻可致呕吐，肠肿瘤可致肠梗阻。支气管癌可致肺不张。

5. 浸润与转移 良性肿瘤多为外生性或膨胀生长，挤压周围纤维组织，形成纤维包绕，呈假包膜，需彻底切除。恶性肿瘤主要呈浸润性生长。肿瘤沿组织间隙、神经纤维间隙或毛细淋巴管、血管扩展界限不分明。实际扩展范围较肉眼所见为大，局部切除后易复发。交界性肿瘤，如隆突性皮纤维肉瘤，组织形态恶性不明显，仅根据肉眼所见行局部切除，易复发，故应扩大切除范围，包括基底部筋膜。区域淋巴结转移肿大，压迫相应部位静脉，使其回流受阻，致肢体水肿或静脉曲张。骨转移可有疼痛或触及硬结、甚至发生病理性骨折。肺癌、肝癌、胃癌可致癌性或血性胸、腹水等。

（二）全身症状

良性及早期恶性肿瘤，多无明显的全身症状，或仅有非特异性的全身症状，如贫血、低热、消瘦、乏力等。如肿瘤影响营养摄入（如消化道梗阻）或并发感染出血等，则可出现明显的全身症状。恶病质常是恶性肿瘤晚期全身衰竭的表现；不同部位肿瘤，恶病质出现迟早不一，消化道者可较早。某些部位的肿瘤可呈现相应的功能亢进或低下，继发全身性改变。例如：肾上腺嗜铬细胞瘤引起高血压、甲状旁腺瘤引起骨质改变、颅内肿瘤引起颅内压增高和定位症状等。一部分肿瘤患者是以全身症状为主诉而就医的。因此，对原因一时不明的有全身症状患者，必须重视和深入检查。

【诊断】

诊断的目的在于确定有无肿瘤，明确肿瘤性质，恶性者应进一步了解其范围与程度，以便拟定治疗方案，估计预后。在诊断方法与步骤方面除一般病史与体检、实验室诊断外，对不同肿瘤尚有不同的特殊方法，包括各种影像诊断的方法及肿瘤标记的测定等。总的看目前仍缺乏理想的特异性强的早期诊断方法，尤其对深部肿瘤的早期诊断更为困难。结合病史、体格检查及各种检查的综合诊断是当前早期诊断的有效方法。

（一）病史

应注意以下几方面：

1. 年龄　儿童肿瘤多为胚胎性肿瘤或白血病；青少年肿瘤多为肉瘤，如骨、软组织及淋巴造血系统肉瘤。癌多发生于中年以上，但青年癌肿患者往往发展迅速。

2. 病程　良性者病程较长，恶性者较短。但良性者伴出血或感染时可突然增大，如有恶变可表现增长迅速。低度恶性肿瘤发展较慢，如皮肤基底细胞癌及甲状腺乳头状癌。老年患者的恶性肿瘤发展速度相对较慢，儿童发展迅速，如神经、肾或肝母细胞瘤。

3. 个人史及过去史　应注意以下几方面作为诊断参考。

（1）有的癌有明显的癌前期病变和相关疾病的病史。如乙肝、鼻咽癌、宫颈癌、萎缩性胃炎、黏膜白斑、肠道腺瘤性息肉等。

（2）行为与环境相关的因素。如吸烟、饮酒、与职业有关的接触史和暴露史。

（3）有些肿瘤有家族多发史和遗传史。如胃癌、大肠癌、食管癌、乳腺癌、鼻咽癌。淋巴造血系统恶性肿瘤有时伴有周期性发热，或原因不明的长期低热史。

（二）体格检查

1. 全身体检　除肿瘤局部及全身一般常规体检外，对于肿瘤转移多见部位如颈、腹股沟淋巴结，以及对腹内肿瘤者肝及直肠指诊等均不可疏漏。

2. 局部检查

（1）肿块的部位　不同组织好发肿瘤不一，明确肿块所在解剖部位，有助于分析肿块的组织来源与性质。

（2）肿瘤的性状　有助于分析诊断肿瘤大小、外形、软硬度、表面温度、血管分布、有无包膜及活动度。良性者大多有包膜，质地同相应的组织，如骨瘤质硬、脂肪瘤软可呈假褒性感。恶性者多无包膜，表面血管丰富或表面温度较相应部位高，生长迅速，扩展快，局部紧张而感质硬，浸润生长者边界不清且肿块固定。

（3）区域淋巴结或转移灶的检查　如乳腺癌检查腋窝与锁骨上淋巴结；咽部肿瘤，需自上而下检查颈部深群淋巴结；肛管或阴道癌检查腹股沟淋巴结。

（三）实验室检查

1. 常规化验　包括血、尿及粪便常规的检查。胃癌患者可伴贫血及大便隐血；白血病血常规明显改变；大肠肿瘤可有黏液血便或大便隐血阳性；泌尿系统肿瘤可见血尿；多发性骨髓瘤可见尿中出现 Bence – Jones 蛋白。恶性肿瘤患者常可伴血沉加快。常规化验的异常发现并不一定是恶性肿瘤特异的标志，但该类阳性结果常可提供诊断的线索。

2. 肿瘤标志物检测　肿瘤标志物是指表达或表达水平与肿瘤相关的分子：①理化致癌物导致细胞癌变后细胞产物；②病毒介导在正常细胞产生的表达特异的分子标记；③体细胞或生殖细胞突变的表达产物。肿瘤特异的标志是指只在肿瘤细胞表达而在正常细胞不表达。肿瘤标志物包括蛋白质、酶、激素、免疫球蛋白、糖蛋白、DNA、RNA 等。理想的肿瘤标志物应灵敏度、特异度高，而假阴性与假阳性低，且标志物的水平能体现疾病程度。肿瘤标志物的临床意义：肿瘤标志的生物学基础是基因异常改变的表型，又称肿瘤基因表型标志。其应用意义在对原发肿瘤的发现、肿瘤高危人群的筛查、肿瘤复发与转移的监测、肿瘤的鉴别诊断，肿瘤治疗疗效观察、预后判断以及用于分子显像等各方面。

3. 流式细胞分析术 是用以了解细胞分化的一种方法，分析染色体倍体特性、DNA 倍体类型、DNA 指数等，结合肿瘤病理类型用以判断肿瘤恶性程度及推算其预后。另一方面应用各种单抗检测不同肿瘤标志物的表达，细胞免疫系统状况，细胞周期素，细胞凋亡等。

4. 基因诊断 核酸中碱基排列具有极严格的特异序列，基因诊断即利用此特征，根据有无特定序列以确定是否有肿瘤或癌变的特定基因存在，从而做出诊断。

（四）影像学检查

应用 X 线、超声波、各种造影、核素、X 线计算机断层扫描（CT）、磁共振（MRI）等各种方法所得成像、检查有无肿块及其所在部位、阴影的形态与大小，以判断有无肿瘤及其性质。

1. X 线检查

（1）透视与平片 肺肿瘤、骨肿瘤可见特定的阴影。钼靶 X 线可检查软组织如乳腺癌及软组织肿瘤。

（2）造影检查 ①应用对比剂：如钡剂做钡餐与钡灌肠、碘剂（泛影葡胺、碘化油、碘苯酯等）做造影，根据显示的充盈缺损、组织破坏、有无狭窄等形态，可得对比清晰的图像，再加用发泡剂、气钡双重对比；并应用山莨菪碱使平滑肌弛张（低张）以观察较细小病挛。②器官造影：可经口服或静脉注射对比剂（碘剂）或经内镜下插管，如肾盂静脉造影，口服胆囊造影、逆行输尿管插管肾盂造影、十二指肠纤维内镜下做胆道与胰管逆行造影等。③血管造影：选择性动脉造影为经周围动脉插管，如肝动脉，颈动脉，腹腔动脉，肠系膜上、下动脉造影，可显示患瘤器官或肿瘤的血管图像以帮助诊断。近年来应用 X 线减数造影技术，可避免动脉插管而经静脉注入，对跳动中的心脏可显示清晰的血管图像。④空气造影：对脑室、纵隔、腹膜后（观察肾及肾上腺的肿瘤）、腹腔等肿瘤以空气为对比，间接观察其图像，但已应用不多。

（3）特殊 X 线显影术 硒静电 X 线（干板摄影）和钼靶 X 线球管的摄影，应用于软组织及乳腺组织，对不同软组织显示不同对比的影像，图像清晰。断层摄影用于胸部，对平片所见阴影经连续断层摄片了解其不同层次影像，有助于鉴别炎症所致片状阴影及肿瘤团块实体阴影。

2. 电子计算机断层扫描（CT） 应用计算机图像处理技术，显示某部位横切面影像，根据显示的密度及 CT 值，以判断肿块性质，用于颅内肿瘤、实质性脏器肿瘤、实质性肿块及淋巴结等的鉴别诊断。螺旋 CT 为 90 年代研制的新型 X 线摄影设备，X 线管做同一方向快速不断旋转扫描，得到螺旋形的断面，一次屏气可完成全胸或全腹部扫描，经电脑工作站，可形成三维图像、CT 血管造影、仿真内镜检查等。螺旋 CT 分单层螺旋 CT、双层螺旋 CT 和多层螺旋 CT。

3. 超声显像 是安全简便无损伤的方法，利用正常组织与病变组织对声抗阻的不同所产生超声反射波的显像做诊断，有助于了解肿瘤所在部位、范围及判断阴影性质。目前广泛应用于肝、胆、胰、脾、颅脑、子宫及卵巢等，对判断囊性与实质性肿块很有价值。在超声引导下，进行穿刺活检，成功率可达 80% ~90%。目前常应用计算机辅助的 B 型超声诊断仪及多普勒彩色血流显像仪的声像图以助诊断。

4. 放射性核素显像 对某些组织亲和的核素进入体内，显示该正常组织，而肿瘤部位不吸收核素形成缺损（冷区图像），呈占位性病变。

5. 磁共振成像（MRI） 是利用人体内大量存在的氢原子核中的质子在强磁场下，激发氢质子共振，产生的电磁波被接收线圈接收并做空间定位，形成 MRI 图像，显示人体组织的生理或病理状态下图像，以供临床诊断，对神经系统及软组织图像更为清晰。

（五）内镜检查

应用金属或纤维光导的内镜直接观察空腔器官、胸、腹腔以及纵隔的肿瘤或其他病变改变并可进行病理检查、治疗、造影等。常用的有食管镜、胃镜、纤维肠镜、直肠镜、乙状结肠镜、气管镜、腹腔镜、纵隔镜、膀胱镜及阴道镜、子宫镜等。

（六）病理形态学检查

为目前确定肿瘤的直接而可靠依据。

1. 临床细胞学检查　此法取材方便、易被接受，被临床广泛应用。①体液自然脱落细胞：肿瘤细胞易于脱落，取胸水、腹水、尿液沉渣及痰液与阴道涂片。②黏膜细胞：食管拉网、胃黏膜洗脱液、宫颈刮片及内镜下肿瘤表面刷脱细胞。③细针穿刺涂片或超声导向穿刺涂片。细胞学检查自然脱落的细胞易退变，分化较高的单个或少数肿瘤细胞，有时诊断较困难、诊断标准不易统一。

2. 病理组织学检查　根据肿瘤所在部位、大小及性质等，应用不同的取材方法。凡经小手术能完整切除者则行切除送检。位于深部或体表较大而完整者宜行超声或 CT 导向下穿刺活检，或于手术中切取组织送做快速（冷冻）切片诊断。对色素性结节或痣，尤其疑有黑色素瘤者，一般不做切取或穿刺取材，应完整切除检查。此类检查理论上有可能促使恶性肿瘤扩散，因此应在治疗前短期内或术中施行。

3. 免疫组织化学检查　其原理是利用特异性抗体与组织切片中的相关抗原结合，经过特殊处理，使抗原 - 抗体结合物显现出来。具有特异性强、敏感度高、定位准备、形态与功能相结合等优点，对提高肿瘤诊断准确率、判别组织来源、发现微小癌灶、正确分期及恶性程度判断等有重要意义。

【分期】

为了合理制定治疗方案，正确地评价治疗效果，判断预后，国际抗癌联盟提出了 TNM 分期法。T 是指原发肿瘤（tumor）、N 为淋巴结（node）、M 为远处转移（metastasis）。再根据肿块程度在字母后标以 0 至 4 的数字，表示肿瘤发展程度。1 代表小，4 代表大，0 为无。以此三项决定其分期，不同 TNM 的组合，诊断为不同的期别。在临床无法判断肿瘤体积时则以 Tx 表达。肿瘤分期有临床分期（CTNM）及术后的临床病理分期（PTNM）。各种肿瘤的 TNM 分期具体标准，是由各专业会议协定的，如乳腺癌分期见表 8 - 1。

表 8 - 1　乳腺癌国际 TNM 分期

TNM 分期	
Ⅰ期	$T_1N_0M_0$
Ⅱ期	$T_{0\sim2}N_1M_0$
Ⅲ期	$T_{1\sim2}N_2M_0$ 或 $T_3N_{0\sim2}M_0$
Ⅳ期	$T_{1\sim3}N_{0\sim2}M_1$ 或 $T_0N_{0\sim2}M_1$

【预防】

癌症是由环境、营养、饮食、遗传、病毒感染以及生活方式的选择等多种不同的因素相互作用而引起的。1/3 癌症是可以预防的，1/3 癌症如能早期诊断是可以治疗的，1/3 癌症可以减轻痛苦、延长寿命。癌症的预防分为一级预防，二级预防，三级预防。一级预防：目的在于降低癌症的发病率。约80%以上的人类癌症由环境因素引起。从目前已经明确的因素看，改善生活习惯，如戒烟，注意环境保护，如大气、水源、土壤的污染，以及职业性、医源性、天然性与内源性等因素。其中影响最大的因素是烟草和不良的饮食成分。约25%～35%癌症与饮食有关，应多食纤维素、新鲜蔬菜水果，忌食高盐、霉变食品。此外减少职业性暴露于致癌物，如石棉、苯、某些重金属。二级预防：是指癌症一旦发生，如何在其早期阶段发现它，予以及时治疗。主张早发现、早诊断、早治疗，对高发区人群定期检查，从中发现癌前期病变。并及时治疗。三级预防：即诊断治疗后的康复，提高生活质量，减轻痛苦，延长生命，提高生存率和生存质量，对晚期患者施行止痛和临终关怀。近几年正开展化学预防及免疫预防，对高危人群针对性干预阻断，如口服舒宁酸钠或环氧化酪2抑制剂阻断腺瘤发生发展；如用维胺酯和抗癌乙丸等中西药物对5 000例食管上皮重度增生患者进行阻断癌变的治疗；乙型肝炎疫苗实施大规模人群肝癌“免疫预防战略”，为癌症预防开拓了新的领域。

【治疗】

治疗肿瘤有手术、化学治疗、放射治疗、生物治疗及物理治疗等各种疗法，根据肿瘤性质、发展程度和全身状态而选择。

良性肿瘤及临界性肿瘤以手术切除为主。尤其临界性肿瘤必须彻底切除，否则极易复发或恶性变。恶性肿瘤为全身性疾病，常伴浸润与转移。仅局部治疗不易根治，必须从整体考虑，拟订综合治疗方案，在控制原发病灶后进行转移灶的治疗。恶性肿瘤第一次治疗的正确与否对预后有密切关系。Ⅰ期者以手术治疗为主。Ⅱ期以局部治疗为主，原发肿瘤切除或放疗，必须包括转移灶的治疗，辅以有效的全身化疗。Ⅲ期者采取综合治疗，手术前、后及术中放疗或化疗。Ⅳ期以全身治疗为主，辅以局部对症治疗。

（一）手术治疗

手术切除恶性肿瘤，仍然是最有效的治疗方法。目前约有60%的肿瘤以外科治疗为主，同时，外科在肿瘤的预防、诊断、分期、重建与康复中也具有无可替代的重要作用。

1. 根治手术　包括原发癌所在器官的部分或全部，连同周围正常组织和区域淋巴结整块切除；并应用不接触技术阻隔肿瘤细胞沾污或扩散，结扎回流静脉血流等措施。如胃癌根治、乳腺癌根治，典型的乳腺癌根治术应切除全乳腺、腋下、锁骨下淋巴结、胸大肌和胸小肌及乳房邻近的软组织。皮肤恶性肿瘤则切除肿瘤的边缘3～5 cm，深达肌膜一并切除。肿瘤来自肌肉，则将涉及的肌肉自起点达止点全部肌群切除，恶性程度高的则行截肢或关节离断术。

2. 扩大根治术　在原根治范围基础上适当切除附近器官及区域淋巴结。例如：乳腺癌扩大根治术包括内乳区淋巴清扫；直肠癌扩大根治术为原根治术－腹会阴联合切除加以两侧闭孔窝淋巴清扫。

3. 对症手术或姑息手术　以手术解除或减轻症状，例如：晚期胃癌伴幽门梗阻者行胃空肠吻合术，大肠癌伴肠梗阻行肠造口术。对症手术后可减轻痛苦，延长生命，进而可争取综合治疗机会，改进生存质量。

4. 其他激光手术　切割或激光气化治疗，快速简便，出血少、对正常组织损伤少。激光切割多应用于头面部。超声手术切割亦有出血少、损伤少的特点，现已较成功地应用于颅内肿瘤及肝叶切除等手术。冷冻手术为应用液氮汽化后降温原理，有刺入冷冻及接触冷冻等方式，应用于脑肿瘤、血管瘤，具有出血少、安全、组织反应较轻的特点。

（二）抗癌药物疗法（简称化疗）

半个世纪来肿瘤化疗有了迅速发展，目前已能单独应用化疗治愈绒毛膜上皮癌、睾丸精原细胞瘤、Burkitt 淋巴瘤、急性淋巴细胞白血病等。对某些肿瘤可获得长期缓解，如粒细胞白血病、一部分霍奇金病、肾母细胞瘤、乳腺癌等。化疗药物只能杀灭一定百分比的肿瘤细胞，如晚期白血病有 10^{12} 或 1 kg 的癌细胞，即使某一种药物能杀灭肿瘤细胞的 99.99%，则尚存留 10^{8} 肿瘤细胞，仍可出现临床复发。多类药物的合理应用是控制复发的可能途径。

1. 药物分类　按作用原理分为以下几类。

（1）细胞毒素类药物　烷化剂类，由其氮芥基团作用于 DNA 和 RNA、酶、蛋白质，导致细胞死亡，如环磷酰胺、氮芥、卡莫司汀（卡氮芥）、白消安（马利兰）、洛莫司汀（环己亚硝脲）等。铂类，有类似烷化剂双功能基因的作用，可以和细胞内的碱基结合，使 DNA 分子链内和链间交叉键联，细胞失去功能不能复制，如顺铂、奥沙利铂、奈达铂、卡铂等。

（2）抗代谢类药　此类药物通过干扰核酸代谢而影响了 DNA、RNA 和蛋白质大分子的合成，导致肿瘤细胞功能丧失，从而抑制肿瘤增殖。如氟尿嘧啶、甲氨蝶呤、巯嘌呤、替加氟（呋喃氟尿嘧啶）、阿糖胞苷等。

（3）抗生素类　有抗肿瘤作用的如放线菌素 D（更生霉素）、丝裂霉素、阿霉素、平阳霉素、博莱霉素等。

（4）抗微管药物（生物碱类）　主要为干扰细胞内纺锤体的形成，使细胞停留在有丝分裂中期。常用的有长春新碱、长春碱、羟喜树碱及鬼臼毒素类依托泊苷（VR16）、替尼泊苷（VM26）。

（5）激素类　能改变内环境进而影响肿瘤生长，有的能增强机体对肿瘤侵害的抵抗力。包括雌激素类、雄激素类、孕激素类、甲状腺素、以及雌激素抑制药和雄激素抑制药等。主要用于治疗激素依赖性乳腺癌、前列腺癌、甲状腺癌、宫颈癌、卵巢癌和睾丸肿瘤等。常用的有他莫昔芬（三苯氧胺）、乙烯雌酚、黄体酮、丙酸睾丸酮、甲状腺素、泼尼松及地塞米松等。

（6）其他　不属于以上诸类如甲基苄肼、羟基脲、L 门冬酰胺酶、抗癌锑、三嗪咪唑胺等。脂质体包裹 5 - 氟尿嘧啶为导向性剂型。

2. 给药方式抗癌药的用法　一般是静脉点滴或注射、口服、肌肉注射（全身性用药）。为了增高药物在肿瘤局部的浓度，有些药物可做肿瘤内注射、腔内注射、局部涂抹、动脉内注入或者局部灌注。静脉给药的剂量与时间：大剂量冲击，治疗量大，间隔时间长，毒性较著。小剂量维持每日或间日 1 次。联合用药为应用不同作用的类别药物，以提高疗效，减轻不良反应。可同时投药或序贯投药。近年来开展的介入治疗为经动脉定位插管单纯灌注（TAI）或栓塞加化疗（TAE），亦可同时于皮下留置微泵。在肝癌、肺癌应用较多，在介入治疗肿瘤缩小后可采取手术切除，或多次治疗使肿瘤得以控制或缓解。

3. 化疗副反应　因为抗癌药对正常细胞也有一定的影响，尤其是生长增生的正常细胞，所以用药后可能出现各种不良反应。常见的有：①骨髓抑制：白细胞、血小板减少，后期尚可出现贫血；②消化道反应，如恶心、呕吐、腹泻、口腔溃疡等；③毛发脱落；④肝、肾功能损害；⑤免疫功能降低，容易并发细菌或真菌感染。

4. **分子靶向治疗**　是在细胞分子水平上，针对已经明确的致癌位点（该位点可以是肿瘤细胞内部的一个蛋白分子，也可以是一个基因片段），来设计相应的治疗药物，药物进入体内会特异地选择致癌位点来相结合发生作用，使肿瘤细胞特异性死亡，而不会波及肿瘤周围的正常组织细胞，所以分子靶向治疗又被称为“生物导弹”。近年来发展迅速，目前已在临床应用。根据药物的作用靶点和性质，可将主要分子靶向治疗的药物分为以下几类。①小分子表皮生长因子受体（EGFR）酪氨酸激酶抑制剂，如吉非替尼（Gefitinib，Iressa，易瑞沙）；埃罗替尼（Erlotinib，Tarceva）；②抗 EGFR 的单抗，如西妥昔单抗（Cetuximab，Erbitux）；③抗 HER－2 的单抗，如赫赛汀（Trastuzumab，Herceptin）；④Bcr－Abl 酪氨酸激酶抑制剂，如伊马替尼（Imatinib）；⑤血管内皮生长因子受体抑制剂，如 Bevacizumab（Avastin）；⑥抗 CD20 的单抗，如利妥昔单抗（Rituximab）；⑦IGFR－1 激酶抑制剂，如 NVP－AEW541；⑧mTOR 激酶抑制剂，如 CCI－779；⑨泛素－蛋白酶体抑制剂，如 Bortezomib。

（三）放射疗法（简称放疗）

目前，约 70% 的肿瘤患者在病程不同时期因不同的目的需要接受放射治疗。临床应用的放射线分为两大类：①光子类：包括深度 X 线、γ 射线、各种同位素。②粒子辐射：包括 α 射线、β 射线、质子射线、中子射线等。临床常用的放射治疗技术包括远距离治疗、近距离治疗、适型放射治疗、立体定向放射治疗等。各种肿瘤对放射线的敏感性不一，可归纳为三类：①高度敏感：淋巴造血系统肿瘤、性腺肿瘤、多发性骨髓瘤、肾母细胞瘤等低分化肿瘤。②中度敏感：鳞状上皮癌及一部分未分化癌，如基底细胞癌、宫颈鳞癌、鼻咽癌（未分化癌，淋巴上皮癌）、乳腺癌、食管癌、肺癌等。③低度敏感：胃肠道腺癌、软组织及骨肉瘤等。放射治疗的副反应为抑制骨髓（白细胞减少、血小板减少）、皮肤黏膜改变及胃肠反应等。治疗中必须常规检测白细胞和血小板。发现白细胞降至 3×10^9/L，血小板降至 80×10^9/L 时须暂停治疗。为了减轻放疗的不良反应，可用鲨肝醇、利血生、单核苷酸钠混合针剂等，以及养阴补肾，益气健脾的中药。

（四）生物治疗

肿瘤生物治疗是应用生物学方法治疗肿瘤患者，改善宿主个体对肿瘤的应答反应及直接效应的治疗。生物治疗包括免疫治疗与基因治疗两大类。

1. **肿瘤免疫治疗**　是通过重新启动并维持肿瘤－免疫循环，恢复机体正常的抗肿瘤免疫反应，从而控制与清除肿瘤的一种治疗方法。包括单克隆抗体类免疫检查点抑制剂、治疗性抗体、癌症疫苗、细胞治疗和小分子抑制剂等。近几年，肿瘤免疫治疗的好消息不断，目前已在多种肿瘤如黑色素瘤，非小细胞肺癌、肾癌和前列腺癌等实体瘤的治疗中展示出了强大的抗肿瘤活性，多个肿瘤免疫治疗药物已经获得美国 FDA（Food and Drug Administration，FDA）批准临床应用。肿瘤免疫治疗由于其卓越的疗效和创新性，在 2013 年被《科学》杂志评为年度最重要的科学突破。目前临床已经应用的单克隆抗体类免疫检查点抑制剂有：

（1）PD－1/PD－L1 通路与 PD－1/PD－L1 抑制剂，抗程序性死亡蛋白 1（programmed death 1，PD－1）抗体　是目前研究最多，临床发展最快的一种免疫疗法。华裔科学家陈列平实验室首先发现 PD－L1 在肿瘤组织高表达，而且调节肿瘤浸润 $CD8^+$ T 细胞的功能。因此，以 PD－1/PD－L1 为靶点的免疫调节对抗肿瘤有重要的意义。PD－1/PD－L1 抑制剂能够特异性地和肿瘤细胞上的 PD－L1 结合来抑制其表达，从而能够使功能受抑制的 T 细胞恢复对肿瘤细胞的识别功能，从而实现通过自身免疫系统达到抗癌作用。近年来，已有多种 PD－1/PD－L1 单克隆抗体在肿瘤免疫治疗的临床研究迅速开展。目前 PD－1 抑制剂 Pembrolizumab 和 Nivolumab 已被 FDA 批准用于晚期黑色素瘤、非小细胞肺癌、霍奇金淋巴瘤和头颈鳞癌等，Nivolumab 还被 FDA 批准可用于治疗肾癌和尿路上皮癌等。此外，PD－L1 抑制剂 Atezolizumab 和 Durvalumab 等单克隆抗体也已进入多个 III 期临床研究中，覆盖非小细胞肺癌、黑色素瘤、膀胱癌等多个瘤种。

（2）CTLA－4 抑制剂，细胞毒性 T 淋巴细胞抗原 4（cytotoxic T－lymphocyte antigen 4，CTLA－4） 是表达于活化的 T 细胞表面的一种跨膜蛋白。CTLA－4 作用于免疫反应的启动阶段，其激活能够抑制 T 细胞免疫应答的启动，从而导致活化的 T 细胞减少并阻止记忆性 T 细胞的生成。研究发现，肿瘤细胞能够激活 CTLA－4，使活化的 T 细胞失去活性，从而实现了肿瘤自身的免疫逃逸（immune escape）。数个临床前研究发现，阻断 CTLA－4 后能够恢复 T 细胞的活性并延长记忆性 T 细胞的存活时间，从而恢复身体对肿瘤细胞的免疫功能，使得肿瘤的控制率提高，据此研发了抗 CTLA－4 的特异性单克隆抗体。目前两种 CTLA－4 抑制剂 Ipilimumab 已被 FDA 批准用于Ⅲ期黑色素瘤的辅助治疗和晚期黑色素瘤的治疗，而 Ipilimumab 和 Tremelimumab 在肾癌、前列腺癌、肺癌等的临床研究已广发开展。早期临床研究结果显示两种单抗无论是单药还是联合 IL－2、PD－1/PD－L1 抑制剂或化疗均显示安全有效。

2. 基因治疗 肿瘤基因治疗是应用基因工程技术，干预存在于靶细胞的相关基因的表达水平以达到治疗目的，包括直接或间接地抑制或杀伤肿瘤细胞为目的的肿瘤治疗。归纳为细胞因子、肿瘤疫苗、肿瘤药物基因疗法及调整细胞遗传系统的基因疗法，但大部分仍处于临床及实验研究阶段。

（五）中医中药治疗

中医药治疗恶性肿瘤患者，应用祛邪、挟正、化瘀、软坚、散结、清热解毒、化痰、祛湿及通经活络、以毒攻毒等原理。以中药补益气血、调理脏腑，配合化学治疗、放射治疗或手术后治疗，还可减轻毒副作用。对肿瘤患者应定期随诊。通常用 3 年、5 年、10 年的生存率来表示某组病例的治疗效果（即在同时治疗的病例，生存者的百分率，包括带瘤生存者；而无瘤生存的百分率是为治愈率）。影响转归和预后的主要因素是肿瘤的性质和治疗的彻底性。良性肿瘤和早期恶性肿瘤的转归一般是良好或较好的。但至今临床所见的恶性肿瘤大多数已非早期，上述各种治疗方法又各有不足之处（非适应证、副作用、并发症、经验或技术尚未成熟等），因此多数临床病例需要综合治疗。施行综合疗法时，要根据肿瘤的性质和发展程度选用最有效的疗法；同时须考虑此种疗法对整个机体有何影响，选用其他疗法辅助，包括手术前、后化疗及放疗，取长补短和扬长避短，以提高治疗效果。

扫码“练一练”

（官成浓）

扫码"学一学"

第九章　原发性肺癌

案例

患者男性，68岁，主因"反复咳嗽、咯血、咽痛3个月"于2014－11－29入院。

现病史：患者3个月前出现咳嗽，咳少量白色黏痰，痰中带暗红色血丝，咽部疼痛，当地医院查胸部CT示："左肺占位"。就诊于我院门诊，门诊以"左肺占位"收入院。

既往病史：患者既往体健。

个人史：吸烟史40余年，平均20支/天，偶有饮酒。

入院查体：T：37.3℃，P：80次/分，R：20次/分，BP：155/81 mmHg 全身浅表淋巴结未触及肿大，两肺叩诊呈轻音，两肺呼吸音清，未闻及干湿性啰音及胸膜摩擦音，心腹查体未见明显异常。辅助检查2014－11－30查血肺癌四项示：CEA癌胚抗原2.63 ng/ml，SCC鳞状上皮细胞癌抗原5.70 ng/ml，行胸部及上腹部增强CT检查提示左下肺软组织影，肿块大小约3 cm×4 cm，增强扫描可见明显强化，纵隔稍大淋巴结，肝脏多发囊肿。头颅增强核磁示：未见转移征象。全身骨扫描示：未见明确骨恶性病变征象。PET/CT检查结果示：左肺下叶背段空洞性病变伴异常高代谢，考虑肺恶性病变；右肺上、下叶胸膜下粟粒样小结节，PET未伴异常高代谢；纵隔内及双侧肺门多发小淋巴结，大部分密度增高，PET示部分伴轻度异常高代谢，考虑炎性淋巴结；肝内多发小低密度灶未伴异常高代谢，考虑肝多发小囊肿。

问题：

1. 本病例临床症状有何特点？
2. 最可能的诊断是什么？
3. 如何确诊？
4. 请列出治疗方案？

原发性支气管肺癌简称肺癌（lung cancer），指的是源于肺、支气管黏膜上皮或腺体及基底细胞的恶性肿瘤。肺癌是目前全世界发病率和死亡率最高的恶性肿瘤，5年生存率仅有16.8%。近年来，肺癌的发病率在我国明显上升，其发病率和死亡率已居我国城市恶性肿瘤之首。

肺癌的病因及发病机制目前尚未完全阐明。一般认为与下列因素相关：①吸烟，包括主动吸烟和被动吸烟；②职业致癌因子，包括石棉、无机砷化合物、二氯甲醚、铬及其化合物、镍、氡、芥子气、氯乙烯、煤烟、焦油和石油中的多环芳烃等；③空气污染；④电离辐射；⑤饮食与营养；⑥其他，结核、病毒感染、真菌毒素、机体免疫功能低下、内分泌失调以及家族遗传等因素。

目前将肺癌分为非小细胞肺癌（non－small cell lung cancer，NSCLC）和小细胞肺癌（small cell lung cancer，SCLC）两大类。NSCLC（包括鳞癌、腺癌、腺鳞癌、大细胞癌）占

所有肺癌病例的80%～85%，SCLC 占15%～20%。肺癌常见的转移途径为淋巴结和血行转移，病情进展的速度与肿瘤的生物学特性有关，治疗策略须依据肿瘤分子生物学特性、分期、患者因素等全面考量。

【病理组织学】

（一）大体分型

1. 按肿瘤发生部位分为以下三型　①中央型：肿瘤发生在主支气管、叶支气管和段支气管；多见于鳞癌和小细胞癌。②周围型：肿瘤发生在段支气管以下的小支气管和细支气管；多见于腺癌。③弥漫型：肿瘤发生在细支气管和肺泡，弥漫播散于肺内；多为腺癌。

2. 按肿瘤生长方式分为以下六型　①管内型；②管壁浸润型；③巨块型；④球型；⑤结节型；⑥弥漫浸润型。

（二）组织学分型

1998 年7 月世界卫生组织（WHO）在原有光镜观察的基础上结合电镜和免疫组化，按细胞类型将肺癌分为9 种：①鳞状细胞癌：乳头状、透明细胞样、小细胞样、基底细胞样。②小细胞癌（包括燕麦细胞癌、小细胞癌与鳞或腺癌的混合型）。③腺癌：腺泡状、乳头状、细支气管肺泡癌（非黏液性、黏液性、混合性或未定性）、实性腺癌伴黏液形成变性、混合性、变性（分化好胎儿性腺癌、黏液性、黏液性囊腺癌、印戒细胞癌、透明细胞癌）。④大细胞癌：大细胞神经内分泌癌、基底细胞样、淋巴上皮样、透明细胞、大细胞伴横纹肌样表型。⑤腺鳞癌。⑥癌伴多形性、肉瘤样或肉瘤成分：癌伴梭形细胞和（或）巨细胞癌、癌肉瘤、肺母细胞瘤。⑦类癌：典型类癌和不典型类癌。⑧唾液腺癌：包括黏液表皮样，腺样囊性型。⑨不能分类的癌。组织学类型为鳞癌、腺癌、腺鳞癌、大细胞癌者归入非小细胞肺癌（NSCLC），其起源于支气管黏膜上皮、腺体或肺泡上皮。临床有时可见NSCLC 多种组织成分混合存在，每种成分至少占全部肿瘤的10%者为混合癌，如腺鳞癌。2004 年WHO 曾对此分类进行修订。基于肺腺癌发病率的升高及在分子生物学的进展，国际肺癌研究学会（IASLC）、美国胸科学会（ATS）、欧洲呼吸学会（ERS）2011 年颁布了肺腺癌国际多学科分类标准。

2011 年IASLC/ATS/ERS 多学科肺腺癌分类

浸润前病变：不典型腺瘤样增生、原位腺癌（≤3 cm 以前的细支气管肺泡癌）、非黏液性、黏液性、黏液/非黏液混合性。

微浸润性腺癌（≤3 cm 贴壁为主型肿瘤，浸润灶≤5 mm）：非黏液性、黏液性、黏液/非黏液混合性。

浸润性腺癌：贴壁为主型（以前的非黏液性细支气管肺泡癌，浸润灶＞5 mm）、腺泡为主型、乳头为主型、微乳头为主型、实性为主型伴黏液产生。

浸润性腺癌变型：浸润性黏液腺癌（以前的黏液性细支气管肺泡癌）、胶样型、胎儿型（低度和高度）、肠型。

新分类中将不典型腺瘤样增生（atypical adenomatous hyperplasia，AAH）和原位腺癌（adenocarcinoma in situ，AIS）归类为浸润前病变。AAH 是指肺内小的（＜0.5 cm）、局限性、Ⅱ型肺泡细胞和（或）Clara 细胞增生性病变；增生细胞呈圆形、立方形、低柱状或钉样，有轻－中度异型性，核内包涵体常见，细胞间常有空隙、沿肺泡壁生长，有时累及呼吸性细支气管壁。AIS 为一类局限的、小的（≤3 cm）腺癌，癌细胞呈贴壁生长，无间质、脉管或胸膜浸润，无乳头或微乳头结构，肺泡腔内无癌细胞聚集。

新分类对微浸润性腺癌（minimally invasive adenocarcinoma，MIA）的标准做了明确规定，MIA 是指一类小的（≤3 cm）、局限性腺癌，癌细胞以贴壁生长方式为主，任一视野下间质浸润的最大径≤5 mm。如果存在多处间质浸润，只需测量最大浸润面积的最大直径，而不能将多处浸润灶相加计算。MIA 浸润成分的判断指标有：①出现贴壁生长以外的类型，如腺泡状、乳头状、微乳头状或实性类型；②癌细胞浸润肌纤维母细胞间质。如果肿瘤侵犯淋巴管、血管或胸膜；或出现肿瘤性坏死，则不诊断 MIA，而直接诊断浸润性腺癌。MIA 手术切除后预后很好，5 年无瘤生存率几乎达 100%。

新分类浸润型肺腺癌中贴壁为主型腺癌（lepidic predominant adenocarcinoma，LPA）术语专指贴壁为主型的非黏液腺癌，用以区别浸润性黏液腺癌（相当于以前的黏液性 BAC），形态学与 AIS 和 MIA 相似，但至少一个视野下浸润癌成分最大直径≥5 mm，浸润癌的判断标准与 MIA 相同，即出现贴壁生长方式以外的组织学类型或者肿瘤细胞浸润肌纤维母细胞间质。如果肿瘤侵犯血管、淋巴管、胸膜或者出现肿瘤性坏死，则诊断为 LPA。Ⅰ期的 LPA 预后较好，5 年无复发率达 90%。

新分类同时废除以下诊断术语或组织学亚型：细支气管肺泡癌、混合型浸润性腺癌、透明细胞腺癌、印戒细胞腺癌、黏液性囊腺癌。

小细胞肺癌（SCLC）由于在电镜下具有神经内分泌特点和其他临床病理特点而有别于非小细胞肺癌（NSCLC）。SCLC 准确的细胞起源并不确定。一般认为小细胞肺癌起源于支气管黏膜或腺上皮内的 Kulchitsky 细胞（嗜银细胞），属 APUD（amine precursor uptake decarboxylation，胺前体摄取脱羧）细胞肿瘤。APUD 细胞是指广泛分布在全身各部位的一些内分泌细胞和细胞群，这些细胞都具有摄取胺的前体、进行脱羧而产生肽类或活性胺的能力，统称为 APUD 细胞。也有人认为其起源于支气管黏膜上皮中可向神经内分泌分化的干细胞。SCLC 以前的分类有燕麦细胞型、中间细胞型和复合燕麦细胞型。2004 年 WHO 将其仅分为小细胞癌和复合性小细胞癌。复合性小细胞癌指与任何一种非小细胞癌成分（至少占全部肿瘤的 10%）相混合的小细胞癌。通常为腺癌、鳞状细胞癌或大细胞癌，少数为梭形细胞或巨细胞癌。

【肺癌分期】

（一）NSCLC

自国际抗癌联盟（International Union Against Cancer，UICC）1968 年首次颁布 TNM 分期以来，30 余年间肺癌的 TNM 分期先后进行了 7 次改版。国际肺癌研究会（International Association for the Study of Lung Cancer，IASLC）于 1998 年提出应当重新修订肺癌 TNM 分期的建议。经过十余年的努力，收集了 1990～2000 年间来自欧洲、北美洲、亚洲等 19 个国家 46 个研究中心的 67725 例（欧洲占 58%，澳洲占 7%，北美洲占 21%，亚洲占 14%）肺癌患者的临床资料，病例数远远超过前 7 版的总和。在得出结论后，利用已有数据库资料对结果进行严格地验证，于 2018 年颁布了 UICC/IASLC 国际肺癌 NSCLC 第 8 版 TNM 分期。修订后的第 8 版分期较以前的各个版本更具科学性、广泛性和权威性。新分期也有其局限性。由于数据来自全球 46 个研究中心且主要为回顾性研究，对于数据的真实性及可靠性的监测较为有限，影响到了统计结果的随机性和客观性；一些人口巨大的国家（如中国、俄罗斯、印度尼西亚）其所提供的数据占总体的比例太小，尚没有来源于非洲、南美等大陆的数据，导致纳入研究计划的病例分布也不均衡；各个研究机构的治疗模式有很大的不同，导致了治疗的结果的差异，对最终统计患者的生存率也产生了一些影响。研究者认为还需要更多的数据来验证修订内容的可靠性。尽管有诸多不尽人意之处，然而修订后的第 8 版还是较第 6、7 版取得了很大进步，更有利于指导临床工作。

UICC/IASLC 国际肺癌 NSCLC 第 8 版 TNM 分期（2018 年）

隐匿期 TXN0M0

0 期 Tis N0 M0

Ⅰa T1N0M0

Ⅰb T2aN0M0

Ⅱa T1N1M0；T2aN1M0；T2bN0M0

Ⅱb T2bN1M0；T3N0M0

Ⅲa T1－2N2M0；T3N1－2M0；T4N0－1M0

Ⅲb T4N2M0；TanyN3M0

Ⅳ TanyNany M1

T 分期：

TX：未发现原发肿瘤，或者通过痰细胞学或支气管灌洗发现癌细胞，但影像学及支气管镜无法发现。

T0：无原发肿瘤的证据。

Tis：原位癌。

T1：肿瘤最大径≤3 cm，周围包绕肺组织及脏层胸膜，支气管镜见肿瘤侵及叶支气管，未侵及主支气管。

T1a：肿瘤最大径≤1 cm。

T1b：肿瘤最大径＞1 cm，≤2 cm。

T1c：肿瘤最大径＞2 cm，≤3 cm。

T2：肿瘤最大径＞3 cm，≤5 cm；侵犯主支气管（不常见的表浅扩散型肿瘤，不论体积大小，侵犯限于支气管壁时，虽可能侵犯主支气管，仍为 T1），但未侵及隆突；侵及脏层胸膜；有阻塞性肺炎或者部分或全肺肺不张。符合以上任何一个条件即归为 T2。

T2a：肿瘤最大径＞3 cm，≤4 cm。

T2b：肿瘤最大径＞4 cm，≤5 cm。

T3：肿瘤最大径＞5 cm，≤7 cm。直接侵犯以下任何一个器官，包括：胸壁（包含肺上沟瘤）、膈神经、心包；同一肺叶出现孤立性癌结节。符合以上任何一个条件即归为 T3。

T4：肿瘤最大径＞7 cm；无论大小，侵及以下任何一个器官，包括：纵隔、心脏、大血管、隆突、喉返神经、主气管、食管、椎体、膈肌；同侧不同肺叶内孤立癌结节。

N 分期

NX：区域淋巴结无法评估。

N0：无区域淋巴结转移。

N1：同侧支气管周围及（或）同侧肺门淋巴结以及肺内淋巴结有转移，包括直接侵犯而累及的。

N2：同侧纵隔内及（或）隆突下淋巴结转移。

N3：对侧纵隔、对侧肺门、同侧或对侧前斜角肌及锁骨上淋巴结转移。

M 分期

MX：远处转移不能被判定。

M0：没有远处转移。

M1：远处转移。

M1a：局限于胸腔内，包括胸膜播散（恶性胸腔积液、心包积液或胸膜结节）以及对侧肺叶出现癌结节（许多肺癌胸腔积液是由肿瘤引起的，少数患者胸腔积液多次细胞学检查阴性，既不是血性也不是渗液，如果各种因素和临床判断认为渗液和肿瘤无关，那么不应该把胸腔积液纳入分期因素）。

M1b：远处器官单发转移灶为M1b。

M1c：多个或单个器官多处转移为M1c。

<table>
<tr><th></th><th></th><th>N0</th><th>N1</th><th>N2</th><th>N3</th></tr>
<tr><td rowspan="3">T1</td><td>T1a</td><td>ⅠA1</td><td rowspan="5">ⅡB</td><td rowspan="5">ⅢA</td><td rowspan="5">ⅢB</td></tr>
<tr><td>T1b</td><td>ⅠA2</td></tr>
<tr><td>T1c</td><td>ⅠA3</td></tr>
<tr><td rowspan="2">T2</td><td>T2a</td><td>ⅠB</td></tr>
<tr><td>T2b</td><td>ⅡA</td></tr>
<tr><td>T3</td><td>T3</td><td>ⅡB</td><td rowspan="2">ⅢA</td><td rowspan="2">ⅢB</td><td rowspan="2">ⅢC</td></tr>
<tr><td>T4</td><td>T4</td><td>ⅢA</td></tr>
<tr><td rowspan="3">M1</td><td>M1a</td><td colspan="4" rowspan="2">ⅣA</td></tr>
<tr><td>M1b</td></tr>
<tr><td>M1c</td><td colspan="4">ⅣB</td></tr>
</table>

（二）SCLC

SCLC临床常用美国退伍军人医院肺癌协会制定的SCLC分期系统。如果肿瘤局限于一侧胸腔（包括其引流的区域淋巴结，如同侧肺门、纵隔或锁骨上淋巴结）且能被纳入一个放射治疗野即为局限期（Limited Disease，LD），如果肿瘤超出局限期范畴即为广泛期（Extensive Disease，ED）。其中前者约占1/3，后者占2/3。这种分期方法简单、易行，与治疗疗效及预后相关，对于接受非手术治疗的患者多采用此分期。对于接受外科手术的局限期SCLC患者则采用上述UICC /IASLC 2009年第七版分期标准。

【临床表现】

本病的临床表现多种多样，症状和体征与肿瘤大小、类型、发展阶段、所在部位、有无并发症或转移等有密切关系。有5%～15%的患者无症状，仅在常规体检、胸部影像学检查时发现。随着早期肺癌检出率增加，这一比例有所升高。

（一）原发肿瘤引起的症状和体征

早期可无明显症状、体征。当病情发展到一定程度时，常出现以下表现：刺激性干咳、痰中带血或血痰、胸痛、发热、气促。当呼吸道症状超过2周，经对症治疗不能缓解或原有的呼吸道症状加重，要高度警惕肺癌存在的可能性。中央型肺癌出现呼吸道症状和体征较周围型者早而明显，最常见的症状是咳嗽和痰中带血，其次是胸痛。当出现阻塞性肺炎时，出现发热、气急，体检闻及啰音、哮鸣音或肺实变表现。当出现肺不张时，特别是全肺不张时气急明显，体检时可出现患侧呼吸音消失，气管移向患侧。周围型肺癌除累及纵隔、胸膜或胸壁时出现胸痛外，一般早期多无明显症状，或仅有咳嗽，部分有痰中带血。

1. 咳嗽 为早期症状，常为无痰或少痰的刺激性干咳，当肿瘤引起支气管狭窄后可加重咳嗽，多为持续性，呈高调金属音性咳嗽或刺激性呛咳。细支气管 - 肺泡细胞癌可有大量黏液痰。伴有继发感染时，痰量增加，且呈黏液脓性。

2. 血痰或咯血　多见于中央型肺癌。肿瘤向管腔内生长者可有间歇或持续性痰中带血，如果表面糜烂严重侵蚀大血管，则可引起大咯血。

3. 气短或喘鸣　肿瘤向支气管内生长，或转移到肺门淋巴结致使肿大的淋巴结压迫主支气管或隆突，或引起部分气道阻塞时，可有呼吸困难、气短、喘息，偶尔表现为喘鸣，听诊时可发现局限或单侧哮鸣音。

4. 发热　肿瘤组织坏死可引起发热，多数发热的原因是由于肿瘤引起的阻塞性肺炎所致，抗生素治疗效果不佳。

5. 体重下降　消瘦为恶性肿瘤的常见症状之一。肿瘤发展到晚期，由于肿瘤毒素和消耗的原因，并有感染、疼痛所致的食欲减退，可表现为消瘦或恶病质。

（二）肿瘤局部扩展引起的症状和体征

原发肿瘤或区域转移性淋巴结侵及周围组织（纵隔的大血管、神经、胸膜、肋骨、椎体、心脏等）时可产生一系列症状和体征。

1. 胸痛、背痛　近半数患者可有模糊或难以描述的胸痛或钝痛，可由于肿瘤细胞侵犯所致，也可由于阻塞性炎症波及部分胸膜或胸壁引起。若肿瘤位于胸膜附近，则产生不规则的钝痛或隐痛，疼痛于呼吸、咳嗽时加重。肋骨、胸壁受侵犯时可有压痛点，而与呼吸、咳嗽无关。肿瘤压迫肋间神经时，胸痛可累及其分布区。肿瘤侵犯椎体导致持续性背痛，乃至病理性骨折、截瘫等。

2. 声音嘶哑　肿瘤直接压迫或转移致纵隔淋巴结压迫喉返神经时（多见左侧），可发生声音嘶哑。

3. 体腔积液　①肿瘤转移累及胸膜或肺淋巴回流受阻可导致不同程度的胸腔积液，恶性胸腔积液往往为血性。大量积液可出现胸闷、气促等症状。②肿瘤侵犯心包、心脏时可导致血性心包积液、心律不齐、心动过速或房颤等症状，大量心包积液可出现心包压塞表现。

4. 上腔静脉阻塞综合征　由于上腔静脉被附近肿大的转移性淋巴结压迫或右上肺的原发性肺癌侵犯，以及腔静脉内癌栓阻塞静脉回流引起。表现为头面部和上半身不同程度淤血水肿，颈部肿胀、颈静脉扩张，可在前胸壁见到扩张的静脉侧支循环。严重者可出现呼吸困难。

5. Pancoast 综合征　又称肺尖肿瘤综合征，是指因肺尖部的肿瘤浸润、压迫臂丛神经而引起的上肢顽固性疼痛、运动障碍和颈部交感神经受累引起 Horner 综合征（病侧眼睑下垂、瞳孔缩小、眼球内陷，同侧额部与胸壁少汗或无汗）的一组病征。肺尖部肺癌又称肺上沟瘤（Pancoast 瘤），可侵入和压迫位于胸廓入口的器官组织（如第一肋骨、锁骨下动、静脉、臂丛神经、颈部交感神经）等，导致剧烈胸痛、上肢静脉怒张、水肿与运动障碍及 Pancoast 综合征。

6. 吞咽困难　肿瘤侵犯或压迫食道，可导致吞咽困难，严重者可引起食道穿孔、出血气管 - 食管瘘等。

（三）肿瘤远处转移引起的症状和体征

1. 淋巴结　肺癌可转移到任何部位的淋巴结，最常见为锁骨上淋巴结转移。一般由原发灶转移到同侧肺门，然后至纵隔淋巴结，再转移到锁骨上淋巴结。少数病例可通过胸壁而转移到同侧腋下淋巴结。

2. 腹部 肝脏是肺癌常见的转移脏器，有28%～33%的患者出现肝转移。肝转移可以是单发或多个结节转移灶。常见的表现为肝区疼痛、肝大，同时可伴有食欲不振、消化不良等肝功能受损的表现，后期可出现肝功能衰竭。肾上腺和腹膜后淋巴结转移也常见，进展时可引起腹部持续性疼痛，但很少出现影响肾功能。

3. 骨 是肺癌最常见的转移部位，尤其是小细胞肺癌和分化差的非小细胞肺癌，发生率在30%～70%。多发生在中轴骨，主要是脊椎骨、肋骨和骨盆骨，四肢较为少见。多为溶骨性病变，有时会产生病理性骨折和高钙血症。症状与骨转移的程度、部位、数量有关。早期一般无任何症状，骨同位素扫描可发现有病变的骨骼。最常见的表现为受累骨骼的局部疼痛及关节功能障碍。如转移到脊柱可压迫椎管，导致脊髓压迫症状，甚至造成横断性截瘫。癌性骨痛的特点是位置固定、疼痛逐渐加重，夜间较明显。胸椎转移会产生束带样疼痛，腰椎转移常发生沿下肢外侧向足外侧的放射性疼痛，随咳嗽、排便等活动加重。持续固定部位的骨痛、血浆碱性磷酸酶或血钙升高应考虑骨转移的可能。

4. 中枢神经系统 肺癌引起中枢神经系统的症状主要由脑、脑膜或脊髓转移引起。小细胞肺癌在做出诊断时约有20%的患者已有脑转移，而在小细胞肺癌患者的死亡病例尸检中脑转移发生率高达80%。非小细胞肺癌患者在病程中约有30%左右发生脑转移，其中以大细胞未分化癌和腺癌较多见，鳞癌次之。近期出现的头痛、恶心、眩晕或视物不清等神经系统症状和体征应当考虑脑转移的可能。常见症状为颅内压增高（如头痛、恶心、呕吐）、精神状态改变和中枢定位症状（如癫痫发作、偏瘫、小脑功能障碍或失语等），脑神经受累亦可见。严重者可因肿瘤压迫产生脑疝导致呼吸停止。脑膜侵犯较少见，其症状与脑转移相似。脊髓的转移产生脊髓压迫，导致截瘫。

5. 其他部位转移 较少见的转移部位有皮肤、皮下组织、肌肉、腹腔内、心脏等部位的转移，症状与转移的组织器官相关。如转移到心脏可出现胸闷、心悸甚至气急、晕厥、心律失常等症状。

（四）肿瘤非转移性表现

肿瘤非转移性表现也称之为副癌或伴癌综合征（Paraneoplastic syndrome），主要为以下几方面表现。

1. 肥大性肺性骨关节病（hypertrophic pulmonary osteoarthropathy） 常见于肺癌，也见于局限性胸膜间皮瘤和肺转移癌（胸腺、子宫、前列腺转移）。多侵犯上、下肢长骨远端，发生杵状指（趾）和肥大性骨关节病。

2. 异位促性腺激素 合并异位促性腺激素的肺癌不多，大部分是大细胞肺癌，主要为男性轻度乳房发育和增生性骨关节病。

3. 分泌促肾上腺皮质激素样物 小细胞肺癌或支气管类癌是引起库欣综合征的最常见细胞类型，很多患者在瘤组织中甚至血中可测到促肾上腺皮质激素（ACTH）增高。

4. 分泌抗利尿激素 不适当的抗利尿激素分泌可引起厌食、恶心、呕吐等水中毒症状，还可伴有逐渐加重的神经并发症。其特征是低钠（血清钠 <135 mmol/L），低渗（血浆渗透压 <280mOsm/kg）。

5. 神经肌肉综合征 包括小脑皮质变性、脊髓小脑变性、周围神经病变、重症肌无力和肌病等。发生原因不明确。这些症状与肿瘤的部位和有无转移无关。它可以发生于肿瘤出现前数年，也可与肿瘤同时发生；在手术切除后尚可发生，或原有的症状无改变。可发生于各型肺癌，但多见于小细胞未分化癌。

6. 高钙血症　可由骨转移或肿瘤分泌过多甲状旁腺素相关蛋白引起，常见于鳞癌。患者表现为嗜睡、厌食、恶心、呕吐和体重减轻及精神变化。切除肿瘤后血钙水平可恢复正常。

7. 类癌综合征　类癌综合征的典型特征是皮肤、心血管、胃肠道和呼吸功能异常。主要表现为面部、上肢躯干的潮红或水肿，胃肠蠕动增强，腹泻，心动过速，喘息，瘙痒和感觉异常。这些阵发性症状和体征与肿瘤释放不同的血管活性物质有关，除了5-羟色胺外，还包括缓激肽、血管舒缓素和儿茶酚胺。

此外，还可有黑色棘皮症及皮肌炎、掌跖皮肤过度角化症、硬皮症，以及栓塞性静脉炎、非细菌性栓塞性心内膜炎、血小板减少性紫癜、毛细血管病性渗血性贫血等肺外表现。

案例分析1

患者男性，主要临床表现为咳嗽及痰中带血，具有如下特点：

1. 老年男性患者，慢性起病，嗜烟多年。
2. 以咳嗽及痰中带血为主要症状。
3. SCC升高。
4. 胸部CT示左下肺占位病变，PET/CT检查结果示：左肺下叶背段空洞性病变伴异常高代谢，考虑肺恶性病变。

【辅助检查】

（一）常规X线检查

胸部X线检查是肺癌最基本的影像学诊断方法。对诊断、鉴别诊断、分期及随访都是必要的。可通过透视或正侧位X线胸片发现肺部阴影，得到初步诊断。必要时可做呼气相摄片、体层摄影、胸部数字摄影等以协助诊断。

（二）CT检查

胸部CT检查是肺癌最主要的影像学诊断手段。特别是增强螺旋CT扫描是公认的肺癌定性和定位的最好方法之一，能够显示一些普通X线检查所不能发现的病变，其诊断效果明显优于常规X线检查。此外，CT检查还可用于引导胸部的肿瘤穿刺活检及肿瘤的分期和随访。

（三）磁共振成像

磁共振成像（MRI）对肺癌的诊断价值基本与CT相似，但又各有特点。在肺癌中MRI的应用指征主要为：①对碘过敏患者，或者CT检查后仍难以诊断的特殊病例；②肺上沟瘤，需要显示胸壁侵犯及臂丛神经受累情况；③需要判断纵隔中的心包及大血管有无受侵，或者上腔静脉综合征的病例；④需要鉴别手术或放疗后肿瘤复发抑或纤维化的病例。

（四）内镜检查

1. 支气管镜检查　是肺癌诊断的一个重要方法，可获得组织供组织学诊断，并对确定病变范围、明确手术指征与方式有帮助。支气管镜检查的适应证包括：凡怀疑肺癌的患者都应该进行支气管镜检查，包括临床有痰中带血、咯血者，气管或支气管有阻塞病变，特别是周围肺段或肺叶反复发作的阻塞性肺炎，影像学检查发现肺部肿块或肺不张者。对已确诊为肺癌者，也需做支气管镜检查，以利于正确的分期，决定治疗方案。

支气管镜检查没有绝对的禁忌证，但在以下情况下支气管镜检查必须慎重：①大量咯血：因支气管镜吸引管径小，若有较多出血难以吸出，可能引起窒息；②严重肺功能减退者；③肺部严重感染及高热者；④一般情况极差者；⑤疑有主动脉瘤者。

支气管镜检查的并发症主要有呼吸道出血、发热、喉头水肿、缺氧、窒息、麻醉药过敏等。

2. 纵隔镜检查 是一种对纵隔转移淋巴结进行评价和取活检的创伤性检查手段，有利于肿瘤的诊断和TNM分期，有利于制定正确的治疗方案。但纵隔镜检查是一种有创检查，并发症发生率约为1%，死亡率为0.09%。常见的并发症包括大出血，损伤胸膜、神经、气管、食管，因此纵隔镜在肺癌诊断中的地位仍有争议。

3. 胸腔镜检查 可对肺的周围病灶，胸膜上的病灶做活检，也可对纵隔肿大的淋巴结做活检，因而对肺癌的确诊和正确分期有重要的作用，特别对胸腔积液而胸腔穿刺抽取胸腔积液的细胞学检查显示阴性结果时，对进一步肯定诊断有帮助。

（五）核医学和超声波检查

核医学检查主要用于对肺癌的分期。肺癌常常发生骨骼的转移，因而在确定治疗方案前，全身骨骼的放射性核素扫描是分期必不可少的检查。

正电子断层扫描（PET）是核医学检查的最新发展。PET在肺癌诊断中有以下几个用途：①鉴别肺内病灶是良性还是恶性，特别是肺内孤立的周围型结节，支气管镜无法到达，而经胸壁穿刺技术也无法取得病理学诊断。PET诊断的正确率优于CT或MRI。然而PET会出现假阳性，因为一小部分结节病或炎性肿块的代谢率也可能提高。PET也有一定的假阴性率，因为小部分肿瘤的代谢可能不高，如肺泡细胞癌或肺内的结节太小。②用于远处转移的评价，与CT和骨放射性核素扫描相比，PET检出的敏感性和正确性都比前两者要好。

超声波检查也用于肺癌的分期，常用于腹腔脏器的检查以判断有无远处转移，主要检查的是肝、肾、肾上腺、腹膜后淋巴结。当有胸腔积液发生时，常用于胸腔积液穿刺引流前的胸腔积液定位，也可用于对心包积液的诊断和定位。

（六）实验室检查

肺癌至今还未发现特异性的肿瘤标记物，但是一些肿瘤标记物可作为肺癌的辅助诊断手段，在部分患者于治疗后可作为监视肿瘤状况的指标，用于随访以早期发现肿瘤的复发和转移，常用的肿瘤标记物有：神经特异性烯醇化酶（NSE）、癌胚抗原（CEA）、CA－19－9、CA－125、CA－153等。

（七）病理学诊断

1. 细胞学检查 细胞学检查包括痰脱落细胞检查、细针穿刺细胞学检查以及体腔液体细胞学检查。此外，对一些远离大支气管的肺内病灶，支气管镜到达不了，可通过支气管镜向病灶所在亚段的支气管内注入生理盐水，进行灌洗，然后收集灌洗液进行脱落细胞检查。

2. 组织学 组织学检查需组织块，因而不但能观察到肿瘤细胞本身的病理类型，分化程度、还能观察到肿瘤的结构，包括癌巢、结构、肿瘤的基质和间质、血管、淋巴管、纤维包膜，对肿瘤及其周围的免疫反应也能提供信息。取得肿瘤组织块的方法主要靠手术切除肿瘤。通过支气管镜咬取活检也能得到稍大的组织块，经皮、胸腔内肿瘤的粗针穿刺也可获得一定量的组织，可进行组织学的检查。

3. 免疫组化、特殊染色和分子病理检测 腺癌与鳞状细胞癌鉴别的免疫组化标记物宜选用 TTF－1、Napsin－A、p63、P40 和 CK5/6。神经内分泌肿瘤标记物宜选用 CD56、Syn、CgA、Ki－67 和 TTF－1，在具有神经内分泌形态学特征基础上，至少有一种神经内分泌标记物明确阳性，阳性细胞数应 > 10% 肿瘤细胞量才可诊断神经内分泌肿瘤。细胞内黏液物质的鉴别宜进行黏卡、AB－PAS 特殊染色，可疑累及胸膜时应进行弹力纤维特殊染色确认。

对于腺癌或含腺癌成分的其他类型 NSCLC 肺癌，应在诊断的同时常规进行表皮生长因子受体（epidermal growth factor receptor，EGFR）基因突变和间变性淋巴瘤激酶（anaplastic lymphoma kinase，ALK）融合基因等检测，检测前应有送检标本的质控（包括亚型确认及样本量确认）。检测标本类型包括活检组织、细胞学标本和细胞蜡块，检测方法推荐使用获国家药品监督管理局批准的检测方法或试剂。鳞癌的 EGFR 基因突变率小于 10%、ALK 融合基因更低，因此不常规推荐上述基因突变检测。

【诊断和鉴别诊断】

肺癌的诊断应依据病史、临床症状和体征、影像学诊断、实验室检查和组织病理学诊断等综合考虑。

临床症状和体征是诊断肺癌的基础，最常见的典型症状是咳嗽、痰中带血，80% ~ 90% 的肺癌患者有这两种症状，当然部分 I 期肺癌可以没有任何临床症状。肺癌患者多数的体征无特异性，常见的是肺气肿、老年性慢性支气管炎、肺不张、阻塞性肺炎，但是上腔静脉压迫综合征却提示胸部恶性肿瘤。组织病理学诊断是肺癌诊断最可靠的证据，起到定性作用，然而肿瘤的定位和分期却依赖于 CT 和 MRI，核医学和超声波检查也是分期不可缺少的步骤。虽然在病史和临床症状及体征中没有肺癌特异性有别于其他非肿瘤肺部疾病的特征，然而它们都能作为确定肺癌诊断的辅助证据。

此外，肺癌的治疗效果与早期诊断密切相关，故早诊断、早治疗意义重大。对患肺癌的高危人群，应更多地考虑肺癌存在的可能性。高危人群的定义是：①重度吸烟者，吸烟指数 >400 年支（吸烟指数 = 吸烟支数/天 × 吸烟年份），特别是对痰液脱落细胞检查或支气管镜支气管黏膜活检显示支气管上皮细胞已发生不典型增生、间变等表现的人；②年龄 >45 岁；③有肺癌家族史者；④长期接触有毒、有害气体者。对非重度吸烟者，被动吸烟者，室内空气污染环境（如通风不良的厨房、烹调油烟过度）中工作者，虽不属于肺癌高危人群，但也应给予足够的警惕。

本病须与肺结核、肺炎、肺脓肿、结核性渗出性胸膜炎、胸膜肿瘤、纵隔肿瘤、肺包虫病等相鉴别。

案例分析 2

初步诊断：根据上述典型症状及胸部 CT 以及全身 PET－CT 结果，初步诊断为左下肺癌。其确诊有赖于病理学。胸部 CT 提示左肺下叶见一大小约为 3 cm × 4 cm 肿物，增强扫描可见明显强化，全身 PET－CT、骨扫描排除转移。完善检查后行 CT 引导下左肺下叶肿物穿刺活检术，病理提示“鳞癌”。故该患者最终确诊为左下肺鳞癌，临床分期为 T2aN0M0 Ⅰb 期。

【治疗】

（一）治疗原则

应当采取多学科综合治疗与个体化治疗相结合的原则，即根据患者的身体状况、肿瘤的病理组织学类型和分子分型、侵及范围和发展趋向采取多学科综合治疗的模式，有计划、合理地应用手术、化疗、放疗和分子靶向治疗等手段，以期达到最大程度地延长患者的生存时间、提高生存率、控制肿瘤进展和改善患者的生活质量。

根据肺癌的生物学特点和预后，目前临床上把肺癌分为非小细胞肺癌（包括鳞癌、腺癌、大细胞癌）和小细胞肺癌两大类。两者的治疗原则不同：①非小细胞肺癌：早期患者以手术治疗为主，可切除的局部晚期（Ⅲa 期）患者可采取新辅助化疗 + 手术治疗 +/－放疗；不可切除的局部晚期（Ⅲb 期）患者可采取化疗与放疗联合治疗；远处转移的晚期患者以药物治疗（姑息化疗、靶向药物治疗、支持治疗）为主。NSCLC 的化疗推荐含铂为基础的双药方案（如紫杉醇 + 顺铂、多西紫杉醇 + 顺铂、吉西他滨 + 顺铂、长春瑞滨 + 顺铂等）。②小细胞肺癌：以化疗为主，辅以手术和（或）放疗。标准的化疗方案为 DDP + VP16，如患者年轻，体质好可再加异环磷酰胺（IFO）。

案例分析 3

治疗方案：

该患者为非小细胞肺癌早期，可手术切除，故采取手术切除方案。

（二）外科手术治疗

1. 手术治疗原则

（1）全面的治疗计划和必要的影像学检查（临床 TNM 分期检查，特别是精确的 N 分期）均应当在手术治疗前完成。明确治疗的目的，根据患者身体状况，充分评估决定手术切除的可能性并制订手术方案。

（2）根据患者身体状况，可行解剖性肺切除术（肺叶切除、支气管及血管袖状肺叶切除或全肺切除术），解剖性肺切除术是早期肺癌的主要治疗手段，也是目前临床治愈肺癌的重要方法。如果患者身体状况不允许，则行亚肺叶切除，其中首选解剖性肺段切除，也可行楔形切除。支气管袖状肺叶切除术是在术中快速病理检查保证（包括支气管、肺动脉或静脉断端）切缘阴性的情况下，尽可能保留更多肺组织及肺功能所行的切除范围，术后患者生活质量优于全肺切除术患者。解剖性肺段切除术或肺楔形切除术的指征为：①患者高龄或低肺功能，或有行肺叶切除术的主要风险；②CT 提示肺内周围型病变（指位于肺实质外侧 1/3），且病变直径≤2 cm，并具备以下一个特征：病理证实为腺癌；CT 随诊 1 年以上高度可疑癌；CT 提示磨玻璃样影中实性成分≤50%。③切除肺组织切缘距离病变边缘≥2 cm 或切缘距离≥病变直径，术中快速病理为切缘阴性；④在决定亚肺叶切除术之前，应对肺门和纵隔淋巴结进行系统采样。目前，早期肺癌亚肺叶切除术式尚属临床研究阶段，鼓励参与临床研究，不能作为标准术式推广。

（3）尽可能做到肿瘤和区域淋巴结的完全性切除手术（R0 切除），除完整切除原发病灶外，应当常规进行系统性肺门和纵隔各组淋巴结（N1 和 N2 淋巴结）切除，并标明位置送病理学检查。最少对3个纵隔引流区（N2站）的淋巴结进行清扫或采样，尽量保证淋巴结整块切除。建议右胸淋巴结清除范围为：2R、3a、3p、4R、7～9组淋巴结和周围软组织，左胸淋巴结清除范围为：4L、5～9组淋巴结和周围软组织。同时尽量保留有功能的正常肺组织。

（4）电视辅助胸腔镜外科（video－assistedthoracic surgery，VATS）是近年来已经成熟的胸部微创手术技术，在没有手术禁忌证的情况下，推荐使用VATS及其他微创手段。

（5）心肺功能等机体状况经评估无法接受手术的Ⅰ期和Ⅱ期的NSCLC患者，可选择根治性放射治疗、射频消融治疗和药物治疗等。

2. 手术适应证　①Ⅰ、Ⅱ期和部分ⅢA期（T1－2N2M0；T3N1－2M0；T4N0－1M0可完全性切除）NSCLC和Ⅰ期SCLC（T1－2N0M0）。②部分Ⅳ期NSCLC，有单发对侧肺转移，单发脑或肾上腺转移者。③临床高度怀疑肺癌的肺内结节，经各种检查无法定性诊断，可手术探查。

3. 手术禁忌证　①全身状况不佳，心、肺、肝、肾等重要脏器功能不能耐受手术者。②绝大部分诊断明确的Ⅳ期、大部分Ⅲb期和部分Ⅲa期NSCLC。

（三）放射治疗

1. 放疗的原则

（1）放疗前明确临床或病理TNM分期，结合患者身体状况，确定放疗目的，充分评估后决定放疗方式与计划。放疗目的包括根治性放疗/同步放化疗、辅助/新辅助放疗、姑息放疗和预防性放疗等。

（2）推荐增强CT定位，可以参考PET－CT的肿瘤生物影像，在增强CT定位影像中勾画肿瘤放疗靶区。

（3）采用三维适形放疗、调强放疗技术或图像引导放疗等先进的放疗技术，建议在具有优良的放射物理技术条件下，开展立体放射治疗（stereotacticbody radiation therapy，SBRT）。

（4）放疗设计和实施时，应当注意对肺、心脏、食管和脊髓的保护，尽量避免对身体重要器官的严重放射性损伤（参照国际肿瘤放射治疗协作组急性放射损伤分级标准）。对于有临床治愈希望的患者，在接受放疗或同步放化疗时，通过更为适形的放疗计划和更为积极的支持治疗，尽量减少治疗时间的中断或治疗剂量的降低。

（5）放射治疗的疗效评价按照WHO实体瘤疗效评价标准（response evaluation criteria insolid tumors，RECIST）。

2. 放疗的适应证

（1）根治性放疗/同步放化疗　适用于Karnofsky功能状态评分标准评分≥70分的患者，包括因医源性或（和）个人因素不能手术的早期NSCLC、不可切除的局部晚期NSCLC和局限期SCLC。Ⅰ期NSCLC患者因医学条件不适合手术或拒绝手术时，大分割放射治疗是有效的根治性治疗手段，推荐SBRT。分割原则应是大剂量、少分次、短疗程，分割方案可根据病灶部位、距离胸壁的距离等因素综合考虑，通常给予总剂量≥100 Gy。制订SBRT计划时，应充分考虑、谨慎评估危及器官组织如脊髓、食管、气管、心脏、胸壁及臂丛神经等的放疗耐受剂量。对于不能接受手术的Ⅱ－Ⅲ期NSCLC患者，如果身体条件许可，应当给予适形放疗结合同步化疗。建议同步放化疗方案为EP方案（足叶乙甙＋顺铂）、NP方案（长春瑞滨＋顺铂）和含紫杉类方案。如果患者不能耐受，可以行序贯化放疗。接受放化疗的患者，潜在毒副反应会增大，治疗前应当告知患者。

(2) 辅助/新辅助放疗　适用于 Karnofsky 功能状态评分标准评分≥70 分的患者，包括术前（新辅助）放疗、术后切缘阳性（R1 和 R2）或手术切缘近者的患者、术后 pN2 阳性的患者或手术切除不完善的患者。术后放疗设计应当参考患者手术病理报告和手术记录。

术后切缘阴性的 pN2 患者，建议采用先化疗后序贯放疗的顺序。对于切缘阳性的 pN2 患者，放疗应当尽早开始；如果身体许可，建议采用术后同步化疗。

(3) 姑息性放疗　晚期肺癌患者姑息放疗的主要目的是为了解决因原发灶或转移灶导致的局部压迫症状（如骨转移导致的疼痛以及脑转移导致的神经症状等）。对于此类患者可以考虑采用低分割照射技术，使患者更方便得到治疗，同时可以更迅速地缓解症状。对部分患者当其全身治疗获益明显时，可以考虑采用 SBRT 技术治疗残存的原发灶和（或）寡转移灶，争取获得潜在根治效果。对于 NSCLC 单发脑转移灶手术切除患者可以进行术后全脑放疗。

(4) 预防性放疗适用于全身治疗有效的 SCLC 患者全脑放疗。

3. SCLC 的放疗

(1) 放化疗综合治疗是局限期 SCLC 的标准治疗。局限期患者建议初始治疗就行同步化放疗或先行 2 个周期诱导化疗后行同步化放疗。如果患者不能耐受，也可行序贯化放疗。如果病情允许，局限期 SCLC 的放射治疗应当尽早开始，可以考虑与第 1 或第 2 个周期化疗同步进行。如果病灶巨大，放射治疗导致肺损伤的风险过高的话，也可以考虑在第 3 个周期化疗时同步放疗。

(2) 对于广泛期 SCLC 患者，远处转移灶经化疗控制后加用胸部放疗也可以提高肿瘤控制率，延长生存期。

(3) 预防性脑照射。局限期 SCLC 患者，在胸内病灶经治疗达到完全缓解后推荐行预防性脑照射，达到部分缓解的患者也推荐行预防性脑照射。广泛期 SCLC 在化疗有效的情况下，行预防性脑照射亦可降低 SCLC 脑转移发生的风险。预防性脑照射推荐时间为所有化放疗结束后 3 周左右进行，之前应行增强脑核磁检查以排除脑转移，建议全脑放疗剂量为 25 Gy，2 周内分 10 次完成。SCLC 全脑预防照射的决定应当是医患双方充分讨论，根据每例患者的情况权衡利弊后确定。

（四）药物治疗

肺癌的药物治疗包括化疗、分子靶向治疗和支持治疗，应当掌握治疗的适应证，在肿瘤内科医师主导下进行。目前化疗仍是肺癌患者重要的治疗手段，据作用分为辅助化疗、新辅助化疗和姑息化疗。

化疗的原则：化疗应当充分考虑患者的病情、体力状况，评估患者可能的获益和对治疗的承受能力，及时评估疗效，密切监测并有效防治不良反应，强调治疗方案的规范化和个体化。

化疗的适应证：美国东部肿瘤协作组（Eastern Cooperative OncologyGroup，ECOG）体力状况（performance status，PS）评分≤2 分，重要脏器功能可耐受化疗。对于 SCLC 的化疗，PS 评分可放宽到 3 分。鼓励患者参加临床试验。

化疗的禁忌证：①Karnofsky 功能状态评分 <60 分或 ECOG >2 分的患者不宜化疗。②白细胞 $<3.0\times10^{9}/L$，中性粒细胞 $<1.5\times10^{9}/L$，血小板 $<6\times10^{9}/L$，红细胞 $<2\times10^{12}/L$，血红蛋白 <8.0 g/dl 的患者原则上不宜化疗。③患者肝、肾功能异常（实验室指标

超过正常值上限的2倍）者不宜化疗。④有严重并发症/合并症及严重感染、出血倾向者不宜化疗。

停药或换药原则：①治疗2个周期后病变进展、或在化疗周期的间歇间病情恶化者，应当停止原方案治疗，酌情选用其他化疗方案或治疗方式。②出现美国国家癌症研究所常见不良反应事件评价标准（4.0版）≥3级不良反应，对患者生命有明显威胁时，应当停药，并在下次治疗时改用其他方案。

化疗的疗效评价按照RECIST标准进行。

1. 晚期NSCLC患者的药物治疗

（1）一线药物治疗　含铂两药方案是标准的一线化疗方案，在化疗基础上可联合血管内皮抑素或贝伐珠单抗（非鳞癌）。EGFR基因敏感突变患者推荐首选表皮生长因子受体酪氨酸激酶抑制剂（epidermal growth factor receptor tyrosinekinase inhibitor，EGFR－TKI）。ALK融合基因阳性患者推荐首选ALK抑制剂。

对一线治疗达到疾病控制（完全缓解、部分缓解和稳定）的患者，可选择维持治疗。目前有循证医学证据支持的同药维持治疗有培美曲塞（非鳞癌）和吉西他滨，换药维持治疗的药物有培美曲塞（非鳞癌）。对于EGFR基因敏感突变患者可以选择表皮生长因子受体酪氨酸激酶抑制剂（EGFR－TKI）进行维持治疗。

（2）二线药物治疗　二线治疗可选择的药物包括多西紫杉醇、培美曲塞和EGFR－TKI。EGFR基因敏感突变的患者，如果一线和维持治疗时没有应用EGFR－TKI，二线治疗时应优先应用EGFR－TKI；对于EGFR基因敏感突变阴性的患者，应优先考虑化疗。ALK融合基因阳性患者如果一线治疗时没有应用ALK抑制剂，应优先考虑。

（3）三线药物治疗　可选择EGFR－TKI或参加临床试验。

2. 不能手术切除的局部晚期NSCLC患者的药物治疗推荐放疗、含铂两药方案化疗联合，根据具体情况可选择同步或序贯化放疗。

3. 术后辅助治疗完全切除的Ⅱ～Ⅲ期NSCLC患者，推荐含铂两药方案术后辅助化疗4个周期。具有高危险因素的ⅠB期患者可以考虑选择性地进行辅助化疗。高危因素包括：分化差、神经内分泌、（除外分化好的神经内分泌癌）、脉管受侵、楔形切除、肿瘤直径>4 cm、脏层胸膜受累和淋巴结清扫不充分等。辅助化疗一般在术后3～4周开始，患者术后体力状况需基本恢复正常。

4. 新辅助化疗对可切除的Ⅲ期NSCLC患者可选择2个周期的含铂两药方案行术前短程新辅助化疗。手术一般在化疗结束后2～4周进行。

5. SCLC患者的药物治疗局限期SCLC患者推荐化疗、手术和放疗为主的综合治疗。一线化疗方案推荐EP方案或EC方案（足叶乙甙＋卡铂）。广泛期SCLC患者推荐化疗为主的综合治疗。一线化疗方案推荐EP方案、EC方案或IP方案（顺铂＋伊立替康）或IC方案（卡铂＋伊立替康）。3个月内疾病复发进展患者推荐进入临床试验。3～6个月内复发者推荐拓扑替康、伊立替康、吉西他滨或紫杉醇治疗。6个月后疾病进展者可选择初始治疗方案。

（五）NSCLC的分期治疗模式

1. Ⅰ期NSCLC患者的综合治疗　①首选外科手术治疗，包括肺叶切除加系统性肺门和纵隔淋巴结清除术，可采用VATS或开胸等术式。②对于高龄或低肺功能的部分ⅠA期NSCLC患者可以考虑行解剖性肺段或楔形切除术加系统性肺门、纵隔淋巴结清除或采样术。

③完全切除的ⅠA、ⅠB期NSCLC肺癌患者不推荐常规应用术后辅助化疗、放射治疗及靶向药物治疗等。但具有高危险因素的ⅠB期患者可以选择性地考虑进行辅助化疗。④切缘阳性的Ⅰ期肺癌推荐再次手术，任何原因无法再次手术的患者，推荐术后化疗联合放疗。⑤对于有严重的内科合并症、高龄、拒绝手术的患者可采用大分割根治性放射治疗。

2. Ⅱ期NSCLC患者的综合治疗 ①首选外科手术治疗，解剖性肺切除加系统性肺门和纵隔淋巴结清除或采样术。②对高龄或低肺功能的患者可以考虑行解剖性肺段或楔形切除术加系统性肺门和纵隔淋巴结清除或采样术。③完全性切除的Ⅱ期NSCLC患者推荐术后辅助化疗。④当肿瘤侵犯壁层胸膜或胸壁时应当行整块胸壁切除。切除范围至少距病灶最近的肋骨上、下缘各2 cm，受侵肋骨切除长度至少应当距肿瘤5 cm。⑤切缘阳性的Ⅱ期肺癌推荐再次手术，任何原因无法再次手术的患者，推荐术后化疗联合放疗。

3. Ⅲ期NSCLC患者的综合治疗 局部晚期NSCLC是指TNM分期为Ⅲ期的患者。多学科综合治疗是Ⅲ期NSCLC的最佳选择。局部晚期NSCLC分为可切除和不可切除两大类。

（1）可切除的局部晚期NSCLC包括：①T3 N1期的NSCLC患者，首选手术治疗，术后行辅助化疗。②N2期NSCLC患者，影像学检查发现单组纵隔淋巴结肿大并且直径<3 cm或两组纵隔淋巴结肿大但没有融合，并且估计能完全切除的病例，应接受以外科手术治疗为主的综合治疗；有条件的医院推荐行术前纵隔镜、EBUS－TBNA或超声内镜引导下细针穿刺活检术（EUS guided fine needle aspiration，EUS－FNA）检查，明确N2分期后行术前新辅助化疗，然后行手术治疗。对于纵隔淋巴结融合、固定的患者，应行化疗、放疗或同步化放疗；治疗后N2降期特别是降至N0且经重新分期评估排除远处转移者，结合患者的机体状况，推荐手术治疗。③一些T4N0－1期的NSCLC患者：a. 相同肺叶内存在卫星结节的患者：首选治疗为手术切除，也可选择术前新辅助化疗，术后进行辅助化疗。b. 其他可切除的T4N0－1期NSCLC患者：可酌情首选新辅助化疗，也可选择手术切除。如为完全性切除，考虑术后辅助化疗。如切缘阳性，术后行放疗和辅助化疗。④肺上沟瘤的治疗：部分可手术患者，建议可考虑先行术前新辅助同步放化疗，经再评估有手术指征的患者给予手术治疗和术后辅助化疗；对于不能手术的肺上沟瘤，则行根治性放疗联合化疗。

（2）不可切除的局部晚期NSCLC患者包括 ①影像学检查提示纵隔融合状肿大淋巴结，纵隔镜、EBUS－TBNA或EUS－FNA检查证实为阳性的NSCLC。②T4N2－3的患者。③胸膜转移结节、恶性胸水和恶性心包积液的患者，新分期已经归类为M1，不适于手术切除的患者，部分病例可采用胸腔镜胸膜活检或胸膜固定术。④不可切除的局部晚期NSCLC首选治疗为同步化放疗。

4. Ⅳ期NSCLC患者的治疗 Ⅳ期NSCLC患者在开始治疗前，应先获取肿瘤组织进行EGFR和ALK基因的检测，根据EGFR和ALK基因状况决定相应的治疗策略。Ⅳ期NSCLC以全身治疗为主要手段，治疗目的是提高患者生活质量、延长生存期。

（1）孤立性脑转移的Ⅳ期NSCLC患者的治疗 ①孤立性脑转移而肺部病变又可切除的NSCLC患者，脑部病变可手术切除或采用立体定向放射治疗，胸部原发病变则按分期治疗原则进行。②孤立性肾上腺转移而肺部病变又可切除的NSCLC患者，肾上腺病变可考虑手术切除，胸部原发病变则按分期治疗原则进行。③对侧肺或同侧肺其他肺叶的孤立结节，可分别按2个原发瘤各自的分期进行治疗。

（2）Ⅳ期NSCLC患者的全身治疗 ①EGFR基因敏感突变的Ⅳ期NSCLC患者推荐EGFR－TKI一线治疗，ALK融合基因阳性患者推荐克唑替尼一线治疗。②EGFR基因敏感突变和 ALK 融合基因阴性或突变状况未知的Ⅳ期 NSCLC 患者，如果 ECOGPS 评分为 0 ~ 1 分，应当尽早开始含铂两药的全身化疗。对不适合铂类药物治疗的患者，可考虑非铂类两药联合方案化疗。③ECOG PS 评分为 2 分的晚期 NSCLC 患者应给予单药化疗，但对 ECOG PS 评分 > 2 分的患者不建议使用细胞毒类药物化疗。④目前的证据不支持将年龄因素作为选择化疗方案的依据。⑤二线治疗可选择的药物包括多西紫杉醇、培美曲塞和 EGFR - TKI。EGFR 基因敏感突变的患者，如果一线和维持治疗时没有应用 EGFR - TKI，二线治疗时应优先应用 EGFR - TKI；对于 EGFR 基因敏感突变阴性的患者，应优先考虑化疗。⑥ECOG PS 评分 > 2 分的Ⅳ期 NSCLC 患者，一般不能从化疗中获益，建议采用最佳支持治疗。在全身治疗基础上针对具体的局部情况，可以选择恰当的局部治疗方法以求改善症状、提高生活质量。

（六）SCLC 的分期治疗模式

1. Ⅰ期 SCLC 患者手术 + 辅助化疗（EP 方案或 EC 方案，4 ~ 6 个周期）。术后推荐行预防性脑照射（prophylactic cranial irradiation，PCI）。

2. Ⅱ - Ⅲ期 SCLC 患者化疗、放疗联合。①可选择序贯或同步化放疗。②序贯治疗推荐 2 个周期诱导化疗后同步化放疗。③达到疾病控制者，推荐行 PCI。

3. Ⅳ期 SCLC 患者化疗为主的综合治疗。一线推荐 EP 方案或 EC 方案、IP 方案、IC 方案。

4. 3 个月内疾病复发进展患者推荐进入临床试验。3 ~ 6 个月内复发者推荐拓扑替康、伊立替康、吉西他滨或紫杉醇治疗。6 个月后疾病进展可选择初始治疗方案。化疗有效患者建议行 PCI。

【随访】

对于新发肺癌患者应当建立完整病案和相关资料档案，诊治后定期随访和进行相应检查。具体检查方法包括病史、体检、血生化和血液肿瘤标志物检查、影像学检查和内镜检查等，旨在监测疾病复发或治疗相关不良反应、评估生活质量等。术后患者随访频率为治疗后 2 年内每 3 ~ 6 个月随访 1 次，2 ~ 5 年内每 6 个月随访 1 次，5 年后每年随访 1 次。

（官成浓）

扫码“练一练”

扫码“学一学”

第十章 原发性肝癌

案例

患者：男性，45岁，患乙肝20多年，做腹部彩超示：肝硬化并结节样变，申请做腹部CT。于2013年9月28日入院。

体格检查：患者体质消瘦，全身皮肤黏膜无黄染、皮疹，全身浅表淋巴结未及肿大，腹平软，肝脾肋下未及，未及异常包块，移动性浊音阴性，肠鸣音正常。

辅助检查：AFP 483ng/ml，2013年1月7日AFP 31ng/ml，上腹部CT示：平扫肝右叶可见小片状略低密度影，动脉期呈环形强化，静脉期及延迟期逐渐增强，并向中心填充。上腹部MRI示：平扫肝右叶可见小片状长T1、长T2信号，动脉期呈环形强化，静脉期及延迟期逐渐增强，并向中心填充。

问题：

1. 本病例最可能的诊断是什么？
2. 如何确诊？
3. 应采取什么治疗措施？

原发性肝癌（liver cancer）中最常见者为肝细胞性肝癌，是临床上最常见的恶性肿瘤之一，全球发病率逐年增长，已超过62.6万/年，居于恶性肿瘤的第5位；死亡接近60万/年，位居肿瘤相关死亡的第3位。肝癌在我国高发，目前，我国发患者数约占全球的55%；在肿瘤相关死亡中仅次于肺癌，位居第二。

【病因】

与肝癌发病相关的因素有：①病毒性肝炎：慢性乙型肝炎和丙型肝炎病毒均为肝癌的主要危险因素，预防肝炎病毒感染和抗肝炎病毒治疗是肝癌最有效的预防措施。②肝硬化：肝炎后、酒精性肝硬化。戒酒是预防酒精性肝硬化发生的最有效手段。③化学致癌物：黄曲霉毒素B1。避免食用霉变的花生、花生油、玉米等食物在肝癌的预防中起到积极的作用。④饮用水受藻类毒素污染会诱发肝癌的发生。⑤其他：华支睾吸虫感染、酒精、吸烟、遗传易感性等也是肝癌的病因。

【组织学及病理】

按病理组织学类型可以分为肝细胞癌、胆管细胞癌和混合型肝癌。肝细胞癌（HCC）最常见，占原发性肝癌的90%，胆管细胞癌（CCC）占10%，混合型肝癌罕见。大体形态分型分为四类：①块状型：>5 cm，>10 cm称巨块型，块状型占原发性肝癌74%（图10－1，图10－2）。②结节型：单结节、多结节和融合结节<5 cm，结节型占22.2%（图10－3）。③弥漫型：癌结节较小，弥漫分布，弥漫型占1.2%（图10－4）。④小肝癌：<3 cm单个癌结节或相邻两个癌结节之和<3 cm（图10－5）。

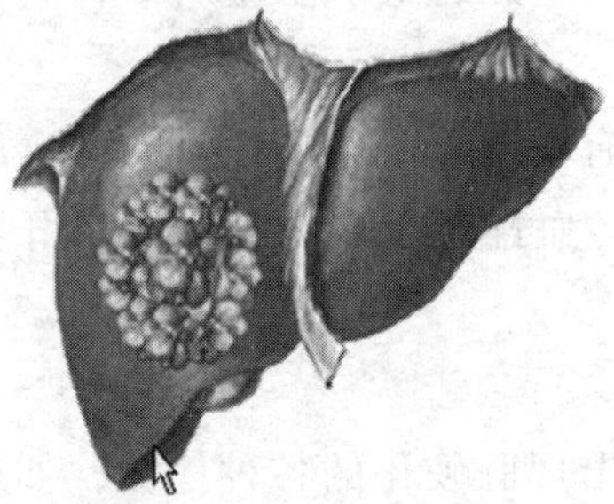

图 10－1　块状型肝癌

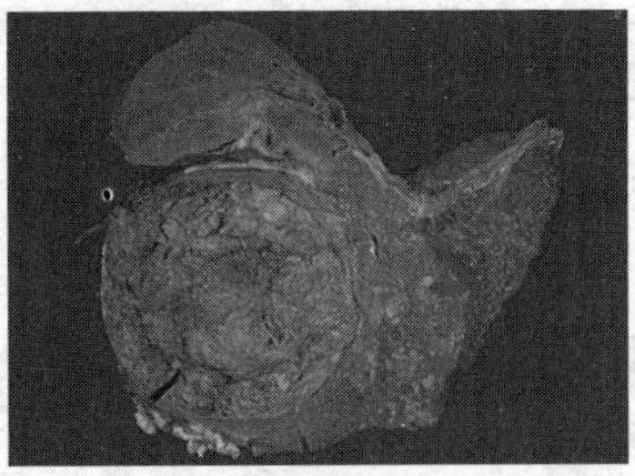

图 10－2　巨块型肝癌

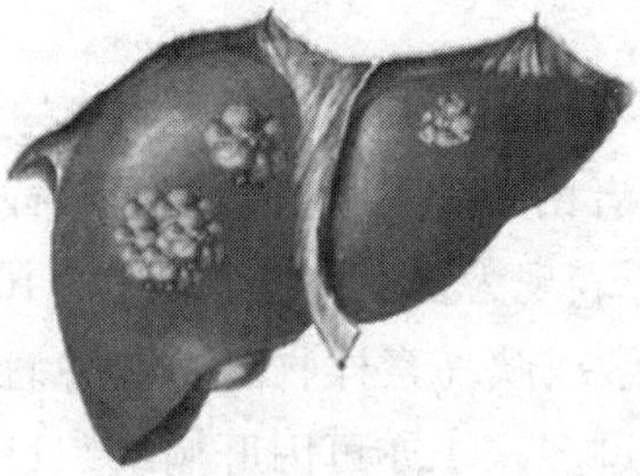

图 10－3　结节型肝癌

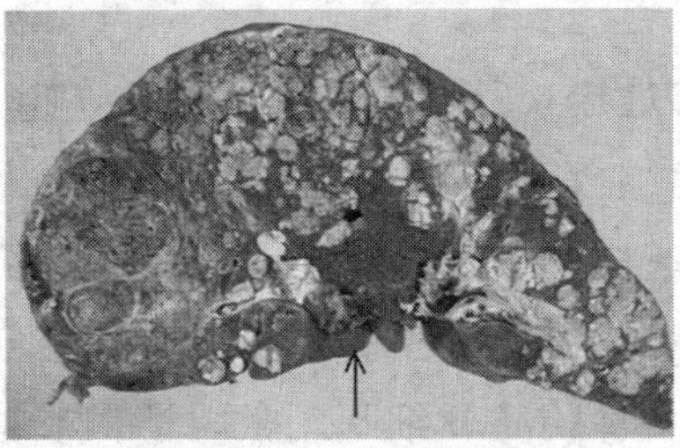

图 10－4　弥漫型肝癌

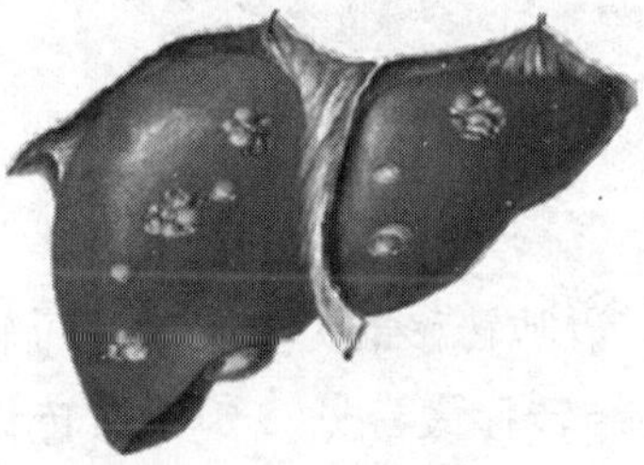

图 10－5　小肝癌

【临床表现】

原发性肝癌起病隐匿，早期缺乏典型症状。临床症状明显者，病情大多已进入中、晚期。本病常在肝硬化的基础上发生，或者以转移病灶症状为首发表现，此时临床容易漏诊或误诊，应予注意。

1. 症状　肝区疼痛是肝癌最常见的症状，半数以上患者有肝区疼痛，多呈持续性胀痛或钝痛，是因癌肿生长过快、肝包膜被牵拉所致。如病变侵犯膈，疼痛可牵涉右肩或右背部；如癌肿生长缓慢，则可完全无痛或仅有轻微钝痛。当肝表面的癌结节破裂，可突然引起剧烈腹痛，从肝区开始迅速延至全腹，产生急腹症的表现，如出血量大时可导致休克。其他症状还有食欲减退，腹胀不适，饭后加剧，乏力，消瘦，不明原因的低热、黄疸、下肢水肿等。部分患者可以高热、黄疸、急腹症等为突出症状就诊，更有以转移灶所引起的症状而来医院就诊者。肝癌合并肝硬化者，还可出现鼻衄、牙龈出血等症状。

2. 体征

（1）肝大　肝脏呈进行性增大，质地坚硬，表面凸凹不平，常有大小不等的结节，边缘钝而不整齐，常有不同程度的压痛。肝癌突出于右肋弓下或剑突下时，上腹可呈现局部隆起或饱满；如癌位于膈面，则主要表现为膈肌抬高而肝下缘不下移。

（2）黄疸　一般出现在肝癌晚期，多为阻塞性黄疸，少数为肝细胞性黄疸。前者常因癌肿压迫或侵犯胆管或肝门转移性淋巴结肿大而压迫胆管造成阻塞所致；后者可由于癌组织肝内广泛浸润或合并肝硬化、慢性肝炎引起。

（3）腹水　在失代偿期肝硬化基础上发病者有基础病的临床表现。原有腹水者可表现为腹水迅速增加且具难治性，腹水一般为漏出液。血性腹水多因肝癌侵犯肝包膜或向腹腔内破溃引起，少数因腹膜转移癌所致。

（4）脾肿大　脾大质硬，表面光滑，无压痛。

（5）腹壁静脉曲张　当肝癌合并肝硬化时可出现肝硬化的各种体征，如蜘蛛痣、腹壁静脉曲张、肝掌等症状。

3. 恶性肿瘤的全身性表现　有进行性消瘦、发热、食欲不振、乏力、营养不良和恶病质等。

4. 转移灶症状　如转移至肺、骨、脑、淋巴结、胸腔等处，可产生相应的症状。

5. 伴癌综合征　伴癌综合征系指原发性肝癌患者由于癌肿本身代谢异常或癌组织对机体影响而引起内分泌或代谢异常的一组症候群。主要表现为自发性低血糖症，10% ~30% 的患者出现此症的原因是：①肝细胞异位能分泌胰岛素或胰岛素样物质；②肿瘤抑制胰岛素酶；③分泌一种胰岛 B 细胞刺激因子，或糖原储存过多；④亦可因肝癌组织过多消耗葡萄糖所致此症。严重者可导致患者昏迷休克而死亡。红细胞增多症，2% ~10% 患者可发生，可能是由血液循环中红细胞生成素增加引起。其他罕见的有高钙血症、高脂血症、类癌综合征等。

【浸润和转移】

1. 肝内转移

2. 肝外转移　①血行转移，以肺转移最为多见，还可转移至胸膜、肾上腺、肾脏及骨骼等；②淋巴转移，以肝门淋巴结转移最常见；③种植转移，偶可种植在腹膜、横膈及胸腔等处；女性可发生卵巢转移。

【辅助检查】

1. 生化检查　肝功能、肝炎病毒标志物。

2. 肿瘤标志物检查　血清 AFP 及其异质体。对于 AFP≥400 μg/L 超过 1 个月，或≥200 μg/L 持续 2 个月，排除妊娠、生殖腺胚胎癌和活动性肝病，应该高度怀疑肝癌。其他可用于 HCC 辅助诊断的标志物还有多种血清酶，包括 GGT、AFU、CEA、CA19 -9 等。

3. 影像学检查　腹部超声、CT、MRI、DSA。

4. 肝穿刺活检

【临床分期】

肝癌的临床分期存在多种不同标准，目前国际上获得广泛认同并应用的是 2010 年发布的第 7 版 AJCC 肿瘤 TNM 分期标准。该分期系统仅适用于原发性肝癌，包括肝细胞肝癌、肝内胆管细胞癌及混合型肝癌，肝的原发肉瘤及转移性肝癌不包含在内。

1. 肝癌的 TNM 分期包括三部分　原发肿瘤、区域淋巴结和转移部位。

TNM 定义

T－原发病灶

Tx：原发肿瘤不能测定

T0：无原发肿瘤的证据

T1：孤立肿瘤没有血管受侵

T2：孤立肿瘤，有血管受侵或多发肿瘤直径≤5 cm

T3a：多发肿瘤直径＞5 cm

T3b：孤立肿瘤或多发肿瘤侵及门静脉或肝静脉主要分支

T4：肿瘤直接侵及周围组织，或致胆囊或脏器穿孔

N－区域淋巴结

Nx：区域内淋巴结不能测定

N0：无淋巴结转移

N1：区域淋巴结转移

M－远处转移

Mx：远处转移不能测定

M0：无远处转移

M1：有远处转移

分期：

I期：T1N0M0

II期：T2N0M0

IIIA期：T3aN0M0

IIIB期：T3bN0M0

IIIC期：T4，N0M0

IVA期：任何T，N1M0

IVB期：任何T，任何N，M1

2. 巴塞罗那临床肝癌分期系统（BCLC） 是一种肝癌临床分期系统，这种系统的引入将有助于评估患者的患病情况，提供准确治疗方案和预测患者预后。BCLC肝癌临床分期系统由Llovet在1999年提出，后经美国肝脏疾病研究协会在2005年进行修改（表10－1）。

表10－1 BCLC分期（巴塞罗那临床肝癌分期，2010）

期别	PS评分	肿瘤分期	肝功能状态
0期：极早期	0	单个病灶，＜2 cm	没有门脉高压
A期：早期	0	单个病灶，3个病灶以内，＜3 cm	Child－Pugh A－B
B期：中期	0	多结节大病灶	Child－Pugh A－B
C期：进展期	1～2	门脉侵犯或N1、M1	Child－Pugh A－B
D期：终末期	3～4	任何	Child－Pugh C

3. Okuda分期 根据以下几点判断肿瘤分期：①肿瘤占肝脏体积：＞50%为阳性，＜50%为阴性。②腹水：有腹水为阳性，无腹水为阴性。③白蛋白：＜30 g/L为阳性，＞30 g/L为阴性。④胆红素：＞51.3 μmol/L为阳性，＜51.3 μmol/L为阴性。Ⅰ期：均为阴性。Ⅱ期：1项或2项阳性。Ⅲ期：3项或4项阳性。

【诊断】

1. 病理学诊断标准 肝脏占位病灶或者肝外转移灶活检或手术切除组织标本，经病理组织学和（或）细胞学检查诊断为肝癌，此为金标准。

2. 临床诊断标准

（1）具有肝硬化以及 HBV 和（或）HCV 感染的证据。

（2）典型的肝细胞肝癌影像学特征　CT 检查显示肝脏占位在动脉期快速不均质血管强化，静脉期或延迟期快速洗脱。a. 如果肝脏占位直径≥2 cm，CT 检查具有上述肝癌的特征 b. 肝脏占位直径为 1～2 cm，CT 检查显示肝脏占位上述特征。

（3）血清 AFP≥400 μg/L 持续 1 个月或≥200 μg/L 持续 2 个月，并能排除其他原因引起的 AFP 升高，包括妊娠、生殖系胚胎源性肿瘤、活动性肝病及继发性肝癌等。

满足上述（1）+（2）a 两项或者（1）+（2）b +（3）三项时，可以确立肝细胞肝癌的临床诊断。

3. 注意事项

（1）对于有肝脏占位性病变，但影像学特征不典型，应进行肝穿刺活检，但即使阴性结果并不能完全排除。

（2）对于血清 AFP≥400 μg/L，而 B 超检查未发现肝脏占位者，排除其他疾病，必须及时进行 CT 强化扫描，还可采用超声造影，严密观察和追踪 AFP 的变化，将 B 超检查间隔缩短至 1～2 个月，必要时行 CT 动态观察。如果高度怀疑肝癌，建议进一步做肝动脉造影。

（3）对于有肝脏占位性病变，但是血清 AFP 不高，且无肝癌影像学特征者，如果直径 <1 cm,可严密观察。如占位逐渐增大，或达到直径≥2 cm，应行 B 超引导下肝穿刺活检等检查。即使肝活检结果阴性，也不宜轻易否定，要追踪随访。

（4）肝动脉造影检查对于诊断和鉴别诊断非常重要，可用于其他检查后仍未能确诊的患者，有可能发现其他影像学手段无法发现的病灶。

【鉴别诊断】

1. AFP 阳性患者的鉴别诊断

（1）慢性肝病　如肝炎、肝硬化，应对患者血清 AFP 水平进行动态观察，肝病活动时 AFP 多与 ALT 同向活动，多为一过性升高或呈反复波动性，一般不超过 400 μg/L，时间也较短暂；如 AFP 与 ALT 异向活动和（或）AFP 持续高浓度，则应警惕 HCC 可能。

（2）妊娠、生殖腺或胚胎型等肿瘤　鉴别主要通过病史、体检以及腹盆腔 B 超、CT 检查。

（3）某些消化系统肿瘤　某些发生于胃、胰腺、肠道的肿瘤也会引起血清 AFP 升高。鉴别诊断除详细的病史、体检和影像学检查外，测定血清 AFP 异质体则有助于鉴别肿瘤的来源。如产 AFP 胃癌中 AFP 以扁豆凝集素非结合型为主。

2. AFP 阴性患者鉴别诊断

（1）继发性肝癌　多见于消化道肿瘤转移，多无肝病背景，病史可能有便血、饱胀不适、贫血、体重下降等消化道肿瘤症状，肿瘤标志物检查 AFP 阴性，而 CEA、CA199、CA242 等消化道肿瘤标志物可能升高。影像学检查也有一定特点：①常为多发占位，而肝细胞肝癌多为单发；②典型转移瘤影像可见“牛眼征”（肿物周边有晕环，中央因缺乏血供而呈低回声或低密度）；③CT 增强或肝动脉造影可见肿瘤血管较少，血供不如肝细胞肝癌；④消化道内镜或造影可能发现胃肠道的原发病变。

（2）胆管细胞癌　多无肝病背景，CEA、CA199 等肿瘤标志物可能升高。影像学检查最有意义的是 CT 增强扫描，肿物血供不如肝细胞肝癌丰富，且纤维成分较多，呈“快进慢出”，周边有时可见扩张的末梢胆管。

（3）肝肉瘤　常无肝病背景，影像学检查显示为血供丰富的均质实性占位，不易与AFP阴性的肝细胞肝癌相鉴别。

（4）肝良性肿瘤　①肝腺瘤：常无肝病背景，女性多，常有口服避孕药史，与高分化的肝细胞肝癌不易鉴别，对鉴别较有意义的检查是^{99m}Tc核素扫描，肝腺瘤能摄取核素，且延迟相呈强阳性显像。②肝血管瘤：常无肝病背景，女性多，CT增强扫描见自占位周边开始强充填，呈“快进慢出”，与肝细胞肝癌的“快进快出”区别，MRI可见典型的“灯泡征”。③肝脓肿：常有痢疾或化脓性疾病病史而无肝病史，有或曾经有感染表现，超声在未液化或脓稠时常与肝癌混淆，在液化后则呈液平面，应与肝癌中央坏死鉴别。肝动脉造影无肿瘤血管与染色。④肝包虫：常具有多年病史、牧区生活以及狗、羊接触史，叩诊有震颤即“包虫囊震颤”是特征性表现，包虫皮内试验（Casoni试验）为特异性试验，阳性率达90%~95%，B超检查在囊性占位腔内可发现漂浮子囊的强回声，CT有时可见囊壁钙化的头结。由于诱发严重的过敏反应，不宜行穿刺活检。

案例分析1

根据病史、体格检查、辅助检查，初步诊断为肝细胞性肝癌，患者既往有慢性乙型肝炎病史二十多年，AFP近期显著升高，超过400 μg/L，上腹部CT、MRI提示肝内占位病变，应行肝穿刺活检术或者肝脏占位病变手术切除术明确诊断。

【治疗】

肝癌治疗的难点在于疾病本身。肝癌是同一患者的病变器官上同时具有慢性肝炎（肝硬化）及恶性肿瘤，二者互为因果，恶性循环。治疗方法多样。肝癌患者就诊的科室有消化内科、肝胆外科、传染科、肿瘤科、介入科、热疗科以及中医科等，各科室都有各自的治疗方法和适宜对象，与肝癌的治疗规范并不完全契合，因此，合理选择治疗方法对肝癌的疗效至关重要。肝癌的治疗大致可分为手术及非手术方式。

1. 手术治疗　手术治疗方式主要为肝切除术及肝移植。

（1）肝切除术的适应证　①患者身体条件，即患者的体能状态、肝功能及肝脏储备功能。前者一般采用美国东部治疗协作组的功能状态评分（ECOG PS）评估；肝功能一般采用Child-Pugh评分；肝储备功能则常用吲哚氰绿（ICG）清除试验进行评价。ECOG PS在0~2分，肝功能正常或为A级，或虽然是B级，经保肝治疗可恢复至A级，ICG 15<14%，患者可耐受半肝切除（剩余肝占标准肝体积的40%以上）。②病灶情况：一般认为Ⅰa、Ⅰb、Ⅱa可首选手术；Ⅱb、Ⅲa要谨慎评估，肿瘤数目>3枚的Ⅱb肝癌，手术疗效并不优于经肝动脉化疗栓塞（transcatheter arterial chemoembolization，TACE），但如果病灶局限于半肝或同一段、门静脉癌栓预计可完全取净，则仍可考虑手术和术后TACE。③手术禁忌：有严重心、脑、肺、肾等脏器功能不全，肝功能Child-Pugh C级，或有肝外转移者。

（2）肝移植　肝移植适用于有失代偿肝硬化合并不适合肝切除术的小肝癌患者，移植可同时解决肿瘤和肝病两种疾病。肝移植适应证在国际上主要采用米兰（Milan）标准，但在国内并无统一标准，无论是杭州标准、复旦标准、三亚共识等，总体上适应证范围较米兰标准广。

2. 非手术治疗 非手术治疗方法众多，也反映了肝癌治疗的复杂性。这里介绍几种主要方法。

（1）射频消融（RFA） 对于3~5 cm的小肝癌，RFA疗效已非常接近肝移植及肝切除术，其适应证为单发<5 cm或多发≤3枚，最大径≤3 cm，无血管、胆管侵犯和远处转移者，Child－Pugh评分B级以上。

（2）肝动脉介入治疗 TACE是目前肝癌非手术治疗中最常用的方法之一，适应证为不能切除的中晚期肝癌，无严重肝肾功能障碍，巨块型肝癌、多结节肝癌及肝癌术后复发，肝癌破裂出血，控制局部疼痛、出血，栓塞动静脉瘘等。TACE间隔一般为4~6周，视随访结果及CT/MRI评估结果而定。

部分肝癌经TACE治疗后可降期获得手术机会。

3. 系统化疗 2010年，EACH研究结果表明含奥沙利铂FOLFOX4疗效明显优于阿霉素单药，奥沙利铂已被批准用于不适合手术的局部晚期肝癌，包括合并有肝外转移、肝弥漫性病变或血管变异无法行TACE、合并门静脉主干或下腔静脉癌栓、TACE后复发的患者。

4. 放射治疗 随着三维适形放射治疗技术、调强放射治疗和立体定向放射治疗技术的成熟，放射治疗已成为肝癌的治疗方法之一，主要适用于肿瘤可切除但肝功能受限、肿瘤累及重要解剖结构而无法手术、门静脉/下腔静脉癌栓或肝外转移的Ⅲa、Ⅲb期肝癌。放射治疗可以使部分患者肿瘤降期，从而获得手术机会，且更多用于对上述患者减轻疼痛、梗阻和（或）出血症状，延长生存期，改善生存质量。

5. 靶向治疗 索拉非尼是目前唯一获批准进入临床治疗晚期肝癌的分子靶向药物。它可通过抑制血管内皮生长因子受体（VEGFR）和血小板源性生长因子受体（PDGFR），阻断肿瘤血管生成；还能通过阻断信号转导通路而抑制肿瘤增殖，延长肿瘤患者的总生存率。索拉非尼可以与系统化疗TACE联合，以期获得更好的疗效。乐伐替尼为治疗肝癌最新的靶向药物，2017年ASCO会议上报道了国际Ⅲ期临床研究（REFLECT研究）结果，其较索拉非尼有更好的疗效和安全性，不久也将进入临床。

6. 其他治疗 包括支持治疗、抗病毒治疗、免疫治疗和中医药治疗等。

案例分析2

入院诊断：原发性肝癌

治疗：入院后经肠道准备，施行肝脏占位病变手术切除术，术后病理结果示肝细胞肝癌，肿瘤大小2.2 cm×1.7 cm，未侵及血管。术后诊断：肝细胞性肝癌，术后分期“pT1N0M0，Ⅰ期”，术后予以干扰素免疫治疗，并予以抗乙肝病毒治疗。术后随访：每3个月复诊、复查，持续至术后2年，然后每半年复诊持续至术后5年。复查项目：每次复诊均做体格检查和AFP、生化全套、乙型肝炎病毒DNA和腹部彩超，上腹部CT或MRI每半年做一次。

扫码“练一练”

（官成浓）

第十一章　乳腺癌

扫码“学一学”

乳腺癌（breast cancer）是发生于乳腺上皮或导管上皮的恶性肿瘤，是女性常见的恶性肿瘤。全世界每年有120万妇女发生乳腺癌，有50万妇女死于乳腺癌。乳腺癌美国和北欧是高发地区，亚洲虽然为低发地区，但发病率逐年增高。在我国北京、上海等大城市，乳腺癌已成为第一高发的女性恶性肿瘤，上海市2007年的发病率为70/10万，明显高于其他肿瘤。女性乳腺癌年龄别发病率0～24岁年龄段处较低水平，25岁后逐渐上升，50～54岁组达到高峰，55岁以后逐渐下降。

与乳腺癌发病相关的因素有：①家族史及遗传因素：有一级亲属患乳腺癌者，其发生乳腺癌的概率较无乳腺癌家族史者高2～3倍，BRCA－1、BRCA－2和p53基因的突变与乳腺癌的发病有明显关系。②生殖因素：研究表明，初潮年龄小、绝经年龄大、月经周期短的妇女患乳腺癌的危险性大，而生育第一胎的年龄越小、产次越多，则患乳腺癌的风险越低，哺乳可减少乳腺癌发病。③饮食因素：高脂肪与高热量的饮食以及经常性饮酒会增大患乳腺癌的危险性，而增加蔬菜和纤维素的摄入、提高饮食中植物蛋白尤其是黄豆蛋白的含量有抑制乳腺癌发病的作用。④其他因素：包括外源性雌激素、一些化疗药物、电离辐射等，有致乳腺癌的作用，而40岁以前适当的体育运动可减少乳腺癌发病。

案例

患者，女性，51岁，因“发现右乳肿物8个月”于2017年11月25日入院。

患者8个月前发现右乳肿物，大小约12 mm×14 mm，无痛，近2个月来，右乳肿物明显增大。发病以来，无低热、咳嗽，无腹胀、腹痛，无腰痛和四肢骨、关节疼痛。否认：高血压、糖尿病、心脑血管疾病病史以及手术病史。末次月经时间：2016－12。家族史：否认肿瘤相关疾病遗传病病史。

体格检查：一般情况好，左侧乳房未触及肿物，右侧乳房内下象限可以触及18 mm×26 mm大小肿物，无压痛，质地硬，边界不清，活动度差；右侧腋窝可触及13 mm×15 mm大小淋巴结，质地硬，活动好。辅助检查：CA125：86.15U/ml，乳腺MRI示：右侧乳腺占位病变，2.0 cm×2.6 cm，不能除外恶性可能，请结合临床。右侧腋窝结节：考虑淋巴结肿大可能。

问题：

1. 本病例最可能的诊断是什么？
2. 如何确诊？
3. 应采取什么治疗措施？

【临床表现】

乳房作为体表器官，体格检查相对比较容易，中晚期乳腺癌的症状和体征明显，不难诊断，但其在目前临床上所见的乳腺癌中比例越来越小，早期乳腺癌越来越多，应引起重视。

（一）肿块

肿块为乳腺癌最常见体征。多数患者以自己发现乳房肿块为主诉就诊，临床特点主要有：好发于外上象限，占全部肿块的1/3左右；质地硬，多为实质性，无弹性；形状不规则，边界不清；活动度差，侵犯皮肤或胸壁时则相对固定；多为一侧单发，一侧多发或双侧同时原发少见；大小不等，早期多直径小于2 cm，逐渐增大，直径大于5 cm者少见。对于体格检查中表现不典型的肿块样病变，应进行必要的辅助检查，以免漏诊。

（二）皮肤改变

乳腺癌发展到一定阶段，癌肿直接或间接侵及皮肤，会引起相应的皮肤改变，常见的表现有：癌肿侵犯Cooper韧带，使皮肤向深面牵拉，表现为"酒窝征"（图11－1）；癌肿侵犯皮下淋巴管引起局部皮肤水肿，严重时表现为"橘皮样变"；皮肤红肿多见于炎性乳腺癌，表现为大片皮肤红肿，似局部感染，但全身症状不明显；皮肤溃疡是癌肿侵犯并穿透皮肤的表现，目前少见。

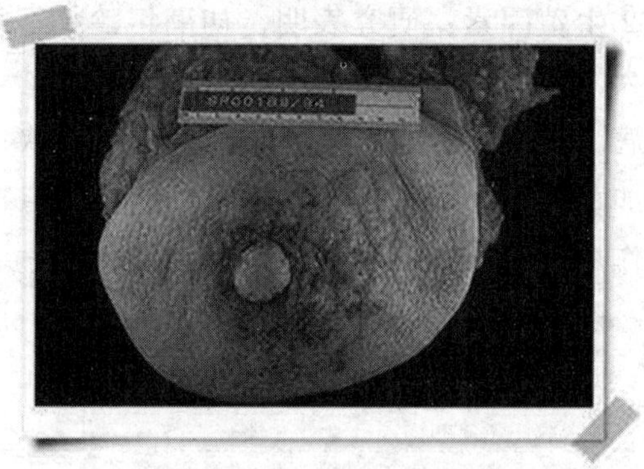

图11－1　皮肤的"酒窝征"

（三）乳头溢液

乳头溢液是指非妊娠哺乳期，乳头的乳管开口有液体流出，其中有约10%的病因是乳腺癌，多表现为血性溢液，单侧、单孔最为常见。早期病例因难以触及肿块，容易漏诊。

（四）乳头外观改变

乳头湿疹样癌（Paget病）表现为反复的乳头脱屑、糜烂、结痂，似湿疹样，实为乳腺癌；发生在乳晕深面的乳腺癌，易出现乳头内陷直至乳头固定（图11－2）。

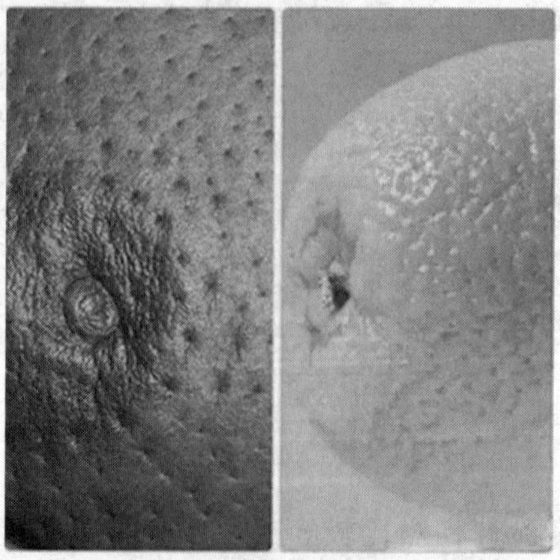

图11－2　中央区乳腺癌引起乳头内陷

（五）腋窝淋巴结肿大

乳腺癌最常见的转移途径就是淋巴转移，其中最多见的转移部位是腋淋巴结，检查时可触及肿大的淋巴结，少数患者可以以腋淋巴结肿大为首发症状就诊，对此类病例应重视对乳房的检查。

【辅助检查】

（一）超声检查

B 型超声检查对乳腺癌的诊断率超过 85%，已经成为最常规的辅助检查手段，彩色多普勒超声可以对乳腺病变部位的血供情况进行实时观察，部分设备具有弹性测量功能，诊断的准确率超过 90%，目前广泛用于早期乳腺癌的筛查。该检查具有无创、便捷、可反复检查等特点。

（二）X 线检查

X 线检查作为早期乳腺癌诊断的重要手段，钼靶摄片也广泛用于适龄妇女的筛查，近年来开展的数字化乳腺摄影，进一步提高了诊断准确率，可达到 90% 以上，主要征象有肿块、钙化、局限致密浸润和毛刺，对病变性质有诊断意义。同时还可及早发现一些临床上无肿块的病变，对于早期诊断、早期治疗有重要意义。

（三）磁共振（MRI）检查

乳腺疾病的 MRI 应用近年受到重视，主要用于临床上 B 超和钼靶检查难以明确诊断的病例，同时也多用于保乳手术前对病灶的判断和手术后的复查。

（四）PET/CT 检查

该检查是正电子发射体层显像（PET）与 X 线计算机体层成像（CT）技术有机结合形成的一种新型影像设备，通过 PET/CT 检查可以获得全身的解剖代谢图像，在了解乳腺肿瘤本身的形态、功能的同时，还可观察肿瘤有无早期的远处转移，有助于确定治疗方案。

（五）乳腺导管内镜检查

乳腺导管内镜检查主要用于乳头溢液的检查，通过纤维内镜进入乳管内观察其内部情况，对于乳腺导管内癌有诊断意义。

（六）病理学检查

病理学检查包括细胞学检查和组织学检查。细胞学检查简便易行，准确率较高（85% ~ 90%），但有一定假阴性率，主要方法有细针穿刺、乳头溢液涂片、湿疹样病变印片或刮片。组织学切片病理检查是确定病变性质最可靠的方法，具体包括空心针穿刺活检、肿物切除活检、肿物切取活检等方式，同时可以检测癌组织中雌激素受体（ER）、孕激素受体（PR）和表皮生长因子受体 2（Her2）表达的情况，指导治疗。

根据激素受体、Ki67、Her2 表达的情况，可将乳腺癌分为以下几种分类分型。①Luminal A 型：ER/PR 阳性且 PR 高表达，Her2 阴性，Ki－67 低表达（以 14% 为高低界定值）。②Luminal B 型：ER/PR 阳性，Her2 阴性，且 Ki－67 高表达或 PR 低表达；ER/PR 阳性，Her2 阳性，任何状态的 Ki－67。③Her2 阳性：Her2 阳性，ER/PR 阴性。Basal－like 型（三阴性）：ER、PR、Her2 阴性。其中 Luminal A 型乳腺癌预后相对好，三阴性乳腺癌对化疗敏感但预后相对较差。

【诊断和鉴别诊断】

（一）诊断

临床上以肿块为主要表现的典型病例，诊断并不困难，对于早期病例或临床表现不典型者，通过全面收集病史，仔细体格检查，结合影像学和病理学检查，可以明确诊断。全面的诊断除明确病变的性质和病理类型外，还应进行规范的分期，以指导治疗。目前多采用美国癌症联合委员会（AJCC）乳腺癌TNM分期（2009年第7版）。

1. 原发肿瘤（T）

TX　原发肿瘤无法评估

T0　无原发肿瘤的证据

Tis　原位癌

Tis　（DCIS）导管原位癌

Tis　（LCIS）小叶原位癌

Tis　（Paget's）乳头Paget's病

T1　肿瘤最大径≤20 mm

T1mi　肿瘤最大径≤1 mm

T1a　肿瘤最大径>1 mm而≤5 mm

T1b　肿瘤最大径>5 mm而≤10 mm

T1c　肿瘤最大径>10 mm而≤20 mm

T2　肿瘤最大径>20 mm而≤50 mm

T3　肿瘤最大径>50 mm

T4　不论肿瘤大小，直接侵犯胸壁和（或）皮肤（溃疡或皮肤结节），仅仅真皮浸润不纳入T4范畴

T4a　侵犯胸壁，仅仅胸肌粘连/浸润不包括在内

T4b　乳房皮肤溃疡和（或）同侧皮肤卫星结节和（或）皮肤水肿（包括橘皮样变），但不符合炎性癌的标准

T4c　包括T4a和T4b

T4d　炎性乳癌

2. 区域淋巴结（N）

临床分期

NX　区域淋巴结无法评估（如已被切除）

N0　无区域淋巴结转移

N1　同侧Ⅰ，Ⅱ水平腋窝淋巴结转移，可活动

N2　同侧Ⅰ，Ⅱ水平腋窝淋巴结转移，固定或融合；或有同侧内乳淋巴结转移临床征象，无腋窝淋巴结转移临床征象

N2a　同侧Ⅰ，Ⅱ水平腋窝淋巴结转移，淋巴结彼此间或与其他结构固定、融合

N2b　仅有同侧内乳淋巴结转移临床征象，而没有Ⅰ，Ⅱ水平腋窝淋巴结转移临床征象

N3　同侧锁骨下淋巴结（Ⅲ水平腋窝淋巴结）转移，伴或不伴有Ⅰ，Ⅱ水平腋窝淋巴结受累；或有同侧内乳淋巴结转移临床征象，并伴有Ⅰ，Ⅱ水平腋窝淋巴结转移；或有同侧锁骨上淋巴结转移，伴或不伴有腋窝或内乳淋巴结受累

N3a 同侧锁骨下淋巴结转移

N3b 同侧内乳淋巴结和腋窝淋巴结转移

N3c 同侧锁骨上淋巴结转移

病理分期（pN）

pNX 区域淋巴结无法评估（如已被切除，或因病理研究未被切除）

pN0 组织学检查无区域淋巴结转移

pN0（i－）组织学检查无区域淋巴结转移，免疫组织化学染色阴性

pN0（i＋）区域淋巴结内的恶性细胞不超过 0.2mm（通过 HE 或 IHC 检测到，包括 ITC）

pN0（mol－）组织学检查无区域淋巴结转移，分子学检测阴性（RT－PCR）

pN0（mol＋）分子生物学检测阳性（RT－PCR），但组织学检查或免疫组织化学染色无区域淋巴结转移

pN1 微转移；或 1～3 个腋窝淋巴结转移；和（或）前哨淋巴结活检发现内乳淋巴结转移，但无临床征象。

pN1mi 微转移（＞0.2mm 和（或）超过 200 个细胞，但≤2.0mm）

pN1a 1～3 个腋窝淋巴结转移，至少一处转移灶＞2.0mm

pN1b 前哨淋巴结活检发现内乳淋巴结微转移或宏转移，但无临床征象

pN1c 1～3 个腋窝淋巴结转移，并且前哨淋巴结活检发现内乳淋巴结微转移或宏转移，但无临床征象

pN2 4～9 个腋窝淋巴结转移；或无腋窝淋巴结转移，但内乳淋巴结转移（有临床征象）

pN2a 4～9 个腋窝淋巴结转移（至少一处转移灶＞2.0 mm）

pN2b 无腋窝淋巴结转移，但内乳淋巴结转移（有临床征象）

pN3≥10 个腋窝淋巴结转移；或锁骨下淋巴结（Ⅲ水平腋窝淋巴结）转移；或同侧内乳淋巴结转移（有临床征象），并有≥1 个Ⅰ，Ⅱ水平腋窝淋巴结转移；或＞3 个腋窝淋巴结转移，且前哨淋巴结活检发现内乳淋巴结微转移或宏转移，但无临床征象；或同侧锁骨上淋巴结转移

pN3a≥10 个腋窝淋巴结转移（至少一处转移灶＞2.0mm）；或锁骨下淋巴结（Ⅲ水平腋窝淋巴结）转移

pN3b 同侧内乳淋巴结转移（有临床征象），并且有≥1 个腋窝淋巴结转移；或＞3 个腋窝淋巴结转移，且前哨淋巴结活检发现内乳淋巴结微转移或宏转移，但无临床征象

pN3c 同侧锁骨上淋巴结转移

远处转移（M）

M0 无远处转移的临床或影像学证据

cM0（i＋）无远处转移的临床或影像学证据，但通过分子方法或镜检在循环血液骨髓或其他非区域淋巴结组织中发现不超过 0.2mm 的肿瘤细胞

M1 通过传统的临床和影像学方法发现的远处转移，和（或）组织学证实超过 0.2mm 的远处转移

3. 解剖分期/预后组别

0 期 TisN0M0

IA 期 T1N0M0

IB 期 T0～1N1miM0

IIA 期 T0～1N1M0，T2N0M0

IIB 期 T2N1M0，T3N0M0

IIIA 期 T0～2N2 M0，T3N1～2M0

IIIB 期 T4N0～2 M0

IIIC 期任何 TN3M0

IV 期任何 T 任何 NM1

案例分析1

根据病史、体格检查，初步诊断为右乳腺癌，钼靶片中可见：右乳房内下象限高密度肿块影，边缘可见较多毛刺（图 11－3），经空心针穿刺活检，确诊为浸润性导管癌。

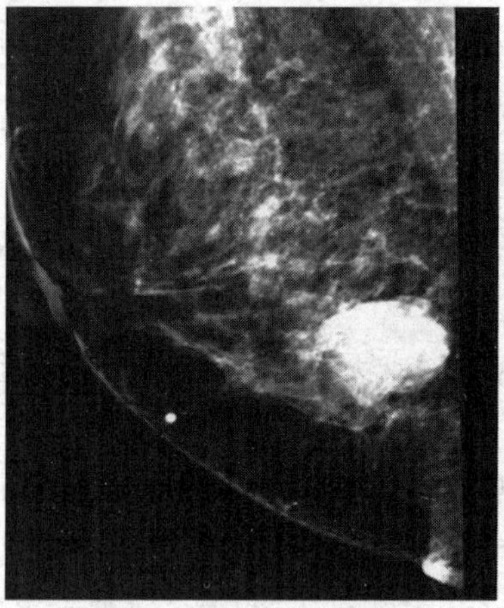

图 11－3　乳腺癌

（二）鉴别诊断

①乳腺纤维囊性乳腺病；②乳腺良性肿瘤，包括乳腺纤维腺瘤和导管内乳头状瘤；③非化脓性乳腺炎，包括浆细胞性乳腺炎和肉芽肿性乳腺炎；④乳腺结核。

【治疗】

目前乳腺癌的治疗已经由以往的局部外科手术治疗转变为局部手术结合全身治疗的综合性治疗，提倡在规范化治疗的前提下的个体化治疗方案。

（一）手术治疗

随着对乳腺癌生物学特性研究的不断深入，手术治疗的理念也有所改变，目前多提倡在保证彻底切除原发病灶的前提下，尽可能施行破坏性小的手术，常用的手术方式有以下几种。

1. 乳腺癌根治术　该术式已不常开展，适用于少数局部晚期的病例，特别是癌肿可能侵犯胸大肌者，手术创伤较大，并发症较多。手术范围包括：①切除全部患侧乳腺组织和部分表面皮肤；②切除胸大肌和胸小肌；③清扫腋窝淋巴结。

2. 乳腺癌改良根治术　由根治术发展而来，已成为当前治疗乳腺癌的主要手术方式，与根治术的区别在于不切除胸大肌、胸小肌或仅切除胸小肌，手术创伤小，对患侧上肢功能影响小。

3. 保留乳房的乳腺癌手术（简称保乳手术）　近20年逐步开展的手术方式，主要适用于临床Ⅰ期、Ⅱ期早期乳腺癌并有保乳意愿的患者，部分Ⅲ期患者（炎性乳腺癌除外），经术前化疗或术前内分泌治疗充分降期治疗后也可慎重考虑行保乳手术。优点在于手术创伤更小，避免了因乳房缺失带来的心理困扰。手术包括在保证切缘干净前提下的原发癌切除或乳腺区段切除，同时进行前哨淋巴结活检术或腋窝淋巴清扫术，术后患侧乳房需进行放射治疗。

保乳治疗的绝对禁忌证包括：①同侧乳房既往接受过乳腺或胸壁放疗者；②病变广泛或确认为多中心病灶，且难以达到切缘阴性或理想外形；③肿瘤经局部广泛切除后切缘阳性，再次切除后仍不能保证病理切缘阴性者；④患者拒绝行保留乳房手术；⑤炎性乳腺癌。

相对禁忌证包括：①活动性结缔组织病，尤其硬皮病和系统性红斑狼疮或胶原血管疾病者，对放疗耐受性差；②肿瘤直径大于5 cm者；③靠近或侵犯乳头；④广泛或弥漫分布的可疑恶性微钙化灶。

4. 乳腺癌前哨淋巴结活检术　前哨淋巴结是指乳腺肿瘤细胞向腋窝转移的第一站淋巴结。通过蓝染和（或）核素示踪定位将其切除活检，如无转移则可避免腋窝淋巴结清扫，减少并发症，改善患者生存质量。

（二）化学药物治疗

化学药物治疗包括手术后的辅助化疗和手术前的新辅助化疗，通过多药联合辅助化疗，可以明显减少乳腺癌的复发和转移。

术后辅助化疗指征：①肿瘤 >2 cm；②淋巴结阳性；③激素受体阴性；④Her2阳性（对T1a以下患者目前无明确证据推荐使用辅助化疗）；⑤组织学分级为3级。禁忌证：妊娠早、中期患者，应慎重选择化疗；年老体弱且伴有严重内脏器质性病变患者。

常用化疗方案有：①以蒽环类为主的方案，如CAF、A（E）C、FEC等（C：环磷酰胺，A：多柔比星，E：表柔比星，F：氟尿嘧啶）。②蒽环类与紫杉类联合方案，例如TAC（T：多西他赛）。③蒽环类与紫杉类序贯方案，例如AC→T/P（P：紫杉醇）或FEC→T。④不含蒽环类的联合化疗方案，适用于老年，低风险、蒽环类禁忌或不能耐受的患者，常用的有TC方案及CMF方案（C：环磷酰胺，M：甲氨蝶呤）。

新辅助化疗可以使大多数癌肿缩小，增加保乳手术机会，并可以测试化疗药物敏感性。新辅助化疗适宜人群：①一般适合临床Ⅱ、Ⅲ期的乳腺癌：临床分期为ⅢA（不含T3，N1，M0）、ⅢB、ⅢC期；临床分期为ⅡA、ⅡB、ⅢA（仅T3，N1，M0）期，对希望缩小肿瘤、降期保乳的患者，也可考虑新辅助化疗。②对隐匿性乳腺癌行新辅助化疗的可行性。隐匿性乳腺癌定义为腋窝淋巴结转移为首发症状，而乳房未能检出原发灶的乳腺癌，在排除其他部位原发肿瘤后，这是一类特殊类型乳腺癌。化疗方案同术后辅助化疗方案。

（三）放射治疗

乳腺癌术后局部治疗为重要手段，可有效地减少局部复发。保乳术后的全乳放疗可将早期乳腺癌保乳手术后的10年局部复发率降低到原来的1/3，原则上所有保乳术后的患者都具有术后放疗指征。如70岁以上、病理Ⅰ期、激素受体阳性、切缘阴性的患者鉴于绝对复发率低，可考虑术后单纯内分泌治疗而不行放疗。无辅助化疗指征的患者保乳术后放疗建议术后8周内进行。由于术后早期术腔体积存在动态变化，所以不推荐术后4周内开始放疗。患者乳腺瘤床应根据手术中放置银夹及手术疤痕进行放疗加量。全乳放疗50Gy，2Gy/次或采取大分割照射，瘤床加量10～16Gy。

全乳切除术后有放疗可以使5年局部－区域复发率降低到原来的1/4左右。全乳切除术后放疗指征：①原发肿瘤最大直径≥5 cm，或肿瘤侵及乳腺皮肤、胸壁。②腋窝淋巴结转移≥4个。③淋巴结转移1～3个的T1/T2，目前的资料也支持术后放疗的价值。其中包含至少下列一项因素的患者可能复发风险更高，术后放疗更有意义：年龄≤40岁，腋窝淋巴结清扫数目＜10枚时转移比例＞20%，激素受体阴性，HER2/neu过表达等。术后进行同侧胸壁加或不加锁骨上淋巴引流区域的放疗，原则上放疗剂量50Gy，2Gy/次，如影像学上高度怀疑有残留或复发病灶的区域可局部加量至60Gy以上。

对于复发及远处转移的病灶进行放疗，可减轻局部症状，特别是对骨转移引起的疼痛有非常好的效果。

（四）内分泌治疗

通常把ER和（或）PR阳性的乳腺癌称为激素依赖型乳腺癌，表明这类肿瘤的发展、预后与激素受体有关。进行内分泌治疗的适应证为激素受体ER和（或）PR阳性的乳腺癌。绝经前患者辅助内分泌治疗，一般情况首选使用雌激素受体拮抗剂（他莫昔芬为代表）进行治疗5年，治疗期间定期监测子宫内膜厚度；如5年后患者仍处于绝经前状态，部分患者（如高危复发）可考虑延长服用至10年。绝经前部分患者也可以使用药物或手术去势后使用芳香化酶抑制剂内分泌治疗。绝经后的患者可以选择芳香化酶抑制剂（如来曲唑等）进行治疗，提高生存率。使用芳香化酶抑制剂过程中，可致使骨密度下降或骨质疏松，需定期监测。

（五）分子靶向治疗

分子靶向治疗是近年来发展起来的治疗方式，以曲妥珠单抗（赫赛汀）为主的靶向治疗药物逐渐应用于临床。赫赛汀是针对癌细胞Her2基因靶点的第一个分子靶向药物，给乳腺癌临床治疗带来了新的突破，提高了Her2阳性乳腺癌患者的生存率。当原发浸润灶＞1.0 cm Her2阳性时，推荐使用曲妥珠单抗；原发肿瘤＞0.5 cm但＜1.0 cm时，可考虑使用。相对禁忌证：治疗前LVEF（左室射血分数）＜50%；同期正在进行蒽环类药物化疗。

（六）中医中药治疗

案例分析2

经术前准备，为该患者施行了右乳癌改良根治术，清扫的15枚腋窝淋巴结有4枚转移，术后病理示：右乳浸润性导管癌，受体情况：ER（30%，2＋），PR（5%，1＋），Her－2（－），Ki－67增值指数约5%。术后2周开始以TEC方案化疗6疗程，并行术后辅助放疗，放射治疗结束后，以来曲唑2.5 mg口服，1次/天，维持内分泌治疗5年。

【筛查】

乳腺癌筛查是通过有效、简便、经济的乳腺检查措施，对无症状妇女开展筛查，早期发现、早期诊断、早期治疗，降低人群乳腺癌的死亡率。

（一）乳腺 X 检查

对降低 40 岁以上妇女乳腺癌死亡率的作用已经得到了国外大多数学者的认可。每侧乳房常规应摄 2 个体位，即头足轴位和侧斜位。但乳腺 X 线对年轻致密乳腺组织穿透力差，故一般不建议对 40 岁以下、无明确乳腺癌高危因素或临床体检未发现异常的妇女进行该检查。

（二）乳腺临床体检、自我体检

尚无证据表明两者可提高乳腺癌早期诊断率和降低死亡率，但临床体检建议作为乳腺筛查联合检查措施。

（三）乳腺超声检查

可作为乳腺 X 线筛查的联合检查措施。鉴于中国人乳腺癌发病高峰靠前，绝经前患者比例高，乳腺相对致密，超声可作为乳腺癌筛查的辅助手段。

（四）乳腺核磁共振检查

可作为乳腺 X 线检查、乳腺临床体检或乳腺超声检查发现的疑似病例的补充检查措施。设备要求高，价格昂贵，可与乳腺 X 线联合用于某些乳腺癌高危人群的乳腺癌筛查。

乳腺高危人群的筛查建议提前进行（40 岁以前），筛查间期推荐每半年 1 次，可使用多种筛查手段结合。乳腺高危人群的定义：有明显的乳腺癌遗传倾向者；既往有乳腺导管或小叶中重度不典型增生或小叶原位癌患者；既往行胸部放疗。

（官成浓）

扫码“练一练”

扫码“学一学”

第十二章　结肠癌

结肠癌（colon cancer）是发生于结肠部位的常见消化道恶性肿瘤，与直肠癌一起居胃肠道恶性肿瘤的第3位。我国结肠癌与直肠癌总发病率与死亡率低于肺癌、胃癌、肝癌和食管癌等常见恶性肿瘤，男性均为第五位；女性发病率及死亡率分别排第五位和第六位。结肠癌有明显地域分布差异，北美、西欧、澳大利亚和新西兰为高发区，东欧、南欧和拉丁美洲为中发区，非洲、亚洲和南美地区属低发地区。目前，全球发病率呈上升趋势，原本高发区的上升速度有所缓和，但低、中发区则持续上升。男女发病率国外相近，国内男性稍高于女性，约1.5 ：1。发病多在40岁以后，我国中位发病年龄为50 ~55岁，比欧美等国家提前12 ~18年。

【病因】

结肠癌的确切发病原因和机制，同其他肿瘤一样，至今尚不完全清楚。中国人和日本人的大肠癌发病率明显低于美国。从流行病学的观点看，结肠癌的发病与环境、生活习惯，尤其是饮食方式有关，一般认为高动物蛋白、高脂肪和低纤维饮食是结肠癌高发的因素。溃疡性结肠炎史20年者发生癌变达12.5%；30年后达40%。直径小于1 cm的结肠腺瘤癌变率<2%，直径大于3 cm者癌变率超过40%。克罗恩病及慢性血吸虫病也是肠癌发生的重要病因。家族性腺瘤性息肉病（FAP）患者50岁以前几乎100%恶变。结肠癌有家族聚集现象，说明遗传因素对结肠癌的发病也起重要作用。此外，缺钼、接触石棉、局部放疗史、缺乏体力活动、久坐、超重和肥胖的人群结肠癌发病率也升高，被认为是危险因素。

【病理】

1. 大体类型　①隆起型，肿瘤主体呈结节状、息肉状、菜花状或蕈状向肠腔内突出，此型侵袭性低，预后较好，镜下多为分化成熟的腺癌。②溃疡型，肿瘤表面形成明显的较深的溃疡（一般深达或超过肌层），此型恶性度高、淋巴转移早，镜下多为低分化腺癌。③浸润型，肿瘤向肠壁各层弥漫浸润，使肠壁增厚，表面无明显溃疡或隆起，肿瘤常累及肠管全周，伴纤维组织异常增生，肠管周径明显缩小，形成环状狭窄，容易肠梗阻，此型恶性度高、转移早，镜下为分化极低的硬性腺癌。

2. 组织学类型　90%以上为腺癌，有乳头状腺癌、管状腺癌、黏液腺癌、印戒细胞癌、未分化癌、腺鳞癌、鳞状细胞癌和类癌等。

【转移途径】

1. 局部扩散　结肠癌环绕肠壁一周生长需要一年半至两年，然后蔓延侵犯邻近器官组织如肝、胃、小肠、胰腺等。

2. 淋巴道转移　是主要转移途径，据统计，约60%的结肠癌患者可发生淋巴道转移。

3. 血道转移　见于晚期患者，约占34%，最多转移至肝，次为肺，其他为骨、脑、卵巢等，但极少发生肾上腺转移。

4. 种植转移　即癌细胞脱落后种植在腹腔、盆腔及盆腹膜，形成结节，常伴有癌性腹水。

案例

患者，男性，38岁，因"反复黏液脓血便半年"于2016年3月23日入院。

患者半年前出现大便改变，解黏液脓血便，偶大便附有鲜血，滴出，量少，大便每天3~4次，偶伴有便前腹痛，便后多可缓解；伴消瘦，面色苍白，无恶心、呕吐，入院治疗。

体格检查：T 37.0℃，P 98次/分，R 20次/分，BP 126/728 mmHg，一般情况可，中度贫血貌，浅表淋巴结无肿大，肺部呼吸音清，心率98次/分，律齐，未闻及杂音。腹隆起，未见胃型、肠形，左下腹压痛，未触及包快，肝、脾未触及，腹部移动性浊音阴性，肠鸣音亢进，肛门指检未触及新生物，指套无血染。辅助检查：肿瘤标记物：CEA 11.04 ng/ml，CA 72－4 10.48 u/ml，CA125、CA153、CA199均正常。肝肾功、血常规、凝血系列正常。大便常规：OB阳性。结肠镜提示：横结肠新生物，环腔生长，致肠腔狭窄。钡剂灌肠造影提示：横结肠中段肿瘤。腹部CT提示：结肠及直肠充气扩张并见高密度造影剂影，横结肠壁偏左份不均匀增厚，呈菜花样肿块向腔内突起，大小约3.8 cm×3.4 cm，管腔变窄。

问题：

1. 本病例最可能的诊断是什么？
2. 如何确诊？
3. 如何治疗？

【临床表现】

结肠癌的临床表现随其病灶大小、所在部位及病理类型而有所不同。不少早期结肠癌患者在临床上可毫无症状，但随着病程的发展和病灶的不断增大，可以产生一系列结肠癌的常见症状，诸如大便次数增多、大便带血和黏液、腹痛、腹泻或便秘、肠梗阻以及全身乏力、体重减轻和贫血等症状。

（一）不同病程中的症状

1. 早期症状　最早期可有腹胀、不适、消化不良样症状，而后出现排便习惯的改变，如便秘次数增多，腹泻或便秘，便前腹痛。稍后即可有黏液便或黏液脓性血便。

2. 中毒症状　由于肿瘤溃烂失血和毒素吸收，常可导致患者出现贫血、低热、乏力、消瘦、浮肿等症状，其中尤以贫血、消瘦为著。

3. 肠梗阻表现　为不全性或完全性低位肠梗阻症状，如腹胀、腹痛（胀痛或绞痛）、便秘或便闭。体检可见腹隆、肠型、局部有压痛，并可闻及亢进的肠鸣音。

4. 腹部包块　为瘤体或与网膜、周围组织浸润粘结的肿块，质硬，形体不规则，有的可随肠管有一定的活动度，晚期时肿瘤浸润较甚，肿块可固定。

（二）不同部位结肠癌的症状

整个结肠以横结肠中部为界，分为右半结肠和左半结肠两个部分，此两部癌肿的临床表现各有其特点，分述如下。

1. 右半结肠癌　右半结肠腔粗大，肠内粪便为液状，这段肠管的癌肿多为溃疡型或突向肠腔的菜花状癌，很少环状狭窄，故不常发生梗阻。但是这些癌肿常溃破出血，继发感染，伴有毒素吸收，因此其临床上可有以下表现。

（1）腹痛不适　约75%的患者有腹部不适或隐痛，初为间歇性，后转为持续性，常位于右下腹部，患者还常伴有食欲不振、饱胀嗳气、恶心呕吐等症状。

（2）大便改变　早期粪便稀薄，有脓血，排便次数增多，与癌肿溃疡形成有关。待肿瘤体积增大，影响粪便通过时可交替出现腹泻与便秘。出血量小时，随着结肠的蠕动与粪便充分混合，肉眼观察不易看出，但隐血试验常为阳性。

（3）腹部包块　就诊时半数以上患者可发现腹部包块。这种肿块可能就是癌肿本身，也可能是肠外浸润和粘连所形成的团块。肿块一般质地较硬，一旦继发感染时移动受限，且有压痛。

（4）贫血和恶病质　约30%的患者因癌肿溃破持续出血而出现贫血，并有体重减轻、四肢无力，甚至全身恶病质现象。

2. 左半结肠癌　左半结肠肠腔较细，肠内粪便由于水分被吸收变得干硬。左半结肠癌多数为浸润型，常引起环状狭窄，故临床表现主要为急、慢性肠梗阻。肿块体积较小，极少溃破出血，又无毒素吸收，故罕见贫血、消瘦、恶病质等现象，也不易扪及肿块。

（1）腹部绞痛　是癌肿伴发肠梗阻的主要表现，梗阻可突发，出现腹部绞痛，伴腹胀、肠蠕动亢进、便秘和排气受阻；慢性梗阻时则表现为腹胀不适、阵发性腹痛、肠鸣音亢进、便秘、粪便带血和黏液，部分性肠梗阻有时持续数月才转变成完全性肠梗阻。

（2）排便困难　半数患者有此症状，随着病程的进展，便秘情况愈见严重。如癌肿位置较低，还可有排便不畅和里急后重的感觉。

（3）粪便带血或黏液　由于左半结肠中的粪便渐趋成形，血液和黏液不与粪便相混，约25%患者的粪便中肉眼观察可见鲜血和黏液。

（三）并发症

1. 肠穿孔　结肠癌尤其是左半结肠癌晚期合并肠梗阻，如果诊治不及时由于结肠梗阻属闭襻性梗阻，易导致近端结肠肠穿孔的严重后果。

2. 淋巴转移　一般依下列顺序由近而远扩散，依次为肠壁淋巴结、肠旁淋巴结、系膜中间淋巴结以及系膜根部淋巴结。

3. 浸润与种植　癌肿可直接浸润周围组织与脏器。癌细胞脱落在肠腔内，可种植到别处黏膜上；脱落在腹腔内，可种植在腹膜上；播散全腹腔者，可引起癌性腹膜炎，出现腹水。

4. 血行转移　一般癌细胞或癌栓子沿门静脉系统先达肝脏，所以结肠癌远处转移主要是肝脏，约50%的患者会发生术前或术后肝脏转移，后到肺、脑、骨等其他组织脏器。

【辅助检查】

（一）实验室检查

除作血常规以了解患者有无贫血外，其他各项化验检查需要根据诊断和鉴别诊断的需要有选择地进行。

1. 大便潜血试验　由于大肠癌常因黏膜糜烂溃疡而呈现不同程度的出血，便潜血试验并不能区分癌性或非癌性，但对协助大肠癌的诊断仍有重要意义。

2. 肿瘤标记物检查　癌胚抗原（CEA）、糖蛋白抗原19－9（CA19－9）、糖蛋白抗原125（CA－125）和糖蛋白抗原72－4（CA72－4）等都不是结肠癌的特异性抗原，不能用作结肠癌的早期诊断。CEA 和 CA19 - 9 联合检测的敏感性明显高于单项检测，估计预后、监测疗效和术后复发转移方面有一定的价值。

（二）X 线检查

灌肠检查主要征象为黏膜局部变形蠕动，异常肠腔狭窄充盈缺损等征象，对较小的特别是直径小于 2 cm 的早期癌显示常有困难，采用气钡双重显影对早期癌的发现有帮助（图 12 - 1）。

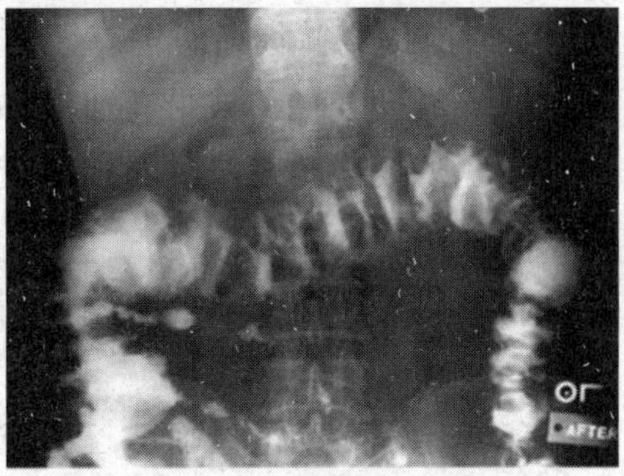

图 12 - 1 结肠癌钡灌肠表现

（三）内窥镜检查

结肠镜能检视肿瘤大小、形态、部位和活动度等，并可同时行组织活检获得病理结果，同时对体积较小的息肉或早期微小癌灶行局部黏膜切除，因此结肠镜是大肠癌诊断最有效的手段，在大肠癌普查中常作为评价各种初筛检效果的“金标准”。

（四）超声检查

普通 B 超可检查原发肿块部位，了解肝脏、腹部、盆腔转移灶情况；经肠腔超声检查可判断肿瘤的大小、范围以及浸润程度。

（五）CT、MRI 和 CT 仿真结肠镜技术

计算机断层扫描（Computed Tomography，CT）和核磁共振成像（Magnetic Resonance Imaging，MRI）检查可显示邻近组织受累情况和淋巴结、远处器官有无转移，对结肠癌术前临床分期，术后疗效评价等均有一定的作用，但难以鉴别肿块的良性与恶性。CT 仿真结肠镜技术（CT virtual colonoscopy，CTVC）是一种令人鼓舞的新技术，它将 CT 技术和先进的影像软件技术相结合，产生出结肠的 3D（三维）和 2D（二维）图像。3D 图像以薄层螺旋 CT 扫描数据为资源，采取特殊的计算机软件对结肠内表面具有相同像素值的部分进行立体重建，以模拟结肠镜检查效果的方式显示其腔内结构。2D 图像即将结肠沿纵轴切开后，从横轴面、矢状面、冠状面观察的外部图像。3D 内部图像和 2D 外部图像相结合、互相补充，在检测结肠病变方面发挥出巨大作用。

（六）正电子发射断层摄影（PET）和正电子发射计算机断层摄影（PET/CT）

PET 和 PET/CT 能检测出结肠癌原发病灶，而且灵敏度更高，重要的是能同时检测出早期全身转移，全面了解病变累及范围，进行准确的临床分期，为临床选用合理的治疗方案提供科学依据。不足之处是对脑部转移灶敏感度较低，而且费用昂贵。

（七）KRAS，NRAS 和 V600E BRAF 基因突变的检测

KRAS 基因（外显子 2 或非外显子 2）突变或者是 NRAS 基因突变的晚期转移性结肠癌患者都不应考虑使用西妥昔单抗（cetuximab）或帕尼单抗（panitumumab）；KRAS 和 NRAS 基因为野生型的晚期结肠癌患者可考虑使用化疗联合西妥昔单抗或帕尼单抗治疗，可延长这部分患者的生存期。V600E BRAF 基因突变的晚期结肠癌患者预后更差，一线或二线使用 EGFR 抗体效果都不理想。

【诊断和鉴别诊断】

（一）诊断

结肠癌早期症状多较轻或不明显，常被患者忽视，也易漏诊。故对中年以上患者有下列表现时应提高警惕，考虑有无结肠癌的可能。

（1）粪便变稀，或带有血液和黏液。

（2）近期内出现排便习惯改变（如便秘、腹泻或排便不畅）、持续腹部不适、隐痛或腹胀。

（3）粪便隐血试验持续阳性。

（4）腹部可扪及肿块。

（5）原因不明的贫血、乏力或体重减轻等。

有上述可疑现象时，除做进一步的病史询问和体格检查外，应即进行全面系统检查，以期确定诊断。

（二）鉴别诊断

1. 结肠良性肿物 包括结肠息肉和腺瘤等。

2. 结肠炎性疾病 包括结核、血吸虫病肉芽肿、溃疡性结肠炎、痢疾等。

3. 其他 包括结肠痉挛、阑尾脓肿等。

【分期】

1. 结肠癌的 Dukes 分期

A 期癌瘤浸润深度未穿出肌层，且无淋巴结转移。

A1 期局限于肠壁黏膜内及穿透黏膜肌层达黏膜下层。

A2 期累及肠壁浅肌层。

A3 期累及肠壁深肌层。

B 期癌瘤已穿出深肌层，并可侵入浆膜层、浆膜外或结肠周围组织，但无淋巴结转移。

C 期癌瘤伴有淋巴结转移，根据淋巴结转移部位不同分为 C1 期和 C2 期。

C1 期癌瘤伴有结肠旁和（或）系膜淋巴结转移。

C2 期癌瘤转移至系膜动脉根部淋巴结。

D 期癌瘤伴有远处器官转移，或者因局部广泛浸润或淋巴结广泛转移而切除后无法治愈或无法切除者。

2. 结肠癌的 TNM 分期 （美国癌症联合委员会，the American Joint Committee on Cancer，AJCC 第 7 版分期）

原发肿瘤（T）

Tx 原发肿瘤无法评价

T0 无原发肿瘤证据

Tis 原位癌：局限于上皮内或侵犯黏膜固有层[a]

T1 肿瘤侵犯黏膜下层

T2 肿瘤侵犯固有肌层

T3 肿瘤穿透固有肌层到达浆膜下层，或侵犯无腹膜覆盖的结直肠旁组织

T4a 肿瘤穿透腹膜脏层

T4b 肿瘤直接侵犯或粘连于其他器官或结构[b,c]

区域淋巴结（N）

NX 区域淋巴结无法评价

N0 无区域淋巴结转移

N1 有 1 ~3 枚区域淋巴结转移

N1a 有 1 枚区域淋巴结转移

N1b 有 2 ~3 枚区域淋巴结转移

N1c 浆膜下、肠系膜、无腹膜覆盖结肠/直肠周围组织内有肿瘤种植（TD，tumor deposit），无区域淋巴结转移

N2 有 4 枚以上区域淋巴结转移

N2a4 ~6 枚区域淋巴结转移

N2b7 枚及更多区域淋巴结转移

远处转移（M）

MX 远处转移无法评价

M0 无远处转移

M1 有远处转移

M1a 远处转移局限于单个器官或部位（如肝，肺，卵巢，非区域淋巴结）

M1b 远处转移分布于一个以上的器官/部位或腹膜转移

TNM 分期及临床分期：

0 期 TisN0M0

I 期 T1N0M0、T2N0M0

II 期IIA 期：T3N0M0

IIB 期：T4aN0M0

IIC 期：T4bN0M0

III 期IIIA 期：T1 - T2N1/N1cM0、T1N2aM0

IIIB 期：T3 - T4aN1/N1cM0、T2 - T3N2aM0、T1 - T2N2bM0

IIIC 期：T4aN2aM0、T3 - T4aN2bM0、T4bN1 - N2M0

IV 期IVA 期：任何 T 任何 NM1a

IVB 期：任何 T 任何 NM1b

注释：

a：Tis 包括肿瘤细胞局限于腺体基底膜（上皮内）或黏膜固有层（黏膜内），未穿过黏膜肌层到达黏膜下层。

b：T4 的直接侵犯包括穿透浆膜侵犯其他肠段，并得到镜下诊断的证实（如盲肠癌侵犯乙状结肠），或者位于腹膜后或腹膜下肠管的肿瘤，穿破肠壁固有基层后直接侵犯其他的脏器或结构，例如降结肠后壁的肿瘤侵犯左肾或侧腹壁，或者中下段直肠癌侵犯前列腺、精囊腺、宫颈或阴道。

c：肿瘤肉眼上与其他器官或结构粘连则分期为 cT4b。但是，若显微镜下该粘连处未见肿瘤存在则分期为 pT3。V 和 L 亚分期用于表明是否存在血管和淋巴管浸润，而 PN 则用以表示神经浸润（可以是部位特异性的）。

【治疗】

到目前为止，结肠癌的最有效治疗手段是手术切除。全身辅助化疗可以提高中期及部

分晚期患者术后的治愈率，新辅助化疗可以使部分潜在可手术患者转变为可手术患者，获得根治手术机会和治愈机会，姑息化疗可延长晚期患者的中位生存期至接近2年。KRAS和NRAS野生型患者接受化疗联合西妥昔单抗（cetuximab，爱必妥，Erbitux）或帕尼单抗（Panitumumab）靶向治疗较单纯化疗可进一步延长生存，中位生存期可接近29个月。化疗联合血管内皮生长因子受体抗体贝伐单抗（bevacizumab，Avastin安维汀）也可以使晚期结肠癌患者中位总生存延长至25个月。免疫治疗、中药以及其他辅助治疗等综合治疗可促进患者免疫重建、体力恢复，提高抗肿瘤治疗的耐受性和生活质量。

（一）手术治疗

1. 手术禁忌证

（1）全身情况不良，虽经术前治疗未能矫正者。

（2）有严重的心、肺、肝、肾疾病，不能耐受手术。

（3）已有多处远处转移。但如仅有孤立的肺、肝、骨等转移，而原发灶又能切除时，仍可行切除术，术后2～3周施行转移灶切除。

2. 术前处理

（1）处理伴发疾病。

（2）纠正水电解质紊乱和贫血。

（3）控制饮食。

（4）肠道准备，有报道用全肠道灌洗效果好，术前不限制饮食，不需口服抗生素，仅在手术开始时肌肉或静脉注射抗生素一次。

3. 术式选择 临床往往根据癌瘤部位、病变浸润及转移范围、是否合并肠梗阻及患者全身情况决定手术方式及手术范围。Dukes'A、B、C期患者应该做根治性手术，Dukes'D期患者应争取姑息切除病灶（包括原发灶及孤立或少数的转移灶），无法切除者可考虑做肠吻合或结肠造瘘术；无梗阻或仅有轻度不完全肠梗阻者可做Ⅰ期切除手术；有明显梗阻或病情不允许做Ⅰ期手术可考虑分期手术。急性完全性肠梗阻的病例，应在短时间内完成术前准备，尽快手术解除梗阻。决定分期手术者，先做结肠造瘘，造瘘部位应在梗阻部位的近侧并应尽量靠近肿瘤处，以便Ⅱ期根治性手术时一并将造瘘肠段切除。

（1）根治性手术基本原则 ①距离肿瘤至少5～10 cm连同原发灶、肠系膜及区域淋巴结一并切除。②防止癌细胞扩散和局部种植，先在肿瘤的上下端用布带结扎肠管，再在根部结扎静脉、动脉，然后切除。术中操作轻柔，应用锐性分离，少用钝性分离，尽量做到不接触肿瘤。③在根治肿瘤的基础上，尽可能保存功能。

右半结肠切除术：适用于盲肠、升结肠及结肠肝曲部的癌肿。切除范围：回肠末端15～20cm、盲肠、升结肠及横结肠的右半，连同所属系膜及淋巴结。

左半结肠切除术：适用于降结肠、结肠脾曲部癌肿。切除范围：横结肠左半、降结肠、部分或全部乙状结肠，连同所属系膜及淋巴结。

横结肠切除术：适用于横结肠癌肿。切除范围：横结肠及其肝曲、脾曲。切除后做升、降结肠端端吻合。若吻合张力过大，可加做右半结肠切除，做回、结肠吻合。

乙状结肠癌肿的根治切除术：根据癌肿的具体部位，除切除乙状结肠外，或做降结肠切除或部分直肠切除，行结肠或结肠直肠吻合。

（2）姑息性手术和减状手术 姑息性手术虽然不能根治，但在合适的患者亦应争取切除病灶，以利于化疗等其他治疗和改善症状。短路（捷径）手术、结肠造瘘术等可以解除肠梗阻；结扎肿瘤供应血管可减少肿瘤出血。对就诊时有明显肠梗阻征象或将发展为肠梗阻的，或者明显活动出血的患者，应积极创造条件急诊或限期行手术处理原发病灶改善症状。

（二）化学药物治疗

1. 化疗的分类 根据化疗的目的分3类。

（1）辅助化疗 用于提高根治性术后患者的治愈率。适应证包括所有Ⅲ期、孤立远处转移的Ⅳ期患者术后，有高危因素（T4、分化差、脉管侵犯、清扫淋巴结不足12枚等）的部分Ⅱ期患者。

（2）新辅助化疗 用于初诊时属于局部晚期或远处转移灶潜在可切除的患者，希望通过术前化疗缩小肿瘤范围，以提高根治性切除机会和避免过大的手术切除损伤，或者把不可切除的病灶转变为可手术病灶，提高总体治疗效果。

（3）姑息性化疗 所有无法根治性切除的晚期患者接受的化疗，目的是控制病情、改善生活质量和延长生命。

2. 化疗的方案

（1）结肠癌的有效化疗药物 临床证实对结肠癌有效且应用最广的化疗药物包括奥沙利铂、伊立替康、5－氟尿嘧啶（包括5－氟尿嘧啶注射剂、卡培他滨和替吉奥三种剂型）和亚叶酸钙（用于与5－FU合用增敏）。其他如丝裂霉素、亚硝脲类等药因效果不佳等原因临床已很少使用。

（2）常用化疗方案 根据美国综合癌症网（NCCN）结肠癌治疗指南，可根据化疗目的和患者的耐受程度选择单药或2至3药联合化疗。①辅助化疗方案：mFOLFOX6、CapeOx、FLOX、5FU/leucovorin、Capecitabine等可作为结肠癌根治术后的辅助化疗方案选择，效果以前两个方案为优。②姑息性化疗方案：除可选用上述辅助化疗方案外，FOLFIRI、IROX、FOLFOXIRI、Irinotecan单药等含伊立替康的方案在晚期结肠癌患者是常用的一线、二线或以上挽救治疗方案。替吉奥（S－1）也被证实为在结肠癌中与卡培他滨等效的有效药物。③新辅助化疗方案：为了达到尽快的肿瘤缩小、创造手术机会，新辅助化疗方案一般选用作用强度大的联合方案，辅助化疗方案及姑息性化疗方案中的联合用药方案都可以选择。并可根据基因表达情况联合西妥昔单抗或安维汀等靶向治疗药物。

（三）靶向治疗

1. 西妥昔单抗（cetuximab，爱必妥，Erbitux）或帕尼单抗（Panitumumab，维克替比 Vectibix） 西妥昔单抗是靶向作用于表皮生长因子受体（EGFR）的单克隆抗体，2006年2月12日首次被FDA批准用于晚期结肠癌患者，其后发现KRAS突变类型结直肠癌并无获益，2009年7月FDA更改了它的适应证为KRAS和NRAS野生型晚期结肠癌患者，这部分患者接受化疗联合西妥昔单抗或帕尼单抗靶向治疗生存获益，较单纯化疗可进一步延长生存，中位生存期可接近29个月。帕尼单抗是第一个完全人源化单克隆抗体，其靶向作用于表皮生长因子受体（EGFR）。2005年7月，Panitumumab获得FDA快速通道审批资格，2006年9月27日，美国FDA批准了panitumumab用于EGFR表达阳性，经含有氟尿嘧啶、奥沙利铂、伊立替康在内的化疗方案治疗疾病进展的转移性结直肠癌治疗。2009年7月FDA同样更改了它的适应证为KRAS和NRAS野生型晚期结肠癌患者。

2. 贝伐单抗（bevacizumab，Avastin 安维汀） Bevacizumab是一种重组的人类单克

隆 IgG1 抗体，通过抑制人类血管内皮生长因子的生物学活性而起作用。2004 年 2 月 26 日获得美国 FDA 的批准作为转移性结肠直肠癌的一线治疗药物，是美国第一个获得批准上市的抑制肿瘤血管生成的药。化疗联合贝伐单抗可以使晚期结肠癌患者中位总生存（OS）延长至接近 25 个月，而单纯化疗组 OS 约为 20 ~ 23 个月。因本品有抑制伤口愈合、引起出血等副作用，手术前 4 周及术后 4 周内需停药。

3. Regorafenib（瑞格非尼，Stivarga） Regorafenib 是一种新型的多激酶抑制剂，阻断促进肿瘤生长的多种酶。2012 年 9 月 27 日，美国 FDA 批准了口服药物 Regorafenib 治疗转移性结直肠癌，根据 CORRECT 试验结果，OS 延长 1.4 月（6.4m vs 5.0m），PFS 延长 0.3 月（2.0m vs 1.7m，P < 0.000001）。目前，这是第一个小分子激酶抑制剂被证明对转移性结直肠癌有效。

4. Ziv – aflibercept（阿柏西普，Zaltrap） Zaltrap 是一种血管生成抑制剂，抑制肿瘤血液供应。美国 FDA 于 2012 年 8 月 3 日批准 Zaltrap 与 FOLFIRI 化疗联用治疗成人转移性晚期结直肠癌患者，可延长 OS（较对照组延长 1.5 月）及 PFS（较对照组延长 2.2 月）。

（四）放射治疗

放疗可作为结肠癌合并有症状的脑转移灶、承重骨骨转移灶的有效局部治疗，数目较少的肺、肝转移灶没有手术指证者也可以施以局部放疗控制局部病灶，达到改善生活质量和延长生存期的目的。

（五）生物治疗

结肠癌的生物治疗处于探索阶段，临床上应用于治疗的疗效不肯定。

1. 细胞因子 如 IFN、TNF、IL – 2、LAK 细胞等。

2. 疫效应细胞 肿瘤浸润淋巴细胞（TIL）、淋巴因子激活的杀伤细胞（LAK）、细胞因子诱导的杀伤细胞（CIK）、细胞毒淋巴细胞（CTL）、NK 细胞等。

3. 免疫刺激剂 如卡介苗、OK – 432、蛋白质疫苗、肿瘤细胞疫苗、树突状细胞疫苗等。

4. 基因药物 如 p53 基因、E1 – B 缺陷病毒等。

（六）中医中药治疗

根据患者具体情况，辨证施治。首选的中草药有苦参、白花蛇舌草、半支莲、凤尾草、藤梨根、拓木、羊蹄草；次选的有诃子、红藤、败酱草、苡米、白术、野葡萄藤。常用的方剂为生熟三黄汤加减。

（七）综合治疗

综合治疗是指以手术为主，辅以化疗、靶向治疗、放疗、中医中药或免疫治疗，可望提高疗效，部分病例还可考虑使用冷冻、电凝等方法。

【预后】

结肠癌与胃癌、肺癌、肝癌、食管癌及胰腺癌等恶性肿瘤相比，预后相对较好，影响预后的因素较多，其中最主要是病期早晚，如 Dukes' A 期 5 年生存率超过 90%，但Dukes' C 期仅 30%。另一个影响因素是有无淋巴结转移，一旦发现区域淋巴结或远处淋巴结转移，其预后明显变差。其他如年龄、病程、肿瘤大小、浸润肠壁周径多少、环周切缘多少、肠切缘多少、系膜切除是否完整、病理类型和分化程度、免疫状态和治疗方式等对预后都有所影响。

案例分析

入院辅助检查结果：CEA、CA 72－4 升高，大便 OB 阳性，血常规及肝肾功能指标正常；结肠镜检查：肿瘤位于横结肠，组织活检病理结果为横结肠腺癌；钡剂灌肠造影提示：横结肠中段肿瘤。腹部 CT 提示：结肠及直肠充气扩张并见高密度造影剂影，横结肠壁偏左份不均匀增厚，呈菜花样肿块向腔内突起，大小约 3.8 cm×3.4 cm，管腔变窄。

入院诊断：横结肠癌

治疗：入院后经肠道准备，施行横结肠癌根治术，术后病理结果示肿瘤穿透固有肌层到达浆膜下层，证实肠系膜淋巴结转移（2/15），术后分期“pT3N1bM0，ⅢB期”，有术后辅助化疗指征，术后 2 周恢复后施以“mFLOFOX6”方案辅助化疗 6 疗程（双周方案 12 次）。

化疗后随访：每 3 个月复诊、复查持续至化疗后 2 年，然后每半年复诊持续至化疗后 5 年。复查项目：每次复诊均做体格检查和 CEA 和 CA19－9 检测；每年做一次胸腹盆 CT；术后 1 年复查纤维结肠镜。

（官成浓）

扫码“练一练”

扫码“学一学”

第十三章　宫颈癌

案例

王某，女，45 岁。因阴道接触性出血近 1 年，加重 1 个月入院，于 2011 - 4 - 16 日收入院。体检：一般状态良好，心肺听诊未闻及明显异常，腹部平坦，质软，无压痛、反跳痛及肌紧张。妇科检查：阴道穹隆光滑，宫颈肥大，失去正常形态，后唇呈菜花样组织增生，质脆，触之易出血，宫旁无增厚。子宫前位，正常大小，质韧，活动度良好，双附件区未触及明显异常。辅助检查：妇科彩超 子宫前位，大小形态正常，轮廓清晰。各壁反射均匀。宫颈大小为 3.5cm × 3.7cm × 3.6cm，内部回声不均匀。双侧附件未见明显异常回声。

问题：

1. 本病例最可能的诊断是什么？
2. 如何确诊？
3. 应采取什么治疗措施？

【流行病学】

宫颈癌是常见的妇科恶性肿瘤之一，发病率在我国女性恶性肿瘤中居第二位，位于乳腺癌之后。据世界范围内统计，每年约有 50 万的宫颈癌新发病例，占所有癌症新发病例的 5%，其中的 80% 以上的病例发生在发展中国家。我国每年约有新发病例 13 万，占世界宫颈癌新发病例总数的 28%。患病的高峰年龄为 40 ~ 60 岁，近年来大量研究表明，宫颈癌的发病年龄呈年轻化趋势。宫颈癌发病率分布有地区差异，农村高于城市，山区高于平原，发展中国家高于发达国家。因此，十分有必要在全国范围内规范宫颈癌的诊断与治疗。另一方面，宫颈癌的发生可通过对癌前病变的检查和处理得以有效控制。西方国家的经验显示，宫颈癌的发生率在密切筛查的人群中减少了 70% ~ 90%。

【病因学】

持续的高危型人乳头瘤病毒（女性肿瘤 HPV）感染是宫颈癌及癌前病变的首要因素。我国常见的高危型 HPV 包括 16、18、31、33、45、52、58 型等。HPV 主要通过性生活传播。目前人乳头瘤病毒疫苗已在国内上市，可以按照适宜的年龄进行推广接种，以预防宫颈癌前病变及宫颈癌。

与宫颈癌相关的其他高危因素有：①不良性行为：过早开始性生活，多个性伴侣或丈夫有多个性伴侣。②月经及分娩因素：经期卫生不良，经期延长，早婚，早育，多产等。③性传播疾病导致的炎症对宫颈的长期刺激。④吸烟：摄入尼古丁降低机体的免疫力，影响对 HPV 感染的清除，导致宫颈癌特别是鳞癌的风险增加。⑤长期服用口服避孕药：服用口服避孕药 8 年以上宫颈癌特别是腺癌的风险增加两倍。⑥免疫缺陷与抑制：HIV 感染导致免疫缺陷和器官移植术后长期服用免疫抑制药物，导致宫颈癌的发生率升高。⑦其他病毒感染：疱疹病毒Ⅱ型（HSV－Ⅱ）与宫颈癌病因的联系不能排除。其他因素如社会经济条件较差、卫生习惯不良、营养状况不良等也可能增加宫颈癌的发生率。

【病理学】

宫颈癌的组织学分类，主要以肿瘤的组织来源、细胞分化程度及细胞形状等进行分类。宫颈癌可分为鳞状细胞癌、腺癌及混合癌等。鳞状细胞癌占绝大多数，占90%以上，巨检：外生型、内生型、溃疡型、颈管型。腺癌占5%，巨检：来自宫颈管，浸润宫颈管壁宫颈外观可正常，但因子宫颈管膨大，形如桶装。其他：少见病理类型如腺鳞癌、腺样基底细胞癌，绒毛状管状细胞癌、内膜样癌等上皮癌，神经内分泌肿瘤，间叶性肿瘤等。

【临床表现】

1. 症状　癌前病变及宫颈癌早期可以没有任何症状。常见的症状为接触性阴道出血，异常白带如血性白带、白带增多，不规则阴道出血或绝经后阴道出血。晚期患者可以出现阴道大出血、腰痛、下肢疼痛、下肢水肿、贫血、发热、少尿或消耗恶病质等临床表现。

2. 体征

（1）视诊　应在充足照明条件下进行，直接观察外阴和通过阴道窥器观察阴道及宫颈。除一般观察外应注意癌浸润范围，宫颈肿瘤的位置、范围、形状、体积及与周围组织的关系，也应注意阴道有无累及。

（2）触诊　肿瘤的质地、浸润范围及其与周围组织的关系等必须通过触诊来确定。有些黏膜下及颈管内浸润，触诊比视诊更准确。三合诊检查可了解阴道旁、宫颈旁及子宫旁有无浸润，子宫位置及活动度如何，肿瘤与盆壁关系，子宫骶骨韧带、子宫直肠陷凹、直肠本身及周围情况等。

【辅助检查】

1. 宫颈/阴道细胞学涂片检查及HPV检测　是现阶段发现早期宫颈癌及癌前病变［宫颈上皮内瘤变（CIN）］的初筛手段，特别是对临床体征不明显的早期病变的诊断。取材应在宫颈上皮的移行带处，即新旧鳞－柱上皮交界间的区域。目前主要采用宫颈液基细胞学检查法（TCT）。HPV检测可以作为TCT的有效补充，二者联合有利于提高筛查效率。对于HPV16及18型阳性的患者建议直接转诊阴道镜，进行组织学活检。

2. 组织学检查　CIN和宫颈癌的诊断均应有活体组织学检查证实。如病变部位肉眼观察不明显，可用碘试验、涂抹3%或5%醋酸溶液后肉眼观察或在阴道镜下提示活检部位。宫颈活检应注意在靠近宫颈鳞柱交界的区域（SCJ）和（或）未成熟化生的鳞状上皮区取活检，可减少失误，因为这常常是病变最好发的区域。溃疡的活检则必须包括毗邻溃疡周边的异常上皮，因为溃疡中心往往是坏死组织。取活检的数量取决于病变面积的大小和严重程度，所谓多点活检通常需要取2～4个活检标本。一般宫颈活检仅需2～3mm深，约绿豆大小，当怀疑浸润癌时，活检应更深些。对于多次咬取活检仍不能确诊者，需进一步采取较深部组织时，可用切取法。同时应注意对患者进行宫颈管搔刮术。当宫颈表面活检阴性、阴道细胞学涂片检查阳性或临床不能排除宫颈癌时，或发现癌但不能确定有无浸润和浸润深度而临床上需要确诊者，可行宫颈锥形切除送病理检查。

3. 阴道镜检查　适用于宫颈细胞学异常者，主要观察宫颈阴道病变上皮血管及组织变化。对肉眼病灶不明显的病例，宫颈细胞学高度病变或宫颈细胞学高度病变伴HPV16、18型感染可通过阴道镜协助发现宫颈鳞－柱交界部位有无异型上皮变化，并根据检查结果进行定位活检行组织学检查，以提高宫颈活检的准确率。在不具备阴道镜的基层医疗单位，也可以应用3%或5%醋酸溶液或碘溶液涂抹宫颈后肉眼观察，在有醋白上皮或碘不着色处取活检，送病理检查。阴道镜活检的同时针对不满意阴道镜或绝经后妇女以及曾经锥切治疗的应予以宫颈管搔刮术，十分重要。满意的阴道镜检查和高质量的病理检查对于宫颈癌前病变的准确诊断及正确治疗至关重要，如基层医院不具备相应条件应转诊到有条件的医院。

4. 膀胱镜、直肠镜检查 临床上怀疑膀胱或直肠受侵的患者，应对其进行相应腔镜检查。没有条件的单位应转上级医院诊治。

5. 影像学检查 由于解剖部位表浅，绝大多数宫颈癌经妇科检查及细胞病理学检查即可被确诊。在宫颈癌诊断中影像学检查的价值主要是对肿瘤转移、侵犯范围和程度的了解（包括评价肿瘤局部侵犯的范围，淋巴结转移及远处器官转移等），以指导临床决策并用于疗效评价。用于宫颈癌的影像检查方法包括。

（1）腹盆腔超声 包括经腹部及经阴道（或直肠）超声两种方法。主要用于宫颈局部病变的观察，同时可以观察盆腔及腹膜后区淋巴结转移情况，有无肾盂积水以及腹盆腔其他脏器的转移情况。设备的优劣及操作者的经验影响诊断的正确率。经腹及腔内超声均不易确定宫旁侵犯情况，超声造影配合腔内超声对于病变是否侵犯宫旁及周围组织有指导作用，治疗过程中超声可以引导腔内放疗。常规超声还可用于治疗后定期随访，为一种便捷的检查方法。

（2）盆腔 MRI 无辐射，多序列、多参数成像，具有优异的软组织分辨力，是宫颈癌最佳影像学检查方法，作用包括：①有助于病变的检出和大小、位置的判断，尤其对活检为 HSIL/CIN3 患者可用于除外内生性病变。②明确病变侵犯范围，为治疗前分期提供重要依据，可显示病变侵犯宫颈间质的深度，判断病变局限于宫颈、侵犯宫旁或是否侵犯盆壁，能够显示阴道内病变的范围，但有时对病变突入阴道腔内贴邻阴道壁与直接侵犯阴道壁难以鉴别；能够提示膀胱、直肠壁的侵犯，但需结合镜检。③检出盆腔、腹膜后区及腹股沟区的淋巴结转移。④对于非手术治疗的患者，可用于放疗靶区勾画、治疗中疗效监测、治疗末疗效评估及治疗后随诊。

（3）腹盆腔 CT CT 软组织分辨力低，平扫病变与正常子宫颈密度相近，尤其对早期宫颈癌观察效果差；增强 CT 扫描对比度优于平扫，但仍有近 1/2 的病变呈等密度而难以明确范围。CT 的优势主要在于显示中晚期病变方面，评价宫颈病变与周围结构（如膀胱、直肠等）的关系，淋巴结转移情况，以及大范围扫描腹盆腔其他器官是否存在转移。对于有磁共振禁忌证的患者可选择 CT 检查。

（4）胸部 X 线摄影及胸部 CT 检查 主要目的是为了排除肺转移，胸片应包括正、侧位，必要时进行胸部 CT 检查。

（5）颈部 CT 检查 必要时进行颈部 CT 检查，以排除颈部淋巴结转移。

（6）核医学影像检查 不推荐使用 PET－CT 评价宫颈癌的局部浸润情况，但对于下列情况，推荐有条件者使用 PET－CT：① FIGO 分期为ⅠB1 期及以上的初诊患者治疗前分期（包括ⅠB1 期有保留生育功能需求的患者）；②因其他原因行单纯子宫切除术意外发现宫颈癌拟全身评估者；③拟行放射治疗需影像辅助勾画靶区；④ FIGO 分期为ⅠB2 期及以上或其他存在高危因素的患者治疗结束 3～6 个月后随访监测；⑤随访过程中可疑出现复发转移的患者，包括出现临床症状或相关肿瘤标志物升高。核素骨扫描仅用于怀疑有骨转移的患者。

（7）肿瘤标志物检查　肿瘤标志物异常升高可以协助诊断、疗效评价、病情监测和治疗后的随访监测，尤其在随访监测中具有重要作用。SCC 是宫颈鳞状细胞癌的重要标志物，血清 SCC 水平超过 1.5ng/ml 被视为异常。因宫颈癌以鳞状细胞癌最为常见，所以 SCC 是宫颈癌诊治过程中最常被检测的血清学肿瘤标志物。宫颈腺癌可以有 CEA、CA125 或 CA19－9 的升高。

【诊断标准】

1. 临床诊断　宫颈癌的正确诊断依赖于详细了解病史、临床表现、必要而细致的检查和周密分析。主要依据以下症状、体征、实验室和影像学检查：①早期可无症状和体征，也可出现阴道接触性出血或分泌物增多、异味等。②晚期可出现阴道大量出血，可导致贫血；肿瘤合并感染可出现发热症状；也可有肾功能衰竭及恶病质情况。③肿瘤侵犯膀胱可出现血尿，侵犯直肠可出现血便，肿瘤侵透膀胱、直肠可出现瘘。④实验室检查，肿瘤标志物 SCC 等异常增高。⑤影像学检查（超声、MRI、CT）提示宫颈癌，可有宫旁软组织侵犯、肾盂积水、腹膜后淋巴结转移等。

2. 病理诊断　阴道镜或直视下的宫颈活检病理检查是最终确诊的金标准。有条件的市县级或地区级医院，对于疑难或少见病理类型，应行免疫组化检查鉴别或确定肿瘤，或请上级医院协助确诊。

【鉴别诊断】

1. 宫颈良性病变　如宫颈重度糜烂、宫颈结核、宫颈息肉伴微腺性增生、宫颈黏膜下肌瘤、宫颈腺上皮外翻和其他宫颈炎性溃疡等。

2. 转移性宫颈癌　较多见的是原发子宫内膜癌转移至宫颈。宫颈活检及免疫组化等可明确诊断或辅助鉴别。

【临床分期】

目前采用的是国际妇产科联盟（FIGO）2009 年会议修改的宫颈癌临床分期标准。妇科检查是确定临床分期最重要的手段。

宫颈癌的国际妇产科联盟（FIGO 2009）分期如下。

Ⅰ：肿瘤严格局限于宫颈（扩展至宫体将被忽略）。

　ⅠA：镜下浸润癌。间质浸润≤5 mm，且水平扩散≤7 mm

　ⅠA1：间质浸润≤3 mm，且水平扩散≤7 mm

　ⅠA2：间质浸润＞3 mm，但≤5 mm，且水平扩展≤7 mm

　ⅠB：肉眼可见病灶局限于宫颈，或临床前病灶＞ⅠA 期

　ⅠB1：肉眼可见病灶最大径线≤4 cm

　ⅠB2：肉眼可见病灶最大径线＞4 cm

Ⅱ：肿瘤超过子宫颈，但未达骨盆壁或未达阴道下 1/3

　ⅡA：无宫旁浸润

　ⅡA1：肉眼可见病灶最大径线≤4 cm

　ⅡA2：肉眼可见病灶最大径线＞4 cm

　ⅡB：有明显宫旁浸润，但未扩展至盆壁

Ⅲ：肿瘤扩展到骨盆壁和（或）累及阴道下 1/3 和（或）引起肾盂积水或肾无功能者

ⅢA：肿瘤累及阴道下1/3，没有扩展到骨盆壁

ⅢB：肿瘤扩展到骨盆壁和（或）引起肾盂积水或肾无功能

Ⅳ：肿瘤侵犯邻近器官（膀胱及直肠）或肿瘤播散超出真骨盆

ⅣA：肿瘤侵犯膀胱或直肠黏膜（活检证实）。泡状水肿不能分为Ⅳ期

ⅣB：肿瘤播散至远处器官

【治疗】

1. 宫颈癌的分期与治疗方式的选择

（1）宫颈镜下浸润癌（微小浸润癌） 即ⅠA期，由于ⅠA期肿瘤的判定依据显微镜下测量，咬取活检标本不能包含全部病变，无法进行病变范围的测量，故正确诊断需行锥切活检，准确地诊断ⅠA期宫颈癌需对切缘阴性的锥切标本进行细致的病理检查。

ⅠA1期无生育要求者可行筋膜外全子宫切除术（Ⅰ型子宫切除术）。如患者有生育要求，可行宫颈锥切术，切缘阴性则定期随访。因ⅠA1期淋巴结转移率<1%，目前认为ⅠA1期无需行淋巴结切除术。如淋巴脉管间隙受侵可行宫颈锥切术（切缘阴性）或改良根治性子宫切除术并实施盆腔淋巴结切除术。ⅠA2期宫颈癌淋巴结转移率为3%～5%，可行次广泛子宫切除术（Ⅱ型改良根治性子宫切除术）加盆腔淋巴结切除术。要求保留生育功能者，可选择宫颈锥切术（切缘阴性）或根治性宫颈切除术及盆腔淋巴结切除术（对于有生育要求的患者建议转上级医疗单位实施根治性宫颈切除术）。

（2）宫颈浸润癌 ①ⅠB1、ⅡA1期：采用手术或放疗，预后均良好。手术方式为Ⅲ型根治性子宫切除术和盆腔淋巴结切除术±腹主动脉淋巴结取样术。术后有复发高危因素（宫旁受侵、深间质浸润或淋巴结转移）需辅助同步放化疗（5FU+顺铂或单用顺铂），具有中危因素行术后放疗±同步化疗，以减少盆腔复发、改善生存率。要求保留生育功能者，如宫颈肿瘤直径不超过2 cm，可选择根治性宫颈切除术加盆腔淋巴结切除术±腹主动脉淋巴结取样术。②ⅠB2、ⅡA2（病灶>4 cm）期：可选择的治疗方法有：a同步放化疗；b根治性子宫切除及盆腔淋巴清扫、腹主动脉淋巴结取样、术后个体化辅助治疗；c同步放化疗后辅助子宫切除术。目前有些地区仍然应用新辅助化疗后手术的治疗方案，尚无前瞻性研究评价其疗效，回顾性研究的结论对其与根治性同步放化疗的优劣比较结论不一。ⅠB期总的5年生存率为80%～90%，其中宫颈肿瘤直径大于4 cm，有淋巴结转移、宫旁受侵和（或）切缘阳性等高危因素者5年生存率仅40%～70%。对部分早期初治宫颈癌患者选择治疗方法时，应考虑到有高危因素的患者可能选择放化疗更为有利。大量研究已经证明，根治性手术加放疗的并发症较多，应尽量避免根治术后又行盆腔放疗。目前认为局部晚期患者的标准治疗仍是同步放化疗。③ⅡB～ⅣA期：同步放化疗（具体方案见放射治疗及增敏化疗）④ⅣB期：以系统治疗为主，支持治疗相辅助，部分患者可联合局部手术或个体化放疗。

2. 外科治疗 手术治疗主要应用于早期宫颈癌。手术包括子宫切除与淋巴结切除两部分。1974年提出的Piver 5型子宫切除手术分类系统至今仍广泛应用。2008年又提出了Q-M子宫切除分型系统，更注重手术切除的精准解剖及个体化处理，并逐渐得到推广。

Piver手术分型系统如下。

Ⅰ型：筋膜外子宫切除术。（适用于ⅠA1期不伴有LVSⅠ的患者）

Ⅱ型：改良根治性子宫切除术，切除范围还包括1/2骶、主韧带和上1/3阴道（适用于ⅠA1伴有LVSI及ⅠA2期患者）。

Ⅲ型：根治性子宫切除术，切除范围包括毗邻盆壁切除主韧带、从骶骨附着处切除骶韧带及切除上1/2阴道（为标准的宫颈癌根治手术，适用于ⅠB～ⅡA期患者）。

ⅣA型：扩大根治性子宫切除术（适用于部分复发患者）。

Ⅴ型：盆腔脏器廓清术（适用于部分ⅣA期及复发患者）。

宫颈癌患者术后需根据复发危险因素选择辅助治疗，以降低复发率，改善预后，详见放射治疗原则部分。

3. **放射治疗**　放射治疗适用于各期宫颈癌。放疗包括体外照射和近距离放疗及二者联合应用。研究表明同步放化疗较单纯放疗提高了疗效，降低了复发风险。早期宫颈癌患者手术后如存有手术切缘不净、宫旁受侵、淋巴结转移等高危因素，术后需辅助放、化疗。术中或术后如发现肿瘤大、深部间质受侵和（或）脉管间隙受侵等危险因素，则术后需辅助放疗和或同步放化疗。

（1）放疗的原则　恶性肿瘤的放疗原则与其他治疗手段一样，要最大限度地杀灭癌细胞，尽最大可能保护正常组织和重要器官，即尽量提高治疗效果，降低并发症。因此，适当的治疗工具、适宜的照射范围、足够的照射剂量、均匀的剂量分布、合理的照射体积、个别对待是放疗的基本要求。

放疗完成的期限是获得最佳疗效的必备因素。放疗时间超过9周比少于7周的患者有更高的盆腔控制失败率，推荐56天内完成所有的外照射和近距离放疗。

行根治性放疗时，对肿瘤区域给予根治剂量照射，由于照射范围较大，照射剂量也高，因此，对肿瘤附近的正常组织和器官，特别是一些对放射线敏感的组织和器官的防护，就成为治疗中的一个重要问题。如果放疗方案设计不当就容易引起严重的后遗症。姑息性放疗的目的是为了减轻症状，减少患者痛苦，但不一定能延长患者的生存时间。根治性治疗与姑息性治疗是相对的，在治疗过程中可根据肿瘤及患者情况而互相转换。

若放疗联合手术综合治疗时，要根据肿瘤情况及患者条件决定是否术后放疗。术后放疗是根据手术后病理检查结果决定，具有不良预后影响因素，如存有手术切缘不净、宫旁受侵、淋巴结转移任一高危因素，术后需辅助放化疗。术中或术后如发现肿瘤大、深部间质受侵和（或）脉管间隙受侵等中危因素，根据2015年NCCN指南的Sedlis标准（表13－1），术后需辅助盆腔放疗或放化疗。减少局部复发，提高疗效，但手术和放疗两种治疗并用也增加了治疗并发症。

表13－1　宫颈癌合并中危因素者术后盆腔放疗指征

LVSI	间质浸润深度	肿瘤直径（临床查体）
+	外1/3	任何大小
+	中1/3	≥2 cm
+	内1/3	≥5 cm
－	中1/3及外1/3	≥4 cm

（2）体外照射　①体外照射剂量参考点：多年来一般均以“B”点为宫颈癌体外照射量的计算点。Fletcher于1980年提出了淋巴区梯形定位法：从耻骨联合上缘中点至骶骨1～2连线，在此线中点与第4腰椎前连成一线，在此线中点平行向两侧延伸6 cm，此点为髂外淋巴区域。在第4腰椎中点平行向两侧延伸2 cm，此点为腹主动脉旁淋巴区域。髂外区与腹主动脉旁区联线的中点为髂总淋巴区。放疗定位中以髋臼上缘最高点做一平行线与髋臼外缘的垂直线交叉为盆壁参考点，代表宫旁组织盆壁端及闭孔淋巴结的区域。②常规

放疗：即在模拟机或CT模拟机下定位下的放疗。靶区：一般应当包括子宫、宫颈、宫旁和上1/2阴道，盆腔淋巴引流区如髂内、闭孔、髂外、髂总淋巴结。ⅢA期患者包括全部阴道。必要时包括腹股沟区。采用四野箱式照射或等中心前后对穿照射。应用高能6～12MV X射线。界限：上界 L_5 上缘水平；下界闭孔下缘（ⅢA期患者除外），其端点与设野最宽处的连线约通过股骨内1/3；外界 在真骨盆外1.5 ～2.0 cm；前界 耻骨联合前缘（据不同肿瘤而定）；后界 全部骶骨在照射野内（据不同肿瘤而定）。应用多叶光栅或不规则挡铅屏蔽保护正常组织。

剂量：采用常规分割照射，1.8 ～2.0Gy/次，5次/周。Ⅰ～Ⅱ期：45Gy或1.8～2Gy/4.5～5周，Ⅲ～Ⅳ期：45～50Gy或1.8～2Gy/5～6周。③三维适形放疗及调强适形放疗：以CT或MRI为基础的计划设计和适形遮挡技术是目前EBRT的标准治疗方法。对于不能手术的宫颈癌患者，PET检查有助于确定淋巴结转移的范围，也有助于术后患者是否还有残留阳性淋巴结的诊断。根据妇科检查以及影像学情况确定肿瘤靶区（GTV），以宫颈癌直接扩散和淋巴结转移途径确定临床靶区（CTV）。外照射的治疗靶区需要包括子宫体、宫颈、宫旁、阴道（下界距离肿瘤至少3 cm）和相应的淋巴引流区。如手术或影像学检查未发现阳性淋巴结，照射范围需包括髂外淋巴结、髂内淋巴结、闭孔淋巴结和骶前淋巴结引流区。如淋巴结转移的风险较大（如肿瘤体积≥4 cm或ⅡB期以上或真骨盆内有可疑/确定淋巴结转移），照射范围还要包括髂总淋巴结区。如已发生髂总或腹主动脉旁淋巴结转移，则需进行盆腔延伸野及腹主动脉旁淋巴结照射，上界应达肾血管水平（或根据受累淋巴结的范围调整上界更高水平）。如病变已侵犯阴道下1/3，双侧腹股沟淋巴结也应包括在照射范围内。以CTV外放一定距离（0.5～1.5 cm）形成PTV。放疗剂量：45～50Gy或1.8～2Gy/5～6周，靶区内剂量均匀性在±5%范围内，同时评估危及器官，如直肠、乙状结肠、膀胱、小肠、髂骨、骶尾骨、耻骨、股骨头、股骨颈等。对于不能切除的体积局限的肉眼病灶或淋巴结，可以采用调强适形放疗技术对病灶进行加量放疗，追加剂量一般为10 ～20 Gy。

（3）近距离照射 将密封的放射源直接放入人体的天然管腔内（如子宫腔、阴道等）为腔内照射。放射源直接放入肿瘤组织间进行照射为组织间照射，二者同属于近距离照射。宫颈癌的腔内放疗有其自然的有利条件，宫颈、宫体及阴道对放射线耐受量高、放射源距肿瘤最近、以较小的照射体积可取得较大的放疗效果。①体内照射的放射源：见表13－2。

表13－2 常用近距离放射源

放射源	镭226	钴60	铯137	铱192
放射比度（Ci/cm^3）	2.1 最高3.8	1 900	27.5	9 000
半衰期（年）	1 590	5.3	33	0.2（74天）

②传统的腔内照射法：斯德哥尔摩法、巴黎法、曼彻斯特法和北京法等，多使用的是镭、铯放射源，目前已较少使用。③后装腔内放疗及剂量计算：后装腔内放疗是先将空载的放射容器置于体腔内病变部位，然后在有防护屏蔽的条件下远距离地将放射源通过管道传输到容器内进行治疗。腔内放疗是宫颈癌根治性放疗中的重要治疗手段。采用宫腔管联合阴道施源器的腔内治疗方法最常用。根据患者及肿瘤的解剖特点选择不同的阴道施源器与宫腔管联合使用。当联合EBRT时，近距离放疗通常在放疗后期进行，这时肿瘤体积已明显缩小，使得施源器放置的部位能够达到近距离治疗的理想剂量几何形状分布。后装腔内治疗机根据其对“A”点放射剂量率的高低可分为3类：低剂量率（0.667～3.33cGy/min）、

中剂量率（3.33～20cGy/min）、高剂量率（在 20cGy/min 以上）。行根治性调强适形放疗时建议每周行 CBCT 验证，第三周外照射放疗结束时行影像学评估确定是否需要修改放疗计划。后装腔内放疗的治疗计划系统多模拟经典的斯德哥尔摩法、巴黎法等。一般情况下每周 1～2 次，每周“A”点剂量在 5～10Gy，“A”点总剂量在 35～45Gy，整个疗程体外加腔内放疗剂量因临床分期、肿瘤大小的不同而异，一般总剂量在 75～90Gy。直肠、膀胱 ICRU 参考点剂量限制在 A 点处方剂量的 60%～70% 以下，最高不能超过 80%，超量者可考虑减少驻留点或降低处方剂量。NCCN 指南中对 A 点的剂量推荐，是以传统的、经广泛验证的低剂量率（LDRs）和分割的近距离治疗为基础。在这个剂量系统里，体外照射采用每天 1.8～2 Gy，近距离放疗采用以 LDRs 为 40～70 cGy/h 时 A 点剂量。如果使用高剂量率（HDR）进行近距离放疗，则需通过线性二次模型将 A 点 HDR 的剂量转换为具有相同生物学效应的 LDR 剂量，计算公式 EQD2（等效生物剂量）$= D \times (d + \alpha/\beta) / (2 + \alpha/\beta)$，D 为实际物理总剂量，d 为单次剂量，肿瘤组织 $\alpha/\beta = 10$ Gy，正常组织评估其晚反应时 $\alpha/\beta = 3$ Gy（直肠、膀胱、乙状结肠）。联合使用 EBRT 时，近距离放疗的剂量分割方案有多种选择，最常用的 HDR 近距离放疗是进行 4 次或 5 次宫腔和阴道施源器的置入，每次 A 点剂量为 6 或 7 Gy，A 点总剂量达到 28Gy/4 次或 30 Gy/5 次，转化为 LDR 等效生物学剂量为 A 点 40 Gy。为了提高治疗效果，减少放疗并发症的危害，建议有条件医疗机构对腔内后装放疗采用图像引导的三维近距离放疗技术。

（4）腔内照射与体外照射的组合　除极少数早期宫颈癌只行腔内照射外，均需腔内及体外联合照射，在宫颈癌的靶区内组成剂量分布较均匀的有效治疗。总的放疗时间限制在 8 周内完成。

（5）放疗并发症　由于放射源种类、放射方法、照射面积、照射部位、单位剂量、总剂量、总的分割次数及总治疗时间等因素的不同，以及患者对放射线敏感性的差异，放射治疗并发症的发生概率及严重程度也各不相同。从事放射治疗的工作者一方面要了解放射治疗并发症，另一方面要熟悉腹、盆腔器官对放射线的耐受剂量，以减少放射治疗的并发症。①早期并发症：包括治疗中及治疗后不久发生的并发症，如感染、阴道炎、外阴炎、皮肤干湿性反应、骨髓抑制、胃肠反应、直肠反应、膀胱反应和机械损伤等。②晚期并发症：常见的有放射性直肠炎、放射性膀胱炎、皮肤及皮下组织的改变、生殖器官的改变、放射性小肠炎等。最常见的是放射性直肠炎，多发生在放疗后 1～1.5 年。主要表现为：大便次数增多、黏液便、便血，严重者可出现直肠阴道瘘，其次常见的是放射性膀胱炎，多数在 1 年半左右，主要表现为尿频、尿痛、尿血、排尿不畅，严重者可出现膀胱阴道瘘。

（6）危及器官的耐受剂量　宫颈癌放射治疗的危及器官包括膀胱、直肠、结肠、骨髓、皮肤、小肠、输尿管等，一般用 TD5/5 表示最小放射耐受量，表示在治疗后 5 年内，严重并发症发生率不超过 5%。

4. 化学治疗　化疗在宫颈癌治疗中的作用越来引起重视，主要应于用放疗时单药或联合化疗进行放疗增敏，即同步放化疗。另外，还有术前的新辅助化疗以及晚期远处转移、复发患者的姑息治疗等。治疗宫颈癌的有效药有顺铂、紫杉醇、5－氟尿嘧啶、异环磷酰胺、吉西他滨、拓扑替康等。

（1）同步放化疗　是指在放疗的同时进行的化疗，也称为增敏化疗目前 NCCN 治疗指南推荐的在放疗期间增敏化疗的方案有

顺铂：50～70 mg/m^2 + 5FU：4 g/m^2（96 小时持续静脉滴入），放疗第 1 和 29 天。

顺铂周疗：30～40 mg/m^2，放疗第 1、8、15、22、29 和 36 天。

顺铂 + 紫杉醇方案：顺铂：50 ~ 70 mg/m^2，紫杉醇 135 ~ 175 mg/m^2，放疗第 1 和 29 天。

顺铂 + 紫杉醇周疗：顺铂：25 ~ 30 mg/m^2，紫杉醇 60 ~ 80 mg/m^2，放疗第 1、8、15、22、29 和 36 天。

（2）新辅助化疗　新辅助化疗（neoadjuvant chemotherapy，NACT）是指患者在手术前行 2 ~ 3 个疗程的化疗，目的在于缩小肿瘤体积，消灭微转移灶和亚临床病灶，使原来不能手术的患者获得手术机会。一些非随机研究结果显示，新辅助化疗减少了术中播散及术后转移的概率。目前，主要用于局部肿瘤大的早期患者。NACT 化疗方案常以铂类为基础的联合方案，如 PVB 方案（顺铂 + 长春新碱 + 博来霉素），顺铂 + 紫杉醇方案，BIP 方案（顺铂 + 博来霉素 + 异环磷酰胺 + 美司钠）等。给药途径包括静脉全身化疗或动脉插管介入化疗。几种方案疗效相近。NAC 的最佳方案及给药途径尚未达成统一意见。FIGO（2006）推荐 NACT 方案：顺铂 50 mg/m^2，IV，d1 + VCR 1 mg/m^2，IV，d1 + BLM15 mg，IV，d1 ~ 3，每 10 天重复，共 3 次。

（3）姑息化疗　主要用于既不能手术也不能放疗的复发或转移的宫颈癌患者。2018 年 NCCN 宫颈癌治疗指南推荐的用于复发或转移癌的一线化疗方案有：顺铂联合紫杉醇、顺铂联合紫杉醇及贝伐单抗、紫杉醇联合拓朴替康及贝伐单抗、顺铂联合吉西他滨为一类推荐方案，卡铂联合紫杉醇作为接受过顺铂治疗的患者首选，除此之外顺铂联合拓扑替康、顺铂联合吉西他滨、拓扑替康联合紫杉醇也是备选方案。可供选择的一线单药化疗药物有：卡铂、顺铂、紫杉醇、吉西他滨和拓扑替康。二线化疗药物有：贝伐单抗、多西紫杉醇、白蛋白结合型紫杉醇、吉西他滨、表阿霉素、5 - 氟尿嘧啶、异环磷酰胺、伊立替康、丝裂霉素、培美曲塞、拓扑替康、长春新碱等。鼓励复发性、持续性宫颈癌参加临床试验。

案例分析

本例的临床特点：①育龄期妇女；②以接触性出血近 1 年，加重 1 个月为主要表现；③妇科检查：阴道穹隆光滑，宫颈肥大，失去正常形态，后唇呈菜花样组织增生，质脆，触之易出血，宫旁无增厚；④妇科彩超：宫颈大小为 3.5cm × 3.7cm × 3.6cm，内部回声不均匀。应行宫颈活检。宫颈活检，病理结果回报：（宫颈）鳞状细胞癌。

本例诊断思考线索本例以接触性出血为主要表现，妇科检查时后唇呈菜花样组织增生，质脆，触之易出血，妇科彩超影像回报提示宫颈回声不均匀，宫颈活检，病理结果回报：（宫颈）鳞状细胞癌。故可诊断为宫颈癌ⅠB 期。

本例的治疗原则：采用以手术和放疗为主，化疗为辅的综合治疗方案。

5. **随访**　对于新发宫颈癌患者应建立完整病案和相关资料档案，治疗后定期随访监测。具体内容如下：治疗结束最初 2 年内每 3 个月 1 次、第 3 ~ 5 年每 6 个月 1 次、然后每年随诊 1 次。Ⅱ期以上患者治疗后 3 ~ 6 个月复查时应全身 MRI 或 CT 检查评估盆腔肿瘤控制情况，必要时行 PET - CT 检查。宫颈或阴道细胞学检查，根据临床症状提示行必要的实验室检查及其他影像学检查。连续随诊 5 年后根据患者情况继续随诊。放疗后规律阴道冲洗，必要时使用阴道扩张器，尽早恢复性生活，均有利于减少阴道粘连。

扫码“练一练”

（宫成浓）

第四篇

内科疾病

第十四章　呼吸系统疾病

第一节　呼吸系统疾病概论

扫码“学一学”

呼吸系统疾病（respiratory system disease）是指包括鼻腔、咽、喉、气管和支气管为主要结构的呼吸道及肺两部分结构发生的疾病。呼吸系统在人体的各种系统中与外环境接触最频繁，接触面积大，因此临床上呼吸系统疾病十分常见。呼吸系统疾病是一大类常见病、多发病，在城市的死亡率占第3位，而在农村则占首位。病变轻者多受咳嗽、胸痛、呼吸影响，重者呼吸困难、缺氧，甚至呼吸衰竭而死亡。由于大气污染、吸烟、人口老龄化及其他因素，国内外慢性阻塞性肺病（简称慢阻肺）、支气管哮喘、肺炎、弥漫性间质性肺病以及肺癌等发病率、死亡率均有上升趋势。因此掌握呼吸系统的主要结构和功能特点及其与疾病的关系，对于疾病的有效预防和治疗十分重要。

呼吸道壁内有骨或软骨支撑以保证气流畅通。肺主要由支气管分支及其末端形成的肺泡共同构成。呼吸器官的另一个重要系统——肺循环系统则供应血液，气体进入肺泡内，与肺泡周围的毛细血管内血液进行气体交换。空气中的氧气透过肺泡进入毛细血管，通过血液循环，输送到全身各个器官组织，供给各器官氧化过程的所需。各器官组织产生的代谢产物，如CO_2再经过血液循环运送到肺，然后经呼吸道呼出体外。这两个系统的结合完成空气同所有组织细胞之间的气体交换，以满足组织、细胞在新陈代谢过程中的需要。呼吸系统是一个被动系统，气体的吸入和呼出，靠跨肺压，即胸膜腔内和口腔的压力差推动，而引起胸膜腔内压变化则主要是膈肌和胸廓的运动。

【分类】

呼吸系统疾病有多种分类方法，下面按不同病变特点分类，并简要说明可能出现的临床表现。

1. **感染性疾病**　主要包括上呼吸道感染、支气管炎、肺炎、肺结核等，表现为发热、咳嗽、咳痰、气促、咯血等。

2. **阻塞性疾病**　主要包括支气管哮喘、慢性阻塞性肺疾病（慢阻肺）等，表现为咳嗽、咳痰、发作性喘息、气促等。

3. **肺循环疾病**　主要包括肺动脉高压与肺源性心脏病、肺栓塞等，表现为咯血、水肿、气促、胸痛，甚至休克。

4. **肺部肿瘤**　主要包括原发性支气管肺癌、肺转移癌，表现为胸痛、气促、咳嗽、咳痰、咯血等。

5. **弥漫性肺部病变**　包括特发性间质性肺炎、结节病、结缔组织病相关性间质性肺病等，表现为进行性呼吸困难、气促、咯血等。

6. **呼吸窘迫与呼吸衰竭**　主要包括所有严重呼吸系统疾病发展到后期或严重阶段的病例，是呼吸系统疾病严重的阶段，表现极度呼吸困难、点头样呼吸、发绀等。

【临床表现】

呼吸系统疾病临床表现多样，常与其他系统疾病症状混淆。周密详细的病史和体格检查是诊断呼吸系疾病的基础，影像学检查对肺部病变具有特殊的重要作用。由于呼吸系统疾病常为全身性疾病的一种表现，还应结合常规化验及其他特殊检查结果，进行全面综合分析，力求做出病因、解剖、病理和功能的诊断。

（一）病史

了解与肺部传染性疾病患者（如活动性肺结核）的密切接触史，了解对肺部有毒性物质的职业和个人史。如是否接触各种无机、有机粉尘，发霉的干草、空调机；询问吸烟史时，应有年、包数的定量记载；有无生食溪蟹或蝲蛄而可能感染寄生虫史；曾是否使用可致肺部病变的某些药物，如博来霉素、胺碘酮可能引起肺纤维化，β－肾上腺素能阻滞剂可导致支气管痉挛，氨基糖苷类抗生素可引起呼吸肌肌力降低等；还有一些遗传性疾病，如支气管哮喘、肺泡微结石症等可有家族史。

（二）症状

包括咳嗽、咳痰、咯血、气急、喘鸣、胸痛等症状，虽为肺部疾病的共同表现，但仍各有一定的特点，可为诊断提供参考。

（三）体征

不同疾病或疾病的不同阶段病变的性质、范围不同，胸部疾病的体征可完全正常或出现明显异常。支气管病变以干、湿啰音为主，肺部炎症有呼吸音性质、音调和强度的改变，大面积炎症可呈实变体征；肺纤维化时可听到特征性的 Velcro 啰音，胸膜炎时可有胸膜摩擦感和摩擦音，当胸腔积液、气胸或肺不张时可出现相应的体征，可伴有气管的移位。

胸部疾病可伴有肺外的表现，常见的有支气管－肺和胸膜化脓性病变的杵状指（趾）；某些支气管肺癌所致的肺性骨关节病、杵状指，还有因异位内分泌症群等副癌综合征。

【辅助检查】

1. 血液检查 血常规检查，肺部细菌感染时常有明显白细胞升高、中性粒细胞升高，有时还伴有中毒颗粒。外源性支气管哮喘，变态反应性肺浸润等可有嗜酸性粒细胞增高。荧光抗体、免疫电泳、酶联免疫吸附测定等，对支原体、病毒和细菌感染有一定的诊断价值。

2. 皮肤抗原试验 支气管哮喘患者的皮肤过敏原试验，有助于对该类患者的预防及脱敏治疗，对 TB 及真菌呈阳性的皮肤反应仅说明已受感染，但并不能确定患病。

3. 痰液检查

（1）细菌学检查

1）标本采集方式。

2）合格标本的要求 低倍镜下鳞状上皮细胞 <10 个，白细胞 >25 个，两者比例 $<1:2.5$。

3）下呼吸道致病菌的判断 ①经筛选的痰液做定量培养，病原菌浓度 $\geq 10^7$ cfu/ml；②经支气管镜或人工气道吸引获取的痰标本得到的可信度更高；③痰涂片中查到抗酸杆菌对诊断肺结核价值很高，痰标本中培养出结核分枝杆菌是确诊肺结核最可靠的证据。

（2）反复做脱落细胞学检查，有助于肺癌的诊断。

4. X 线检查 ①常规 X 线平片；②磁共振成像（MRI）；③支气管造影；④胸部 CT；⑤肺血管造影；⑥胸部超声检查。

5. 胸腔积液检查及胸膜活检 常规胸液的检查可明确渗出性还是漏出性胸液，检查胸液的溶菌酶、腺苷脱氨酶、癌胚抗原及进行染色体分析，有助于结核性与漏出性胸腔积液的鉴别。脱落细胞和胸膜病理活检对明确肿瘤或结核有诊断价值。

6. 支气管镜和胸腔镜 直视下进行各种活检操作，还可做下呼吸道细菌培养，灌洗液可做细胞学、免疫学、肿瘤相关抗原等检查，以提高诊断率，同时它还可进行异物取出、治疗咯血，还可以结合支气管内超声完成对纵隔肿块的穿刺针吸活检等。纤维支气管镜可视范围较大，可进入全部的段支气管、74% 的亚段支气管、38% 的亚亚段支气管。胸腔镜已广泛用于胸膜活检、肺活检。

7. 放射性核素扫描应用 放射性核素做肺通气/灌注显像检查，对肺栓塞和血管病变的诊断价值较高，对肺部肿瘤及其骨转移、弥漫性肺部病变的诊断亦有较高的参考价值。正电子发射型计算机断层显像（PET）对于呼吸系统疾病的诊断有一定辅助价值，可以较准确地对肺癌有无纵隔淋巴结转移进行鉴别诊断。

8. 肺活体组织检查 是确诊疾病的重要方法。主要方法有：①经纤维支气管镜、胸腔镜或纵隔镜等内镜方法取活体组织检查，适用于病变位于肺深部或纵隔者；②在 X 线、CT 引导下进行经皮肺活检，适用于非邻近心血管的肺内病变；③在 B 超引导下进行经皮肺活检，适用于病变贴近胸膜者；④开胸肺活检或电视辅助胸腔镜肺活检，适用于其他方法检查未能确诊又有很强指征者。

9. 呼吸功能检测 有助于了解疾病对呼吸功能的损害程度。肺功能检测包括肺容量、通气功能、弥散功能、换气功能、血气分析等，以下介绍几个反映通气功能的常用指标。

（1）TLC（肺总量） 最大吸气后肺内所含气体量，由肺活量 + 残气量组成，当有大量胸腔积液、积气、广泛胸膜增厚、广泛肺纤维化、肋骨骨折时，由于吸气受限，该指标下降。

（2）VC（肺活量） 最大吸气后所能呼出的最大气量，反映肺一次通气的最大能力，在一定程度上可作为肺通气功能的指标，当有大量胸腔积液、积气、广泛胸膜增厚、广泛肺纤维化、肋骨骨折时，VC 可降低。

（3）RV（残气量） 最大呼气后肺内所含气体，当气道阻塞、肺泡的弹性下降时，RV 明显增加，RV 增高常是肺泡内气体滞留的一个指标。

（4）FVC（用力肺活量） 深吸气后用最快的速度所能呼出的气体量，是评价肺通气功能的较好指标。正常人第 1 秒呼出气为 83%，第 2 秒为 96%，第 3 秒为 99% 肺活量。作为一种动态指标，FVC 不仅反映肺活量容量的大小，而且反映呼吸所遇阻力的变化，下降常提示限制性通气功能障碍。

（5）FEV_1%（第一秒用力呼吸量） 指第一秒用力呼气所占用力肺活量的百分率，反映气道阻塞的程度，是判断气道阻塞的指标，在阻塞性通气功能障碍时下降。

（6）MMFR（最大中段呼气流速） 将用力肺活量曲线分为四等分，测量中间部分呼气量与时间的关系即可得到。

以上指标均与性别、年龄、身高、体重有密切关系，临床上常用实际值占预计值的百分率来判断。

【防治原则】

呼吸系统疾病治疗包括一般治疗、药物治疗、手术或介入治疗三大方面。呼吸系统疾病的发生往往与吸入和大气变化密切相关，要贯彻预防为主的方针，强调规律运动，戒烟，合理饮食，必要时做好免疫疫苗注射，防治流行性疾病，注意环境清洁。要指导慢性病患者掌握疾病的规律，长期管理，并采取积极措施，预防复发，防止并发症等。

【进展和展望】

全国结核病防治网的建立，有效抗结核药物的相继问世，通过早期发现，及时和合理抗结核治疗，我国结核病的控制取得很大成果。

自从广泛应用抗生素以来，肺炎的病死率显著下降，其中老年患者病死率较高，但未见肺炎发病率降低。肺炎病原体随时代进展出现了明显的变迁，细菌性肺炎下降，且病原菌亦有变化。但由于长期或滥用新的广谱抗生素、糖皮质激素和抗癌药物，导致菌群紊乱、机体免疫功能低下，而并发条件致病菌感染，如真菌、卡氏肺孢子虫感染。近10多年来嗜肺军团菌肺炎有所增多。

近半个世纪以来，肺癌发病率和死亡率不断上升，相隔15年约增加1倍。美国肺癌发病率和死亡率均占恶性肿瘤的首位，我国北京、上海、广州、西安、沈阳等城市男性肺癌占恶性肿瘤首位。工业发达地区肺癌发病率高，吸烟越多发病率越高，呈明显剂量关系。目前常规X线和细胞学检查对早期诊断帮助有限，应加强对目标人群进行定期低剂量螺旋CT筛查。治疗有手术、放射、化疗、免疫、靶向和中医中药，至今仍以早期发现肺癌手术切除的疗效最佳。自80年代以来，对小细胞肺癌采用以化疗为主，辅以手术和放射性综合治疗，其5年生存率有不同程度的提高。

随着社会的人口老龄化和医疗技术水平的提高，呼吸功能损害的各种呼吸系疾病不断增加，如重症慢阻肺、肺心病常因感染或胸腹部手术后发生失代偿性的急性呼吸衰竭。近20年来，由于呼吸机等医疗器械的不断改进，经临床实践，使呼吸衰竭抢救取得长足的进步。通过对呼吸衰竭发病机制、病理生理、呼吸支持等系统的研究，开展了切开、鼻气管插管人工气道机械通气，纠正缺氧和二氧化碳潴留，以及酸碱平衡失调和电解质紊乱，控制感染、鼻饲或静脉高营养等积极抢救，从而拯救了许多患者的生命。

综上所述，肺病学是发展中的学科，许多疾病还不了解，为进一步提高防治呼吸系疾病水平，需要临床与基础、边缘学科的密切协作，在呼吸疾病领域中去不断发现问题、分析问题、解决问题，取得更大成绩，救治更多患者。

第二节　慢性阻塞性肺疾病

扫码“学一学”

案例14－1

患者，70岁，男性。反复咳嗽、咳痰30年，活动后胸闷心悸10年，再发加重3天入院。30年前起开始出现咳嗽、咳痰，咳黄脓痰，经过抗感染治疗后好转，但仍反复发作，每年发作3～4次；10年前开始出现活动后胸闷，呈进行性加重，伴有心悸，并夜间阵发性呼吸困难，坐起后可以缓解，上述症状多在天气寒冷的冬季和春季发作。3天前因感冒后出现咳嗽、咳痰及胸闷、心悸症状加重，咳黄脓痰，发热，伴双下肢水肿。无高血压、冠心病、糖尿病史，吸烟史35年，平均每日1包，未戒烟。

体格检查：T 38.6℃，P 113次/分，R 28次/分，BP 136/65mmHg，神志清，半卧位，呼吸急促，口唇发绀，桶状胸，双肺呼吸音减弱，双肺可闻及湿啰音。双下肢轻度凹陷性水肿。

问题：

1. 本病例临床症状有何特点？
2. 最可能的诊断是什么？
3. 如何确诊？
4. 请列出治疗方案。

慢性阻塞性肺疾病（chronic obstructive pulmonary disease，COPD）是一种具有持续性气流受限特征的疾病，气流受限不完全可逆，呈进行性发展，肺功能检查对确定气流受限有重要意义。在吸入支气管扩张剂后，FEV_1以及$FEV_1/FVC < 0.7$是临床确定患者存在持续气流受限且不能完全逆转的主要依据。慢支和（或）阻塞性肺气肿是导致COPD的最常见疾病。吸烟是目前公认的COPD已知危险因素中最重要的因素。

【临床表现】

（一）症状

起病缓慢、病程较长。一般均有慢性咳嗽、咳痰等慢支的症状。COPD的标志性症状是进行性加重的气短或呼吸困难。急性加重期支气管分泌物增多，进一步加重则通气功能障碍，使胸闷、喘息加剧。严重时可出现呼吸衰竭的症状，如发绀、头痛、嗜睡、神志恍惚等。晚期患者常见体重下降、食欲减退、营养不良等。

（二）体征

早期可无异常体征，随疾病进展出现阻塞性肺气肿的体征：视诊桶状胸，呼吸运动减低，触觉语颤减弱，叩诊过清音，肺下界和肝浊音界下移，听诊呼吸音普遍减弱，呼气期延长，并发感染时肺部可有湿啰音和（或）干性啰音。

案例14－1分析1

患者，70岁老年男性，主要临床表现为咳嗽、咳痰、胸闷，具有如下特点：

1. 慢性经过，咳嗽、咳痰，胸闷30年。
2. 长期吸烟史。
3. 反复发作，每年冬春季多发，活动后胸闷症状进行性加重。近3天症状加重，伴发热、咳脓痰，伴有双下肢水肿。
4. 体格检查呼吸急促、口唇发绀、桶状胸、双肺呼吸音减弱，双肺可闻及湿啰音，双下肢轻度凹陷性水肿。

（三）严重程度分级和病程分期

1. COPD的分级 临床严重程度根据肺功能分为轻、中、重、极重4级（表14－1）

2. COPD的病程 可分为急性加重期和稳定期

（1）急性加重期 指在疾病过程中，短期内咳嗽、咳痰、气短和（或）喘息加重，痰量增多，呈脓性或黏液脓性，可伴发热等症状。

（2）稳定期 指患者咳嗽、咳痰、气短等症状稳定或症状轻微。

表 14－1　COPD 严重程度分级

分级	分级标准
Ⅰ级：轻度	$FEV_1/FVC<70\%$，$FEV_1\geqslant 80\%$ 预计值
Ⅱ级：中度	$FEV_1/FVC<70\%$，$50\%\leqslant FEV_1<80\%$ 预计值
Ⅲ级：重度	$FEV_1/FVC<70\%$，$30\%\leqslant FEV_1<50\%$ 预计值
Ⅳ级：极重度	$FEV_1/FVC<70\%$，$FEV_1<30\%$ 预计值

（四）并发症

常见的并发症有慢性呼吸衰竭、自发性气胸和慢性肺源性心脏病等。

【辅助检查】

1. 肺功能检查　是判断持续气流受限的主要客观指标。使用支气管扩张剂后，$FEV_1/FVC<0.70$ 可确定不完全可逆性气流受限。

2. 胸部 X 线检查　早期胸片可无异常变化，随病情进展可出现两肺纹理增粗、紊乱，合并肺气肿可见胸廓扩张、肋间隙增宽、两肺野透亮度增加。

3. 血气分析　对确定发生低氧血症、高碳酸血症、酸碱平衡失调以及判断呼吸衰竭的类型有重要价值。

4. 胸部 CT 检查　CT 检查可见慢阻肺小气道病变、肺气肿以及并发症的表现，但其临床意义主要在于排除其他具有相似症状的呼吸系统疾病。

5. 其他　合并细菌感染时，血白细胞升高，痰培养可检出病原菌。

【诊断和鉴别诊断】

主要根据吸烟等高危因素史、临床症状、体征及肺功能检查等综合分析确定。不完全可逆的气流受限是 COPD 诊断的必备条件。吸入支气管扩张药后 $FEV_1/FVC<70\%$ 可确定为不完全可逆性气流受限。

鉴别诊断主要与下列相关疾病鉴别：①支气管哮喘；②支气管扩张；③肺结核；④弥漫性泛细支气管炎；⑤支气管肺癌；⑥其他原因所致的呼吸气腔扩大。

案例 14－1 分析 2

初步诊断：1. 慢性阻塞性肺疾病急性加重期

2. 慢性肺源性心脏病失代偿期（其确诊有赖于肺功能或 X 线、心脏超声心动图）

【治疗】

（一）稳定期治疗

1. 教育和劝导　劝导患者戒烟；因职业或环境粉尘、刺激性气体所致者，应脱离污染环境。

2. 支气管扩张剂　包括短期按需应用以暂时缓解症状，及长期规则应用以减轻症状。

（1）β_2受体激动剂　主要有沙丁胺醇（salbutamol）气雾剂，每次 100～200 μg（1～2 喷），定量吸入，疗效持续 4～5 小时，每 24 小时不超过 8～12 喷。特布他林（terbutaline）气雾剂亦可缓解症状，另有沙美特罗（salmeterol）、福莫特罗（formoterol）等长效 β_2受体激动剂，每日仅需吸入2次。

（2）抗胆碱药 是COPD常用的药物，主要品种为异丙托溴铵（ipratropinm）气雾剂，定量吸入，长效抗胆碱药有噻托溴铵（tiotropium bromide）选择性作用于M_1、M_3受体，每天仅需使用1次。

（3）茶碱类 茶碱缓释片或控释片，0.2g，每12小时1次；氨茶碱（aminophylline），0.1g，每日3次。

3. 祛痰药 痰不易咳出者可应用。常用药物有盐酸氨溴索（ambroxol），30 mg，每日3次，N-乙酰半胱氨酸（N-acetylcysteine）0.2 g，每日3次，或羧甲司坦（carbocisteine）0.5 g，每日3次。稀化黏素0.5g，每日3次。

4. 糖皮质激素 对重度和极重度患者（Ⅲ级和Ⅳ级），反复加重的患者，有研究显示长期吸入糖皮质激素与长效β_2受体激动剂联合制剂，可增加运动耐量，减少急性加重发作频率，提高生活质量，甚至有些患者的肺功能得到改善。目前常用剂型有沙美特罗加氟替卡松、福莫特罗加布地奈德。

5. 长期家庭氧疗（LTOT） 对COPD慢性呼吸衰竭者可提高生活质量和生存率。对血流动力学、运动能力、肺生理和精神状态均会产生有益的影响。一般用鼻导管吸氧，氧流量为1.0～2.0 L/min，吸氧时间10～15 h/d。目的是使患者在静息状态下，达到$PaO_2 \geq$ 60 mmHg和（或）使SaO_2升至90%。

（二）急性加重期治疗

急性加重是指咳嗽、咳痰、呼吸困难比平时加重或痰量增多或成黄痰，需要改变日常用药方案。

1. 确定急性加重期的原因及病情严重程度，最多见的急性加重原因是细菌或病毒感染。

2. 根据病情严重程度决定门诊或住院治疗。

3. 支气管扩张剂 药物同稳定期。严重喘息症状者可给予较大剂量雾化吸入治疗，如应用沙丁胺醇500 μg或异丙托嗅按500 μg，或沙丁胺醇1000 μg加异丙托溴铵250～500 μg，通过小型雾化器给患者吸入治疗以缓解症状。

4. 低流量吸氧 发生低氧血症者可鼻导管吸氧，或通过文丘里（Venturi）面罩吸氧。鼻导管给氧时，吸入的氧浓度与给氧流量有关，估算公式为吸入氧浓度（%）＝21＋4×氧流量（L/min）。一般吸入氧浓度为28%～30%，应避免吸入氧浓度过高引起二氧化碳潴留。

5. 抗生素 当患者呼吸困难加重，咳嗽伴痰量增加、有脓性痰时，应根据患者所在地常见病原菌类型及药物敏感情况选用抗生素治疗。如给予β-内酰胺类或β-内酰胺酶抑制剂；第二代头孢菌素、大环内酯类或喹诺酮类。较重者应用第三代头孢菌素，一般多静脉滴注给药。如果找到确切的病原菌，根据药敏结果选用抗生素。

6. 糖皮质激素 对需住院治疗的急性加重期患者可考虑口服泼尼松龙30～40 mg/d，也可静脉给予甲泼尼龙40～80 mg每日一次。连续5～7天。

7. 祛痰剂 溴已新8～16 mg，每日3次；盐酸氨溴索30 mg，每日3次，择情选用。

案例14-1分析3

治疗方案：

1. 氧疗 使用鼻导管吸氧或面罩吸氧，吸氧浓度在28%～30%，氧流量过高会加

大 CO_2 的潴留风险。严重时可使用呼吸机机械辅助通气。

2. 控制感染　先根据所在地常见病原体经验性选用抗生素抗感染治疗，如初次抗感染治疗的疗效欠佳，则参考痰菌培养及药敏试验结果选择抗生素。可选用青霉素类、氨基糖苷类、喹诺酮类及头孢菌素类抗生素药物。

3. 支气管扩张剂　可选用沙丁胺醇或异丙托溴铵等雾化吸入治疗。喘息症状较严重时可加用茶碱静脉滴注。

4. 糖皮质激素　慢性阻塞性肺疾病急性加重患者在支气管扩张剂的使用上加用糖皮质激素口服或静脉治疗。

5. 加强护理　严密观察病情变化，加强心肺功能监测，改善通气功能。

第三节　肺部感染性疾病

扫码“学一学”

一、肺炎概述

肺炎（pneumonia）是指终末气道、肺泡和肺间质的炎症。可由病原微生物、理化因素、免疫损伤、过敏及药物所致。细菌性肺炎是最常见的肺炎，也是最常见的感染性疾病之一。其症状：发热、呼吸急促、持久干咳、可能有单侧胸痛、深呼吸和咳嗽时胸痛，有小量痰或大量痰，可能含有血丝。幼儿肺炎症状常不明显，可能有轻微咳嗽或完全没有咳嗽，应注意及时治疗。

20 世纪 90 年代欧美国家社区获得性肺炎和医院获得性肺炎年发病率分别约为 12/1000 人口和 5～10/1000 住院患者，近年发病率有增加的趋势。肺炎病死率门诊肺炎患者 1%～5%，住院患者平均为 12%，入住重症监护病房（ICU）者约 40%。发病率和病死率高的原因与社会人口老龄化、吸烟、伴有基础疾病和免疫功能低下有关，如慢性阻塞性肺病、心力衰竭、肿瘤、糖尿病、尿毒症、神经疾病、药瘾、嗜酒、艾滋病、久病体衰、大型手术、应用免疫抑制剂和器官移植等。此外，亦与病原体变迁、医院获得性肺炎发病率增加、病原学诊断困难、不合理使用抗菌药物导致细菌耐药性增加等有关。

正常的呼吸道免疫防御机制使气管隆凸以下的呼吸道保持无菌。是否发生肺炎决定于病原体和宿主两个因素。如果病原体数量多，毒力强和（或）宿主呼吸道局部和全身免疫防御系统损害，即可发生肺炎。病原体可通过下列途径引起肺炎：①空气吸入；②血行播散；③邻近感染部位蔓延；④上呼吸道定植菌的误吸。病原体直接抵达下呼吸道后，孳生繁殖，引起肺泡毛细血管充血、水肿，肺泡内纤维蛋白渗出及细胞浸润。除了金黄色葡萄球菌、铜绿假单胞菌和肺炎克雷伯杆菌等可引起肺组织的坏死性病变易形成空洞外，肺炎治愈后多不遗留瘢痕，肺的结构与功能均可恢复。

【分类】

肺炎可按解剖、病因或患病环境加以分类。

（一）解剖分类

1. 大叶性（肺泡性）肺炎　典型者表现为肺实质炎症，通常并不累及支气管，致病菌多为肺炎链球菌，X 线胸片显示肺叶或肺段的实变阴影。

2. 小叶性（支气管性）肺炎 常继发于其他疾病，如支气管炎、支气管扩张、上呼吸道病毒感染以及长期卧床的危重患者。X线显示为沿肺纹理分布的不规则斑片状阴影，边缘密度浅而模糊，无实变征象，肺下叶常受累。

3. 间质性肺炎 以肺间质为主的炎症，可由细菌、支原体、衣原体、病毒或肺孢子菌等引起。呼吸道症状较轻，异常体征较少。X线通常表现为一侧或双侧肺下部的不规则条索状阴影，从肺门向外伸展，可呈网状，其间可有小片肺不张阴影。

（二）病因分类

1. 细菌性肺炎 如肺炎链球菌、金黄色葡萄球菌、肺炎克雷伯杆菌等。

2. 非典型病原体所致肺炎 如军团菌、支原体和衣原体等。

3. 病毒性肺炎 如冠状病毒、腺病毒、流感病毒等。

4. 肺真菌病 如白念珠菌、曲霉菌等。

5. 其他病原体所致肺炎 如立克次体、弓形虫、寄生虫等。

6. 理化因素所致的肺炎 如放射性损伤引起的放射性肺炎，胃酸吸入引起的化学性肺炎等。

（三）患病环境分类

由于细菌学检查阳性率低，培养结果滞后，病因分类在临床上应用较为困难，目前多按肺炎的获得环境分成两类，有利于指导经验治疗。

1. 社区获得性肺炎（community acquired pneumonia，CAP） 是指在医院外罹患的感染性肺实质炎症，包括具有明确潜伏期的病原体感染而在入院后平均潜伏期内发病的肺炎。

2. 医院获得性肺炎（hospital acquired pneumonia，HAP） 亦称医院内肺炎（nosocomial pneumonia），是指患者入院时不存在，也不处于潜伏期，而于入院48小时后在医院（包括老年护理院、康复院等）内发生的肺炎。HAP还包括呼吸机相关性肺炎（ventilator associated pneumonia，VAP）和卫生保健相关性肺炎（healthcare associated pneumonia，HCAP）。

【临床表现】

细菌性肺炎的症状变化较大，可轻可重，决定于病原体和宿主的状态。常见症状为咳嗽、咳痰或原有呼吸道症状加重，并出现脓性痰或血痰，伴或不伴胸痛。肺炎病变范围大者可有呼吸困难、呼吸窘迫。大多数患者有发热。早期肺部体征无明显异常，重症者可有呼吸频率增快、鼻翼扇动、发绀。肺实变时有典型的体征，如叩诊浊音、语颤增强和支气管呼吸音等，也可闻及湿性啰音。并发胸腔积液者，患侧胸部叩诊浊音，语颤减弱，呼吸音减弱。

【诊断与鉴别诊断】

（一）确定肺炎诊断

首先必须把肺炎与上呼吸道感染和支气管炎区别开来。虽然均有咳嗽、咳痰和发热等症状，但后者无肺实质浸润，胸部X线检查可鉴别。其次，应把肺炎与其他类似肺炎的疾病区别开来。肺炎常需与以下疾病鉴别：①肺结核；②肺癌；③急性肺脓肿；④肺血栓栓塞症；⑤非感染性肺部浸润如肺间质纤维化、肺水肿、肺不张、肺嗜酸性粒细胞增多症和肺血管炎等。

（二）评估严重程度

如果肺炎的诊断成立，评估病情的严重程度对于决定在门诊或入院治疗甚或ICU治疗至关重要。肺炎严重性决定于三个主要因素：肺部局部炎症程度、肺部炎症的播散和全身炎症反应程度。

（三）确定病原体

在采集呼吸道标本行细菌培养时尽可能在抗菌药物应用前采集，避免污染，及时送检，其结果才能起到指导治疗的作用。目前常用的方法有：①咳痰标本采集：是最常用的下呼吸道病原学标本。②经支气管镜或人工气道吸引：受口咽部细菌污染的机会较咳痰为少，如吸引物细菌培养其浓度$\geqslant 10^5$cfu/ml可认为是致病菌，低于此浓度者则多为污染菌。③血和胸腔积液培养：肺炎患者血和痰培养分离到相同细菌，可确定为肺炎的病原菌。胸腔积液培养到的细菌则基本可认为是肺炎的致病菌。④尿抗原试验（urinary antigen test）：包括军团菌尿抗原和肺炎链球菌尿抗原。⑤防污染样本毛刷：如细菌$\geqslant 10^3$/ml，可认为是致病菌。⑥支气管肺泡灌洗：如细菌$\geqslant 10^4$cfu/ml，防污染BAL标本细菌$\geqslant 10^3$cfu/ml，可认为是致病菌。⑦经皮细针吸检和开胸肺活检：敏感性和特异性均很高，临床一般用于对抗生素经验性治疗无效或其他检查不能确定者，。⑧血清学检查：多为回顾性诊断。

【治疗】

抗感染治疗是肺炎治疗的最主要环节。细菌性肺炎的治疗包括经验性治疗和针对病原体治疗。前者主要根据本地区、本单位的肺炎病原体流行病学资料，选择可能覆盖病原体的抗菌药物；后者则根据呼吸道或肺组织标本的培养和药物敏感试验结果，选择体外试验敏感的抗菌药物。此外，还应该根据患者的年龄、有无基础疾病、是否有误吸、住普通病房或是重症监护病房、住院时间长短和肺炎的严重程度等，选择抗菌药物和给药途径。

青壮年和无基础疾病的社区获得性肺炎患者，常用青霉素类、第一代头孢菌素等，由于我国肺炎链球菌对大环内酯类抗菌药物耐药率高，故对该菌所致的肺炎不单独使用大环内酯类抗菌药物治疗，对耐药肺炎链球菌可使用对呼吸系感染有特效的氟喹诺酮类（莫西沙星、吉米沙星和左氧氟沙星）。老年人、有基础疾病或需要住院的社区获得性肺炎，常用氟喹诺酮类、第二、三代头孢菌素、β-内酰胺类或β-内酰胺酶抑制剂，或厄他培南，可联合大环内酯类。医院获得性肺炎常用第二、三代头孢菌素、β-内酰胺类或β-内酰胺酶抑制剂、氟喹诺酮类或碳青霉烯类。重症肺炎的治疗首先应选择广谱的强力抗菌药物，并应足量、联合用药。因为初始经验性治疗不足或不合理，而后根据病原学结果调整抗菌药物，其病死率均明显高于初始治疗正确者。重症社区获得性肺炎常用β-内酰胺类联合大环内酯类或氟喹诺酮类；青霉素过敏者用氟喹诺酮类和氨曲南。医院获得性肺炎可用氟喹诺酮类或氨基糖苷类联合抗假单胞菌的β-内酰胺类、广谱青霉素或β-内酰胺酶抑制剂、碳青霉烯类的任何一种，必要时可联合万古霉素、替考拉宁或利奈唑胺。肺炎的抗菌药物治疗应尽早进行，一旦怀疑为肺炎即马上给予首剂抗菌药物。病情稳定后可从静脉途径转为口服治疗。肺炎抗菌药物疗程至少5天，大多数患者需要7～10天或更长疗程，如体温正常48～72小时，无肺炎任何一项临床不稳定征象可停用抗菌药物。

肺炎临床稳定标准为：①T≤37.8℃；②心率≤100次/分；③呼吸频率≤24次/分；④血压，收缩压≥90 mmHg；⑤呼吸室内空气条件下动脉血氧饱和度≥90%或PaO_2≥

60 mmHg；⑥能够口服进食，⑦精神状态正常。抗菌药物治疗后 48 ~ 72 小时应对病情进行评价，治疗有效表现为体温下降、症状改善、临床状态稳定、白细胞逐渐降低或恢复正常，而胸片病灶吸收较迟。如 72 小时后症状无改善，其原因可能有：①药物未能覆盖致病菌，或细菌耐药；②特殊病原体感染如结核分枝杆菌、真菌、病毒等；③出现并发症或存在影响疗效的宿主因素（如免疫抑制）；④非感染性疾病误诊为肺炎；⑤药物热。需仔细分析，做必要的检查，进行相应处理。

二、肺炎链球菌肺炎

案例 14－1

女性患者，28 岁，因“发热、咳嗽 3 天”就诊。患者 3 天前淋雨后，突发寒战、高热，体温升高到 39℃，自觉全身肌肉酸痛，咳嗽剧烈，咳嗽时伴有右侧胸部疼痛，咳少量铁锈色痰，自行口服“日夜百服宁”后体温下降，但仍有反复发热及咳嗽、咳痰较前加重。查体：患者呈急性病容，体温 39.4℃，脉搏 107 次/分，咽部充血，扁桃体不大，右肺触觉语颤增强，叩诊呈浊音，可闻及支气管呼吸音，未闻及胸膜摩擦音。实验室检查：WBC 18.7×10^9/L，中性粒细胞 83%，淋巴细胞 7%，单核细胞 2%，血红蛋白 109 g/L，血小板 180×10^9/L。

问题：

1. 本病例临床症状有何特点？
2. 最可能的诊断是什么？
3. 治疗方案如何？

肺炎链球菌肺炎是由肺炎链球菌（streptococcus pneumoniae）或称肺炎球菌（pneumococcal neumoniae）所引起的肺炎，约占社区获得性肺炎的 50%。通常急骤起病，以高热、寒战、咳嗽、血痰及胸痛为特征。X 线胸片呈肺段或肺叶急性炎性实变，近年来因抗菌药物的广泛使用，致使本病的起病方式、症状及 X 线改变均不典型。

肺炎链球菌为革兰染色阳性球菌，多成双排列或短链排列。肺炎链球菌在干燥痰中能存活数月，但在阳光直射 1 小时，或加热至 52℃时 10 分钟即可杀灭，对苯酚等消毒剂亦甚敏感。机体免疫功能正常时，肺炎链球菌是寄居在口腔及鼻咽部的一种正常菌群，其带菌率常随年龄、季节及免疫状态的变化而有差异。机体免疫功能受损时，有毒力的肺炎链球菌入侵人体而致病。肺炎链球菌除引起肺炎外，少数可发生菌血症或感染性休克，老年人及婴幼儿的病情尤为严重。

本病以冬季与初春多见，常与呼吸道病毒感染相伴行。肺炎链球菌不产生毒素，不引起原发性组织坏死或形成空洞。其致病力是由于有高分子多糖体的荚膜对组织的侵袭作用，首先引起肺泡壁水肿，出现白细胞与红细胞渗出，含菌的渗出液经 Cohn 孔向肺的中央部分扩展，甚至累及几个肺段或整个肺叶，因病变开始于肺的外周，故叶间分界清楚，易累及胸膜，引起渗出性胸膜炎。

病理改变有充血期、红色肝变期、灰色肝变期及消散期。表现为肺组织充血水肿，肺泡内浆液渗出及红、白细胞浸润，白细胞吞噬细菌，继而纤维蛋白渗出物溶解、吸收、肺泡重新充气。

【临床表现】

（一）症状

发病前常有受凉、淋雨、疲劳、醉酒、病毒感染史，多有上呼吸道感染的前驱症状。起病多急骤，高热、寒战，全身肌肉酸痛，体温通常在数小时内升至39～40℃，高峰在下午或傍晚，或呈稽留热，脉率随之增加。可有患侧胸部疼痛，放射到肩部或腹部，咳嗽或深呼吸时加剧。痰少，可带血或呈铁锈色，胃纳锐减，偶有恶心、呕吐、腹痛或腹泻，易被误诊为急腹症。

（二）体征

患者呈急性热病容，面颊绯红，鼻翼扇动，皮肤灼热、干燥，口角及鼻周有单纯疱疹；病变广泛时可出现发绀。有败血症者，可出现皮肤、黏膜出血点，巩膜黄染。早期肺部体征无明显异常，仅有胸廓呼吸运动幅度减小，叩诊稍浊，听诊可有呼吸音减低及胸膜摩擦音。肺实变时叩诊浊音、触觉语颤增强并可闻及支气管呼吸音。消散期可闻及湿啰音。心率增快，有时心律不齐。重症患者有肠胀气，上腹部压痛多与炎症累及膈胸膜有关。重症感染时可伴休克、急性呼吸窘迫综合征及神经精神症状，表现为神志模糊、烦躁、呼吸困难、嗜睡、谵妄、昏迷等。累及脑膜时有颈抵抗及出现病理性反射。

本病自然病程大致1～2周。发病5～10天，体温可自行骤降或逐渐消退；使用有效的抗菌药物后可使体温在1～3天内恢复正常。患者的其他症状与体征亦随之逐渐消失。

（三）并发症

肺炎链球菌肺炎的并发症近年来已很少见。严重败血症或毒血症患者易发生感染性休克，尤其是老年人。其他并发症有胸膜炎、脓胸、心包炎、脑膜炎和关节炎等。

【辅助检查】

案例14－2分析1

1. 青年女性患者，起病前有受凉、劳累等病史。
2. 起病时高热、寒战，咳嗽、咳痰伴或不伴患侧胸痛，痰呈铁锈色。
3. 肺部早期可无异常体征，实变期可有典型体征（触觉语颤增强、支气管呼吸音、叩诊呈浊音）。
4. 血常规检查：白细胞增加，以中性粒细胞为主。

（一）实验室检查

血白细胞计数（10～20）$\times 10^9$/L升高，中性粒细胞多在80%以上，并有核左移，细胞内可见中毒颗粒。痰直接涂片做革兰染色及荚膜染色镜检，如发现典型的革兰染色阳性、带荚膜的双球菌或链球菌，即可初步做出病原诊断。痰培养24～48小时可以确定病原体。聚合酶链反应（PCR）检测及荧光标记抗体检测可提高病原学诊断率。10%～20%患者合并菌血症，故重症肺炎应做血培养。如合并胸腔积液，应积极抽取积液进行细菌培养。

（二）X 线检查

早期仅见肺纹理增粗或受累的肺段、肺叶稍模糊。随着病情进展，肺泡内充满炎性渗出物，表现为大片炎症浸润阴影或实变影，在实变阴影中可见支气管充气征，肋膈角可有少量胸腔积液。在消散期，X 线显示炎性浸润逐渐吸收，可有片状区域吸收较快，呈现“假空洞”征，多数病例在起病 3～4 周后才完全消散。老年患者肺炎病灶消散较慢，容易出现吸收不完全而成为机化性肺炎。

【诊断和鉴别诊断】

根据典型症状与体征，结合胸部 X 线检查，易做出初步诊断。年老体衰、继发于其他疾病或呈灶性肺炎改变者，临床表现常不典型，需认真加以鉴别。病原菌检测是确诊本病的主要依据。肺炎球菌性肺炎主要与以下疾病相鉴别。①其他细菌性肺炎：葡萄球菌肺炎、流感嗜血杆菌肺炎、肺炎克雷白杆菌肺炎、支原体肺炎、真菌性肺炎。②干酪样肺炎。③急性肺脓肿。④肺癌。

案例 14－2 分析 2

初步诊断：肺炎链球菌肺炎

【治疗】

（一）抗菌药物治疗

一经诊断即应给予抗菌药物治疗，不必等待细菌培养结果。首选青霉素 G，用药途径及剂量视病情轻重及有无并发症而定，对青霉素过敏者或耐青霉素或多重耐药菌株感染者，可用氟喹诺酮类、头孢噻肟或头孢曲松等药物，多重耐药菌株感染者可用万古霉素、替考拉宁等。

（二）支持疗法

患者应卧床休息，注意补充足够蛋白质、热量及维生素。密切监测患者病情变化，注意防止休克。剧烈胸痛者，可酌情用少量镇痛药，如可待因 15 mg。鼓励饮水，每日 1～2 L，轻症患者不需常规静脉输液，确有失水者可输液，若有明显麻痹性肠梗阻或胃扩张，应暂时禁食、禁饮和胃肠减压，直至肠蠕动恢复。烦躁不安、谵妄、失眠者酌情使用地西泮 5 mg 或水合氯醛 1～1.5 g，禁用抑制呼吸的镇静药。

（三）并发症的处理

经抗菌药物治疗后，高热常在 24 小时内消退或数日内逐渐下降。若体温降而复升或 3 天后仍不降者，应考虑肺炎链球菌的肺外感染，如脓胸、心包炎或关节炎等。持续发热的其他原因尚有耐青霉素的肺炎链球菌（PRSP）或混合细菌感染、药物热或并存其他疾病。肿瘤或异物阻塞支气管时，经治疗后肺炎虽可消散，但阻塞因素未除，肺炎可再次出现。有 10%～20% 肺炎链球菌肺炎伴发胸腔积液者，应酌情取胸液检查及培养以确定其性质。若治疗不当，约 5% 并发脓胸，应积极排脓引流。

案例 14－2 分析 3

大叶性肺炎治疗首选青霉素 G。青霉素过敏者，可选用阿奇霉素等。疗程 5～7 天，或退热改为口服给药。若体温 3 天后不降或降而复升者应考虑肺外感染、混合细菌感染或合并其他疾病。近年来肺炎球菌对青霉素、大环内酯类的耐药趋势增加。其中对青霉素高度耐药者，可选用头孢曲松、头孢噻肟或氟喹诺酮类（如左氧氟沙星、莫西沙星）等治疗。

第四节　肺结核

扫码“学一学”

案例 14－3

男性，50 岁。发热、咳嗽、咳痰 2 个月，加重伴咯血 2 周。患者 2 个月前劳累后低热、咳嗽、咳白色黏痰，体温波动在 37.9～38.3℃，发热多在午后，伴有四肢乏力及盗汗，当地医院查血常规未见明显异常，给予阿奇霉素、头孢呋辛抗感染及祛痰治疗，症状不见好转，体重逐渐下降。2 周前受凉后咳嗽加重，咳鲜红色血痰 3 次，量约 5 ml，伴低热、盗汗、胸闷、乏力，无胸痛，无心悸，无双下肢浮肿等。起病后精神欠佳、纳差，二便正常，睡眠稍差。糖尿病病史 5 年，间断用过降糖药，未规律监测血糖，无药物过敏史。

体格检查：T 38.2℃，P 88 次/分，R 22 次/分，BP 129/62 mmHg，神志清，营养状态一般，无皮疹，浅表淋巴结未触及，咽部无红肿，扁桃体不大，呼吸稍促，双肺呼吸音减低，双肺闻及少量湿啰音，心界叩诊不大，心率 88 次/分，律齐，无杂音，腹部平软，肝脾未触及，双下肢无浮肿。

化验：血 Hb 126 g/L，WBC 6.9×10^9/L，N 60%，L 35%，PLT 396×10^9/L，ESR 40mm/h，空腹血糖 10.1 mmol/L，尿蛋白（－），尿糖（＋＋）。

问题：

1. 本病例临床症状有何特点？
2. 最可能的诊断是什么？
3. 需要进一步完善哪些检查？

肺结核（pulmonary tuberculosis）是严重危害人类健康及影响人体生命活动的主要传染病，是 WHO 主要防控疾病，也是我国重点控制的主要疾病之一。

由于免疫缺陷病毒感染的流行、多重耐药结核菌的产生、贫困等因素，20 世纪 80 年代中期以来，结核病出现全球恶化趋势，大多数结核病发病率很低的发达国家结核病卷土重来，众多发展中国家的结核病疫情出现明显回升。全球有三分之一的人曾受到结核菌的感染，印度、中国、俄罗斯、南非、秘鲁等 22 国家被世界卫生组织列为结核病高负担、高危险性国家。

我国的结核病疫情特点有：①感染率高，全国约有 5.5 亿人口曾感染过结核菌，城市人群的感染率高于农村；②患病率高；③耐药性高；④死亡人数多，每年约有 13 万人死于结核病；⑤递降率低；⑥中青年患病多；⑦地区差异大，西部地区患病率明显高于全国平均水平，东部地区低于全国平均水平；⑧实施全程督导短程化学治疗的地区患病率低。

肺结核的病因为结核杆菌，结核杆菌属于分枝杆菌，生长缓慢，在改良的罗氏培养基上培养 2～4 周才见菌落，故使用抗结核药者需要维持 6～8 周，甚至 20 周。涂片染色具抗酸性，亦称抗酸杆菌（抗酸菌除了结核菌外，还包含非结核分枝杆菌、奴卡菌、麻风杆菌）。对人类致病的结核杆菌主要为人型结核杆菌，牛型、非洲型极少，鼠型对人类无致病性。

结核菌生长缓慢，根据结核菌在病灶中的生长速度，结核菌可分为：① A 群：代谢旺盛、不断繁殖，致病力强，易被抗结核药物杀灭。② 群：在吞噬细胞内的酸性环境受到抑制，只对少数药物（如吡嗪酰胺）敏感。③ C 群：偶尔繁殖，只对少数药物（如利福平）敏感。④ D 群：处于休眠状态，一般耐药，逐渐被吞噬细胞消灭。B 群、C 群是日后复发的根源。

结核菌主要通过呼吸道传播。传染源是排菌的结核病患者，病牛的牛奶曾作为重要传染源，现已很少。患者咳嗽排出的结核菌附着在飞沫上而悬浮于空气中，当健康人中的易感者吸入飞沫则可引起肺部感染；此外结核菌也可通过消化道如饮用病牛牛奶等途径侵入机体。

结核菌侵入机体后，能否致病取决于入侵细菌的数量和毒力、机体的自然抵抗力以及机体的免疫反应。当含菌的飞沫进入肺泡后，结核菌被肺泡的巨噬细胞吞噬，如在出现有意义的细菌增殖和宿主细胞反应之前，结核菌即被消灭，则不留任何痕迹和感染证据。然而，一旦细菌增殖复制致肺泡巨噬细胞死亡，释出的结核菌又被肺泡的巨噬细胞和其他来自循环单核细胞池的巨噬细胞吞噬。结核菌及其碎屑、宿主产生的补体则吸引更多的巨噬细胞及中性粒细胞向局部聚集，形成早期病灶。在这种早期病灶中结核菌和巨噬细胞处于共生状态。经 2～4 周，机体产生两种对结核病发病和预后有决定意义的免疫反应，即细胞免疫反应和迟发性变态反应。

肺结核的基本病变有渗出性病变、干酪样坏死、增殖性病变。渗出性病变表现为充血、水肿、白细胞浸润和纤维蛋白渗出。干酪样坏死表现为细胞浑浊肿胀，继而细胞质脂肪变性，细胞核碎裂、溶解，甚至完全坏死。坏死组织外观呈黄色，似乳酪般半固体或固体密度。增殖性病变典型表现为结核结节，中央为多核巨细胞（Langhan 细胞），周围有类上皮细胞（大单核细胞吞噬结核菌后转化而来），外围还有淋巴细胞和浆细胞散在分布与覆盖。

由于机体的反应性、免疫状态、局部组织的抵抗力的不同，入侵菌量、毒力和感染的方式差别，以及治疗措施的影响，在某一病灶上述三种基本病变可以互相转化，交错存在，而以某一病变为主。

结核病灶可消散吸收、纤维化、钙化、骨化，空洞可缩小、关闭或形成净化空洞。也可干酪样坏死、液化，扩散或静止后结核菌重新活动（病变复燃）。

【临床表现】

各型肺结核的临床表现不尽相同，但有共同之处。

（一）症状

1. 呼吸系统症状

（1）咳嗽、咳痰　咳嗽、咳痰两周以上或痰中带血是肺结核的常见可疑症状。有空洞形成时，痰量增多，若合并其他细菌感染，痰可呈脓性。若合并支气管结核，表现为刺激性咳嗽。

（2）咯血　1/3～1/2的患者有咯血。咯血量多少不定，多数患者为少量咯血，少数为大咯血。

（3）胸痛　结核累及胸膜时可表现为胸痛，为胸膜性胸痛。随呼吸运动和咳嗽加重。

（4）呼吸困难　多见于干酪样肺炎和大量胸腔积液患者。

2. 全身症状　发热为最常见症状，多为长期午后潮热，即下午或傍晚开始升高，翌晨降至正常。部分患者有倦怠乏力、盗汗、食欲减退和体重减轻等。育龄女性患者可以有月经不调。

（二）体征

多寡不一，取决于病变性质和范围。病变范围较小时，可以没有任何体征；渗出性病变范围较大或干酪样坏死时，则可以有肺实变体征，如触觉语颤增强、叩诊浊音、听诊闻及支气管呼吸音和细湿啰音。较大的空洞性病变听诊也可以闻及支气管呼吸音。当有较大范围的纤维条索形成时，气管向患侧移位，患侧胸廓塌陷、叩诊浊音、听诊呼吸音减弱并可闻及湿啰音。

结核性胸膜炎时有胸腔积液体征：气管向健侧移位，患侧胸廓望诊饱满、触觉语颤减弱、叩诊实音、听诊呼吸音消失。支气管结核可有局限性哮鸣音。少数患者可以有类似风湿热样表现，称为结核性风湿症。多见于青少年女性。常累及四肢大关节。在受累关节附近可见结节性红斑或环形红斑，间歇出现。

案例14－3分析1

病例特点：

1. 中年男性，午后低热、咳嗽、咳痰2个月，加重伴咯血2周，伴有盗汗、乏力。
2. 有消瘦，午后低热，两肺上部有异常体征。
3. 有糖尿病史，血糖控制不佳，尿糖（++），血沉快。

【辅助检查】

（一）X线检查

X线检查是诊断肺结核的常规首选方法，可以发现早期轻微的结核病变。确定病变部位、范围、有无空洞或空洞大小和洞壁特点。其常见的表现有纤维钙化的硬结病灶（斑点、条索、结节状，密度较高，边缘清晰）、浸润性病灶（云雾状、密度较淡，边缘模糊）、干酪性病灶（密度较高，浓密不一）和空洞（有环型边界的透光区）。

（二）痰液检查

痰结核杆菌检查是确诊肺结核最特异的方法，痰菌较多时，直接涂片检查易呈阳性。痰菌较少时，可用集菌法或培养法。痰中找到结核菌是确诊肺结核的主要依据。

（三）结核菌素试验

主要用于结核感染的流行病学调查。阳性表示结核感染，阴性除表示无结核感染外，还可能是结核感染早期（4～8 周过敏反应尚未形成）以及免疫抑制状态。

（四）γ－干扰素释放实验

主要用于区分结核分枝杆菌的天然感染同卡介苗接种和非结核分枝杆菌感染，其诊断的特异性高于结核菌素试验。

（五）GeneXpert 检测

是一种新型分子诊断技术，以半巢式实时定量荧光 PCR 为基础，检测结核分枝杆菌及其对利福平是否耐药。相比传统的检验方式，GeneXpert 检测具有生物安全性好、敏感度高及检测时间短等优势，目前正逐步应用于临床检验当中。

案例 14－3 分析 2

该病例的诊断：1. 肺结核　2. 2 型糖尿病

【诊断和鉴别诊断】

根据病史、临床表现、X 线征象、痰涂片或培养找到结核菌可做出诊断。鉴别诊断主要与：①肺炎；②慢性阻塞性肺疾病；③支气管扩张；④肺癌；⑤肺脓肿；⑥纵隔和肺门疾病；⑦其他疾病：发热患者需与伤寒、败血症、白血病等发热性疾病鉴别。急性血行播散型肺结核有发热、肝脾大，偶见类白血病反应或单核细胞异常增多，需与白血病鉴别。

案例 14－3 分析 3

进一步检查包括了结核菌素试验、γ－干扰素释放实验、gene-Xpert 检测、X 线胸片或胸部螺旋 CT、痰找结核菌、必要时经纤维支气管镜取分泌物找结核菌，支气管内膜活检，血清结核抗体检测，还需要检查胰岛功能（胰岛素释放试验，餐后 2 小时血糖，糖化血红蛋白测定）以完善检查。

【治疗】

（一）化学治疗的原则

肺结核化学治疗的原则是早期、规律、全程、适量、联合。整个治疗方案分强化和巩固两个阶段。

1. 早期　对所有检出和确诊患者均应立即给予化学治疗。早期化学治疗有利于迅速发挥早期杀菌作用，促使病变吸收和减少传染性。

2. 规律　严格遵照医嘱要求规律用药，不漏服、不停药，以避免耐药性的产生。

3. 全程　保证完成规定的治疗期是提高治愈率和减少复发率的重要措施。

4. 适量　严格遵照适当的药物剂量用药，药物剂量过低不能达到有效的血药浓度，影响疗效和易产生耐药性，剂量过大易发生药物不良反应。

5. 联合　联合用药系指同时采用多种抗结核药物治疗，可提高疗效，同时通过交叉杀菌作用减少或防止耐药性的产生。

（二）常用抗结核病药物

1. 异烟肼（isoniazid，INH，H）　异烟肼问世已50余年，但迄今仍然是单一抗结核药物中杀菌力，特别是早期杀菌力最强者。成人剂量每日300 mg，顿服；儿童为每日5～10 mg/kg，最大剂量：每日不超过300 mg。结核性脑膜炎和血行播散型肺结核的用药剂量可加大，儿童20～30 mg/kg，成人10～20 mg/kg。偶可发生药物性肝炎，肝功能异常者慎用，需注意观察。

2. 利福平（rifampicin，RFP，R）　最低抑菌浓度为0.06～0.25 μg/ml，对巨噬细胞内外的结核分枝杆菌均有快速杀菌作用，特别是对静止期菌群有独特的杀灭菌作用。成人剂量为每日8～10 mg/kg，体重在50 kg及以下者为450 mg，50 kg以上者为600 mg，顿服。儿童每日10～20 mg/kg。间歇用药为600～900 mg，每周2次或3次。用药后如出现一过性转氨酶上升可继续用药，加保肝治疗观察，如出现黄疸应立即停药。流感样症状、皮肤综合征、血小板减少多在间歇疗法出现。妊娠3个月以内者忌用，超过3个月者要慎用。

3. 吡嗪酰胺（pyrazinamide，PZA，Z）　吡嗪酰胺具有独特的杀灭菌作用，主要是杀灭巨噬细胞内酸性环境中的B菌群。成人用药为1.5g/d，每周3次用药为1.5～2.0 g/d，儿童每日为30～40 mg/kg。常见不良反应为高尿酸血症、肝损害、食欲不振、关节痛和恶心。

4. 乙胺丁醇（ethambutol，EMB，E）　乙胺丁醇对结核分枝杆菌的最低抑菌浓度为0.95～7.5 μg/ml，口服易吸收，成人剂量为0.75～1.0 g/d，每周3次用药为1.0～1.25 g/d。不良反应为视神经炎，应在治疗前测定视力与视野，治疗中密切观察，提醒患者发现视力异常应及时就医。鉴于儿童无症状判断能力，故不用。

5. 链霉素（streptomycin，SM，S）　链霉素对巨噬细胞外碱性环境中的结核分枝杆菌有杀菌作用。肌内注射，每日量为0.75 g，每周5次；间歇用药每次为0.75～1.0 g，每周2～3次。不良反应主要为耳毒性、前庭功能损害和肾毒性等，严格掌握使用剂量，儿童、老人、孕妇、听力障碍和肾功能不良等要慎用或不用。

（三）统一标准化学治疗方案

为充分发挥化学治疗在结核病防治工作中的作用，便于大面积开展化学治疗，解决滥用抗结核药物、化疗方案不合理和混乱造成的治疗效果差、费用高、治疗期过短或过长、药物供应和资源浪费等实际问题，在全面考虑到化疗方案的疗效、不良反应、治疗费用、患者接受性和药源供应等条件下，且经国内外严格对照研究证实的化疗方案，可供选择作为统一标准方案。

1. 初治涂阳肺结核治疗方案　含初治涂阴有空洞形成或粟粒型肺结核。

（1）每日用药方案　①强化期：异烟肼、利福平、吡嗪酰胺和乙胺丁醇，顿服，2个月。②巩固期：异烟肼、利福平，顿服，4个月。简写为：2HRZE/4HR。

（2）间歇用药方案　①强化期：异烟肼、利福平、吡嗪酰胺和乙胺丁醇，隔日一次或每周3次，2个月。②巩固期：异烟肼、利福平，隔日一次或每周3次，4个月。简写为：2H3R3Z3E3/4H3R3。

2. 复治涂阳肺结核治疗方案

（1）每日用药方案　①强化期：异烟肼、利福平、吡嗪酰胺、链霉素和乙胺丁醇，每日一次，2个月。②巩固期：异烟肼、利福平和乙胺丁醇，每日一次，4～6个月。巩固期治疗4个月时，痰菌未转阴，可继续延长治疗期2个月。简写为：2HRZSE /4 ~6HRE。

（2）间歇用药方案　①强化期：异烟肼、利福平、吡嗪酰胺、链霉素和乙胺丁醇，隔日一次或每周3次，2个月。②巩固期：异烟肼、利福平和乙胺丁醇，隔日一次或每周3次，6个月。简写为：2H3R3Z3S3E3/6H3R3E3。

3. 初治涂阴肺结核治疗方案

（1）每日用药方案　①强化期：异烟肼、利福平、吡嗪酰胺，每日一次，2个月。②巩固期：异烟肼、利福平，每日一次，4个月。简写为：2HRZ/4HR。

（2）间歇用药方案　①强化期：异烟肼、利福平、吡嗪酰胺，隔日一次或每周3次，2个月。②巩固期：异烟肼、利福平，隔日一次或每周3次，4个月。简写为：2H3R3Z3/4H3R3。上述间歇方案为我国结核病规划所采用，但必须采用全程督导化疗管理，以保证患者不间断地规律用药。

（四）对症治疗

发热、盗汗等症状一般无须特殊处理，在有效抗结核治疗后1 ~2周内可消退。毒性症状明显、胸水吸收缓慢时，在使用有效抗结核药物的同时，加用糖皮质激素，以减轻炎症和毒性反应，促进渗液吸收，减少纤维组织形成和胸膜粘连的发生。毒性症状减退后，逐渐减量；小量咯血，患者安静休息，消除紧张情绪，多可自行停止，大咯血，应注意保持呼吸道通畅，并给予药物治疗，目前临床上仍以垂体后叶素为主要药物，它能减少肺血流量，从而减少咯血。

（五）糖皮质激素

糖皮质激素在结核病的应用主要是利用其抗炎、抗毒作用。仅用于结核毒性症状严重者。必须确保在有效抗结核药物治疗的情况下使用。使用剂量依病情而定，一般用泼尼松口服每日20 mg，顿服，1 ~2周，以后每周递减5 mg，用药时间为4 ~8周。

（六）肺结核外科手术治疗

当前肺结核外科手术治疗主要的适应证是经合理化学治疗后无效、多重耐药的厚壁空洞、大块干酪灶、结核性脓胸、支气管胸膜瘘和大咯血保守治疗无效者。

（陈莉延　苏卓莹）

扫码“练一练”

第十五章　循环系统疾病

第一节　循环系统疾病概论

循环系统疾病也就是心血管病，《中国心血管病报告2018》显示，我国心血管病患病率处于持续上升阶段，现患病人数2.9亿，其中冠心病1100万，高血压2.45亿，脑卒中1300万。心血管病仍是我国居民第一位死因，占居民疾病死亡构成40%以上，但居民知晓率、治疗率和控制率并不高，所以心血管病防控形势紧迫，我们更应该提倡一级预防，促进全民参与防治工作，使我国心血管病早日迎来疾病发展趋势上的下降拐点。

【循环系统结构与功能】

循环系统由心脏、血管以及相关的神经体液调节装置所组成。其主要作用是通过心脏及其血管网络把血液输送到相关的组织器官以适应机体代谢的需求。近年来发现，心脏还有内分泌器官的功能，能分泌一些激素（如心房钠尿肽、血管内皮素等）调节自身和其他组织器官的功能。

心脏是动力装置，起循环泵的作用。心脏由房室瓣和房室间隔分为左、右心房和左、右心室四个心腔，右心系统（右房、室）接纳体循环血液并输出到肺，左心系统（左房、室）接纳肺循环血液并输出到全身各组织器官。心肌收缩、舒张能力的直接受损（如心肌缺血、心肌病），心脏内的间隔异常沟通（如房、室间隔缺损）、瓣膜的启闭异常（如瓣膜狭窄、关闭不全）和血管张力的改变（如高血压时阻力增加、某些类型休克的血管广泛扩张）等可以通过影响心脏的负荷而影响心脏的功能导致心力衰竭。心力衰竭中左心室收缩、舒张对心脏泵血功能影响最大。

血管分为动脉、静脉和毛细血管。其中连接心室的是动脉，连接心房的是静脉，介于动静脉之间是毛细血管。毛细血管是血液与组织之间物质交换的场所。血管舒缩活动既对组织血供有显著影响又对心脏负荷起明显作用。

心血管受交感、副交感神经及其受体，肾素－血管紧张素醛固酮系统（RAS），血管内皮系统等调节。它们通过调节心脏的收缩、舒张力，心脏搏动的频率、节律和血管的舒缩活动使循环系统能够适应机体内外环境变化的要求。

【心血管疾病的分类】

（一）根据病因

根据病因先天性和后天获得性。前者是胚胎发育异常所导致，如各种先天性心脏病；后者是心内科的常见疾病类型，如冠状动脉粥样硬化性心脏病（冠心病）、高血压病、风湿性心脏病（风心脏）等。有些时候病因未明称原发性；相对应的是有明确病因的称为继发性。

（二）根据病理解剖

根据病理解剖心内膜、心瓣膜、心肌、心包疾病，血管病变和心血管结构畸形等。

（三）根据病理生理

根据病理生理分为心功能不全、心律失常、休克、高循环动力、冠状动脉功能不全（如心绞痛）、异常分流、阿－斯综合征等。

但临床上，一个完整的诊断往往是以上三个方面的结合。例如，风湿性心脏病（病因），二尖瓣狭窄（病理解剖），心房纤颤，心功能Ⅲ级（病理生理）。

【心血管疾病的诊断】

与其他系统疾病的诊断一样，心血管疾病的诊断要根据病史、症状、体征、实验室和器械检查综合做出。

（一）病史

对心血管病的病因诊断许多是根据病史做出的，如高血压心脏病的诊断需要有高血压的病史，糖尿病心肌病之前有糖尿病病史，高血脂病史对冠心病的诊断有支持作用。

（二）常见症状

1. **呼吸困难**　尤其劳力性或卧位发生，是左心功能不全的主要表现之一。

2. **发绀**　多见于先天性心脏病右向左分流的患者和肺水肿患者。

3. **水肿和腹胀**　是右心功能不全的主要表现之一。

4. **心悸和晕厥**　多见于心律失常、心功能不全和部分瓣膜性疾病。

5. **胸痛**　多见于冠心病、心包炎等疾病。

6. **头痛、头晕**　多见于高血压、心律失常。

这些症状只是为我们提供诊断疾病的线索，不能单靠其做出诊断。

（三）常见的体征

1. **望诊**　发绀、端坐呼吸、二尖瓣面容、颈静脉怒张、水肿、心前区隆起、心尖或心前区抬举样搏动等。

2. **触诊**　心尖或心前区抬举样搏动、心前区震颤、心包摩擦感、血管异常搏动和肝大及肝颈静脉反流征阳性等。

3. **叩诊**　心界扩大征。

4. **听诊**　心音异常、额外心音、心脏杂音、心包摩擦音、心律和心率的异常、肺部啰音、周围动脉的杂音和“枪击音”等。

（四）实验室检查

与本系统疾病诊断关系比较密切的检查有血脂、肌钙蛋白、肌酸激酶及其同工酶、脑钠肽、抗“O”、C 反应蛋白、血细菌培养等。

（五）器械检查

器械检查包括非侵入性检查和侵入性检查。

1. **非侵入性检查**　包括普通 X 线胸片、心脏超声检查（M 型超声心动图、二维超声心动图、多普勒超声心动图、经食道超声、心脏声学造影、实时三维心脏超声）、肝脏 B 超（了解肝淤血）、各种心电图（动态心电图、食管导联心电图、运动负荷心电图、心室晚电位、遥测心电图、心率变异分析）、动脉血压检测（包括偶测血压和动态血压）、电子计算机 X 线体层显影（CT）（包括普通 CT、多排 CT）、磁共振成像（MRI）、放射性核素心肌和心血池显像（ECT）、单光子发射体层显像（SPECT）等。

2. 侵入性检查　包括心导管检查，心脏、血管造影，有创性动、静脉测压，腔内成像技术、心内电生理检查，心内膜心肌活检，心包穿刺，有创性心排血量测定等。这些检查虽然是创伤性的，但比较可靠，其结果往往是临床诊断的“金标准”。

【防治原则】

心血管病的治疗包括针对病因、病理解剖和病理生理等方面的治疗。对于病因明确而且可以消除的心血管疾病，病因治疗是首要的，如感染性心内膜炎或心包炎的抗生素治疗；对于以后遗的解剖异常为主的疾病，且病因治疗意义已经不大（如风湿性心瓣膜病）或者已无法进行（如先天性心脏病），可采用针对解剖异常的治疗，如经皮穿刺腔内冠状动脉成形术（PTCA）、人工瓣膜置换术、房（室）间隔缺损修补或堵闭术等；对于病因、病理解剖一时难以治疗的，或者当前发生的病理生理改变非常危急的患者纠正病理生理的治疗就成为首选或主要治疗，如降血压、抗心律失常、抗心力衰竭的药物治疗、心脏起搏器治疗、主动脉内气囊反搏等。为了使患者更好更快的康复，心血管病治疗还应该包括非药物的康复运动和心理疏通等康复治疗。

心血管病的预防重点在于致病因素的消除。例如，防治高胆固醇血症可以减少冠心病的发生。有些心血管病之间可以组成致病链的关系（称为“心血管事件链”），如高血压可以是冠心病的易患因素。这种情况下，治疗前一种病对后一种病的发生就有预防作用。认识心血管事件链对疾病的防治策略制定很有意义。

【进展与展望】

1. 诊断学进展　新的检查设备提升了心血管疾病的诊治能力。例如，三维心脏超声使图像更加接近实际解剖结构；正电子发射体层显影（PET）已使解剖影像能够判断细胞的存活与否；多排CT可以实现无创检测冠状动脉；三维标测系统使电生理检查图像化、直观化，促进了复杂心律失常机制的研究和射频消融治疗心律失常的发展。检验方面：肌钙蛋白（TnT、TnI）检测为诊断心肌损害提供了可靠的标记物；血浆脑钠尿肽（BNP）检测成为心力衰竭的新指标而应用于心衰的鉴别诊断和疗效判断；凝血酶原的国际标准化指数（INR）为临床应用抗凝药提供了方便准确的监测指标。血的感染细菌DNA检查、血管内皮系统因子的检测、RAS系统因子的检测、聚合酶链反应（PCR）技术的应用等促进了心血管疾病的科研和临床诊治的发展。

2. 治疗学进展

（1）循证医学（evidence－based medicine）　从20世纪80年代起，心血管界开展了大量的循证医学研究，这些以生存率和心血管事件发生率为评价指标的大规模、多中心临床、双盲对照的研究，促进了内科治疗从经验医学向实验结果为依据的循证医学转变。这些实验的结果使临床的治疗方案更趋合理，随之形成的各种治疗指南使临床治疗变得更加规范。例如，循证医学结果使β受体拮抗剂从以往对心力衰竭可能不利的认识转变为其能够改善心衰预后认识；循证医学结果也为修订高血压的诊断标准和治疗方案提供了根据。总之，循证医学结果对近30年心血管疾病的治疗发展起着非常巨大的推动作用。

（2）心脏介入治疗　丰富了心血管疾病内科治疗的手段，大大提高了心内科的治疗效果。如经皮穿刺气囊导管瓣膜成形术或瓣膜植入术等瓣膜病的介入治疗技术进展迅速；经导管封堵术使常见的先天性心脏病（房间隔、室间隔缺损，动脉导管未闭）中的许多患者免于开胸手术而获得治愈；心脏导管射频消融治疗和冷冻消融治疗使相当一部分以往主要靠长期药物维持治疗的心律失常得以根治；PTCA 以及血管内支架的应用使冠心病治疗微创化，受患者和医生的欢迎而更广泛应用于临床，使更多的患者受益；经皮导管消融肾动脉去交感神经术治疗顽固性高血压也取得了较大进步；治疗缓慢性心律失常的埋藏式起搏器以及预防心脏性猝死的植入型心律转复除颤器的植入术已常规开展，心脏再同步化起搏治疗特殊类型心力衰竭取得了令人信服的效果而载入指南。

（3）药物治疗方面　进一步确立了血管紧张素转化酶抑制剂（ACEI）和血管紧张素受体拮抗剂（ARB）在心力衰竭、高血压、冠心病中的治疗地位。他汀类药物的调脂抗炎作用奠定了其在冠心病一、二级预防治疗中的基础地位。新型抗凝、抗血小板药物的问世，为临床提供了更有效的治疗方法，同时也进一步提高了心脏介入治疗的疗效。药物与血管支架相结合产生的药物涂层支架（DES）在减少冠状动脉内支架治疗后支架内再狭窄方面取得显著疗效。基因重组技术的应用于新药合成产生了新制剂，如重组组织型纤维蛋白溶酶原激活剂（rtPA）。

（4）一些新的疗法正在探讨之中。例如，自身骨髓干细胞移植用于心肌梗死后治疗以求获得新生心肌细胞改善心功能的临床和实验室研究已有报告。基因治疗有可能成为另一种新型的治疗方法。

扫码“学一学”

第二节　原发性高血压

案例 15-1

患者女性，42 岁。因“反复头晕、头痛 10 年，胸闷 1 年伴鼻出血 2 小时 ”入院。

患者于 10 年前开始，反复头晕、头痛，测血压为 170/100 mmHg，未服用“降压药”。近 1 年来出现快走或上楼即胸闷，2 小时前出现鼻出血不能自止，到耳鼻喉科就诊，测血压较高，给予止血后收心内科。否认肾炎、妊娠期高血压病（妊高症）病史，父亲和姐姐有高血压病史。入院查体：肥胖，血压 200/110 mmHg，心界向左下扩大，心率 86 次/分，律齐，未闻及杂音。

问题：

1. 本例病史有何特点？
2. 最可能的诊断是什么？
3. 如何确诊？
4. 请列出治疗方案。

高血压（hypertension）是体循环动脉压升高为主要表现的心血管综合征。可分为原发性高血压（primary hypertension）和继发性高血压（secondary hypertension）。其中前者占高血压的 95% 以上，后者只占不到 5%。以下所述的高血压病是指原发性高血压。据 2015 年统计，我国成人高血压患病率约为 23.2%。是最常见的心血管病。更重要的是高血压病是多种心、脑血管疾病的重要病因和危险因素，可导致心、脑、肾和大血管结构和功能受损，最终导致心、脑、肾功能衰竭和大血管并发症，成为心血管疾病死亡的主要原因之一。

原发性高血压的病因和发病机制虽尚未明了，但一般认为是在遗传易感性基础上多种环境因素共同作用导致血压调节机制失常所致。遗传方面发现，患者大多有高血压的家族史。后天性因素中发现精神应激（过度的精神紧张）、高钠饮食、肥胖、吸烟、过量饮酒、低钙、低镁、低钾和大气污染等因素可能与高血压的发生有关。交感肾上腺素能系统功能亢进、肾素－血管紧张素－醛固酮系统的激活、胰岛素抵抗可能是高血压发病的主要机制。

小动脉病变是高血压最重要的病理改变，早期主要是全身小动脉痉挛，后期主要是血管中层增厚、管壁纤维化、管腔狭窄。

高血压主要引起两方面的危害。其一，外周血管阻力增大导致心脏后负荷增大引起心肌肥厚、心肌出现退行性变、间质纤维化、左室腔扩大，最终导致心力衰竭。其二，小动脉硬化使心、脑、肾等重要器官供血减少，导致功能下降或衰竭。脑的小动脉破裂或血栓形成还可引起脑出血或缺血性卒中。高血压还可能通过动力性血管内膜损害，促使大、中动脉粥样硬化形成，而成为动脉粥样硬化疾病发生、发展的事件链源头。

案例 15－1 分析 1

病史特点：

1. 中年女性，缓慢起病，反复头晕、头痛 10 年，测血压增高。
2. 劳力性胸闷 1 年，鼻出血 2 小时。
3. 否认肾炎、妊高症病史，有高血压家族史。
4. 体查：肥胖，血压 200/110 mmHg，心界向左下扩大，心率 86 次/分，律齐，未闻及杂音。

【临床表现】

（一）症状

大多数起病缓慢，缺乏特殊临床表现，导致诊断延迟，仅在测量时或发生心、脑、肾等并发症时才被发现。常见症状为头晕、头痛、颈项板紧、耳鸣、心悸等，也可出现视力模糊、鼻出血等较重症状，典型的患者这些症状可以随血压回降而减轻或缓解，但当合并脑动脉硬化、脑缺血或出血时，上述症状变化与血压变化的关联度下降。出现心、脑、肾和大动脉等并发症时可有相应的症状。例如，出现左心功能不全时，可有劳力性心悸、气促；出现脑卒中时可有眩晕、肢体活动障碍、意识改变等。

（二）体征

单纯高血压主要表现体征是血压增高超过正常值上限，虽然一天中有时血压值可在正常范围，但 24 小时平均血压高于正常，白天和（或）夜间大部分血压测值超过相应的正常范围（即血压负荷 >50%）。其他体征可有：主动脉瓣区收缩期喷射性杂音（一般低于 3/6 级）、主动脉瓣区第二心音亢进；单纯收缩期性高血压脉压增大时可有水冲脉、周围血管征。当出现心、脑、肾和大动脉等并发症时可有相应的体征。如，高血压心脏病时可有心尖抬举样搏动、心界向左扩大、心尖区收缩期吹风样杂音、第三、第四心音。大动脉狭窄时可有相应部位的血管杂音。眼底检查可见眼底动脉改变、视网膜、视乳头改变等。

（三）特殊类型

发病急骤，表现为血压显著升高，舒张压持续≥130 mmHg。头痛明显；视物模糊或失明，眼底出血、渗出及视盘水肿；肾脏损害最为显著，常有持续蛋白尿、血尿和管型尿。预后差，常于数月至1～2年内出现严重的心、脑、肾损害，导致脑卒中、心力衰竭和尿毒症。

（四）并发症

脑血管病、心力衰竭、冠心病、慢性肾衰竭、主动脉夹层等。

【辅助检查】

（一）基本项目

主要包括血常规、尿常规、肾功能、血糖、血脂、尿酸、电解质、心电图等。

（二）推荐项目

24小时动态血压监测（ABPM）、超声心动图、颈动脉超声、血同型半胱氨酸、眼底、X线胸片、踝臂指数等。

24小时动态血压监测（ABPM）监测标准：24小时平均值<130/80 mmHg，白昼平均值<135/85 mmHg，夜间平均值<120/70 mmHg。正常情况下，夜间血压均值比白昼血压值低10%～20%，称为杓型血压昼夜节律。本检查有助于：①明确高血压的诊断，排除“白大衣高血压”；②了解血压昼夜节律；③更客观评价药物的疗效和安全性。

（三）选择项目

怀疑有继发性高血压可选择性检查：①血浆肾素活性，血尿醛固酮及皮质醇，血尿儿茶酚胺；②肾脏及肾上腺B超、CT或MRI，肾动脉CTA或肾动脉造影等。对有并发症患者行心脑肾检查，如冠状动脉造影，头颅CT。

【诊断与鉴别诊断】

（一）诊断

诊断包括两方面内容：①根据非同日三次血压测定和（或）ABPM测值高于正常血压上限诊断为高血压；②根据血压水平（表15－1）、其他心血管病危险因素、靶器官损害和并存的临床疾病（表15－2）对高血压病进行血压分级（表15－1）和危险程度判断（表15－3）。例如诊断“高血压3级、很高危险组”等。

表15－1　血压水平的定义和分类

类别	收缩压（mmHg）		舒张压（mmHg）
正常血压	<120	和	<80
正常高值	120～139	和（或）	80～89
高血压	≥140	和（或）	≥90
1级高血压（轻度）	140～159	和（或）	90～99
2级高血压（中度）	160～179	和（或）	100～109
3级高血压（重度）	≥180	和（或）	≥110
单纯收缩期高血压	≥140	和	<90

注：表中的血压值是诊所血压的判断标准，家庭自测血压和动态血压检测标准与此不同。收缩压与舒张压分属不同的级别，以较高的分级为准。单纯收缩期高血压也可按照收缩压水平分为1、2、3级。

表 15-2　影响高血压患者心血管预后的因素

心血管病危险因素	靶器官损害（TOD）	伴临床疾病
高血压（1~3 级） 男性 >55 岁；女性 >65 岁 吸烟 糖耐量受损（2 小时血糖 7.8~11.0 mmol/L）和（或）空腹血糖异常（6.1~6.9 mmol/L） 血脂异常： TC≥5.7 mmol/（220 mg/dl） 或 LDL-C >3.3 mmol/L（130 mg/dl） 或 HDL-C <1.0 mmol/L（40 mg/dl） 早发心血管病家族史 一级亲属发病年龄 男性 <55 岁，女性 <65 岁 腹型肥胖 WC：男性≥90 cm 女性≥85 cm 或肥胖（BMI≥28 kg/m²） 高同型半胱氨酸≥10 μmol/ L	左心室肥厚 心电图（$SV_1 + RV_S > 38mm$） 超声心动图 LVMI： 男≥125，女≥120 g/m² 动脉壁增厚 颈动脉超声 IMT≥0.9 mm，或动脉粥样斑块 颈-股动脉脉搏波速度≥12 m/s 踝/臂血压指数 <0.9 血清肌酐轻度升高： 男性 115~133 μmol/L（1.3~1.5 md/dl） 女性 107~124 μmol/ L（1.2~1.4 mg/dl） 或估算的肾小球滤过率降低（eGFR <60 ml/min/1.73m²） 微量白蛋白尿： 尿白蛋白 30~300 mg/24 h 或 白蛋白/肌酐比： ≥30 mg/g（3.5 mg/mmol）	脑血管病 脑出血 缺血性脑卒中 短暂性脑缺血发作 心脏疾病 心肌梗死史 心绞痛 冠状动脉血运重建 慢性心力衰竭 肾脏疾病 糖尿病肾病 肾功能受损 血清肌酐： 男性 >133 μmol/L（1.5 mg/dl） 女性 >124 μmol/L（1.4md/dl） 蛋白尿（>300 mg/24 h） 外周血管疾病 视网膜病变：出血或渗出，视乳头水肿 糖尿病： 空腹血糖≥7.0 mmol/L（126 mg/dl） 餐后血糖≥1.1 mmol/L（200 mg/dl） 糖化血红蛋白：（HbA1c）≥6.5%

TC：总胆固醇；LDL-C：低密度脂蛋白胆固醇；HDL-C：高密度脂蛋白胆固醇；LVMI：左室质量指数；IMT：颈动脉内膜中层厚度；BMI：体重指数；WC：腰围。

表 15-3　高血压危险分层

其他危险因素和病史	血压（mmHg）		
	1 级高血压 SBP140~159 或 DBP90~99	2 级高血压 SBP160~179 或 DBP100~109	3 级高血压 SBP≥180 或 DBP≥110
无	低危	中危	高危
1~2 个危险因素	中危	中危	很高危
≥3 个危险因素或靶器官损害	高危	高危	很高危
临床并发症或糖尿病	很高危	很高危	很高危

之所以高血压病要这样诊断，主要是因为，目前人们已经认识到高血压的主要危害是其导致的心、脑、肾、大动脉等靶器官病变。而其他的危险因素和临床情况也可增加高血压病患者的心血管损害和死亡的发生。

（二）鉴别诊断

案例 15-1 分析 2

最可能的诊断：高血压病、高血压心脏病

该患者入院后查：ABPM 符合高血压标准，心脏彩超示左心室心肌对称性肥厚、左室增大、左室舒张功能减低，肾 B 超尚正常，心电图示左心室肥大并劳损，冠状动脉 CTA 未见异常，颈动脉有斑块。血糖正常，血总胆固醇及低密度胆固醇增高。

最后诊断：高血压病（3 级，很高危险组）高血压心脏病（心功能Ⅲ级）

1. 与某些一过性血压高的非高血压疾病鉴别 如反应性的高血压（如精神紧张、脑血管意外、急性心衰时）、白大衣高血压等。

2. 与病因明确的继发性高血压鉴别 包括药物性高血压、嗜铬细胞瘤、皮质醇增多症、肾性高血压、大动脉狭窄性高血压等。

【治疗】

（一）治疗目的和目标

治疗目的是最大限度地降低患者长期心血管发病和死亡的总危险。因此在治疗高血压的同时，还要合理控制并存临床疾病。

降压的目标值在不同的人群要求不一样：普通高血压患者应降至140/90 mmHg以下；对于糖尿病及肾病患者降至130/80 mmHg以下；65岁及以上老年人收缩压应降至150 mmHg以下，如能耐受可降至140 mmHg以下。

（二）治疗方法

1. 非药物治疗 包括减肥、限酒、低钠、低脂饮食，戒烟，多运动和保持心理平衡、乐观等，必要时补充叶酸制剂。

2. 降压药物治疗

（1）降压药物治疗原则 ①一般采用从最小的有效剂量开始，逐步加量使血压达标；②优先选择长效制剂；③联合用药，采用两种或多种降压药物联合治疗；④个体化治疗。

（2）降压药的种类 当前常用于降压的药物主要有以下5类：①利尿药：氢氯噻嗪、呋塞米、吲哒帕胺等。②β受体拮抗剂：美托洛尔、阿替洛尔、比索洛尔、卡维地洛等。③血管紧张素转化酶抑制剂（ACEI）：卡托普利、依那普利、贝那普利、雷米普利、福辛普利、西拉普利、培哚普利等。④血管紧张素Ⅱ受体拮抗剂（ARB）：氯沙坦、缬沙坦、厄贝沙坦、坎地沙坦、替米沙坦、奥美沙坦等。⑤钙拮抗剂：硝苯地平、尼群地平、氨氯地平、非洛地平、拉西地平、尼卡地平、乐卡地平等。近年来，为增加疗效的同时又减少服药片数改善患者依从性，单片复方制剂（通常由上述的两种药物组成）有不断增多的趋势。

这五类药物均为一线药物，但不良反应有所不同，可根据患者的其他临床情况来选择相应的药物。

其他降压药物尚有α受体拮抗剂（如哌唑嗪、特拉唑嗪）、中枢作用药物（如利血平、可乐定）、直接血管扩张药（如肼屈嗪）等，已不作为一线推荐的药物。

案例15－1分析3

治疗方案：

1. 减肥、低脂低钠饮食。

2. 降压：由于肥胖、心肌肥厚、左室稍大和心功减低，首选ACEI或ARB，如效果差可加噻嗪类利尿剂。如：贝那普利10 mg，1次/日（或缬沙坦80 mg，1次/日），降压尚未达标可加双氢克尿噻12.5 mg，1次/日。同时加调脂稳定斑块治疗。

急症常用降压药有硝普钠（静脉）、尼卡地平、乌拉地尔、拉贝洛尔、艾司洛尔、酚妥拉明等。

扫码“学一学”

第三节　动脉粥样硬化和冠状动脉粥样硬化性心脏病

一、动脉粥样硬化

动脉粥样硬化（atherosclerosis）是一种由于内膜和内膜下细胞内外脂质积聚、纤维组织增生和钙化，同时中层的逐渐退变，使管壁增厚变硬、管腔变窄的动脉血管病变，它因动脉内膜病变肉眼外观呈黄色粥样而得名。

动脉粥样硬化的病因尚未完全明确，临床上把可能在不同环节导致本病的因素称为危险因素（risk factor）或易患因素。包括：血脂异常，尤其是高的低密度脂蛋白（LDL－C）和低的高密度脂蛋白（HDL－C）；高血压；糖尿病和糖耐量异常；肥胖、吸烟、酗酒、高脂饮食、少体力运动等不良生活习惯；40 岁以上的男性和女性绝经期后；早发动脉硬化的家族史等。发病机制上，目前认为可能是在动脉内膜损伤的基础上，血脂进入内膜下引起的炎症与修复形成脂质斑块所导致。脂质斑块内出血、斑块破裂触发局部血栓形成可导致血管腔进一步变窄甚至闭塞，使组织器官的缺血加重而引起一系列临床疾病，如急性心肌梗死、缺血性脑卒中等。动脉粥样硬化的临床重要性在于它常累及大、中型动脉，并且脂质斑块的特性和内膜受累的病变特点又使其容易导致各种临床事件。

本病发展过程可分为无症状期或称亚临床期、缺血期、坏死期、纤维化期等 4 期，但临床上各期并非严格按顺序出现，可交替或同时出现。

【临床表现】

1. 本病发展缓慢，早期可无症状。

2. 其主要症状体征是病变血管所供血的器官、组织缺血缺氧、坏死、纤维化等所导致的功能受损的各种临床表现。如肾动脉粥样硬化引起的高血压、肾功能下降；冠状动脉粥样硬化引起的冠心病心绞痛；脑动脉粥样硬化引起的头晕、头痛、脑卒中；四肢动脉粥样硬化可引起动脉搏动减弱或无脉、间歇性跛行、肢体坏疽等。

【辅助检查】

1. 血脂异常，主要是 LDLC、甘油三酯（TG）升高、HDLC 降低。

2. 可以显现动脉壁增厚、斑块、钙化和管腔狭窄的检查包括 B 超测定颈动脉内膜中层厚度（CIMT），选择性动脉造影，血管内超声显像，CT 血管造影（CTA）或磁共振显像血管造影（MRA）等。

3. 脑电图、心电图、肾血流图、心电图负荷试验、超声心动图检查等可通过了解器官功能改变间接诊断动脉粥样硬化。

【诊断和鉴别诊断】

根据易患因素、动脉硬化的影像学改变以及相应器官缺血、缺氧、功能受损的表现可诊断本病。鉴别诊断上主要与其他引起相似临床表现和相似血管病变的疾病鉴别，如原发性扩张型心肌病、梅毒性主动脉炎和主动脉瘤、肾结石（绞痛）、钩端螺旋体病引起的脑血管意外等。

【治疗】

治疗原则是控制易患因素和抗动脉粥样硬化治疗，阻止病变发展并争取逆转；保护器官功能、治疗器官病变、延长患者寿命。

（一）一般防治措施

发挥患者的主观能动性配合治疗、合理膳食（低热量、低胆固醇、适当食盐、富含维生素和纤维素）、多运动、控制体重。注意劳逸结合，戒烟限酒，积极治疗与本病有关的一些疾病包括高血压、糖尿病等。

（二）药物治疗

1. 调脂药物 调脂的目标要根据患者的具体情况确定。对无动脉粥样硬化性疾病、无冠心病危险因素的健康者，目标水平为：TC（总胆固醇）<5.72 mmol/L（220 mg/dl），LDL－C<3.64 mmol/L（140 mg/dl），TG<1.69 mmol/L（150 mg/dl）；对已有动脉粥样硬化性疾病者，目标水平应更为严格，即 TC<4.68 mmol/L（180 mg/dl），LDL－C<2.60 mmol/L（100 mg/dl），TG 同上。调血脂药物不能根除个体脂质代谢异常的内在和外在因素，故多需终身服用。调脂药物主要有：①他汀类（statins）：胆固醇合成抑制剂，是当今最主要的降低 LDL 的药物。主要不良反应有乏力、肌痛、胃肠道症状、皮疹、转氨酶升高等。常用制剂有辛伐他汀、氟伐他汀、普伐他汀、瑞舒伐他汀、阿托伐他汀等，每晚睡前服。②贝特类（fibrates）：主要降低血 TG，少量降低血胆固醇，并使 HDL 增高。常用制剂有吉非罗齐、苯扎贝特、非诺贝特。③其他调脂药：包括烟酸及其衍生物类、胆酸螯合剂、胆固醇肠道吸收抑制剂（依折麦布）、PCSK9 抑制剂、不饱和脂酸类（亚油酸）等。

2. 抗血小板药物 血小板黏附和聚集可以作为动脉粥样硬化的启动步骤，也可导致斑块部位附壁血栓和血管阻塞性血栓形成，触发各种事件。常用的抗血小板药物有阿司匹林、替格瑞洛、氯吡格雷、血小板糖蛋白Ⅱb/Ⅲa 受体拮抗剂。

3. 溶血栓和抗凝药物 前者主要针对动脉内血栓（如急性心肌梗死、急性脑血栓形成），后者主要针对动脉内血栓有发展和形成趋势者（如不稳定心绞痛）。

4. 针对缺血症状的相应治疗 如心绞痛时应用血管扩张剂及 β 受体拮抗剂等。

（三）介入和外科手术治疗

介入和外科手术治疗能迅速而确切地恢复和改善动脉血流，用于有明显动脉狭窄或闭塞病变患者的治疗。目前应用最多的是经皮腔内球囊扩张术和支架植入术。

二、慢性心肌缺血综合征

案例 15－2

男性，52 岁。因“发作性心前区疼痛 5 年余，再发 1 年”入院。患者无高血压、糖尿病病史，5 年前发作胸痛，当时诊断为“冠心病”，并行冠脉造影及左前降支支架植入，胸痛缓解，1 年前始每于爬楼或快步行走时出现心前区压榨样疼痛，常被迫终止运动，但休息后可在数分钟或舌下含硝酸甘油缓解。疼痛与咳嗽、呼吸及体位变化无关。未规律服药，未戒烟，吸烟 30 余年，30 支/日。

体格检查：BP 120/80 mmHg，胸廓无皮疹、无压痛，心、肺检查未见异常体征。

问题：

1. 本例病史有何特点？

2. 最可能的诊断是什么？

3. 如何确诊？

4. 请列出治疗方案。

冠状动脉粥样硬化性心脏病（coronary atherosclerotic heart disease），简称冠心病（coronary heart disease，CHD）是指由于冠状动脉粥样硬化使血管腔狭窄或阻塞导致心肌缺血缺氧或坏死而引起的心脏疾病。根据发病特点和治疗原则不同分为两大类：①慢性心肌缺血综合征（chronic ischemic syndrome，CIS），包括稳定型心绞痛、缺血性心肌病和隐匿性冠心病等，②急性冠状动脉综合征（acute coronary syndrome，ACS），包括不稳定型心绞痛（unstable angina，UA）、非 ST 段抬高型心肌梗死（non - ST - segment elevation myocardial infarction，NSTEMI）和 ST 段抬高型心肌梗死（ST - segment elevation myocardial infarction，STEMI），也有将冠心病猝死包括在内。

稳定型心绞痛（stable angina pectoris，SA），也称劳力性心绞痛，是冠状动脉狭窄基础上，劳力负荷增加时冠状动脉血流量不能满足心肌代谢需要所引起的胸痛或胸闷感觉。疼痛发作的程度、频度、持续时间、性质及诱发因素等在数月内无明显变化。冠状动脉有较大的血流储备能力，一般认为冠状动脉直径减小 >50% 才会致心肌发生缺血、缺氧，才能达到冠心病的诊断标准。

【临床表现】

1. 症状　以发作性胸痛、胸闷为主要临床表现。疼痛的特点为：①部位：典型的为心前区或胸骨后，常放射至左肩、左上肢尺侧（内侧），或至颈、咽或下颌部。②性质：典型的胸痛为压迫或紧缩性，也可有发闷、烧灼感而非针刺样锐痛。③诱因：胸痛常在体力活动和情绪激动时发作，终止活动往往可以自行缓解。④持续时间：常 <30 分钟，一般在 3 ~5 分钟内逐渐消失。⑤硝酸甘油的缓解作用：舌下含服硝酸甘油大多数在 2 ~5 分钟缓解。

2. 体征　缓解期可无异常体征。发作时可见血压升高、心率增快、表情焦虑，严重者可有出汗或四肢冰冷。心脏体征可有第三或第四心音奔马律、心尖部收缩期杂音等。

【辅助检查】

1. 心电图检查

（1）普通心电图　典型表现为发作时 ST 段水平型或下斜型压低（≥0.1 mV），有时出现 T 波倒置。发作缓解时 ST - T 异常改善。非发作期相当一部分患者心电图可以无异常。

（2）心电图负荷试验　通过运动诱发心肌缺血的心电图改变以助诊断。

（3）动态心电图　可连续录下 24 ~72 小时的心电图，胸痛发作时心电图显示缺血性 ST - T 改变有助于心绞痛的诊断。用于不能耐受运动负荷心电图的患者。

案例 15 - 2 分析 1

病史特点：

1. 中年男性，慢性起病，规律发作。

2. 无高血压、糖尿病等冠心病易患因素，既往曾有支架植入病史，服药不规律，吸烟30余年。

3. 劳力性心前区压榨样疼痛，终止运动和舌下含硝酸甘油可迅速缓解，疼痛与咳嗽、呼吸及体位变化无关。

4. 体查：BP120/80 mmHg，胸廓无皮疹、无压痛，心、肺检查未见异常体征。

心电图负荷试验和动态心电图一般用于没有发作时心电图资料并且发作间期心电图正常的疑似心绞痛患者。

2. 放射性核素检查 可直接显示冠状动脉供血不足区。负荷试验可提高该检查的敏感性。

3. 冠状动脉造影 是目前公认的诊断冠心病的“金标准”。一般认为冠状动脉直径减小≥50%才可诊断冠心病。

4. 其他物理检查 多层螺旋冠状动脉成像（CTA）可显示较大的冠状动脉病变。冠状动脉内超声显像及多普勒检查有助于了解斑块性质，纠正冠状动脉造影对病变的低估。二维超声心动图可了解有无局限性室壁的运动异常，有无乳头肌功能不全，心肌超声造影可了解心肌血流灌注。

5. 实验室检查 可有血糖、血脂异常，心肌坏死标记物正常，必要时检查甲状腺功能。

【诊断和鉴别诊断】

根据存在冠心病危险因素，典型的发作特点，发作时心电图心肌缺血改变可以确诊。心电图负荷试验、动态心电图记录到的胸痛时心肌缺血改变也可以诊断心绞痛。

值得注意的是，冠状动脉造影、CTA、显示冠状动脉的狭窄和放射性核素显示的心肌缺血只是提供了冠心病的诊断依据，要结合发作心电图改变才能判断其胸痛是否为心绞痛。

心绞痛严重度的分级采用加拿大心血管病学会提出的分级标准Ⅰ～Ⅳ级。

鉴别诊断：要与急性心肌梗死、其他疾病（严重的主动脉瓣狭窄或关闭不全、冠状动脉炎、肥厚型心肌病、X综合征）引起的心绞痛以及与引起胸痛的胸廓疾病、心包炎、食管胃病变、膈疝、带状疱疹、心脏神经症等鉴别。

案例15－2分析2

最可能的诊断：冠心病，PCI术后，稳定型心绞痛

该患者入院后查：发作时心电图见心肌缺血改变（图15－1），冠状动脉造影示明显冠脉狭窄（图15－2）、血脂LDL 5.3 mmol/L，肌钙蛋白I正常。

最后诊断：冠心病，PCI术后，稳定型心绞痛

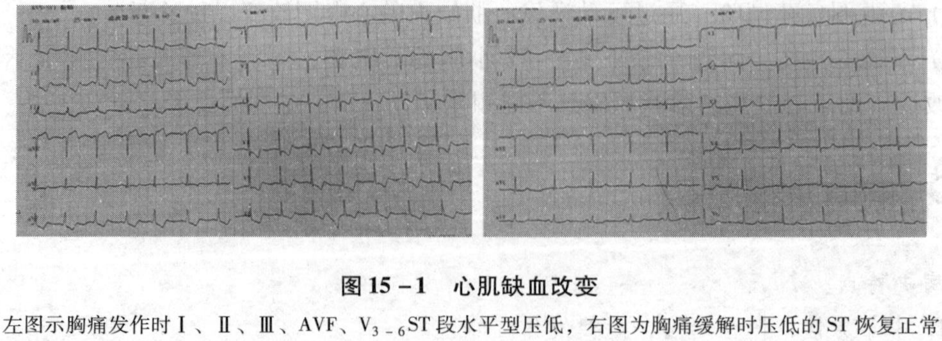

图15－1 心肌缺血改变

左图示胸痛发作时Ⅰ、Ⅱ、Ⅲ、AVF、V_{3-6}ST段水平型压低，右图为胸痛缓解时压低的ST恢复正常

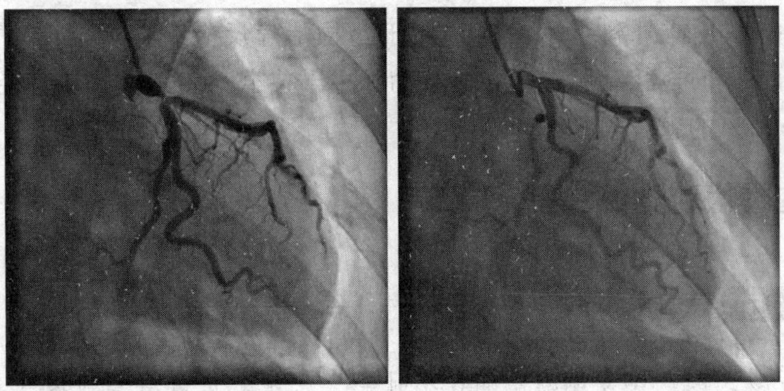

图15－2　冠状动脉造影左图示左主干狭窄，右图示植入支架术后

【治疗】

治疗原则：包括治标的改善冠状动脉的血供和减少心肌的耗氧以减少或制止发作；治本的促使粥样斑块稳定、减少血栓形成以降低冠心病死亡率。

1. 发作时的治疗　包括休息、镇静，舌下含服硝酸甘油无效者可静脉使用硝酸甘油和其他硝酸酯类药物，如硝酸异山梨酯（消心痛）、5－单硝酸异山梨酯。

案例15－2分析3

治疗方案：

低脂饮食、戒烟。

抗血小板治疗：阿司匹林100 mg，1次/日，替格瑞洛90 mg，2次/日。

β受体拮抗剂治疗：美托洛尔47.5 mg，1次/日。

硝酸酯类治疗：单硝酸异山梨酯20 mg，2次/日。

他汀类调脂治疗：瑞舒伐他汀钙10 mg或阿托伐他汀钙20 mg，1次/晚。

ACEI或ARB治疗：贝那普利10 mg，1次/日。

由于患者轻体力活动即有发作，已严重影响其生活质量，发作时心肌缺血严重，极易猝死，患者拒绝行CABG（冠状动脉旁路移植）术，遂行PCI治疗。

2. 非发作期的治疗　主要是阻止病情发展并设法使其逆转，减少发作以提高生活质量。

（1）针对动脉粥样硬化的治疗（见动脉硬化部分）。

（2）避免各种已知可以诱发心绞痛的因素，如过饱、过劳、精神紧张。

（3）使用减少发作的药物　口服硝酸酯类药物、β受体拮抗剂（如美托洛尔、比索洛尔）、钙通道阻滞剂（如维拉帕米、地尔硫䓬）改变心肌能量代谢药物（如曲美他嗪），这些药物可单独选用、交替应用或联合应用。

（4）预防心肌梗死，改善预后的药物　①抗血小板药物：阿司匹林、氯吡格雷、替格瑞洛。②降低LDL－C的药物：参见动脉粥样硬化治疗部分。③β受体拮抗剂：可以减少心血管事件的发生。④ACEI或ARB：卡托普利、依那普利、贝那普利、培哚普利等，不能耐受 ACEI 使用 ARB 类药物。

（5）介入（PCI）或外科手术治疗　用于药物治疗反应不佳或已严重限制体力活动，影响工作和生活，同时冠状动脉造影左冠状动脉主干狭窄 >50% 或其他直径 >2.5 mm 冠状动脉分支狭窄≥75% 的患者。

三、急性冠状动脉综合征

案例 15－3

男性，36 岁，因“突发剧烈胸痛 6 小时余”入院。患者有高血压 5 年，不规律服用降压药，血压控制不理想，血压最高 200/120 mmHg。2 年前发现“睡眠呼吸暂停、高血脂”未治疗，6 个多小时前劳动时突发剧烈胸痛，呈压榨样疼痛，大汗，濒死感，休息和含服硝酸甘油无效。深呼吸疼痛不加剧，有吸烟、饮酒嗜好。

体格检查：BP 100/60 mmHg，胸廓无皮疹、无压痛，心率 53 次/分，律齐，心尖区第一心音减低，未闻及杂音和摩擦音，肺检查未见异常体征。

问题：

1. 本例病史有何特点？
2. 最可能的诊断是什么？
3. 如何确诊？
4. 请列出治疗方案。

急性冠状动脉综合征（acute coronary syndrome，ACS），是一组由急性心肌缺血引起的临床综合征，包括不稳定型心绞痛（unstable angina，UA）、非 ST 段抬高型心肌梗死（non－ST－segment elevation myocardial infarction，NSTEMI）和 ST 段抬高型心肌梗死（ST－segment elevation myocardial infarction，STEMI），也有将冠心病猝死包括在内。动脉粥样硬化斑块破裂或糜烂导致冠状动脉内急性血栓形成是 ACS 发病的主要病理基础。

（一）不稳定型心绞痛和非 ST 段抬高型心肌梗死

UA/NSTEMI 的病因和临床表现相似但程度不同，主要不同表现在缺血严重程度以及是否导致心肌损害。不稳定型心绞痛包括：①静息型心绞痛（发作于休息时，持续时间通常 >20 分钟）；②初发型心绞痛（通常在首发症状 1～2 个月内）；③恶化型心绞痛（在相对稳定的劳力性心绞痛基础上心绞痛逐渐增强）。变异型心绞痛为静息发作，表现为一过性 ST 段抬高，发病机制为冠状动脉痉挛。

【临床表现】

1. 症状　UA 患者胸部不适的性质与典型的稳定型心绞痛相似，通常程度更重，持续时间更长，休息时也可发生。特别是体力活动阈值突然降低，发生频率、严重程度和持续时间增加，胸痛放射至新部位，发作时伴有新症状。

2. 体征　心脏体征可有一过性第三或第四心音奔马律、心尖部收缩期杂音等。

【辅助检查】

1. 心电图检查　典型表现：发作时 ST 段水平型或下斜型压低（≥0.1 mV）或抬高，有时出现 T 波倒置，发作缓解时 ST－T 异常改善。如心电图改变持续 12 小时以上则提示

NSTEMI 可能。非发作期相当一部分患者心电图可以无异常。

2. 连续心电监护　可发现无症状或心绞痛发作时的 ST 段改变。

3. 冠状动脉造影和其他侵入性检查　可明确冠状动脉狭窄程度，如无狭窄可能是冠状动脉痉挛。冠状动脉内超声显像及光学相干断层显像可以准确提供斑块分布、性质、大小和是否有斑块破溃及血栓形成。

4. 心脏标志物检查　在症状发生后 24 小时内，心脏肌钙蛋白（cTn）T 及 I 的峰值超过正常对照值的 99 个百分位需考虑 NSTEMI。

【诊断和鉴别诊断】

根据典型的心绞痛症状、典型的心肌缺血性心电图改变以及心肌损伤标志物测定可以做出 UA/NSTEMI 的诊断。冠状动脉造影仍是诊断冠心病的金标准。鉴别诊断参见“稳定型心绞痛”部分。

【治疗】

治疗原则：UA/NSTEMI 治疗主要目的：即刻缓解缺血和预防严重不良反应后果（即死亡或心肌梗死或再梗死）。其治疗包括抗缺血治疗、抗血栓治疗和根据危险度分层进行有创治疗。

1. 一般治疗　立即卧床休息，消除紧张情绪和顾虑，必要时吸氧，积极处理引起心肌耗氧量增加的疾病，如感染、发热、甲状腺功能亢进、贫血、低血压、心肌衰竭、低氧血症、心律失常等。

2. 药物治疗

（1）抗心肌缺血药物　①硝酸酯类药物：心绞痛发作时可舌下含服硝酸甘油，无效可静脉应用，其他口服的还有硝酸异山梨酯和 5-单硝酸异山梨酯。②β 受体拮抗剂：建议选择具有心脏 β_1 受体选择性药物如美托洛尔、比索洛尔。③钙通道阻滞剂：可有效减轻心绞痛症状，可作为治疗持续性心肌缺血的次选药物，对于血管痉挛性心绞痛患者，可作为首选药物。④尼可地尔：可用于对硝酸酯类不能耐受患者。

（2）抗血小板治疗　① COX 抑制剂：阿司匹林是抗血小板治疗的基石，如无禁忌均应尽早使用，长期使用，不能耐受患者可考虑使用吲哚布芬替代。② P_2Y_{12} 受体拮抗剂：在阿司匹林基础上联合应用一种，如氯吡格雷、替格瑞洛。③血小板糖蛋白Ⅱb/Ⅲa（GPⅡb/Ⅲa）。④受体拮抗剂：主要用于接受 PCI 患者。

（3）抗凝治疗　常用药物包括普通肝素、低分子肝素、磺达肝癸钠和比伐芦定。

（4）调脂治疗　他汀类药物除了调脂还有抗炎、稳定斑块作用，应尽早（24 小时内）使用，LDL-C 目标值为 <70 mg/dl。

（5）ACEI 或 ARB　长期应用能降低心血管事件发生率，如无禁忌应于 24 小时内给予口服 ACEI，不能耐受可用 ARB 替代。

3. 冠状动脉血运重建术　包括经皮冠状动脉介入治疗和冠状动脉旁路移植术。

（二）急性 ST 段抬高型心肌梗死

STEMI 是指急性心肌缺血性坏死，冠状动脉血流急剧减少或中断，使供应区心肌严重而持久地急性缺血所致。原因为通常在冠脉不稳定斑块破裂、糜烂基础上继发血栓形成导致冠状动脉血管持续、完全闭塞。心肌梗死病理生理机制主要包括：心肌收缩和舒张功能受损引起的心功能异常；心肌缺血后心电发生和传导异常引起的心律失常；心肌重构引起的心肌梗死后心脏构型异常、心功能异常和心律失常等。

【临床表现】

急性心肌梗死的临床表现与梗死的面积大小、部位、侧支循环情况有密切关系。

1. 先兆 表现为新发的心绞痛或原有心绞痛变频、变剧烈、持续时间延长、药物缓解疗效变差等。

2. 症状

(1) 胸痛 疼痛部位和性质与心绞痛相同，但又有以下区别。①多无明显诱因，或饱餐、情绪激动后发生；②程度较重，常伴有出汗、濒死感，③持续时间较长，大于30分钟，可达数小时；④休息和含服硝酸甘油片多无效；⑤少数患者无疼痛，一开始即表现为休克或急性心力衰竭。

(2) 可伴有胃肠道症状 恶心、呕吐、上腹胀和肠胀气。

(3) 全身症状 有38℃左右的发热、白细胞增高和红细胞沉降率增快等。

(4) 心律失常 常见，各种心律失常均可见，前壁以室性期前收缩最多见。下壁、正后壁、右室壁心肌梗死以房室传导阻滞和束支传导阻滞多见。室性期前收缩易演变为致命性的室性心动过速、心室颤动。

(5) 低血压和休克 属本病的严重表现之一，多发生于大面积心肌梗死者。但单纯右心室心肌梗死者可一开始即出现低血压。

(6) 心力衰竭 同属本病的严重表现之一，以急性左心衰竭最常见。单纯右心室心肌梗死者可一开始即出现体循环淤血的右心衰表现。

3. 体征 主要表现为心尖区第一心音减弱，可出现第三、第四心音奔马律；乳头肌功能不全时心尖区可出现粗糙的收缩期杂音，可伴收缩中晚期喀喇音；合并心包炎者可闻及心包摩擦音；右心室心肌梗死主要表现为低血压和颈静脉怒张。出现心律失常、休克或心力衰竭者可有其他相关体征。

【辅助检查】

案例15-3 分析1

病史特点：

1. 青年男性，急性起病。
2. 有高血压、高血脂、吸烟等冠心病易患因素。
3. 突发剧烈胸痛6小时余，舌下含硝酸甘油无效，疼痛与呼吸无关。
4. 查体：BP 130/70 mmHg，胸廓无异常，心率不快，心尖区第一心音减低。

1. 定性检查

(1) 心电图特征性表现及其演变 面向坏死区的导联高尖T波，ST段弓背向上抬高和宽而深的Q波（病理性动态Q波）动态变化并相继形成是其特征。ST段和T波的改变持续数日或数周后恢复。

(2) 血心肌坏死标记物增高及其动态改变 ①肌红蛋白（Mb）最早出现增高。②肌钙蛋白I（cTnI）或肌钙蛋白T（cTnT）：特异性最高，持续时间最长。③肌酸激酶同工酶(CK-MB)：24小时达高峰，3天恢复正常，时效性最好。④其他心肌酶测定，包括肌酸激酶（CK）、门冬氨酸氨基转移酶（AST）以及乳酸脱氢酶（LDH）。

（3）放射性核素“热点”扫描 表现为梗死区放射性浓聚，可以显示10天以内的新发梗死。

2. 定位检查

（1）心电图 根据ST段抬高和病理性Q波的导联可以定位和定范围。

（2）放射性核素检查 上述的“热点”扫描或核素充盈缺损的“冷点”扫描均可显示心肌梗死的部位和范围。

（3）超声心动图 有助于了解局部心室壁的运动和左心室功能，诊断室壁瘤和乳头肌功能失调等。

3. 其他检测 外周血白细胞总数和中性粒细胞增多，C反应蛋白（CRP）增高，红细胞沉降率增快。

【诊断和鉴别诊断】

根据持续剧烈胸痛>30分钟，硝酸甘油含服无效，特征性的心电图表现和心肌坏死标记物增高及其动态变化，诊断本病。鉴别诊断要考虑与其他引起严重胸痛和心电图ST-T抬高的疾病鉴别，如心绞痛、急性心包炎、急性肺动脉栓塞、急腹症、主动脉夹层等。

以心律失常、休克、心力衰竭为首发表现者，心电图检查、血心肌坏死标记物及其动态变化可以明确诊断。对非ST段抬高的心肌梗死主要依据血心肌坏死标记物诊断。

案例15-3分析2

最可能的诊断：冠心病，急性心肌梗死

该患者入院后查：心电图见前壁急性心梗图形（图15-3），冠状动脉造影示左前降支近端完全闭塞（图15-4），血脂LDL 5.6 mmol/L，肌钙蛋白I 49.52mg/ml（明显升高），CK-MB283 U/L（升高）

最后诊断：冠心病，急性前壁ST段抬高型心肌梗死，心功能（killip Ⅰ级）。

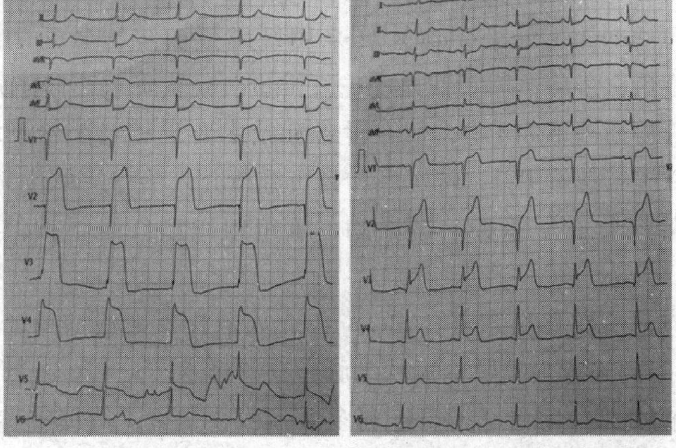

图15-3 左图示 V_1-V_4 ST段抬高，右图示急诊开通血管ST段下降

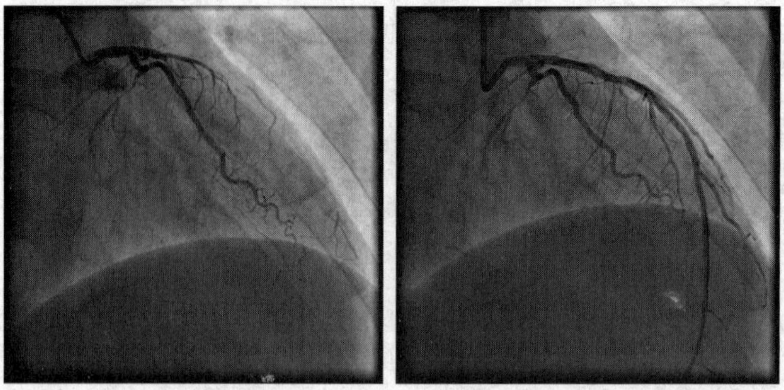

图 15-4 左图示左前降支闭塞，右图示急诊开通血管植入支架术后

【并发症】

包括乳头肌功能失调或断裂、心脏破裂、栓塞、室壁瘤、心肌梗死后综合征等。

【治疗】

治疗原则是尽快恢复缺血心肌的血液灌注（到达医院后 30 分钟内开始溶栓或 90 分钟内开始介入治疗）以挽救濒死的心肌，保护心功能；及时处理各种并发症，防止猝死。

1. **监护**　持续心电图、血压监测，密切观察心律、心率、血压和心功能的变化。

2. **一般治疗**　吸氧（$SaO_2 < 90\%$）、镇痛、卧床休息、通便等。

3. **抗血小板治疗**　给予负荷量阿司匹林 300 mg 嚼服，替格瑞洛 180 mg 或氯吡格雷 300 mg 口服，然后维持量口服。

4. **抗凝治疗**　肝素、磺达肝癸钠、比伐芦定。

5. **心肌再灌注治疗**　目的是开通闭塞的冠状动脉恢复心肌血供，挽救濒死心肌。主要方法有介入治疗、药物溶栓和冠状动脉旁路移植术。

（1）经皮穿刺腔内冠状动脉介入治疗（percutaneous coronary intervention，PCI）　通过球囊导管直接疏通闭塞的冠状动脉，血管开通率达 95% 以上。发病 12 小时以内优先选用。

PCI 术前用药：氯吡格雷 600 mg 或替格瑞洛 180 mg、阿司匹林 300 mg 口服；手术前后可加用血小板糖蛋白Ⅱb/Ⅲa 受体拮抗剂（如替罗非班等）。

（2）溶栓疗法（thrombolytic therapy）　采用纤维蛋白溶酶激活剂激活纤维蛋白溶酶原，使其转变为纤维蛋白溶酶，后者使血栓中纤维蛋白凝块降解而溶解冠状动脉内的血栓，恢复血流灌注。血管再通率不如 PCI，但在设备和技术要求相对简单。用于接诊患者后 10 分钟内，本院无条件施行急诊 PCI，转送患者到可施行介入治疗的单位又将会错过再灌注时机的患者。常用溶栓药物有尿激酶、链激酶、重组组织型纤维蛋白溶酶原激活剂（rt-PA）等。

（3）紧急冠状动脉旁路移植术（CABG）　介入治疗失败或溶栓治疗无效有手术指征者，宜争取 6~8 小时内施行主动脉-冠状动脉旁路移植术。

6. **对心律失常的处理**　室性早搏可选利多卡因、胺碘酮；持续室性心动过速、心室颤动时，立即直流电复律或除颤；缓慢性心律失常可用阿托品，无效者宜及时做临时心脏起搏。

7. **心力衰竭和休克的治疗**　最有效的治疗是主动脉内气囊反搏术（IABP）支持下的紧

急再灌注治疗（首选 PCI）。其他治疗包括：多巴胺、多巴酚丁胺静脉滴注。但在梗死发生后 24 小时内宜尽量避免为强心而使用洋地黄制剂。

8. **其他治疗**　ACEI 或 ARB，β 受体拮抗剂、强化的调脂治疗、极化液疗法等。

案例 15－3 分析 3

治疗方案：

1. 心电血压监护，准备急诊手术。
2. 阿司匹林 300 mg 嚼服，替格瑞洛 180 mg 口服。
3. 60 分钟内急诊冠脉造影和直接 PCI＋支架治疗以实现再灌注。
4. 术后：瑞舒伐他汀钙 10 mg，1 次/晚；贝那普利 10 mg，1 次/日；阿司匹林 100 mg，1 次/日，替格瑞洛 90 mg，2 次/日；美托洛尔 25 mg，2 次/日，低分子肝素 4000U，皮下注射，2 次/日。
5. 低盐低脂饮食、治疗高血压病及睡眠呼吸暂停。

（李景森）

扫码“练一练”

扫码"学一学"

第十六章　消化系统疾病

第一节　消化系统疾病概论

消化系统疾病主要包括口腔、食管、胃、肠、肝、胆、胰等器官的器质性和功能性疾病，临床上十分常见。掌握消化系统的主要结构和功能特点及与疾病的关系，对于疾病的治疗和有效防治是十分重要的。

胃肠道的主要生理功能是摄取、转运、消化食物、吸收营养和排泄废物。肠黏膜上皮吸收功能不全和平滑肌收缩功能异常是引起胃肠道疾病的主要病理过程。消化道的活动受自主神经支配，交感兴奋可导致胃肠动力的变化。迷走神经受损可引起胃十二指肠对扩张的异常敏感性。而肠神经系统（ENS）可以不依赖中枢神经系统独立行使功能，被称之为"肠之脑"。中枢神经系统、自主神经系统和ENS的完整性以及它们之间的协调对于胃肠道动力的调节起重要作用。胃肠道激素（脑肠肽）对于维持消化道正常生理功能是不可缺少的。一旦胃肠激素相互之间、胃肠激素与胃肠各种细胞、组织、器官之间的平衡被打破，就可以引起疾病。此外，肠免疫系统可能在系统性自身免疫性疾病和免疫耐受的发展中起重要作用，一旦免疫及其他防御功能减弱，就容易发生感染、炎症、损伤等。胃肠道微生态环境的正常对维持人的健康状况、抵御外来微生物的侵害、防止疾病的发生具有重要意义。

肝脏是人体最大的消化腺，是体内物质合成代谢的重要器官，通过各种复杂的酶促反应而转运，一旦肝细胞损伤停止工作或由于酶的缺乏均可引起疾病。肝又是体内主要的解毒器官，肝摄取、结合、转运、分泌、排泄胆红素，任何一环的障碍均可引起黄疸。肝在药物药代动力学中起重要作用，反过来药物及其代谢产物也可引起肝损害，导致药物性肝病。

【分类】

消化系统疾病有多种分类方法，下面按不同病变器官分类，并简要说明可能出现的临床表现。

（一）食管

主要症状为吞咽困难、胸骨后疼痛（非心源性）等。常见疾病有胃－食管反流性疾病、食管癌等。

（二）胃、十二指肠

主要症状为上腹部不适、疼痛、恶心等。常见疾病有消化性溃疡、胃癌等。

（三）小肠

主要表现有脐周疼痛、腹胀或腹泻等。常见疾病有急性肠炎、肠结核、克克罗恩病（Crohn）等。

（四）大肠

主要症状有腹痛、腹泻或便秘、黏液－脓血便等。常见疾病有溃疡性结肠炎、肠易激综合征、大肠癌等。

（五）肝脏

主要表现为厌油、肝区不适或疼痛、肝大、黄疸等。常见疾病有病毒性肝炎、肝硬化、原发性肝癌等。

（六）胆道

主要表现有右上腹疼痛、黄疸等。常见疾病有胆石症、胆囊炎、胆道肿瘤等。

（七）胰腺

主要表现有上腹部疼痛、黄疸、代谢紊乱等。常见疾病有急、慢性胰腺炎和胰腺癌。

（八）腹膜、肠系膜

主要表现为腹痛与压痛、腹部触诊揉面感等。常见疾病有各种急、慢性腹膜炎、肠系膜淋巴结炎、腹膜转移癌等。

【诊断与鉴别诊断】

消化系统疾病的主要临床表现是消化系统症状。正确的诊断必须建立在认真收集临床资料包括病史、体征、常规化验及其他特殊检查结果，并进行全面分析的基础上，才能尽快做出正确诊断。

（一）病史

病史是诊断疾病的基本资料，在诊断消化系统疾病中往往是诊断的主要依据。

（二）症状

①厌食或食欲不振、黄疸；②恶心与呕吐；③嗳气；④吞咽困难；⑤灼热感或胃灼热；⑥腹胀、腹痛；⑦呕血、黑粪和便血；⑧腹块；⑨腹泻、便秘；⑩里急后重。

（三）体征

①视诊：包括皮肤、营养状态、巩膜、肝掌、呼吸运动、腹壁静脉等。②触诊：包括腹壁紧张度、压痛、反跳痛、腹腔脏器触诊等。③叩诊：移动性浊音阳性提示腹水中等量，肝浊音界消失提示空腔脏器穿孔。④听诊：主要有肠鸣音、血管杂音、摩擦音等。

（四）辅助检查

1. 实验室检查　①粪便检查：包括粪便外观、隐血试验等。②肝病：各型肝炎病毒标志物、自身抗体检测、甲胎蛋白、血清酶学试验等。③胃肠、胰疾病：血清淀粉酶及脂肪酶测定对急性胰腺炎有诊断价值；血浆胰多肽、血清胆囊收缩素等测定有助于慢性胰腺炎诊断；CA199、、DJ－1、CEA、PAM4、iC3b、REG4、miR210、KAI1mRNA 等对胰腺癌、结肠癌有辅助诊断价值。④尿液检查：木糖试验、维生素 B_{12} 吸收试验等可测定小肠吸收功能。⑤腹水检查：可初步判断腹水性质为渗出液或漏出液。⑥^{13}C 或 ^{14}C 尿素呼气实验、快速尿素酶实验等可用于幽门螺杆菌（HP）检测。⑦放射免疫、酶联免疫、基因芯片等已广泛应用于某些疾病的诊断。⑧T－SPOT 可用于肠结核和克罗恩病的鉴别，⑨NF－66 不仅可鉴别肿瘤良恶性，还可作为判断预后的标志物。⑩GWAS 已成为炎症性肠病（IBD）主要研究手段。

2. X 线检查 ①腹部平片：对诊断胃肠穿孔、梗阻等有价值。②钡餐和钡灌：可观察全胃肠道，气 - 钡双重造影有利于发现微小病变。③经皮肝穿刺胆管造影术（PTC）：可鉴别胆管的梗阻部位和病因。④经皮肝穿刺门静脉造影术：有助于判断门静脉阻塞的部位、侧支开放程度。⑤选择性腹腔动脉和肠系膜动脉造影：有助于出血部位的确定。

3. 电子计算机 X 线断层显像（CT） 对肝、胆、胰的占位性病变等诊断有重要作用。CT 小肠造影成像（CTE）提高了对肠黏膜和肠壁的评估。

4. 超声显像 ①B 超：对肝癌、肝脓肿等，尤其实时灰阶 B 型超声显像显著提高了胆道结石、肝胰占位性病变等的正确性。②彩色多普勒超声：可观察肝静脉、门静脉、下腔静脉。

5. 磁共振成像（MRI）和磁共振胆胰管造影术（MRCP）及磁共振血管造影术（MRA） 用于肝内病灶、胰胆管疾病等的诊断。MRE 可诊断小肠克罗恩病，新近发展动态 MRCP 对诊断胰腺导管癌准确性高。

6. 正电子发射体层显像（PET） 广泛用于结肠、直肠、肝脏等疾病的分析和评估，近年发展 PET - CT 提高了对疾病诊断的准确性。

7. 放射性核素检查 ①$^{99m}T_C$ - MIBI 或^{99m}TcO4 有助于门脉高压诊断；②食管通过、反流，十二指 - 胃反流测定等广泛应用于消化系疾病；③单克隆抗体^{111m}InCyT103 用于诊断结直肠癌；④静脉注射核素标记的红细胞用于诊断不明原因消化道出血。

8. 内镜检查 ①胃镜和肠镜：可直接观察胃、结肠病变。②十二指肠镜逆行胰胆管造影（ERCP）：是胆系、胰管病变的重要诊疗手段。③双气囊小肠镜（DBE）：可使整个小肠均得到检查。④胶囊内镜（VCE）：可无创性观察整个消化道情况。⑤腹腔镜：包括微型腹腔镜、超声腹腔镜、带有多普勒超声的腹腔镜对肝胆疾病、恶性肿瘤、血管结构等起重要作用。⑥近年还发展了放大内镜、染色内镜、窄带成像内镜、共聚焦内镜、固有荧光激发内镜等对微小病变、消化道肿瘤的早期诊断等有重要意义。⑦仿真内镜检查术（virtual endoscopy）：可获得三维动态影像，发现胃肠道、胆道的各种病变。⑧内镜超声显像：对胃肠道黏膜下病变诊断有优势。新近发展 EUS 引导下门静脉造影、数字图像处理（DIP）、3D - IDUS 技术用于血管造影、研究组织结构及功能等。

9. 胃肠动力学检查 包括食管上、下段压力测定、高分辨测压系统（HRM）、食管 24 小时 pH 监测、胃电图等有助于食管、胃疾病动力障碍和功能变化等的诊断。

10. 脱落细胞检查 有助于癌瘤的诊断。

11. 活组织检查 ①肝组织活检：是诊断慢性肝病最有价值的方法之一。②腹腔镜肝或腹膜活检：有助于诊断腹膜间皮瘤、结核性腹膜炎等。③内镜直视下消化道黏膜活检：是消化道疾病，尤其是消化道肿瘤的重要检出手段。④其他：如 B 超或 CT 引导下细针穿刺等均有助于消化系疾病的诊断。

【防治原则】

消化系统疾病的治疗包括一般治疗、药物治疗、手术或介入治疗三大方面。消化系统疾病的发生往往与饮食有关，要贯彻预防为主的方针，强调有规律的饮食习惯，节制烟酒，注意饮水和食品的卫生。要指导慢性病患者掌握疾病的规律，并采取积极措施，预防复发，防止并发症等。消化系统疾病可源于其他系统疾病，也可影响其他系统，因此治疗不宜只针对某一症状或局部病灶，而应进行整体和局部相结合的治疗。要使患者对本身疾病有正确的认识，树立治疗信心，消除紧张心理，医患之间配合治疗，才能收到最佳疗效。

【进展和展望】

1. 消化系统疾病谱的变化及相关基础研究　随着我国经济发展，生活水平提高和生活方式的改变，疾病谱也随之变化。胃食管反流病、功能性胃肠病等在我国发病率逐年增高。消化系统恶性肿瘤如肝癌、胰腺癌等不断增加，对于这些疾病的再认识和研究已成为目前消化界研究的新热点。基因多态性及基因芯片和干细胞的研究为消化系各疾病的发病机制研究、临床诊断及治疗等带来了革新性的影响和新的希望。乙型肝炎病毒基因型是近年来的研究热点，“准种”是新近乙肝研究中的新观念。

2. 消化道内镜的进展　内镜的诊断和治疗已经做到无腔不入，内镜诊治在消化系统已没有盲区。最近推出变焦放大电子内镜、超声内镜、仿真内镜等。胶囊内镜和双气囊小肠镜的发展，开辟了小肠疾病诊断的新篇章，也从认识上改写了小肠疾病谱。各种内镜下治疗拓展了消化内科的治疗领域。

3. 消化系统疾病的治疗进展　幽门螺杆菌的发现使不断复发的溃疡病成为可治愈的疾病，甚至对胃癌发病率的降低都有可期望的价值。消化系统肿瘤的治疗除常规治疗外，近年来探索了免疫治疗、生物靶向治疗及干细胞治疗和基因治疗。肝脏疾病治疗方面，抗病毒治疗日新月异，改善了慢性病毒性肝炎的自然病程。肝干细胞移植开始在肝衰竭治疗中展现了诱人的前景。

第二节　消化性溃疡

案例 16－1

患者男性，30 岁。因“反复上腹部疼痛 1 年余，加重 2 天”于 2016 年 11 月 12 日入院。

患者 1 年多来每当冬季出现上腹部疼痛，呈隐痛或烧灼样疼痛，餐前或空腹时明显，进食后可稍缓解，伴夜间痛及饥饿痛，无它处放射，伴嗳气及上腹饱胀，曾服用奥美拉唑可以缓解，未做任何辅助检查及正规治疗。2 天前上腹疼痛加重，性质同前，遂来我院就诊。

体格检查：T 36.5℃，P 82 次/分，BP 110/70 mmHg，无贫血貌，心、肺无异常，腹平软，剑突下偏右压痛，无反跳痛，肝、脾触诊不满意，未触及病理性包块，移动性浊音阴性，肠鸣音 4 次/分。

问题：

1. 本病例临床症状有何特点？
2. 最可能的诊断是什么？
3. 如何确诊？
4. 请列出治疗方案？

消化性溃疡（peptic ulcer）指由于胃酸和胃蛋白酶的自我消化作用而导致胃肠道发生的黏膜缺损，缺损的深度超过黏膜肌层。溃疡好发于胃和十二指肠，胃溃疡（gastric ulcer，GU）和十二指肠溃疡（duodenal ulcer，DU）是最常见的消化性溃疡。消化性溃疡是一种全球多发性疾病，流行病学调查表明，大约10%的人一生中患过本病。本病可发生在任何年龄，但以中年最常见，男性多于女性，十二指肠溃疡多于胃溃疡，两者之比约为3∶1。我国南方患病率高于北方，城市高于农村，秋冬和冬春之交是高发季节。

消化性溃疡的病因及发病机制目前尚未完全阐明。一般认为是胃、十二指肠侵袭因素和黏膜自身防御/修复因素之间失去平衡所致，胃酸及胃蛋白酶在溃疡形成中起关键作用。与发病有关的因素包括：①Hp感染；②胃酸和胃蛋白酶；③非甾体类抗炎药；④胃十二指肠运动异常；⑤遗传因素；⑥环境因素；⑦精神因素；⑧胃黏膜防御机制受损；⑨与消化性溃疡相关疾病，如胃泌素瘤等。

DU多发生在球部，前壁比较常见；GU则多发生在胃角、胃窦及胃小弯。溃疡多为单个，也可多个，DU直径多<1 cm，GU直径一般<2.5 cm。典型的溃疡多呈圆形或椭圆形，周围黏膜常有炎症水肿，称为“环堤”。溃疡基底光滑、洁净，上面覆有灰白色或灰黄色苔膜。溃疡浅表者仅累及黏膜肌层，深者可贯穿肌层，引起穿孔。

【临床表现】

本病患者临床表现不一，多数表现为中上腹反复发作性节律性疼痛，少数患者无症状，或以出血、穿孔等并发症为首发症状。

（一）症状

1. 疼痛部位 大多数患者以中上腹疼痛为主要症状。GU疼痛可位于中上腹部或剑突下及剑突下偏左，DU多位于中上腹部偏右。

2. 疼痛程度和性质 多呈隐痛、钝痛、刺痛、灼痛或饥饿样痛，一般较轻而能耐受，偶有疼痛较重者，持续剧痛提示溃疡穿透或穿孔。

3. 疼痛呈节律性 DU疼痛好发于两餐之间，持续不减直至下一餐进食或服抑制酸药物后缓解，部分可发生夜间疼痛。GU疼痛常在餐后1小时内发生，经1～2小时后逐渐缓解，直至下一餐进食后再次出现。

4. 疼痛的周期性 反复周期性发作是消化性溃疡的特征之一，尤以DU更为突出。以秋冬及冬春之季较为常见。

5. 影响因素 疼痛可因精神刺激、过度疲劳等因素诱发或加重；可因休息、服抑制酸药等减轻或缓解。

6. 其他症状 尚可有反胃、嗳气、反酸等。

（二）体征

溃疡活动期可有上腹部的局限性压痛，缓解期无明显体征。

案例16－1分析1

患者临床表现为上腹部疼痛，具有如下特点：

1. 慢性经过，反复上腹部疼痛1年余。
2. 周期性发作，疼痛多在每年冬季发作。
3. 患者男性，主要节律性疼痛：疼痛发作多在餐前，进食后可缓解。
4. 伴有其他消化道症状：如恶心，反酸、嗳气。
5. 服用奥美拉唑有效。

（三）特殊类型的消化性溃疡

1. 无症状性溃疡　可见于任何年龄，老年人居多，多有服用NSAIDs病史，常以上消化道出血、穿孔为首发症状。

2. 球后溃疡　夜间痛和背部放射多见，较易并发出血，对药物治疗反应较差。

3. 幽门管溃疡　伴有高胃酸分泌，上腹痛较剧烈且节律性不明显，对药物治疗反应较差，易发生呕吐穿孔、出血、幽门梗阻。

4. 老年人溃疡　临床表现多不典型，GU多位于胃体上部甚至胃底部，溃疡常较大，易误诊为胃癌。

5. 巨大溃疡　指直径>2 cm的溃疡，疼痛常不典型，对药物治疗反应较差，愈合较慢，易发生出血或穿孔，胃的巨大溃疡注意与胃癌鉴别。

6. 复合性溃疡　胃和十二指肠同时发生的溃疡。幽门梗阻及出血发生率较高。

7. 食管溃疡　常发生于食管下段。

8. 难治性溃疡　经正规抗溃疡治疗而溃疡仍未愈合者，较少见。

9. 应激性溃疡　重应激状态下出现的溃疡。严重烧伤引起的溃疡称为Curling溃疡，颅脑外伤、脑肿瘤或颅内神经外科手术引起的溃疡称为Cushing溃疡。

10. Dieulafoy溃疡　多见于胃底贲门部。

11. Meckel憩室溃疡　儿童多见，易大出血或穿孔。

（四）并发症

包括上消化道出血、穿孔、幽门梗阻和癌变。

【辅助检查】

（一）X线钡餐检查

龛影是直接征象，对溃疡有确诊价值；局部压痛、十二指肠球部激惹和球部畸形、胃大弯侧痉挛性切迹均为间接征象，仅提示可能有溃疡。

（二）内镜及黏膜活检

确诊消化性溃疡首选的检查方法。

（三）Hp检测

快速尿素酶实验是侵入性检查的首选方法。^{13}C或^{14}C尿素呼气试验可作为根除治疗后复查的首选方法。

（四）胃液分析

仅在疑有胃泌素瘤时做鉴别诊断用。

（五）粪便隐血

了解溃疡有无合并出血。

【诊断和鉴别诊断】

根据慢性病程，周期性发作及节律性上腹痛等特点，可做出初步诊断。确诊有赖胃镜检查。X线钡餐检查发现龛影亦有确诊价值。

本病需与功能性消化不良、慢性胆囊炎和胆石症、胃泌素瘤、胃癌鉴别。

案例16－1分析2

初步诊断：根据上述典型上腹部疼痛的特点，诊断为十二指肠溃疡。其确诊有赖于胃镜或X线钡餐检查，患者入院次日行胃镜及钡餐检查，结果见图16－1。

诊断：十二指肠溃疡，幽门螺杆菌（+）。钡餐可见球部激惹征象，胃镜示十二指肠球部前壁可见一椭圆形溃疡，周围黏膜隆起充血，底附黄白苔。

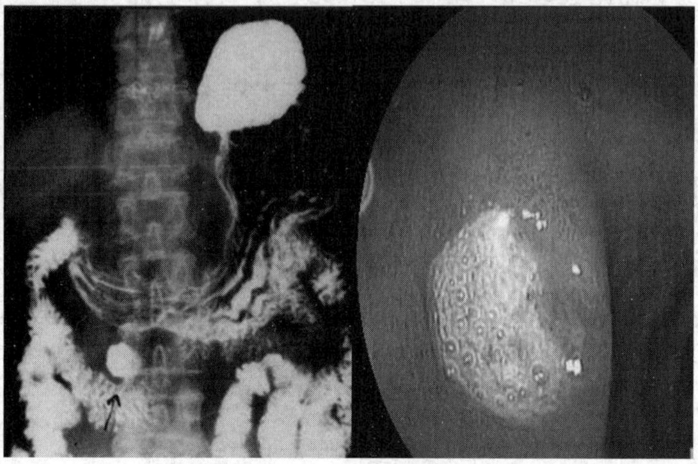

图16－1　钡餐及胃镜检查

【治疗】

消化性溃疡治疗的目标是消除病因、缓解症状、愈合溃疡、预防复发及防治并发症。

（一）一般治疗

建立规律的生活饮食制度，避免发病与复发诱因，如戒烟等。

（二）根除幽门螺杆菌治疗

1. 根据方案　目前推荐采用以PPI和铋剂为基础联合应用两个抗生素的四联疗法（中华医学会消化病学分会关于幽门螺杆菌共识意见）推荐根除Hp治疗方案）（表16－1）。

表16－1　推荐的四联方案中抗菌药物的剂量和用法

方案	抗菌药物1	抗菌药物2
1	阿莫西林一次1000 mg，2次/日	克拉霉素一次500 mg，2次/日
2	阿莫西林一次1000 mg，2次/日	左氧氟沙星一次500 mg，1次/日或200 mg/次，2次/日
3	阿莫西林一次1000 mg，2次/日	呋喃唑酮一次100 mg，2次/日
4a	四环素一次750 mg，2次/日	甲硝唑一次400 mg，2次/日或3次/日
4b	四环素一次750 mg，2次/日	呋喃唑酮一次100 mg，2次/日

注：①推荐的四联方案为：标准剂量PPI＋标准剂量铋剂（均为2次/日，餐前半小时服）+2种抗菌药物（餐后服）。标准剂量PPI：埃索美拉唑20 mg、雷贝拉唑10 mg（Maastricht共识推荐20 mg）、奥美拉唑20 mg、兰索拉唑30 mg、泮托拉唑40 mg，2次/日。标准剂量铋剂：枸橼酸铋钾一次220 mg，2次/日，疗程为10天或14天。

2. 根除幽门螺杆菌治疗结束后的抗溃疡治疗　根除 Hp 感染后是否需要继续抗溃疡治疗目前认识尚未统一。对溃疡面积较大，有近期出血并发症者或症状未缓解，抗 Hp 感染后应继续抗酸治疗 2 ~4 周。

3. 根除幽门螺杆菌治疗后复查　复查应在根除幽门螺杆菌治疗结束至少 4 周后进行。多采用^{13}C 或^{14}C 尿素呼气试验较为理想。

（三）消化性溃疡的药物治疗

1. 抑制胃酸药物　①碱性抗酸药：目前多作为加强止痛的辅助治疗。②H_2受体拮抗剂（H_2RA）主要有：雷尼替丁、法莫替丁、尼扎替丁等。③质子泵抑制剂（PPI）主要有：奥美拉唑、兰索拉唑、泮托拉唑、埃索美拉唑等。

2. 保护胃黏膜药物　硫糖铝、胶体铋、米索前列醇（孕妇忌服）及其他药物，如替普瑞酮、表皮生长因子等。

3. 胃肠动力药物　西沙必利、多潘立酮等。

（四）NSAIDs 溃疡的治疗及预防

①对 NSAIDs 相关性溃疡，应尽可能停用或减少 NSAIDs 用量，如病情不允许可换用对黏膜损伤少的 COX－2 抑制剂；②对停用 NSAIDs 者，可予常规剂量常规疗程的 H_2RA 或 PPI 治疗；对不能停用 NSAIDs 者，应选用 PPI 治疗；③如有 Hp 感染应同时予以根除；④对于既往有溃疡病史、高龄等患者需服用 NSAIDs，应常规予抗溃疡药物预防，常用的预防药有 PPI 或米索前列醇。

（五）溃疡复发的预防

下列情况需用药物维持治疗：①长期服用 NSAIDs 者；②Hp 相关性溃疡而 Hp 感染未能根除者；③有复发史而 Hp 感染阴性的溃疡者；④有严重并发症的高龄或有严重伴随病者；⑤根除 Hp 感染后溃疡仍复发者。

（六）手术治疗指征

①大量出血经内科治疗无效；②急性穿孔；③瘢痕性幽门梗阻；④胃溃疡癌变或不能除外癌变者；⑤顽固性或难治性溃疡；⑥穿透性溃疡。

案例 16－1 分析 3

治疗方案：

1. 阿莫西林胶囊，1000 mg，2 次/日 ×10 天；
2. 克拉霉素胶囊，500 mg，2 次/日 ×10 天；
3. 雷贝拉唑胶囊，20 mg，2 次/日 ×10 天；
4. 枸橼酸铋钾胶囊，220 mg，2 次/日 ×10 天；
5. 10 天后改服雷贝拉唑胶囊，10 mg，1 次/日 ×35 天；

建议：疗程结束后 4 周返院行^{14}C 呼气试验，以明确幽门螺杆菌是否被根除，或行胃镜检查，了解溃疡愈合情况，并同时检测幽门螺杆菌。

第三节　肝硬化

案例 16－2

患者男性，45 岁。因“反复少尿、腹胀 5 月余，呕血、黑便 2 次”于 2012 年 5 月 12 日入院。

患者近 5 个月来反复出现尿量减少，一天尿量为 300～500 ml，无血尿，腹胀以上症状逐渐加重，进食后更明显，曾口服螺内酯可缓解，未规律治疗。入院当天无明显诱因下出现呕吐鲜红色血液两次，量约 400 ml，解黑便一次，量约 50 ml，稍头昏。发现乙肝病毒感染 10 余年。否认其他病史及药物过敏史。

体格检查：T 37.3℃，P 110 次/分，R 20 次/分，BP 105/70 mmHg，一般情况差，慢性病容，面色黝黑，皮肤、巩膜黄染，全身皮肤黏膜无皮疹及出血点，上胸部可见 3 个蜘蛛痣，浅表淋巴结无肿大，肺部阴性，心率 110 次/分，律齐，未闻及杂音。腹隆起，可见腹壁静脉曲张，肝未触及，脾左肋下 2.5 cm，质中，腹部移动性浊音阳性，双肾区无叩击痛，双下肢胫前区轻度凹陷性水肿。

问题：

1. 本病例最可能的诊断是什么？
2. 如何确诊？
3. 应采取什么治疗措施？

肝硬化（hepatic cirrhosis）是由多种病因引起的慢性、进行性、弥漫性肝病。病理上以肝脏弥漫性纤维化、再生结节和假小叶形成为特征。临床表现以肝功能减退及门脉高压为主。肝硬化是我国常见疾病，我国城市 50～60 岁年龄组男性肝硬化死亡率为 112/10 万。

引起肝硬化的原因很多，在我国以乙型病毒性肝炎最为常见，在国外，则以酒精性肝硬化多见。常见病因包括：①病毒性肝炎，乙型与丙型、丁型病毒性肝炎多见；②慢性酒精中毒；③非酒精性脂肪性肝炎；④长期胆汁淤积；⑤循环障碍；⑥药物及化学毒物中毒；⑦遗传代谢性疾病；⑧免疫疾病；⑨隐源性；⑩营养障碍、炎症及血吸虫病等。

在大体形态上，肝脏早期肿大，晚期明显缩小，质地变硬，重量减轻，外观呈棕黄色或灰褐色，表面有弥漫性大小不等的结节和塌陷区，边缘较薄而硬，肝包膜增厚。切面可见肝正常结构消失，被圆形或近圆形的岛屿状结节代替。根据结节形态，肝硬化的病理分类分为 3 个类型：小结节性肝硬化（图 16－2）。大结节性肝硬化（图 16－3）。大小结节混合性肝硬化（图 16－4）。

【临床表现】

肝硬化的起病与病程发展一般均较缓慢，可隐伏 3～5 年或十数年之久。起病时可无症状，病情逐渐发展，到后期出现肝衰竭和门脉高压两大主要症状。临床分类也以是否出现上述症状将肝硬化分为肝功能代偿期与失代偿期。

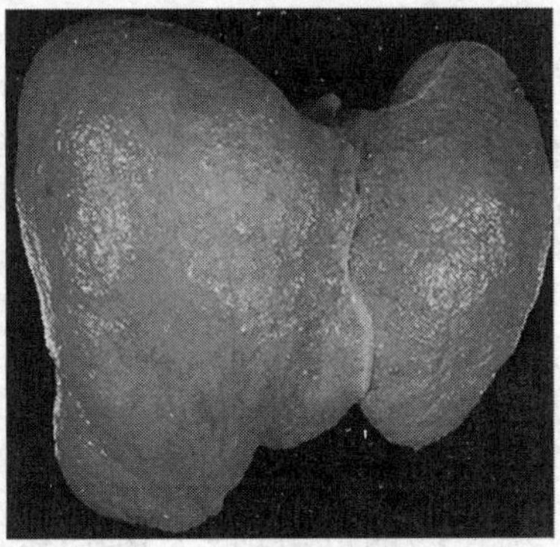

图16－2　小结节性肝硬化

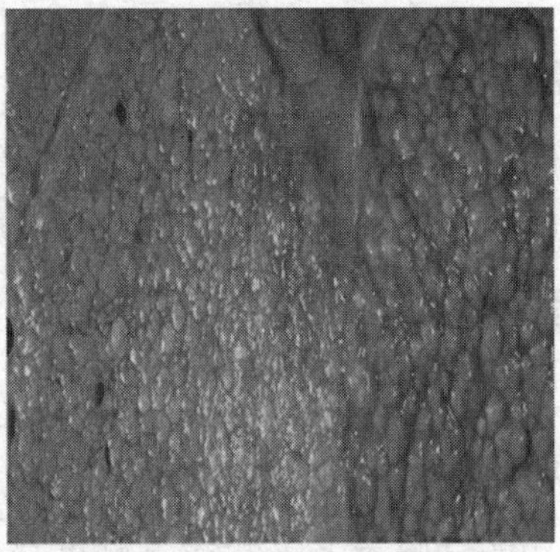

图16－3　大结节性肝硬化

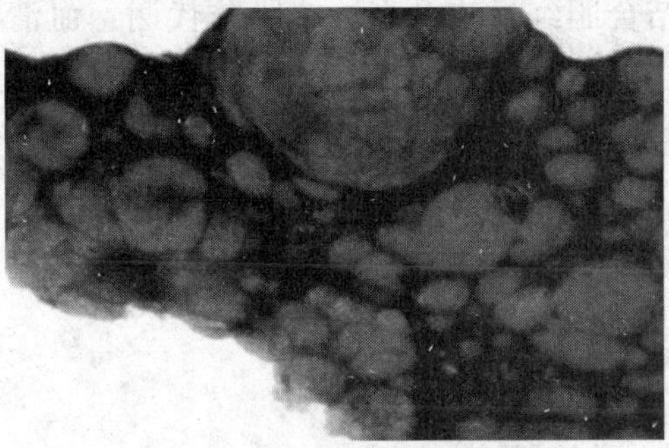

图16－4　大小结节混合性肝硬化

（一）代偿期肝硬化

无症状者占30%～40%，其他患者症状常缺乏特异性，如疲倦、乏力、食欲减退等，临床表现如同慢性肝炎，确诊常需依赖肝脏活检。

（二）失代偿期肝硬化

1. 肝功能减退的临床表现　①一般症状：疲倦乏力、消瘦、夜盲等。②消化道症状：厌食、腹痛、腹泻等。③出血倾向及贫血。④内分泌系统失调：男性患者性欲减退、睾丸萎缩等；女性患者月经不调、闭经等。可有蜘蛛痣 、肝掌等。⑤糖代谢紊乱：可出现糖尿病、低血糖。⑥黄疸：皮肤、巩膜黄染、尿色深。⑦不规则低热。⑧低白蛋白血症。

2. 门脉高压症的临床表现　①脾功能亢进及脾大，脾功能亢进时白细胞、血小板和（或）红细胞减少；②侧支循环的建立与开放；③腹水。

3. 体征　代偿期体征不明显，失代偿期可出现以下体征：①肝病病容；②蜘蛛痣、肝掌等；③胸、腹壁静脉显露或曲张；④黄疸；⑤1/3不规则发热；⑥腹、胸水等；⑦肝脏早期肿大，晚期缩小，脾脏可肿大。

4. 并发症　主要有上消化道出血、肝性脑病、肝肾综合征（hepatorenal syndrome，HRS）、肝肺综合征（hepatopulmonary syndrome，HPS）、原发性肝癌、感染、门静脉血栓形成等。

【辅助检查】

（一）血常规

代偿期多正常，失代偿期多有程度不等的贫血，脾功能亢进时白细胞和血小板计数减少。

（二）尿液检查

代偿期一般无变化，黄疸时尿胆原、胆红素增加。可出现蛋白阳性。尿 17－酮/羟类固醇明显减少，雌激素及酚类固醇高于正常。尿钠排出降低。

（三）大便常规

黑粪或隐血试验阳性。

（四）肝功能实验

代偿期肝功能试验大多正常或有轻度异常。失代偿期可出现：①蛋白质代谢：血清白蛋白降低，球蛋白增高，白/球蛋白比率降低或倒置，蛋白电泳显示 γ 球蛋白增高。②胆红素代谢：血清总胆红素及结合胆红素均升高。③脂肪代谢：血清胆固醇脂降低。④血清酶学实验：血清转氨酶升高，以 ALT 升高较显著，肝细胞严重坏死时，则 AST 升高更明显；腺苷脱氨酶（ADA）、碱性磷酸酶（AKP）、γ 谷胺酰转肽酶（γ－GT）升高；胆碱酯酶减低。⑤血清肝纤维化指标：前胶原Ⅲ肽（PⅢP）、Ⅳ型胶原、透明质酸等增高。⑥凝血酶原时间明显延长。⑦定量肝功能实验：吲哚氰绿（ICG）试验及利多卡因代谢产物生成试验。⑧血清铜蓝蛋白。

（五）免疫学检查

病毒性肝炎标志物、甲胎蛋白（AFP）、血清自身抗体测定（抗核抗体、抗平滑肌抗体等）、IgG、IgA、IgM 可升高。

（六）腹腔积液检查

腹腔积液（腹水）检查包括颜色、比重、腹水 LDH、ADA 等，血清－腹水白蛋白梯度（SAAG）>11 g/L 提示门静脉高压。

（七）超声检查

B 型超声可提示肝硬化。多普勒检查可间接了解门静脉血流动力学情况（图 16－5）。

（八）胃镜检查

可确定有无食管胃底静脉曲张（图 16－6）。

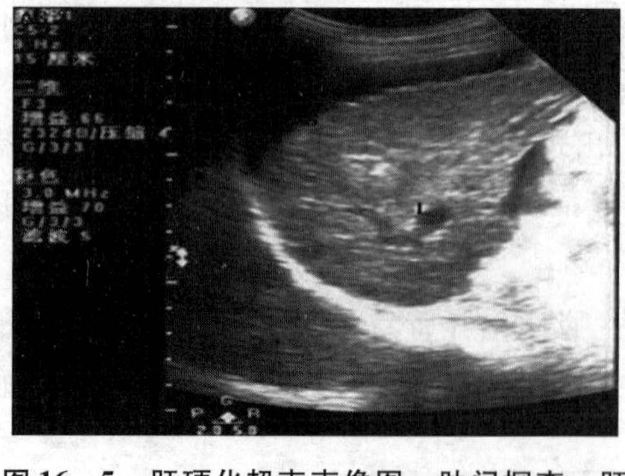

图 16－5　肝硬化超声声像图：肋间探查，肝内回声增粗，表面呈锯齿状

（AS：腹水，L：肝脏）

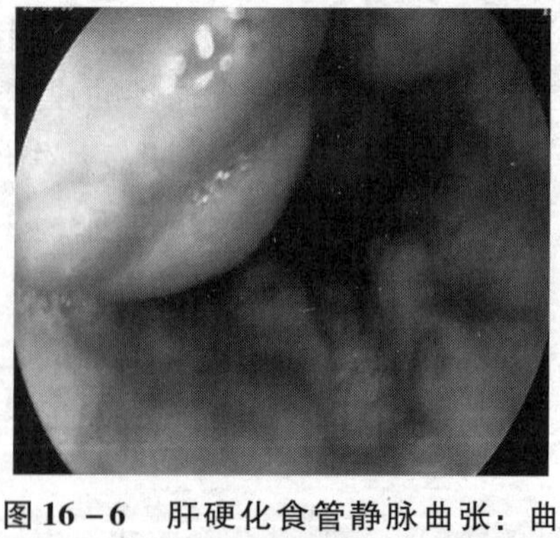

图 16－6　肝硬化食管静脉曲张：曲张的食管静脉呈蚯蚓状隆起，伴红色征

（九）食管钡餐 X 线检查

食管静脉曲张显示虫蚀样或蚯蚓状充盈缺损；胃底静脉曲张时可见菊花瓣样充盈缺损。

（十）CT 检查

主要表现为肝脏形态与各叶比例、密度的变化；门脉高压征象等。

（十一）MRI 检查

磁共振血管造影（MRA）能显示门静脉血栓或癌栓（图 16－7）。

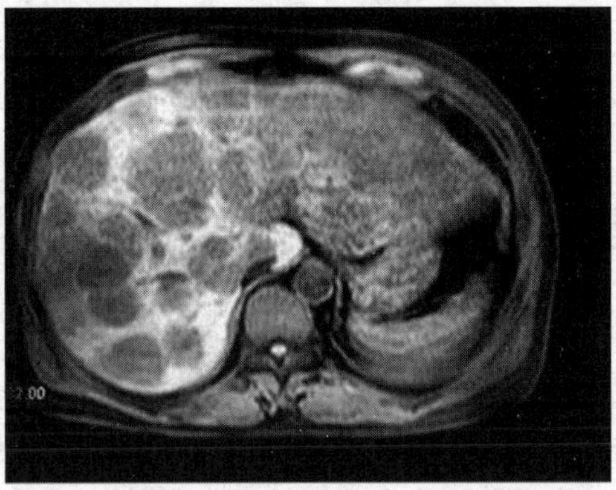

图 16－7 肝硬化 MRI 改变

（十二）血管造影检查

选择性肝动脉造影可对肝硬化和原发性肝癌鉴别，门静脉造影用于诊断门脉高压及侧支循环的形态学与血流动力学。

（十三）放射性核素检查

能间接反映门静脉高压和门体分流程度。

（十四）肝活组织检查

诊断代偿期肝硬化的金标准。

（十五）门静脉测压

正常值 5～10 mmHg，肝硬化门脉高压患者一般为 20 mmHg，门静脉压力测定是评价降门脉压力药物疗效的金标准。

（十六）腹腔镜检查

对早期肝硬化有确定诊断和明确病因的价值。

（十七）瞬时弹性超声

可测定肝的硬度，用于诊断早期肝硬化。

【诊断和鉴别诊断】

（一）诊断

失代偿期肝硬化，根据临床表现和有关检查常可做出诊断。但早期诊断困难，常依赖于肝活组织检查。完整诊断应包括病因、肝代偿功能和并发症。

1. 病因诊断 病毒性肝炎（乙型及丙型）史、血吸虫病等。

2. 肝脏功能诊断 可用 Child – Pugh 分级评价（表 16 – 2）。

表 16 – 2 Child – Pugh 分级标准

临床生化指标	分数		
	1	2	3
肝性脑病（级）	无	1 ~ 2	3 ~ 4
腹水	无	轻度	中 ~ 重度
胆红素（μmol/L）	< 34	34 ~ 51	> 51
白蛋白（g/L）	> 35	28 ~ 35	< 28
凝血酶原时间延长（秒）	< 4	4 ~ 6	> 6

注：A 级 5 ~ 6 分；B 级 7 ~ 9 分；C 级≥10 分

3. 并发症 见前述。

案例 16 – 2 分析 1

1. 患者有多年乙肝病史。

2. 患者出现肝功能减退及门脉高压：腹胀，少尿，面色黝黑，皮肤、巩膜黄染，蜘蛛痣，双下肢胫前区轻度凹陷性水肿，脾肿大，腹部移动性浊音阳性。

3. 结合病史、临床表现及体格检查综合分析，首先考虑为乙肝后肝硬化肝功能失代偿期并上消化道出血。

（二）鉴别诊断

1. 其他原因所致肝脾肿大 慢性肝炎、原发性肝癌等。

2. 其他原因所致腹水症 缩窄性心包炎、结核性腹膜炎等。

3. 其他原因引起的上消化道出血 消化性溃疡、胃炎等，。

4. 其他原因引起的神经精神症状 糖尿病酮症酸中毒引起的昏迷、尿毒症，须与肝性脑病相鉴别。

案例 16 – 2 分析 2

患者临床上出现腹水、少尿、上消化道出血、下肢浮肿，为明确腹水、下肢浮肿、上消化道出血的原因，建议患者进行下列检查：

1. 肝脏穿刺活检：肝脏病理学检查发现假小叶是诊断肝硬化的金标准，可明确诊断肝硬化。

2. 胃镜检查：胃镜检查可明确上消化道出血是来自肝硬化门脉高压食管胃底静脉曲张破裂还是消化性溃疡等其他原因。

3. 肾功能及超声心动图：除外肾功能不全或心脏原因引起的腹水和下肢浮肿。

4. 腹水检查：除外腹腔恶性病、结核所致的腹水，有无自发性细菌性腹膜炎。

【治疗】

肝硬化治疗应该是综合性的，首先应针对病因进行治疗，如酒精性肝硬化患者必须戒酒，乙型肝炎肝硬化者需抗病毒治疗，晚期主要针对并发症治疗。

（一）一般治疗

1. **休息**　肝功能代偿者，宜适当减少活动；失代偿期者应卧床休息。

2. **合理饮食**　宜进食易消化、高热量，高蛋白质、高维生素的食物（肝性脑病时限制蛋白质），腹水时宜少钠盐或无钠盐饮食。

3. 禁酒和避免进食粗糙及坚硬的食物。

（二）药物治疗

常用药物如下 。①乙肝肝硬化患者抗病毒治疗 ：拉米夫定、阿德福韦酯、HNF4α 腺病毒载体等。②抗 HCV 治疗：聚乙二醇干扰素 α 联合利巴韦林或普通干扰素联合利巴韦林。失代偿期丙肝肝硬化不宜使用干扰素。③抗纤维化药物：丹参、黄芪、干扰素等。④保护肝细胞药物：还原型谷胱甘肽、S－腺苷蛋氨酸等。⑤维生素类：维生素 B、K1 等。

（三）腹水的一般治疗

治疗目的是减少腹水以及预防复发。

1. **消除诱因**　如感染、门静脉栓塞等。

2. **控制水和钠盐的摄入**　钠的摄入量限制在 88mmol/d（5g 食盐），入水量 <1000 ml/d，如有低钠血症，则应限制在 500 ml 以内。

3. **利尿剂的应用**　从小剂量开始。目前主张螺内酯和呋塞米联用，二者比例为 100：40 较为合适。

4. **提高血浆胶体渗透压**　可输注新鲜血浆或白蛋白。

5. **腹腔穿刺大量排放腹水（LVP）加输注白蛋白**　对部分难治性腹水患者有效。

6. **自身腹水浓缩回输**　对难治性腹水有一定疗效。

7. **经颈静脉肝内门体分流术（TIPS）**　用于顽固性腹水患者，但易诱发肝性脑病，故不宜作为治疗的首选。当急性静脉出血发生在 Child－PughB 或 C 患者时，可作为一线治疗。

8. 腹腔－颈内静脉分流术 Leveen 管。

9. 肝移植。

（四）门脉高压和脾功能亢进的治疗

（略）

（五）肝移植

是晚期肝硬化的最佳治疗方法。

（六）并发症的治疗

包括胃底食管静脉破裂出血、自发性细菌性腹膜炎、肝肾综合征等的治疗。

案例 16－2 分析 3

治疗方案：

1. 休息、补充足够的维生素及蛋白质。
2. 保护和改善肝功能。
3. 对症治疗：治疗腹水、食欲不振等。
4. 并发症治疗：上消化道出血。
5. 完善相关检查：胃镜、B 超等检查，如患者同意，可行肝脏活检。

第四节 急性胰腺炎

案例 16-3

患者男性，45 岁。因“饱餐后上腹部疼痛 30 分钟”于 2017 年 10 月 16 日入院。

患者 30 分钟前饱餐后突起上腹部绞痛，以左上腹为主，向左背部放射，呈持续性，伴阵发性加剧，呕吐胃内容物 2 次，无咖啡色样液体，呕吐后疼痛无缓解，伴上腹饱胀，遂来我院就诊。

既往：胆囊多发结石病史。

体格检查：T 37.2℃，P 96 次/分，BP 110/70 mmHg，急性痛苦面容，无贫血貌，心、肺无异常，腹平、软，剑突下及左上腹压痛明显，无反跳痛，肝、脾触诊不满意，未触及病理性包块，肝区叩击痛，移动性浊音阴性，肠鸣音 5 次/分。

问题：

1. 本病例临床症状有何特点？
2. 最可能的诊断是什么？
3. 如何确诊？
4. 请列出治疗方案？

急性胰腺炎（acute pancreatitis，AP）是多种病因导致胰腺组织自身消化所致的胰腺水肿、出血及坏死等炎症性损伤。临床以急性上腹痛及血淀粉酶或脂肪酶升高为特点。多数患者病情轻，预后好；少数患者可伴发多器官功能障碍及胰腺局部并发症，死亡率高。

急性胰腺炎的病因及发病机制包括：①胆道疾病：胆石症及胆道感染等是 AP 的主要病因。②酒精，酒精常与胆道疾病共同导致 AP。③胰管阻塞：胰管结石、蛔虫、狭窄、肿瘤（壶腹周围癌、胰腺癌）、胰腺分裂。④十二指肠降段疾病球后穿透溃疡、邻近十二指肠乳头的肠憩室炎等。⑤手术与创伤。⑥代谢障碍，当血甘油三酯为 11.3 mmol/L，实验研究提示极易发生 AP。⑦药物：噻嗪类利尿剂、硫唑嘌呤、糖皮质激素、磺胺类等。⑧感染及全身炎症反应。⑨过度进食。⑩其他各种自身免疫性的血管炎、胰腺主要血管栓塞等血管病变。

各种致病因素导致胰管内高压，腺泡细胞内 Ca^{2+} 水平显著上升，溶酶体在腺泡细胞内提前激活酶原，大量活化的胰酶消化胰腺自身。①损伤腺泡细胞，激活炎症反应的枢纽分子核因子-icB，它的下游系列炎症介质等均可增加血管通透性、导致大量炎性渗出；②胰腺微循环障碍使胰腺出血、坏死。炎症过程中参与的众多因素可以正反馈方式相互作用，使炎症逐级放大，当超过机体的抗炎能力时，炎症向全身扩展，出现多器官炎症性损伤及功能障碍。

【临床表现】

根据病情程度，AP 临床表现多样。

（一）急性腹痛

急性腹痛为绝大多数患者的首发症状，常较剧烈，多位于中左上腹甚至全腹，部分患者腹痛向背部放射。患者病初可伴有恶心、呕吐，轻度发热。体征：中上腹压痛，肠鸣音减少，轻度脱水貌。

（二）急性多器官功能障碍及衰竭

在上述症状基础上，腹痛持续不缓、腹胀逐渐加重，可陆续出现循环、呼吸、肠、肾及肝衰竭，表16－3列出了多器官功能障碍的部分症状及体征。

表16－3　AP多器官功能障碍的症状、体征及相应的病理生理改变

症状及体征	病理生理改变
低血压、休克	大量炎性渗出、严重炎症反应及感染
呼吸困难	肺间质水肿，成人呼吸窘迫综合征，胸腔积液；严重肠麻痹及腹 膜炎
腹痛、腹胀、呕吐、全腹膨隆、张力较高，广泛压痛及反跳痛，移动性浊音阳性，肠鸣音少而弱，甚至消失	肠麻痹、腹膜炎、腹腔间隔室综合征
少尿、无尿	休克、肾功能不全
黄疸加深	胆总管下端梗阻；肝损伤或肝衰竭
Grey－Turner征，Cullen征	胰腺出血坏死
体温持续升高或不降	严重炎症反应及感染
意识障碍，精神失常	胰性脑病
上消化道出血	应激性溃疡，左侧门静脉高压
猝死	严重心律失常

（三）胰腺局部并发症

急性液体积聚、胰腺坏死、胰性腹腔积液时，患者腹痛、腹胀明显，病情进展迅速时，可伴有休克及腹腔间隔室综合征。大量胰性胸腔积液时，患者呼吸困难。胰腺坏死出血量大且持续时，血性腹腔积液可在胰酶的协助下渗至皮下，常可在两侧腹部或脐周出现Grey－Turnerer征或Cullen征。

假性囊肿<5 cm时，6周内约50%可自行吸收；囊肿大时，可有明显腹胀及上、中消化道梗阻等症状。胰腺感染通常发生在AP发作2周后，少部分胰腺坏死的患者可在起病后1周即发生感染，表现为：①体温>38. 5℃，白细胞计数>16×10^9/L；②腹膜刺激征范围超过腹部两个象限；若腹膜后间隙有感染，可表现为腰部明显压痛，甚至可出现腰部丰满、皮肤发红或凹陷性水肿；③CT发现ANC或WON内有气泡征；④消瘦和营养不良症状及体征。胰腺坏死后，根据坏死范围而出现程度不同的胰腺外分泌功能不足表现，如进食不耐受，餐后腹胀、腹痛，进食少，持续轻泻甚至脂肪泻，营养不良等。

左侧门静脉高压可在重症急性胰腺炎（SAP）早期发生，随胰腺、胰周炎症消退而呈一过性。当胰腺、胰周炎症迁延，伴有假性囊肿、脓肿等并发症时，左侧门脉高压将难以逆转。患者因胃底静脉曲张，而有黑便、呕血甚至致命性大出血。

案例16－3分析1

患者男性，主要临床表现为饱餐后上腹部疼痛，具有如下特点：

1. 急性起病，饱餐后上腹部疼痛30分钟。

2. 疼痛呈持续性，伴阵发性加剧。

3. 疼痛以左上腹为主，向左背部放射。

4. 呕吐后疼痛无缓解。

5. 既往胆囊多发结石病史。

【辅助检查】

（一）诊断 AP 的重要血清标志物

1. 淀粉酶 AP 时，血清淀粉酶于起病后 2 ~ 12 小时开始升高，48 小时开始下降，持续 3 ~ 5 天。

2. 脂肪酶 血清脂肪酶于起病后 24 ~72 小时开始升高，持续 7 ~ 10 天，其敏感性和特异性均略优于血淀粉酶。

血清淀粉酶、血清脂肪酶的高低与病情程度无明显相关性，部分患者可不升高。胰源性胸、腹腔积液、胰腺假性囊肿囊液的上述两个胰酶水平常明显升高。

（二）反映 AP 病理生理变化的实验室检测指标（表 16 – 4）

表 16 – 4 反映 AP 病理生理变化的实验室检测指标

检测指标	病理生理变化
白细胞↑	炎症或感染
C 反应蛋白 > 150 mg/L	炎症反应
血糖升高	胰岛素释放减少、胰高血糖素释放增加、胰腺坏死；急性应激反应
TB、AST、ALT ↑	胆道梗阻，肝损伤
清蛋白↓	大量炎性渗出、肝损伤
尿素氮、肌酐	休克、肾功能不全
血氧分压↓	成人呼吸窘迫综合征
血钙 < 2 mmol/L	Ca^{2+} 内流入腺泡细胞，胰腺坏死
血甘油三酯↑	既可能是 AP 的病因，也可能是急性应激反应所致
血钠、钾、pH 异常	肾功能受损、内环境紊乱

（三）胰腺等脏器影像变化

1. 腹部超声 AP 的常规初筛影像检查，可了解胆囊及胆管情况，是胰腺炎胆源性病因的初筛方法。

2. 腹部 CT 平扫有助于确定有无胰腺炎、胰周炎性改变及胸、腹腔积液；增强 CT 有助于确定胰腺坏死程度，一般宜在起病 1 周左右进行（表 16 – 5）。

表 16 – 5 急性胰腺炎 CT 评分

评分	胰腺炎症反应	胰腺坏死	胰腺外并发症
0	胰腺形态正常	无坏死	
2	胰腺 + 胰周炎性改变	坏死 < 30%	胸腔积液、腹腔积液、脾静脉、门静脉血栓，胃流出道梗阻等
4	单发或多个积液区或胰周脂肪坏死	坏死 > 30%	

评分≥4 分为中度重症急性胰腺炎（MSAP）或 SAP

【诊断和鉴别诊断】

作为常见急腹症之一，诊断内容包括：

1. 确定是否为AP　应具备下列3条中任意2条：①急性、持续中上腹痛；②血淀粉酶或脂肪酶>正常值上限3倍；③AP的典型影像学改变。此诊断一般应在患者就诊后48小时内明确。

2. 确定AP程度　根据器官衰竭（organ failure，OF）、胰腺坏死及胰腺感染情况（表16－6），将AP程度分为下列4种程度：①轻症急性胰腺炎（mild acute pancreatitis，MAP）；②中度重症急性胰腺炎（moderately severe acute pancreatitis，MSAP）；③重症急性膜腺炎（severe acute pancreatitis，SAP）；④危重急性胰腺炎（critical acute pancreatitis，CAP）。

表16－6　AP程度诊断

	MAP	MSAP	SAP	CAP
器官衰竭	无	<48小时内恢复	>48小时	>48小时
	和	和（或）	或	和
胰腺坏死	无	无菌性	感染性	感染性

器官衰竭，主要依据呼吸、循环及肾功能的量化指标进行评价（表16－7）。上述器官评分≥2分，则存在器官功能衰竭。肠功能衰竭表现为腹腔间隔室综合征。急性肝衰竭表现为病程中出现2期及以上肝性脑病，并伴有：①极度乏力，明显厌食、腹胀、恶心、呕吐等严重消化道症状；②短期内黄疸进行性加深；③出血倾向明显，血浆凝血酶原活动度≤40%（或INR≥1.5），且排除其他原因；④肝脏进行性缩小。

表16－7　器官功能衰竭改良Marshall评分

	0	1	2	3	4
呼吸（PaO_2/NO_2）	>400	301～400	201～300	101～200	<101
循环（收缩压，mmHg）	>90	<90 补液后可纠正	<90 补液不能纠正	<90 pH<7.3	<90 pH<7.2
肾脏（肌酐，mol/L）	<134	134～169	170～310	311～439	>439

注：PaO_2为动脉血氧分压，正常值95～100 mmHg；FiO_2为吸入氧浓度，空气（21%），纯氧2iymin（25%），纯氧4iymin（30%），纯氧6～8iymin（40%），纯氧9～10L/min（50%）

胰腺感染通常根据前述临床表现及实验室检测可建立诊断，高度怀疑胰腺感染而临床证据不足时，可在CT、超声引导下行胰腺或胰周穿刺，抽取物涂片查细菌或培养。

3. 寻找病因　应努力使80%以上患者在住院期间得以明确病因，尽早解除病因有助于缩短病程、预防SAP及避免日后复发。CT主要用于AP病情程度的评估，MRCP有助于胆胰管病因明确。

本病常需与胆石症、消化性溃疡、心肌梗死及急性肠梗阻等鉴别。

案例16－3分析2

初步诊断：根据上述典型上腹部疼痛的特点，诊断为急性胰腺炎。其确诊有赖于血清淀粉酶、脂肪酶及腹部CT，患者入院次日行CT检查，结果见图16－8。

诊断：急性胰腺炎。CT可见胰腺弥漫性肿大，密度尚均匀，边缘比较清楚，周围脂肪间隙存在，周围无明显液体渗出。

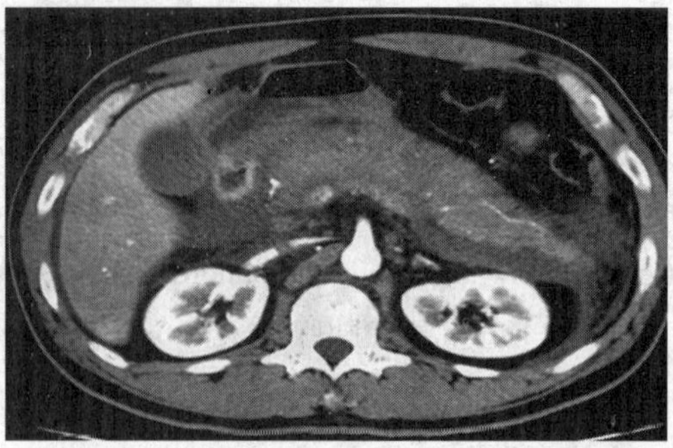

图16-8 胰腺CT检查

【治疗】

AP治疗的两大任务：寻找并去除病因；控制炎症。

（一）监护

从炎症反应到器官功能障碍至器官衰竭，可经历时间不等的发展过程，病情变化较多，应予严密监护，根据症状、体征、实验室检测、影像学变化及时了解病情发展。高龄、肥胖（BMI＞25 kg/m^2）、妊娠等是SAP的高危人群，采用急性生理慢性健康－Ⅱ评分（acute physiological and chronic health evaluation Ⅱ，APACHE Ⅱ评分）有助于动态评估病情程度。该评分系统包括急性生理评分、年龄评分及慢性健康评分三部分，急性疾病的严重程度通过量化多项生理学参数而予以评估。患者APACHE Ⅱ＞8，发生SAP的概率约为70%，也是SAP的高危人群。

（二）器官支持

1. 液体复苏 旨在迅速纠正组织缺氧，也是维持血容量及水、电解质平衡的重要措施。起病后若有循环功能障碍，24小时内是液体复苏的黄金时期。MSAP患者在没有大量失血情况下，补液量宜控制在3500～4000 ml/d。在用晶体进行液体复苏时，应注意补充乳酸林格平衡液，避免大量生理盐水扩容导致氯离子堆积。应积极补充碳酸氢钠纠正代谢性酸中毒。重症患者应注意补充血清蛋白，能有效维持脏器功能。补液量及速度虽可根据中心静脉压进行调节，进入SAP，补液量应根据每日出量考虑，不宜大量补液。液体复苏临床观察指标有：心率、呼吸、血压、尿量、血气分析及pH、血尿素氮、肌酐等。

2. 呼吸功能 轻症患者可予鼻导管、面罩给氧，力争使动脉氧饱和度＞95%。当出现急性肺损伤、呼吸窘迫时，应给予正压机械通气，并根据尿量、血压、动脉血pH等参数调整补液量，总液量宜＜2000 ml，可适当使用利尿剂。

3. 肠功能维护 导泻及口服抗生素有助于减轻肠腔内细菌、毒素在肠屏障功能受损时的细菌移位及减轻肠道炎症反应。可予以芒硝（硫酸钠）40g＋开水600 ml分次饮入。大便排出后，可给予乳果糖，保持大便每1～2日1次。口服抗生素可用左氧氟沙星0.5 g，每日1次，联合甲硝唑每次0.2 g，每日3次，疗程4天。胃肠减压有助于减轻腹胀，必要时可以使用。

4. 连续性血液净化　当患者出现难以纠正的急性肾功能不全时，连续性血液净化通过具有选择或非选择性吸附剂的作用，清除部分体内有害的代谢产物或外源性毒物，达到净化血液的目的。SAP 早期使用，有助于清除部分炎症介质，有利于患者肺、肾、脑等重要器官功能改善和恢复，避免疾病进一步恶化。

（三）减少胰液分泌

1. 禁食　起病后短期禁食，降低胰液分泌，减少胰酶对胰腺的自身消化。让胰腺休息一直是治疗 AP 的理论基础，但 AP 时，腺泡细胞处于广泛凋亡甚至是坏死状态，胰腺外分泌功能严重受损，通过禁食抑制胰液分泌对胰腺炎的治疗效果有限。病初 48 小时内禁食，有助于缓解腹胀和腹痛。

2. 生长抑素及其类似物　胃肠黏膜 D 细胞合成的生长抑素可抑制胰泌素和缩胆囊素刺激的胰液基础分泌。

（四）控制炎症

1. 液体复苏　成功的液体复苏是早期控制 AP 引发全身炎症反应的关键措施之一。

2. 生长抑素　外源性补充生长抑素或生长抑素类似物奥曲肽不仅可抑制胰液的分泌，更重要的是有助于控制胰腺及全身炎症反应。对于轻症患者，可在起病初期予以生长抑素 250 μg/h 或奥曲肽 25 μg/h，持续静脉滴注共 3 天。对于 SAP 高危患者或 MSAP 患者，宜在起病后 48 小时内予以生长抑素 500 μg/h 或奥曲肽 50 μg/h，3～4 天后分别减量为 250 μg/h 或 25 μg/h，疗程 4～5 天，这不仅有助于预防 SAP 的发生，也可部分缓解 SAP。

3. 早期肠内营养　肠道是全身炎症反应的策源地，早期肠内营养有助于控制全身炎症反应。

（五）镇痛

多数患者在静脉滴注生长抑素或奥曲肽后，腹痛可得到明显缓解。对严重腹痛者，可肌内注射哌替啶止痛，每次 50～100 mg。由于吗啡可增加 Oddi 括约肌压力、胆碱能受体拮抗剂如阿托品可诱发或加重肠麻痹，故均不宜使用。

（六）急诊内镜治疗去除病因

对胆总管结石性梗阻、急性化脓性胆管炎、胆源性败血症等胆源性急性胰腺炎应尽早行内镜下 Oddi 括约肌切开术、取石术、放置鼻胆管引流等，既有助于降低胰管内高压，又可迅速控制胰腺炎症及感染。

（七）预防和抗感染

AP 本是化学性炎症，但在病程中极易感染，是病情向重症发展甚至死亡的重要原因之一。其感染源多来自肠道。预防胰腺感染可采取：①导泻及口服抗生素；②尽早恢复肠内营养，有助于受损的肠黏膜修复，减少细菌移位；③当胰腺坏死 >30% 时，胰腺感染风险增加，可预防性静脉给予亚胺培南或美罗培南 7～10 天，有助于减少坏死胰腺继发感染。

疑诊或确定胰腺感染时，应选择针对革兰阴性菌和厌氧菌的、能透过血胰屏障的抗生素，如碳青霉烯类、第三代头孢菌素 + 抗厌氧菌类、喹诺酮 + 抗厌氧菌类，疗程 7～14 天，抗生素选择推荐采用降阶梯策略。随着 AP 进展，胰腺感染细菌谱也相应变化，菌群多从单一菌和革兰阴性菌（大肠埃希菌为主）为主向多重菌和革兰阳性菌转变。此外，如疑有真菌感染，可经验性应用抗真菌药。

（八）早期肠内营养

旨在改善胃肠黏膜屏障，减轻炎症反应，防治细菌移位及胰腺感染。一般 AP 起病后获得及时、有效治疗，MAP 及 MSAP 患者可在病后 48 ~72 小时开始经口肠内营养。恢复饮食宜从易消化的少量碳水化合物食物开始，辅以消化酶，逐渐增加食量和少量蛋白质，直至恢复正常饮食。

（九）择期内镜、腹腔镜或手术去除病因

胆总管结石、胰腺分裂、胰管先天性狭窄、胆囊结石、慢性胰腺炎、壶腹周围癌、胰腺癌等多在 AP 恢复后择期手术，尽可能选用微创方式。

（十）胰腺局部并发症

1. 胰腺假性囊肿　<4 cm 的囊肿几乎均可自行吸收。>6 cm 者或多发囊肿则自行吸收的机会较小，在观察 6 ~8 周后，若无缩小和吸收的趋势，则需要引流。其方式包括：经皮穿刺引流、内镜引流、外科引流。

2. 胰腺脓肿的处理　在充分抗生素治疗后，脓肿不能吸收，可行腹腔引流或灌洗，如仍不能控制感染，应施行坏死组织清除和引流手术。

（十一）患者教育

1. 在急性胰腺炎早期，应告知患方患者存在的 SAP 高危因素及可能的不良预后。
2. 积极寻找 AP 病因，在病史采集、诊疗等方面取得患方配合，治疗性 ERCP 在 AP 诊疗中的重要作用。
3. 呼吸机或连续性血液净化的必要性，肠内营养的重要性及实施要点。
4. 对有局部并发症者，请患者出院后定期随访。

【预后】

轻症患者常在 1 周左右康复，不留后遗症。重症患者死亡率约为 15%，经积极抢救器官衰竭、幸免于死亡的患者多有胰腺假性囊肿、WON、胰腺脓肿和脾静脉栓塞等并发症，遗留不同程度胰腺功能不全。未去除病因的部分患者可经常复发 AP，反复炎症及纤维化可演变为慢性胰腺炎。

【预防】

积极治疗胆胰疾病，适度饮酒及进食，部分患者需严格戒酒。

案例 16 -3 分析 3

治疗方案：

1. 纠正水、电解质紊乱，支持治疗，防治局部及全身并发症；
2. 补液，维持血容量及水、电解质平衡；
3. 镇痛；
4. 抑制胰腺外分泌及胰酶抑制剂应用；
5. 血管活性药物应用；
6. 抗生素应用；
7. 营养支持；

8. 防治肠道功能衰竭；
9. 中医中药治疗；
10. 内镜或手术治疗。

（徐毅晖　陈　垦）

扫码"练一练"

扫码“学一学”

第十七章　泌尿系统疾病

第一节　泌尿系统疾病概论

泌尿系统由肾脏、输尿管、膀胱、尿道及有关的血管、神经等组成。肾脏不仅是人体主要的排泄器官，也是一个重要的内分泌器官，对维持机体内环境的稳定起重要作用。本章主要讨论内科范畴内常见的肾脏疾病。

【肾的生理功能】

（一）肾小球滤过功能

滤过功能是肾脏最重要的生理功能，是代谢产物排泄的主要形式，如血液中的代谢产物尿素、肌酐等，经肾小球滤过后以尿的形式排出体外。肾小球的滤过功能以肾小球滤过率（GFR）表示。成人静息状态下男性约 120 ml/（min · 1. 73m^2），女性约低 10%。GFR 还与年龄有关，40 岁之后 GFR 开始下降，每 10 年约减少 10%，80 岁之后将减少 40% 左右。影响 GFR 的因素主要取决于肾小球内毛细血管和肾小囊中的静水压、胶体渗透压和滤过系数（包括滤过膜的面积和毛细血管超滤分数）。

（二）肾小管重吸收和分泌功能

肾小球每日滤过的原尿可达 180 L，其中电解质成分与血浆相同。但正常人每日排出的尿量仅 1. 5 L 左右，原尿中 99% 以上的水和很多物质如葡萄糖、氨基酸 100% 被肾小管重吸收，而尿素氮、肌酐等仅小部分被重吸收或不吸收。肾小管和集合小管除了重吸收作用外，还有分泌作用，如通过分泌 H^+ 使尿液酸化。

（三）肾脏内分泌功能

肾脏不仅是激素作用的靶目标，而且它还合成、调节和分泌激素。肾脏分泌的激素可分为血管活性肽和非血管活性激素。前者作用于肾本身，参与肾的生理功能，主要调节肾的血流动力学和水盐代谢，包括肾素、血管紧张素、前列腺素、激肽释放酶 - 激肽系统、内皮素、利钠肽以及类花生酸类物质；后者作用于全身，包括 1α-羟化酶和促红细胞生成素等。肾脏对一些肽和蛋白质激素的清除和灭活起着重要的作用，如胰岛素、甲状旁腺素和胃泌素等。

【肾脏疾病的常用检查】

（一）尿液检查

1. 尿量变化　正常人 24 小时尿量为 1000 ~ 2000 ml。多尿指 24 小时尿量 > 2 500 ml，见于尿崩症、糖尿病及慢性肾衰早期；少尿指 24 小时尿量 < 400 ml 或尿量持续 < 17 ml/h；无尿指 24 小时尿量 < 100 ml 或 12 小时完全无尿。少尿或无尿可见于各种原因所致的急性肾衰。夜尿增多指夜间睡眠时尿量超过 750 ml 或大于日间尿量（正常日间与夜间尿量比值为 2∶1），见于慢性肾衰竭早期。

2. 尿色异常　正常尿液颜色来自尿色素，外观呈淡黄色透明。大量饮水后可呈无色透明，限水后颜色可加深。此外，药物、食用色素可使尿色异常（如服用利福平可排橘红色尿，食用色素可排蓝绿色尿），全身性疾病或泌尿系统疾病也可导致尿中出现异常成分而发生颜色改变（如脓尿、乳糜尿）。

3. 蛋白尿　每日尿蛋白量持续超过 150 mg 或尿蛋白/肌酐比率（PCR）>200 mg/g 称为蛋白尿。24 小时尿白蛋白排泄在 30～300 mg 为微量白蛋白尿，大于 300 mg/g 为临床蛋白尿。留取 24 小时尿液费时繁琐，尿液不易留全，且需要尿液防腐；而随机尿的检测容易受体位和运动等影响，故在选择检测方法和判断结果时需综合考虑。产生蛋白尿的原因很多，一般可分为生理性和病理性蛋白尿两大类。

（1）生理性蛋白尿　多为一过性，量较少，分为功能性蛋白尿和体位性蛋白尿。①功能性蛋白尿：泌尿系统无器质性病变，因剧烈运动、发热、寒冷、紧张或急性疾病（充血性心力衰竭）等应激状态所致的一过性、良性蛋白尿。②体位性蛋白尿：常出现于直立尤其脊柱前凸体位时出现蛋白尿，卧位时蛋白尿消失，多见于瘦高体型的青少年。

（2）病理性蛋白尿　多为持续性，量可多可少，分为以下五种。①肾小球性蛋白尿：当病变仅为肾小球基底膜电荷屏障破坏时，仅有白蛋白滤过，形成以白蛋白为主的中小分子蛋白尿，称为选择性蛋白尿；当病变加重时，肾小球基底膜机械屏障也受到破坏，更高分子量蛋白质（主要是 IgG）也滤出，尿中大分子蛋白均可见，称为非选择性蛋白尿。常见于肾小球肾炎、肾病综合征等原发性肾小球疾病及继发性肾小球损害性疾病，如糖尿病、高血压、系统性红斑狼疮等。②肾小管性蛋白尿：当肾小管受损或功能紊乱时，抑制了近端小管对正常滤过的蛋白质重吸收，导致小分子蛋白质从尿中排出增多（如 β_2 微球蛋白、溶菌酶等）。可见于肾间质性肾炎、慢性肾盂肾炎、肾移植后排斥反应等。尿蛋白总量一般 $<1\sim2$g/d。③溢出性蛋白尿：血中低分子量蛋白（如多发性骨髓瘤轻链蛋白、溶血致血红蛋白、挤压综合征致肌红蛋白等）异常增多，经肾小球滤过而不能被肾小管全部重吸收所致。④分泌性蛋白尿：肾小管分泌 IgA 增多，由尿中排泄所致的蛋白尿，见于肾小管－间质疾病。⑤组织性蛋白尿：因组织破坏后释放出胞质的各种酶及蛋白质，在肾小球滤液浓度超过肾小管重吸收阈值而自尿中排出，多见于肾和尿路肿瘤、感染。

4. 血尿　分为肉眼血尿和镜下血尿两种。1 L 尿含 1 ml 血即呈现肉眼血尿。离心后尿沉渣显微镜检查每高倍视野红细胞超过 3 个为镜下血尿。引起血尿的原因：①各种肾小球疾病引起的肾小球性血尿。②泌尿系统疾病：如结石、结核、肿瘤、尿路感染、血管病变、损伤、先天畸形等。③尿路邻近器官疾病：如急性阑尾炎、急或慢性盆腔炎、直肠癌、结肠癌、宫颈癌等。④全身性疾病：见于血液系统疾病、感染性疾病、风湿病、心血管疾病等。⑤药物与化学因素：见于磺胺类药（磺胺结晶损 伤肾小管）、汞剂、甘露醇、抗凝剂等的使用。⑥其他：如运动后血尿、“特发性血尿”、胡桃夹现象、特发性高尿钙症、腰痛血尿综合征等。

肾小球源性血尿有如下特点：为持续或发作性、无痛、全程性血尿；不含血块，但在 IgA 肾病、紫癜性肾炎、小血管炎、新月体肾小球肾炎等血尿特别突出的个别患者仍可见到。同时可伴大量蛋白、水肿等其他肾病症状。用相差显微镜观察尿红细胞多呈畸形；尿红细胞容积分布呈非对称曲线。依据这些特点可与非肾小球源性血尿相鉴别。

5. 管型尿　尿中管型的出现表示蛋白质在肾小管内凝固，其形成与蛋白尿的性质和浓度、尿液酸碱度以及尿量有密切关系。①红细胞管型：常见于肾小球肾炎急性活动期。

②白细胞管型：是急性肾盂肾炎的特征。③脂肪管型：主要见于肾病综合征。④上皮细胞管型：见于肾小管急性炎症或急性肾小管坏死。

6. **白细胞尿、脓尿和细菌尿** 新鲜离心尿液每个高倍镜视野白细胞超过5个或1小时新鲜尿液白细胞数超过40万或12小时尿中超过100万者称为白细胞尿。如白细胞蜕变成脓细胞则称脓尿。主要见于尿路感染。清洁外阴后无菌技术下采集的中段尿标本，如涂片每个高倍镜视野均可见细菌称为尿菌阳性，尿培养菌落计数超过10^5个/ml时，称为真性细菌尿，可诊断为尿路感染。

7. **排尿异常** 包括尿频、尿急、尿痛、排尿困难、尿潴留、尿失禁等。其中尿频、尿急、尿痛称为尿路刺激征，常见于尿路感染、尿道综合征、输尿管结石、膀胱肿瘤及环磷酰胺引起的出血性膀胱炎等。

（二）肾小球滤过率（GFR）

指肾在单位时间内清除血浆中某一物质的能力。测定肾小球滤过率的方法按准确性由高到低依次为菊粉清除率、同位素方法测定、内在肌酐清除率和血肌酐。菊粉清除率操作方法繁琐，无法常规在临床应用，主要用于实验室研究。同位素方法也由于价格昂贵，无法常规检查。血肌酐检测方法快速简便，但敏感性低，不能反映早期肾损害，常于肾小球滤过功能损害50%时才开始升高。同时，血肌酐浓度还受性别、年龄、肌肉量、蛋白质摄入量、某些药物（西咪替丁等）等的影响。故单纯以血肌酐反映GFR不够准确。通常以内生肌酐清除率（Ccr）测定肾小球滤过率，推算出肾每分钟能清除多少毫升血浆中的该物质，并以体表面积校正。临床上既往多采取留血、尿标本测定肌酐清除率的方法进行GFR的评估。正常值平均在100±10 ml/min左右，女性较男性略低。

（三）肾小管功能检测

近端肾小管功能检测包括尿糖检测、尿氨基酸、N-乙酰-D-氨基葡萄糖酶（NAG酶）和尿β_2微球蛋白等检测。远端小管功能检测主要有尿比重测定、尿渗量测定和尿浓缩稀释试验等。

（四）肾脏相关的免疫学检查

免疫球蛋白（Ig）共五种，分别是IgG、IgA、IgM、IgD和IgE。一般情况下，血中Ig不被肾小球基底膜滤过，尿中阴性。IgA肾病患者中，有30%～50%的患者出现血清IgA的升高，而肾病综合征患者由于尿中大量地丢失蛋白质，故血清IgG降低。补体C3在补体的经典途径和旁路途径激活中起作用，促进机体内免疫反应加速。补体C3降低常见于急性感染后肾小球肾炎、膜增生性肾小球肾炎和狼疮性肾炎等。抗中性粒细胞胞浆抗体（ANCA）是原发性系统性小血管炎的特异性的血清学诊断工具。抗肾小球基底膜抗体是针对肾小球基底膜（GBM）的自身抗体，可累及肾脏和肺的自身免疫系统性疾病。检测血清中抗GBM抗体是诊断Ⅰ型急进性肾小球肾炎和Goodpasture病的重要手段。

（五）影像学检查

包括超声、静脉尿路造影、CT、MRI、肾血管造影、放射性核素检查等。通过影像学检查可了解双肾大小、外形和位置；有无结石、肿瘤、结核、尿路畸形或梗阻；还可了解肾动脉、肾静脉有无狭窄和血栓形成等。

（六）肾脏病理学检查

肾脏病理学检查标本大多来自肾活检穿刺术。在无肾穿刺禁忌证时行肾穿刺活检，对明确肾脏疾病的诊断、指导治疗或判断预后具有重要意义。肾穿刺活检病理学检查一般包括光镜、免疫荧光、电镜检查，特殊检测需要通过特殊染色，如刚果红等。通过对肾小球、肾小管间质及肾血管病变的分析，并结合临床对疾病做出最后诊断。

【常见综合征】

肾脏疾病经常会引起一组临床症状、体征和实验室表现相似的综合征，识别患者属于哪一种综合征对疾病诊断和治疗很有帮助。

（一）肾病综合征

各种原因所致的大量蛋白尿（>3.5 g/d）、低白蛋白血症（<30 g/L），常伴有水肿和（或）高脂血症的临床综合征。大量蛋白尿和低白蛋白血症为诊断必需。

（二）肾炎综合征

以血尿、蛋白尿及高血压为特点的综合征。按病程及肾功能的改变，可分为急性肾炎综合征（指急性起病，病程不足一年者）、急进性肾炎综合征（指肾功能急性进行性恶化，于数周至数月内发展为少尿或无尿的肾衰竭者）和慢性肾炎综合征（指病程迁延一年以上）。

（三）无症状性血尿和（或）蛋白尿

是指轻、中度蛋白尿和（或）血尿，不伴有水肿、高血压等明显症状。常见于多种原发性肾小球疾病（如肾小球轻微病变、IgA 肾病等）和肾小管－间质病变。

（四）急性肾损伤（acute kidney injury，AKI）

各种原因引起的血肌酐在 48 小时内绝对值升高≥26.5 μmol/L 或已知或推测在 7 天内较基础值升高≥50% 或尿量 <0.5 ml/（kg · h），持续超过 6 小时，称为急性肾损伤。分为 5 个级：危险期（R）、损伤期（I）、衰竭期（F）、肾功能丧失期（L）、终末期肾病（E）。急性肾衰竭是 AKI 的严重阶段，临床表现为少尿、无尿、含氮代谢产物在血中潴留、水电解质及酸碱平衡紊乱等。

（五）慢性肾脏病（chronic kidney disease，CKD）

是指肾脏损伤或肾小球滤过率 <60 ml/（min · 1.73m^2），时间 >3 个月。慢性肾衰竭是慢性肾脏病的严重阶段，临床主要表现为消化系统症状、心血管并发症、贫血及肾性骨病等。

【治疗】

肾脏疾病依据其病因、发病机制、病变部位、病理诊断和功能诊断的不同，选择不同的治疗方案。其治疗原则包括去除诱因，避免服用肾毒性药物，生活方式改变，一般治疗（限制蛋白摄入，降脂，控制血糖、血压），抑制免疫及炎症反应，防治并发症，延缓肾脏疾病进展和肾脏替代治疗等。

（一）一般治疗

1. 饮食与营养　在 CKD 患者推荐减少蛋白质的摄入量，优质低蛋白摄入的代谢作用可降低尿素氮的产生，减少尿毒症毒素，相当于具抗炎及抗氧化作用，改善胰岛素抵抗。优质低蛋白饮食不仅有独立的减轻蛋白尿作用，结合补充必需氨基酸还有延缓慢性肾衰竭进展的效用。在饮食治疗方面，肾脏病患者如有高血压、水肿时还应注意减少盐（不超过

6 g/d）的摄入。

2. 避免加重肾损害的因素 CKD加重的可逆性危险因素有：①血容量异常：特别是低血容量（如休克、脱水和低血压）。②感染：泌尿系或者其他器官的感染。③肾毒性药物或者其他理化因素：NSAIDs、抗生素等药物。④泌尿道梗阻。⑤血压波动：特别是未控制的高血压。⑥电解质紊乱：低钙血症、高磷血症、低钾血症等。⑦未控制的基础疾病，特别是大量蛋白尿。⑧内分泌和代谢异常：高血糖、高血脂、高尿酸血症、肥胖、继发性甲状旁腺功能亢进症等。⑨不良生活方式：吸烟、嗜酒、过度劳累等。⑩肾血管疾病：肾动脉狭窄、深静脉血栓等。

（二）针对病因和发病机制的治疗

1. 针对免疫发病机制的治疗 大部分肾小球疾病是一种免疫介导的炎症性疾病，糖皮质激素、细胞毒药物等的应用常常可取得较好的疗效。其他各种细胞免疫抑制剂，如环孢素、他克莫司和麦考酚吗乙酯（霉酚酸酯）等被应用于临床，由于其通过影响细胞内信号转导旁路等途径选择性抑制T辅助细胞及T细胞毒效应细胞，除用于肾移植预防排斥治疗外也被用于难治性肾小球病的治疗。某些血液净化治疗（如免疫吸附、血浆置换等）能有效清除体内自身抗体和抗原－抗体复合物，可用于治疗危重的免疫相关性肾病，尤其是重症狼疮性肾炎和血管炎相关性肾损害等。

2. 免疫发病机制的治疗 高血压、高血脂、高血糖、高尿酸血症、蛋白尿等非免疫因素在肾脏病的发生和发展过程中起重要作用，针对这些因素的干预治疗是保护肾脏功能的重要措施。尤其是血管紧张素转换酶抑制剂（ACEI）或血管紧张素Ⅱ受体拮抗剂（ARB）是一线基础用药，既可以抑制肾内过度激活的肾素－血管紧张素系统，降低系统血压，又能够降低肾小球内压力，从而减少尿蛋白的排泄。此外，控制血糖、尿酸、调节血脂水平也是肾脏治疗的综合措施。

3. 并发症的防治 在肾脏疾病的进展过程中可出现多种并发症，其中心脑血管疾病是CKD的重要死亡原因。

4. 支持治疗 红细胞生成素、活性维生素 D_3 等的广泛应用已使慢性肾衰患者的症状和生活质量有明显的改善。他汀类调节血脂药物的降脂治疗和抗凝治疗，在肾脏疾病中也显示了一些独特的治疗作用。

（三）肾脏替代治疗

适用于尿毒症终末期（慢性肾脏病5期）患者。肾脏替代治疗包括血液净化和肾脏移植。

1. 血液透析（简称血透） 患者血液通过非生物半透膜与透析液进行广泛物质交换，以达到清除体内过多水分和尿毒症毒素的目的。对计划血液透析的患者，拟造瘘侧手臂静脉应尽量避免穿刺，预估透析时间点提前3个月到半年建立自体内瘘。

2. 腹膜透析（简称腹透） 是利用腹膜作为透析膜，使腹膜毛细血管的血液与腹膜内透析液进行交换，以达到清除体内潴留的水分和毒素的目的。计划腹膜透析的患者可在腹膜透析开始前2～4周手术置管。

3. 肾移植 成功的肾移植可以恢复肾脏的全部功能。肾移植后需要长期使用免疫抑制剂防止排斥反应，常用的药物有糖皮质激素、环孢素、硫唑嘌呤和（或）麦考酚吗乙酯等。

【进展和展望】

1. 慢性肾脏病流行病学研究 我国CKD的患病率为10%～13%，已经成为继肿瘤、心脑血管疾病、糖尿病之后威胁人类健康的重要疾病，是全球性重要的公共卫生问题之一。最近的横断面研究初步估算我国现有成年 CKD 患者约 1.2 亿，南方地区偏高，约为 12.1%；高原地区藏族成年人群高达 19.1%。这揭示了我国慢性肾脏病的现状，发现不同地区 CKD 患病率及危险因素，对指导慢性肾脏病的早期综合防治有重要意义。

2. 肾脏病的基础研究进展　肾脏病学通过众多生物分子医学的研究取得了很大的进展。分子细胞生物学及重组 DNA 技术在肾脏疾病的研究中应用已很普遍。肾脏疾病的发病机制涉及免疫、肿瘤、炎症、异常代谢、细胞毒损伤以及其他途径的损伤，研究寻找致病通路中有关的分子标志以及分析有关候选基因也有不少的新认识，其中有的已成为各种干预治疗的目标。

肾脏疾病免疫发病机制认识逐步深入。在各种肾小球疾病的发展过程中，在多种损伤因子的作用下，肾脏内炎症、单核或巨噬细胞浸润，各种趋化和黏附分子释放，细胞损伤、凋亡和增生，特别是足细胞的损伤、凋亡和转分化，引起大量蛋白尿，最后导致纤维化和肾小球硬化，是肾小球疾病发展、恶化、肾功能丧失的共同途径。

就慢性肾脏病进展、CRF 的发病机制，历年来先后提出“尿毒症毒素学说”“完整肾单位学说”“矫枉失衡学说”“肾小球高滤过学说”“脂质代谢紊乱学说”“肾小管高代谢学说”等。近十余年来，随着分子生物学的飞速发展及其在肾脏病领域的应用，新的学说不断涌现，特别是逐渐认识了各种生长因子和血管活性物质在 CRF 进展中的作用。最近，有学者又提出了“蛋白尿学说”“慢性酸中毒学说”以及高蛋白饮食、肾内低氧对肾功能的影响等，对于了解肾小球疾病如何引起肾小管、间质损害，肾小管、间质损害又如何加重肾小球疾病的认识又具有重要意义。

进展机制，提示了可能的防治方法：针对发病机制包括细胞因子、生长因子、趋炎性因子，异常代谢，异常血流动力学；针对发病症状治疗，临床有实践意义的合理的降低血压，彻底的减少蛋白尿，以及低蛋白饮食，使用他汀类的药物。除此以外使用醛固酮抑制剂，PPAR-γ 激动剂，维 A 酸、合理纠正代谢性酸中毒、干细胞移植以及中药等可能为进一步延缓进展方面的新策略。

3. 肾脏疾病循证医学和转化研究　目前肾脏病领域很多治疗手段仍然停留在经验性治疗阶段。开展精心设计、严谨实施、前瞻性多中心随机对照研究是我们面临的重要任务。

第二节　肾小球肾炎

扫码“学一学”

一、急性肾小球肾炎

案例 17-1

男性，14 岁，学生，颜面水肿 3 天。

3 天前早晨起床时被父母发现颜面轻度水肿，未重视。近 2 天水肿加重，以双眼睑水肿明显，伴轻度头痛、胸闷。遂在母亲陪同下就诊。门诊查尿蛋白（+），红细胞（+++），随即收入院。既往体健，无肾脏病史，10 天前因扁桃体炎自服“阿莫西林”4 天。

体格检查：T 36.5℃，BP 145/95 mmHg，神志清醒，皮肤无黄染，颜面水肿，无贫血面容，咽部充血，扁桃体Ⅱ度肿大，心肺听诊无异常，腹软，无压痛及反跳痛，肝、脾未触及，双肾区轻度叩痛，双下肢无水肿。

实验室及其他检查：血常规 WBC 7.7×10^{9}/L，RBC 4.5×10^{12}/L，Hb 123 g/L；尿常规示蛋白（+），红细胞（+++）/高倍视野；血清补体 C3 0.52 g/L，ASO 450U/ml；肾功能检查：BUN 6.1 mmol/L，SCr 103.7μmol/L。双肾 B 超示：肾体积轻度增大，呈弥漫性病变。

问题：

1. 该病例的主要症状是什么？
2. 最可能的诊断是什么？
3. 请列出治疗方案。

急性肾小球肾炎（acute glomerulonenephritis，AGN）简称急性肾炎，临床以急性肾炎综合征为主要表现，包括血尿、蛋白尿、高血压、水肿，可伴有一过性肾功能损害。多见于链球菌感染后，而其他的病原微生物如细菌、病毒及寄生虫感染也可致本病。

本病多为β-溶血性链球菌 A 族中的“致肾炎菌株”感染后所致。发病机制为该菌引发呼吸道感染、皮肤感染或猩红热后，机体免疫异常，诱发肾小球炎症导致肾脏损伤所致。

急性期肾脏的体积较正常增大，病理类型为弥漫性毛细血管内增生性肾小球肾炎，以肾小球内系膜细胞和内皮细胞增生为主。

【临床表现】

多见于儿童，发病前 1~3 周常有前驱感染。急性肾炎起病急，患者病情轻重不一。

1. 尿检异常 几乎所有患者均有血尿，常为起病的第一个症状，轻者仅为镜下血尿，重者出现肉眼血尿。常伴有轻、中度的蛋白尿，少于 20% 的患者出现大量蛋白尿（3.5g/d 以上）。大部分患者尿蛋白于数日至数周内转阴。

2. 水肿 亦常为起病早期症状。典型表现为晨起眼睑、颜面浮肿，严重者可以波及全身。水肿的主要原因为水钠潴留，大部分患者水肿于 2 周左右消退。

3. 高血压 80% 患者会出现轻、中度高血压，重度高血压偶见。其原因为水钠潴留及血容量扩张。高血压的脑部并发症包括头痛、癫痫、精神状态改变及视力改变，发生于 30%~35% 的儿童患者。高血压持续时间不长，多在 2 周内逐渐下降。

4. 肾功能异常 部分患者在起病早期可因肾小球滤过率下降，尿量减少而出现一过性氮质血症，血肌酐及尿素氮轻度升高。极少数患者病情严重出现急性肾衰竭。

5. 贫血 由于水容量增多导致血液稀释，患者可出现贫血，个别病例可出现重度贫血。也有报道贫血是由于自身免疫性溶血性贫血所致。

6. 并发症 主要有心力衰竭、高血压脑病和急性肾衰竭。

案例 17-1 分析 1

该病例的主要症状为：急性扁桃体炎后 10 天，患者出现急性肾炎综合征（突发血尿、蛋白尿、高血压及水肿）。BP 145/95 mmHg，颜面、眼睑水肿，咽部充血，扁桃体Ⅱ度肿大，双肾区轻度叩痛。

【辅助检查】

1. **尿液检查**　除红细胞增多及蛋白尿外，还可见白细胞和上皮细胞，红细胞管型、颗粒管型等。红细胞管型提示肾小球有出血渗出性炎症，是急性肾炎的重要特点。

2. **血液检查**　血常规可见轻度贫血，白细胞计数可升高或正常。为正细胞性贫血。血沉在急性期常加快。血清白蛋白浓度可因血液稀释而轻度下降。肾功能受损时出现血肌酐及尿素氮升高。早期血清 C3 及总补体下降，8 周内恢复正常，是急性肾炎的重要特征。部分患者循环免疫复合物在急性期上升。

3. **病灶细菌学及血清学检查**　早期作咽部或皮肤感染灶细菌培养，约 25% 病例可获得阳性结果。于链球菌感染后 3 周，抗链球菌溶血素 O 抗体（ASO）滴度上升，3 ~5 周达高峰，后渐下降。

4. **肾脏形态学检查**　B 超提示肾脏正常或者轻度增大。

案例 17 –1 分析 2

患者尿常规示蛋白（+），红细胞（+++）；血清补体 C3 0.52 g/L，ASO 450U/ml；双肾略大，呈弥漫性病变。

【诊断和鉴别诊断】

急性肾炎的诊断依据包括：①起病前 1 ~3 周有链球菌前驱感染；②临床出现水肿、高血压、血尿；③尿检有红细胞、蛋白和管型；④血清补体 C3 降低，伴或不伴有 ASO 升高；⑤尿中 FDP 含量增高等。一般来说诊断此病不困难，但个别患者以急性充血性心力衰竭或者高血压脑病起病，或只有轻微水肿及高血压，或无尿常规改变。对于诊断有困难者，应及时做肾活检明确诊断。本病需与系膜增生性肾小球肾炎、膜增生性肾小球肾炎、急进性肾小球肾炎、IgA 肾病、其他病原微生物感染后肾小球肾炎、狼疮性肾炎等全身性疾病引起的继发性肾脏损害相鉴别。

案例 17 –1 分析 3

1. 14 岁男性。

2. 病史特点：前驱感染 10 天后出现急性肾炎综合征。既往无肾脏病史。

3. BP 145/95 mmHg，颜面、眼睑水肿，咽部充血，扁桃体Ⅱ度肿大，双肾区轻度叩痛。

4. 尿常规示红细胞（+++）/高倍视野，蛋白（+）；血清补体 C3 0.52 g/L，ASO 450U/ml；双肾略大，呈弥漫性病变。

临床诊断：急性肾小球肾炎

【治疗】

治疗以休息和对症支持治疗为主，同时防治并发症和保护肾功能。本病为自限性疾病，不宜用糖皮质激素和细胞毒药物治疗。

1. 一般治疗 急性期应卧床休息2～3周。待肉眼血尿消失、血压恢复、水肿消退即可逐步增加室内活动量。3个月内避免剧烈运动。明显少尿、严重水肿及高血压者应限制水钠摄入。有氮质血症者适当限制蛋白质的摄入。

2. 治疗感染灶 有感染者可选用无肾毒性抗生素治疗，多用青霉素。反复发作的扁桃体炎可于病情稳定后行扁桃体摘除术。

3. 对症治疗 包括利尿消肿、降压和防治心脑血管并发症。凡经过控制水、盐后仍尿少、水肿、高血压者均应给予利尿药。常用噻嗪类利尿药，无效时可予髓袢利尿药。凡经过休息、限水盐、利尿而血压仍高者应给予降压药。常选用钙通道阻滞剂。

4. 透析治疗 发生急性肾衰竭有透析指征者应及时行透析治疗。由于本病具有自愈倾向，肾功能可逐渐恢复，一般不需长期维持透析。

案例17－1分析4

治疗方案：

1. 一般治疗 卧床休息，低盐饮食（每日控制在3g以下）。

2. 药物治疗

（1）青霉素：80万单位肌注，每日2次，疗程2周。

（2）呋塞米：20 mg每日2次，水肿消退后即停止使用。

（3）经低盐饮食及利尿后血压仍未恢复者可给予“拜新同”30 mg，每日1次，并根据血压动态变化调整服用降压药时间、剂量及种类。

【预后】

本病为自限性疾病，多数患者预后良好。但老年人、持续高血压、大量蛋白尿或肾功能不全者预后较差。

二、慢性肾小球肾炎

案例17－2

男性，35岁，农民。反复双下肢浮肿1年多，加重1周。

1年多前“感冒”后出现乏力，双下肢轻度浮肿，当地医院查尿蛋白（＋），红细胞（＋），经治疗（具体不详）好转，后水肿又反复出现2次，均劳累或“感冒”后发作，不规则治疗。1周前“感冒”后水肿加重，伴头晕、视物模糊。在外院检查发现尿常规检查异常，血压155/100 mmHg。后到我院门诊复查尿常规示蛋白（＋＋），红细胞（＋＋）。既往无糖尿病及肝炎病史，病程中无发热、皮疹、关节痛等症状。

体格检查：T 36.3℃，BP 155/100 mmHg，神志清醒，皮肤无黄染及皮疹，面部及眼睑无水肿，咽部无充血，扁桃体无肿大，心界不太，心音正常，无杂音，肺听诊无异常，腹软，无压痛及反跳痛，肝、脾未触及，双肾区无叩痛，双下肢轻度凹陷性水肿。

实验室及其他检查：血常规 WBC 5.5×10^9/L，RBC 4.4×10^{12}/L，Hb 122 g/L；尿常规示：蛋白（++），红细胞（++）；24 小时尿蛋白定量 1.86g；血清补体 C3 0.97 g/L，ASO 30U/ml；HBsAg（-）；ANA（-）；SM（-）；ds-DNA（-）；肾功能检查：BUN 5.1 mmol/L，SCr 103.7 μmol/L。双肾 B 超示体积正常，呈弥漫性病变。

问题：

1. 该病例诊断是什么？
2. 慢性肾小球肾炎主要应与哪些疾病相鉴别？
3. 慢性肾小球肾炎的治疗原则是什么？

慢性肾小球肾炎（chronic glomerulonephritis）简称慢性肾炎，以蛋白尿、血尿、水肿和高血压为基本临床表现，起病方式各有不同，病变慢性进展，可有不同程度的肾功能减退，最终将发展为慢性肾衰竭。

慢性肾炎的病因尚不完全清楚，仅有少数由急性肾炎发展而来，其发病机制主要与免疫介导的炎症有关，还与高血压、大量蛋白尿、高脂血症等非免疫因素有关。

慢性肾炎病理类型主要有系膜增生性肾小球肾炎（包括 IgA 肾病和非 IgA 系膜增生性肾小球肾炎）、系膜毛细血管性肾小球肾炎、膜性肾病及局灶性节段性肾小球硬化等。随着病变发展上述各型均可转化为肾小球硬化。晚期肾体积缩小，可进展为硬化性肾小球肾炎。

【临床表现】

本病以青、中年男性多见，多数起病缓慢、隐匿。临床表现个体差异大，以蛋白尿、血尿、水肿及高血压为基本临床表现。早期可有乏力、疲倦、腰部酸痛、纳差，水肿时有时无，病情时轻时重。肾功能正常或轻度受损，随着病情的发展，多数患者有中等以上程度的高血压，可伴眼底改变。如血压控制不好，则肾功能恶化较快，最终发展至肾衰竭尿毒症期。

慢性肾炎患者可因感染、过度劳累、用肾毒性药物后病情急骤恶化，经及时去除诱因和适当治疗后病情可以有一定程度缓解，但也可能因此进入不可逆慢性肾衰竭。

案例 17-2 分析 1

该患者反复出现水肿、血尿、蛋白尿及血压升高，病史超过 1 年。既往无糖尿病及肝炎病史，病程中无发热、皮疹、关节痛等症状。PE：BP 155/100 mmHg，咽部无充血，扁桃体无肿大，双下肢轻度凹陷性水肿。

【辅助检查】

1. **尿液检查**　早期表现为轻度的蛋白尿和（或）血尿，可有红细胞管型，部分患者可出现大量蛋白尿（蛋白定量大于 3.5 g/24 h）。
2. **血常规检查**　早期正常或有轻度贫血，白细胞和血小板多正常。
3. **肾功能检查**　早期肾功能正常，随着病情进展，出现血清肌酐及尿素氮升高。
4. **腹部超声**　早期肾脏大小正常，晚期可出现双侧肾脏对称性缩小，皮质变薄。

案例 17-2 分析 2

血常规 WBC $5.5\times10^{9}/L$，RBC $4.4\times10^{12}/L$，Hb 122 g/L；尿常规示蛋白（++），红细胞（++）；24 小时尿蛋白定量 1.86g；血清补体 C3 0.97 g/L，ASO 30U/ml；HBsAg（-）；ANA（-）；SM（-）；ds-DNA（-）；肾功能检查：BUN 5.1 mmol/L，SCr 103.7 μmol/L。双肾 B 超示体积正常，呈弥漫性病变。

【诊断和鉴别诊断】

患者尿检异常（蛋白尿、血尿），伴或不伴水肿及高血压病史达 3 个月以上，无论有无肾功能损害均应考虑此病，在除外继发性肾小球肾炎及遗传性肾小球肾炎后，临床上可诊断为慢性肾炎。以急性肾炎综合征表现急性发作时，易误为急性肾炎；以高血压为突出表现时，易误为原发性高血压。本病还应与慢性肾盂肾炎、狼疮性肾炎、糖尿病肾病、Alport 综合征、隐匿性肾小球肾炎相鉴别。

案例 17-2 分析 3

1. 男性，37 岁。

2. 反复出现水肿、血尿、蛋白尿及血压升高，病史超过 1 年。PE：BP 155/100 mmHg，咽部无充血，扁桃体无肿大，双下肢轻度凹陷性水肿。

3. 实验室及其他检查：血常规 RBC $4.4\times10^{12}/L$，Hb122 g/L；尿常规示蛋白（++），红细胞（++）；24 小时尿蛋白定量 1.86g；血清补体 C3 0.97 g/L，ASO 30U/ml；HBsAg（-）；ANA（-）；SM（-）；ds-DNA（-）；肾功能检查：BUN 5.1 mmol/L，SCr 103.7 μmol/L。双肾 B 超示体积正常，呈弥漫性病变。

临床诊断：慢性肾小球肾炎

【治疗】

原则应以防治或延缓肾功能恶化、改善或缓解临床症状及防治严重合并症为主要目的，而不以消除血尿或蛋白尿为目标。

1. 限制蛋白及磷的摄入 氮质血症患者应给予优质低蛋白饮食（每日 0.6～1.0g/kg），控制饮食中磷的摄入，并补充必需氨基酸或α-酮酸。

2. 积极控制高血压和减少尿蛋白 高血压是加速肾小球硬化、促进肾功能恶化的重要因素，积极控制高血压是保护肾功能最重要的手段。治疗原则：①血压控制的理想目标：蛋白尿≥1g/d，血压应控制在 125/75 mmHg 以下；蛋白尿＜1g/d，血压控制在 130/80 mmHg 以下。②选择能延缓肾功能恶化、具有肾脏保护作用的降压药物。

血管紧张素转换酶抑制剂（ACEI）和血管紧张素Ⅱ受体拮抗剂（ARB）不仅通过降低全身高血压保护肾脏，还可通过减少尿蛋白排泄、降低肾小球内“三高”（高内压、高灌注及高滤过）及影响肾脏细胞外基质的合成和降解等途径延缓肾衰竭的进展，故作为慢性肾炎患者控制高血压的首选药物。其他降压药物如钙通道阻滞剂、β 受体拮抗剂、α 受体拮抗剂及血管扩张药等也可选用。血压控制不佳时可联合应用不同类型降压药。

3. **糖皮质激素和细胞毒药物**　一般不主张积极应用，但如果肾功能正常或仅轻度受损，病理类型较轻，而且蛋白尿较多，无禁忌证可试用，但无效者则应及时逐步撤去。

4. **对症治疗**　防治感染，防止水、电解质和酸碱平衡紊乱，避免劳累及使用有肾毒性药物，对延缓病情进展具有重要意义。

案例 17－2 分析 4

1. **一般治疗**　低盐（每日控制在3g 以下）低脂饮食。

2. **药物治疗**

（1）控制高血压：依那普利5 mg，每日 2 次，并根据血压动态变化调整降压药时间、剂量及种类。

（2）中医中药治疗：百令胶囊 4 粒，每天 3 次。

（3）建议患者肾活检，明确病理类型，以制订治疗措施。

【预后】

慢性肾炎病情迁延，病变为缓慢进展，最终进展至慢性肾衰竭。病变进展速度个体差异较大，主要取决于肾脏病理类型和严重程度、是否采取有效的延缓肾功能进展的措施、治疗是否恰当及是否避免各种危险因素。

第三节　尿路感染

扫码“学一学”

案例 17－3

患者，女性，28 岁，已婚。尿频、尿急、尿痛 2 天。

患者 2 天前无明显诱因出现尿急、尿频、尿痛，小便每小时 3～4 次，每次尿量 50 ml 左右，排尿灼热疼痛感明显，无发热、腰痛。患者无糖尿病、结核病等病史。

体格检查：BP 125/80 mmHg，体温 36.8℃；神志清楚，双睑无浮肿；心肺正常；腹软，耻骨联合上方压痛（＋），上中输尿管点无压痛，肝脾肋下未触及，腹部移动性浊音（－）；双肾区无叩击痛；双下肢无水肿。

实验室及其他检查：尿常规：蛋白微量，隐血（＋＋＋）。尿沉渣镜检：RBC（＋）/HP。WBC（＋＋＋）/HP。血常规：WBC 7.5×10^9/L，N 0.75。尿涂片镜检细菌 30 个/ HP。

思考：

1. 该病例的最可能的诊断是什么？

2. 本病的治疗原则有哪些？

尿路感染（urinary tract infection，UTI）简称尿感，是指各种病原微生物在泌尿系统生长繁殖所致的尿路急、慢性炎症反应。分为上尿路感染（主要为肾盂肾炎）和下尿路感染（主要为膀胱炎）。本节主要介绍细菌感染引起的尿感。

真菌、支原体、衣原体和病毒等微生物均可引起尿路感染。临床上，引起尿路感染最常见的致病菌为肠道革兰阴性杆菌，其中大肠埃希菌占75%～90%，其次是克雷伯杆菌、变形杆菌、柠檬酸杆菌属等。少数尿路感染由革兰阳性细菌引起，主要为粪链球菌和葡萄球菌。尿感的致病菌多为一种，偶为两种以上细菌混合感染。

约95%的尿感由上行感染引起，即细菌沿尿道上行至膀胱、输尿管及肾脏导致感染。性生活、尿流不畅、尿道插管及器械检查等因素均可导致上行感染。此外，临床上还可见血行感染、直接感染及淋巴道感染。入侵的细菌是否引起尿感与机体的防御功能及细菌的致病力有关。当各种原因使机体的防御力下降时可引起尿感，常见的易感因素有尿路梗阻（结石、前列腺肥大等）、泌尿系统畸形和结构异常（发育不良、膀胱－输尿管反流等）、器械使用（导尿、膀胱镜检查等）、机体抵抗力下降（恶性肿瘤晚期、严重糖尿病等）、慢性肾脏病及代谢性疾病等。

【临床表现】

1. 膀胱炎 约占尿路感染60%以上。典型的临床表现为膀胱刺激征（尿急、尿频、尿痛），一般无全身感染症状及腰痛。尿常规检查可见白细胞尿、脓尿，部分有血尿。尿细菌培养阳性。致病菌多为大肠埃希菌，占75%以上。

2. 急性肾盂肾炎 起病急骤，常有腰痛、肋脊角压痛和（或）叩痛，以及全身感染症状如发热、寒战、头痛、全身乏力、恶心、呕吐等。多有尿频、尿急、尿痛、下腹部不适等膀胱刺激征。伴脓尿、血尿及管型尿。部分患者出现革兰阴性杆菌菌血症。

3. 慢性肾盂肾炎 临床表现个体差异大，症状反复发作。可有低热、乏力、贫血、高血压、夜尿多及肾功能减退等一种或几种症状出现。急性发作时如急性肾盂肾炎，有明显的膀胱刺激征及全身感染症状。病情持续可发展为慢性肾衰竭。

4. 无症状性细菌尿 是一种隐匿型尿路感染。患者有细菌尿，但无任何尿路感染症状。多见于老年人及孕妇。致病菌多为大肠埃希菌，患者可长期无症状，尿常规无明显异常或者白细胞增加，但尿培养有真性菌尿。

5. 导管相关性尿路感染 指留置导尿管或先前48小时内留置导尿管发生的感染。最有效的减少导管相关性感染的方式是避免不必要的导尿管留置，并尽早拔出导尿管。

6. 并发症 可出现肾乳头坏死、肾周围脓肿、败血症、肾结石和尿路梗阻等并发症。

案例17－3分析1

该患者为青年已婚妇女，尿频、尿急、尿痛；体温36.8℃，耻骨联合上方压痛（+），上中输尿管点压痛（－），双肾区无叩击痛。

【辅助检查】

1. 尿常规检查 尿沉渣白细胞显著增加是尿路感染的敏感指标。白细胞管型有助于诊断急性肾盂肾炎。尿蛋白常为微量或阴性。部分患者可有镜下血尿或肉眼血尿。

2. 尿细菌学检查 尿路感染诊断的确立主要依靠尿细菌学检查。①标本可取自中段尿、导尿和膀胱穿刺尿。中段尿和导尿均难以避免污染，故需做细菌培养并做菌量计数结果才可靠。膀胱穿刺尿做细菌定性培养是诊断尿感的金标准。②尿细菌定量培养：尿含菌量≥10^5/ml 为有意义的细菌尿，常为尿路感染；10^4 ~ 10^5/ml 为可疑阳性，需复查；<10^4/ml则为污染。如果 2 次中段尿培养均≥10^5/ml，且为同一菌株，可以诊断尿路感染。③尿沉渣镜检细菌：高倍镜下清洁中段尿的沉渣如平均每个视野细菌数≥20 个，即有意义。④尿涂片镜检细菌：是一种快速诊断有意义细菌尿的方法。采用未经沉淀清洁中段尿一滴，涂片后在显微镜下找细菌，如平均每个视野≥1 个细菌，即为有意义的细菌尿。

3. 其他实验检查　急性肾盂肾炎可有外周血白细胞总数增加，中性粒细胞增加和核左移。血沉可加快。慢性肾盂肾炎功能受损时可出现肾小球滤过率下降，血肌酐升高等。

4. 影像学检查　急性期的尿路感染一般不进行静脉肾盂造影（IVP）检查，可做 B 超以排除结石和梗阻。IVP 的适应证为：①再发的尿感；②复杂性尿感；③有肾盂肾炎的临床证据（女性反复发作，男性首次出现）；④少见细菌导致的感染、幼童反复发作肾盂肾炎等。对于反复发作的尿路感染或急性感染治疗 7 ~ 10 天后无效的女性，应行影像学检查。男性患者无论是首发还是复发，在排除前列腺炎或者前列腺肥大之后，均应行尿路影像学检查以排除尿路解剖和功能上的异常。

案例 17 – 3 分析 2

尿常规：蛋白微量，隐血（+ + +）。尿沉渣镜检：RBC（+）/HP，WBC（+ + +）/HP。血常规：WBC 7.5 × 10^9/L，N 0.75。尿涂片镜检细菌 30 个/ HP。

【诊断和鉴别诊断】

本病的确诊依靠尿细菌学检查。凡是有真性细菌尿者，均可诊断为尿感。真件细菌尿指：①在排除假阳性的前提下，清洁中段尿细菌定量培养≥10^5/ml；如无临床症状，则要求两次细菌培养均为有意义的细菌尿，且为同一菌种。②膀胱穿刺尿细菌定性培养有细菌生长。但女性有明显尿路刺激征，尿白细胞增多，尿细菌定量培养≥10^2/ml，且为常见致病菌则可拟诊为尿感。肾盂肾炎持续不愈超过半年，同时伴下列情况之一者，可诊断为慢性肾盂肾炎：①IVP 示肾盂肾盏变形、缩窄；②肾外形凹凸不平，且两肾大小不等；③肾小管功能有持续性损害。

临床上还应要鉴别上、下尿路感染，主要鉴别方法为：①尿抗体包裹细菌检查阳性者多为肾盂肾炎，阴性多为膀胱炎。②膀胱灭菌后尿标本细菌培养阳性多为肾盂肾炎，阴性为膀胱炎。③有全身感染中毒症状伴腰痛、肾区叩击痛或尿中有白细胞管型者多为肾盂肾炎，否则为膀胱炎。④先给 3 天抗菌治疗，如能治愈则常为膀胱炎，如复发，则多为肾盂肾炎。⑤尿 β_2 微球蛋白或尿溶菌酶阳性者多为肾盂肾炎。

有典型临床表现及尿细菌学检查阳性者，诊断不难，但不典型病例易误诊，应与肾结核、慢性肾炎、尿道综合征等疾病相鉴别。

案例 17 – 3 分析 3

1. 该患者为青年已婚女性。
2. 病史特点：以尿频、尿急、尿痛为主要表现。

3. PE：耻骨联合上方压痛（+），上中输尿管点压痛（-），双肾区无叩击痛。

4. 尿常规：蛋白微量，隐血（+++）；尿沉渣镜检：RBC（+）/HP，WBC（+++）/HP；血常规：WBC 7.5×10^9/L，N 0.75；尿涂片镜检细菌30个/HP。

临床诊断：急性膀胱炎。

【治疗】

症状明显时应卧床休息；多饮水以增加尿量；予以富含维生素饮食；高热者予以补液。

1. 抗感染治疗 尿路感染使用抗生素的原则：①选用对致病菌敏感的药物，在获得细菌学检查或药敏结果前，选用针对革兰阴性杆菌的抗生素；②抗生素在尿和肾脏内的浓度要高；③选用对肾脏损害和不良反应较小的药物；④严重感染、混合感染和治疗无效时应联合用药；⑤应根据尿感的部位、是否存在复杂尿感的因素选择抗生素的种类、剂量及疗程。

（1）急性膀胱炎 可采用单剂量一次或三天疗法。三天疗法效果优于单剂量疗法。

（2）急性肾盂肾炎 初发急性肾盂肾炎，全身中毒症状不明显，无尿培养和药敏结果前，可选用喹诺酮类药物，疗程7～14天。如72小时仍未见效，则按药敏结果更换抗菌药物。严重感染有明显全身中毒症状者需要静脉给药，可选用喹诺酮类、氨基糖苷类或头孢类抗生素等。静脉用药至患者退热72小时后，可改口服有效抗菌药物，疗程2周。

（3）慢性肾盂肾炎 首要的是寻找并排除发病易感因素。抗生素治疗原则为：①常需两种抗生素联合使用，必要时中西医结合治疗；②疗程宜适当延长，必要时几组药物轮换应用；③急性发作期用药同急性肾盂肾炎。

（4）无症状性细菌尿 妇女无症状性细菌尿不予治疗；但妊娠妇女的无症状性细菌尿必须治疗。学龄前儿童的无症状性细菌尿需要治疗。老年人无症状性细菌尿不予治疗。

2. 疗效评定

治愈：症状消失，尿菌阴性，疗程结束后2周、6周后复查尿菌仍阴性。治疗失败：治疗后尿菌仍阳性或治疗后尿菌阴性，但2周或者6周复查尿菌转化为阳性，且为同一菌株。

案例17-3分析4

1. 一般治疗 鼓励患者多饮水，勤排尿，注意休息，给予易消化、高热量和富含维生素的饮食。

2. 药物治疗

（1）取清洁中段尿做细菌定量培养及药敏试验。

（2）在未有药敏结果时，可选用尿中浓度高的广谱抗生素，如盐酸左氧氟沙星0.2g，2次/天，口服3天。

（3）依据尿细菌定量培养及药敏试验选择用药，并根据病情调整用药方式和时间。

【预防】

1. 多饮水，勤排尿是最有效的预防方法。

2. 注意会阴部清洁。

3. 尽量避免尿路器械的使用，必须应用时严格无菌操作。

4. 如必须留置导尿管，前 3 天应给予抗生素可延迟尿感的发生。

5. 与性生活有关的尿路感染，应于性交后立即排尿，并口服一次常用抗生素。

（刘华锋）

扫码“练一练”

第十八章　造血系统疾病

第一节　造血系统疾病概论

扫码“学一学”

造血系统包括血液及造血组织。血液由执行不同生理功能的血细胞和血浆成分构成；造血组织指骨髓、肝脏、脾脏、淋巴结、胸腺，胚胎，出生前的主要造血组织为胎儿肝脏，出生后主要为骨髓。当骨髓储备能力减弱或缺乏时，骨髓外的器官如肝、脾淋巴结参与造血，即髓外造血。血液细胞和免疫细胞均起源于共同的骨髓内造血干细胞（hematopoietic stem cell，HSC）。HSC 具有自我更新和多向分化两大特征。血细胞生成尚需造血微环境及正负造血调控因子。造血微环境指造血组织中的微血管系统、神经成分、网状细胞、基质及其他结缔组织。正调控因子指可刺激各类造血祖细胞增殖的因子，如促红细胞生成素（erythropoietin）、粒系集落刺激因子（granulocyte colony stimulating factor，G-CSF）、巨核系集落刺激因子（megakaryocyte colony stimulating factor，Meg-CSF）、促血小板生成素（thrombopoietin）、白细胞介素-3，白细胞介素-11。负调控因子指肿瘤坏死因子-α（TNF-α），干扰素-γ（IFN-γ）。两者互相制约，维持造血功能的稳定。

造血系统疾病是指原发于或主要累及血液及造血组织的疾病。继发性血液病比原发性血液病更多见。血液病学主要包括：①临床血液学；②血液细胞形态学和骨髓组织病理学；③血液遗传学；④血液免疫学；⑤血液流变学；⑥造血干细胞移植；⑦输血医学；⑧实验血液学；⑨血液生化学。

【血液系统疾病分类】

（一）红细胞疾病

红细胞数量改变如各类贫血、红细胞增多症等。红细胞质的改变，如遗传性椭圆形红细胞增多症等。

（二）白细胞疾病

1. 粒细胞疾病　如各类白血病反应、粒细胞缺乏症、中性粒细胞分叶功能不全（pelger-Huet 畸形）。

2. 单核细胞和巨噬细胞疾病　如炎症性组织细胞增多症。

3. 淋巴细胞和浆细胞疾病

（1）淋巴细胞疾病　白细胞质的改变，如淋巴瘤、多发性骨髓瘤、急慢性淋巴细胞白血病、嗜血细胞性淋巴组织细胞综合征（hemophagocytic lymphohistiocytosis，HLH），又称噬血细胞综合征（hemophagocytic syndrome，HPS）。

（2）浆细胞疾病　指单株（单克隆）浆细胞过度增殖并产生大量异常抗体的一组疾病。

（三）造血干细胞疾病

如再生障碍性贫血（aplastic anemia，AA）、阵发性睡眠性血红蛋白尿（paroxysmal nocturnal hemoglobinuria，PNH）、骨髓增生异常综合征（myelodysplastic syndromes，MDS）、骨髓增殖性肿瘤（myeloproliferative neoplasm，MPN）、急性髓系白血病（acute myeloid leukemia，AML）。

（四）脾功能亢进

脾功能亢进（hypersplenism）简称脾亢，是一种综合征，分为原发性脾亢和继发性脾亢。

1. 原发性脾亢　病因不明。

2. 继发性脾亢　①肝硬化最多见；②慢性感染，如结核、布氏杆菌病、疟疾等；③充血性脾肿大即门脉高压；④炎症性肉芽肿如系统性红斑狼疮、类风湿性关节炎等；⑤恶性肿瘤及癌肿转移等。

（五）出血性及血栓性疾病

1. 出血性疾病　分为血小板异常、出凝血障碍及血管壁异常三大类。血小板异常如免疫性血小板减少症（immune thrombocytopenia，ITP）、原发性血小板增多症。出凝血障碍如血友病（haemophilia）、弥漫性血管内凝血（disseminated intravascular coagulation，DIC）。血管壁异常如过敏性紫癜（allergic purpura）、遗传性出血性毛细血管扩张症。

2. 血栓性疾病　①血栓形成，以下肢深静脉血栓形成最多见。②血栓栓塞，是血栓由形成部位脱落，随血流移动过程中部分或全部堵塞某些血管，引起相应组织和（或）器官缺血、缺氧、坏死（动脉血栓）及淤血、水肿（静脉血栓）的病理过程。

【临床特征】

1. 贫血　表现为皮肤黏膜苍白、头痛、眩晕、眼花、梦多、耳鸣、失眠、注意力不集中、记忆力下降、四肢乏力、精神倦怠、食欲减退、恶心、腹胀、便秘及腹泻等，贫血严重时活动后出现胸闷、气促、心悸等。

2. 出血倾向或出血表现　皮肤、黏膜紫癜，牙龈、鼻出血，眼底出血、呕血，黑便，血尿，月经量增多、关节肌肉出血形成血肿，内脏器官出血包括脑出血。

3. 发热　多由白细胞减少或白细胞质量异常继发感染所致，也可因血液肿瘤本身所致。

4. 肝大或脾大　多见于急慢性白血病、淋巴瘤、浆细胞肿瘤、骨髓增生异常综合征、噬血细胞综合征、骨髓增殖性肿瘤、阵发性睡眠性血红蛋白尿、脾功能亢进、溶血性疾病等。

5. 淋巴结肿大　常见于造血系统肿瘤，如白血病、淋巴瘤、骨髓增生异常综合征等。

6. 骨痛、关节痛　常见于急性白血病，多发性骨髓瘤。

【诊断与鉴别诊断】

临床表现多为全身性，症状与体征缺乏特异性，实验室检查在诊断及预后分层中很重要。

（一）病史

常见的症状如发热、贫血、出血、感染。尚需注意特殊药物、毒物或放射性物质接触史；手术输血孕产月经家族史；饮食营养状况及生活方式；外地旅居旅游史；就诊过程各类检查结果和曾经接受治疗情况；既往合并症、身体健康状况。

（二）体征

视诊：包括皮肤、黏膜、巩膜、毛发、指甲等。触诊：包括胸骨有无压痛、全身浅表淋巴结及肝脾肿大等。听诊：心率、呼吸音、心脏杂音等。

（三）实验室检查

1. 血常规 有时要查网织红细胞，注意血涂片中细胞形态，有无异型细胞或幼稚细胞，有无 auer（奥氏）小体。

2. 骨髓 骨髓 POX 的 MICM 体系各指标，M：骨髓 POX 细胞形态、组织化学 POX 及 PAS 染色，I：免疫表型，C：遗传学（染色体核型），M：PCR 或二代测序方法（NGS）分子学检测相关疾病的融合基因或突变基因，可助疾病分型、预后分层。

3. 贫血及出凝血相关试验 血清铁蛋白、叶酸、维生素 B_{12}、促红细胞生成素检测用以诊断缺铁性贫血及营养不良性贫血。血浆中各类凝血因子、纤维蛋白原（Fg）、纤维蛋白降解产物（FDP）、D-D 二聚体、血管性血友病因子（vWF）等可助诊断遗传性出血性疾病如血友病、复杂病理机制导致的弥漫性血管内凝血（DIC）等。Coombs 及 Hams 试验、尿 Rous 试验及血红蛋白电泳、地中海贫血相关基因检测可助诊断各种溶血性贫血。

4. 组织病理学检测 淋巴结组织、全身各器官或可疑肿块切除的组织标本，各种体液如胸腔腹腔心包腔的积液、脑脊液、可用传统病理学方法，也可用流式细胞仪或高通量检测技术诊断细胞良恶性或病原菌来源。

5. 血生化及免疫指标 自身免疫性疾病及淋巴系统疾病的免疫球蛋白及轻链、血尿游离轻链定量、血清免疫固定电泳，流式细胞术检测淋巴细胞亚群、检测 CD55 及 CD59 诊断 PNH，RQ－PCR 检测慢性髓系白血病微小残留病灶（MRD）、造血干细胞的检测及分离。

6. 细胞遗传学及分子生物学检查 如染色体核型、原位荧光杂交（FISH）、实时定量 PCR（RT－PCR）、荧光定量 PCR（Q－PCR）、高通量二代测序方法（NGS）等检测各类疾病的相关融合基因或基因突变，为血液恶性肿瘤的精确分型及预后分层提供更多依据。

（四）辅助器械检查

彩超、电子计算机体层显像（CT），核磁共振（MR）、正电子发射计算机体层显像（PET/CT）等有助于诊断，更参与预后分层疗效评判。

【治疗】

1. 一般支持治疗 精神心理疏导、营养支持如输血改善贫血、纠正低蛋白血症、输血小板、使用升白剂、抗感染并积极寻找感染灶和感染源。

2. 去除病因 避免电离辐射、化学物质（如苯）、某些药物等的致病因素的影响。

3. 去除血液中异常成分，抑制异常功能 包括化疗，放疗，诱导分化治疗，靶向治疗如使用针对特定融合基因或突变基因或信号通路的药物，治疗性血液成分单采如细胞去除及血浆置换，使用免疫抑制剂如糖皮质激素及环孢素等，抗凝血及溶栓治疗，造血干细胞移植。

【进展和展望】

近 30 年来，血液病学是所有临床医学研究中最令人瞩目的学科之一，尤其血液肿瘤治疗成为恶性肿瘤研究的新典范。1986 年中国维 A 酸治疗白血病，开创肿瘤的诱导分化治疗；1997 年首个靶向单克隆抗体 CD20 的利妥昔单抗治疗淋巴瘤，2001 年开始靶向 BCR/

ABL融合基因的伊马替尼治疗慢性髓性白血病，2012年首例嵌合抗原受体T（CAR-T）治疗急性B淋巴细胞白血病，“中国北京模式”半相合造血干细胞移植逐步推广世界。近年免疫检测点抑制剂如PD-1/PD-L1抑制剂、表观遗传学治疗包括组蛋白去乙酰化酶抑制剂（HDAC）西达本胺、去甲基化药物阿扎胞苷和地西他滨等逐步运用于血液肿瘤治疗。

血液肿瘤的诊断和治疗更精准更个性化，治疗理念不断调整，从传统化疗、放疗和造血干细胞移植进展到诱导分化、生物免疫细胞治疗，靶向基因或信号通路的治疗新药不断出现，大大改善了患者的缓解率、治疗反应率、无疾病进展生存、总生存、生存质量。

第二节　贫　血

扫码“学一学”

一、概述

贫血（anemia）不是一种疾病，而是多种病因、不同发病机制引起的一种综合征。贫血是指单位容积血液中血红蛋白含量（hemoglobin，Hb）低于同地区、同年龄、同性别健康人正常参考值下限。WHO（1972）标准：沿海和平原地区，成年男子血红蛋白低于130 g/L，成年女子血红蛋白低于120 g/L，孕妇低于110 g/L，即为贫血。中国标准：成年男子血红蛋白如低于120 g/L，成年女子血红蛋白低于110 g/L，孕妇低于100 g/L，即为贫血。

【分类】

依据细胞形态学、发病原因和贫血程度分三类。

（一）细胞形态学分类

根据平均红细胞体积（mean corpuscular volume，MCV）、平均红细胞血红蛋白含量（mean corpuscular hemoglobin，MCH）和平均红细胞血红蛋白浓度（mean corpuscular hemoglobin concentration，MCHC），结合血涂片红细胞大小、形态、染色等特点将贫血分类如下（表18-1）。

表18-1　贫血的细胞形态学分类

	MCV（fl）	MCH（pg）	MCHC（g/L）	病因
正常细胞性贫血	80~100	27~34	320~360	急性失血、急性溶血、造血功能低下（再障）
大细胞性贫血	>100	>34	320~360	叶酸，维生素B12缺乏引起巨幼细胞性贫血
单纯小细胞性贫血	<80	<27	320~360	尿毒症、慢性炎症
小细胞低色素性贫血	<80	<27	<320	缺铁性贫血、海洋性贫血

（二）发病的临床原因分类

1. 红细胞生成减少

（1）造血干祖细胞异常。

（2）造血调节异常　骨髓基质细胞受损，如骨髓坏死、骨髓纤维化、骨髓外肿瘤侵犯骨髓。

（3）造血细胞原料不足　如铁、叶酸、维生素B_{12}等缺乏。

2. 红细胞破坏过多

（1）红细胞内在缺陷　①膜缺陷：遗传性球形细胞增多症，阵发性睡眠性血红蛋白尿。②酶缺陷：葡萄糖6-磷酸脱氢酶缺陷，丙酮酸激酶缺乏。③珠蛋白异常：镰状细胞贫血、血红蛋白病。

（2）红细胞外在异常　①免疫因素：自身免疫性溶血性贫血。②机械因素：微血管病性溶血性贫血。③非免疫性因素：如药物、化学物质、毒素或物理、感染因素引起的溶血。

3. 红细胞丢失　急性失血、慢性失血性疾病，慢性胃肠道疾病（痔疮）、泌尿系疾病、慢性肝病出凝血障碍，原发性免疫性血小板减少症，长期慢性失血等。

（三）贫血严重程度分类

轻度：血红蛋白（Hb）90 ~ 120 g/L。中度：Hb 60 ~ 90 g/L。重度：Hb 30 ~ 59 g/L。极重度：Hb < 30 g/L。

【临床表现】

贫血症状轻重与5个因素有关：①贫血病因；②血红蛋白下降导致血液携氧能力下降程度；③血容量下降速度；④机体对贫血的代偿能力；⑤全身脏器耐受能力（尤其中枢呼吸循环系统）。症状表现可涉及全身各系统。

1. 皮肤、黏膜苍白，乏力、困倦。

2. 心血管系统　心悸、心动过速，严重贫血可引起心绞痛、心脏扩大、心力衰竭。

3. 呼吸系统　气急或呼吸困难，活动后加剧，严重者可端坐呼吸。

4. 消化系统　食欲减退、腹部胀气、恶心，大便不规律和形状改变，异嗜症、咽部异物感，舌炎、舌乳头炎、“牛肉舌”。

5. 神经系统　头晕、头痛、多梦、耳鸣、眼花、记忆力减退、注意力不集中、嗜睡等，严重贫血可出现晕厥、神志模糊。

6. 生殖系统　月经失调、性欲减退、男性特征减弱。

7. 泌尿系统　轻度蛋白尿及尿浓缩功能减低。急性失血可导致肾血流量不足而少尿、无尿，肾功能不全。溶血性贫血可出现高尿胆原尿、血红蛋白尿、含铁血黄素尿。

8. 内分泌系统　长期贫血影响甲状腺、性腺、胰腺、肾上腺，导致激素分泌紊乱。

9. 免疫系统　有的贫血是由于免疫系统疾病导致，会有原发免疫系统疾病的表现，贫血又会导致免疫功能异常，T及B淋巴细胞亚群功能失调，易发感染。

【辅助检查】

1. 血常规　包括血红蛋白含量、红细胞计数、红细胞参数如MCV、MCH及MCHC可助形态学分类，血小板计数、网织红细胞比例及绝对数、血涂片白细胞分类及红细胞形态等。

2. 骨髓　骨髓形态学及活检病理。骨髓形态观察骨髓增生程度、细胞成分、比例、形态，骨髓病理反映骨髓造血组织结构、增生程度、细胞成分和形态，免疫组化判断细胞来源或异常表达细胞系列。有时需多部位取材甚至胸骨穿刺（尤其考虑再生障碍性贫血诊断时）。骨髓染色体、细胞免疫表型、血液肿瘤相关基因突变和融合基因检测。

3. 发病机制指标　铁蛋白、叶酸、维生素 B_{12} 测定，酶、抗体测定，淋巴细胞亚群分析，血红蛋白电泳及地中海贫血基因、抗人球蛋白试验（Coombs 试验）、酸化溶血试验（Hams 试验）、阵发性睡眠性血红蛋白尿（PNH）克隆检测等。涉及其他系统疾病导致贫血的原因如免疫风湿指标、血管炎系列指标、肿瘤指标、幽门螺旋杆菌抗体、^{13}C 尿素呼气试验等。

4. 其他特殊检查　胃肠镜、影像学。

【诊断和鉴别诊断】

贫血是症状性诊断。应综合分析病史、体格检查及辅助检查的结果，判断是否贫血，导致贫血的原因，确定分类、分型。

1. 详细询问病史　贫血发生诱因、时间、速度、程度、治疗反应，询问既往史以寻找原发病线索；家族史：遗传背景（地中海贫血、血友病）；营养史：造血原料缺乏；月经生育史；危险暴露因素（射线、化学毒物、药物使用、疫区、病原微生物）。

2. 全面细致体格检查　皮肤黏膜苍白程度、心率心律、呼吸，出血体征如口腔内牙龈出血、舌头血泡、眼底甚至颅内出血可能，巩膜皮肤黄疸，口腔溃疡、“牛肉舌”，匙状甲、毛发干燥、皮下肿块、肝脾淋巴结肿大，皮肤感觉异常、关节损害等。

3. 辅助检查　如上。通过以上可确定有无贫血及其程度，但查找贫血的原因更为重要。

【治疗】

1. 病因治疗　只有彻底去除病因后，贫血方可治愈。根据特殊疾病进行相关治疗。

2. 对症支持　目的：减轻贫血的影响，争取病因治疗时间。措施：①改善缺氧状态：输红细胞。②恢复血容量：输血、血浆、红细胞。③止血（出血性疾病、溃疡、DIC）。④抗感染。

3. 补充造血所需的元素或因子　合理补充造血原料，有助于贫血的改善。

二、缺铁性贫血

案例 18-1

患者女性，32 岁。头晕、面色苍白 1 年余，加重 2 周就诊。

1 年余前无明显诱因头晕、面色苍白，血常规提示“中度贫血”，未予进一步检查及处理。近 2 周来症状加重，乏力，纳差，活动后胸闷、心悸，梦多，耳鸣。既往 1 年时有上腹闷胀不适，偶嗳气，未行相关检查。无月经量多，无偏食，体重 3 个月来下降约 2 kg。否认痔疮史。无药物过敏史。否认贫血家族史。

体格检查：T 36℃，P 104 次/分，R 18 次/分，BP 120/67 mmHg，中度贫血貌，皮肤黏膜无黄染及出血点，各浅表淋巴结不大，口唇苍白，舌乳头正常，胸骨无压痛，心肺无异常，肝脾不大，下肢无浮肿，关节无肿胀畸形。

实验室：Hb 68 g/L，MCV 69fl，MCH 21pg，MCHC 0.28，WBC 4.7×10^9/L，分类：中性分叶 0.70，淋巴 0.27，单核 0.3，PLT 127×10^9/L，网织红细胞 0.17，尿蛋白（-），大便潜血（-），血清铁蛋白 2.3 ng/ml。

问题：

1. 本病例最可能的诊断是什么？
2. 如何确诊？尚需做何检查？
3. 应采取什么预防和治疗措施？

人体内铁分为两种，即功能状态铁和储存铁。功能状态铁（占 67%）包括血红蛋白铁、肌红蛋白铁、转铁蛋白铁、乳铁蛋白、酶和辅因子结合的铁。储存铁包括铁蛋白、含铁血黄素，储存于肝、脾、骨髓。铁吸收部位在十二指肠、空肠上段。缺铁性贫血是当体内储存铁被耗竭所发生的贫血，属小细胞低色素性贫血。常见原因如下：

（一）造血需求增加

婴幼儿或青少年快速生长、妊娠或哺乳。

（二）铁丢失增加

见于慢性消化道失血如消化道溃疡炎症、胃肠息肉肿瘤，肠道寄生虫感染、泌尿道失血，妇科疾病如子宫肌瘤导致月经量多，急性失血、慢性溶血如阵发性睡眠性血红蛋白尿、自身免疫性溶血性贫血等。

（三）铁摄入、吸收或利用减少

饮食摄入铁量不足或胃肠疾病导致铁吸收不良、吸收障碍，如胃肠切除术后，慢性腹泻、慢性肠炎，Crohn 病等。

【临床表现】

（一）贫血的表现

头晕、头痛、面色苍白、乏力、易倦、心悸、活动后气短、眼花及耳鸣等。

（二）组织缺铁的表现

儿童、青少年发育迟缓、体力下降、智商低、容易兴奋、注意力不集中、烦躁、易怒或淡漠、匙状甲、异食癖和吞咽困难（Plummer - Vinson 综合征）。

（三）缺铁原发病表现

如消化性溃疡、肿瘤或痔疮导致的黑便、血便或腹部不适；妇科疾病导致月经过多；肿瘤性疾病的相关症状等。

【辅助检查】

（一）血常规

呈典型的小细胞低色素性贫血，网织红细胞大多正常或轻度增多，白细胞、血小板计数正常或轻度减少，偶可升高。

（二）骨髓

增生活跃，中晚幼红细胞增多，细胞小，核染色质致密。粒细胞和巨核细胞系常正常。涂片铁染色示细胞内铁及外铁均缺少。

（三）生化

血清铁降低，总铁结合力增高，转铁蛋白饱和度降低，血清铁蛋白降低。血清可溶性转铁蛋白受体（sTfR）测定是迄今反映缺铁性红细胞生成的最佳指标。

【诊断和鉴别诊断】

确诊要点：①血清铁蛋白减少；②骨髓中可染铁消失，铁粒幼细胞 $<15\%$；③转铁蛋白饱和度 $<15\%$；④FEP/Hb >4.5 μg/gHb。小细胞低色素性贫血需鉴别的其他疾病：①海洋性贫血；②铁粒幼细胞性贫血；③慢性病性贫血；④转铁蛋白缺乏症。

【治疗】

缺铁性贫血重要的是查明缺铁的原因。缺铁性贫血治疗原则：根除病因，补足储存铁。

首选口服铁剂，无机铁有硫酸亚铁；有机铁有多糖铁复合物（红源达或力蜚能）、右旋糖苷铁、琥珀酸亚铁（速力菲）、葡萄糖酸亚铁。浓茶、咖啡等可抑制铁吸收。静脉补铁常用右旋糖酐铁（科莫非）、蔗糖铁。注射用铁总量用公式计算：需达到的血红蛋白浓度 - 患者目前 Hb 浓度）×0.33×体重(kg)。

治疗目的是补足储存铁，以血清铁蛋白水平来衡量是否补足。一般需 6~12 月。

案例 18-1 分析

1. 最可能的诊断：缺铁性贫血（中度）。

2. 为了进一步确认，需要排查其他引起贫血的可能原因，如排查地中海贫血：血红蛋白电泳，排查其他造血原料不足导致贫血：查叶酸及维生素 B_{12} 水平；慢性胃部疾病导致吸收不良而致贫血：查幽门螺杆菌抗体检测，13 碳尿素呼气试验，必需时胃肠镜检查。

3. 预防措施：均衡营养，勿偏食，食含铁丰富食物；若有幽门螺杆菌感菌，积极治疗；若有胃部疾病，积极护胃治疗。

【预防】

疗效取决于原发病治疗。对特殊人群如婴幼儿、青少年、妇女加强摄入铁来预防。含铁量高的食物如下：动物性食物含铁量最高的是猪肝，其次是鱼、瘦猪肉、牛肉、羊肉等。鸡蛋黄、兔肉中铁含量虽然较高，但人体仅能吸收 3%。动物食品含铁量及铁吸收率高于植物，(以谷物为主的贫困地区或食素者贫血高发)。植物食物以大豆含量最高。其他如韭菜、西红柿、油菜、荠菜、芹菜，果类中桃子、香蕉、核桃、红枣、柑橘、杏、杨梅，因其中富含维生素 C 和有机酸，可促进铁吸收。黑木耳、海带、紫菜、香菇等含铁量也不小。人乳与牛乳中含铁量很低。蔬菜中的棉酸、菠菜中的草酸都可减低铁的吸收。

三、再生障碍性贫血

案例 18-2

患者许某某，男，43 岁。因“乏力面色苍白 5 个月，皮肤瘀斑伴间断鼻出血 1 周”于 2017 年 4 月入院。患者 5 个月前无明显诱因出现乏力、面色苍白，胃纳减，活动后气促，失眠、梦多、耳鸣。曾经于外院就诊查血常规：白细胞 3.40×10^9/L，血红蛋白 79 g/L，血小板 93×10^9/L，曾经服用中成药调理，症状逐渐加重。1 周前间断鼻出血，无皮肤黏膜瘀斑、瘀点，乏力、面色苍白进行性加重，伴头晕，遂来我院。

体格检查：中度贫血貌，四肢躯干散在出血点，浅表淋巴结未触及，心、肺、腹查体无异常。肝、脾未触及。

实验室检查：白细胞 2.40×10^9/L，中性粒 23%，淋巴细胞 65%，单核 10%，嗜酸性粒细胞 2%，血红蛋白 59 g/L，血小板 24×10^9/L，网织红细胞 0.21%。

彩超：各浅表淋巴结不大，肝、脾不大。

问题：

1. 本病例临床症状有何特点？
2. 最可能的诊断是什么？
3. 如何确诊？
4. 请列出治疗方案？

再生障碍性贫血（Aplastic Anemia，AA）指骨髓造血功能衰竭综合征，简称再障。分为先天性及获得性，先天性 AA 罕见，主要为范可尼贫血（FA）、先天性角化不良（DKC）、先天性纯红细胞再生障碍、Shwachmann－Diamond 综合征等。绝大多数 AA 为属获得性。获得性 BMF 又分为原发性和继发性。大多数再障病例原因不明，而继发者主要与药物、免疫结缔组织病如 Graves 病、系统性红斑狼疮，化学物质，电离辐射，病毒感染，妊娠等相关因素引起骨髓及造血微环境损伤，致骨髓增生低下，全血细胞减少。药物中最常见的是氯霉素、乙酰唑胺、卡马西平、保泰松等。化学毒物中以苯及其衍生物、除草剂和杀虫剂、染发剂等。肝炎病毒在亚洲发病率高，如丙型肝炎，肝炎后再障占再障的 4%～10%。尚有 Epstein－Barr 病毒、登革热病毒及 HIV 等。

【发病机制】

1. “种子学说” 造血干细胞缺陷，有干细胞质的异常，也有数量减少。

2. “土壤学说” 造血微环境缺陷和造血生长因子异常，骨髓活检除发现“脂肪化”，静脉窦壁水肿、出血，毛细血管坏死；部分骨髓基质细胞受损，其分泌的各类造血调控因子明显不同于正常人；这类患者做造血干细胞移植不易成功。

3. “虫子学说” 免疫功能紊乱，特别是 T 淋巴细胞免疫功能紊乱及异常导致造血干细胞功能衰竭。

【临床表现】

1. **症状** 贫血、感染和出血等。

2. **体征** 皮肤黏膜苍白，皮下出血点、瘀斑，浅表淋巴结、肝、脾无明显肿大。

案例 18－2 分析 1

患者男性，主要临床表现特点：

1. 患者中年男性，急性病程。
2. 表现为贫血、出血，渐进性乏力。
3. 无淋巴结、肝脾肿大。
4. 血常规示三系减少，白细胞分类淋巴细胞比例偏高，网织红细胞下降。

【辅助检查】

（一）血象

全血细胞减少，网织红细胞计数降低明显，贫血呈正细胞正色素性。

（二）骨髓

骨髓穿刺：多部位（不同平面）骨髓增生减低或重度减低；小粒空虚，非造血细胞（淋巴细胞、网状细胞、浆细胞、肥大细胞等）比例增高；巨核细胞明显减少或缺如；红系、粒系细胞均明显减少。骨髓活检：骨髓增生减低，造血组织减少，脂肪组织和（或）非造血细胞增多，网硬蛋白不增加。

（三）遗传学

据二代测序证实近 50% 再障患者存在克隆性造血，最常见的单基因突变为 DNMT3A、ASXL1 基因，但并不意味着其演变为克隆性疾病。约 12% 再障存在克隆性细胞遗传学异常而无骨髓增生异常综合征的临床与实验室特征。

（四）免疫指标

T 淋巴细胞亚群（CD4、CD8、Th1、Th2、Treg 等）及细胞因子（如 IFN-γ、IL-4、IL-10 等），免疫风湿指标。

（五）生化及病毒

肝炎病毒、EBV、CMV、微小病毒 B19 等，血清免疫固定电泳。血清铁蛋白、叶酸和维生素 B_{12}水平。

（六）其他

阵发性睡眠性血红蛋白尿症（PNH）克隆（CD55、CD59）、多参数嗜水气单胞菌溶素变异体（Flaer）。

【诊断】

再障的分型根据再生障碍性贫血诊断与治疗中国专家共识（2017 年版）：分为重型再障（Severe Aplastic Anemia，SAA）和非重型再障（Non Severe Aplastic Anemia，NSAA）。不再强调 AAA 和 CAA。重型再障：①骨髓细胞增生程度 < 正常的 25%；如 ≥ 正常的 25% 但 < 50%，则残存的造血细胞应 < 30%。②血常规：具备下列三项中两项：ANC $<0.5\times10^9$/L；网织红细胞绝对值 $<20\times10^9$/L；PLT $<20\times10^9$/L。③极重型 AA：ANC $<0.2\times10^9$/L。

非重型再障为指达不到重型再障诊断标准的再障。一般无肝、脾肿大。

【鉴别诊断】

需与如下疾病鉴别。

1. PNH 相关（AA/PNH）。
2. 低增生性 MDS/急性髓系白血病（AML）。
3. 自身抗体介导的全血细胞减少。
4. 原发免疫性血小板减少症（TTP）。部分患者初期仅表现血小板减少，后期全血细胞减少。
5. 急性造血停滞。发病因素包括感染（尤其是微小病毒 B19）和药物。多见于溶血性贫血。

案例 18－2 分析 2

初步诊断：根据临床贫血及出血表现，血常规示全血细胞减少，网织红细胞下降，无淋巴结及肝脾肿大，考虑再生障碍性贫血可能性大。确诊有赖于骨髓活检病理、免疫分型、染色体及相关基因检测。患者入院次日行骨髓检查，结果见图 18－1。

诊断：非重型再生障碍性贫血（NSAA）。

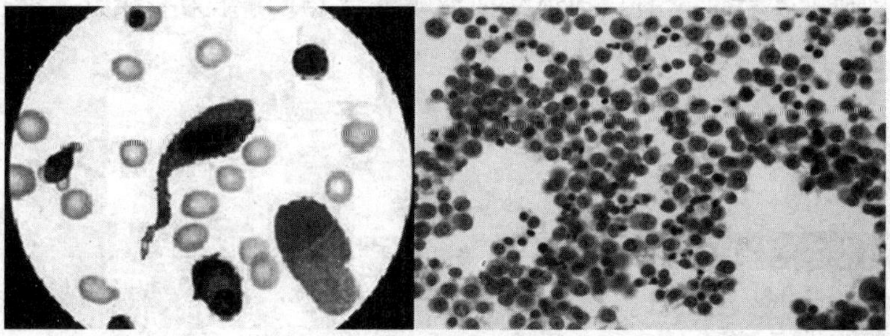

图 18－1　再生障碍性贫血

骨髓涂片：骨髓增生不良，粒系及红系细胞减少，淋巴细胞、浆细胞、组织嗜碱细胞相对增多

【治疗】

（一）支持治疗

1. 保护措施 预防感染，防止出血，停用对骨髓有损伤作用和抑制血小板功能的药物，必要的心理护理。

2. 对症支持治疗 ①纠正贫血。②控制出血：用促凝血药（止血药）。；预防性血小板输注。④抗感染治疗。⑤达铁过载标准时，疫苗接种：有报道接种疫苗可导致骨髓造血衰竭或再障病情复发，除非绝对需要否则不主张接种。

（二）针对发病机制的治疗

1. 免疫抑制治疗（IST）

（1）抗胸腺细胞球蛋白（Anti－thymocyte Globulin，ATG）或抗淋巴细胞球蛋白（Anti－Lymphocyte Globulin，ALG） 3～6 mg·kg^{-1}·d^{-1}。

（2）环孢素 A（Cyclosporin A，CsA） 不良反应：消化道反应、齿龈增生、色素沉着、肌肉震颤、肝肾功能损害，极少数出现低镁血症、头痛和血压变化。

（3）其他免疫抑制剂 ①大剂量环磷酰胺：45 mg·kg－1·d－1×4 天；②霉酚酸酯（MMF）：主要治疗难治性 AA；③普乐可复（FK506）；④雷帕霉素；⑤阿伦单抗（Alemtuzumab，CD52 单抗）：当难治复发或患者不能够进行第 2 个疗程 IST 治疗、或肾损害无法使用 CsA，以及无法行造血干细胞移植时，考虑阿伦单抗替代治疗。

2. 造血干细胞移植 首选相合同胞供者造血干细胞移植。HLA 相合无关供者造血干细胞移植仅用于 ATG/ALG 和 CsA 治疗无效的年轻重型 AA 患者。

3. 大剂量丙种球蛋白 0.4g/（kg·d）×3～5d 或 1.0g/（kg·d）×2d。

4. 大剂量甲泼尼龙 20～30 mg/（kg·d），每 3 天减半量。不良反应：感染、高血压、高血糖、消化道出血等。

（三）促造血治疗

1. 造血生长因子 粒细胞集落刺激因子（G-CSF）红细胞生成素（EPO），重组人血小板生成素（TPO），白细胞介素 11（IL－11）。

2. 雄激素 ①司坦唑醇（Stanozolol）2 mg，3 次/天；②十一酸睾酮（Testosterone Undecanoate）40～80 mg，3 次/天；③达那唑（Danazol）0.2，2 次/天。

3. 艾曲波帕（Eltrombopag） 口服的促血小板生成素受体激动剂，每日 1 次，50 mg 顿服。2008 年 FDA 批准上市，2014 年 FDA 批准用于治疗 sAA 经免疫抑制疗法未完全痊愈者。2015 年美国血液年会（ASH）报道艾曲波帕联合 IST 可作为一线方案治疗 AA。

（四）其他治疗

中医中药。

案例 18－2 分析 3

治疗方案：

1. 口服环孢霉素 A（CSA）治疗

2. 雄激素（十一酸睾酮），促红细胞生成素（每周1次），中药。
3. 止血。间断输红细胞。
4. 随访：定期检查血常规、肝肾功能及环孢素A浓度。

扫码“学一学”

第三节　白血病

白血病分为急性白血病（acute leukemia，AL）和慢性白血病（chronic leukemia，CL）。急性白血病分为急性淋巴细胞性白血病（ALL）和急性髓系白血病（AML）两大类。

一、急性白血病

案例18-3

女性，33岁，头晕乏力2月余，发热伴牙龈出血2周，于2018.8.5入院。

患者2月余前无明显诱因出现头晕，乏力，面色进行性苍白，未予重视未就诊，2周前发热，体温39.2℃，伴畏寒，全身酸痛，少许咳嗽咳痰，痰量少为白色黏痰，活动后气促胸闷，自购退热药及头孢类抗生素间断服用1周，可短暂退热，咳嗽未改善。刷牙时少许牙龈出血，1天前于当地诊所查血常规示“全血细胞减少”（具体不详）。起病以来进食少，睡眠差，盗汗，二便正常，体重下降3kg。

既往体健，无结核病史，无药物过敏史。无烟酒嗜好，家族中无类似病史。

体格检查：T 38.7℃，P 102次/分，R 20次/分，BP 112/70 mmHg。急性病容，前胸和下肢皮肤散在出血点，浅表淋巴结未触及，巩膜无黄染，咽充血（-）扁桃体（-）。胸骨压痛，心（-），双肺未闻及啰音，腹平软，肝及脾肋下均触及，质中，下肢不肿。

实验室检查：Hb 51 g/L，WBC 1.78 $\times 10^9$/L，原幼细胞占0.48，PLT 30 $\times 10^9$/L。CRP 127.3ng/ml。胸片：双肺炎症。

问题：

1. 本病例临床症状有何特点？
2. 最可能的诊断是什么？
3. 如何确诊？
4. 请列出治疗方案？

急性白血病是造血干祖细胞来源的恶性克隆性血液系统疾病。因白血病细胞自我更新增强、增殖失控、分化障碍、凋亡受阻，而停滞在细胞发育的不同阶段，抑制正常造血细胞的生长。以感染、出血、贫血及组织器官浸润为主要表现。

【常见病因】

与以下四种因素有关。

（一）化学因素

苯的致白血病作用已肯定，烷化剂可引起继发性白血病，乙双吗啉致白血病作用报道甚多，氯霉素、保泰松亦可能有致白血病作用。

（二）放射因素

（三）病毒因素

Ⅰ型人类 T 细胞白血病或淋巴瘤病毒是引起成人 T 细胞白血病发生的原因。

（四）遗传因素

家族性白血病占白血病的7‰，同卵双生同患白血病的概率较其他人群高 3 倍，B 细胞 CLL 呈家族性倾向，先天性疾病如 Fanconi 贫血、Downs 综合征、Bloom 综合征等白血病发病率均较高。

（五）其他

许多血液病例如骨髓增生异常综合征、骨髓增殖性肿瘤、淋巴瘤、多发性骨髓瘤、阵发性睡眠性血红蛋白尿等可演变成急性白血病。

【临床表现】

常起病急骤，有如下表现：

（一）贫血

苍白、疲乏、困倦和软弱无力，呈进行性发展。

（二）出血

多数有出血，程度轻重不一，表现为瘀点、瘀斑，鼻出血，牙龈出血和月经过多、眼底出血等。急性早幼粒细胞白血病常伴有弥散性血管内凝血（DIC）。

（三）发热

多数患者有发热、盗汗，常因感染就诊，表现牙龈炎、口腔炎、咽峡炎、上呼吸道感染、肺炎、肠炎、肛周炎等，严重时出现败血症。

（四）浸润

常表现淋巴结和肝脾大、骨骼和关节疼痛，胸骨下端压痛、皮肤和黏膜病变、牙龈增生、肿胀，如果侵犯中枢神经系统则可表现为头痛、头晕、烦躁，严重时出现呕吐、颈项强直、视神经乳头水肿和脑神经、脊髓瘫痪等。

【辅助检查】

1. **血常规** 多有不同程度贫血，呈正色素性，部分伴随血小板减少，白细胞可正常、减少或增多。血涂片可见幼稚细胞，也可无幼稚细胞。

2. **骨髓象** 有核细胞增生明显或极度活跃，原始细胞明显增多，骨髓涂片、细胞化学染色及骨髓活检对白血病的诊断具有重要的指导意义。骨髓细胞组化染色、细胞免疫表型、细胞遗传学、分子生物学均有相关表现，具体见【诊断】部分。

【诊断】

明确诊断根据临床表现结合骨髓 MICM 体系（骨髓形态学及组织化学染色、免疫学、细胞遗传学、分子生物学）。

1976年，法、美、英协作组（French - American - British 协作组）制订急性白血病FAB分型，主要以细胞形态学为基础，辅以细胞化学染色对AL各亚型细胞特征进行描述。要求骨髓中原始细胞比例>30%。1986年建立MICM诊断体系，包括M：细胞形态学、细胞化学、I：免疫表型［多参数流式细胞术（MFC）］，C：分子细胞遗传学［荧光原位杂交（FISH），比较基因组杂交技术］，M：分子生物学（以PCR为基础的技术和NGS测序）相结合的MICM综合诊断模式，有助于精确的亚型诊断、预后分层、微小残留病灶检测，设计针对性的治疗策略。

（一）急性髓系白血病（AML）FAB形态学分型

分8个亚型。

（1）M0（急性髓细胞白血病微分化型，acute myeloblastic leukemia minimally differentiated，AML Minimally Differentiated）。

（2）M1（急性粒细胞白血病未分化型，acute granulocytic leukemia without maturation，AGL without Mmaturation）。

（3）M2（急性粒细胞白血病部分分化型，acute granulocytic leukemia with maturation，AGL with maturation）分为两种，①M2a：原粒细胞（Ⅰ型+Ⅱ型）占骨髓非红系细胞的30%～89%，单核细胞<20%，早幼粒细胞以下阶段>10%。②M2b：骨髓中原始及早幼粒细胞明显增多，以异常的中性中幼粒细胞增生为主。

（4）M3（急性早幼粒细胞白血病，Acute Promyelocytic Leukemia，APL）。以多颗粒的早幼粒细胞为主，易见auer小体。

（5）M4（急性粒-单核细胞白血病，acute myelomonocytic leukemia，AMML）。原始和早幼粒细胞、原、幼稚单核细胞增生为主。

（6）M5（急性单核细胞白血病，acute monocytic leukemia，AMOL）。原始和幼稚单核细胞>30%。

（7）M6（急性红白血病）。红细胞系>50%，且有形态异常，非红细胞系原粒细胞（或原始+幼稚单核细胞）>30%。

（8）M7（急性巨核细胞白血病，acute megakaryocytic leukemia）。外周血中有原始巨核（小巨核）细胞；骨髓中原始巨核细胞≥30%，病理见网状纤维增多。

（二）急性淋巴细胞白血病（ALL）FAB形态学分型

分3型。

（1）L1。原始和幼淋巴细胞以小细胞（直径≤12 μm）为主。

（2）L2。原始和幼淋巴细胞以大细胞（直径>12 μm）为主）。

（3）L3。原始和幼淋巴细胞以大细胞为主。亦称伯基特（Burkitt）淋巴瘤，缓解率很低，预后差。

【鉴别诊断】

1. 骨髓增生异常综合征（MDS）骨髓中原始细胞<20%。

2. 类白血病反应　多见于严重感染、恶性肿瘤、急性溶血及某些药物反应，NAP强阳性或活力显著增高。

3. 传染性单核细胞增多症

4. 再生障碍性贫血及原发免疫性性血小板减少症　肝脾、淋巴结一般不肿大。

5. 急性粒细胞缺乏症恢复期

案例 18-3 分析 1

初步诊断：根据患者贫血症状、发热感染（CRP 升高、肺影像学表现），牙龈出血，体征：胸骨压痛、肝脾肿大，辅助检查：全血细胞减少且血涂片大量幼稚细胞，诊断急性白血病基本成立。具体亚型尚需完善骨髓 MICM 检查（形态学、细胞化学染色、免疫分型、细胞遗传学及分子生物学）。

【治疗】

（一）治疗原则

尊重患者知情权，兼顾保护性医疗制度。根据患方意见、经济能力和疾病特点，选择并设计最佳、完整、系统的方案治疗。留置深静脉导管。适合造血干细胞移植（hematopoietic stem cell transplantation，HSCT）者做 HLA 配型，为移植做充分准备。

（二）支持疗法

1. 防治感染 积极寻找感染病灶，做血培养（细菌、厌氧菌及真菌），检测炎症指标，尽早（发热 1 小时内）予经验性抗感染治疗，病原菌不明时，据感染高危因素兼顾抗 G^-、抗 G^+ 菌或抗真菌治疗，用广谱杀菌足剂量多药联合方案“重拳出击”，且据临床转归及药敏结果重新评估调整用药，尚需考虑少见不典型病原菌（如支原体、立克次体等）、病毒可能，考虑多药耐药、泛耐药或全耐药菌感染可能。静脉给予免疫球蛋白以增强免疫力。

2. 紧急处理高白细胞血症 当血液中白细胞升高时，可发生白细胞淤滞症，表现为呼吸困难、呼吸窘迫、低氧血症、反应迟钝、言语不清、颅内出血等。病理学显示白血病血栓梗死与出血并存。当白细胞 $>100\times10^9/L$ 时，应紧急用血细胞分离机单采清除白细胞，同时予小剂量化疗药物做预处理，ALL 用地塞米松 10～15 mg/d，静脉注射 3～5 天；AML 用羟基脲（Hydroxyurea）1.5～3.0g/d，需 3～5 天，预防肿瘤溶解综合征、高尿酸血症、酸中毒、电解质紊乱、凝血异常等并发症。但对于高白细胞的急性早幼粒细胞白血病，不推荐白细胞分离术。可给予水化及化疗药物。

3. 刺激骨髓造血 放疗后骨髓造血抑制期，用重组粒细胞集落刺激因子（granulocyte colony stimulating factor，G-CSF 3～5 μg/kg·d）或重组粒-巨噬细胞集落刺激因子（granulocyte macrophage colony stimulating factor，GM-CSF），重组人血小板生成素（TPO，特比澳 300U/kg·d）及白细胞介素 11（IL-11）促血小板生成。

4. 纠正贫血 严重贫血（Hb <60 g/L）时输浓缩红细胞。

5. 预防止血、控制出血 ①如果血小板数过低（$<20\times10^9/L$），尤其重症血小板减少（$<10\times10^9/L$），需积极输注血小板。②防治弥散性血管内凝血（DIC）：补充新鲜冰冻血浆、纤维蛋白原，输血小板，必要时予小分子肝素，必要时用抗纤溶治疗。③鼻及牙龈出血用纱条填塞或明胶海绵局部止血。④用促血小板生成药物：促血小板生成素（特比澳）或白细胞介素-11。⑤预防性用止血药。⑥预防输血反应：为防止无效输注和发热反应，可

用白细胞滤器去除成分血中的白细胞；造血干细胞移植患者为预防输血后移植物抗宿主病（graft versus host disease，GVHD），须在输注前将血制品经 Co60 照射25～30Gy。

6. 尿酸性肾病防治　鼓励多饮水，水化碱化，静脉或口服碳酸氢钠，必要时加别嘌醇（allopurinol），抑制尿酸合成。少尿和无尿时，按急性肾衰竭处理。

7. 维持营养，保证热量供应　补充营养，维持水电平衡，纠正电解质紊乱及酸碱失衡，肠道予高蛋白、高热量、易消化食物，必要时静脉高营养。

8. 各脏器功能保护　心电图、心脏彩超。注意避免蒽环类药物的心脏累积毒性（每次化疗前计算蒽环类药物已使用的累积剂量）。监测肝、肾功能。

（三）白血病化学治疗

1. 化疗原则　早期、多药联合、间歇和分阶段。据预后分层个体化原则选择方案。

化学治疗策略：先经诱导化疗达到完全缓解。完全缓解的标准：临床症状体征消失，血常规中性粒细胞绝对值$\geq 1.5\times10^9$/L，血小板$\geq 100\times10^9$/L，白细胞分类无白血病细胞。骨髓象原＋幼≤5%，红巨系正常，无髓外白血病。缓解后再基于微小残留病灶（MRD）监测进行巩固维持治疗，有条件者进行造血干细胞移植，防止复发、延长无病生存期，力求治愈。

2. 化疗方案

（1）急性髓系白血病（AML）方案　DA 方案：柔红霉素 45～90 mg/（m^2·d）静注，第1～3 天；阿糖胞苷 100 mg/m^2，第 1～7 天。IA 方案：去甲氧柔红霉素 8～12 mg/（m^2·d）静注，第 1～3 天；阿糖胞苷 100 mg/m^2，第 1～7 天。APL 方案：双诱导分化治疗，即维 A 酸，三氧化二砷，或联合含蒽环类药物的化疗。

（2）急性淋巴细胞白血病（ALL）方案　DVCLP 方案或 IVCLP 方案：柔红霉素 40～60 mg/(m^2·d)，或去甲氧柔红霉素（伊达比星）8～12 mg/(m^2·d) 静注，第 1～3 天；VCR 1.5 mg/m^2静注，第 1、8、15、22 天；环磷酰胺（CTX）400～800 mg/(m^2·d)，第 8、15 天；泼尼松 40～60 mg/m^2，口服，第 1～28 天，逐步减量至停药；左旋门冬酰胺酶（L-ASP）6000U/(m^2·d) 静注，第 19～28 天，或培门冬 2750U/(m^2·d)，相隔 14 天共用 2 次。

（3）缓解后巩固治疗　①原诱导方法巩固 1～2 个疗程；②以中或大剂量阿糖胞苷（cytarabine）为基础的方案，可加柔红霉素（daunorubicin）、去甲氧柔红霉素（idarubicin）、米托蒽醌、依托泊甘等；③大剂量甲氨蝶呤（methotrexate）方案：用于 ALL。

（4）缓解后维持治疗　ALL 维持：甲氨蝶呤（MTX），一次 5～15 mg，口服，每周 1 次、6－巯基嘌呤（一次 50～75 mg，口服，每晚 1 次）。用与原诱导治疗方案无交叉耐药的新方案。每 1～2 月化疗一次，共 2.5～3 年，定期监测 MRD，如复发再进一步治疗。

（5）中枢神经系统白血病防治　预防性三联鞘内注射：Ara－C（一次 40～50 mg）、甲氨蝶呤（MTX，一次 5～10 mg，地塞米松一次 5 mg）。

（6）难治及复发急性白血病　用中量或大剂量阿糖胞苷（Cytarabine）（1～3g/m^2，q12 h，共 6 次），加其他药物如柔红霉素（daunorubicin）、去甲氧柔红霉素（idarubicin）、米托蒽醌（mitoxantrone）、依托泊苷（etoposide）、氟达拉宾（fludarabine）等再诱导化疗。

（四）造血干细胞移植的考虑和选择

根据遗传学预后危险度分层考虑和选择：

1. 急性髓系白血病

（1）预后良好组　①总的缓解后化疗周期≥4 个疗程以中大剂量 Ara－C 为基础的方案巩固，继而行自体造血干细胞移植（auto－HSCT）。②标准剂量化疗（Ara－C 联合蒽环/蒽醌类、HHT、鬼臼类等），总的缓解后化疗周期≥6 个疗程或标准剂量化疗巩固 3～4 个疗程后行 auto－HSCT。

（2）预后中等组　异基因造血干细胞移植（auto－HSCT）。

（3）预后不良组　年轻患者尽早行 allto－HSCT。对于年龄＜70 岁，一般状况良好、重要脏器功能基本正常、伴有预后不良因素、有合适供者的患者，可进行非清髓预处理的 allto－HSCT。

2. 急性淋巴细胞白血病　预后不良组：有合适供者的患者可行异基因造血干细胞移植（allto－HSCT），无供者的患者可考虑自体造血干细胞移植（auto－HSCT）。标危组患者（MRD 阴性者）可考虑在充分的巩固强化治疗后进行 auto－HSCT。AHSCT 后应继续予一定的维持治疗。

（五）其他治疗

1. 靶向治疗　伴 FLT3－ITD 基因突变：sorafenib（索拉菲尼）；bcl－2 抑制剂（venetoclax），IDH1 或 IDH2 突变者：IVO 或 AG221（enasidenib），gilteritinib，又称 ASP2215，，是 FLT3/AXL 抑制剂，CD33＋ AML：gemtuzumab ozogamicin（mylotarg，麦罗塔，吉妥珠单抗奥唑米星），2017－10 获 FDA 批准用于治疗复发和难治性 AML。新一代肿瘤免疫检查点拮抗剂抗 CD70 单克隆抗体 ARGX－110（gusatuzumab）。pracinostat，别名 SB939，是一种新型组蛋白去乙酰化酶（HDAC）抑制剂，口服。

2. 去甲基化治疗　地西他滨 20 mg/m^2，第 1～5 天，静脉滴注，28 天为 1 个周期；阿扎胞苷 75 mg/m^2，第 1～7 天，皮下注射，28 天为 1 个周期。单药或联合其他化疗药物。

3. 细胞免疫治疗　2017 年上市两款 CAR－T（chimeric antigen receptor T－cell）细胞产品 kymriah，yescarta。2017 年号称“CAR－T 治疗元年”。尤其是 CD19 CAR－T 细胞治疗复发/难治性 B 淋巴细胞白血病已取得显著进展。但注意细胞因子风暴综合症的防治。

案例 18－3 分析 2

治疗方案：

经骨髓 MICM 检查明确诊断急性单核细胞白血病（高危，复杂染色体核型），在予抗感染、输注红细胞等支持治疗基础上，予 IA 方案诱导化疗〔去甲氧柔红霉素 10 mg/(m^2·d) 共 3 次，阿糖胞苷 150 mg/(m^2·d) 共 7 天〕；达完全缓解后予 3～4 疗程巩固化疗。有条件时，行异基因造血干细胞移植（有 2 位胞弟拟等待配型提供造血干细胞）。

二、慢性髓系白血病

案例 18－4

胡某某，女，49 岁。因乏力半年，左上腹胀痛不适 2 月，于 2018.1.12 入院。既往体健，无特殊病史。

体格检查：体温 36.5℃，呼吸 20 次/分，脉搏 80 次/分，血压 120/80 mmHg。轻度贫血貌，浅表淋巴结未触及，巩膜无黄染，皮肤无瘀点、瘀斑。胸骨无压痛，心（－），肺叩诊清音，未闻及啰音，腹平软，肝肋下未触及，脾肋下 6 cm，质地偏硬，轻压痛，下肢不肿。

血常规检查：血红蛋白 92 g/L，白细胞 124×10^9/L，血小板 610×10^9/L。分类：早幼粒 0.07，中幼粒 0.42，晚幼粒 0.21。

骨髓形态：增生极度活跃，粒系统增生极度活跃，各阶段明显增加，以中晚幼粒为主，嗜碱性粒细胞明显增加，红细胞系统受抑，巨核细胞减少，血小板分布不减少。中性粒细胞碱性磷酸酶（ALP）水平明显减低。

彩超：脾脏肿大。

问题：

1. 临床症状有何特点？
2. 最可能的诊断是什么？
3. 如何确诊？
4. 请列出治疗方案？

慢性白血病为骨髓造血干细胞克隆性增殖形成的恶性肿瘤，常以外周血白细胞异常增多为特征。病因尚未完全阐明。可能与电离辐射、化学因素、病毒感染、遗传因素等密切相关。分慢性髓系白血病（chronic myeloid leukemia，CML）及慢性淋巴细胞白血病（chronic lymphoid leukemia，CLL）。慢性髓系白血病是一种以粒系增生为主，可伴红系和巨核系增生的获得性造血干细胞恶性疾病。95% 以上有 Ph 染色体，所有患者有 BCR/ABL1 融合基因，大部分有脾脏肿大。

【临床表现】

起病缓慢，分慢性期、加速期及急变期。70% 慢性期患者主要表现为贫血和脾脏肿大相关症状，如疲乏无力、消瘦、萎靡不适、纳差、早饱感、左上腹胀满不适，有患者脾梗死。典型体征为脾大。

【辅助检查】

（一）血常规

白细胞总数常 $>25\times10^9$/L，分类见粒系各阶段不成熟细胞，以中、晚幼粒细胞为主，嗜酸性粒细胞和嗜碱性粒细胞比例增高。

（二）骨髓象

增生明显至极度活跃，三系均增生以粒系为主，粒系中以中、晚幼和杆状粒细胞最为突出，嗜酸粒和嗜碱粒细胞易见。中性粒细胞碱性磷酸酶（NAP）活性降低或缺乏。遗传学检查是确定CML诊断的必备条件。Ph染色体或bcr/abl融合基因存在均可确定诊断。

【诊断】

根据白细胞增高、脾大、Ph染色体或bcr/abl融合基因阳性即可确诊CML。

【疾病分期】

慢粒临床可分慢性期、加速期、急变期三个阶段。

案例18-4分析1

初步诊断：根据患者临床特点：起病缓，乏力为主，近来腹部不适，脾大，白细胞增高，骨髓形态学特点，ALP明显减低，初步提示慢性髓性白血病可能。确诊需行骨髓染色体及BCR/ABL融合基因检查。

【治疗】

经历了放疗、化疗、免疫治疗、骨髓移植、分子靶向等一系列措施，疗效逐渐提高。依据患者自身状况及预后分层采用个体化方案是提高疗效、延长生存期最根本有效的方法。

（一）靶向治疗

2001年，FDA批准酪氨酸激酶抑制剂（TKI）甲磺酸伊马替尼（imatinib mesylate，IM）临床治疗CML，是分子靶向治疗的里程碑。伊马替尼是第一代酪氨酸激酶抑制剂（TKI），起始剂量慢性期为400 mg/d，加速期、急变期为600 mg/d，疗效不佳时可增为800 mg/d。尼洛替尼、达沙替尼等二代TKI一线治疗能获更快更深分子学反应；获持续稳定的深度分子学反应超过5年以上患者，部分能获长期无治疗缓解（TFR，treatment free remission,）。

（二）化疗

羟基脲（hydroxyurea）仅获血液学缓解，不能消除染色体，也不能防止加速和急变的发生。

（三）干扰素α

20世纪80年代初干扰素曾经是缺乏移植条件的治疗首选。当今TKI时代，已不再推荐为主要治疗选择。

（四）异基因造血干细胞移植（Allo-HSCT）

20世纪70年代异基因造血干细胞移植曾经治愈CML，但有年龄和供者的限制。目前移植是CML二、三线选择。

【监测】

定期监测血液学、细胞及分子遗传学反应，定期评估患者TKI治疗耐受性，进行治疗反应评估。早期的分子学反应（EMR）至关重要，特别是TKI治疗三个月的BCR-ABL水平。临床治疗反应包括最佳反应、治疗失败以及警告。分子学反应评估采用外周血检测 $BCR-ABL^{IS}$ 来反映BCR-ABL（P210）转录本水平。治疗反应评价级别：CHR：完全血液学缓解；CyR：细胞遗传学反应；PCyR：部分细胞遗传学反应；CCyR；完全细胞遗传学反应；MMR 主要分子学反应。

案例 18 -4 分析 2

治疗方案：诊断 CML 明确，首选伊马替尼一线治疗。定期监测血液学、细胞及分子遗传学反应，用 BCR - ABLIS 来反映 BCR - ABL（P210）转录本水平评估疗效。

（曾慧兰）

扫码“练一练”

第十九章　内分泌和代谢性疾病

第一节　内分泌和代谢性疾病概论

扫码“学一学”

内分泌系统与神经系统和免疫系统相互影响和调节，共同保持内环境的稳定，维持人体正常功能，是人体生长发育、新陈代谢和生殖的物质基础。

内分泌系统疾病主要由下丘脑、垂体、甲状腺、肾上腺、性腺、甲状旁腺和胰岛等内分泌腺体或内分泌组织的结构或功能异常所致。内分泌疾病的临床表现除局部改变外，主要表现为激素分泌不足或过多导致的功能低下或亢进。代谢性疾病以糖类、脂类、蛋白质和（或）水、电解质代谢紊乱为主要临床表现，临床最常见的代谢性疾病为糖尿病，由于其主要发病机制是胰岛素分泌不足或胰岛素抵抗，也可以认为属于内分泌疾病。其他常见的代谢性疾病包括肥胖症、高脂血症、高尿酸血症和骨质疏松症等。由于激素是重要的代谢调节物质，内分泌系统发生疾病时也常常伴有各种不同程度的代谢紊乱。

【激素的分类、代谢和作用】

（一）激素的分类

1. 肽类激素和蛋白质激素　这类激素的分子结构为蛋白质或多肽，包括促甲状腺素释放激素、促肾上腺皮质激素释放激素、促性腺激素释放激素、抗利尿激素、催产素等下丘脑激素；促性腺激素（黄体生成素、卵泡刺激素）、生长激素、催乳素、促甲状腺激素、促肾上腺皮质激素等腺垂体激素；胰岛素、胰高糖素等胰腺激素以及甲状旁腺素、降钙素和肠促胰肽（incretin）等。这类激素一般先合成前体（激素原或前激素原），再进一步加工成相应激素。

2. 氨基酸类激素　以甲状腺激素为代表。甲状腺球蛋白中的酪氨酸与活性碘〔碘化物经甲状腺过氧化物酶（thyroid peroxidase，TPO）等催化氧化而成〕结合成碘化酪氨酸，再进一步耦合成甲状腺激素。

3. 胺类激素　包括肾上腺素、去甲肾上腺素、5-羟色胺和多巴胺等。酪氨酸经过酶促反应和脱羧作用形成多巴胺，多巴胺再进一步转化成去甲肾上腺素和肾上腺素。

4. 类固醇类激素　包括肾上腺皮质激素（糖皮质激素、盐皮质激素）和性激素。由胆固醇经一系列酶促反应生成。

（二）激素的代谢

肽类和蛋白质激素主要在靶组织内由水解酶灭活；甲状腺激素主要在肝脏内被脱碘、脱氨基和降解；类固醇激素在肝脏内被转变为葡萄糖醛酸或硫酸盐结合物；胺类激素由单胺氧化酶和儿茶酚胺氧位甲基转移酶降解代谢。激素在血液中的水平由其分泌速度和循环半衰期决定，因此了解激素的循环半衰期对激素生理性替代治疗非常关键，否则无法确定定量给药的频率。

（三）激素的作用机制

激素可以以相对恒定速度（如甲状腺素）或脉冲性（如皮质醇和性激素）释放，各种生理或病理因素均可影响激素的基础性分泌。中枢神经系统的信息经过下丘脑和垂体到达外周靶腺体，最后通过激素靶细胞上的受体（receptor）发挥生理效应。

1. 细胞膜受体　见于肽类激素和胺类激素。这类受体存在于激素靶细胞膜上，可以高亲和力、高特异性与细胞外液中微量激素结合，并将信息传递到细胞内，最终影响细胞代谢和功能。细胞膜受体主要分为四类：①G 蛋白偶联受体；②酪氨酸激酶受体；③细胞因子受体；④丝氨酸激酶受体。

2. 核受体和细胞质受体　见于甲状腺激素和类固醇激素等脂溶性激素。这些激素分子可穿过细胞膜，作用于细胞浆或细胞核内的受体，调控相应基因表达，从而发挥相应的生理效应。有些激素的受体定位在细胞质（如糖皮质激素受体），与相应的配体结合后再转移到核内，有些（如甲状腺素）则定位在核内。

（四）受体或受体后缺陷

表现为激素无法与受体结合或结合后不能发挥正常生理作用。特征性的临床表现为激素相应的功能减退而激素水平异常升高（如假性甲状旁腺功能减退症、肾性尿崩症、严重胰岛素抵抗等）。

反馈（feedback）调节是内分泌系统中的重要自我调节机制，是指下丘脑、垂体与靶腺（甲状腺、肾上腺皮质、性腺）之间存在的自我调节，亦存在于内分泌腺和体液代谢物质（如血钙等）之间，分为正反馈（positive feedback regulation）和负反馈调节（negative feedback regulation）。反馈调节以负反馈调节最常见。例如甲状腺功能亢进症时，甲状腺激素对促甲状腺素的反馈抑制而使其水平下降；原发性肾上腺皮质功能减退时，肾上腺皮质激素的反馈抑制作用减少而使 ACTH 水平显著升高；甲状腺旁腺功能亢进症时高血钙反馈抑制使甲状旁腺素水平降低等。正反馈调节相对少见，主要发生在月经周期过程。

【内分泌疾病的分类】

内分泌疾病的分类一般先按病变腺体来分类，然后根据功能状态再分为功能亢进、功能低下和功能正常，主要包括以下疾病。

（一）下丘脑－垂体疾病

1. 下丘脑综合征（hypothalamus syndrome）　由多种病因累及下丘脑所致，临床表现复杂，主要表现为水代谢紊乱以及睡眠、体温、食欲调节异常和（或）性功能障碍等，患者可表现为嗜睡、多食肥胖或厌食消瘦、性早熟或性发育延迟、精神失常和癫痫等。

2. 空泡蝶鞍综合征（empty－sella syndrome，ESS）　因蝶鞍鞍隔缺损或垂体萎缩后，蛛网膜下腔在脑脊液压力下疝入鞍内，致蝶鞍扩大、垂体受压变平而产生一系列临床表现。包括头痛、高血压、肥胖、内分泌功能减退、视力下降和视野缺损等。

3. 垂体瘤（pituitary tumors)）　是一组起源于腺垂体或神经垂体以及颅咽管残余鳞状上皮细胞的肿瘤，临床主要表现为局部压迫症状（头痛、视力减退、视野缺损等）和垂体功能异常。垂体功能可以表现为低下（无功能垂体瘤压迫周围正常细胞）或亢进（有功能的垂体瘤）。

4. 巨人症（gigantism）和肢端肥大症（acromegaly）　是腺垂体生长激素细胞增生或生长激素瘤分泌过多生长激素所致，可引起软组织、骨骼及内脏的增生、肥大及多种内分泌代谢紊乱。在青春期前发病者表现为巨人症，性成熟后发病者则表现为肢端肥大症。

5. 高催乳素血症（hyperprolactinemia）和催乳素瘤（prolactinoma）　腺垂体的催乳

素（prolactin PRL）分泌细胞增殖或催乳素瘤分泌过多催乳素所致，临床多表现为性腺功能减退、非哺乳期泌乳和不孕不育等。催乳素瘤是最常见的功能性垂体瘤，也是病理性高催乳素血症的最主要病因。

6. 腺垂体功能减退症（pituitary deficiency） 因垂体瘤、产后大出血等病因引起下丘脑 - 垂体损伤导致单一或多种腺垂体激素分泌不足，临床表现以相应的靶腺功能低下和下丘脑 - 垂体病变引起的局部改变为主。治疗原则为在祛除病因的基础上行激素替代治疗。

7. 尿崩症（diabetes insipidus） 是由于下丘脑 - 神经垂体功能低下，抗利尿激素（antidiuretic hormone，ADH）分泌和释放不足或功能下降（肾性尿崩症）所致，以多尿、烦渴、多饮、低比重尿和低渗尿为主要表现。

8. 抗利尿激素分泌不当综合征（syndrome of inappropriate ADH secretion SIADH） 因各种病因导致抗利尿激素分泌过多引起体内水潴留，稀释性低钠血症、尿钠和尿渗透压相对升高的临床综合症。

（二）肾上腺疾病

1. 肾上腺皮质疾病

（1）皮质醇增多症（hypercortisolism） 又名库欣综合征，是由于垂体等分泌过多促肾上腺皮质激素或肾上腺自主分泌过多皮质醇所致，临床上以满月脸、多血质外貌、向心性肥胖、痤疮、紫纹、高血压、继发性糖尿病及继发性骨质疏松症等为主要表现。

（2）原发性醛固酮增多症（primary hyperaldosteronism） 是由于肾上腺皮质球状带分泌过多醛固酮所致，临床上以高血压、低血钾和高尿钾为主要表现。

（3）原发性肾上腺皮质功能减退症（primary hypocortisolism） 又名艾迪森病，是由于自身免疫疾病或结核导致肾上腺皮质受损所致，临床以乏力、高血钾、低血钠、低血容量和体位性低血压等为主要表现。

（4）先天性肾上腺皮质增生症（congenital adrenal hyperplasia，CAH） 是由于糖皮质激素合成所需的某些酶先天性缺乏所致，患者可出现高血压、低血钾、女性男性化或性发育延迟等。

（5）肾上腺意外瘤（adrenalin cidentaloma） 是指患者没有明显临床症状，因体检或影像学检查无意间发现的肾上腺占位病变。肾上腺意外瘤可分为有功能性和无功能性两种。

2. 肾上腺髓质疾病 嗜铬细胞瘤（pheochromocytoma）是肾上腺髓质嗜铬组织增生或肿瘤所致，临床表现为阵发性高血压或持续性高血压阵发性加重，伴有面红、头痛、心悸、大汗等表现。肾上腺外发现的嗜铬组织增生或肿瘤为副神经节瘤，二者临床表现类似。

（三）甲状腺疾病

1. 单纯性甲状腺肿（simple goiter） 甲状腺呈弥漫性或多结节性肿大，甲状腺功能正常，多见于青春期、妊娠期、哺乳期和绝经期妇女。

2. 甲状腺功能亢进症（hyperthyroidism） 各种原因引起的甲状腺自身甲状腺激素合成和分泌过多所致，临床以食欲亢进、容易饥饿、心悸、失眠等高代谢症群为主要表现，常伴有甲状腺肿大和突眼，少数患者可出现胫前黏液性水肿。

3. 甲状腺功能减退症（hypothyroidism） 多种原因引起甲状腺激素合成、分泌减少或生物效应不足所致。患者常出现纳差、便秘、黏液性水肿、嗜睡、心动过缓等表现。在胎儿或新生儿发病者常合并智力低下，称呆小病。

4. 甲状腺炎（thyroiditis） 多种原因引起的甲状腺组织损害，根据发病快慢可分为急性、亚急性和慢性甲状腺炎，根据病程不同可出现有甲状腺毒血症或甲状腺功能低下或甲状腺功能正常，甲状腺局部可有疼痛、压痛和结节性肿大。

5. 甲状腺结节（thyroid nodule）与肿瘤（thyroid tumors） 表现为甲状腺结节性肿大，伴有或不伴有临床症状。甲状腺超声可以发现无症状和体征的甲状腺结节，甲状腺核素扫描可见凉结节或冷结节，甲状腺细针穿刺活检有助于鉴别良性和恶性肿瘤。

（四）甲状旁腺疾病

1. 原发性甲状旁腺功能减退症（primary hypoparathyroidism） 各种原因导致甲状旁腺激素（parathyroid hormone PTH）合成、分泌不足，导致血清 PTH 水平低下，主要临床表现为低血钙、高血磷、低钙性抽搐、白内障和精神–神经症状，可出现脑组织等异位钙化。

2. 假性甲状旁腺功能减退症（pseudohypoparathyroidism） 是受体或受体后缺陷导致靶器官对 PTH 无反应，临床表现与原发性甲状旁腺功能减退症相似，但血液中 PTH 水平显著增高。

3. 甲状旁腺功能亢进症（hyperparathyroidism） 各种原因导致甲状旁腺细胞增殖或出现肿瘤导致 PTH 水平过度分泌所致，表现为血清 PTH 水平显著升高、高血钙、低血磷、骨吸收增加的骨骼病变和肾结石等。

（五）卵巢疾病

1. 围绝经期综合征（perimenopausal period syndrome） 既往称更年期综合征。围绝经期指从出现与绝经有关的内分泌、生物学和临床特征起至最后一次月经后一年。围绝经期综合征指妇女绝经前后由于性激素水平急剧下降所致的一系列躯体及精神心理症状。

2. 多囊卵巢综合征（polycystic ovary syndrome，PCOS） 育龄妇女较常见的内分泌综合征，主要表现为月经稀发、闭经或月经完全无规律、高雄激素血症（多毛、痤疮、女性男性化和（或）血清睾酮水平升高）、双侧卵巢多囊样改变等，多伴有不孕、肥胖和胰岛素抵抗等。

3. 先天性卵巢发育不全症（congenital ovarian agenesis） 又称 Turner 综合征，为女性缺少一条 X 染色体（45，X0）所致的遗传性疾病，表现为身材矮小、原发性闭经、第二性征发育不良、颈蹼、肘外翻等异常。

（六）睾丸疾病

1. 男性性腺功能减退症（male genital gland deficiency） 男性性腺功能减低的临床表现因发病年龄不同而各异。胎儿时期发生雄激素不足，可引起男性假两性畸形。青春期雄激素不足，表现为第二性征缺乏，外生殖器幼稚型，睾丸小，阴毛及腋毛稀疏，语音尖细。成年男性雄激素缺乏则表现为性欲减退、阳痿、体力差、性毛及胡须减少，可伴有不育。

2. 克兰费尔特综合征（Kleinfelter's syndrome）（47，XXY） 为男性多了一条 X 染色体（47，XXY）所致的遗传性疾病。患者外表为男性，外生殖器常为幼稚型，无生育能力，可伴有智力低下。

3. 男性乳房发育症（gynecomastia） 是多种原因所致的男性乳房肥大，可以单侧或双侧，有时伴有局部硬结和胀痛。该病多见于中老年男性，但肥胖的儿童青少年也可出现。

（七）胰岛内分泌肿瘤

1. 胰高糖素瘤（glucagonoma） 为分泌胰高糖素的胰岛 A 细胞形成的肿瘤，患者可出现血清胰高糖素水平显著升高和继发性糖尿病，最突出的临床特征是累及四肢的慢性皮疹，常有表皮坏死的片状脱落，可伴有舌炎、唇炎。

2. 胰岛素瘤（lusulinoma） 为分泌胰岛素的胰岛 B 细胞形成的肿瘤，亦称内源性高胰岛素血症，占胰岛细胞肿瘤的 70% ~75%。大多数为良性，恶性者占 10% ~16%，主要表现为持续性空腹低血糖和显著的高胰岛素血症，尤其是低血糖时胰岛素水平不恰当地升高有诊断价值。

3. 生长激素释放抑制激素瘤（somatostatinoma） 为分泌生长激素释放抑制激素的胰岛 δ 细胞形成的肿瘤，临床表现以糖尿病、胆结石、消化不良、脂肪泻和贫血为特征。

4. 舒血管肠肽瘤（vasodilator – intestinal – peptide tumor） 胰岛非 B 细胞分泌大量舒血管肠肽引起水样腹泻、低血钾、胃酸缺乏等表现。

（八）异源内分泌综合征

异源内分泌综合征又称异位内分泌综合征，是指内分泌腺体以外的其他组织器官的肿瘤细胞分泌激素或激素样物质引起的内分泌综合征。

1. 异源性促肾上腺皮质激素（adrenocorticotropic hormone ACTH）综合征 是最常见的异位内分泌综合征，多见于肺小细胞癌、胰腺癌等，除有肿瘤本身表现外，还出现血清皮质醇和 ACTH 水平明显升高，临床以高血压、低血钾、乏力和糖代谢紊乱等为主要表现。

2. 异源性促甲状腺素综合征（ectopic TSH syndrome） 常见于睾丸畸胎瘤、葡萄胎、绒毛膜细胞癌和消化系统肿瘤等，血清甲状腺激素和促甲状腺素水平显著升高，临床以乏力、消瘦为主要表现，高代谢症候群常不明显。

（九）多发性内分泌腺疾病

1. 多发性内分泌腺瘤（multiple endocrine neoplasis syndrome MEN） 是指同一患者先后或同时发生两个或两个以上的内分泌肿瘤（或增生）。目前分为三种类型，发病机制与某些基因的突变有关。

2. 自身免疫性多内分泌腺病综合征（autoimmune polyendocrinopathy syndrome APS） 是指同一患者先后或同时发生两种或以上的自身免疫性内分泌腺或内分泌组织疾病，绝大多数表现为腺体或组织功能减退或衰竭，个别为功能亢进。目前分为四种类型。

（十）常见代谢性疾病

1. 糖尿病 详见本章第二节。

2. 血脂异常（dyslipidemia） 是指各种原因引起的血脂水平异常，表现为血清甘油三酯和（或）胆固醇水平升高，或高密度脂蛋白胆固醇水平降低。持续的血脂异常与某些严重危害人体健康的疾病有关，如动脉粥样硬化、冠心病、胰腺炎等。

3. 肥胖症（obesity） 世界卫生组织 2010 年将肥胖列为独立的疾病，是指机体摄入的能量超过消耗的能量，多余的能量以脂肪的形式储存并引起病理生理改变的一种疾病。目前肥胖症的诊断多采用体质指数（BMI）来判断，[BMI = 体重（kg）/（身高）$(m)^2$]。中国的诊断标准为 BMI 24 ~28 kg/m^2 为超重（overweight），≥28 kg/m^2 者为肥胖症。

4. 高尿酸血症（hyperuricemia）和痛风（gout） 高尿酸血症是由于嘌呤代谢紊乱导

致尿酸生成过度和（或）尿酸在肾脏的排泄减少导致血清尿酸水平过高所致。过高的血尿酸会形成尿酸结晶沉积在关节腔、肾脏等处，并由此引起反复发作性关节炎、痛风石、慢性间质性肾炎和肾结石等临床表现。高尿酸血症和痛风还都是冠心病和脑卒中的独立危险因素。

5. 代谢综合征（metabolic syndrome，MS） 是指肥胖症、高血压病、糖尿病或糖尿病前期、血脂异常等多种以胰岛素抵抗为共同病理生理基础的代谢紊乱聚集的病理状态，是一组复杂的代谢紊乱综合征。代谢综合征是心肌梗死、脑卒中等心血管事件的危险因素。

【内分泌疾病的诊断】

内分泌疾病的诊断包括功能诊断、病理诊断和病因诊断三方面。

（一）功能诊断

1. 功能亢进或减退的临床表现 内分泌功能亢进或减退往往有相应的症状和体征，比如甲状腺功能亢进症可有多食、易饥、消瘦、心悸、多汗等症状和甲状腺肿大、心率加快和手颤等体征，有的患者还可出现突眼和胫前黏液性水肿；甲状腺功能减症退则有纳差、便秘、黏液性水肿等症状和甲状腺肿大或缺如、心率减慢、颜面苍黄等体征；累及不同的内分泌腺体时会有不同的临床表现。

2. 实验室检查

（1）代谢紊乱的证据　内分泌代谢疾病常出现相应的代谢紊乱，如糖尿病患者可出现血糖升高；甲状旁腺功能异常可出现血清钙、磷水平异常；原发性醛固酮增多症患者可出现低血钾、高尿钾等。因此怀疑存在内分泌疾病时，需要检测血糖、血脂、血清电解质、血清蛋白和血、尿渗透压等生化指标。

（2）激素分泌异常证据　①血液激素浓度测定：生长激素 、促肾上腺皮质激素、促甲状腺激素、催乳素、卵泡刺激素、黄体生成素检测可协助评估垂体前叶功能，帮助了解垂体瘤有无功能以及靶腺功能亢进或低下的病因；甲状腺激素、甲状旁腺激素、性激素、醛固酮、儿茶酚胺、皮质醇、C 肽和胰岛素测定可协助了解相关内分泌腺功能和胰岛功能状况。②24 小时尿激素及代谢产物水平测定：内分泌疾病早期由于激素水平升高或降低不很明显，而且多种激素是脉冲性分泌，单次血中激素水平检测可能在正常范围，而 24 小时尿激素或其代谢产物水平能较好反映患者激素分泌的总体情况。如 24 小时尿游离皮质醇、醛固酮、17 – 羟皮质类固醇、17 – 酮皮质类固醇、甲氧肾上腺素、甲氧去甲肾上腺素检测有助于解肾上腺皮质和髓质的功能。

（3）内分泌功能试验　可分为以下五种类型：①兴奋试验：促肾上腺皮质激素兴奋试验、促性腺激素释放激素兴奋试验可帮助诊断和鉴别肾上腺和性腺功能低下的病因和病变部位。②抑制试验：地塞米松抑制试验、卡托普利抑制试验分别有助于皮质醇增多症和原发性醛固酮增多症的诊断和鉴别。③激发试验：胰高血糖素激发试验用于协助诊断嗜铬细胞瘤，胰岛素低血糖激发试验通过诱发低血糖来激发生长激素分泌进而了解矮小症的原因。④拮抗试验：螺内酯拮抗试验用于协助诊断原发性醛固酮增多症，酚妥拉明拮抗试验用于协助诊断嗜铬细胞瘤。⑤负荷试验：葡萄糖耐量试验用于诊断糖尿病和糖耐量减低。

（二）病理诊断

1. 影像学检查 CT、核磁共振成像、蝶鞍 X 线片是了解垂体病变或其他内分泌疾病病变部位的有效手段。

2. 核医学检查 甲状腺^{131}碘或^{99m}锝扫描有助于了解甲状腺结节以及结节的功能状况；肾上腺间碘卞胍扫描有助于发现嗜铬细胞瘤或副神经节瘤；正电子发射计算机体层扫描（PET）通过观察病变部位的血流量、局部葡萄糖、氨基酸代谢和蛋白质合成来区分病变部位和正常组织，能发现某些隐匿的病灶。可见核医学检查不仅可了解病变形态而且有助于判断功能状态。

3. 超声检查 对于甲状腺、甲状旁腺、肾上腺和性腺病变等，超声检查因为方便、无创等优点，一般作为首选检查手段。

4. 细胞学和组织学检查 甲状腺细针穿刺活检可助判断甲状腺结节良恶性并用于甲状腺疾病的鉴别诊断；垂体活检可用于垂体炎等疑难病例的鉴别诊断。

5. 静脉导管检查 如选择性肾上腺静脉采血、胰腺选择性钙刺激试验等，通过在怀疑病变部位抽血查相关激素，有助于肾上腺肿瘤、胰岛细胞瘤等疾病的诊断和确定病变部位。

（三）病因诊断

1. 自身抗体检测 如胰岛素自身抗体、胰岛细胞自身抗体、谷氨酸脱羧酶抗体的检测，有助于1型糖尿病的诊断；促甲状腺素受体抗体和甲状腺过氧化物酶抗体的检查有助于Graves病和桥本甲状腺炎的诊断。

2. 基因检查 生长激素基因突变或缺失可致生长激素缺乏性矮小症；葡萄糖激酶基因突变或缺损可引起青少年中的成人发病型糖尿病（MODY）；21-羟化酶基因突变可引起先天性肾上腺皮质增生等。

3. HLA鉴定 某些与自身免疫反应相关的内分泌疾病可以通过检测免疫遗传标志-人类白细胞抗原（HLA）的多态性来辅助诊断。比如中国人群HLA-DR3、DRw9位点多态性与1型糖尿病、桥本甲状腺炎的发病关系密切。

【内分泌疾病的治疗】

内分泌疾病的治疗目标是恢复正常的内分泌功能，延长寿命和改善生存质量。因此对功能亢进症患者需要通过药物、放射治疗、手术或介入治疗来减少或拮抗其功能；对功能低下症患者则需通过激素或药物来补充或替代其功能，有条件者必要时还可以进行相应内分泌腺体的移植治疗。

（一）功能亢进的内分泌疾病治疗

1. 手术治疗 切除导致功能亢进的肿瘤和增生，比如甲状腺次全切除术治疗甲状腺功能亢进症；肾上腺切除术治疗皮质醇增多症、嗜铬细胞瘤或原发性醛固酮增多症等。

2. 同位素和放射治疗 利用放射线破坏肿瘤或增生的组织，从而降低细胞的分泌功能。如放射性^{131}I治疗甲状腺功能亢进症；放射性^{131}I间碘卞胍治疗嗜铬细胞瘤；直线加速器、γ刀或深度X线等治疗内分泌肿瘤等。

3. 药物治疗 通过多种机制抑制激素的合成和释放，或直接拮抗激素的作用，或破坏内分泌腺体组织。如用甲巯咪唑或丙基硫氧嘧啶抑制甲状腺激素合成治疗甲状腺功能亢进症；用大剂量螺内酯拮抗醛固酮治疗原发性醛固酮增多症；用甲吡酮破坏肾上腺皮质治疗皮质醇增多症等。

4. 介入治疗 通过栓塞病变组织的供血动脉使腺体萎缩或消融技术破坏内分泌腺体，从而减少激素的合成和分泌。如微波消融治疗甲状旁腺瘤所致的甲状旁腺功能亢进症等。

（二）内分泌腺功能减退症的治疗

1. **激素的补充治疗或替代治疗** 根据内分泌腺体功能减退程度补充相应的激素，功能严重低下或激素分泌缺如者则需完全替代治疗。如甲状腺功能减退症补充甲状腺激素；肾上腺皮质功能减退症补充氢化可的松或泼尼松；1型糖尿病患者终身采用胰岛素治疗等。

2. **器官、组织或细胞移植** 如胰岛或胰岛细胞移植治疗1型糖尿病；甲状旁腺移植治疗原发性或手术所致甲状旁腺功能减退者等。

（三）病因治疗

1. **感染** 肾上腺结核引起的原发性肾上腺皮质功能减退症患者在补充肾上腺皮质激素的情况下，还需要积极抗结核治疗。

2. **肿瘤** 肿瘤所致的内分泌疾病应针对肿瘤的部位、大小和功能状况采用手术、化疗、放疗或介入治疗。

3. **基因** 通过各种手段抑制致病基因表达或促进抗病基因表达来达到治疗目标，目前还处于试验阶段，尚未用于临床。

4. **免疫** 对于自身免疫反应相关的内分泌疾病，可以通过抑制或调节免疫功能来进行治疗。如通过抑制免疫功能可以改善Graves病和1型糖尿病的疗效和预后。

【进展和展望】

近年来的研究揭示，全身几乎所有细胞都有内分泌功能，如：内皮细胞分泌内皮素，脂肪细胞分泌瘦素、抵抗素和脂联素，心肌细胞分泌心钠素等。激素的分泌方式除了经典的内分泌（激素通过血液循环到达远处的靶器官、靶组织发挥作用），还有旁分泌、自分泌和胞内分泌等多种方式。比如：胰岛A细胞分泌的胰高血糖素可促进B细胞分泌胰岛素，而胰岛B细胞分泌的胰岛素反过来可抑制A细胞分泌胰高血糖素，这种相邻细胞间的相互作用就属于旁分泌作用；自分泌是指细胞分泌的激素直接作用于自身，比如胰岛B细胞分泌的胰岛素作用于自身可以避免过度分泌，从而减少低血糖发生风险；胞内分泌是指激素原或激素前体在尚未分泌到细胞外时，就已经在细胞内作用于自身的细胞器并产生效应。对细胞的内分泌功能和激素分泌方式的深入研究有助于新药的研发。

近年来，新的内分泌代谢药物和治疗手段层出不穷，如目前临床广泛使用的胰高血糖素样肽-1（glucagon-like peptide 1 GLP-1）类似物、二肽基肽酶Ⅳ抑制剂、钠葡萄糖共转运子2抑制剂等新型糖尿病药物；兰瑞肽、帕瑞肽等垂体瘤治疗新药；通过介入治疗栓塞甲状腺动脉或微波消融使甲状腺滤泡上皮萎缩、功能减低而治疗难治性甲状腺功能亢进症等。新的治疗药物和治疗手段势必还将随着医学科技的进展不断涌现或更新。

第二节 糖尿病

扫码“学一学”

案例19-1

患者，男性，39岁。因“口干、多饮、多尿伴体重下降3月余”就诊我科。3个月前无明显诱因出现口干，每天饮水2500 ml以上，小便次数增多，夜尿3~4次，体重2个月内下降近10 kg，伴明显乏力，否认明显手足麻木、视力减退、皮肤瘙痒和感染。患者近5年来因活动不足，体重增加明显。有糖尿病家族史。

体格检查：T 36.8℃　P 78 次/分，R 16 次/分，BP 130/80 mmHg，体重 83kg，身高 170cm，BMI 28.7kg/m^2，神志清楚，倦怠貌，呼气无烂苹果味，皮肤弹性尚好，心、肺、肝和脾检查无明显异常，视力和皮肤浅感觉基本正常，双下肢无凹陷性浮肿，病理征阴性。

问题：

1. 本病例临床症状有何特点？
2. 最可能的诊断是什么？
3. 如何确诊？
4. 请列出治疗方案。

糖尿病（diabetes mellitus，DM）是由于体内胰岛素分泌不足（胰岛细胞功能障碍）和（或）胰岛素敏感性下降（胰岛素抵抗）引起糖类、脂类和蛋白质代谢紊乱的一组内分泌代谢综合征，以慢性血糖水平增高为共同特征，严重时可出现水、电解质紊乱和酸碱平衡失调，甚至威胁生命。长期慢性高血糖还可以引起肾脏、神经、眼睛和心血管系统出现各种慢性并发症，引起致死或致残。糖尿病目前已成为心脑血管、肿瘤之后的第三大死亡原因。

我国目前是世界上糖尿病患者人数最多的国家，尤其是近年来糖尿病患病率显著上升。2013 年我国成人糖尿病患病率为 10.9%，较 2008 年（9.7%）5 年内提升 12.3%，较 1980 年（0.67%）则提升了 16 倍。此外，作为糖尿病最主要的高危人群－糖尿病前期的患病率在我国高达 35.7%。我国糖尿病患者还具有知晓率低、治疗率低和治疗达标率低等特点。

【病因和发病机制】

糖尿病的病因至今尚未完全阐明，一般认为是多种复合病因所致的综合征，与遗传、自身免疫、环境因素都有关系。从胰岛 B 细胞合成和分泌胰岛素，经血循环到达靶细胞，与特异性受体结合，引发细胞内物质代谢效应的任一环节发生异常均可导致糖尿病。

胰岛细胞功能障碍和胰岛素抵抗是糖尿病最主要的发病机制，二者引起胰岛素绝对或相对不足，导致肝脏、骨骼肌、脂肪组织对葡萄糖摄取利用减少，糖原分解和糖异生增加引起肝糖输出增多，从而引起血糖升高；同时脂肪组织合成脂肪减少，脂蛋白脂酶活性低下，导致血清游离脂肪酸和甘油三酯浓度升高；当胰岛素绝对缺乏时，脂肪组织大量分解产生大量酮体，超过机体利用能力，导致酮症甚至酮症酸中毒；还会导致蛋白质的合成减弱，分解加速引起负氮平衡，患者出现乏力、抵抗力下降等表现。

案例 19－1 分析 1

患者青年男性，肥胖体型，有口干、多饮、多尿、体重下降和乏力等糖尿病典型临床表现，而且有糖尿病家族史，BMI 在体重下降 10 kg 后仍有 28.7 kg/m^2，需高度怀疑糖尿病，并做相应检查。

【临床表现】

我国 90%～95% 以上糖尿病是 2 型糖尿病，初期临床表现可不明显，不影响工作和生活，导致漏诊率超过 50%。近年来我国糖尿病发病有年轻化、少年化趋势，临床上时有可见患 2 型糖尿病的肥胖儿童。

（一）症状

糖尿病的典型症状是口干多饮、多食易饥、多尿和体重下降（消瘦）等所谓“三多一少”表现，这些症状在 1 型糖尿病患者往往比较明显，但接近 50% 的 2 型糖尿病患者在早期可无任何不适，或仅有乏力、皮肤瘙痒等非特异表现，因此常常是在体检或因其他疾病就诊时才被发现。糖尿病如果长期不治疗或治疗不达标，可以出现糖尿病酮症酸中毒（diabetic ketoacidosis，DKA）或糖尿病高渗性高血糖状态（hyperosmolar hyperglycemic state，HHS）等急性并发症，威胁生命；也可出现糖尿病视网膜病变（diabetic retinopathy，DR）、糖尿病肾病（diabetic nephropathy，DN）、糖尿病神经病变（diabetic neuropathy）、糖尿病足（diabetic food）和糖尿病大血管病变等慢性并发症而出现相应的临床表现。糖尿病患者在药物使用不当、进食不足或运动过度时还可出现低血糖症状。

（二）体征

糖尿病早期没有特殊体征。出现糖尿病酮症或高渗状态时因脱水、循环血量不足等原因可出现脉搏细速、皮肤干燥、弹性差，严重时可出现不同程度的意识障碍；酮症患者呼出的气体有时有烂苹果味（丙酮所致）。低血糖引起昏迷时可出现面色苍白、皮肤湿冷等表现；出现视网膜病变时可出现视力减退；糖尿病肾病患者可有贫血、高血压和水肿；出现周围神经病变时可出现手套、袜子型分布的感觉减退；糖尿病足患者可出现足部皮损、缺血和感染等表现。

（三）糖尿病的分型

目前普遍采用 1997 年美国糖尿病学会提出的糖尿病分型系统。该系统 1999 年被世界卫生组织确认，中华医学会糖尿病学会颁布的最新糖尿病防治指南（2017 年版）也推荐采用。该分型系统将糖尿病分为以下四种类型。

1. 1 型糖尿病　胰岛 B 细胞破坏，常导致胰岛素绝对缺乏）。占我国糖尿病患者的 5% 左右。

（1）免疫介导（1A）　又分急性型和缓发型两亚型。①急性型：常见于儿童或青少年，起病急，常以自发性糖尿病酮症作为首发表现。②缓发型：常见于成人，起病慢，在感染或其他应激情况下可出现糖尿病酮症。两者共同特点是糖尿病相关自身抗体阳性。

（2）特发性（1B）　①多见于非洲或亚洲向美国的移民；②偶尔可发生酮症，两次酮症之间出现某种程度的胰岛素不足；③有较明显遗传倾向，但缺乏 B 细胞自身免疫证据，与 HLA 不相关；④受累患者绝对需要胰岛素治疗，但可间歇性使用。

2. 2 型糖尿病　以胰岛素抵抗为主伴胰岛素进行性分泌不足或以胰岛素进行性分泌不足为主伴胰岛素抵抗。占我国糖尿病患者的 90% ~95%。

3. 其他特殊类型糖尿病　从环境因素到遗传因素或两者间的相互作用，病因学相对明确，又称继发性糖尿病。占我国糖尿病患者的 3% 左右。

（1）B 细胞功能遗传性缺陷：①青年人中的成年发病型糖尿病（MODY）：MODY 的临床特点为：有三代或三代以上家族史，且符合常染色体显性遗传规律；发病年龄 <25 岁；无酮症倾向，至少 2 ~5 年不需胰岛素治疗。②线粒体基因突变糖尿病：最常见的突变类型是亮氨酸转运 RNA 基因 3243 位点的 A 至 G 突变。临床特点为：母系遗传；起病早，B 细

胞功能逐渐减退，自身抗体阴性；起病初不需胰岛素，无酮症倾向，体型多正常或消瘦，但最终需胰岛素治疗；常伴神经性耳聋或其他神经肌肉改变。

（2）胰岛素作用的遗传性缺陷　主要是胰岛素受体基因的突变，患者常伴有严重的胰岛素抵抗，有的患者可出现黑棘皮病、女性男性化或卵巢囊肿。

（3）胰腺外分泌疾病　包括胰腺炎、胰腺外伤、感染、肿瘤、手术等胰腺组织损害所引起的糖尿病。

（4）内分泌疾病　凡是导致生长激素、皮质醇、胰高血糖素、肾上腺素、甲状腺激素等胰岛素拮抗激素水平升高的内分泌疾病都可能引起糖尿病。

（5）药物或化学品所致糖尿病　烟酸和糖皮质激素等可损害胰岛功能，干扰素等可促进胰岛抗体产生，噻嗪类利尿剂、肾上腺素能激动剂等可拮抗胰岛素，因此都可能引起糖尿病。

（6）感染　风疹病毒、科萨奇B病毒、巨细胞病毒、腺病毒和腮腺炎病毒感染都可能引起糖尿病。

（7）不常见的免疫介导型糖尿病　抗胰岛素受体抗体（B型胰岛素抵抗综合征）、僵人综合征等能产生自身抗体，导致胰岛素的生物效应下降而导致糖尿病。

（8）其他与糖尿病相关的遗传性疾病　如Wolfram综合征，有糖尿病、尿崩症、性功能低下、视神经萎缩和神经性耳聋等表现。Turner综合征、klinfelter综合征等也可伴有糖尿病。

4. 妊娠（期）糖尿病（GDM）　指妊娠期间首次发现的糖尿病或糖耐量低减，约占全部糖尿病患者的2%左右。注意GDM不包括孕前已经诊断糖尿病的患者，后者称为糖尿病合并妊娠。GDM患者在妊娠结束6周后，需要复查口服糖耐量试验，大多数患者分娩后血糖恢复正常，无需再特殊处理，少数患者则维持糖尿病或糖尿病前期诊断，需继续治疗。

【糖尿病并发症】

（一）急性并发症

急性并发症又称急性代谢紊乱。

1. 糖尿病酮症酸中毒和糖尿病高渗性高血糖状态　是糖尿病最常见的两种急性并发症，患者多表现为血糖急剧升高、脱水、电解质紊乱等，前者还可出现酮症（血液和尿液中酮体水平明显升高）和酸中毒（酮体中的乙酰乙酸和β-羟基丁酸为有机酸），后者可出现血浆渗透压明显升高，二者严重时均可引起昏迷，甚至威胁生命，需要紧急处理。

2. 感染　糖尿病患者，尤其是血糖控制差的患者，很容易出现各种感染，以反复发生的疖、痈等化脓性感染、真菌感染和结核多见。

（二）慢性并发症

是长期慢性高血糖通过各种复杂机制引起血管损伤所致，可分为大血管并发症和微血管并发症两大类。

1. 大血管病变　即心血管并发症，是最为常见的糖尿病慢性并发症。主要累及大中动脉，病理变化以动脉粥样硬化为主，引起心肌梗死、脑卒中和肢体坏疽，占糖尿病死因的70%以上。糖尿病患者还常合并高血压病。

2. 糖尿病肾病　为最常见的糖尿病微血管并发症，以肾小球硬化症为主要病理特点，早期患者主要表现为尿微量白蛋白排泌增加，没有明显临床表现，后期典型病例可有蛋白尿、高血压、水肿和低蛋白血症，晚期出现肾功能衰竭。

3. 糖尿病神经病变　以多发性外周神经病变最为常见。早期以感觉神经受累为主，如疼痛、灼热、麻木、针刺感等，后期出现运动神经受累表现，同时可累及自主神经。

4. 糖尿病眼部病变　以视网膜病变最为常见，也是临床常见的糖尿病微血管并发症之一。早期以视网膜微血管瘤为主要表现（单纯性视网膜病变），后期可有新生血管形成、出血甚至引起视网膜剥离而失明（增生性视网膜病变）。糖尿病患者还常发生白内障、青光眼、虹膜睫状体炎和屈光不正等眼病。

【实验室和其他检查】

（一）尿液检查

可协助了解有无尿糖、尿蛋白、尿酮体阳性以及管型，也可检查尿白蛋白/肌酐比值以发现早期糖尿病肾病。正常人肾糖阈为 8.8～9.9 mmol/L，比诊断糖尿病的空腹血糖值高，老年和糖尿病肾病患者的肾糖阈还常常超过正常人，因此尿糖阴性不能排除糖尿病。

（二）血糖测定

血糖是确诊糖尿病的唯一指标和判断糖尿病疗效最直接的指标。在糖尿病的治疗过程中应随时监测血糖以及时调整治疗方案。血糖按测定时间分为空腹血糖（fasting plasma glucose FPG）和餐后血糖（postprandial plasma glucose PPG）。正常人 FPG 为 3.9～5.6 mmol/L,PPG 一般测定早餐后 2 小时血糖（2 hPPG），正常人不超过 7.8 mmol/L。糖尿病患者的空腹和（或）餐后血糖升高。

（三）葡萄糖耐量试验

对于空腹或餐后血糖高于正常但又未达到糖尿病诊断标准，怀疑有糖尿病者可做此试验以进行确诊或排除，目前多做口服葡萄糖耐量试验（oral glucose tolerance test OGTT），观察 FPG 和口服 75g 葡萄糖后 2 小时（孕妇尚需检测口服葡萄糖后 1 小时）的血糖值。

（四）糖化血红蛋白（GHbA1C）测定

血中的葡萄糖可与血红蛋白结合形成 HbA1C，其水平可以反映近 2～3 个月血糖的平均水平。该指标用于评价糖尿病患者在较长时间内的血糖总体控制情况，正常值为 4%～6%。

（五）血清胰岛素测定及胰岛素释放试验

用于 1 型和 2 型糖尿病的鉴别诊断。1 型患者的空腹血清胰岛素低于正常，餐后无明显变化。2 型患者空腹血清胰岛素可高于正常或接近正常，餐后显著升高，但分泌的高峰延迟。

（六）血清 C 肽测定及 C 肽释放试验

胰岛 B 细胞分泌的 C 肽与胰岛素等量。在各种影响胰岛素测定的情况下，如已经使用了外源性胰岛素治疗时，可以测定该指标来反映胰岛的真正分泌功能。C 肽和 C 肽释放试验的意义同胰岛素和胰岛素释放试验。

（七）自身抗体测定

谷氨酸脱羧酶（GAD）抗体、胰岛细胞抗体（ICA）在 1 型糖尿病患者多为阳性，正常人和2型糖尿病患者多为阴性，因此检测这些自身抗体可用于糖尿病的分型。

（八）其他检查

怀疑有神经病变时可做神经传导速度检查；怀疑视网膜病变时可查眼底，必要时行眼底荧光造影检查；怀疑肾病可查肾脏B超、造影或肾活检；怀疑糖尿病足行足部X光摄片了解有无骨质破坏和下肢血管彩超了解有无血管狭窄或堵塞；有感染时可做分泌物培养寻找病原菌和抗菌药物敏感性试验等。

案例19-1分析2

患者实验室检查结果为空腹血糖11.4 mmol/L，餐后2小时血糖23.4 mmol/L，糖化血红蛋白9.9%；空腹血清C肽0.69nmol/L，尿糖（+++），尿白蛋白和尿酮体阴性，血清酮体水平正常，谷氨酸脱羧酶抗体、胰岛细胞抗体等自身抗体阴性，根据下面的诊断标准，该患者的糖尿病诊断明确，但分型和处理呢？

【诊断和鉴别诊断】

（一）诊断标准

目前我国的糖尿病诊断标准继续沿用1999年世界卫生组织的标准。内容如下：

如果有糖尿病的典型临床表现（口干多饮、多食易饥、多尿、体重下降和乏力），那么具备以下任何一项即可以诊断糖尿病：

1. 空腹血浆葡萄糖（FPG）≥7.0 mmol/L（126 mg/dl）
2. OGTT中2小时血浆葡萄糖（2 hPG）≥11.1mmol/L（200 mg/dl）
3. 随机血糖≥11.1 mmol/L（200 mg/L）

如果没有糖尿病的典型临床表现，但怀疑存在糖尿病时，需要在另一天重复检测上述三项中的任何一项，如果仍然达标，则可以确诊糖尿病。

对于FPG在6.1~<7.0 mmol/L（110~125 mg/dl）的患者，诊断为空腹血糖受损（impaired fasting glucose IFG）。OGTT餐后2小时血糖在7.8~<11.1 mmol/L（140~199 mg/dl）的患者，诊断为糖耐量减低（impaired glucose tolerance IGT）。IFG和IGT统称为糖尿病前期，又称糖调节受损。

美国糖尿病学会还主张糖化血红蛋白≥6.5%作为糖尿病的首要诊断标准，因该指标不受进食影响，且可反映一段时间的血糖总体水平，但国内因检测方法不统一，目前尚未批准用于糖尿病诊断。

（二）鉴别诊断

1. 其他原因所致的尿糖阳性 ①肾性糖尿；②肠道吸收过快所致餐后糖尿，如甲状腺功能亢进症、胃空肠吻合术后等；③假阳性：乳糖，半乳糖或果糖等非葡萄糖糖类所致。

2. 继发性糖尿病 如皮质醇增多症、肢端肥大症和胰腺外分泌部疾病等所致糖尿病。

案例 19-1 分析 3

患者虽然年轻，但起病比较缓慢，肥胖体型，无酮症倾向，且胰岛细胞功能尚可，糖尿病相关自身抗体阴性，因此诊断 2 型糖尿病。考虑到患者血糖和糖化血红蛋白较高，且体重下降明显，虽然为新诊断患者，根据以下胰岛素治疗的适应证，建议短期胰岛素治疗。

3. 1 型糖尿病与 2 型糖尿病的鉴别。

【治疗】

当前糖尿病的治疗强调早期治疗、长期治疗、综合治疗、个体化治疗和治疗达标的原则。治疗目标是：消除症状；使血糖正常或接近正常；防止或延缓并发症；维持良好健康状况和劳动（学习）能力；保障儿童生长发育；提高生活质量、延长寿命和降低病残率。

（一）糖尿病教育

使糖尿病患者、家属和相关工作人员了解糖尿病的饮食控制、运动治疗的必要性和注意事项；所用药物的使用时间、剂量、可能出现的不良反应及其处理；需定期监测的指标和时间，以及避免和延缓慢性并发症的方法等。

（二）饮食治疗

根据患者年龄、体重、劳动强度以及生长发育需要，计算每天所需热量，按适当比例分配糖、脂、蛋白质的含量，并选配合适的食材。

（三）体育锻炼

根据患者的年龄、性别、体力、有无并发症以及个人条件和爱好选择合适的运动方法和运动时间。

（四）药物治疗

抗糖尿病药物按给药途径可分为口服药物和注射用药物两大类。

1. 口服抗糖尿病药物　目前临床上应用最为广泛，多用于早期轻型的 2 型糖尿病患者，可以单独使用，也可不同种类联合使用或与胰岛素合用，一般主张小剂量联合用药。但口服抗糖尿病药物不能用于孕妇、糖尿病酮症酸中毒等急性并发症以及严重感染、手术以及肝肾功能不全的糖尿病患者。

（1）双胍类　常用二甲双胍（metformin）。全世界各大糖尿病防治指南均推荐该药作为 2 型糖尿病治疗的一线药物，即如果无禁忌证或不耐受，则可应用于 2 型糖尿病治疗的全程且为联合治疗的基础用药。双胍类不刺激胰岛素分泌，主要通过减少肝脏的葡萄糖输出、促进外周组织对葡萄糖摄取和减少肠道葡萄糖吸收等机制发挥抗糖尿病效应。1 型糖尿病患者，若血糖波动较大，也可和胰岛素联合使用。主要不良反应是胃肠道反应，但要注意在肾小球滤过率低于 45 ml/min 或有严重心力衰竭、缺氧时避免使用，否则会增加乳酸酸中毒的危险。二甲双胍常用剂量是每天 500～2000 mg，分 2～3 次餐后或餐中口服。

（2）磺脲类药物（SUs）　属于胰岛素促分泌剂。作用机制是与胰岛 B 细胞膜上的特异性受体结合后，关闭ATP依赖的钾离子通道，从而刺激胰岛素分泌。适用于没有急性并发症的2型糖尿病患者。常用的有格列吡嗪（glipizide）、格列齐特（gliclazide）、格列喹酮（gliquidone）和格列美脲（glimepiride）等。此类药物的主要不良反应是低血糖和体重增加。常用磺脲类药物的比较见表19－1。

表19－1 常用磺脲类药物的比较

常用药	起始量～最大量（mg/d）	生物半衰期（h）	作用持续时间（h）
格列吡嗪（glipizide）	5～30	3～6	12～24
格列齐特（gliclazide）	80～240	12	12～24
格列喹酮（gliquidone）	30～180	1.5～2	8
格列本脲（glibenclamide）	5～20	10～16	16～24
格列美脲（glimepiride）	1～6	5～8	12～24

（3）非磺脲类促胰岛素分泌剂 又称格列奈类或餐时血糖调节剂，作用机制与磺脲类相似，但起效更快、作用时间短，主要用于控制餐后血糖且低血糖发生率较低。该类药物不宜与磺脲类药物联合使用。主要有瑞格列奈（repaglinide），每天1.0～6 mg；那格列奈（nateglinide），每天120～360 mg；米格列奈（mitiglinide），每天10～30 mg，分1～3次在正餐前5～15分钟口服。

（4）α糖苷酶抑制剂 通过抑制小肠黏膜上皮细胞的α糖苷酶以延缓碳水化合物的吸收，从而降低餐后血糖，不刺激胰岛素分泌。该类药特别适合以餐后血糖升高为主的2型糖尿病患者。主要不良反应是胃肠道反应。常用阿卡波糖（acarbose），每天50～300 mg；伏格列波糖（voglibose），每天0.2～0.9 mg，分1～3次于进正餐时与食物一起嚼碎吞服。

（5）噻唑烷二酮类（TZD） 又被称为胰岛素增敏剂。主要是通过增强胰岛素靶组织对胰岛素的敏感性、减轻胰岛素抵抗而降低血糖，不刺激胰岛素分泌。多用于胰岛素抵抗明显的2型糖尿病患者，也可用于胰岛素治疗的患者以减少胰岛素用量。临床常用的是吡格列酮（pioglitazone），每天15～30 mg；罗格列酮（rosiglitazone），每天4～8 mg，早餐前一次性口服。注意有心力衰竭、严重贫血和肝损害者慎用。

（6）二肽基肽酶Ⅳ（dipeptidyl peptidase Ⅳ，DPP－Ⅳ）抑制剂 通过抑制GLP－1的降解酶DPP－Ⅳ的活性以增加循环GLP－1水平和作用时间，利用GLP－1血糖依赖性促进胰岛素分泌和抑制胰高糖素分泌的效应发挥降糖作用。主要用于降低2型糖尿病患者的餐后血糖，且不良反应少，低血糖风险低。临床常用的有西格列汀（sitagliptin），每天100 mg；沙格列汀（saxagliptin），每天5 mg；利格列汀（linagliptin），每天5 mg；阿格列汀（alogliptin），每天25 mg和维格列汀（vildagliptin），每天100 mg。除维格列汀需分二次服用外，其余四种每天只需服用一次。

（7）钠－葡萄糖协同转运子2（sodium glucose co－transporter 2 SGLT2）抑制剂 2017年在中国上市的口服抗糖尿病新药，作用机制是通过抑制肾小管上皮细胞上的SGLT2活性，减少肾小管对葡萄糖的重吸收，促进葡萄糖从尿液中排泄而发挥降糖作用。该类药物不刺激胰岛素分泌，对2型糖尿病有明显的降糖、减重效果，还有肯定的心血管和肾脏保护效应。临床常用的有达格列净（dapagliflozin），每天10 mg；卡格列净（canagliflozin），每天100 mg；恩格列净（empagliflozin），每天10 mg，早餐前一次性口服。主要不良反应是生殖系统感染风险增加。

2. 注射用抗糖尿病药物

（1）胰岛素治疗　①胰岛素治疗的适应证包括：1 型糖尿病患者（需终身使用胰岛素治疗，不能单独使用口服抗糖尿病药物，但在胰岛素治疗的基础上，可以与某些口服抗糖尿病药物联合使用）；口服抗糖尿病药物治疗无效的 2 型患者；酮症酸中毒等急性并发症者；妊娠或哺乳；严重感染、创伤和手术；有严重慢性并发症者；新发病且分型鉴别困难的消瘦糖尿病患者；新诊断的 2 型糖尿病伴有明显高血糖者；在糖尿病病程中无明显诱因出现体重显著下降者；某些特殊类型糖尿病。②常用胰岛素的类型和使用方法（表 19－2）：胰岛素一般采用皮下注射，多推荐采用简便、易学的笔式胰岛素注射器给药，也可使用胰岛素泵（insulin pump）进行持续皮下胰岛素输注（CSII）。在急性并发症等出现需紧急处理的严重高血糖时，也可以静脉给药。

表 19－2　常用胰岛素的类型和使用方法

名称	注射次数/d	作用开始时间（h）	高峰时间（h）	持续时间（h）
普通胰岛素（regular insulin）	3	0.5～1	2～4	5～10
中效胰岛素（neutral insulin）	1～2	2～4	5～8	13～16
甘精胰岛素（glargine）	1	2～3	无峰	24
德谷胰岛素（degludec）	1	1～2	无峰	42
地特胰岛素（detemir）	1～2	3～4	3～14	16～20
门冬胰岛素（aspart）	3	0.15～0.2	1～2	5～8
赖脯胰岛素（lispro）	3	0.15～0.2	1～2	5～8

临床上还常使用普通胰岛素或门冬胰岛素、赖脯胰岛素与中效胰岛素按一定比例混合而成的预混胰岛素，兼有两者的特点，每天只需注射两次。

（2）GLP－1 类似物或 GLP－1 受体激动剂　GLP－1 由小肠末段和结肠初段的 L 细胞分泌，能够血糖依赖性刺激胰岛素分泌和抑制胰高血糖素分泌，同时还能延缓胃排空和抑制下丘脑的摄食中枢，因此具有降低血糖和减轻体重的效应。GLP－1 的半衰期只有数分钟，但将分子结构改造后形成的 GLP－1 类似物或 GLP－1 受体激动剂，半衰期明显延长，因此可以用于临床治疗。这类药物主要用于降低餐后血糖，且减重效果明显，对血压和肾功能也有改善作用。临床常用的有每天皮下注射一次的利拉鲁肽（liraglutide，每日剂量 1.2～1.8 mg）和利司那肽（lixisenatide，每日剂量 10～20 μg）；每周皮下注射一次的度拉糖肽（dulaglutide，每周剂量 0.75～1.5 mg）和洛塞那肽（loxenatide，每周剂量为 0.1～0.2 mg）。主要不良反应为消化道反应。

案例 19－1 分析 4

患者入院后采用胰岛素泵进行持续皮下门冬胰岛素输注治疗，起始剂量为每 kg 体重 0.5 单位，基础量和三餐前追加量各占 50%，即 20 单位基础量，另 20 单位按 8∶6∶6 在三餐前 15 分钟泵入，监测三餐前后以及睡前血糖，并根据血糖波动情况调整胰岛素。1 周后患者空腹血糖降低到 5.8 mmol/L，餐后血糖 8.0 mmol/L，停胰岛素泵改用甘精胰岛素 16 单位，睡前皮下注射，同时口服二甲双胍 500 mg tid 和阿卡波糖 100 mg tid，4 周后停甘精胰岛素，替换为口服达格列净 10 mg qd，患者血糖控制良好，3 个月后复查糖化血红蛋白 6.7%，处于达标水平。

（五）治疗中的监测

糖尿病治疗过程中需要监测的指标包括空腹血糖、餐后血糖、糖化血红蛋白、血压、体重指数（BMI）、血脂、尿微量白蛋白排泌率等。

1. 空腹血糖和餐后血糖 空腹血糖为禁食8～12小时且过夜于次日早晨测定的血糖值，可反应肝糖输出的情况，理想值为4.4～6.1 mmol/L，不超过7.0 mmol/L为达标。餐后血糖一般检测进餐后2小时的血糖，可反映胰岛的分泌功能和靶组织利用葡萄糖的能力，理想值为4.4～7.8 mmol/L，不超过10.0 mmol/L为达标。

2. 糖化血红蛋白（GHbA1c） 反映近2～3个月总体的血糖水平，与糖尿病微血管并发症的发生密切相关。一般每3个月检测一次，糖尿病患者的理想值为<6.5%，不超过7.0%为达标。

3. 体重 一般用体重指数（BMI）来评估。理想值为男性<25 kg/m^2，女性<24 kg/m^2。

4. 血压 与糖尿病大血管病变和肾脏病变的发生和发展相关。达标值为<140/90 mmHg，有糖尿病肾病者最好控制在130/80 mmHg以内。

5. 血脂 与糖尿病的大血管病变相关。理想值为：总胆固醇（TC）<4.5 mmol/L，高密度脂蛋白胆固醇（HDL－C）>1.1 mmol/L，甘油三脂（TG）<1.7 mmol/L。低密度脂蛋白胆固醇（LDL－C）一般要求<2.6 mmol/L，合并冠心病时则需<1.8 mmol/L。

6. 尿微量白蛋白排泌率 为早期糖尿病肾脏病变的指标。正常值为<30 mg/24h尿或<20 μg/（ml·min）。尿微量白蛋白排泌率持续升高超过3个月应考虑糖尿病肾病的诊断。

（六）糖尿病酮症酸中毒的治疗

1. 治疗原则 应鼓励患者尽早恢复进食，以减少饥饿性酮体的产生。

2. 治疗措施 ①胰岛素治疗：小剂量胰岛素治疗［0.1单位/（kg·h）］是简便、有效、安全的治疗方法。多采用胰岛素静脉滴注给药。治疗开始时，胰岛素加入生理盐水中以4～6 U/h的速度持续静脉滴注，每2小时测一次血糖。当血糖下降至13.9 mmol/L时，将输液液体改为5%葡萄糖或5%糖盐水，并按2～4 g葡萄糖：1单位胰岛素的比例加入胰岛素持续静脉滴注，直至尿酮稳定转阴性后，过渡到平时的治疗。②补液：通常使用生理盐水，补液量和速度需视失水程度而定。如无心力衰竭，开始时补液速度应较快，2小时内输入1000～2000 ml，以后根据血压、心率、每小时尿量、末梢循环情况（必要时测量中心静脉压）决定输液量和速度。第1个24小时输液总量为4000～5000 ml，严重失水者可达6000～8000 ml。③纠正电解质紊乱：酮症患者一般有严重缺钾。可根据尿量、肾功能情况和血钾浓度等，决定补钾的速度。已经出现低钾血症者，治疗一开始就应补钾；血钾正常者，有尿液排出时也应尽早补钾；血钾升高者暂缓补钾，待有尿后开始补钾。④纠正酸中毒：一般足量补液后，酸中毒可随代谢紊乱的纠正而恢复。如血pH<7.1，CO_2结合力降至4.5～6.7 mmol/L，可给予5%碳酸氢钠50～100 ml静脉点滴。当血pH上升到7.2或CO_2结合力升至11.2～13.5 mmol/L以上时，应停止补碱。⑤祛除诱因、抗感染和保护心脏、脑和肾功能等。

（七）其他并发症的治疗

1. 糖尿病合并妊娠的治疗 妊娠期间采用胰岛素治疗，力争把血糖控制在正常水平。

2. **慢性并发症的治疗**　控制血糖、血压、血脂；改善微循环；营养神经；抗氧化应激和对症支持治疗等。

扫码“学一学”

第三节　甲状腺功能亢进症

案例 19－2

患者，女性，24 岁。因“怕热、多汗、心悸、失眠伴体重下降 2 月余”就诊我科。患者 2 个月前因工作原因连续熬夜数天后开始出现怕热、多汗、心悸、失眠、烦躁易怒和明显乏力，在进食量无明显变化的情况下，体重 2 个月内下降近 8 kg。否认双手颤抖、多饮、多尿和视力减退，月经基本正常。母亲患有“慢性甲状腺炎”。

体格检查：T 37.1℃　P 100 次/分，R 18 次/分，BP 130/70 mmHg，体重 53 kg，身高 165 cm，BMI 19.4 kg/m^2，神志清楚，语速快；双眼轻度突出，上眼睑挛缩，视力和眼球运动基本正常；甲状腺Ⅱ度肿大，质地柔软，无压痛和结节，双叶上极可闻及血管杂音；皮肤湿温，心率 100 次/分，律齐，肺、肝检查无明显异常，双下肢无胫前黏液性水肿，病理征阴性。

问题：

1. 本病例临床症状有何特点？
2. 最可能的诊断是什么？
3. 如何确诊？
4. 请列出治疗方案。

甲状腺功能亢进症（hyperthyroidism，简称甲亢）是临床最常见的甲状腺疾病，也是引起甲状腺毒症（thyrotoxicosis）的最主要原因。甲状腺毒症是指各种内源性或外源性原因导致体内暂时或持续性循环甲状腺激素水平过高所致的高代谢综合征，常见的原因包括甲状腺激素合成和分泌过多、甲状腺组织被破坏导致短时间内大量甲状腺激素释放入血、肿瘤或其他非甲状腺组织合成甲状腺激素、外源性甲状腺激素补充过量等。临床上把甲状腺组织自身合成和分泌过多甲状腺激素引起的甲状腺毒症，称为甲状腺功能亢进症。

甲状腺功能亢进症包括多种类型，以 Graves 病、多结节性毒性甲状腺肿、甲状腺自主高功能腺瘤和碘诱导型甲亢（iodine－induced hyperthyroidism IID）四种类型较为常见。由于 Graves 病占全部甲亢的 80%～85%，本节重点介绍该病，一般所说的甲亢就是指该病。

【病因和发病机制】

Graves 病是一种伴甲状腺激素分泌增多的器官特异性自身免疫病，属于自身免疫性甲状腺疾病的一种特殊类型。与其他自身免疫性甲状腺疾病有密切关系，可与其他自身免疫病伴发。患者体内的自身抗体——促甲状腺素（thyroid stimulating hormone TSH）受体抗体（TRAb）与甲状腺滤泡上皮细胞上的 TSH 受体结合后，可产生与 TSH 类似的生物学效应，促进甲状腺激素合成和分泌而导致甲亢。

案例 19－2 分析 1

患者青年女性，消瘦体型，有怕热、多汗、心悸、消瘦、烦躁等高代谢症群以及弥漫性甲状腺肿、突眼等 Graves 病典型临床表现，有甲状腺疾病的家族史和过度劳累等诱因，需高度怀疑 Graves 病，并做相应检查。

【临床表现】

Graves 病又称毒性弥漫性甲状腺肿或弥漫性甲状腺肿伴功能亢进，由于该病常伴有突眼，故又名突眼型甲亢。该病占全部甲状腺疾病的 50% 以上，也是临床上最为常见的甲亢类型。1999 年我国成人 Graves 病患病率为 1.26%，近 20 年来患病率呈不断下降趋势。该病女性多于男性（女：男 = 4～6：1），高发年龄是 20～40 岁。本病多数起病缓慢，少数以感染、精神创伤、过度劳累等应激因素为诱因，呈急性发病。

本病的特征性临床表现为：甲状腺激素分泌过多症候群、弥漫性甲状腺肿大、突眼以及少见但具有诊断价值的胫前黏液性水肿等（图 19－1，图 19－2）。这些表现可先后或单独出现。

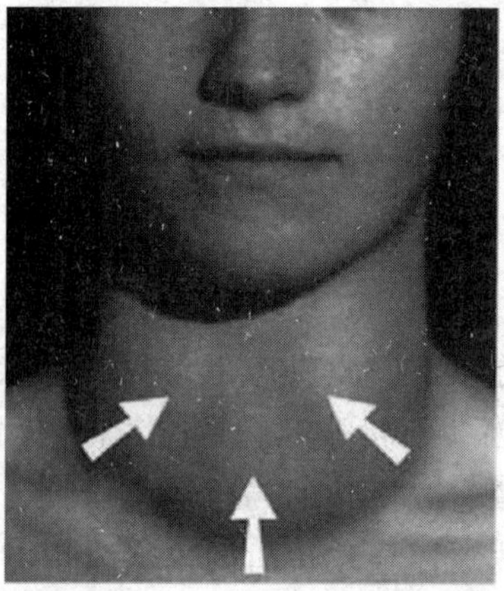

图 19－1　弥漫性甲状腺肿大

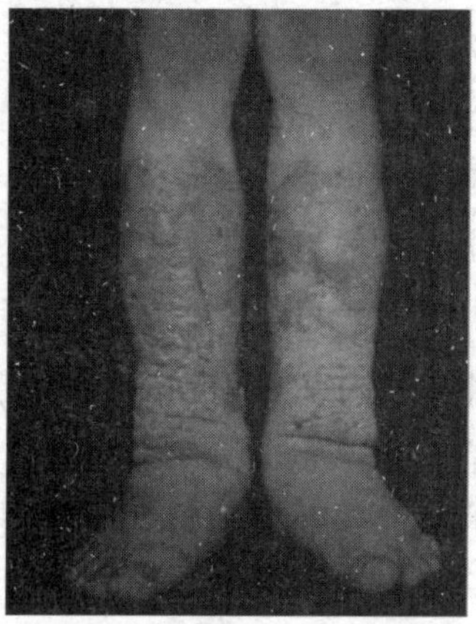

图 19－2　胫前黏液性水肿

（一）甲状腺激素分泌过多症候群

1. 高代谢症候群　表现为疲乏无力、怕热多汗、皮肤温暖湿润、体重锐减和低热。出现甲亢危象时可伴有高热。这些表现是因甲状腺激素分泌过多导致交感神经兴奋性增高、物质代谢加快和氧化加速使产热、散热明显增多以及蛋白质分解旺盛等所致。该病患者还可出现糖耐量减低或使原有的糖尿病加重。

2. 精神、神经系统　表现为神经过敏、多言好动、紧张忧虑、焦躁易怒、思想不集中等。偶尔可表现为寡言抑郁、神情淡漠。可出现手、眼睑、舌等震颤和腱反射亢进等。

3. 心血管系统　表现为心悸、胸闷、气短等症状；严重且病程长者可出现甲亢性心脏病。体格检查可以发现：①窦性心动过速，休息和睡眠时仍快；②心尖区第一心音亢进，常有 1～2 级收缩期杂音；③心律失常，以房性期前收缩多见，也可为室性或交界性，还可有阵发性或持久性心房纤颤，偶有房室传导阻滞；④心脏增大，心脏负荷增加时可发生心力衰竭；⑤收缩压上升，舒张压下降，脉压增大，可出现周围血管征。

4. 消化系统　表现为食欲亢进、容易饥饿、消瘦，排便次数增多。注意老年患者可能出现食欲减退、厌食等症状。病情较重者可出现肝脏肿大、肝功能异常及黄疸等。

5. 骨骼肌肉系统　①甲亢性肌病、肌无力、肌萎缩：多见于肩胛及骨盆带肌。②重症肌无力：可与 Graves 病先后或同时起病，二者均为自身免疫性疾病。③继发性骨质疏松症。④膜下增生性骨炎（肢端粗厚）：肢端广泛性、对称性骨膜下新骨形成，形状不规则。

6. 生殖系统　女性月经减少或闭经；男性阳痿、乳腺发育，血催乳素及雌激素增高；性激素代谢加快，性激素结合球蛋白增高。

7. 内分泌系统　病变早期 ACTH 升高，继而受过高甲状腺激素水平抑制而下降；血清皮质醇半衰期缩短。

8. 造血系统　外周血淋巴细胞绝对值和百分比增多，但白细胞总数偏低；血容量增大，可伴紫癜或贫血，血小板寿命缩短。

（二）甲状腺肿

表现为程度不等的弥漫性、对称性甲状腺肿大，随吞咽上下移动，肿大程度与甲亢轻重无明显关系；质地柔软，无压痛；甲状腺左右叶上下极可触及震颤和闻及收缩期吹风样或连续性增强的血管杂音，为诊断本病的重要体征（图 19－1）。少数患者无甲状腺肿大或甲状腺位于胸骨后纵隔内，需用放射性核素或 X 线检查来确定。

（三）眼部体征

25%～50% 的 Graves 病患者出现眼部体征，可与甲亢先后或同时发病。少数患者因仅有眼部体征而无其他症状，容易漏诊或误诊。

1. 单纯性突眼（非浸润性突眼）　与高浓度甲状腺激素引起交感神经兴奋，导致眼外肌和提上睑肌张力增高有关。患者一般没有自觉症状，但具有以下眼部体征：①眼球突出，但突眼度不超过 18mm；②瞬目减少（Stellwag 征）；③上眼睑挛缩、睑裂增宽，向前平视时，角膜上缘外露；④双眼向上看时前额皮肤不能皱起（Joffory 征）；⑤向下看时，上眼睑不能随眼球下落或下落迟于眼球（von Graefe 征）；⑥辐辏反射不良（Mobius 征）。

2. 浸润性突眼　与 TSH 受体抗体诱导的眼眶内组织的自身免疫反应有关。患者病情较重、预后差，不仅眼球明显突出（突眼度大于 20mm）、眼睑肿胀、肥厚和结膜充血、水肿等，还常常伴有怕光、流泪、疼痛、异物感、复视、视力减退和眼球活动受限等自觉症状，严重时可累及视神经和角膜，有失明危险。

（四）胫前黏液性水肿

病因不明。发生率不高，但该体征仅见于 Graves 病，因此具有诊断价值。多发于胫前区，亦可见于足背、趾、踝。表现为局部皮肤增厚，突出表面，无压痛，呈淡红色、褐色或浅紫色，局部毛孔粗大，但压之无凹陷。甲亢病情得到控制后，胫前黏液性水肿可以改善甚至消失，但在甲亢病情加重，尤其是血清 TRAb 水平显著上升时可以重新出现（图 19－2）。

【并发症】

（一）甲状腺功能亢进性心脏病

患者在罹患甲亢后，出现心脏增大、心律失常、心力衰竭等临床表现，并在甲亢得到控制后，上述症状减轻或恢复者可诊断为甲状腺功能亢进性心脏病，多见于病程较长、年龄较大的男性患者，占全部甲亢患者的 10%～20%。

（二）甲状腺功能亢进性周期性瘫痪

多见于东亚青壮年男性，常以双侧对称性肌无力起病，双下肢最易受累，可累及全身骨骼肌。劳累、进食高钠、富含碳水化合物的食物等可诱发或加重。发作时出现低钾血症，但尿钾排泄正常（正常尿钾）。休息或补钾后缓解，呈自限性。甲亢病情控制后病情减轻甚至不再发作。

（三）甲状腺危象

甲状腺危象（thyroid Storm）又称甲亢危象，是甲状腺毒症急性加重的综合征，是各种应激因素使血液中甲状腺激素水平短时间内急剧增高，以及机体各系统对儿茶酚胺的敏感性急剧增高所致，不及时抢救病死率在20%以上。常见诱因是感染、手术、创伤、精神刺激和放射性碘治疗等。患者可表现为：①高热，体温超过39℃，伴大汗；②心动过速，心率超过140次/分，可出现房颤或房扑；③神志障碍，躁动；④恶心、呕吐、腹泻、偶有黄疸；⑤心衰、肺水肿、休克、昏迷等。

【实验室和其他检查】

（一）血清甲状腺激素测定

甲状腺激素主要包括四碘甲状腺原氨酸或甲状腺素（thyroxine T_4）和三碘甲状腺原氨酸（triiodothyronine T_3）。

1. 血清总 T_4（total T_4，TT_4）水平　判定甲状腺功能的最基本指标。该指标反应 T_4 与蛋白结合的总量，因此受甲状腺激素结合球蛋白（thyroxine binding globulin TBG）等结合蛋白总量和结合力的影响。TBG受妊娠、雌激素、病毒性肝炎等影响升高；受雄激素、低蛋白血症、泼尼松等影响下降。

2. 血清总 T_3（total T_3，TT_3）水平　TT_3 与 TT_4 浓度平行，但在甲亢发病初期与复发早期 TT_3 上升较 TT_4 快，故 TT_3 为早期Graves病、治疗中疗效观察、停药后复发的敏感指标。该指标亦受TBG影响；

3. 游离 T_4（FT_4）、游离 T_3（FT_3）　不受TBG影响，可直接反映甲状腺功能状态。其敏感性和特异性均明显高于 TT_4、TT_3，尤其是在孕妇、慢性肝病、使用性激素、糖皮质激素等药物的特殊人群，该指标可靠性较高。

（二）促甲状腺素（TSH）测定

TSH是反映下丘脑－垂体－甲状腺功能的敏感指标，检测该指标可以区分甲亢病变的部位是甲状腺本身（TSH降低）还是垂体前叶（TSH升高）。该指标对亚临床甲亢和甲状腺功能减退症的诊断也有重要意义。Graves病患者的血清TSH水平由于升高的甲状腺激素的反馈抑制而明显降低。

（三）促甲状腺激素释放激素（TSH releasing hormone TRH）兴奋试验

Graves病时 T_3、T_4 升高，可反馈抑制TSH分泌，故静脉注射TRH后TSH水平不升高（TSH不被兴奋）时，应考虑原发性甲亢的诊断。该试验还可用于甲状腺功能“正常”的Graves眼病、甲状腺激素不敏感综合征、垂体TSH瘤等疾病的诊断。

（四）甲状腺放射性碘131（^{131}I）摄取率

是利用甲状腺组织对碘的特异性高摄取能力来评估甲状腺功能。本法诊断Graves病的符合率达90%，还可用于鉴别不同病因的甲状腺毒症。Graves病患者的 ^{131}I 摄取率显著增高，且摄碘高峰前移。

（五）T_3 抑制试验

用于鉴别甲状腺肿伴摄^{131}I 率增高是由甲亢还是单纯性甲状腺肿所致；亦可用于在长期抗甲状腺药物治疗后，预测停药后的复发可能性。

（六）甲状腺自身抗体测定

未经治疗的 Graves 病患者血清 TSH 受体抗体（TRAb）阳性检出率可达 80% ~100%，因此具有早期诊断意义。该指标对于判断病情活动程度、是否有复发风险亦有价值；还可作为治疗后 Graves 病是否可以停药的重要评估指标。此外，50% ~90% 的 Graves 病血清中可以检出甲状腺过氧化物酶抗体（TPOAb），但滴度一般较低。如果 Graves 病患者该自身抗体长期持续阳性，且滴度较高，提示患者有进展为自身免疫性甲状腺功能减退症的可能。

（七）影像学检查

超声、放射性核素扫描、CT、MRI 等有助于甲状腺、异位甲状腺肿和眼眶内眼球后病变性质的诊断，可根据需要选用。

案例 19 -2 分析 2

患者实验室检查结果为血清游离 T_4 48.4pmol/L（正常值 7.5 ~21.1pmol/L），游离 T_3 14.2pmol/L（正常值 3.6 ~10.4pmol/L），TSH 0.01 IU/ml（正常值 0.34 ~5.0 IU/ml），TSH 受体滴度为 9.9 IU/ml（正常值 0 ~1.69 IU/ml），TPO 抗体滴度在正常范围。甲状腺超声显示甲状腺弥漫性增大，血流信号丰富，甲状腺放射性碘 131 摄取率显著升高，高峰前移。根据下面的诊断标准，该患者的 Graves 病诊断明确，但下一步应该如何进行处理呢？

【诊断和鉴别诊断】

（一）功能诊断

1. 根据高代谢症候群的临床表现和甲状腺激素（TT_4，FT_4、TT_3、FT_3）水平增高的依据，确定是否存在甲状腺毒症。

2. 了解垂体 - 甲状腺轴功能状态，以确定甲状腺毒症是否是甲状腺本身合成和分泌甲状腺激素过多所致（甲亢）。目前通过检测血清 TSH 水平（原发性甲亢时该指标明显降低）即可确定。必要时可行 T_3 抑制试验。

（二）病因诊断

在甲亢诊断明确后，根据甲状腺弥漫性肿大、突眼、胫前黏液性水肿等特征性的临床表现以及 TRAb 抗体阳性，确诊 Graves 病并不困难。

（三）鉴别诊断

首先需要与单纯性甲状腺肿、神经症等鉴别是否为甲状腺毒症；然后与甲状腺炎等鉴别是否为甲亢，再进一步与结节性毒性甲状腺肿、甲状腺自主高功能腺瘤等其他常见甲亢类型鉴别是否为 Graves 病。

案例19-2分析3

患者Graves病诊断明确，且年纪轻、病情不重、甲状腺肿无压迫症状，突眼为无自觉症状的单纯性突眼，甲状腺激素水平升高不超过3倍，肝功和血常规正常，既往也没有抗甲状腺药物的过敏史，因此根据抗甲状腺药物的适应证和禁忌证，考虑采用口服甲状腺药物治疗。

【治疗】

（一）一般治疗

适当休息。注意补充足够热量和营养，包括糖、蛋白质和B族维生素等。精神紧张、不安或失眠较重者，可给予镇静药。

（二）甲状腺功能亢进症的药物治疗

治疗前应根据患者年龄、性别、病情轻重、病程长短、甲状腺病理、有无其他并发症或伴发病，以及患者的意愿、医疗条件和医师的经验等多种因素慎重选用适当的治疗方案。

1. 抗甲状腺药物治疗 抗甲状腺药物（anti-thyroid drugs ATD）按分子化学结构分为硫脲类和咪唑类两类，目前在我国每一类只有一种药物批准使用，即硫脲类的丙基硫氧嘧啶（propylthiouracil PTU）和咪唑类的甲巯咪唑（methimazole MMI）。

（1）作用机制 两类药物都是通过抑制甲状腺过氧化物酶来减少甲状腺激素的合成，对已经合成的甲状腺激素的释放无抑制作用。

（2）适应证 ①病情轻、甲状腺轻至中度肿大者；②年龄在20岁以下，或孕妇、年迈体弱或合并严重心、肝、肾疾病等而不宜手术者；③术前准备；④甲状腺次全切除后复发而不宜用^{131}I治疗者；⑤作为放射性^{131}I治疗前后的辅助治疗。

（3）剂量与疗程 分初治期、减量期及维持期，总疗程为1.5~2年甚至更长。按病情轻重和所处治疗期来决定药物剂量。MMI起始剂量为每天20~40 mg，PTU起始剂量为每天150~450 mg。MMI半衰期长，每天只需服用1~2次，PTU则必须服用2~3次。

（4）ATD的优点 ①疗效肯定；②不引起永久性甲减；③方便、经济、使用较安全。缺点是：①疗程长；②停药后复发率达20%~60%；③少数病例可发生严重肝损害或粒细胞缺乏症等。

（5）不良反应 主要是皮疹、瘙痒、转氨酶升高和白细胞减少，但严重时可能引起粒细胞缺乏症、药物性肝炎。PTU由于在国外报道多例威胁生命的严重药物性肝炎，因此目前国内外推荐首选MMI，尤其是12岁以下儿童。PTU一般只在妊娠早期（胎盘通过率低）、对MMI过敏以及甲状腺危象抢救时（起效比MMI快）使用。

（6）复发与停药 复发是指甲亢完全缓解，停药半年后又有病情反复者，主要发生于停药后的第1年。患者经治疗后，如果临床症状全部消失，甲状腺肿变小，血管杂音消失，抗甲状腺药物只需维持量（如MMI每天5 mg）即可使血清T_3、T_4、TSH长期稳定在正常范围内，TRAb转为阴性且总疗程超过1年半时，此时停药的复发可能性较小。对药物有严重不良反应或经长期药物治疗疗效不佳或多次停药复发者，应考虑改用其他方法治疗。

2. 其他药物治疗

（1）复方碘口服溶液 仅用于术前准备和甲状腺危象。其作用为减少甲状腺充血，抑制甲状腺激素释放，也可一定程度地抑制甲状腺激素合成和 T_4 在外周组织向 T_3 转换，但作用为暂时性。

（2）β 受体拮抗剂　可阻滞 β 受体，还可抑制 T_4 转换为 T_3，用于改善甲亢初治期的症状，临床多用普萘洛尔每次 10～20 mg，每日 3 次。此类药物可与碘剂合用于术前准备，也可用于 ^{131}I 治疗前后及甲状腺危象抢救。

（三）放射性 ^{131}I 治疗

利用甲状腺高度摄取和浓集碘的能力及 ^{131}I 释放出 β 射线对甲状腺的毁损效应破坏滤泡上皮而减少甲状腺激素的合成与分泌，还可一定程度抑制甲状腺内淋巴细胞的抗体生成。

（1）适应证　①中度甲亢、年龄在 25 岁以上者；②对抗甲状腺药有过敏反应等不能继续使用，或长期治疗无效，或多次治疗后复发者；③合并心、肝、肾等疾病不宜手术或术后复发，或不愿手术者；④某些高功能结节者；⑤非自身免疫性家族性毒性甲状腺肿者。

（2）禁忌证　①妊娠、哺乳期妇女（^{131}I 可透过胎盘和进入乳汁）；②年龄在 25 岁以下者；③ 严重心、肾、肝功能衰竭或活动性肺结核者；④重症浸润性突眼症；⑤甲状腺危象；⑥甲状腺不能摄碘者。

（3）剂量及疗效　根据估计的甲状腺重量及最高摄 ^{131}I 率推算剂量。

（4）并发症　甲状腺功能减退最常见，发生率为 30%～80%。甲亢突眼恶化也不少见。

（四）手术治疗

一般采用甲状腺次全切除术，只保留 5%～10% 的甲状腺组织。

（1）适应证　①中、重度甲亢，长期服药无效或停药后复发或不愿长期服药者；③甲状腺巨大，有压迫症状者；③胸骨后甲状腺肿伴甲亢者；④结节性甲状腺肿伴甲亢者。

（2）禁忌证　①快速进展的浸润性突眼；②合并较重心、肝、肾、肺疾病，不能耐受手术者；③妊娠早期（第 3 个月前）及晚期（第 6 个月后）；④轻症可用药物治疗者。

（3）术前准备　术前必须用抗甲状腺药充分治疗至症状控制，心率 < 80 次/分，T_3、T_4 接近正常。于术前 7～10 天开始加服复方碘口服溶液，以减少术中出血。

案例 19－2 分析 4

患者在门诊给予甲巯咪唑 10 mg 每天 2 次口服，同时口服普萘洛尔 10 mg，每天 3 次；肌酐片 200 mg，每天 3 次以及复合维生素 B 片，每天 3 次作为辅助用药。患者开始治疗 2 周后复查血常规和肝功正常；服药 3 周后患者出现皮肤瘙痒和散在皮疹，但程度较轻，给予抗过敏药物口服后缓解。服药 4 周后复查甲状腺功能显示 FT_4 和 FT_3 较服药前显著下降；服药 8 周后复查显示 FT_4 已经恢复正常，TSH 开始回升，遂调整甲巯咪唑剂量为 15 mg，每天一次顿服；以后每 4～6 周定期复查甲状腺功能和肝功、血常规，甲巯咪唑剂量根据检测结果不断调整。服药 1 年后调整为每天 5 mg，一次性顿服，其他辅助用药逐渐停用。治疗 24 个月时，患者临床症状消失，甲状腺肿和突眼基本恢复，在口服维持量甲巯咪唑的情况下，甲状腺功能维持正常超过半年，两次检测 TRAb 滴度均在正常范围，遂告知患者停药观察。

（4）并发症　包括创口出血、感染、甲状腺危象、喉上与喉返神经损伤、暂时性或永久性甲状旁腺功能减退、甲状腺功能减退（10%～15%）以及突眼恶化等。

（五）甲状腺危象的抢救

扫码“练一练”

防治感染和充分的术前准备是防治危象发生的关键。一旦发生则急需抢救。治疗原则包括：①抑制甲状腺激素合成：首选 PTU，首剂 600 mg。②抑制甲状腺激素释放：服用 PTU 后 1～2 小时口服复方碘溶液。③普萘洛尔：可抑制外周组织 T_4 转化为 T_3。④糖皮质激素：拮抗应激。⑤对症、支持治疗和祛除诱因。⑥必要时透析治疗。

（李晨钟）

第二十章　神经系统疾病

扫码“学一学”

第一节　神经系统疾病概论

神经系统是人体中结构和功能最精细、最复杂的系统。由脑、脊髓组成的中枢神经系统（central nervous system，CNS）和由脑神经核、脑神经、脊神经组成的周围神经系统（periphera1 nervous system，PNS）组成，指挥和协调躯体的运动、感觉和自主神经功能，感受机体内外环境传来的信息并做出反应，参与人的意识、学习、记忆、综合分析等高级神经活动。根据其主司的功能不同，又可分为躯体神经系统和自主神经系统，前者主要调整人体适应外界环境变化；后者主要调节人体其他系统和器官，即稳定机体的内环境。下丘脑是大脑皮质调节下的自主神经中枢，并调控垂体激素的释放。神经病学（neurology）是研究中枢神经系统、周围神经系统及骨骼肌疾病的病因、发病机制、病理、临床表现、诊断、治疗及预防的一门临床二级学科。神经病学既作为从内科学中派生的学科，又是神经科学（neuroscience）的临床分支，它的发展与研究神经系统的结构与功能、病因与病理的诸多神经科学的基础学科的进步息息相关，它们之间互相渗透、互为推动。这些基础学科包括神经解剖学、神经组织胚胎学、神经生理学、神经生物化学、神经病理学、神经遗传学、神经免疫学、神经流行病学、神经影像学、神经药理学、神经眼科学、神经耳科学、神经心理学、神经内分泌学、神经肿瘤学、实验神经病学、神经生物学及分子生物学等。神经外科学早已从神经病学中分离出来而得到了迅速的发展，儿童神经病学、围生期神经病学、新生儿神经病学和老年神经病学也已经发展或正在发展成为独立的专业。

【分类】

（一）按部位分类

一般将神经系统疾病分成中枢神经系统疾病、周围神经系统疾病、自主神经系统疾病及骨骼肌疾病。

（二）按病因分类

疾病病因的种类包括感染、血管病变、肿瘤、外伤、自身免疫、变性、遗传、中毒、先天发育异常、营养缺陷和代谢障碍等。

（三）按治疗预后分类

神经系统疾病大致可区分为三类：①可以完全或基本治愈的疾病，例如大多数炎症、营养缺乏、某些血管病及部分良性肿瘤等，具体如脑膜炎、脑炎、营养缺乏性疾病、脑膜瘤、特发性面神经麻痹、吉兰-巴雷综合征、脑出血及脑梗死（轻症病例）、脑囊虫病（轻症病例）、脊髓亚急性联合变性（早期病例）等，对这类疾病应及时确诊并采取特效或有效的治疗。②还有许多较常见的疾病虽不能根治，但通过治疗可使患者的症状或病情完全得到控制或缓解，如多种类型的癫痫、帕金森病、帕金森综合征、三叉神经痛、多发性硬化、重症肌无力、偏头痛和周期性瘫痪等，对这类疾病则应采取有效的药物及其他措施治疗，尽量控制疾病的进展，减轻患者的残疾程度。③另一类疾病，目前尚无十分有效的治疗方法，包括恶性肿瘤、部分神经变性病（如 Alzheimer 病、运动神经元病等）、神经系统遗传性疾病（Friedreich 共济失调、脊髓小脑性共济失调、腓骨肌萎缩症）、朊蛋白病等，对这类疾病应给予适当的对症及支持治疗，并进行精心护理。

【诊断与鉴别诊断】

神经系统（或肌肉组织）各种疾病通常有其独特的病理改变及特定的好发部位。因此，在寻找神经系统疾病的病因时，首先应弄清病变的确切部位，把疾病的定位与定性有机地结合起来，才能做出一个完整的诊断。

（一）病史

病史是诊断疾病的基本资料，在诊断神经系统疾病中往往亦是诊断的主要依据。

（二）症状

神经系统疾病的症状根据其发病机制可分为四类：①缺损症状：指神经组织受损使正常神经功能减弱或缺失，如主侧半球脑梗死导致对侧肢体偏瘫、偏身感觉障碍和失语；面神经炎时引起同侧面肌瘫痪等。②刺激症状：指神经结构受激惹后产生的过度兴奋表现，如大脑皮质运动区刺激性病变引起部分性运动性发作；腰椎间盘突出引起坐骨神经痛等。③释放症状：指中枢神经系统受损使其对低级中枢的控制功能减弱，而使低级中枢被抑制的功能表现出来，如上运动神经元损害而出现的锥体束征，表现为肌张力增高、腱反射亢进和 Babinski 征阳性。④休克症状：指中枢神经系统急性局部性严重病变，引起与之功能相关的远隔部位的神经功能短暂缺失，如大量脑出血急性期，偏瘫肢体呈现肌张力减低、腱反射消失和 Babinski 征阴性，即所谓的脑休克；急性脊髓横贯性病变时，受损平面以下表现为弛缓性瘫痪，即所谓的脊髓休克；休克期过后，逐渐出现神经缺损症状及释放症状。

（三）体征

1. 一般检查 一般检查是指对患者的一般状况如意识、精神状态、脑膜刺激征和头部、颈部、躯干、四肢等进行的检查和评估。

2. 颅神经检查 颅神经（cranial nerve）检查对神经系统疾病的定位诊断有重要意义，包括嗅神经、视神经、动眼神经、滑车神经、三叉神经、外展神经、面神经、位听神经、舌咽神经、迷走神经、副神经和舌下神经。

3. 运动系统检查 运动系统检查包括肌营养、肌张力、肌力、不自主运动、共济运动、姿势及步态等。

4. 感觉系统检查 感觉系统（sensory system）检查包括浅感觉检查（痛觉、触觉和温度觉）、深感检查觉（运动觉、位置觉和振动觉）和复合感觉（皮质感觉）检查（定位觉、两点辨别觉、图形觉和实体觉）。

5. 反射检查 包括浅反射、深反射、阵挛和病理反射等。

6. 自主神经功能检查。

（四）辅助检查

1. 脑脊液检查 腰椎穿刺行脑脊液检查，主要用于中枢神经系统炎性病变、脱髓鞘疾病、蛛网膜下腔出血、脑膜癌病、中枢神经系统血管炎及颅内转移瘤。

2. 神经影像学检查 包括头颅平片和脊柱平片、电子计算机体层扫描（CT）、磁共振成像（MRI）、磁共振血管成像（MRA）、数字减影血管造影（DSA）等。

3. 神经电生理检查　包括脑电图（EEG）、脑诱发电位、肌电图（EMG）、神经传导速度和重复神经电刺激等。

4. 经颅超声血流图检查（TCD）　主要用于下列疾病的辅助诊断：颅内外段脑动脉狭窄或闭塞、脑血管畸形、脑动脉瘤、脑血管痉挛、锁骨下动脉盗血综合征以及脑动脉血流中微栓子的监测。

5. 放射性同位素检查　常用包括单光子发射计算机断层脑显像（SPECT）和正电子发射断层扫描（PET）等。

6. 脑、神经和肌肉活组织检查　脑、神经和肌肉活组织检查的主要目的是为了明确病因，得出特异性的病理学诊断。

7. 基因诊断　是用分子生物学和分子遗传学方法检测基因结构及其表达功能，直接或间接判断致病基因的存在，从而对遗传病进行诊断。它标志着遗传病的诊断进入了基因水平。

【治疗】

神经系统疾病的治疗包括一般治疗、药物治疗、康复、手术或介入治疗等方面。应该注意到，神经系统的功能紊乱可导致其他系统器官的功能障碍，如丘脑出血常引起消化道溃疡，重症脑病可导致心律失常等。其他系统疾病同样也能导致神经系统功能障碍，如高血压、糖尿病、血脂异常均可促进脑梗死的发生；甲状腺功能亢进可引发低钾性周期性瘫痪；慢性肝脏病变可引起肝性脑病、肝性脊髓病；糖尿病可引起糖尿病性周围神经病；肿瘤可引起副肿瘤综合征等；骨、关节、周围血管和结缔组织等疾病也可引起运动及感觉障碍，类似于神经受损。而大脑额叶及颞叶病损如病毒性脑炎常可出现精神症状，癫痫可表现为精神运动性发作等，其与主要表现为认知、情感、意志和行为等精神活动障碍的精神疾病又不同。因此，在进行神经系统疾病治疗时，必须要有整体性观念，不要囿于神经系统本身，而失之偏颇。

【进展和展望】

1. 神经疾病谱的变化　随着我国人口的老龄化，经济发展生活方式的改变，疾病谱也随之变化。老年人口的增多将导致脑血管病和神经老年变性疾病增多，环境污染可能导致了肿瘤患者增多。

2. 神经疾病诊断水平的变化　神经影像学的进展，提高了疾病的诊断率。生物标志物的检测推动了神经免疫疾病的诊断和治疗进展。分子生物学的进展使得基因诊断成为临床应用的方法之一。

3. 神经系统疾病的治疗进展　神经介入治疗，外科立体定向技术，神经导航操作技术和基因治疗等已经应用于临床，使神经系统疾病的治疗水平不断提高。

第二节　急性脑血管疾病

一、脑出血

案例 20－1

患者，男，72 岁。因突发头痛，右侧肢体无力 1 小时于 2018 年 6 月 12 日 13：15 急诊入院。

患者1小时前于家中做家务时突发头痛伴右侧上下肢体轻度无力，轻度恶心。即呼“120”急诊。测 BP 185/105 mmHg，心电图检查示 ST－T 异常。入院后肢体无力病情进一步加重，出现语言欠清、右侧肢体完全不能活动。

既往有“高血压病”病史10多年。有“冠心病”病史10年。否认有“糖尿病”病史。有“吸烟不良嗜好。家族史无特殊。

查体：BP 175/95 mmHg，神志清晰，言语欠清，检查大致配合。双侧眼球各向运动正常，双侧瞳孔等大，光反射灵敏。双侧额纹对称，闭目有力，右侧鼻唇沟变浅，示齿口角左歪。伸舌右偏。右侧肢体肌张力稍高，右侧上肢肌力1级，下肢肌力3级。右侧 Babinski 征（+）。

入院后检查：血常规：WBC 6. 5. 0 $\times 10^9$/L，RBC 4. 50 $\times 10^{12}$/L，Hb 140 g/L，PLT 220 $\times 10^9$/L。凝血3项：PT 16. 4 秒，INR 1. 66，FIB 1. 45 g/L。空腹血糖 6. 4 mmol/L。电解质正常。心肌酶6项正常。肌钙蛋白阴性。血脂：总胆固醇 7. 7 mmol/L，甘油三酯 1. 75 mmol/L。心电图：窦性心律，ST－T 异常。

问题：

1. 本病例临床症状有何特点？
2. 定位诊断及其依据是什么？
3. 完整诊断是什么？
4. 请列出治疗方案。

脑出血（intracerebral hemorrhage，ICH）是指原发性非外伤性脑实质内出血，发病率为每年（60～80）/10万。在我国，它占全部卒中的20%～30%，病死率高达30%～40%。

病因以高血压合并小动脉硬化最常见。其他病因包括动脉瘤、动静脉畸形、脑动脉炎、脑淀粉样血管病变、硬膜静脉窦血栓形成、夹层动脉瘤、原发或转移性肿瘤、血液病（白血病、再生障碍性贫血、血小板减少性紫癜等）、抗凝或溶栓治疗等。

高血压性脑出血的发病机制多认为是长期高血压导致脑内小动脉或深穿支动脉壁纤维素样坏死、形成小动脉瘤或微夹层动脉瘤，当血压骤然升高时，血液自血管壁渗出或动脉瘤壁直接破裂，血液进入脑组织形成血肿。豆纹动脉自大脑中动脉近端呈直角分出，是脑出血最好发部位。70%的脑出血发生在基底节区，其余在脑叶、脑干及小脑。血肿较大时引起脑组织明显水肿，脑室移位，重者形成脑疝。脑疝是各类脑出血最常见的直接致死原因。

【临床表现】

多发生于50岁以上的高血压病患者，男性略多。多在活动和情绪激动时发生，多数病前无预兆。症状常在数分钟到数小时内达到高峰。常出现头痛、呕吐、瘫痪、不同程度的意识障碍等，且伴有血压升高。

1. 症状 临床症状取决于出血部位及出血量的多少。少量出血者多表现为头痛、呕吐，不同程度偏瘫，无或仅轻度意识障碍。大量出血者可较快出现意识障碍直至昏迷，伴面色潮红、脉搏徐缓、血压升高、呼吸不规则、双侧瞳孔缩小、光反射迟钝。病情加重可深昏迷、瞳孔散大，中枢性高热、四肢瘫痪和去脑强直等，若继续恶化，可出现血压下降，发生脑疝，呼吸、心跳停止而死亡。

2. **体征** 根据病变的部位不同而出现不同的体征。

案例 20－1 分析 1

患者男性，主要临床表现为头痛，右侧偏瘫，偏身感觉减退，具有如下特点：

1. 急性起病，数小时达到高峰。
2. 活动中起病。
3. 临床表现为头痛，右侧偏瘫，右侧中枢性面舌瘫痪。
4. 伴有言语不清。
5. 有高血压病史，就诊时血压明显增高。

【辅助检查】

1. **CT 检查** 病后 CT 即可出现高密度影，是脑出血的首选。可显示血肿部位、大小、是否破入脑室，血肿周围有无水肿、组织移位及占位效应等，有助于确诊及指导治疗。血肿吸收后呈低密度或囊性变。

2. **MRI 检查** 对发现结构异常，明确脑出血的原因有帮助。但急性期对幕上出血的价值不如 CT，但对检出脑干和小脑出血灶和监测脑出血的演进过程优于 CT。可显示血管畸形的流空现象。超急性期（<24 小时）：血肿为长 T_1、长 T_2 信号，与脑梗死、水肿不易鉴别；急性期（24～48 小时）：为等 T_1、短 T_2 信号；亚急性期（3 天～2 周）：短 T_1、长 T_2 信号；慢性期（>3 周）：长 T_1、长 T 信号。

3. **脑血管造影** DSA 显示脑血管畸形、Moyamova 病、血管炎等。

4. **脑脊液检查** 颅压增高，当血肿破入蛛网膜下腔时脑脊液多呈均匀血性。但本检查有诱发脑疝的危险，仅在不能做脑 CT 检查且无明显颅内压增高表现时进行。

5. **其他检查** 包括血常规、血液生化、凝血功能、心电图检查和胸部 X 线摄片检查。外周白细胞可暂时增高，血糖和尿素氮水平也可暂时升高，凝血活酶时间和部分凝血活酶时间异常提示有凝血功能障碍。

【诊断及鉴别诊断】

根据以下临床特点可以做出诊断：50 岁以上中老年患者，有高血压病史，在活动中突然发病，有血压升高及头痛、呕吐等颅内高压症状，偏瘫、失语等局灶神经缺损症状，脑 CT 检查证实诊断。应与脑梗死、蛛网膜下腔出血、外伤性颅内血肿及引起昏迷的全身性疾病相鉴别。

案例 20－1 分析 2

初步诊断：根据上述典型的特点，定位诊断为左侧大脑半球。其定性诊断有赖于头颅 CT 检查。2018－6－12 19：30 头颅 CT 平扫，结果见图 20－1。

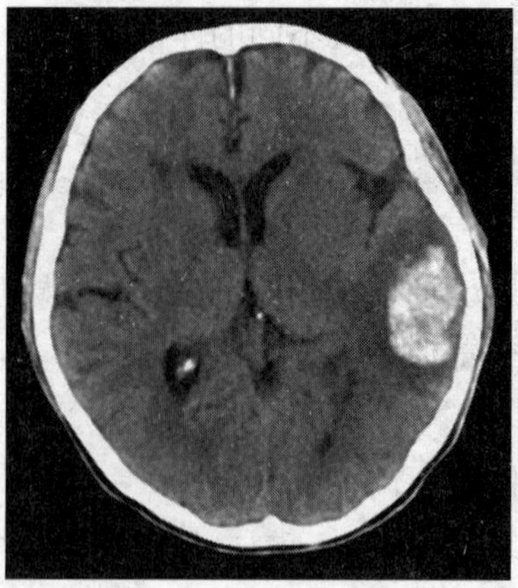

图 20-1　脑出血，CT 平扫见左侧颞部高密度影

【治疗】

1. 内科治疗

（1）一般治疗　卧床休息，严密观察体温、脉搏、呼吸和血压等生命体征，注意瞳孔、意识变化。保持呼吸道通畅，及时清理呼吸道分泌物。有意识障碍、消化道出血宜禁食 24～48 小时。注意营养及水电解质平衡。明显头痛、过度烦躁不安者，可酌情给予镇静止痛剂。便秘者可选用乳果糖等缓泻剂。

（2）控制脑水肿　脑出血后脑水肿在 3～5 天达到高峰。可选用 20% 甘露醇 125～250 ml 静脉快滴，6～8 小时一次，用 7～10 天。心肌梗死、心力衰竭和肾功能不全者宜慎用；利尿剂如呋塞米 20～40 mg，6～8 小时一次，每日 2～4 次，静脉注射，与甘露醇交替使用；甘油果糖，250 ml，静脉滴注，12 小时一次，其脱水作用较温和。另外可头抬高离床面 30 度，镇静，镇痛。

（3）控制高血压　脑出血早期血压升高是对颅内压增高的脑血管自动调节反应，故首先进行脱水降颅压治疗。急性期后血压持续升高者，当收缩压 >200 mmHg 时，要应用持续降压药进行降压治疗；当收缩压 >180 mmHg 时，如有颅内压升高，应监测颅内压，可间断或静脉应用降压药物，但要保证脑灌注压 >60～80 mmHg；如没有颅内压升高的证据，降压目标宜在 160/90 mmHg。多选 β 受体拮抗剂或血管紧张素转换酶抑制剂类降压药，防止血压下降过快引起脑低灌注。当血压低于正常时应予以升压治疗。

（4）止血药物应用　如患者明确是凝血功能障碍引起，可针对性应用药物止血治疗，如肝素治疗并发的脑出血可用鱼精蛋白中和，华法林引起的脑出血应用维生素 K_1 拮抗。

（5）对症治疗　并发感染者使用抗生素；预防应激性溃疡可用质子泵抑制剂口服或静脉注射。10% 的患者可出现稀释性低钠血症，又称抗利尿激素分泌不全综合征，血液稀释会引起脑细胞水肿加重。治疗时应用限制水摄取量为 800～1000 ml/d，低钠血症宜缓慢纠正，防止脑桥中央髓鞘溶解症。

2. 外科治疗　常用方法有开颅血肿清除术、锥颅穿刺血肿吸除术、脑室引流术。壳核大量出血（>30 ml），小脑半球出血的血肿 >10 ml、蚓部血肿 >6 ml，颅内压增高伴脑干受压，脑室出血致梗阻性脑积水者可行手术治疗。

3. 康复治疗　尽早进行瘫痪肢体的康复训练。

案例 20－1 分析 3

治疗方案：

1. 卧床休息，持续心电血压监护。
2. 20%甘露醇，125 ml，静脉滴注，每6小时一次，根据病情变化调整用药。
3. 甘油果糖，250 ml，静脉滴注，每12小时一次。
4. 奥美拉唑胶囊，20 mg 每日一次。
5. 根据血压情况调控血压。
6. 根据病情，必要时请外科会诊手术处理。

二、蛛网膜下腔出血

案例 20－2

患者，男，45岁。因突发剧烈头痛，恶心、呕吐30分钟，于2014年12月3日20：30急诊入院。

患者30分钟前运动时突发头部剧烈疼痛，伴恶心、呕吐、视物旋转，即呼“120”急诊。测 BP 165/95 mmHg。入院后病情进一步加重，出现神志不清、四肢抽搐。

既往有“后交通动脉瘤”史，无处理。否认有“糖尿病”史。家族史无特殊。

查体：BP 170/98 mmHg，昏迷状，检查不配合，复合 I°水平眼震，双侧瞳孔等圆不等大，左侧4.5 mm，右侧5.5 mm，双侧对光反射减退，脑膜刺激征（＋）。双下肢病理征（＋）。

入院后检查：血常规正常，凝血正常，血糖 5.5 mmol/L，电解质正常示 Na^{+} 125 mmol/L。

问题：

1. 本病例临床症状有何特点？
2. 诊断是什么。
3. 请列出治疗方案。

蛛网膜下腔出血（subarachnoid hemorrhage，SAH）是多种病因致血液直接流入蛛网膜下腔的统称。SAH临床分为自发性与外伤性，自发性又分为原发性和继发性两种亚型。原发性是由软脑膜表面血管非外伤性破裂引起，而继发性指脑实质内或脑室出血，血液流入蛛网膜下腔。SAH约占急性脑卒中的10%。

SAH的病因以先天性动脉瘤最常见，约占50%以上；脑血管畸形其次；其他有高血压动脉硬化性动脉瘤、Moyamoya 病、脑血管炎、结缔组织病等。

发生SAH后可引起颅内压增高、化学性脑膜炎、脑血管痉挛、梗阻性脑积水、下丘脑功能紊乱等一系列病理过程。

【临床表现】

1. 任何年龄均可发病，起病突然，病前多有剧烈运动、过劳、用力等诱因。

2. 因破裂血管部位不同，临床表现各异；轻者可无明显症状和体征，重者突然昏迷并在短期内死亡。最常见和典型的症状为剧烈头痛、恶心、呕吐，部分急性期有一过性的意识障碍及精神症状如烦躁不安、欣快、谵妄、幻觉等。大多患者无明确的局灶神经功能缺损症状和体征，仅少数可有脑神经瘫痪、轻偏瘫、感觉障碍和共济失调等，检查发现颈强直、Kernig 征，眼底检查可见视网膜出血、玻璃体下出血及视乳头水肿。

3. 于出血后 1 个月内易再出血，原因多为动脉瘤再破裂，表现为突然再次剧烈头痛、呕吐、抽搐发作、昏迷，颈强及 Kernig 征明显加重。复查脑脊液再次呈新鲜红色；脑血管痉挛是常见并发症，多发生于出血后 5 ~ 15 天，脑血管痉挛可继发脑梗死，表现为意识障碍、局灶性神经受损体征。另外，在出血后 2 天内易发生急性梗阻性脑积水，多表现为颅内压升高，脑干受压和脑疝等。而出血后 2 ~ 4 周易发生交通性脑积水，表现为痴呆、共济失调和尿失禁。另外，5% ~ 10% 的患者发生癫痫，患者亦容易引起低钠血症。

案例 20 - 2 分析 1

患者男性，具有如下特点：

1. 急性起病，活动中起病，病情危重。
2. 有动脉瘤史。
3. 临床表现为剧烈头痛，神志不清，肢体抽搐。
4. 瞳孔增大，脑膜刺激征阳性。

【辅助检查】

1. 颅脑 CT 首选检查方法。出血早期可检测出大脑外侧裂池、前纵裂池、桥脑小脑脚池、鞍上池、环池和后纵裂池等部位高密度出血征象。CT 增强扫描可显示大的动脉瘤和脑血管畸形。但是小量出血或后期的 CT 扫描出血的改变显示不清。

2. 数字减影血管造影（DSA） DSA 可显示动脉瘤位置、动静脉畸形、烟雾病及血管痉挛等，有助于病因诊断和指导手术治疗。

3. MRI 和 MRA 通常急性期不采用 MRI，可能诱发再出血。MRA 对显示脑血管异常不如 DSA。

4. 经颅多普勒检查（TCD） TCD 监测有益于脑血管痉挛的发现和诊断。

5. CSF 检查 CT 已明确 SAH 存在时，不常规腰穿检查脑脊液，但是当 CT 扫描正常而怀疑 SAH 时，强烈推荐行腰穿检查。常见均匀一致的血性 CSF，压力增高，蛋白含量增加，糖和氯化物水平多正常。数天后因无菌性炎症，白细胞数增加。发病 12 小时后离心脑脊液上清液可出现黄变，2 ~ 3 周后 CSF 中红细胞和黄变现象消失。

【诊断及鉴别诊断】

根据突然发生的剧烈头痛、恶心、呕吐，无局灶性神经缺损体征，伴或不伴有意识障碍，脑膜刺激征阳性，结合早期的 CT 检查可证实诊断，如 CSF 呈均匀血性亦支持本病；应根据 CT、DSA 等进行病因诊断。需与脑出血、各种脑膜炎、瘤卒中等鉴别。

案例20－2 分析2

初步诊断：根据上述典型的特点，其定性诊断蛛网膜下腔出血，确诊有赖于头颅CT检查。头颅CT平扫，结果见图20－2。

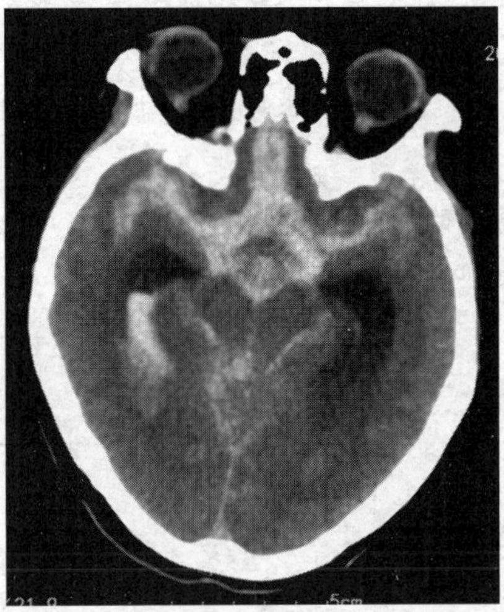

图20－2　蛛网膜下腔出血，CT平扫见环池，鞍上池，侧裂池和脑室见高密度影

【治疗】

1. 一般处理　须绝对卧床4～6周，避免用力排便、咳嗽、喷嚏、情绪激动等。烦躁不安者给予止痛镇静药，保持大便通畅。

2. 降颅压治疗　可用20%甘露醇、呋塞米、白蛋白等。药物脱水效果不佳并有脑疝可能时，可行颞下减压术和脑室引流。

3. 控制高血压　当收缩压＞180 mmHg时，要在血压监测下应用持续降压药进行降压治疗，一般建议选用尼卡地平、拉贝洛尔和艾司洛尔等药物降压。降压目标是将收缩压控制在160 mmHg以下。一般情况下，不建议应用硝普钠，避免其引起颅内压升高，且该药长时间应用可能引起中毒。

4. 防治再出血　常用药物：①6－氨基已酸（EACA）：6～12g溶于生理盐水或葡萄糖液500 ml静脉滴注，每天1～2次，持续7～10天，后逐渐减量，共用2～3周。肾功能障碍者慎用，不良反应有血栓形成。②氨甲苯酸（PAMBA）：100～200 mg缓慢静注，每日2次。③止血环酸（氨甲环酸）：每次250～500 mg加入葡萄糖液中静脉滴注，每日1～2次。其他还可用巴曲酶、酚磺乙胺、卡巴克洛、氨甲环酸、维生素K_3等。

5. 防治迟发性血管痉挛　尼莫地平40～60 mg，每日3次；尼膜同每日10 mg缓慢静滴，用7～14天。

6. 脑脊液置换疗法　腰穿放脑脊液一次10～20 ml，每周2次，可降低迟发性血管痉挛、正常颅压脑积水的发生率。

7. 手术治疗　对脑血管造影明确动脉瘤或动－静脉畸形者，手术治疗是去除病因、防止复发的有效方法。

案例20－2分析3

治疗方案：

1. 卧床休息，持续心电血压监护。

2. 20%甘露醇针，125ml，静脉滴注，4小时一次，根据病情变化调整用药。

3. 甘油果糖针，250Ml，静脉滴注，12小时一次。

4. 6－氨基己酸（EACA）：6～12g溶于生理盐水或葡萄糖液500 ml静脉滴注，2次/天，持续7～10天。

5. 尼膜同每日10 mg缓慢静滴，用7～14天。

6. 根据血压情况调控血压。

7. 神经外科会诊。

8. 其他治疗。

三、血栓形成性脑梗死

案例20－3

患者李某，男性，75岁。因突发左肢无力、言语不清18小时入院。

患者入院前一日午睡醒来发现左手提物无力，行走时左腿稍拖步，说话不流利，过程持续了半小时左右，后自行减轻未予理会。次日清晨起床时发现左侧上下肢无力明显加重，不能行走，说话含糊不清，无明显头痛、头晕和恶心、呕吐，无昏迷和抽搐。

既往有“高血压病”病史12年，否认“糖尿病”“心脏病”病史。

入院查体：BP 175/95 mmHg，HR 80次/分，心律齐；神清，呼吸平顺，反应较迟钝，言语不清，但是能理解和表达。粗测视力、视野正常，双侧瞳孔等大等圆，D＝3.5mm，对光反射灵敏，左侧面部针刺痛觉减退，左鼻唇沟浅，伸舌略左偏；左上肢肌力0级，左下肢肌力1级，左侧肢体肌张力低，右肢肌力5级，肌张力正常；左侧上、下肢及左侧躯干皮肤针刺觉减退；左侧肢体腱反射（＋），右侧肢体腱反射（＋＋），左侧Babinski征阳性；脑膜刺激征阴性。

问题：

1. 本病例临床症状有何特点？

2. 定位诊断及其依据是什么。

3. 完整的诊断是什么。

4. 请列出治疗方案。

脑血栓形成（cerebral thrombosis，CT）是脑梗死中最常见的类型，指脑动脉粥样硬化导致血管的管腔狭窄或闭塞或血栓形成，造成脑局部供血区血流中断，发生脑组织缺血、缺氧、坏死，出现相应的神经系统症状和体征。

血栓形成最常见的病因是动脉粥样硬化，以动脉分叉处多见；其次为细菌、病毒、螺旋体感染、结缔组织疾病等所致的动脉炎。颈内动脉系统血栓形成占80%，明显高于椎－基底动脉系统。病理上可见缺血6～24小时后，缺血区脑组织苍白，轻度肿胀，神经细胞坏死，脑组织水肿；病后3～5天水肿达高峰，3～4周后坏死脑组织被吞噬、清除，胶质细胞增生，形成胶质瘢痕或"中风"囊。

【临床表现】

多见于50～60岁以上的中老年人，常在安静状态下起病，部分有短暂脑缺血发作（transient ischemic attack，TIA）史，常有高血压、糖尿病、高脂血症等危险因素。临床症状与体征取决于血栓形成的动脉。

1. 颈内动脉系统梗死 严重程度差异较大，主要取决于侧支循环状况。一般表现为对侧偏瘫、偏身感觉障碍和偏盲等，优势半球受累可有失语症，非优势半球受累可出现体像障碍；颈内动脉近端血栓影响眼动脉，出现病灶侧一过性黑矇和Horner征。大脑中动脉主干闭塞出现偏瘫、偏身感觉障碍和偏盲三偏症状；上、下肢瘫痪程度基本相等；皮层支闭塞时可出现病灶对侧偏瘫和感觉缺失，以面部及上肢重于下肢为特点。大脑前动脉主干闭塞发生于前交通动脉之前，因对侧代偿可无任何症状；发生于前交通动脉之后可有对侧下肢为主的瘫痪。

2. 椎－基底动脉系统梗死 可引起眩晕、复视、共济失调、吞咽困难、构音障碍、四肢瘫痪等。中脑支闭塞出现Weber综合征（同侧动眼神经麻痹、对侧偏瘫）、Benedit综合征（同侧动眼神经麻痹、对侧不自主运动）；脑桥支闭塞出现Foville综合征（同侧凝视麻痹、对侧偏瘫）、Millard－Gubler综合征（同侧外展、面神经麻痹，对侧肢体瘫痪）、闭锁综合征（四肢瘫痪、面瘫、球麻痹、但意识清楚，仅能以目示意）；小脑后下动脉闭塞出现延髓背外侧（Wallenberg）综合征，表现为眩晕、呕吐、眼球震颤；交叉性感觉障碍；同侧Horner征；吞咽困难和声音嘶哑；同侧小脑性共济失调。大脑后动脉闭塞出现对侧同向性偏盲、丘脑综合征，表现为对侧感觉障碍，丘脑痛、共济失调和不自主运动等。

案例20－3分析1

患者男性，具有如下特点：

1. 老年男性，有高血压病史，否认糖尿病、心脏病史。
2. 安静起病。
3. 发病突然，逐渐进展。
4. 主要症状为左肢无力、言语困难。
5. 主要体征为运动性失语，左侧面舌瘫，左侧偏瘫、偏身感觉障碍。
6. 无明显颅高压表现，无脑膜刺激征。

【实验室检查】

1. 血液检查 包括血脂、血糖、血流变学等。

2. 头颅CT和MRI 起病后尽早完成头颅CT检查，虽然早期不能显示病灶，但排除脑出血至关重要。病后24小时内CT多正常，24～48小时后显示低密度梗死灶，梗死面积较大时有占位效应。MRI优于CT，梗死数小时内，即有长T_1，长T_2信号改变；能较好显示微小病灶及后颅凹病灶；MRI的弥散成像可更早显示梗死灶。

3. **血管造影** DSA 或 MRA 可发现血管狭窄和闭塞的部位。

4. TCD 对评估颅内外血管狭窄、闭塞、痉挛或血管侧支循环建立情况有帮助，同时亦可指导溶栓治疗。

【诊断及鉴别诊断】

诊断要点是：多见于中老年人；安静状态下起病；常有高血压、糖尿病、血脂增高等危险因素或 TIA 发作史；起病突然；迅速出现局限性神经功能缺失症状并持续 24 小时以上；脑 CT、MRI 发现梗死灶即可诊断。须与脑出血、脑栓塞、颅内占位性病变、高血压脑病等鉴别。

案例 20－3 分析 2

初步诊断：根据上述典型的特点，定位诊断于右侧大脑半球，右侧颈内动脉）病变可能性大，定性诊断考虑脑血栓形成，确诊有赖于头颅 MRI 检查。头颅 MRI 扫描，结果见图 20－3。

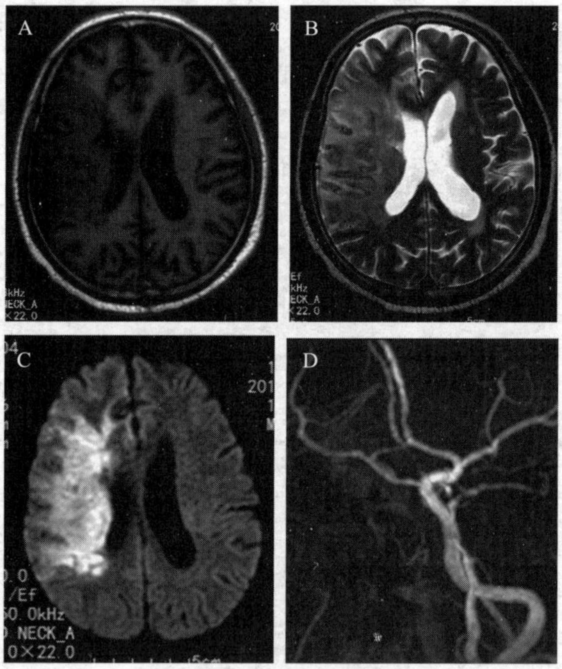

图 20－3 急性脑梗死

A：MRI T_1 加权见左大脑半球大片低信号影（右侧），B：T_2 加权见右侧大片高信号影（右侧），C：DWI 见右侧大片高信号影，D：MRA 示右侧颈内动脉不显影

【治疗原则】

超早期治疗 力争在最短时间内选用最佳治疗方案，挽救脑组织坏死区周围的缺血半暗带。

个体化治疗 根据患者的年龄、缺血性卒中的类型、病情严重程度和基础疾病等采取最适当的治疗。

整体化治疗 针对性治疗的同时，进行支持疗法、对症治疗和早期康复治疗，对卒中危险因素及时采取预防性干预。

1. 急性期治疗

（1）一般治疗　注意营养支持；保持呼吸道通畅；调控好血压，卒中24小时内当收缩压＞200 mmHg，舒张压＞110 mmHg时才需要降低血压，降压幅度不超过原有血压的15%；防止感染等并发症。

（2）溶栓治疗　对于符合溶栓条件的急性缺血性卒中患者，一线治疗是静脉注射rt－PA：对发病3小时内和3～4.5小时的急性脑梗死患者，应按照适应证和禁忌证严格筛选患者，尽快静脉给予rt－PA溶栓治疗，如果没有条件使用rt－PA，且在发病6小时内，经严格选择可考虑静脉给予尿激酶，用药期间及用药24小时内应严密监护患者。溶栓治疗须严格掌握适应证，其并发症包括出血、再灌注损伤、溶栓血管内再闭塞。

（3）血管内治疗　包括动脉溶栓、动静脉联合溶栓、机械碎栓或取栓，急诊血管成形和支架植入术等。

（4）抗凝治疗　常用药物有肝素、低分子肝素及华法林等。一般不推荐急性期应用抗凝药物来预防卒中复发、阻止病情恶化或改善预后。但对于合并高凝状态有形成深静脉血栓和肺栓塞的高危患者，可以使用预防性抗凝治疗。

（5）抗血小板聚集治疗　常用阿司匹林每日150～325 mg；氯砒格雷每日75 mg。早期（发病后24小时内）联合使用氯吡格雷和阿司匹林21天可减少轻型卒中（NIHSS评分≤3分）患者90天内缺血性卒中复发率。

（6）降纤治疗　常用药物有降纤酶、巴曲酶及蚓激酶等。如巴曲酶首次剂量10U，以后隔日5U，静脉滴注，共3次，注意检测纤维蛋白原。

（7）脑保护治疗　可用钙离子通道阻滞剂、镁离子、抗兴奋性氨基酸递质、自由基清除剂和亚低温治疗等。

（8）防治脑水肿　常用20%甘露醇125～250 ml静脉滴注，每日3～4次，用7～10天。

（9）其他　包括中药如丹参、川芎、葛根等复方制剂及血管扩张药、扩容药物（如低分子右旋糖酐）。

（10）早期进行康复治疗，如肢体功能训练及语言训练。

2. 恢复期治疗　控制卒中危险因素如高血压、糖尿病、戒烟等。长期行抗血小板治疗并继续神经康复治疗。

案例20－3分析3

治疗方案：

1. 抗血小板聚集（阿司匹林等）。
2. 脑保护。
3. 自由基清除剂（依达拉奉）。
4. 神经营养药。
5. 一般治疗：防治感染、抗脑水肿、康复治疗。

扫码“练一练”

（龙友明）

扫码“学一学”

第二十一章　传染病

第一节　传染病概论

传染病（communicable diseases）是指由病原微生物和寄生虫感染人体后产生的有传染性的疾病。病原微生物包括朊毒体、病毒、立克次体、支原体、细菌、真菌和螺旋体等，人体寄生虫包括原虫和蠕虫。感染性疾病（infectious diseases）是指由病原体感染所致的疾病，包括传染病和非传染性感染性疾病。感染性疾病不一定有传染性，有传染性的疾病才称为传染病，传染病是感染性疾病的一部分，可在人群中传播并造成流行。

【感染与免疫】

（一）感染的概念

感染是病原体对人体的寄生过程。有些病原体在寄生过程中不损害人体，而是与人体互相适应，形成共生状态，例如肠道中的大肠埃希菌。当某些因素导致机体的免疫功能受损、大量应用抗生素或机械损伤时，病原体可引起宿主的损伤，产生机会性感染。患者在住院期间发生的感染称为医院获得性感染或医院内感染。大多数病原体与人体宿主之间是不适应的，进入机体后产生各种不同的临床表现，称为感染谱。

（二）传染病的表现形式

病原体通过各种途径进入人体后，就开始了感染过程。感染后的表现主要取决于病原体的致病力和机体的免疫功能，也和来自外界的干预如药物治疗等有关。

1. 病原体被清除　病原体进入人体后，可被机体的非特异性免疫屏障所清除（如胃酸），也可以由事先存在于体内的特异性被动免疫（来自母体或人工注射的抗体）所中和，或特异性主动免疫（通过预防接种或感染后获得的免疫）所清除。

2. 隐性感染　隐性感染又称亚临床感染，是指病原体侵入人体后，仅引起机体产生特异性的免疫应答，不引起或只引起轻微的组织损伤，因而在临床上不显出任何症状、体征，甚至生化改变，只能通过免疫学检查才能发现。在大多数传染病（如脊髓灰质炎和流行性乙型脑炎）中，隐性感染是最常见的表现，其数量远远超过显性感染（10 倍以上）。隐性感染后，大多数人获得不同程度的特异性主动免疫，病原体被清除；少数人转变为病原携带状态，如部分人感染乙型肝炎病毒后成为乙肝病毒携带者。

3. 显性感染　显性感染又称临床感染，是指病原体侵入人体后，导致组织损伤，引起病理改变和临床表现。在大多数传染病中，显性感染只占全部受感染者的一小部分。在少数传染病中（如麻疹、天花），大多数感染者表现为显性感染。显性感染后，大部分感染者病原体被清除，其中一些感染者可获得牢固免疫（如伤寒），不易再受感染，一些感染者病后免疫并不牢固（如菌痢），容易再受感染。小部分显性感染者则转变为病原携带者。

4. 病原携带状态　病原携带状态是指病原体侵入人体后，可以停留在入侵部位，或侵入较远的脏器，继续生长、繁殖，而人体不出现任何症状，但能携带并排出病原体，成为传染病流行的传染源。这是在传染过程中人体防御能力与病原体处于相持状态的表现。按病原体种类不同而分为带病毒者、带菌者与带虫者等。按其发生于显性或隐性感染之后而分为恢复期携带者与无症状携带者。发生于显性感染临床症状出现之前者称为潜伏期携带者。按其携带病原体持续时间在3～6个月以下或以上而分为急性与慢性携带者。所有病原携带者都有一个共同特点，即不显出临床症状又能排出病原体，因而在许多传染病如伤寒、痢疾、霍乱、白喉、流行性脑脊髓膜炎和乙型肝炎的感染者，可成为重要的传染来源。但并非所有传染病都有病原携带者，如麻疹、肾综合征出血热和登革热等。

5. 潜伏性感染　病原体感染人体后，寄生在机体中某些部位，由于机体免疫功能足以将病原体局限而不引起显性感染，但又不足以将病原体清除，病原体便可长期潜伏下来，成为携带者。待机体免疫功能下降时，才引起显性感染。常见的潜伏性感染有单纯疱疹、带状疱疹、疟疾、结核等。潜伏性感染期间，病原体一般不排出体外，这是与病原携带状态不同之处。

（三）病原体的致病力

病原体侵入人体后能否引起疾病，取决于病原体的致病能力和机体的防御能力这两个因素。致病能力包括以下几个方面。

1. 侵袭力　指病原体侵入机体并在体内扩散的能力。

2. 毒力　毒力包括毒素和其他毒力因子。毒素包括外毒素与内毒素。

3. 数量　在同一种传染病中，入侵病原体的数量一般与致病能力成正比。

4. 变异性　病原体可因环境、遗传、药物等因素而产生变异。

（四）机体的免疫作用

机体的免疫应答对感染过程的表现和转归起着重要的作用。免疫应答可分为有利于机体抵抗病原体入侵与破坏的保护性免疫反应和促进病理生理过程及组织损伤的变态反应两大类。

1. 非特异性免疫　是机体对进入体内的异物的一种清除机制。对机体来说病原体也是一种异物，也属于非特异性免疫清除的范围。

（1）天然屏障　包括外部屏障，即皮肤、黏膜及其分泌物（如胃酸溶菌酶、气管黏膜上的纤毛）；还有内部屏障，如血－脑屏障和胎盘屏障等。

（2）吞噬作用　单核－吞噬细胞系统包括血液中的游走大单核细胞和肝、脾、淋巴结及骨髓中固定的吞噬细胞和各种粒细胞（尤其是中性粒细胞）都具有非特异的吞噬功能，可清除体液中的颗粒状病原体。

（3）体液因子　包括存在于体液中的补体、溶菌酶、纤连蛋白和各种细胞因子。这些体液因子能直接或通过免疫调节作用而清除病原体。细胞因子是主要由单核－吞噬细胞和淋巴细胞被激活以后释放的肽类物质。与非特异性免疫应答有关的细胞因子有：白细胞介素1～6、肿瘤坏死因子、γ－干扰素、粒细胞－吞噬细胞集落刺激因子等。

2. 特异性免疫　是指对抗原特异性识别而产生的免疫。由于不同病原体所具有的抗原绝大多数是不相同的，故特异性免疫通常只针对一种传染病。

（1）细胞免疫　致敏T细胞与相应抗原再次相遇时，通过细胞毒性和淋巴因子来杀伤病原体及其所寄生的细胞。在细胞内寄生的细菌（如结核杆菌、伤寒杆菌）、病毒（如麻疹病毒、疱疹病毒）、真菌（如念珠菌、隐球菌）和立克次体等感染中，细胞免疫起重要作用。T细胞还具有调节体液免疫功能。

（2）体液免疫　致敏B细胞受抗原刺激后，转化为浆细胞并产生能与相应抗原结合的抗体，即免疫球蛋白。抗体又可分为抗毒素抗体、抗菌性抗体、中和（病毒的）抗体等。抗体主要作用于细胞外的微生物。

【传染病的发病机制】

（一）传染病的发生与发展

病原体感染人体的阶段性与传染病的发生、发展、转归通常是一致的，与发病机制的阶段性及临床表现的阶段性大多是互相吻合的。

1. 入侵门户　病原体的入侵门户与发病机制有密切关系，入侵门户适当，病原体才能定居、繁殖及引起病变。

2. 机体内定位　病原体入侵成功并取得立足点后，或者在入侵部位繁殖，分泌毒素，在远离入侵部位引起病变（如白喉和破伤风），或者进入血液循环，再定位于某一脏器引起该脏器的病变（如流行性脑脊髓膜炎和病毒性肝炎），或者经过一系列的生活史阶段，最后在某脏器中定居（如蠕虫病），每个传染病都有其本身的规律。

3. 排出途径　指机体排出病原体的途径，是患者、隐性感染者和病原携带者具有传染性的重要因素。病原体排出体外的持续时间有长有短，故不同传染病有不同的传染期。

（二）组织损伤的发生机制

组织损伤和功能受损是疾病发生的基础。在传染病中导致组织损伤发生的方式有下列三种。

1. 直接侵犯　病原体入侵宿主组织的第一步是黏附作用。黏附素是微生物上的分子，它们能介导微生物与宿主之间的黏附或结合。如HIV的黏附素gp120蛋白和机体T细胞表面的CD4受体结合，使病毒进入细胞内。一些病原体可通过分泌蛋白酶直接破坏组织，如溶组织内阿米巴原虫，一些病原体可直接破坏细胞，如脊髓灰质炎病毒。

2. 毒素作用　按毒素作用的靶细胞分类，可分为肠毒素、神经毒素、白细胞毒素等。按作用机制来分类，可分为腺苷二磷酸核糖化毒素，如霍乱毒素、白喉毒素、大肠埃希菌不耐热肠毒素、百日咳毒素、肉毒梭状芽胞菌的C2毒素等，以及腺苷环化酶毒素，如百日咳杆菌的腺苷环化酶毒素和炭疽杆菌的水肿因子等。按主要生物效应来分类，可分为皮肤坏死毒素、溶血毒素、促进淋巴细胞增多毒素等。

3. 免疫机制　大部分传染病的发病机制与免疫应答有关。有些传染病能抑制细胞免疫或直接破坏T细胞（如艾滋病），更多的病原体通过变态反应而导致组织损伤，其中以Ⅱ型（免疫复合物）反应（见于肾综合征出血热等）及Ⅳ型（细胞介导）反应（见于结核病、血吸虫病等）为最常见。

（三）重要的病理生理变化

1. 发热　发热是传染病的一个重要临床表现。当机体发生感染时，病原体及其产物作用于单核–巨噬细胞系统，使之释放内源性致热原。内源性致热原通过血流到达第三脑室周围，与毛细血管内皮细胞相互作用而产生大量前列腺素E2（PGE2），后者作用于下视丘的体温调节中枢，提高恒温点，使产热超过散热而引起体温升高。同时下视丘触发肌肉频繁收缩产生更多的热，临床上表现为寒战。

2. 急性期改变　感染过程可诱发一系列宿主应答，伴有特征性的代谢改变。由于应答往往出现于感染的几小时或几天之后，故称为急性期改变，但有些改变也可见于慢性病的时候。

（1）蛋白代谢　急性期改变包括肝脏合成许多在健康时所见不到的蛋白质，其中以C－反应蛋白为标志，可作为疾病的指标。血浆中糖蛋白和球蛋白浓度的升高是血沉加快的原因。与此相反，肝衰竭时肝脏合成白蛋白却减少。由于糖原异生作用和能量消耗的增加，肌肉蛋白分解，可导致消瘦。

（2）糖代谢　葡萄糖生成加速，导致血糖升高，糖耐量短暂下降，这与糖原异生作用加速及内分泌影响有关。在新生儿及营养不良患者，或者肝衰竭患者，糖原异生作用降低而导致血糖下降。

（3）水电解质代谢　急性感染时，氯和钠因出汗、呕吐或腹泻而丢失，加上抗利尿激素分泌增加，尿量减少，水分潴留而导致低钠血症，至恢复期才出现利尿。由于钾的摄入减少和排出增加而导致钾的负平衡。

（4）内分泌改变　在急性感染早期，随着发热开始，由ACTH所介导的糖皮质激素和酮固醇在血液中浓度即增高，其中糖皮质激素水平可高达正常的5倍。但在败血症并发肾上腺出血时则可导致糖皮质激素分泌不足或者停止。

【传染病的流行过程及影响因素】

传染病的流行过程就是传染病在人群中发生、发展和转归的过程。流行过程的发生需要有三个基本条件，即传染源、传播途径和人群易感性。流行过程本身又受社会因素和自然因素的影响。

（一）流行过程的基本条件

1. 传染源　是指病原体已在体内生长繁殖并能将其排出体外的人和动物。传染源包括下列4个方面。

（1）患者　急性患者通过其症状（咳嗽、吐、泻）而促进病原体的播散；慢性患者可长期污染环境；轻型患者数量多而不易被发现。在不同传染病中，不同类型患者的流行病学意义各异。

（2）隐性感染者　某些传染病（如脊髓灰质炎）隐性感染者是重要传染源。

（3）病原携带者　慢性病原携带者不显出症状而长期排出病原体，在某些传染病（如伤寒、细菌性痢疾）中有重要的流行病学意义。

（4）受感染的动物　某些动物间的传染病，如狂犬病、鼠疫等，也可传给人类，引起严重疾病。还有一些传染病如血吸虫病，动物储存宿主是传染源中的一部分。

2. 传播途径　病原体离开传染源后，到达另一个易感者的途径，也称为传染途径。传播途径由外界环境中各种因素所组成，从最简单的一个因素到包括许多因素的复杂传播途径都可发生。

（1）空气、飞沫、尘埃　主要见于以呼吸道为进入门户的传染病，如麻疹、白喉等。

（2）水、食物　主要见于以消化道为进入门户的传染病，如伤寒、痢疾等。

（3）手、用具、玩具　又称日常生活接触传播，可传播消化道传染病（如痢疾），也可传播呼吸道传染病（如白喉）。

（4）吸血节肢动物　又称虫媒传播，见于以吸血节肢动物（蚊子、跳蚤、白蛉、恙虫等）为中间宿主的传染病如疟疾、斑疹伤寒等。

（5）血液、体液、血制品　见于乙型肝炎、丙型肝炎、艾滋病等。

（6）土壤　当病原体的芽孢（如破伤风、炭疽）或幼虫（如钩虫）、虫卵（如蛔虫）

污染土壤时，则土壤成为这些传染病的传染途径。

3. 人群易感性 对某一传染病缺乏特异性免疫力的人称为易感者（susceptible）。易感者在某一特定人群中的比例决定该人群的易感性。

（二）影响流行过程的因素

1. 自然因素 自然环境中的各种因素，包括地理、气象和生态等条件对传染病流行的发生和发展发挥着重要的影响；寄生虫病和虫媒传染病对自然条件的依赖性尤为明显。传染病的地区性和季节性与自然因素有密切关系，如我国北方有黑热病地方性流行区，南方有血吸虫病地方性流行区，乙型脑炎的严格夏秋季发病分布，都与自然因素有关。自然因素可直接影响病原体在外环境中的生存能力。某些自然生态环境为传染病在野生动物之间的传播创造良好条件，如鼠疫、恙虫病、钩端螺旋体病等，人类进入这些地区时亦可受感染，称为自然疫源性传染病或人兽共患病（zoonosis）。

2. 社会因素 包括社会制度、经济和生活条件，以及文化水平等，对传染病流行过程有很大的影响。

【传染病的特征】

（一）基本特征

传染病与其他疾病的主要区别在于具有下列四个基本特征，但对这些基本特征不要孤立地而应综合地加以考虑。

1. 有病原体（pathogen） 每一个传染病都是由特异性的病原体所引起的，包括微生物与寄生虫。目前还有一些传染病的病原体仍未能被充分认识。

2. 有传染性（infectivity） 这是传染病与其他感染性疾病的主要区别。传染性意味着病原体能通过某种途径感染他人。传染病患者有传染性的时期称为传染期，在每一种传染病中都相对固定，可作为隔离患者的依据之一。

3. 有流行病学特征（epidemiologic feature） 传染病的流行过程在自然和社会因素的影响下，表现出各种特征。在质的方面有外来性和地方性之分，前者指在国内或地区内原来不存在，而从国外或外地传入的传染病，如霍乱。后者指在某些特定的自然或社会条件下在某些地区中持续发生的传染病，如血吸虫病。在量的方面有散发性、流行和大流行之分。散发性（sporadic）是指某传染病在某地近年来发病率的一般水平，当其发病率水平显著高于一般水平时称为流行（epidemic），某传染病的流行范围甚广，超出国界或洲界时称为大流行（pandemic）。传染病病例发病时间的分布高度集中于一个短时间之内者称为暴发流行（epidemic outbreak）。传染病发病率在时间上（季节分布）、空间上（地区分布）、不同人群（年龄、性别、职业）中的分布，也是流行病学特征。

4. 有感染后免疫（postinfeetion immunity） 人体感染病原体后，无论是显性或隐性感染，都能产生针对病原体及其产物（如毒素）的特异性免疫。保护性免疫可通过抗体（抗毒素、中和抗体等）检测而获知。感染后免疫属于自动免疫，通过抗体转移而获得的免疫属于被动免疫。感染后免疫的持续时间在不同传染病中有很大差异。一般来说，病毒性传染病（如麻疹）的感染后免疫持续时间最长，往往保持终身，但有例外（如流感）。细菌、螺旋体、原虫性传染病（如细菌性痢疾）的感染后免疫持续时间通常较短，仅为数月至数年，也有例外（如伤寒）。蠕虫病感染后通常不产生保护性免疫，因而往往产生重复感染（如蛔虫病）。

（二）临床特点

1. 病程发展的阶段性 急性传染病的发生、发展和转归，通常分为四个阶段。

（1）潜伏期 从病原体侵入人体起，至开始出现临床症状为止的时期，称为潜伏期。每一个传染病的潜伏期都有一个范围（最短、最长），并呈正态分布，是检疫工作观察、留验接触者的重要依据。潜伏期通常相当于病原体在体内繁殖、转移、定位、引起组织损伤和功能改变导致临床症状出现之前的整个过程。因此潜伏期的长短一般与病原体感染的量成反比。

（2）前驱期 从起病至症状明显开始为止的时期称为前驱期。在前驱期中的临床表现通常是非特异性的，如头痛、发热、疲乏、食欲缺乏、肌肉酸痛等，为许多传染病所共有，一般持续1～3日。起病急骤者，可无前驱期。

（3）症状明显期 急性传染病患者度过前驱期后，在某些传染病（如脊髓灰质炎、乙型脑炎等）中，大部分患者随即转入恢复期，临床上称为顿挫型（abortive type），仅少部分转入症状明显期。

（4）恢复期 机体免疫力增长至一定程度，体内病理生理过程基本终止，患者症状及体征基本消失，临床上称为恢复期。在此期间体内可能还有残余病理改变（如伤寒）或生化改变（如病毒性肝炎），病原体还未完全清除（如霍乱、痢疾），许多患者的传染性还要持续一段时间，但食欲和体力均逐渐恢复，血清中的抗体效价亦逐渐上升至最高水平。

复发（relapse）与再燃（recrudescence）：有些传染病患者进入恢复期后，已稳定退热一段时间，由于潜伏于组织内的病原体再度繁殖至一定程度，使初发病的症状再度出现，称为复发。见于伤寒、疟疾、菌痢等。有些患者在恢复期时，体温未稳定下降至正常，又再发热时，称为再燃。

后遗症（sequela）：传染病患者在恢复期结束后，机体功能仍长期未能恢复正常者称为后遗症，多见于中枢神经系统传染病，如脑炎、脑膜炎等。

2. 常见的症状与体征

（1）发热 在感染性发热中，急性传染病占重要地位。传染病的发热过程可分为3个阶段：①体温上升期，体温可骤然上升至39℃以上，通常伴有寒战，见于疟疾、登革热等；亦可缓慢上升，呈梯形曲线，见于伤寒、副伤寒等；②极期，体温上升至一定高度，然后持续数天至数周；③体温下降期，体温可缓慢下降，几天后降至正常，如在伤寒、副伤寒；亦可在一天之内降至正常，如在间日疟和败血症，此时多伴有大量出汗。

热型是传染病重要特征之一，具有鉴别诊断意义。常见的热型有稽留热、弛张热、间歇热、回归热、马鞍热。

（2）发疹 许多传染病在发热的同时伴有发疹，称为发疹性感染。发疹包括皮疹（外疹）和黏膜疹（内疹）两大类。疹子的出现时间和先后次序对诊断和鉴别诊断有重要参考价值。疹子的形态可分为4大类：①斑丘疹，多见于麻疹，风疹，科萨奇及埃可病毒感染、EB病毒感染等病毒性传染病和伤寒、猩红热等；②出血疹，多见于流行性出血热、登革出血热等；斑疹伤寒、恙虫病等立克次体病和流行性脑脊髓膜炎、败血症等细菌性疾病；③疱疹或脓疱疹，多见于水痘、天花、单纯疱疹、带状疱疹等病毒性传染病、立克次病及金黄色葡萄球菌败血症等；④荨麻疹多见于血清病、病毒性肝炎等。

（3）毒血症状（toxemic symptoms） 病原体的各种代谢产物，包括细菌毒素在内，可引起除发热以外的多种症状，如疲乏、全身不适、厌食、头痛，肌肉骨关节疼痛等。严重者可有意识障碍、谵妄、脑膜刺激征、中毒性脑病、呼吸及外周循环衰竭（感染性休克）等表现，有时还可引起肝、肾损害，表现为肝、肾功能的改变。

（4）单核－吞噬细胞系统反应　在病原体及其代谢产物的作用下，单核－吞噬细胞系统可出现充血、增生等反应，临床上表现为肝、脾和淋巴结的肿大。

3. 临床类型　根据传染病临床过程的长短、轻重及临床特征，可分为急性、亚急性、慢性，轻型、中型、重型、暴发型，典型及非典型等。典型相当于中型或普通型，非典型则可轻可重，极轻者可照常工作，又称逍遥型（ambulatory type）。

【诊断】

（一）临床资料

全面而准确的临床资料来源于详尽的病史和全面的体格检查。起病方式有鉴别意义，必须加以注意。发热、腹泻、头痛、黄疸等症状都要从鉴别诊断的角度来加以描述。进行体格检查时不要忽略有诊断意义的体征如玫瑰疹、焦痂、腓肠肌压痛、科普利克斑等。

（二）流行病学资料

流行病学资料在传染病的诊断中占有重要的地位。由于某些传染病在发病年龄、职业、季节及地区方面有高度选择性，诊断时必须取得有关流行病学资料作为参考。预防接种史和既往病史有助于了解患者免疫状况，当地或同一集体中传染病发生情况也有助于诊断。

（三）辅助检查

1. 一般实验室检查　包括血液、粪便、小便常规检查和生化检查。血液常规检查中以白细胞计数和分类的用途最广。白细胞总数显著增多常见于化脓性细菌感染，如流行性脑脊髓膜炎、败血症和猩红热等。革兰阴性杆菌感染时白细胞总数往往升高不明显甚至减少，例如布氏菌病、伤寒及副伤寒等。病毒性感染时白细胞总数通常减少或正常，如流行性感冒、登革热和病毒性肝炎等。原虫感染时白细胞总数也常减少，如疟疾、黑热病等。蠕虫感染时嗜酸性粒细胞通常增多，如钩虫、血吸虫、肺吸虫感染等。嗜酸性粒细胞减少则常见于伤寒、流行性脑脊髓膜炎等。

尿常规检查有助于钩端螺旋体和流行性出血热的诊断，大便常规检查有助于蠕虫病和感染性腹泻的诊断。生化检查有助于病毒性肝炎的诊断。

2. 病原学检查

（1）病原体的直接检出　许多传染病可通过肉眼或显微镜检出病原体而确诊，例如血吸虫毛蚴经孵化法可用肉眼检出，绦虫节片也可在大便中用肉眼检出。从血液或骨髓涂片中检出疟原虫及利什曼原虫，从血液涂片中检出微丝蚴及回归热螺旋体，从大便涂片中检出各种寄生虫卵及阿米巴原虫等。

（2）病原体分离培养　细菌、螺旋体和真菌通常可用人工培养基分离培养，如伤寒杆菌、痢疾杆菌、霍乱弧菌、钩端螺旋体、隐球菌等。立克次体则需要动物接种或组织培养才能分离出来，如斑疹伤寒、恙虫病等。病毒分离一般需用组织培养如登革热、脊髓灰质炎等。用以分离病原体的检材可采自血液、尿、粪、脑脊液、痰、骨髓、皮疹吸出液等。采集标本时应注意病程阶段，有无应用过抗微生物药物及标本的保存与运送。

3. 分子生物学检测

（1）分子杂交　利用同位素或生物素标记的分子探针可以检出特异性的病毒核酸，如乙型肝炎病毒 DNA，或检出特异性的毒素如大肠埃希菌肠毒素。

(2) 多聚酶链反应 (PCR)　用于病原体核酸检查。如用于乙型肝炎病毒核酸检测。逆转录多聚酶链反应 (RT - PCR) 则用于检测标本中的 RNA，如用于检测丙型肝炎病毒核酸。

(3) 二代测序 (NGS)　二代测序 (Next Generation Sequencing，NGS) 又称高通量测序 (High - Throughput Sequencing)、深度测序 (deep sequencing)，是相较于第一代测序方法 Sanger 测序技术而言的新型测序技术。NGS 最大优势是通量高、成本较低、敏感性高。可直接从各种临床样本中获取病原体的核酸信息，如不明原因发热患者血液、不明中枢神经系统感染的脑脊液、关节感染的关节液，以及感染性腹水、胸水等样本进行 NGS，以辅助临床诊断。

4. 免疫学检查　应用已知抗原或抗体检测血清或体液中的相应抗体或抗原，是最常用的免疫学检查方法，若能进一步鉴定其抗体是属于 IgG 或 IgM 型，对近期感染或过去发生过的感染有鉴别诊断意义。免疫学检测还可用于判断受检者的免疫功能是否有所缺损。

(1) 特异性抗体检测　在传染病早期，特异性抗体在血清中往往尚未出现或滴度很低，而在恢复期或后期则抗体滴度有显著升高，故在急性期及恢复期双份血清检测其抗体由阴性转为阳性或滴度升高 4 倍以上时有重要的意义。曾经感染过某病原体或接受预防接种者，再感染另一病原体时，原有抗体滴度亦可升高 (回忆反应)，但双份血清抗体滴度升高常在 4 倍以下，可资鉴别。特异性 IgM 型抗体的检出有助于现存或近期感染的诊断。

特异性抗体检测方法很多，凝集反应、沉淀反应、补体结合反应、中和反应、免疫荧光检查、放射免疫测定 (RIA)、酶联免疫吸附测定 (ELISA) 等。不同的检测方法有不同的优点和缺点。

(2) 特异性抗原检测　病原体特异性抗原的检测有助于在病原体直接分离培养不成功的情况下提供病原体存在的直接证据。其诊断意义往往较抗体检测更为可靠。

大多数用以检测抗体的方法都可用于检测抗原，其原理相同。如 ELISA 和放射免疫测定 (RIA) 也可用于检测血清中的肝炎病毒抗原、用免疫电镜法以已知抗体检测粪便中未知抗原来诊断轮状病毒感染等。

(3) 皮肤试验　用特异性抗原做皮内注射，可通过皮肤反应了解受试者对该抗原的变态反应，常用于结核病和血吸虫病的流行病学调查。

(4) 免疫球蛋白检测　血清免疫球蛋白浓度检测有助于判断体液免疫功能。降低者见于先天性免疫缺损疾病，升高者见于慢性肝炎等。

(5) T 细胞亚群检测　用单克隆抗体检测 T 细胞亚群可了解各亚群的 T 细胞数量和比例，常用于艾滋病的诊断和疗效评判。

5. 其他检查

(1) 内镜检查　结肠镜常用于诊断细菌性痢疾、阿米巴痢疾、真菌性肠炎、弯曲菌肠炎、耶尔森菌小肠结肠炎和血吸虫病等。支气管镜常用于诊断艾滋病并发肺孢子菌病和支气管淋巴结核病等。

(2) 影像学检查　X 线检查常用于诊断肺结核和肺吸虫病。超声检查常用于诊断肝炎、肝硬化和肝脓肿等。计算机断层扫描 (CT) 和磁共振成像 (MRI) 常用于诊断脑脓肿和脑囊虫病等。正电子发射计算机断层显像 (PET - CT) 一次显像可获得全身各方位的断层图像，具有灵敏、准确、特异及定位精确等特点，可达到早期发现病灶和诊断疾病的目的。

(3) 活体组织检查　常用于下列传染病的诊断。慢性肝炎和肝硬化、结核病、艾滋病并发卡波济肉瘤、各种寄生虫病（裂头蚴病、并殖吸虫病和利什曼病等）。

【治疗】

（一）治疗原则

治疗传染病的目的，不但在于促进患者的康复，还在于控制传染源，防止进一步传播。要坚持综合治疗的原则，即治疗、护理与隔离、消毒并重，一般治疗、对症治疗与病原治疗并重的原则。

（二）治疗方法

1. 一般及支持疗法　一般疗法包括隔离、护理和心理治疗。患者的隔离按其传播途径和病原体排出方式及时间而异，并包括随时消毒在内。良好的护理对于保证患者处于一个舒适而卫生的环境、各项诊断及治疗措施的正确执行和密切观察病情变化具有非常重要的意义。

支持疗法包括适当的营养，如在不同疾病过程中的各种合理饮食、足量维生素供给、增强患者体质和免疫功能，如各种血液和免疫制品的应用，以及维持患者水、电解质平衡等各项必要的措施。

2. 病原或特效疗法　针对病原体的疗法具有清除病原体的作用，达到根治和控制传染源的目的。常用药物有抗菌药、抗病毒药、化学治疗制剂和免疫制剂等。针对细菌和真菌的药物主要为抗菌药与化学制剂，针对病毒的药物有一定进展。对于流感病毒应用奥司他韦，乙型肝炎病毒应用核苷（酸）类药物，丙型肝炎病毒应用DAA抗病毒药物HIV应用高效抗逆转录病毒疗法（highly active antiretroviral therapy，HAART）均有较好的疗效。血清免疫学制剂包括白喉和破伤风抗毒素、干扰素和干扰素诱导剂等。抗菌药特别是青霉素和抗血清都容易引起过敏反应，在应用前都应详细询问药物过敏史和做好皮肤敏感试验，对血清过敏者必要时可用小剂量逐渐递增的脱敏方法。在治疗原虫及蠕虫病时，化学制剂占重要地位。

3. 对症疗法　对症疗法不但有减轻患者痛苦的作用，而且通过调整患者各系统的功能，可达到减少机体消耗，保护重要器官使损伤减低至最低限度的目的。

4. 康复疗法　某些传染病如脊髓灰质炎和脑膜炎等可引起一定程度后遗症，需要采取针灸、理疗等疗法促进康复。

5. 中医中药及针灸疗法　对调整患者各系统功能起相当重要的作用，某些中药如黄连、鱼腥草、板蓝根等还有抗微生物作用。

【预防】

传染病的预防也是传染病学工作者的一项重要任务。作为传染源的传染病患者总是由临床工作者首先发现，因而及时报告和隔离患者就成为临床工作者无可推卸的责任。同时，应当掌握针对构成传染病流行过程三个基本环节，采取综合性措施的原则和根据各个传染病的特点针对主导环节重点采取适当措施的原则。

第二节 病毒性肝炎

案例 21-1

患者男性，28岁。因“乏力、纳差、恶心20天，进行性皮肤发黄、尿色加深7天”于2019年5月16日入院。

患者既往无“肝炎”病史，3个月前婚检乙肝五项全阴性。2个月前曾在租住房附近洗脚店修过趾甲并有皮肤破损出血。近20天自觉全身乏力、纳差、恶心，近7天出现进行性皮肤发黄、尿色加深。今日在当地医院查表面抗原阳性，凝血酶原活动度低于40%，遂转来我院就诊。

体格检查：T 37.1℃，P 82次/分，BP 120/72 mmHg，神志清楚，面色蜡黄，皮肤、巩膜重度黄染，未见蜘蛛痣和肝掌，心、肺无异常，腹稍膨胀，无压痛反跳痛，肝、脾肋下未触及，未触及病理性包块，移动性浊音阳性。双下肢不肿。

问题：

1. 本病例临床症状有何特点？
2. 最可能的诊断是什么？
3. 如何确诊？
4. 请列出治疗方案？

病毒性肝炎（viral hepatitis，简称肝炎）是由多种肝炎病毒引起的以肝脏病变为主的全身性疾病。目前确定的肝炎病毒有甲型、乙型、丙型、丁型及戊型。临床上以疲乏、食欲减退、肝大、肝功能异常为主要表现，部分病例可出现黄疸。

甲型及戊型主要表现为急性肝炎。而乙型、丙型及丁型可转化为慢性肝炎并可发展为肝硬化，与肝癌的发生有密切的关系。

【流行病学】

（一）传染源

急性和（或）慢性患者、亚临床感染者或病毒携带者是本病的传染源。

1. 甲型与戊型肝炎 传染源为急性肝炎患者和亚临床感染者。患者在发病前的2周至起病后的1周，从粪便中排出病毒的数量最多，传染性最强。隐性感染者由于数量多，又不易识别，是最重要的传染源。

2. 乙、丙、丁型肝炎 3种肝炎都有急、慢性患者和病毒携带者，其传染性贯穿整个病程。急性患者的传染性可从起病前数周开始，并持续于整个急性期。慢性患者是乙型肝炎最主要的传染源，其中以血中HBeAg、HBV DNA阳性的患者传染性最大。急性丙型肝炎以无黄疸者多见，且50%以上可转变为慢性，慢性丙型肝炎患者是丙型肝炎的主要传染源。丁型肝炎患者发生于HBV感染的基础上，也以慢性患者和携带者为主要传染源。

（二）传播途径

1. 消化道传播 是甲型和戊型肝炎的主要传播途径。常见的有日常生活接触传播、水传播、食物传播。

2. 体液和血液传播 是乙型、丁型、丙型肝炎的主要传播途径。以注射传播和密切生活接触传播最为常见。

3. 母婴垂直传播 由母亲围产期传给婴儿，亦是HBV感染的一种重要传播途径，主要经胎盘、产道分娩、哺乳和喂养等方式传播。

4. 其他 牙科器械、血液透析或医疗物品污染等传播。

（三）易感性与免疫力

各型肝炎之间无交叉免疫。①甲型肝炎：初次接触HAV的儿童最为易感，故以学龄前儿童发病率最高，其次为青年人，感染后免疫力可持续终身。②乙型肝炎：新生儿普遍易感，儿童期感染90%可转为慢性感染，成人期感染仅10%转为慢性。发病多见于青壮年，感染后如果产生抗HBs可产生牢固的免疫力，我国30岁以上的成人抗HBs阳性率达50%。③丙型肝炎：各个年龄组均普遍易感，各年龄均可发病。④丁型肝炎：普遍易感。⑤戊型肝炎：普遍易感，感染后免疫力不持久，多见于中老年人。

【临床表现】

潜伏期：甲型肝炎5～45天，平均30天；乙型肝炎30～180天，平均70天；丙型肝炎15～150天，平均50天；丁型肝炎28～140天；戊型肝炎10～70天，平均40天。

甲型和戊型肝炎主要表现为急性肝炎。乙、丙、丁型肝炎除了表现急性肝炎外，慢性肝炎更常见。5种肝炎病毒之间可出现重叠感染或同时感染，而使病情加重。

（一）急性肝炎

根据是否出现黄疸急性肝炎分为急性黄疸型肝炎和急性无黄疸型肝炎两型。

1. 急性黄疸型肝炎 急性起病。典型的临床表现有阶段性，分为三期：

（1）黄疸前期 平均5～7天。表现为：①病毒血症：畏寒、发热、疲乏及全身不适等。甲型及戊型肝炎起病较急，发热多在38℃以下，持续时间较短，多为1～3天。乙型肝炎起病较缓慢，多无发热或发热不明显。②消化系统症状：食欲减退明显、厌油、恶心、呕吐、部分患者出现腹胀、腹痛和腹泻等。③其他症状：部分乙型肝炎病例可出现荨麻疹、斑丘疹、血管神经性水肿和关节痛等血清病样表现。本期末出现尿黄。

（2）黄疸期 可持续2～6周。尿色加深如浓茶样，巩膜和皮肤黄染，而黄疸前期的症状好转。黄疸可逐渐加深，2～3周达到高峰。部分患者可有短暂大便颜色变浅、皮肤瘙痒、心动过缓等肝内阻塞性黄疸的表现。体检常见肝大，质地软，有轻度压痛及叩击痛。部分患者有轻度脾大。

（3）恢复期 本期平均持续4周。上述症状消失，黄疸逐渐消退，肝、脾回缩，肝功能逐渐恢复正常。

2. 急性无黄疸型肝炎 较黄疸型肝炎多见。主要表现为上述消化道症状，多较黄疸型肝炎轻。因不易被发现而成为重要的传染源。

（二）慢性肝炎

病程超过半年者，称为慢性肝炎。见于乙、丙、丁型肝炎。通常无发热，可有疲乏、全身不适、食欲减退、厌油、腹胀等症状，体检见慢性肝病体征：面色晦暗、蜘蛛痣、肝掌或肝脾大。实验室检查血清丙氨酸氨基转移酶（ALT）反复或持续升高，血清白蛋白（A）降低，球蛋白（G）增高，A/G比值降低；血清胆红素升高。根据病情轻重可分为轻、中、重度慢性肝炎。慢性乙型肝炎又可根据HBeAg阳性与否，分为HBeAg阳性及

HBeAg 阴性慢性乙型肝炎。

（三）重型肝炎

重型肝炎是一种最为严重的临床类型，病死率可高达 50% ~80%。随着治疗水平不断提高，病死率有所下降。各型肝炎均可引起重型肝炎。

1. 重型肝炎的临床表现　主要为肝衰竭综合征：①黄疸迅速加深，血清胆红素高于 171 μmol/L。②肝脏进行性缩小、肝臭。③出血倾向，凝血酶原活动度（PTA）低于 40%。④出现腹水、中毒性鼓肠。⑤精神神经系统症状（肝性脑病）：早期可出现定时、定向障碍，计算能力下降，精神行为异常，烦躁不安，嗜睡、扑翼样震颤等。晚期进入昏迷状态，深反射消失。⑥肝肾综合征：出现少尿甚至无尿，电解质酸碱平衡紊乱，血尿素氮及肌酐升高等。

2. 重型肝炎分型　根据是否有慢性肝病基础及肝性脑病出现的早晚可分为四种类型。

（1）急性重型肝炎　指起病较急，起病后 14 天内即出现上述重型肝炎的主要临床表现。尤其是出现Ⅱ度以上肝性脑病、肝明显缩小、肝臭等。病程短，预后极差。

（2）亚急性重型肝炎　起病 15 天至 26 周出现上述重型肝炎的主要临床表现。此型病程可长达数月，易发展成为坏死性肝硬化。

（3）慢加急性重型肝炎　指在慢性肝炎基础上发生的亚急性重型肝炎。此型主要以同时具有慢性肝病的症状、体征和实验室检查的改变及重型肝炎的临床表现为特点。

（4）慢性重型肝炎　指在肝炎肝硬化基础上发生的亚急性重型肝炎。

3. 重型肝炎发生的诱因　①过度劳累；②合并各种感染，常见胆系感染、自发性腹膜炎、肺炎等；③嗜酒；④服用损肝药物，如异烟肼、利福平等抗结核药及抗肿瘤化疗药物；⑤合并妊娠。

（四）淤胆型肝炎

病程持续时间较长，可长达 2 ~4 个月或更长时间。主要表现为：①黄疸具有“三分离”的特征：黄疸深，但消化道症状轻，PTA 下降不明显，ALT 升高不明显。②黄疸具有“梗阻性”特征：在黄疸加深的同时，伴全身皮肤瘙痒，大便颜色变浅或灰白色；血清碱性磷酸酶（ALP）、谷氨酰转肽酶（γ-GT）和胆固醇显著升高；尿胆红素增加、尿胆原明显减少或消失、结合胆红素升高。本型应注意与肝外阻塞性黄疸相鉴别。

（五）肝炎后肝硬化

在肝炎基础上发展为肝硬化。表现为肝功能异常及门脉高压临床表现。

案例 21 -1 分析 1

患者青年男性，主要临床表现具有如下特点：

1. 乏力、纳差、恶心 20 天，进行性皮肤发黄、尿色加深 7 天。

2. 既往无“肝炎”病史，3 个月前婚检乙肝五项全阴性。2 个月前曾在租住房附近洗脚店修过趾甲并有皮肤破损出血。

3. 面色蜡黄，皮肤、巩膜重度黄染，未见蜘蛛痣和肝掌，腹稍膨胀，无压痛、反跳痛，肝、脾肋下未触及，移动性浊音阳性。双下肢不肿。

4. 发病后外院查表面抗原阳性，凝血酶原活动度低于40%。

初步诊断：亚急性重型乙型肝炎。

【辅助检查】

（一）肝功能检查

1. 血清酶的检测 急性肝炎丙氨酸氨基转移酶（ALT）常明显升高；慢性肝炎可持续或反复升高；重型肝炎时因大量肝细胞坏死，ALT随黄疸迅速加深反而下降，出现胆－酶分离现象。ALT升高时，天冬氨酸氨基转移酶（AST）也升高。其他血清酶类，如ALP、γ-GT在肝炎时亦可升高。

2. 血清蛋白的检测 白蛋白下降、球蛋白升高、白蛋白与球蛋白比值（A/G）下降有助于慢性肝病的诊断。

3. 血清胆红素检测 血清胆红素检查是反映肝细胞损伤程度的重要指标之一。黄疸型肝炎时，结合和非结合胆红素均升高。但淤胆型肝炎则以结合胆红素升高为主，结合胆红素在总胆红素中的比例反映淤胆的程度。

4. 凝血酶原活动度（PTA）检查 对重型肝炎临床诊断及预后判断有重要意义。PTA小于40%是重型肝炎诊断最重要指标。PTA愈低，预后愈差。

（二）肝炎病毒标记物检测

有助于本病病原诊断。

1. 甲型肝炎

（1）血清抗HAV IgM 是HAV近期感染的血清学指标，阳性可确诊甲型肝炎。

（2）血清抗HAV IgG 为保护性抗体，阳性提示有免疫力，见于甲型肝炎疫苗接种后或既往感染HAV的患者。

2. 乙型肝炎

（1）表面抗原（HBsAg）与表面抗体（抗HBs） HBsAg有抗原性，无传染性。HBsAg阳性提示HBV现症感染，因有S基因突变株存在，单项HBsAg阴性并不能完全排除HBV感染。HBV感染后2～3周血中首先出现HBsAg。急性HBV感染可以表现为自限性，HBsAg阳性持续1～6周，但慢性HBV感染者HBsAg阳性可持续多年。除血液外，HBsAg还存在于唾液、尿液、精液等各种体液和分泌物中。

抗HBs为保护性抗体，阳性提示有免疫力，主要见于预防接种乙型肝炎疫苗后或过去感染HBV并产生免疫力的恢复者。

（2）e抗原（HBeAg）与e抗体（抗HBe） HBeAg一般只出现在HBsAg阳性的血清中。HBeAg是在HBV复制过程中产生的一种可溶性蛋白抗原，与HBV DNA有较好的相关性，因此HBeAg阳性提示HBV复制活跃，传染性较强。

抗HBe在HBeAg消失后出现。HBeAg消失，抗HBe转为阳性称为血清转换。它有两种可能性：一是HBV复制的减少或停止，此时患者的病情趋于稳定且传染性较弱；二是HBV前C区基因发生变异，此时HBV仍然复制活跃，有较强的传染性，甚至病情加重。

（3）核心抗原（HBcAg）与其抗体（抗 HBc）　HBcAg 主要存在于受感染的肝细胞核内，也存在于血液中 Dane 颗粒的核心部分。如检测到 HBcAg，表明 HBV 有复制，因检测难度较大，故较少用于临床常规检测。

抗 HBc 早期出现或高滴度 IgM 型抗 HBc 提示急性期或慢性乙型肝炎急性发作期；IgG 型抗 HBc 在血清中长期存在，高滴度常提示现症感染，常与 HBsAg 并存，低滴度提示过去感染，常与抗 HBs 并存，单一抗 HBc IgG 阳性有两种可能，一是过去感染，二是低水平感染，后者可在血或肝组织中检到 HBV DNA。

（4）乙型肝炎病毒脱氧核糖核酸（HBV DNA）　均位于 HBV 的核心部分，是反映 HBV 感染最直接、最特异和最灵敏的指标。现多采用定量的方法检测，阳性提示 HBV 存在复制，传染性大。此外，还可通过前 C 区变异、S 区变异等检测是否存在 HBV 变异，指导抗病毒治疗病例选择及疗效判断。

3. 丙型肝炎

（1）丙型肝炎病毒核糖核酸（HCV RNA）　在病程早期即可出现，而于治愈后很快消失，因此作为抗病毒治疗病例选择及判断疗效最重要的指标。

（2）丙型肝炎病毒抗体（抗 HCV）　是传染性的标记而不是保护性抗体。抗 HCV IgM 见于丙型肝炎急性期，持续 1 ~3 个月但影响因素较多，不稳定。高效价的抗 HCV IgG 常提示 HCV 的现症感染，而低效价的抗 HCV IgG 可见于丙型肝炎恢复期，甚至治愈后仍可持续存在。

4. 丁型肝炎

（1）HDAg 和 HDV RNA 检测　血清或肝组织中的 HDAg 和（或）HDV RNA 阳性有确诊意义。HDAg 是 HDV 颗粒内部成分，出现早，因多以免疫复合物形式存在，故 HDAg 多在 3 周后转为阴性，HDAg 阳性提示现症感染，阴性不能排除诊断。

（2）抗 HD IgG　不是保护性抗体。抗 HD IgM 阳性是现症感染的标志；高滴度抗 HD IgG 提示感染的持续存在，低滴度提示感染静止或终止。

5. 戊型肝炎　常检测抗 HEV IgM 及抗 HEV IgG。HEV IgM 是 HEV 近期感染的血清学指标，大多数在 3 个月内阴转，也有个别患者持续半年以上。抗 HEV IgG 持续时间不一，多数 6 ~12 个月。抗 HEV IgG 高滴度，或由阴转阳，或由低滴度升为高滴度，或由高滴度降至低滴度甚至阴转等均可诊断 HEV 感染。HEV RNA：采用 RT – PCR 法检测粪便或血液样本中 HEV RNA 可明确诊断。

（三）其他检查

1. 尿胆红素检测　黄疸型肝炎尿胆原和尿胆红素明显增加；但淤胆型肝炎时尿胆红素增加，而尿胆原减少或阴性。

2. 血氨浓度检测　肝硬化、重型肝炎时清除氨的能力减退，导致血氨升高。

3. 肝纤维化血清学指标　如透明质酸（hyaluronic acid，HA）、Ⅲ型前胶原肽（procollagen Ⅲ peptide，PⅢP）、Ⅳ型胶原（collagen Ⅳ，C – Ⅳ）、层连蛋白（laminln，LN）有助于进行纤维化程度的判断，但特异性较差。

4. 影像学检查　B 型超声有助于鉴别阻塞性黄疸、脂肪肝及肝内占位性病变。对肝硬化有较高的诊断价值，能反映肝脏表面变化，门静脉、脾静脉直径，脾脏大小，胆囊异常变化，腹水等。在重型肝炎中可动态观察肝脏大小变化等。彩色超声尚可观察到血流变化。CT、MRI 的应用价值基本同 B 超，但价格较昂贵，有不同程度的损伤性，如应用增强剂，可能有加重病情的风险。

5. 肝组织病理检查 对明确诊断、衡量炎症活动度、纤维化程度及评估疗效具有重要价值。还可在肝组织中检测病毒抗原或核酸，以助确定病毒复制状态。

6. 肝硬度检查 fibroscan 或 fibrotouch 是一种无创检测肝纤维化或肝硬化的技术，其原理是利用振动控制的瞬时弹性成像技术来评估肝脏的硬度值，单位以千帕（kPa）来表示。弹性数值越大，表示肝组织硬度值越大。肝硬度检查结果判断见表 21－1。

案例 21－1 分析 2

可完善下列检查以确诊：

1. 肝功能检查：丙氨酸氨基转移本酶、天冬氨酸氨基转移酶、血清白蛋白（A）、球蛋白（G）、A/G 比值、血清胆红素、凝血酶原活动度（PTA）。

2. 乙型肝炎病毒标志物检测（HBsAg、抗 HBs、HBeAg、抗 HBe、抗 HBc、抗 HBc－IgM 、HB－VDNA）、抗 HAV－IgM、抗 HCV、抗 HDV、抗 HEV－IgM、抗 HEV－IgG 等检测。

3. 影像学检查：B 超、CT、MRI。

4. 肝组织病理检查（病情允许时）。

5. 肝硬度检测（fibroscan 或 fibrotouch）。

表 21－1 肝硬度检查结果判断

肝硬度值（kPa）		结果判断
转氨酶异常而胆红素正常未抗病毒治疗者	转氨酶及胆红素均正常者	
≥17.5	≥12.0	诊断肝硬化
≥12.4（ALT＜2 倍正常值上限时 10.6）	≥9.0	诊断重度肝纤维化
≥9.4		诊断显著肝纤维化
＜10.6	＜9.0	排除肝硬化
＜7.4	＜6.0	排除重度肝纤维化
7.4～9.4	6.0～9.0	如无法决定临床决策可肝穿刺活检

【诊断和鉴别诊断】

主要根据流行病学资料，临床表现及实验室病原学检查进行诊断。

（一）流行病学资料

1. 甲型肝炎 病前是否在甲型肝炎流行区，有无进食未煮熟海产品如毛蚶、蛤蜊及饮用污染水。多见于儿童。

2. 乙型肝炎 输血、不洁注射史，与 HBV 感染者接触史，家庭成员有无 HBV 感染者，特别是母亲是否 HBsAg 阳性等有助于乙型肝炎的诊断。

3. 丙型肝炎 有输血及血制品、静脉吸毒、血液透析、多个性伴侣、母亲为 HCV 感染等病史的肝炎患者应怀疑丙型肝炎。

4. 丁型肝炎 同乙型肝炎，我国以西南部感染率较高。

5. 戊型肝炎 基本同甲型肝炎，多见于成年人。

（二）临床诊断

1. **急性肝炎**　起病较急，常有畏寒、发热、乏力、纳差、恶心、呕吐等症状。肝大质偏软，ALT 显著升高。黄疸型肝炎血清总胆红素 >17.1 μmol/L，尿胆红素阳性。病程不超过 6 个月。

2. **慢性肝炎**　病程超过半年或发病日期不明确而有慢性肝炎症状、体征、实验室检查改变者。常有乏力、厌油、肝区不适等症状，可有肝病面容、肝掌、蜘蛛痣、胸前毛细血管扩张，肝大质偏硬，脾大等慢性肝病体征。实验室检查白蛋白下降、球蛋白升高、白蛋白与球蛋白比值（A/G）下降。

3. **重型肝炎**　有以下肝衰竭表现两项以上者可临床诊断为重型肝炎：极度疲乏；严重消化道症状；黄疸迅速加深，大于 171 μmol/L，出现胆酶分离现象；肝脏进行性缩小；出血倾向，PTA <40%；出现肝性脑病，肝肾综合征，腹水等严重并发症。

4. **淤胆型肝炎**　起病类似急性黄疸型肝炎，黄疸持续时间长，消化道症状轻，有肝内梗阻的表现。

5. **肝炎后肝硬化**　多有慢性肝炎病史及（或）慢性肝病体征。尿少、腹胀、腹水；脾大、脾功能亢进；胃底食管静脉曲张，显著白蛋白下降，A/G 倒置等肝功能受损和门脉高压表现。

（三）病原学诊断

1. **甲型肝炎**　抗 HAV IgM 阳性；抗 HAV IgG 急性期阴性，恢复期阳性。上述任何一项并有急性肝炎表现均可确诊为甲型肝炎。

2. **乙型肝炎**　有以下任何一项阳性，可诊断为现症 HBV 感染：①血清 HBsAg；②血清 HBV DNA；③血清抗 HBc IgM；④肝组织 HBcAg 和（或）HBsAg，或 HBV DNA。

3. **丙型肝炎**　抗 HCV 阳性，和（或）HCV RNA 阳性，可诊断为丙型肝炎。

4. **丁型肝炎**　有现症 HBV 感染，同时血清 HDAg 或抗 HD IgM 或高滴度抗 HD IgG 或 HDV RNA 阳性，或肝内 HDAg 或 HDV RNA 阳性。可诊断为丁型肝炎。低滴度抗 HD IgG 有可能为过去感染。

5. **戊型肝炎**　急性肝炎患者抗 HEV IgM 阳性，抗 HEV IgG 阳性并高滴度，或抗 HEV IgG 由阴性转为阳性，或血 HEV RNA 阳性，或粪便 HEV RNA 阳性或检出 HEV 颗粒，均可诊断为戊型肝炎。

（四）鉴别诊断

1. **其他原因引起的黄疸**　①溶血性黄疸；②肝外梗阻性黄疸。

2. **其他原因引起的肝炎**　①其他病毒所致的肝炎：巨细胞病毒感染，传染性单核细胞增多症等。②感染中毒性肝炎：如败血症，恙虫病，伤寒，钩端螺旋体病，阿米巴肝病，急性血吸虫病，华支睾吸虫病等。③药物性肝炎。④酒精性肝病。⑤自身免疫性肝炎。⑥脂肪肝及妊娠期急性脂肪肝。⑦肝豆状核变性（Wilson 病）。

【治疗】

治疗原则是综合性治疗，急性期以休息、营养为主；辅以适当药物治疗。慢性乙型及丙型肝炎有条件者应行抗病毒治疗；避免饮酒、过劳及使用损害肝脏的药物。

（一）急性肝炎

1. **一般及支持疗法**　急性期应进行隔离，症状明显及有黄疸者应卧床休息，恢复期可逐渐增加活动量，但要避免过劳。予清淡易消化食物，适当补充维生素，热量不足者应静脉补充葡萄糖。避免饮酒和应用损害肝脏药物。辅以药物对症及恢复肝功能，药物不宜太多，以免加重肝脏负担。

2. 护肝药物 病情轻者口服多烯磷酯酰胆碱、还原型谷胱甘肽、甘草酸制剂等。进食少或胃肠症状明显者，如出现呕吐、腹泻，可静脉补充葡萄糖及维生素 C 等。

3. 抗病毒治疗 急性甲、戊型肝炎为自限性疾病，不需要抗病毒治疗。成人急性乙型肝炎多数可以恢复故不需抗病毒治疗。急性丙型肝炎容易转为慢性，早期应用抗病毒药能显著降低转慢率。其近期疗效可达 70%。用法：干扰素 300 万 U，皮下注射，隔日一次，或聚乙二醇化干扰素（PEG - IFNa），每周一次，疗程 48 周，同时加用利巴韦林（ribavirin）800 ~ 1000 mg/d 治疗。2015 年以来，口服直接抗病毒药物（direct acting antiviral agents, DAA）的上市，意味着丙型病毒性肝炎的抗病毒治疗进入了 DAA 时代。其中，索磷布韦无须与干扰素联合使用。

（二）慢性肝炎

根据患者具体情况采用综合性治疗方案，包括合理的休息和营养，心理平衡，改善和恢复肝功能，调节机体免疫，抗病毒，抗纤维化等治疗。

1. 一般治疗 ①适当休息：症状明显或病情较重者应强调卧床休息。病情轻者以活动后不觉疲乏为度。②合理饮食：适当的高蛋白、高热量、高维生素的易消化食物有利于肝脏修复，不必过分强调高营养，以防发生脂肪肝。③心理辅导：使患者有正确的疾病观，对肝炎治疗应有耐心和信心。切勿乱投医，以免延误治疗或加重病情。

2. 改善肝功能和支持疗法

（1）一般护肝药物及支持治疗 ①补充 B 族维生素，如复合维生素 B；②促进解毒功能药物，如还原型谷胱苷肽；③促进能量代谢药物；④促进改善蛋白代谢药物，如输注人血白蛋白。

（2）降转氨酶的药物 具有非特异性的降转氨酶作用，部分患者停药后有 ALT 反跳现象，故显效后逐渐减量至停药为宜。可选用：①五味子类药物，如联苯双酯滴丸、双环醇；②垂盆草冲剂；③山豆根类（苦参碱等），甘草提取物（甘草酸苷等）。

（3）退黄药物 ①改善微循环药物：可通过改善微循环起退黄作用，如山莨菪碱、低分子右旋糖酐。②促进肝代谢，胆汁排泄等：门冬氨酸钾镁，前列腺素 E_1，腺苷蛋氨酸。③有明显肝内淤胆时可考虑苯巴比妥，皮质激素等。④可选用利胆剂：熊去氧胆酸、亮菌甲素等。

3. 免疫调控药物 特异性免疫增强剂可试用乙肝特异性免疫核糖核酸；非特异性免疫增强剂可选用胸腺素。

4. 抗肝纤维化 主要有复方鳖甲软肝片、扶正化瘀胶囊等。

5. 抗病毒药物 对于慢性乙型及丙型肝炎，有效的抗病毒治疗是治疗的关键。

（1）干扰素 干扰素（interferon - α，IFN - α）可用于慢性乙型肝炎和丙型肝炎抗病毒治疗，它主要通过诱导宿主产生多种细胞因子，通过多个环节抑制病毒复制。

（2）核苷类药物 目前有针对乙型肝炎的核苷类药物可供临床使用。此类药物对 HBV DNA 复制有抑制作用，可使 HBV DNA 水平下降或阴转、ALT 复常、改善肝组织病变。但不能清除细胞核内 cccDNA，停药后 cccDNA 又启动病毒复制循环。目前可供临床使用的有恩替卡韦、富马酸替诺福韦（TDF）、富马酸丙酚替诺福韦（TAF）等。

（3）DAA 根据作用机制及治疗标靶的不同，治疗丙型肝炎的口服直接抗病毒药物

DAAs 分为三大类：NS3/4 A 蛋白酶抑制剂、NS5 A 抑制剂、NS5 B 聚合酶抑制剂。其中，NS5 B 核苷类聚合酶抑制剂索磷布韦为 HCV 核苷类聚合酶抑制剂，是第一个无须与干扰素联合使用的直接抗病毒药物。索磷布韦与其他 DAA 联合，如索磷布韦＋维帕他韦、索磷布韦＋维帕他韦＋伏西瑞韦、索磷布韦＋达拉他韦等，可对 HCV 基因 1～6 型患者均有非常好的治疗效果。

6. 中医中药治疗　活血化瘀药物。

（三）重型肝炎

原则是以支持和对症疗法为基础的综合性治疗，促进肝细胞再生，预防和治疗各种并发症。对于难以保守治疗恢复的病例，有条件时可采用人工肝支持系统，争取行肝移植。

1. 一般治疗及支持疗法　强调卧床休息。实施重症监护。减少饮食中的蛋白，以减少肠道内氨的来源。输注新鲜血浆、白蛋白或免疫球蛋白以加强支持治疗。保持水和电解质平衡，每日热量 2000 kcal 左右，液体量 1500～2000 ml。防止和纠正低血钾。静滴葡萄糖，补充维生素 B、C、K。禁用对肝、肾有损害的药物。

2. 促进肝细胞再生　可选用肝细胞生长因子，胰高血糖素－胰岛素（G－I）疗法，前列腺素 E1 等。

目前认为对乙型重型肝炎，一旦确诊需立即抗病毒治疗，可选用恩替卡韦、TDF、TAF 等核苷酸类药物治疗，禁用干扰素类。

4. 并发症的防治。

5. 人工肝支持系统和肝移植。

（四）淤胆型肝炎

早期治疗同急性黄疸型肝炎，黄疸持续不退时，可考虑应用改善肝脏微循环和促进胆汁排泄的药物，如低分子右旋糖酐，腺苷蛋氨酸、熊去氧胆酸等。糖皮质激素的应用需慎重。

（五）肝炎后肝硬化

可参照慢性肝炎和重型肝炎的治疗，有脾功能亢进或门脉高压明显时可选用手术或介入治疗。

案例 21－1 分析 3

治疗方案：

1. 一般治疗及支持疗法　①卧床休息，减少蛋白质摄入；②重症监护；③输注新鲜血浆、白蛋白、免疫球蛋白；④维持水、电解质和酸碱平衡，每日热量 2000 kcal 左右，液体量 1500～2000 ml；⑤补充维生素 B、维生素 C、维生素 K。

2. 促进肝细胞再生　可选用肝细胞生长因子、胰高血糖素－胰岛素疗法、前列腺素 E1 等。

3. 抗病毒治疗　可选用恩替卡韦或替诺福韦等。

4. 并发症的治疗。

5. 人工肝支持系统和肝移植。

第三节　艾滋病

案例21-2

患者男性，45岁，建筑工人。因“乏力、低热、腹泻、消瘦2月余”于2019年4月1日入院。

患者2个月前开始无明显诱因下出现低热，体温38℃左右，多为下午开始，晚间10点左右热自退，有盗汗。有时腹泻，水样大便，每日3~4次，量不多。发病至今体重消瘦10 kg。既往于8年前曾在马达加斯加援外工作2年。

体格检查：T 37.9℃，P 86次/分，BP 116/70 mmHg。神志清楚，面容消瘦。颈部、腋下可触及淋巴结，直径约2 cm，质地柔韧，无压痛，无粘连，能自由活动。心、肺无异常。腹部皮肤可见大小不一的疱疹。腹平、软，剑突下偏左压痛，无反跳痛，肝、脾触诊肋下未及，未触及病理性包块，移动性浊音阴性，肠鸣音5次/分。

问题：

1. 本病例临床症状有何特点？
2. 最可能的诊断是什么？
3. 如何确诊？
4. 请列出治疗方案。

艾滋病是获得性免疫缺陷综合征（acquired immune deficiency syndrom，AIDS）的简称，由人免疫缺陷病毒（human immunodeficiency vires，HIV）所引起的慢性传染病。本病主要通过性接触、母婴和血液传播。病毒主要侵犯和破坏 $CD4^+$ T淋巴细胞，使机体细胞免疫功能受损，最后并发各种严重的机会性感染和肿瘤。目前已知人免疫缺陷病毒有两型，即HIV-1和HIV-2。两者均能引起艾滋病，均为单链RNA病毒，分类上属于逆转录病毒科，慢病毒亚科。

【临床表现】

一般说来，AIDS病的发展可以表现为急性感染期、无症状HIV感染期和AIDS期。

1. 急性期　多发生在初次感染HIV后2~4周。部分感染者出现HIV病毒血症和免疫系统急性损伤所致的临床症状。临床症状比较轻微，持续1~3周缓解。临床表现以发热最为常见，可伴有咽痛、盗汗、恶心、呕吐、腹泻、皮疹、关节痛、淋巴结肿大及神经系统症状。

2. 无症状期　可从急性期进入此期，或没有明显的急性期直接进入此期。此期持续时间约6~8年。其时间长短与感染病毒的数量、型别、感染途径、机体免疫状况、营养条件及生活习惯等因素有关。由于HIV在体内不断复制，使免疫系统受损，$CD4^+$ T淋巴细胞计数逐渐下降，同时有传染性。

3. 艾滋病期　患者主要表现为不明原因的淋巴结肿大、不明原因的渐进性消瘦、乏力，不明原因的腹泻，继之发生机会性感染，大多数表现为耶氏肺孢子菌肺炎，或中枢神经系统的感染，这是大多数AIDS患者死亡的直接原因。有些患者相当长的一段病程仅限于淋巴结肿大。大约有35%的AIDS或HIV－1感染者会出现Kaposi肉瘤，还有少数的HIV－1感染者表现为淋巴肉瘤、黑色素瘤等其他恶性肿瘤。

案例21－1分析1

患者中年男性，主要临床表现具有如下特点：

1. 起病缓慢，低热、乏力、腹泻2月余。
2. 不明原因消瘦。
3. 颈部、腋下淋巴结肿大。
4. 有国外生活史。

【诊断】

1. 初筛试验　检测血清中所有不同亚型的HIV抗体。

2. 确证试验　免疫印迹是将凝胶电泳的高分辨率和酶反应的高敏感性以及抗原抗体反应的高度特异性相结合的技术。标本应至少出现p24、gp41和gp160或gp120p的带形才能判断为阳性。对阳性标本应重复试验，结果仍为阳性才能报告。

案例21－2分析2

1. 本病例最可能的诊断：艾滋病。
2. 可完善下列检查：①HIV－1抗体：p24和gp120抗体。②抗原检测：p24抗原。③HIV RNA、HIV前病毒DNA。④T细胞绝对计数、$CD4^+$ T细胞计数、CD4/CD8比值。

【防治】

艾滋病的治疗包括抗病毒治疗及机会性感染、肿瘤的治疗。近年来，抗HIV药物的研究取得了巨大的进展。目前国内抗HIV药物主要包括五大类：核苷类似物、非核苷类逆转录酶抑制剂、蛋白酶抑制剂、整合酶抑制剂及融合酶抑制剂。艾滋病的治疗方案见表21－2。

表21－2　艾滋病的推荐治疗方案（成人及青少年）

	治疗方案	
	2种NRTI	第三类药物
推荐方案	TDF（ABC[a]）＋3TC（FTC）TAF＋FTC	＋NNRTI：EFV、RPV或＋PI：LPV/r、DRV/c或＋INSTI：DTG、RAL
单片制剂方案	TAF/FTC/EVG/c[b] ABC/3TC/DTG[b]	
替代方案	AZT＋3TC	＋EFV或NVP[c]或RPV[d]或＋LPV/r

注：NRTI为核苷类反转录酶抑制剂；TDF为替诺福韦；ABC为阿巴卡韦；3TC为拉米夫定；FTC为恩曲他滨；TAF为丙酚替诺福韦；AZT为齐多夫定；NNRTI为非核苷类反转录酶抑制剂；EFV为依非韦伦；PI为蛋白酶抑制剂；INSTI为整合酶抑制剂；LPV/r为洛匹那韦/利托那韦；RAL为拉替拉韦；NVP为奈韦拉平；RPV为利匹韦林；[a]用于HLA－B＊5701阴性者；[b]单片复方制剂；[c]对于基线$CD4^+$ T淋巴细胞＞250个/μl的患者要尽量避免使用含NVP的治疗方案，合并HCV感染的避免使用含NVP的方案；[d]RPV仅用于病毒载量＜10^5 copies/ml和$CD4^+$ T淋巴细胞＞200个/μl的患者。

抗病毒治疗使相当一部分患者血清病毒载量降至所能检测的水平以下，但停药后反跳及严重的毒副作用尚未能解决；基因治疗显示了其抗病毒的潜力，并有部分研究成果进入临床试验阶段，但基因转移效率低，外源载体可能带来的不良反应及病毒的逃逸变异仍是目前的主要障碍。要彻底根除体内的病毒，未来的抗 HIV－1 的治疗可能就像 HAART 本身一样是多方案的联合或序贯。

对 AIDS 合并症的治疗同内科治疗，如隐球菌脑膜炎：二性霉素 B 加 5－FC 或氟康唑。肺孢菌肺炎：复方新诺明，疗程 2～3 周，必要时延长疗程。口腔念珠菌：可局部涂制霉菌素，重者可口服氟康唑。结核分枝杆菌感染：三联或四联抗结核药（可加一种口服喹诺酮类）。巨细胞病毒感染：更昔洛韦。弓形虫/隐孢菌感染：螺旋霉素。卡氏肉瘤：AZT＋IFN－α，或博来霉素＋长春新碱＋阿霉素联合化疗。其他：需要手术者与其他患者一样进行，如脓肿切开、阑尾炎手术等。

患者及病毒携带者的血、排泄物及分泌物应进行消毒，加强宣传教育，推广一次性注射器的使用，打击毒品交易。提倡使用安全套。严格血制品的管理。积极治疗 HIV 阳性的孕妇，阻止母婴传播。

扫码“练一练”

（臧国庆　汤正好）

第五篇

外科疾病

扫码“学一学”

第二十二章 外科疾病概论

外科学是医学科学的一个重要组成部，它的范畴是在整个医学的历史发展中形成并且不断更新变化。所谓外科疾病指的是那些只有通过手术或手法整复处理才能获得最好治疗效果的疾病。在古代，外科学的范畴仅仅限于一些体表的疾病和外伤，所以称为外科，但随着医学科学的发展，对人体各系统、各器官的疾病在病因和病理方面获得了比较明确的认识，加之诊断方法和手术技术不断地改进，现代外科学的范畴已经包括许多内部的疾病。

【外科疾病分类】

按病因分类，外科疾病大致可分为七类。

1. 损伤 由暴力或其他致伤因子引起的人体组织破坏，例如颅脑损伤、内脏破裂、骨折、烧伤等，多需要手术或其他外科处理，以修复组织和恢复功能。

2. 感染 致病的微生物或寄生虫侵袭人体，导致组织、器官的损害、破坏，发生坏死和脓肿，这类局限的感染病灶适宜于手术治疗，例如皮肤软组织化脓性感染切开引流、坏疽阑尾的切除、胆囊炎的胆囊切除等。

3. 肿瘤 绝大多数的肿瘤需要手术处理。良性肿瘤切除有良好的疗效，如乳腺纤维腺瘤切除，对恶性肿瘤，手术能达到根治、延长生存时间或者缓解症状的效果，如乳腺癌、甲状腺癌、结肠肿瘤等。

4. 畸形 先天性畸形，例如唇裂、腭裂、先天性心脏病、肛管直肠闭锁等，均需施行手术治疗。后天性畸形，例如烧伤后瘢痕挛缩，也多需手术整复，以恢复功能和改善外观。

5. 内分泌功能失调 如甲状腺功能亢进、甲状旁腺功能亢进等。

6. 寄生虫病 如肝吸虫病和胆道蛔虫病等。

7. 其他性质的疾病 常见的有器官梗阻，如肠梗阻、尿路梗阻等；血液循环障碍，如下肢静脉曲张、门静脉高压症等；结石形成，如胆石症、尿路结石等，常需手术治疗。

外科疾病与内科疾病的区分其实是相对的。随着微创和内镜技术的广泛应用，内、外科诊疗技术交叉融合，有些疾病已很难界定是属于内科还是外科了。

【外科专业分科】

随着现代外科学在广度和深度方面的迅速发展，一个外科现在已不可能掌握外科学的全部知识和技能。外科学向专业化发展已成为必然。分科的分科方式有很多种，如根据工作对象和性质，分为实验外科和临床外科。在临床外科，根据人体的系统又分为骨科、泌尿外科、神经外科、血管外科以及普通外科等，随着个别专科的不断发展壮大，以上专科还在不断细分之中，例如普通外科又可分出甲状腺、乳腺外科，肝胆外科和胃肠外科等。按人体部位分，有头颈外科、心胸外科、腹部外科。按年龄特点，可分为小儿外科、老年外科；现在可为胎儿做手术，但尚未成为专科。按手术方式分，有整复外科、显微外科、腔镜外科、移植外科，近年又有微创外科。按疾病性质分，有肿瘤外科、急症外科。按器官功能分，有内分泌外科等。而有些专业已脱离了外科，如口腔和耳鼻咽喉专业都成立了自己的专科，但也有将耳鼻咽喉科和颈部外科重组成为头颈外科的。

【外科学发展简史】

现代外科学的发展有赖于四个基本前提条件：人体解剖学知识的掌握、术中止血技术的发展、手术麻醉技术的出现、无菌术以及对感染本质的认识。现代外科学奠基于19世纪40年代，随着麻醉、止血、输血以及消毒技术的产生和进步，先后解决了手术疼痛、手术出血、伤口感染等问题，使外科手术成为一项切实可行的医疗措施，初步奠定了外科学的发展基础。

手术疼痛曾是妨碍外科发展的重要因素之一。1846年美国Morton首先采用了乙醚作为全身麻醉剂，并协助Warren用乙醚麻醉施行了很多大手术。自此，乙醚麻醉就被普遍地应用于外科。1892年德国Schleich首先提倡用可卡因做局部浸润麻醉，但由于其毒性高，不久即由普鲁卡因所代替，至今普鲁卡因仍为安全有效的局部麻醉药。

伤口“化脓”是100余年前外科医生所面临的最大困难问题之一，当时，截肢后的死亡率竟高达40%～50%。1846年匈牙利Semmelweis首先提出在检查产妇前用漂白粉水将手洗净，遂使他所治疗的产妇死亡率自10%降至1%，这是抗菌技术的开端。1867年英国Lister采用苯酚溶液冲洗手术器械，并用苯酚溶液浸湿的纱布覆盖伤口，使他所施行的截肢术的死亡率自46%降至15%，从而奠定了抗菌术的基本原则。1877年德国Bergmann对15例膝关节穿透性损伤伤员，仅进行伤口周围的清洁和消毒后即加以包扎，有12例痊愈并保全了下肢他认为不能将所有的伤口都视为感染的，而不让伤口再被污染更为重要。在这个基础上他采用了蒸气灭菌，并研究了布单、敷料、手术器械等的灭菌措施，在现代外科学中建立了无菌术。1889年德国Furbringer提出了手臂消毒法，1890年美国Halsted倡议戴橡皮手套，这样就使无菌术臻于完善。

手术出血也曾是妨碍外科发展的另一重要因素。1872年英国Wells介绍止血钳，1873年德国Esmarch在截肢时提倡用止血带，他们是解决手术出血的创始者。1901年美国Landsteiner发现血型，从此可用输血来补偿手术时的失血。初期采用直接输血法，但操作复杂，输血量不易控制；1915年德国Lewisohn提出了混加枸橼酸钠溶液，使血液不凝固的间接输血法，以后又有血库的建立，才使输血简便易行。

1929年英国Fleming发现了青霉素，1935年德国Domagk提倡用百浪多息（磺胺类药），此后各国研制出一系列抗菌药物，为外科学的发展开辟了一个新时代。再加以麻醉方法的不断改进，输血、补液和营养的支持日益受到重视，这样就进一步扩大了外科手术的范围，并增加了手术的安全性。

20世纪初，外科学除了关注传统的切除和修复领域以外，重建和移植成为新的关注重点。50年代初期，外科学进入迅速发展阶段，低温麻醉和体外循环的研究成功，为心脏直视手术开辟了发展道路。60年代，显微外科技术的发展，推动了创伤、整复和器官移植外科的前进。特别是近30年，外科疾病的诊断和治疗水平均有很大进步，超声、核素扫描、计算机体层成像（computed tomography，CT）、磁共振成像（magnetic resonance imaging，MRI）、数字减影血管造影（digital subtraction angiography，DSA）到单光子发射计算机断层（single photon emission computed tomography。SPECT）、正电子发射断层显像（positron emission tomography，PET）等检查以及影像的三维重建技术，不仅可以相当准确地确定病变的部位，且能帮助确定病变的性质，特别是介入放射学的开展，进行选择性血管插管，不但将诊断，同时也将治疗深入到病变的内部结构。生物工程技术对医学正起着更新的影响，而免疫学、医学分子生物学的进展，特别是对癌基因的研究，已渗透到外科学各领域，使外科学发生了又一次质的飞跃。

近年，微创外科技术得以快速发展，是由于它具有创伤小、并发症低、患者痛苦少、恢复快等优点，因此，微创外科已成为21世纪外科发展的主要方向之一。人类基因组、蛋白组计划、干细胞技术、纳米技术、组织工程等高新技术的广泛开展和完善，以及机器人外科手术和远程微创外科手术取得成功，使外科学正面临着腾飞的机遇，而循证医学的出现对传统的临床实践经验总结产生了巨大的冲击。

中医外科学具有悠久的历史和丰富的实践经验。早在公元前14世纪，商代甲骨文中就有与外科相关的“疥”“疮”等文字记载。在周代（公元前1066–公元前249年），外科已独立成为一门专科，外科医师称为“疡医”。现代外科学传入我国虽已有百余年的历史，然而早期进展较慢，1949年以后才逐步形成较为完整的外科体系，同时外科队伍不断发展壮大，外科技术不断得到普及和提高。1980年以后，我国的外科学发展明显加速，在很多领域逐步赶上甚至超过发达国家水平，尤其在代表当今外科学发展方向的微创外科技术以及器官移植领域有突出表现：我国开展的微创外科技术现已推广到县、乡镇基层医院，每年手术总例数高居世界第一；心、肺、肝和肾等脏器的移植手术总例数位居世界第二，手术效果达到世界先进国家水平，得到国际同行的认可。

必须指出的是，外科学的发展是一个不断探索、不断积累和不断充实的过程。现代外科学的发展也并不是孤立的，它总是伴随着生命科学的总体发展水平而不断进步，社会发展不断创造出新的材料、新的技术以及新的手段发展出新的外科治疗方法和新的外科治疗领域，同时社会发展也对现代外科学的发展提出更多的新问题、新矛盾和新挑战。只有紧跟时代的发展方向，不断学习新的知识，勇于探索，才能抓住机会，进而有所创新。毫无疑问，21世纪的外科学将会发生巨大的、多方面的改变。

扫码“练一练”

（张　威）

第二十三章　创　伤

第一节　创伤概论

创伤（trauma）是指各种机械致伤因素对人体组织结构完整性或功能所造成的损伤。它以局部损伤为特征，并伴有不同程度的全身反应。在我国，每年因创伤致死的有几十万人，致伤者达数百万。全世界每年因创伤致死人数达数百万，致伤者数千万人，而且每年均有增加趋势。在1~44岁的人群中，创伤成为第一位致死因素，超过心脏病和癌症。

扫码“学一学”

【分类】

创伤的分类方法较多，常用的有以下几种。

（一）按致伤因素分类

可分为烧伤、冷冻伤、火器伤、冲击伤、挤压伤、放射性创伤、医源性创伤等。两种以上性质不同的因素同时或相继作用于人体所致的创伤称为复合性创伤，如核爆炸所致的放射性复合伤、烧冲复合伤等。

（二）按受伤部位分类

一般按解剖分为颅脑部、颌面颈部、脊柱脊髓部、胸部、腹部、骨盆部、上肢和下肢等八个部位。如伤及多部位或多器官，则称为多发伤。

（三）按伤后皮肤黏膜完整性分类

皮肤黏膜保持完整无开放性伤口者称闭合伤（closed injury），如挫伤、挤压伤、扭伤、震荡伤、关节脱位和半脱位、闭合性骨折和闭合性内脏伤等。有皮肤黏膜破损者称开放伤（opened injury），如擦伤、撕裂伤、切割伤、刺伤等。

（四）按伤道形态分类

可分为贯通、盲管、切线和反跳伤等。

（五）按伤情程度分类

按组织器官的破坏程度及其对全身的影响大小可分为轻、中、重和特重伤。如有胸、腹和颅内的器官损伤，呼吸、循环、意识等重要生理功能发生障碍，均属重伤。目前临床上多以创伤评分这种相对量化的方式对创伤的严重程度予以评估，从而指导治疗、评价疗效、提高救治水平。常用的主要有创伤指数（trauma index，TI）、损伤严重度评分（injury severity score，ISS）等。

【病理生理】

创伤的病理变化有局部与全身两方面。局部的病理变化过程，除了创伤直接造成的组织破坏和功能障碍，主要是创伤性炎症、细胞增生和组织修复过程。创伤的全身性反应则是机体对各种刺激因素的防御、代偿或应激效应，以维持自身稳定所需要。局部反应和全身反应经常同时存在，因伤情不同而表现不同。

（一）创伤的局部反应

创伤的局部反应是由于组织结构破坏，局部出血，失活细胞变性坏死，病原微生物入侵及异物残留等所致，其病理变化与一般的急性炎症反应基本相同。主要表现为伤后数小时出现红、肿、热、痛。炎症起始于微血管的反应，先可发生短暂的收缩，继而发生扩张、充血，血管通透性增高，血浆和血细胞渗至间质内，且白细胞（中性粒细胞、单核细胞等）可从内皮细胞间进入组织间隙和裂隙内。起初以中性粒细胞为主，继而以单核细胞为主。故创伤渗出液中含有大量的白细胞、红细胞、纤维蛋白、细胞碎片等。尤其是中性粒细胞及单核细胞转变的巨噬细胞在创伤过程中起重要的作用。如果创伤外加细菌污染和异物进入，炎症反应就较迅速、剧烈。

（二）创伤的全身反应

创伤的全身反应是一种以神经内分泌增强为先导，并由此引出一系列糖、蛋白质、脂肪、水、电解质等物质代谢改变和免疫系统、循环系统、呼吸系统、凝血系统等的功能异常。从本质上讲，创伤的全身反应是机体对致伤因子的一种适应性、防御性反应，具有调节全身代谢及功能、维护机体内环境的相对稳定，促进损伤组织修复的重要作用。然而，创伤的全身反应具有双向性，剧烈的反应往往引发全身性损害。

1. 神经内分泌系统的变化 创伤后，机体首先出现神经内分泌系统的应激反应，它调节各组织器官的功能与物质代谢的变化。其途径主要是通过下丘脑－垂体－肾上腺皮质轴系统、交感神经－肾上腺髓质轴系统和肾素－血管紧张素－醛固酮系统分泌大量的儿茶酚胺、肾上腺皮质激素、抗利尿激素、生长激素和胰高血糖素来调节全身各器官功能和代谢，动员机体的代偿能力，以对抗致伤因素对机体的损害。就维持生命的首要条件而言，机体必须有足够的有效循环血量，对生命器官进行灌注供氧。肾上腺素、去甲基肾上腺素等释放增多，心率加快和心肌收缩增强，外周和多数内脏的血管收缩，但心、脑和肺一般仍保持血液灌流，血压可保持或接近正常。同时儿茶酚胺可使肾血管收缩和灌流量降低，抗利尿激素（ADH）可使肾小管回收水分增多，故尿量减少；醛固酮可使肾保钠排钾，对维持血容量能起有利作用。但是过度的反应也造成了对机体的损害。如儿茶酚胺的大量分泌，造成微循环障碍，引起组织缺血缺氧；醛固酮的过多分泌引起水电解质代谢失调；促炎细胞因子过度释放使免疫功能下降，导致创伤感染；严重的全身反应甚至会引发创伤后多器官功能障碍综合征（MODS）。

2. 代谢变化 创伤后机体处于分解代谢状态。基础代谢率增加，能量消耗增加，糖、蛋白质、脂肪分解加速，糖异生增加。水电解质代谢紊乱可致水钠潴留，钾排出增多及钙、磷代谢异常。分解代谢亢进一方面可以提供能量，提供氨基酸以合成修复所需的蛋白质；另一方面可导致细胞群减缩、体重减低、肌无力、免疫力降低等。

3. 免疫系统的变化 严重创伤后机体免疫功能发生紊乱或失调。严重创伤早期，各种免疫细胞和多种体液介质参与了早期的炎症反应。补体系统对中性粒细胞、单核巨噬细胞等的功能起调节作用。如再次出现组织坏死、出血、感染等损伤，可使处于激发状态的炎性细胞释放大量的炎性介质，作用于靶细胞后释放新的介质，多级介质瀑布样反应，最终形成全身炎症反应综合征（SIRS），导致自身细胞的损伤。当抗炎反应占优势时，机体对外来刺激反应低下，因而易于引起感染，称代偿性炎症反应综合征（CARS）。

【创伤的组织修复和愈合】

（一）组织修复基本过程

组织修复的基本方式是创伤后细胞和间质增生充填、连接或替代损伤的组织。组织修复基本过程大致可分为三个阶段：炎症反应阶段、组织增生和肉芽形成阶段及组织塑形阶段。

1. 炎症反应阶段 损伤后损伤区的血管经过短时间的收缩后，血小板与受损伤的血管内皮及暴露的胶原相互作用形成栓子堵塞破损血管并有血栓形成。补体系统被激活并激发一系列炎症反应，其中包括：局部凝血系统、纤维蛋白溶解系统和血管舒缓素系统。创伤局部出现纤维蛋白的沉积和溶解，并且释放诸多炎症介质，尤其是缓激肽、自由基、过氧化氢和组胺。以上反应目的是清除损伤和坏死组织，为组织再生和修复奠定基础。

2. 组织增生和肉芽形成阶段 组织损伤后短时间内，巨噬细胞和成纤维细胞替代粒细胞。未分化的间充质细胞开始分化成迁移的成纤维细胞。成纤维细胞最初合成并分泌基质成分、蛋白多糖和多种糖化蛋白，大约在创伤后的第 4 天纤维组织形成的胶原合成便已经开始了。巨噬细胞最初负责消化失活的组织，移除异物，吸引成纤维细胞进入创口，并释放参与巨噬细胞游走、成纤维细胞增殖和毛细血管出芽的物质。新的毛细血管主要由受损伤处的小静脉长出。结缔组织、成纤维细胞和新的毛细血管共同构成肉芽组织。这一增殖的直接结果是填充断裂组织的间隙，抗感染、吸收和清除坏死组织的作用。此后不久上皮细胞迅速增殖，覆盖创伤部位。

3. 组织塑形阶段 随着创伤的成熟，胶原纤维不断增加，成纤维细胞和毛细血管逐渐减少。新合成的胶原纤维黏附在旧的胶原纤维上促进伤口贴近。随着瘢痕成熟，胶原纤维填充更加明显，这样便于分子间的交叉连接和增强不溶解性，抵御被酶降解。新、旧胶原的混合交织和交联提高了伤口的强度，分子内和分子间的交叉连接提高了胶原的抗拉强度，通过提高胶原的不溶解性提高了瘢痕组织的稳定性。

（二）影响创伤修复的因素

临床上处理创伤时，必须重视以下不利因素，采取相应的措施。

1. 感染 是破坏组织修复的最常见原因。金黄色葡萄球菌、溶血性链球菌、大肠埃希菌、绿脓杆菌等致病菌，都可损害细胞和基质，使局部成为化脓性病灶。

2. 异物存留或失活组织过多 伤处组织裂隙被此类物质充填，阻隔新生的细胞和基质连接，成为组织修复的不利因素。

3. 血流循环障碍 较重的休克、伤口包扎或缝合过紧、止血带使用时间过久、原有闭塞性脉管炎、静脉曲张等均可使组织（包括伤处组织）处于低灌流、局部缺血，各种细胞受到不同程度损害，伤后组织修复必将延迟。

4. 局部制动不够 因组织修复需要局部稳定，否则新生的组织易继续受到损伤。

5. 全身性因素 ①营养不良，如蛋白、维生素 C、铁、铜、锌等微量元素的缺少，使细胞增生和基质形成缓慢或质量欠佳。②使用皮质激素、吲哚美辛、细胞毒药物、放射线等，创伤性炎症和细胞增生可受抑制。③免疫功能低下的疾病，如糖尿病、肝硬化、尿毒症、白血病或艾滋病等。

（三）创伤愈合类型

基本上有两类：①一期愈合：组织修复以原来细胞为主，如上皮细胞修复皮肤和黏膜、成骨细胞修复骨骼、内皮细胞修复血管等，修复处仅含少量纤维组织，称为一期愈合或原发愈合，愈后功能良好。②二期愈合：组织修复以纤维组织为主，称为二期愈合或瘢痕愈合，愈后功能不良。

【临床表现】

由于创伤轻重程度不同，其临床表现也不尽相同。

（一）全身表现

人体对创伤的全身性反应，有代谢、内分泌和循环等方面改变，严重的还可并发化脓性感染、创伤性休克、急性肾衰竭和急性呼吸窘迫综合征等。伤员的体温一般在38℃左右，由于伤区血液、渗出液及其他组织成分的分解产物吸收所致。脑外伤可引起高热（中枢性高热），并发感染时也可出现高热。伤员可表现为神志淡漠或烦躁不安、血压偏低、脉搏细速、口干、尿量少、四肢厥冷和出虚汗等现象。

（二）局部表现

1. 疼痛 其程度与创伤的范围和轻重有关，活动时加剧，制动后减轻，一般在创伤后2～3日缓解。

2. 肿胀 为伤区出血或渗出所致。部位较浅者可出现皮下瘀斑或血肿。组织疏松和血管丰富的部位伤后肿胀尤为显著。

3. 功能障碍 因疼痛限制运动和组织结构遭受破坏所致，如骨折或脱位的肢体不能正常运动，脑外伤后发生意识障碍等。

4. 组织损伤 开放性创伤可有伤口或创面，内脏损伤还有其独特的表现。

【诊断】

对创伤需要明确其损伤的部位、性质、程度、全身性变化以及并发症，方能施行正确的治疗。为此需详细了解创伤史和有关的既往史，进行比较全面的体格检查和必要的辅助检查。

（一）病史询问

1. 受伤当时的情况 应了解致伤原因、作用部位、受伤时人体姿势等。如从高处直立位坠落、着地后呈前屈姿势，除了可能发生四肢创伤，常可能发生脊柱骨折。又如老年人跌倒后臀部着地，可能发生股骨颈骨折。

2. 伤后出现的症状及演变过程 例如，颅脑损伤后当即不省人事，十余分钟后清醒，感觉头痛和恶心，后来又陷入昏迷，应考虑为硬膜外血肿形成。

3. 经过何种处理和处理时间 例如肢体使用止血带者，须计算使用时间。

4. 既往情况 如对原有高血压病的伤员，应根据原有水平估计伤后血压的改变。又如伤员原有糖尿病、肝硬化、尿毒症或长期使用肾上腺皮质激素等，伤口易发生感染或愈合延迟。

（二）体格检查

1. 首先观察呼吸、脉搏、血压、体温等全身体征，以及意识状态、面容、体位姿势等。尤应注意有无窒息、休克等表现。

2. 根据病史或某处突出的体征，详细检查。如头部伤需观察头皮、颅骨、瞳孔、耳道、鼻腔、反射、肢体运动和肌张力等；腹部伤需检查触痛、腹肌紧张、反跳痛、移动性浊音、肝浊音区、肠鸣音等；四肢伤需观察肿胀、畸形或异常活动、骨摩擦音或骨导音、肢端脉搏等。

3. 对于开放性损伤，必须仔细观察伤口或创面，注意其形状、出血、污染、渗出物等。

（三）辅助检查

有一定的诊断意义，然而应当选择必需的项目，以免增加伤员的痛苦以及浪费时间、人力和物资。

1. **实验室检查** 血常规和红细胞压积可判断贫血、血浓缩或感染等；尿常规可提示泌尿系损伤、糖尿病；血电解质和二氧化碳结合力（或血 pH），可提示体液紊乱；血尿素氮、肌酐可提示氮质血症；血清胆红素、转氨酶等可提示肝功能降低等。

2. **穿刺和导管检查** 诊断性穿刺简捷可行，无须特殊设备，故常用于闭合性创伤。胸腔穿刺可证实血胸和气胸；腹腔穿刺或置管灌流，可证实内脏破裂、出血；导尿管插入或灌注试验，可辅助诊断尿道或膀胱的损伤。

3. **影像学检查** X 线平片或透视常用于骨折、脱位、金属异物存留和胸、腹腔的游离气体等；选择性血管造影可帮助确定血管损伤或某些隐蔽器官损伤；超声波检查可发现胸、腹腔的积血和肝、脾的包膜内破裂等并可指引穿刺点；计算机断层扫描（CT）能显示体内多种组织器官的断层影像，可以协助诊断颅脑损伤和某些腹部实质器官、腹膜后的损伤；磁共振成像（MRI）也能显示体内组织器官，尤对骨髓、颅底、骨盆底等处组织的伤后改变诊断更优越。

4. **内镜检查** 膀胱尿道镜可帮助诊断泌尿系损伤，如尿道断裂、膀胱损伤等；腹部和胸部的创伤，可用腹腔镜和胸腔镜动态地观察内脏出血或破裂等。

5. **检查创伤的注意事项** 创伤后及时全面的检查非常重要，可以使后续治疗有的放矢，但对于危重患者过长的检查时间势必影响到救治。因此，应注意以下事项：①发现危重情况如窒息、大出血等，必须立即抢救，不应单纯为了检查而耽误抢救时机。②检查步骤应尽量简捷，询问病史和体格检查可以同时进行。③重视症状明显的部位，同时应仔细寻找比较隐蔽的损伤。④接收多个患者时，不可忽视不出声的患者。因为有窒息、深度休克或昏迷等的患者已无法呼唤呻吟。⑤一时难以诊断清楚的损伤，应在对症处理过程中密切观察，争取及早诊断。

【处理】

创伤处理的基本原则是维护患者的生命及恢复损伤组织与器官的生理功能。首先要明确并治疗即刻威胁生命的损伤，在初期诊治同时开始复苏。后期诊治尤其在确定性治疗阶段，不仅应行进一步详细全面检查，而且所有的损伤都应做优先治疗。患者最终的预后与创伤至确定性治疗之间的间隔时间直接相关。不同损伤的处理方法不同，但基本原则是一致的。

（一）紧急救治

急救目的是挽救生命，面对复杂的损伤，应该优先处理危及患者生命的损伤，为后续处理创造条件。优先原则不仅应用于现场急救，在损伤后的病情变化中也要贯彻到底。因此准确掌握伤情，才能够采取及时的救治措施。不可因检查而耽误救治的时机。必须优先处理的损伤包括：心跳、呼吸骤停，窒息、大出血、张力性气胸和休克。具体步骤如下：

1. **保持呼吸道通** 创伤救治最关键的一步是保持呼吸道的通畅，以防止呼吸道的梗阻使伤员窒息死亡。常用方法：①手指掏出：适用于口腔及呼吸道的梗阻，用手直接扣出异物或呼吸道分泌物。②抬下颌：适用于舌后坠及深度昏迷的患者。双手抬起伤员的下颌角，保持呼吸道的通畅。③环甲膜穿刺或切开：粗针头做环甲膜的穿刺或尖刀切开。④气管插管、气管切开：彻底解除呼吸道的梗阻。

2. 复苏 心跳、呼吸骤停时即刻进行心脏按压及口对口人工呼吸。

3. 止血 大出血会导致伤者休克，甚至死亡，及时止血为伤者挽救生命。常用的方法有：指压法、加压包扎法、填塞法，止血带法。

4. 包扎 包扎的目的是保护伤口、减少污染、压迫止血，固定骨折、关节和敷料并止痛。

5. 固定 主要针对骨关节损伤，以避免骨折端损伤周围的血管和神经。有出血者应先止血包扎后再固定。

6. 搬运 不正确的搬运方式可加重创伤，多采用担架或徒手搬运。对骨折患者，要保持受伤部位处稳定，切勿弯曲或扭动。昏迷伤员要保持其呼吸道的通畅。

（二）创伤的进一步救治

一般而言，轻度创伤未累及重要器官者，以局部治疗为主。创伤损及重要器官，则需要局部的治疗和全身性支持疗法的结合运用。

1. 判断伤情 ①第一类：致命性创伤，紧急复苏，抓紧手术行病因治疗。②第二类：生命体征尚平稳的伤员，观察和复苏1～2小时，做好手术准备。③第三类：潜在性创伤，应密切观察病情，及时手术治疗。

2. 呼吸循环支持 维持呼吸道的通畅，必要时行气管插管或气管切开，以保持氧气的供应。循环支持主要是抗休克的治疗，建立静脉通道，尽快恢复有效循环血容量。在扩容的基础上使用血管活性药物，防止休克及多脏器功能障碍的发生。

3. 防治感染 抗菌药在伤后2～6小时使用可起到预防作用，后续用药起治疗作用。开放性小而深的创伤，需加用破伤风抗毒素。

4. 镇静止痛 剧烈疼痛可加速患者的消耗，甚至于引起休克，明确病因后可使用镇静止痛药。

5. 纠正水、电解质紊乱和酸碱平衡。

6. 营养支持治疗 器官功能的维护与组织的修复有赖于细胞得到适当的营养底物，进行正常的代谢，维护细胞的功能。在创伤的早期，营养支持是试图减轻营养底物不足，防止细胞代谢紊乱，支持器官、组织的结构与功能，减少器官功能障碍的发生。一般在伤后数小时开始给予适当的营养支持。

（三）闭合性创伤的处理

1. 小范围软组织挫伤 伤后早期可用局部冷敷，以减少组织出血。继而可用温敷和理疗，以利炎症消退。

2. 骨折和脱位 先行复位，继用各种固定方法制动，直至骨折初步愈合和脱位关节周围组织修复。部分骨折需手术复位和固定。

3. 胸腔和腹腔的器官损伤 大多需行紧急手术处理，因为并发出血、消化液漏出等，延迟处理势将造成严重的不良后果。血气胸可先行穿刺或加以引流。较轻的腹内器官损伤、无明显腹膜炎者，可暂予支持疗法，密切观察。

4. 头部伤　头皮血肿先加压包扎，待血肿液化后可穿刺吸液，继续加压包扎。颅脑损伤，需用脱水剂以防治颅内压增高症，意识障碍者还应用头部降温法。颅内血肿常需手术处理。

5. 其他　如挤压伤、冲击伤等各需相应的治疗。

（四）开放性创伤的处理

1. 污染伤口　是指污染有细菌、但尚未发展成感染的伤口。因为开放性创伤伤口被污染的可能性很大，大部分属于这一类，清洁伤口很少，一般在伤后 8 小时内处理伤口。处理污染伤口的方法称为清创术，目的是使其转变成或接近于清洁伤口，当即缝合或延期缝合，争取达到一期愈合。

2. 感染伤口　多见于延迟处理的开放性创伤，伤口内有渗出液、脓液、坏死组织等，周围皮肤常有红肿。治疗上以局部引流、促进肉芽组织生长为主。

3. 异物存留　伤口内的异物在原则上应取出，感染病灶内的异物尤应及早取出，使感染顺利治愈。

（五）康复治疗

对于严重创伤的患者，经进一步救治后，病情稳定，伤口已愈合，被损伤的组织、器官和功能已大部分恢复，有时仍需多种康复治疗。如：理疗、后期营养治疗、功能锻炼和心理治疗等。

【并发症】

常见的并发症有以下几种。

1. 感染　开放性创伤一般都有污染，如果污染严重，处理不及时或不当，加之免疫功能降低，很容易发生感染。闭合性创伤如果累及消化道或呼吸道，也容易发生感染。初期可为局部感染，重者可迅速扩散成全身感染。特别是广泛软组织损伤，伤口较深，并有大量坏死组织存在，且污染较重者，还应注意发生厌氧菌（破伤风或气性坏疽）感染的可能。

2. 休克　早期常为失血性休克，晚期由于感染发生可导致脓毒症，甚至感染性休克。

3. 脂肪栓塞综合征　常见于多发性骨折，主要病变部位是肺，可造成肺通气功能障碍甚至呼吸功能不全。

4. 应激性溃疡　发生率较高，多见于胃、十二指肠，小肠和食管也可发生。溃疡可为多发性，有的面积较大，且可深至浆膜层，可发生大出血或穿孔。中、重度烧伤可继发十二指肠、胃黏膜溃疡，称 Curling 溃疡；颅脑损伤、颅内手术或脑病变继发十二指肠、胃黏膜溃疡，称 Cushing 溃疡。

5. 凝血功能障碍　主要是由于凝血物质消耗、缺乏，抗凝系统活跃，易造成出血倾向。

6. 器官功能障碍　创伤时多伴有组织的严重损伤，存在大量的坏死组织，可造成机体严重而持久的炎症反应，加之休克、应激、免疫功能紊乱及全身因素的作用，容易并发急性肾衰竭、急性呼吸窘迫综合征等严重并发症。此外，由于缺血缺氧、毒性产物、炎症介质和细胞因子的作用，还可以发生心脏和肝脏功能损害。

（李锦锦　陈　祺　康　旭）

扫码“学一学”

第二节　骨折概论

骨的完整性或连续性中断时称骨折（fracture）。骨折发生的原因：①直接暴力：骨折发生在暴力直接作用部位。例如车轮撞击小腿，胫腓骨骨干在被直接撞击的部位发生骨折。②间接暴力：暴力通过传导、杠杆或旋转作用使远处发生骨折。例如走路滑倒时，以手掌撑地，根据跌倒时上肢与地面所成的角度不同，可发生桡骨远端骨折、肱骨髁上骨折或锁骨骨折等。③肌拉力：肌肉突然猛烈收缩，可拉断肌肉附着处的骨皮质。例如在突然跪倒时，股四头肌猛烈收缩，可发生髌骨骨折。④积累性劳损：长期、反复、轻微的直接或间接伤力可集中在骨骼的某一点上发生骨折。骨折无移位，但愈合慢。例如在远距离行军时，第二、三跖骨及腓骨干下1/3的疲劳性骨折。⑤骨骼疾病：有病骨骼（如骨髓炎、骨肿瘤等）遭受轻微外力断裂者，称病理性骨折。

【分类】

（一）根据骨折是否与外界相通分类

1. 闭合性骨折（closed fracture）　骨折处皮肤或黏膜完整，不与外界相通。

2. 开放性骨折（open fracture）　骨折附近的皮肤或黏膜破裂，骨折处与外界相通。如耻骨骨折引起的膀胱或尿道破裂，尾骨骨折引起的直肠破裂，均为开放性骨折。

（二）根据骨折的程度及形态分类

1. 不完全骨折　骨的完整性或连续性仅有部分中断。包括裂缝骨折和青枝骨折。裂缝骨折常见于颅骨、肩胛骨等处。青枝骨折多发生于儿童，骨虽断裂，但因儿童骨质较柔韧，不易完全断裂，与青嫩的树枝被折时的情况相似。

2. 完全骨折　骨的完整性或连续性全部中断。包括横行骨折、斜行骨折、螺旋骨折、粉碎骨折、嵌插骨折、压缩骨折、骨骺分离等。

【骨折移位】

大多数骨折均有移位，其影响因素有：①暴力的大小、作用方向及性质；②肢体远侧段的重量；③肌肉牵拉力；④搬运及治疗不当。

骨折的移位方式可分为：①成角移位：两骨折段的轴线交叉成角，以角顶的方向称为向前、向后、向内或向外成角。②侧方移位：远侧骨折端移向侧方。一般以近端为基准，以远端的移位方向称为向前、向后、向内或向外侧方移位。③缩短移位：又称重叠移位。骨折段互相重叠或嵌插，骨长度因而缩短。④分离移位：骨折段在同一纵轴上互相分离。⑤旋转移位：骨折段围绕骨的纵轴旋转。

【临床表现与诊断】

案例23－1

患者刘某，女性，21岁。因“跌伤致右大腿疼痛、肿胀、畸形和短缩30分钟”于2019年4月19日入院，病史由患者自诉，可靠。

患者于30分钟前，因高空作业（约3米高处）不慎摔下，右大腿着地，即感右大腿剧烈疼痛，继而明显肿胀，右大腿短缩畸形。局部无伤口及活动性出血，无头痛、呕吐、胸痛等不适症状。由家属急送我院就诊。患者既往体健，无肝炎、结核病史，无手术外伤史，无药物及食物过敏史。父母体健，无家族遗传病病史。

体格检查：T 37.1℃，P 100次/分，R 22次/分，BP 90/60 mmHg，发育正常，营养良好，神志清楚，查体合作。全身皮肤及巩膜无黄染，浅表淋巴结无肿大，胸廓对称无畸形，胸廓挤压试验阴性，双肺呼吸音清晰，心率100次/分，律齐，腹部平软无压痛，肝肾区无叩痛。脊柱无畸形，活动范围正常。

专科查体：右大腿肿胀明显，右大腿成角畸形，较对侧短缩，右大腿中段压痛，可触及骨擦感，轴向叩击痛阳性，右足背动脉搏动减弱，右下肢未见浅感觉减退，右下肢屈伸活动功能受限，生理反射存在，病理反射未引出。

辅助检查：X线片

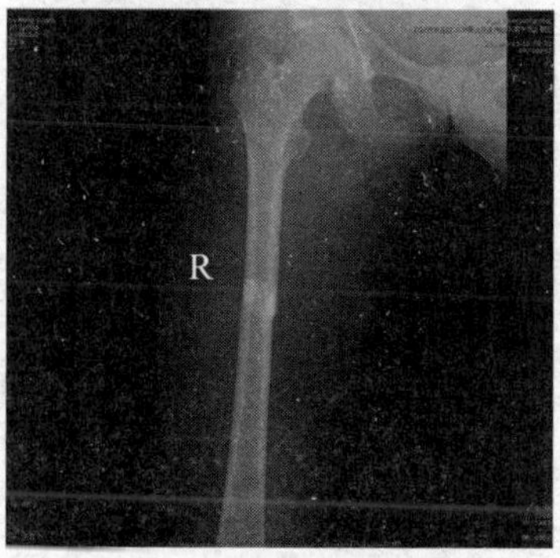

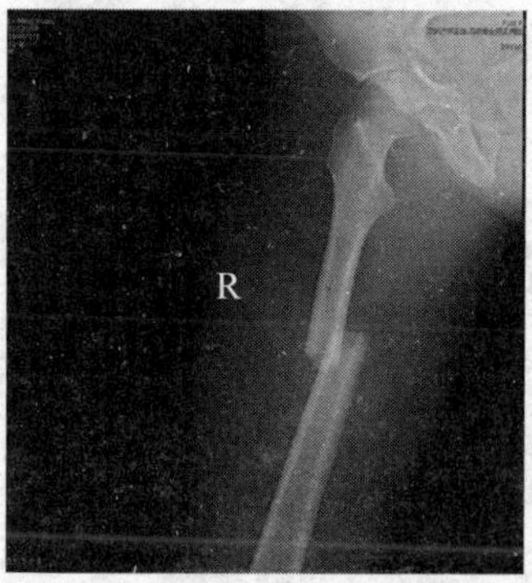

问题：

1. 该患者有哪些临床特征？
2. 考虑什么诊断，还应做哪些检查？
3. 除了主要诊断以外，还有哪些并发症诊断？
4. 该患者的治疗方案如何？
5. 应采取什么样的紧急措施？可能会出现什么后遗问题？

骨折诊断包括有无骨折存在、骨折部位、移位情况、有无并发症等。应详细询问受伤经过，了解受伤环境、时间、地点、体位和体内情况以及伤后局部和全身表现。认真分析症状和体征，结合X线检查，得出全面正确的诊断。

（一）全身表现

1. 休克 多见于多发性骨折、骨盆骨折、脊柱骨折和严重的开放性骨折。患者常因广泛的软组织损伤、大量出血、剧烈疼痛或并发内脏损伤等引起休克。

2. 体温 一般骨折后体温正常，只有在严重损伤如股骨骨折、骨盆骨折有大量内出血，血肿吸收时，体温略有升高，通常不超过38℃。开放性骨折患者体温升高时，应考虑感染。

（二）局部表现

1. 骨折的专有体征

（1）畸形 骨折段移位后，受伤体部的形状改变。

（2）异常活动　在肢体非关节的部位，伤后所出现的不正常活动。

（3）骨擦音或骨擦感　有移位时骨折端互相摩擦可听到骨擦音或感到骨擦感。

以上三种体征只要发现其中之一，即可确诊。但未见此三种体征时，也可能有骨折，如嵌插骨折、裂缝骨折等。骨折端有软组织嵌入时，可以没有骨擦音或骨擦感。异常活动及骨擦音或骨擦感两项症状只可于检查时加以注意，不可故意摇动患肢使之发生。

2. 骨折的其他表现

（1）疼痛与压痛　骨折处感到疼痛，在移动患肢时疼痛更剧，经妥善固定后可减轻或逐渐消失。扪诊时，环骨折线处可有压痛，从骨长轴远端向近端叩击，可诱发骨折处疼痛，称纵向叩击痛。

（2）局部肿胀与瘀斑　骨折时，骨髓、骨膜及周围软组织内的血管破裂出血可致骨折处周围形成血肿，在开放性骨折血液可经创口流出。表浅部位的骨折如胫骨、尺骨等，血肿表浅，受伤1～2天后，由于血红蛋白的分解，皮下瘀斑可变为紫色、青色或黄色。

（3）功能障碍　骨折后由于肢体内部支架的断裂和疼痛，使肢体丧失部分或全部活动（嵌插骨折及裂缝骨折等不完全骨折仍可有部分活动功能）。

以上三项可见于新鲜骨折，也可见于软组织损伤及炎症。

案例23－1分析1

1. 有明确受伤史，右大腿疼痛肿胀明显，活动受限，提示有大腿骨折和（或）脱位。

2. 右大腿肿胀明显，右足背动脉搏动减弱，提示股动脉损伤可能。

【并发症】

患者受暴力打击后，除发生骨折外，还可能有骨折的各种全身或局部并发症。因此对骨折患者必须做周密的全身检查，确定有无并发症，然后决定处理方法。主要的并发症如下。

1. 休克

2. 脂肪栓塞　在成人，若骨干骨折处髓腔内血肿张力过大，骨髓被破坏，脂肪滴进入破裂的静脉窦内，可引起肺脂肪栓塞、脑脂肪栓塞等。

3. 重要内脏损伤　包括：①肺损伤：常见于肋骨骨折合并肺实质损伤或肋间血管破裂。②肝、脾破裂：暴力打击胸壁下段时，除可造成肋骨骨折外，还可能发生肝或脾破裂。③膀胱、尿道、直肠损伤：骨盆骨折可损伤后尿道和膀胱。骶尾骨骨折可能刺破直肠。

4. 重要周围组织损伤　①血管损伤：骨折断端压迫、刺破、切断邻近大血管。如伸直型肱骨髁上骨折的近折端可能伤及肱动脉，股骨髁上骨折的远折端可能伤及腘动脉，胫骨上段骨折可能伤及胫前或胫后动脉。②周围神经损伤：较多见的有上肢骨折可能损伤桡神经、正中神经和尺神经。腓骨小头、颈骨折时，跨越腓骨颈部的腓总神经常同时受累。③脊髓损伤：多发生在颈段和胸、腰段脊柱骨折和（或）脱位时，形成损伤平面以下的截瘫。

5. 感染　开放性骨折有时发生化脓性感染和厌氧性感染。

6. 坠积性肺炎　骨折患者若长期卧床不起，可以发生坠积性肺炎，病情严重者可导致死亡。

7. 压疮　严重外伤而骨折的患者，如果长期卧床且护理不当，骨隆突处（如骶骨部、足根部）长期受压，局部软组织发生血液供应障碍，易形成压疮。一旦发生，治疗困难。

8. 损伤性骨化（骨化性肌炎） 关节内血肿和关节邻近软组织血肿广泛的骨化，影响关节活动功能。

9. 创伤性骨关节炎 关节内骨折若未准确复位，畸形愈合后，因关节面不平整，长期磨损可引起创伤性关节炎。

10. 关节僵硬 受伤肢体经长时间固定可致关节周围组织失用性退化萎缩；关节内浆液纤维性渗出物和纤维蛋白沉积，可使关节内、外组织发生纤维粘连，关节活动可有不同程度的障碍，称关节僵硬。

11. 缺血性骨坏死 骨折发生后，骨折段的血液供应被切断而致坏死时，称缺血性坏死。常见的有股骨颈骨折后股骨头缺血性坏死。

12. 缺血性肌挛缩 是骨筋膜室综合征的严重后果。上、下肢的重要动脉损伤后，肢体的血液供应不足或因包扎过紧超过一定时限，肢体肌群因缺血而坏死，终致机化，形成瘢痕组织，逐渐挛缩而形成特有的畸形（如爪形手或爪形足），造成严重的残废。

【骨折的影像学检查】

选择合适的影像学检查是大多数骨折诊断的基础，最常用的是 X 线平片检查，能显示包括临床检查难于发现的情况。如不完全骨折、深部骨折等。X 线平片包括正、侧位，也包括邻近关节。新技术如 CT、MRI 等检查能了解复杂骨折的比邻关系。

案例 23－1 分析 2

1. 股骨干骨折多为强大的暴力所致。

2. 右大腿肿胀明显，右大腿成角畸形，较对侧短缩，右大腿中段压痛，可触及骨擦感，轴向叩击痛阳性，提示可能系股骨干骨折。

3. 借助 X 线可明确诊断并了解骨折的类型及移位方向。

4. 主要诊断：股骨干骨折。并发症：股动脉损伤。

【骨折的愈合过程及影响因素】

（一）骨折愈合过程

骨折愈合过程是复杂连续的过程，多数为间接愈合，大致可经历 3 个时期。

1. 血肿机化期 骨折时，由于骨折部骨髓、骨膜及周围软组织中的血管断裂出血，在伤后 4～8 小时即可在两断端间形成血肿。24～72 小时内，骨折周围软组织的急性炎性反应不断加重，血管扩张，血浆渗出，炎细胞浸润，出现中性粒细胞、组织细胞和肥大细胞，开始吞噬和清除坏死组织；同时，骨折断端的骨外膜出现增生、肥厚，成纤维细胞增殖，骨外膜内层即生发层，增殖成骨细胞，与毛细血管一起向血肿内生长，使血肿逐渐机化。

2. 原始骨痂形成期 骨折后 1～2 周，机化的血块被纤维血管组织所替代，再沉积胶原纤维和钙盐，通过成骨细胞和多种内源性生长因子的作用，逐渐产生骨样组织和新骨，形成骨痂。

3. 骨痂塑形改造期 新形成的原始骨痂由排列很不规则的骨小梁组成，经过破骨细胞吸收改造，同时成骨细胞根据应力作用的需要，产生新骨，逐渐调整、改建，恢复到和原来骨组织一样的结构。

（二）骨折的临床愈合标准

骨折的临床愈合标准：①局部无压痛及纵向叩击痛；②局部无反常活动；③X 线片显示骨折线模糊，有连续性骨痂通过骨折线；④外固定解除后患肢能满足下列要求：上肢能向前平举 1 kg 重量达 1 分钟；下肢能不扶拐在平地连续步行 3 分钟，并不少于 30 步；⑤连续观察 2 周骨折处不变形。

（三）影响骨折愈合的因素

1. 全身因素

（1）患者的年龄　儿童生长活跃，骨折愈合较成人快。如新生儿股骨干骨折半个月左右即可坚固愈合，而成年人常需 2 ~3 个月。

（2）健康情况　患者的一般情况不佳，如患糖尿病、营养不良、恶性肿瘤等疾病时，均可使骨折愈合延迟。

2. 局部因素

（1）骨折部的血液供应是重要的影响因素　按骨折部的血液供应情况可分为下列四种：①两骨折段血液供应均良好，有充足的血液供应则骨折愈合快。如胫骨平台骨折、桡骨远端骨折等。②两骨折段之一的血液供应减弱，如胫骨干的中、下 1/3 内发生骨折滋养动脉断裂后，远侧骨折段即丧失其大部分血供，故骨折愈合慢。③两骨折段的血液供应均减弱，如在胫骨上中、中下 1/3 两处发生骨折时，上骨折部之近侧端有正常的血液供应，远侧断端血液供应已减弱；而在下骨折部则两骨折断端血液供应均已减弱，故上骨折部常较下骨折部先愈合。④骨折段完全丧失血液供应，即可发生缺血性坏死。如股骨颈在关节囊内骨折后，股骨头容易发生缺血性坏死。

（2）感染的影响　开放性骨折若发生感染，可成为化脓性骨髓炎，有死骨形成及软组织坏死，影响骨折愈合。

（3）软组织损伤的程度　软组织损伤严重时，从骨外膜来的血液供应较差，可间接影响骨痂生长。闭合性骨折的软组织损伤较轻，骨折愈合也较快。

（4）软组织嵌入　两骨折段间若有肌肉、肌腱、骨膜等嵌入，骨折将不愈合。

3. 治疗不当的医源性影响　反复多次的手法复位，可损伤局部软组织和骨外膜，不利于骨折愈合；切开复位时，因切开软组织和剥离骨外膜破坏血液供应过大，不利于骨折愈合；在持续骨牵引治疗时，若牵引过度，使骨折段发生分离移位，引起血管痉挛，导致骨折延迟愈合或不愈合；骨折复位若固定不结实，在骨折部仍有剪力或旋转力存在，可干扰骨痂的生长，使骨折延迟愈合甚至不愈合。开放性骨折清创时，若摘除过多的碎骨片，可形成骨质缺损，影响骨折愈合；不恰当的功能锻炼也可能会影响骨折愈合。

【骨折的治疗】

骨折治疗有三大原则：复位、固定和功能锻炼。每一个骨折均有其特点，应当按患者的年龄、性别、损伤方式、骨折类型、伴有的软组织损伤、开放或闭合等，采用合适的治疗方法。

（一）复位

复位是将移位的骨折段恢复正常或近乎正常的解剖关系，重建骨骼的支架作用。一般有四种方式。

1. 手法复位 是闭合性骨折首选的治疗方法。复位时间应在伤后数小时内完成，即尚无反应性肿胀时。应避免反复多次复位，要求一次完成。如局部已有水肿，则应尽快消除肿胀，最好能在1周内完成复位。一旦复位完成，应予以确实的固定。手法复位的方法很多。中医有一套完整的手法，包括：①手摸心会；②拔伸牵引；③旋转屈伸；④端挤提按；⑤摇摆触碰；⑥折顶回旋；⑦夹挤分骨。

2. 牵引复位 通过牵引，可使骨周围的肌肉拉张，将导致形变的因素变成复位后的固定因素。不论是固定牵引或平衡牵引，皮牵引或骨牵引，都应防止断端的持久分离。断端间的分离也是骨折延迟愈合或不愈合的一个重要原因。通过牵引，有时骨折可自行复位，或辅以简单的手法，就能达到复位的目的。

3. 机械复位 如通过骨折上下段的多针垂直插针，用机械夹具杆连接针尾，经过调节，可牵开骨折处，纠正成角；再通过挤压，可保持局部固定。应当注意这些方法有其局限性，对单纯的长骨骨折，没有使用这种方法的必要，它仅适用于一些粉碎骨折、开放或感染骨折、面部骨折等。

4. 切开复位 这是治疗骨折的常用方法，但应严格掌握手术指征。切开复位内固定的重要指征：①骨折端有肌、骨膜或肌腱等软组织嵌入，手法复位失败者；②关节内骨折手法复位后对位不好，将影响关节功能者；③手法复位与外固定未能达到功能复位的标准而将严重影响功能者；④骨折并发主要血管损伤，在处理时，须同时行切开复位内固定者；⑤多处骨折为了便于护理及治疗，防止发生并发症，可选择适当的部位施行切开复位与内固定术。

（二）固定

骨折愈合需要一定的时间，因此还得用固定的方法将骨折维持于复位后的位置，待其坚固愈合。固定可分为内固定和外固定两种方法。一般手法复位采用外固定，常用的外固定方法有小夹板、石膏或树脂绷带、持续牵引、骨外固定器和外展架等。切开复位采用内固定，内固定采用组织相容性好的金属材料，如接骨板、螺丝钉、髓内钉、加压接骨板等。有些内固定术后须加用外固定。

（三）功能锻炼

目的是在不影响固定的前提下，尽快恢复患肢肌、肌腱、韧带及关节囊等的舒缩活动，防止发生肌萎缩、骨质疏松、肌腱挛缩、关节僵硬等并发症。功能锻炼是治疗骨折的重要组成部分，可使患肢迅速恢复正常功能。为更好地进行功能锻炼，必须充分发挥患者的主观能动性，功能锻炼必须按一定的方法循序渐进，否则也可引起不良后果。

案例 23－1 分析 3

治疗方案：

1. 因合并血管损伤，采用手术治疗方案。
2. 紧急手术探查，修补血管。
3. 可选用接骨板或髓内钉内固定骨折。
4. 术后予以脱水、消肿、抗感染治疗。

（王 栋 李锦锦 康 旭 王其友）

扫码“学一学”

第三节　腹部损伤

腹部损伤（abdominal injury）是常见急腹症，无论在平时和战时都较多见，其发病率在平时占各种损伤的0.4%～1.8%，战时为5%～8%，死亡率可高达10%～20%。根据损伤是否穿透腹壁以及腹腔是否与外界相通，腹部损伤可分为开放性和闭合性两大类。开放性损伤有腹膜破损者为穿透伤（多伴内脏损伤），无腹膜破损者为非穿透伤（可伴内脏损伤）；其中投射物有入口、出口者为贯通伤，有入口无出口者为非贯通伤。闭合性损伤可能仅局限于腹壁，也可同时兼有内脏损伤。此外，各种穿刺、内镜、钡灌肠、刮宫等诊治措施可导致一些医源性损伤。常见受损内脏依次是脾、肾、肝、胃、结肠等。胰、十二指肠、膈、直肠等解剖位置较深，损伤发病率较低。

【临床表现】

单纯腹壁损伤的症状和体征一般较轻，可表现为受伤部位疼痛，局限性腹壁肿胀和压痛，有时可见皮下瘀斑。如仅伴有腹腔内脏的挫伤，常无明显的临床表现。但如伴有内脏破裂，则有明显的临床表现。

腹内实质性脏器（肝、脾、肠系膜等）破裂的主要临床表现是腹腔内或腹膜后出血，表现为面色苍白、脉率加快，严重时脉搏微弱、血压不稳甚至休克；腹腔内出血多者可有明显腹胀和移动性浊音。腹痛一般不严重，腹膜刺激征也并不明显；但肝破裂伴有较大肝内胆管断裂时，因有胆汁沾染腹膜而可出现明显的腹痛和腹膜刺激征。胰腺损伤时常伴有胰管断裂，可出现明显的腹痛和腹膜刺激征。空腔脏器（肠、胃、胆囊、膀胱等）破裂的主要临床表现是腹膜炎的表现。除胃肠道症状（恶心、呕吐、便血、呕血等）及稍后出现的全身性感染的表现外，最为突出的表现是腹部强烈的腹膜刺激征，其程度因空腔器官内容物不同而异。通常是胃液、胆汁、胰液刺激最强，肠液次之，血液最轻。伤者有时有气腹征，稍后因肠麻痹而出现腹胀，严重时可发生感染性休克。空腔脏器破裂处也可有出血，但出血量一般不大，除非合并邻近大血管损伤。如果两类脏器同时破裂，则出血性表现和腹膜炎表现可以并存。

【诊断和鉴别诊断】

详细询问外伤史和细致的体格检查，是诊断腹部损伤的主要依据。如伤情严重，在了解受伤史和查体的同时应做一些必要的治疗，如止血、输液、抗休克、维持呼吸道通畅等。

应特别注意是否同时有多个内脏损伤，是否合并腹部外损伤。诊断开放性损伤时应考虑是否为穿透伤。诊断闭合性损伤时应判断内脏是否受损。

绝大部分内脏损伤者需早期手术治疗。诊断不及时可导致严重后果。腹部闭合性损伤的诊断思路如下。

（一）有无内脏损伤

依据临床表现可确定多数内脏受损。但不少伤者早期临床表现不明显，或被其他部位严重损伤掩盖，或因意识障碍而不能提供腹部损伤的自觉症状，其诊断有时很困难。对这些患者应进行短时间的严密观察。为了防止漏诊，诊断时必须详细了解受伤史，密切观察全身情况，全面而有重点的体格检查，进行必要的化验。

患者有下列情况之时应考虑有腹腔内脏器损伤：①早期出现休克征象；②持续性甚至进行性腹部剧痛伴恶心、呕吐等消化道症状；③明显腹膜刺激征；④气腹；⑤腹部移动性浊音；⑥便血、呕血或尿血；⑦直肠指检发现前壁有压痛或波动感，或指套染血。腹部损伤患者如发生顽固性休克，首先考虑腹部内脏伤所致，其次考虑是否有其他部位的合并伤。

（二）什么脏器损伤

首先确定是哪一类脏器受损，再考虑具体脏器。单纯实质性器官损伤时，腹痛一般不重，压痛和腹肌紧张也不明显。出血量多时常有腹胀和移动性浊音。但肝、脾破裂后，因局部积血凝固，可出现固定性浊音。空腔器官破裂易致腹膜炎，但有时出现较迟甚或不出现。

以下表现对确定具体受损脏器有一定价值：①有恶心、呕吐、便血、气腹者多为胃肠道损伤，再结合暴力打击部位、腹膜刺激征最明显的部位和程度确定损伤部位；②有排尿困难、血尿、外阴或会阴部牵涉痛者，提示系泌尿系脏器损伤；③有膈面腹膜刺激表现（同侧肩部牵涉痛）者，提示上腹脏器损伤，其中尤以肝和脾破裂多见；④有下位肋骨骨折者，提示有肝或脾破裂的可能。

（三）是否有多发性损伤

多发损伤有以下几种情况：①腹内某一脏器有多处破裂；②一个以上腹内脏器损伤；③合并腹部以外损伤；④腹部以外损伤累及腹内脏器。

以上检查和分析还未能明确诊断时，可在严密观察病情变化的同时做一些辅助检查，如诊断性腹腔穿刺术和腹腔灌洗术，X 线、超声、CT 或 MRI 等检查，有助于诊断。

对于伤后情况良好又不能明确受伤部位或严重程度的患者，诊断性腹腔镜也成为一种辅助检查手段，其优势在于可以直接地观察到受伤情况，并给予适当的治疗，避免不必要的剖腹探查手术，减少术后并发症。

以上方法未能排除腹内脏器损伤或在观察期间出现以下情况时应及时剖腹探查：①腹痛和腹膜刺激征进行性加重或范围扩大；②肠蠕动音逐渐减少、消失或出现明显腹胀；③全身情况呈恶化趋势，出现休克征象或体温及白细胞计数上升；④膈下有游离气体者；⑤红细胞计数进行性下降；⑥血压不稳定或下降；⑦腹腔穿刺吸出气体、不凝血液、胆汁或胃肠内容物；⑧胃肠出血；⑨积极救治休克而情况不见好转或继续恶化。

【治疗】

1. 非手术治疗

（1）适应证　①通过上述检查一时不能确定有无内脏损伤者，应严密观察病情。②轻度的单纯实质性脏器损伤，生命体征平稳者。

（2）治疗措施　输血补液，防治休克；应用广谱抗生素；禁食；营养支持。

2. 手术治疗　对于已确诊或高度怀疑腹内脏器损伤者做好紧急术前准备应尽早手术。如并有腹部以外的损伤，应优先处理对生命威胁最大的损伤。通常按“先止血，后修补”的原则和“先实质性脏器，后空腔脏器”的探查顺序原则。对出现休克和感染的伤者，在准备手术的同时应积极抗休克和抗感染治疗。

剖腹探查术应在适当麻醉下根据受伤脏器的位置选用就近切口进腹。切开腹膜时，应注意有无气体溢出，有则提示有胃肠道破裂。有出血者，尽快根据血块集中处寻找受损脏器，并迅速控制活动性出血。如有空腔脏器穿破迹象，则可借助于大网膜移行方位和纤维蛋白素较集中的部位找到穿破所在，暂时夹住破口以阻止其内容物继续污染腹腔。在以上初步处理后或未找到明确损伤时，应吸去腹内积液，开始有步骤地全面探查。探查时发现的出血性损伤或脏器破裂，应随时进行止血或夹住破口。探查后按轻重缓急逐一处理，先处理出血性损伤，后处理穿破性损伤。对穿破性损伤，应先处理污染重（如下消化道）的损伤，后处理污染轻的损伤。术中根据病情决定是否放置腹腔或伤口引流。

一、脾破裂

案例23-2

张某，男性，20岁。左季肋部外伤后6小时，腹痛伴口渴2小时，于2019年3月10日入院。患者今日上午在二层楼工地脚手架上不慎跌落，左季肋部接触地上硬物，当时疼痛剧烈，即至附近医院就诊，拍片显示有肋骨骨折，卧床休息和局部固定后感觉好转。但仍有左上腹隐痛。下午起床活动时觉全腹疼痛发胀，伴头晕、心悸，2小时来口渴、烦躁，转入本院进一步处理。

查体：T 37.8℃，P 115次/分，BP 85/60 mmHg，神清，颜面、结膜明显苍白，心肺（-），左季肋部皮下瘀斑，压痛。腹稍胀，全腹有明显压痛，以左上腹为著，肌紧张不明显，但有明显反跳痛，移动性浊音（+），肠鸣音可闻，弱。

实验室检查：Hb 80 g/L，WBC 10×10^9/L。

问题：

1. 该患者有哪些临床特征？
2. 考虑那种诊断可能性大，依据是什么？还应做哪些检查？
3. 除了主要诊断以外，还有那些鉴别诊断？
4. 应采取什么样的紧急措施？

脾是腹部内脏中最容易受损伤的器官之一，占腹部闭合性损伤的20%~40%，占腹部开放性损伤的10%左右。有慢性病理改变的脾更易破裂。按损伤的范围，脾破裂有中央型破裂（脾实质深部破裂）、被膜下破裂（脾实质周边部分破裂）和真性破裂（破损累及被膜）三种。前两种被膜完整，出血量受到限制，临床上无明显内出血征象，易被忽视。临床上所见的脾破裂，约85%为真性破裂。破裂部位较多见于脾上极及膈面，有时在裂口对应部位有肋骨骨折。破裂如发生在脏面，尤其是邻近脾门者，有脾蒂撕裂的可能，若出现此种情况，出血量很大，患者可迅速发生休克，抢救不及时可致死亡。但有些血肿（特别是被膜下血肿）在某些微弱外力的影响下可以突然转为真性破裂。常发生在外伤后1~2周，应提高警惕。中央型血肿除可逐渐增大而破裂外，尚可并发感染而形成脾脓肿。

案例23-2分析1

1. 左季肋部外伤史。
2. 胸片证实肋骨骨折。
3. 头晕、心悸，口渴、烦躁，P 115次/分，BP 85/60 mmHg，有失血症状。
4. 颜面、结膜明显苍白，腹痛遍及全腹，反跳痛，移动性浊音（+），肠鸣音弱，有腹腔内出血之体征。

脾破裂确诊后，原则上应紧急手术处理。脾组织脆弱，破裂后不易止血、缝合或修补，既往常采用脾切除术。随着对脾脏免疫功能的不断研究，在“抢救生命第一，保留脾脏第二”的原则下，保留脾脏的手术被更广泛地开展，对于未累及脾门或脾段血管的脾破裂者，可选择保留脾脏的手术。儿童患者切除脾脏后，有发生脾切除后凶险性感染（overwhelming postsplenectomy infection，OPSI）的可能，此时，可将切除的脾切成小薄片，移植于大网膜囊内，以恢复脾功能。

案例 23－2 分析 2

（一）诊断

1. 脾破裂，腹腔内出血
2. 肋骨骨折

（二）鉴别诊断

1. 单纯肋骨骨折及软组织挫伤
2. 其他腹腔脏器损伤：肝、小肠
3. 血胸

（三）进一步检查

1. 腹部 B 超　肝脾及血肿块如情况允许可行 CT 扫描
2. 腹部平片　有无膈下游离气体
3. 胸片　肋骨骨折，胸腔积液
4. 腹腔穿刺

（四）治疗原则

1. 在补充血容量抗休克的同时剖腹探查，切除脾脏，清理腹腔
2. 抗炎，对症处理

二、肝破裂

案例 23－3

男性，35 岁，右下胸及上腹部挫伤 6 小时。

患者骑摩托车撞车，右下胸及上腹部受车把直接撞击后，上腹部持续剧痛，向右肩放射，并觉腹痛范围增大，以右侧为著。2 小时来有口渴，心悸和轻度烦躁不安。既往体健，嗜酒，无肝炎或结核病史，无高血压史。

查体：T 38℃，P 102 次/分，BP 100/70 mmHg。神清，轻度不安，颜面结膜稍苍白，心肺（－），腹稍胀，右下胸及上腹部可见挫伤痕迹，明显压痛，全腹均有压痛和肌紧张，以右上腹著，全腹均有反跳痛，以右侧腹更明显，腹部叩诊鼓音，移动性浊音（＋）。肠鸣音甚弱。

化验：Hb 92 g/L，WBC 12.0×10^9/L 及上腹部可见挫腹部平片未见膈下游离气体，可见小肠液平面。

问题：

1. 考虑那种诊断可能性大，依据是什么？还应做哪些检查？
2. 应采取什么样的处理措施？

肝破裂占各种腹部损伤的20%～30%，右肝较左肝多见。肝破裂的致伤因素、病理类型和临床表现与脾破裂极相似。但肝破裂后可能有胆汁溢入腹腔，故腹痛和腹膜刺激征常较脾破裂者明显。肝破裂后，血液可能通过胆管进入十二指肠而出现黑便或呕血。肝被膜下破裂也可能转为真性破裂，中央型肝破裂则易发展为继发性肝脓肿。

案例23－3分析1

（一）诊断闭合性腹部损伤：肝破裂

（二）诊断依据

1. 右上腹暴力撞击史
2. 右上腹持续腹痛，向右肩放射
3. 有腹膜刺激体征和移动性浊音
4. 血红蛋白偏低

（三）进一步检查

1. B超探测肝膈面及小肠间隙：B超示肝右叶部膈面有液性团块，肠间隙增宽
2. 腹腔穿刺或灌洗，有无血液或含有胆汁
3. 胸片

肝脏创伤手术的最根本的原则是及时的控制出血、彻底清创、有效保存健康肝脏组织和功能、消除胆汁溢漏、充分引流及恰当处理合并伤。对于轻度的肝实质裂伤，可以在严密观察血流动力学指标的情况下进行非手术治疗，一旦出现生命体征不稳定，应尽早进行手术治疗。手术中要尽快探明伤情，如出血凶猛时，可暂时控制出血，立即用手指或橡皮管阻断肝十二指肠韧带暂时控制出血，同时用纱布压迫创面暂时止血，以利探查和处理。创面有效清创，应清除裂口内的血块、异物以及离断、粉碎或失去活力的肝组织，逐一结扎创面的出血点和断裂的胆管。裂口不深、出血不多、创缘比较整齐创面可直接局部褥式缝扎，尽量缝闭创面断裂胆管；可用纱布压迫创面止血，同时用手指或橡皮管阻断肝十二指肠韧带止血。有大块肝组织破损，特别是粉碎性肝破裂肝组织挫伤严重的患者，可将损伤的肝组织整块切除或行肝叶切除术。对于裂口较深或肝组织已有大块缺损而止血不满意、又无条件进行较大手术的患者，有时可在用大网膜、明胶海绵、氧化纤维或止血纱布填入裂口之后，用长而宽的纱条顺序填入裂口以达到压迫止血的目的。肝被膜下破裂，应切开被膜清创，彻底止血和结扎断裂的胆管。严重的肝破裂损伤，一般手术无法治愈者可行肝脏移植术。

案例23－3分析2

1. 注意病情发展，必要时输血。
2. 开腹探查、止血、缝合裂口、清洗腹腔。

三、胰腺损伤

胰腺损伤占腹部损伤的1%～2%，多发生在胰腺的颈、体部，常由上腹部强的挤压暴

力直接作用于脊柱所致。其位置深而隐蔽，早期不易发现，甚至在手术探查时也易漏诊。胰腺损伤后常并发胰液漏或胰瘘。胰液侵蚀性强，又影响消化功能，故胰腺损伤的死亡率高达20%左右。

【临床表现与诊断】

胰腺损伤常有上腹部压痛和腹肌紧张，如膈肌受刺激可出现肩部疼痛。外渗的胰液经网膜孔或破裂的小网膜进入腹腔引起弥漫性腹膜炎。部分患者渗液局限在网膜囊内未及时处理，可形成胰腺假性囊肿。

胰腺严重挫裂伤或断裂者，手术时较易确诊。但损伤范围不大者可能漏诊。故手术时发现胰腺附近有血肿者，应切开血肿仔细探查。另外，胰腺损伤可能合并邻近大血管的损伤，不能因发现血管损伤而忽视对胰腺的检查。测定腹腔穿刺液的淀粉酶和尿淀粉酶含量有助于诊断。

【治疗原则】

1. 胰体部分破裂而主胰管未断者，可用丝线作褥式缝合修补。

2. 体尾部断裂者，可结扎头侧胰管断端并缝合其断面，切除尾侧腺体。

3. 胰腺头部断裂时，除结扎头侧主胰管断端和缝合腺体断端外，为保全胰腺功能，尾侧断端应与空肠进行Y式吻合。

4. 因为胰腺手术后很可能并发胰瘘，故各类胰腺手术之后均应放置腹腔引流物，引流7～10天，不宜过早拔除。术后给予生长抑素抑制胰液分泌，预防胰瘘发生。出现胰瘘者应禁食并给予全胃肠外静脉高营养治疗。

四、十二指肠损伤

十二指肠的大部分位于腹膜后，损伤的概率很低，较多见于十二指肠二、三部（50%以上）。损伤如发生在腹腔内部分，破裂后可有胰液和胆汁流入腹腔而早期引起腹膜炎。损伤如发生在腹膜后部分，早期常无明显体征，以后可因腹膜后感染而出现持续而进行性的右上腹和腰背部疼痛（可向右肩和右睾丸放射），有时呕吐血性物。早期X线平片有时可见腹膜后积气。口服水溶性造影剂可见其外溢。直肠内指检有时可在骶前扪及捻发音。

手术探查时如发现十二指肠附近腹膜后有血肿、组织被胆汁染黄或在横结肠系膜根部有捻发音，应强烈怀疑十二指肠腹膜后破裂的可能。应切开十二指肠外侧后腹膜或横结肠系膜根部后腹膜，检查十二指肠降部与横部。

十二指肠破裂口不大时，可修补裂口。裂口较大而不能修补时，可覆盖一段空肠于破裂处，并将裂口边缘缝在空肠壁上。腹膜后破裂者，修补后应在附近留置引流物。如肠管完全断裂，可闭合断端，另做胃空肠吻合。手术后均应将胃肠减压管置入上段十二指肠内，有利于愈合。

五、小肠损伤

小肠损伤后早期即产生明显的腹膜炎，其诊断一般并不困难。小肠破裂一旦确诊，应立即手术治疗。手术以简单修补为主，对裂口较大或裂口边缘部肠壁组织挫伤严重者、小段肠管有多处破裂者、肠管大部分或完全断裂者或肠系膜损伤影响肠壁血液循环者，应行部分小肠切除吻合术。

六、结肠损伤

结肠损伤发病率较小肠为低。因结肠内容物液体成分少而细菌含量多，故腹膜炎出现得较晚，但较严重。部分结肠位于腹膜后，受伤后容易漏诊。由于结肠壁薄、血液供应差、含菌量大，大部分患者均需先采用肠造口术或肠外置术，待3～4周后患者情况好转时关闭瘘口。即使采用一期修补或切除吻合术，也应在其近口侧行造口术，暂时转移粪流并减压，术后即行肛管扩张，以保证愈合。

七、直肠损伤

直肠上段在盆底腹膜反折之上，下段则在反折之下。它们损伤后的表现是不同的。如损伤在腹膜反折之上，其临床表现与结肠破裂相似。如发生在反折之下，则引起严重的直肠周围感染。直肠指检可发现直肠内有出血，有时还可触到直肠破裂口。直肠上段破裂应经腹行修补术，同时行乙状结肠双筒造口术，2～3个月后闭合造口。下段直肠破裂时应充分引流直肠周围间隙，同时行乙状结肠造口术。

扫码“练一练”

（孟　勇　王鉴杰　张允亮）

第二十四章　感染性疾病

第一节　感染性疾病概论

扫码“学一学”

外科感染（surgical infection）是指需要外科治疗的感染，包括创伤、烧伤、手术、器械检查等并发的感染。外科感染有以下特点：常为多种细菌的混合感染；局部症状明显；多为器质性病变，常有组织化脓坏死，而需外科处理。

【分类】

外科感染的致病微生物（以下简称病菌）种类多，可能侵入人体不同部位的组织器官，引起多种病变。外科感染可按不同的角度予以分类。

（一）按病菌种类和病变性质归类

1. 非特异性感染（nonspecific infection）　亦称化脓性感染或一般性感染，占外科感染的大多数。常见的疾病有疖、痈、丹毒、急性淋巴结炎、急性乳腺炎、急性阑尾炎、急性腹膜炎等。致病菌有金黄色葡萄球菌、溶血性链球菌、大肠埃希菌、变形杆菌等，可由单一病菌导致感染，也可由几种病菌共同致病形成混合感染。病变通常先有急性炎症反应，继而形成局部化脓。

2. 特异性感染（specific infection）　特异性感染在致病菌、病程演变及治疗处置等方面与一般感染不同。结核、破伤风、气性坏疽、炭疽、念珠菌病等属特异性感染，引起感染的致病菌如结核杆菌、破伤风梭菌、产气荚膜梭菌、炭疽杆菌等的致病作用不同于一般性感染的病菌，可以引起较为独特的病变。

（二）按病程区分

外科感染可分为急性、亚急性与慢性感染三种。病变以急性炎症为主，病程在 3 周以内的外科感染为急性感染，大多数非特异性感染属于此类。病程超过 2 个月或更久的感染为慢性感染，部分急性感染迁延日久可转为慢性感染。病程介于急性与慢性感染之间的称亚急性感染。亚急性感染除由急性感染迁延形成外，形成原因常与致病菌的毒力虽弱、但有相当的耐药性，或是与宿主抵抗力较弱等有关，如变形杆菌的泌尿系感染、白念珠菌病等。

（三）按发生条件归类

感染可按病原体的来源以及入侵时间区分。伤口直接被污染造成的感染称原发性感染；在伤口愈合过程中出现的病菌感染称继发性感染。病原体由体表或外环境侵入人体内造成的感染称外源性感染；由原存体内的病原体，经空腔脏器如肠道、胆道、肺或阑尾造成的感染称内源性感染。感染也可按照发生条件归类，如条件性（机会性）感染（opportunistic infection）、二重感染（菌群交替症）（superinfection）、医院内感染（nosocomial infection）等。

【病原体致病因素与宿主防御】

（一）病菌的致病因素

外科感染的发生与致病微生物的数量与毒力有关。所谓毒力是指病原体形成毒素或胞外酶的能力以及入侵、穿透和繁殖的能力。

1. 侵入组织病菌的数量与增殖速率也是导致感染发生的重要图素之一。在健康个体，伤口污染的细菌数如果超过10^5常引起感染。

2. 细菌的侵袭能力主要决定于细菌产生的各种毒素和酶。多种病菌可释出蛋白酶、磷脂酶、胶原酶等胞外酶，侵蚀组织细胞；透明质酸酶可分解组织，使感染更容易扩散。内毒素是革兰阴性菌细胞壁的脂多糖成分，可激活补体、凝血系统与释放细胞因子等，引起发热、代谢改变、休克、白细胞增多或减少等全身反应。

3. 近年来发现胃肠道是炎症介质的扩增器。除外源性细菌感染外，胃肠道细菌被认为是内在感染的来源。

（二）宿主的抗感染免疫

人体抗感染的防御机制有天然免疫与获得性免疫共同参与。机体对于不同类型病原体产生的免疫应答反应不尽相同，感染所引起的损伤不仅来自病原体本身，也可以来自机体的免疫应答不当。

1. 天然免疫

（1）宿主屏障　完整的皮肤和黏膜以及所分泌的多种有抑菌作用的物质构成体表抵御病原体入侵的屏障。寄居口腔、肠道等处的正常菌群，能够阻止病原体在上皮表面的黏附和生长，发挥防卫作用。

（2）吞噬细胞与自然杀伤（NK）细胞　吞噬细胞有单核－巨噬细胞与中性粒细胞两类：巨噬细胞能吞噬病原体与异物，清除体内凋亡的细胞，分泌细胞因子、介导炎症。中性粒细胞富含溶酶体酶、过氧化物及杀菌物质，能直接吞噬病原体和释放多种毒性物质杀灭化脓菌。吞噬细胞与 NK 细胞能够识别多种病原体的共同成分，吞噬、杀伤病原体或病原体感染的细胞，这类免疫也称为固有免疫。

（3）补体　病原体进入人体内首先遇到体液中的补体。在未形成抗体的感染早期，补体通过替代途径被激活，形成膜攻击复合物，发挥溶解细胞作用。补体激活时生成的活性片段有趋化作用吸引吞噬细胞，并通过调理作用提高吞噬细胞杀菌能力。一旦抗体存在时补体可增强抗体溶解靶细胞的作用。

（4）细胞因子　病原体入侵促使免疫细胞活化，产生大量细胞因子，如白细胞介素 1、肿瘤坏死因子（TNF）、干扰素（IFN）、趋化性细胞因子以及生长因子等。内毒素、革兰阳性菌、真菌能够刺激巨噬细胞分泌细胞因子，TNF、IL－1、IL－6 和趋化性细胞因子是启动抗菌炎症反应的关键细胞因子，能吸引更多的抗体、补体和免疫细胞集中于炎症部位；并能激活 NK 细胞，诱导获得性免疫等。这些促炎症细胞因子的活性有利于抑制和清除细菌。IFN、IL－12、IL－15 则是重要的抗病毒细胞因子。

2. 获得性免疫感染　早期如病原体未被消灭，炎症促使淋巴细胞聚集，启动特异性免疫反应。巨噬细胞吞噬病原体后，病原体成分被水解成抗原分子。抗原分子释出胞外，直接活化 B 细胞；或经抗原提呈细胞性（APC）传递给 T 细胞，使 T 细胞活化。经过特异克隆增殖，分化为效应细胞发挥作用。

（1）T 细胞免疫应答　T 细胞经抗原识别激活后成为效应细胞，T 细胞只能识别与 MHC 分子结合在一起的抗原肽，经由 APC 细胞和 T 细胞表面分子结合提供刺激信号，使 T 细胞激活。在细胞因子的作用下分化成熟为细胞毒性 T 细胞、Th1、Th2 等效应 T 细胞。细胞毒性 T 细胞对病原体感染细胞具有杀伤作用。Th1 诱发以单核－巨噬细胞浸润为主的局部炎症，介导抗病毒和抗细胞内菌感染的细胞免疫。Th2 的功能是促进抗体形成，介导以体液免疫为主的抗胞外菌和寄生虫感染。

（2）B 细胞免疫应答　B 细胞表面受体可直接识别抗原并与之结合，B 细胞活化后，经克隆扩增转变为浆细胞，分泌抗体与细胞因子。抗体能中和抗原使之失去毒性；抗体与抗原结合形成复合体，使补体活化杀伤病原体，或发挥调理作用，使病原体易被吞噬清除；黏膜下浆细胞生成的分泌型 IgA 可以阻止病原体在黏膜表面黏附与入侵，防止呼吸道与消化道感染发生。

（3）免疫记忆　获得性免疫产生的记忆性 T、B 细胞可发挥远期保护作用，当相同病原体再次入侵时，免疫应答比初次感染更快速、强烈和持久。促进 T、B 细胞增殖和分泌抗体类型的转换，使细胞、体液免疫功能得到进一步提高。

（三）人体易感染的因素

1. 局部情况　①皮肤黏膜的病变或缺损使屏障破坏，病菌易于入侵。②留置血管或体腔内的导管处理不当为病菌侵入开放了通道。③管腔阻塞内容物淤积，使细菌繁殖侵袭组织引起感染。④异物与坏死组织的存在使得吞噬细胞不能有效发挥功能。⑤局部组织血流障碍或水肿、积液，降低了组织防御和修复的能力，同时还有助于致病菌的生长，继发感染。

2. 全身性抗感染能力降低　①严重损伤、大面积烧伤或休克，可使机体抗感染能力降低。②糖尿病、尿毒症、肝硬化等慢性疾病，严重的营养不良、贫血、低蛋白血症、白血病或白细胞过少等，使患者易受感染。③使用免疫抑制剂、大量肾上腺皮质激素，接受抗癌药物或放射治疗，使免疫功能显著降低。④高龄老人与婴幼儿抵抗力差，属于易感人群。⑤先天性或获得性免疫缺陷（艾滋病）因免疫障碍更易发生各种感染性疾病。

3. 条件性感染　在人体抗感染能力降低的条件下，本来寄居于人体但未致病的菌群可以变成致病微生物，所引起的感染称为条件性或机会性感染。如表皮葡萄球菌是人体的正常菌群之一，其毒性很弱，但在人体抵抗力降低时可引起泌尿系感染、心脏手术后感染等。

4. 二重感染　在使用广谱抗生素或联合使用抗菌药物治疗感染过程中，原来的致病菌被抑制，但耐药菌株如金黄色葡萄球菌、难辨梭菌或白念珠菌等大量繁殖，致使病情加重。这种情况称为二重感染或菌群交替症。

【病理】

（一）非特异性感染

此类感染的病理变化是因致病菌入侵在局部引起急性炎症反应。致病菌侵入组织并繁殖，产生多种酶与毒素，可以激活凝血、补体、激肽系统以及血小板和巨噬细胞等，导致炎症介质的生成，引起血管扩张与通透性增加，白细胞和吞噬细胞进入感染部位发挥吞噬作用，单核－巨噬细胞通过释放促炎细胞因子协助参与炎症及吞噬过程。病灶内含活菌、游离血细胞及死菌、细胞组织的崩解产物，引发炎症反应的作用是使入侵微生物局限化并最终被清除，同时局部出现红、肿、热、痛等炎症的特征性表现。部分炎症介质、细胞因子和病菌毒素等还可进入血流，引起全身性反应。病变的演变与结局取决于病原菌的毒性、机体的抵抗力、感染的部位以及治疗措施是否得当，可能出现炎症好转、局部化脓、炎症扩展以及转为慢性炎症等结果。

（二）特异性感染

此类感染的病菌各有特别的致病作用，其病理变化不同于上述的非特异性感染，较常见者如下。

1. 结核病的局部病变 由于致病因素是菌体的磷脂、糖脂、结核菌素等，不激发急性炎症而形成比较独特的浸润、结节、肉芽肿、干酪样坏死等。结核菌素可诱发变态反应。部分病变液化后可形成无局部疼痛、发热表现的冷脓肿；当有化脓性感染病菌混合感染时，则可呈一般性脓肿的表现。

2. 破伤风和气性坏疽 两者都呈急性过程，但它们的病变因素完全不同。破伤风杆菌的致病因素主要是痉挛毒素，因此引起肌强直痉挛。此病菌不造成明显的局部炎症，甚至可能不影响伤口愈合。气性坏疽的产气荚膜杆菌则释出多种毒素，可使血细胞、肌细胞等迅速崩解，组织水肿并有气泡，病变迅速扩展，全身中毒症状严重。

3. 外科的真菌感染 一般发生在患者的抵抗力低下时，常为二重感染，真菌侵及黏膜和深部组织。有局部炎症，可形成肉芽肿、溃疡、脓肿或空洞，严重时病变分布较广，并有全身性反应。

【临床表现】

1. 局部症状 急性炎症有红、肿、热、痛和功能障碍的典型表现。体表与浅处的化脓性感染均有局部疼痛和触痛，皮肤肿胀、色红、温度增高，还可发现肿块或硬结；慢性感染也有局部肿胀或硬结肿块，但疼痛大多不明显；体表病变脓肿形成时，触诊可有波动感。如病变的位置深，则局部症状不明显。

2. 器官－系统功能障碍 感染侵及某一器官时，该器官或系统可出现功能异常，例如泌尿系统感染时有尿频、尿急；肝脓肿时可有腹痛、黄疸；腹内脏器发生急性感染时常有恶心、呕吐等。

3. 全身状态 感染轻微可无全身症状，感染重时常有发热、呼吸心跳加快，头痛乏力、全身不适、食欲减退等表现。严重脓毒症时可有尿少、神志不清、乳酸血症等器官灌注不足的表现，甚至出现休克和多器官功能障碍。

4. 特殊表现 某些感染可有特殊的临床表现，如破伤风有肌强直性痉挛；气性坏疽和其他产气菌蜂窝织炎可出现皮下捻发音（气泡）；皮肤炭疽有发痒性黑色脓疱等。

【诊断】

（一）临床检查

首先应认真询问病史和做体格检查，依据临床表现和检查结果得出初步诊断，然后选择必要的辅助检查手段进一步确诊。

（二）实验室检查

白细胞计数及分类是常用检测，总数大于 $12\times10^9/L$ 或小于 $4\times10^9/L$ 或发现未成熟的白细胞提示重症感染。其他化验项目如：血常规、血浆蛋白、肝功能等，可根据初诊结果选择。

病原体的鉴定：①脓液或病灶渗液涂片行革兰染色后，可以分辨病菌的革兰染色性和菌体形态。②取合适的标本做细菌培养（包括需氧菌、厌氧菌和真菌）以及药物敏感试验。③采用免疫学、分子生物学等特殊检测手段明确病因，如结核、包虫病、巨细胞病毒感染等。

（三）影像学检查

主要用于内在感染的诊断。超声波检查可用以探测肝、胆、肾等的病变，还可发现胸腹腔、关节腔的积液。骨关节病变常需 X 线摄片；胸部病变可用 X 线透视或摄片；还可用以确定有无膈下游离气体，肠管内气液积存的情况。CT、MRI 等可用以发现体内脓肿、炎症等多种病变，诊断率较高。

【治疗】

治疗原则是消除感染病因和毒性物质，制止病菌生长，增强人体抗感染能力以及促使组织修复。应从局部处理与全身性治疗两方面着手，对于轻度感染，有时仅需局部治疗即可治愈。

（一）局部处理

1. 保护感染部位　避免感染部位受压，适当限制活动或加以固定，以免感染范围扩展。

2. 理疗与外用药物　炎症早期可以局部热敷或是采用超短波或红外线辐射等物理疗法，可改善血液循环、促进炎症消退或局限成脓。浅部的急性病变，组织肿胀明显者用50% 硫酸镁溶液湿热敷，未化脓前阶段还可用鱼石脂软膏、金黄膏等敷贴；感染伤口创面则需换药处理。

3. 手术治疗　脓肿形成后应及时切开引流使脓液排出。深部脓肿可以在超声、CT 引导下穿刺引流。脏器组织的炎症病变，应视所在的器官以及病变程度，参考全身情况，先用非手术疗法并密切观察病情变化，必要时手术处理。手术方式为切除或切开病变组织，排脓及留置引流物。

（二）抗感染药物的应用

较轻或局限的感染可不用或口服抗菌药物，范围较大或有扩展趋势的感染，需全身用药。应根据细菌培养与药敏试验选用有效药物，在培养与药敏尚无明确结果时，可以根据感染部位、临床表现、脓液性状等估计病原菌种类，选用适当抗菌药物。有抗生素类、合成抗菌药类以及其他灭菌药。后者限用于部分体表病变的换药，例如对厌氧菌感染可用过氧化氢溶液、高锰酸钾溶液等。清热解毒药为主的中药有抗感染作用，常与活血化瘀药、益气药等合用。

（三）全身支持治疗

外科感染对患者全身有不同程度的影响：对于有重要脏器感染、脓毒症、手术后或创伤合并感染、以及原先有较重的其他病症者，改善患者的全身状态、增强机体抵抗力尤显得重要。

1. 保证患者有充分的休息与睡眠，维持良好的精神状态。

2. 维持体液平衡以免脱水、电解质紊乱与酸碱平衡失调；加强营养支持，补充足够的热量、维生素、蛋白质等，优先采用肠内营养方式；对于不能进食、高分解代谢的患者可采用肠外营养支持，以弥补体内的能量不足和蛋白质过多消耗。

3. 如有贫血、白细胞减少或低蛋白血症，需适当予以成分输血。

4. 体温过高时需用物理降温疗法或解热的中、西成药；体温过低时需保暖。

5. 同时治疗感染发生前的原有病症，如纠正糖尿病患者的高糖血症与酮症、肾功能不全患者的氮质血症等。

6. 并发感染性休克或多器官功能障碍者应加强监护治疗，改善组织灌流与器官功能，争取康复。

7. 对于感染引起过度炎症反应的重症患者，可考虑短程使用皮质激素或炎症介质抑制剂。严重感染时免疫功能低下也可根据情况给予胸腺素、丙种球蛋白、干扰素等免疫制剂促进康复。

【预防】

（一）防止病原微生物侵入

1. 加强卫生宣教，注意个人清洁和公共卫生，减少体表、体内病原微生物滞留。

2. 严格规范的无菌手术操作，及时正确地处理各种新鲜伤口（清创），清除污染的细菌和异物，去除血块与无活力组织，减少组织创伤，正确使用引流有助于防止与减少创口感染。

（二）增强机体的抗感染能力

1. 改善患者的营养状态，纠正贫血与低蛋白血症等。

2. 积极治疗原发病，增强机体抗感染的能力。使用皮质激素类药物应严格掌握指征。在恶性肿瘤的化疗、放疗期间，白细胞数过少时应及时使用粒细胞刺激因子，减少感染发生。

3. 及时使用有效的特异性免疫疗法，例如：防破伤风可用类毒素和抗毒素（TAT），防狂犬病可接种疫苗（RVRV）与注射免疫球蛋白（RIG）。

（三）切断病原菌传播环节

切断病原菌传播环节对于预防医院内感染尤为重要。医院内感染包括医院内患者之间的交叉感染，以及诊疗工作不当所造成的医源性感染，院内感染的致病菌通常比医院外的同类菌有较强的毒性和耐药性。

第二节　急性阑尾炎

扫码“学一学”

急性阑尾炎（acute appendicitis）是外科常见病，居各种急腹症的首位。转移性右下腹痛及右下腹压痛、反跳痛为其常见临床表现。绝大多数病例能够早期确诊、早期手术，收到良好的治疗效果。但是急性阑尾炎的病情变化多端，应认真对待每一个病例。

阑尾易发急性炎症是由其自身解剖特点决定的，这些特点表现为细长盲管、管内富含微生物以及肠壁内有丰富淋巴组织。引起急性阑尾炎的常见病因包括：①阑尾管腔阻塞：阑尾管腔的阻塞最常见的原因是淋巴滤泡的明显增生，粪石也是常见原因之一。②细菌入侵：致病菌多为肠道内的各种革兰阴性杆菌和厌氧菌。③其他原因，包括阑尾畸形、管腔狭小、血运不佳等。

根据急性阑尾炎的临床过程和病理解剖学变化，分为四种病理类型：①急性单纯性阑尾炎；②急性化脓性阑尾炎；③坏疽性及穿孔性阑尾炎；④阑尾周围脓肿。

案例 24-1

患者男性，28 岁。因“转移性右下腹痛 8 小时”于 2018 年 10 月 2 日入院。

患者 8 小时前无明显诱因出现上腹持续性隐痛，伴恶心、呕吐，呕吐胃内容物 3 次，无畏寒、发热，无腹胀、腹泻，无尿频、尿痛，腹痛逐渐加重，2 小时后转移至右下腹，伴发热，最高体温为 38.7℃。发病以来，肛门有排气无排便，小便正常。

体格检查：T 38.3℃，P 97 次/分，R 20 次/分，BP 126/73 mmHg。急性病容，痛苦貌。腹部平坦，腹肌紧张，右下腹麦氏点压痛明显，有反跳痛，未扪及异常包块，Murphy's 征阴性，双输尿管行程无压痛，双肾区无叩痛，移动性浊音阴性，肠鸣音弱。

问题：

1. 本病例临床表现有什么特点？
2. 本病例最可能的诊断是什么？
3. 治疗的主要措施有哪些？

【临床表现】

（一）症状

1. 腹痛　典型的急性阑尾炎开始时有中上腹或脐周疼痛，数小时后腹痛转移并固定于右下腹。早期阶段为一种内脏神经反射性疼痛，故中上腹和脐周疼痛范围较弥散，常不能确切定位。当炎症波及浆膜层和壁层腹膜时，因后者受体神经支配，痛觉敏感、定位确切，疼痛即固定于右下腹，原中上腹或脐周痛即减轻或消失。70% ~80% 的患者有典型转移性右下腹痛病史。少数患者的病情发展快，疼痛可一开始即局限于右下腹。腹痛程度与炎症程度成正比。单纯性阑尾炎常呈阵发性或持续性胀痛和钝痛，持续性剧痛往往提示为化脓性或坏疽性阑尾炎。持续剧痛波及中下腹或两侧下腹，常为阑尾坏疽穿孔的征象。有时阑尾坏疽穿孔，神经末梢失去感受和传导功能，或因腔内压力骤减，腹痛反而有所缓解，出现腹膜炎后，腹痛又会持续加剧。阑尾解剖位置变异较多，不同位置的阑尾炎，腹痛位置会有较大变化，包括右侧腰部、右上腹等部位。

2. 胃肠道症状　早期由于反射性胃痉挛而有恶心、呕吐，有的患者可能发生腹泻。盆位阑尾炎或阑尾坏疽穿孔可刺激直肠和膀胱而排便次数增多、里急后重。并发腹膜炎、麻痹性肠梗阻则出现腹胀、排气排便减少。

3. 全身症状　早期全身多无明显症状。炎症加重时出现中毒症状，心率增快、发热，化脓性阑尾炎体温一般不超过 38℃，高热多见于阑尾坏疽、穿孔或已并发腹膜炎。伴有寒战和黄疸，则提示可能并发化脓性门静脉炎。一旦并发弥漫性腹膜炎，有引起感染性休克甚至多器官功能障碍等严重并发症的可能。

（二）体征

1. 右下腹压痛　腹部压痛是壁层腹膜受炎症刺激的表现。阑尾压痛点通常位于麦氏（McBurney）点，即右髂前上棘与脐连线的中、外 1/3 交界处。可随阑尾解剖位置的变异，压痛点可相应改变，但关键是右下腹有一固定的压痛点。压痛程度和范围往往与炎症的严重程度相关。

2. 腹膜刺激征　包括反跳痛（Blumberg 征）、腹肌紧张、肠鸣音减弱或消失等。这是阑尾炎症加重，出现化脓、坏疽或穿孔等病理改变，壁层腹膜受炎症刺激出现的防卫反应。但小儿、老人、孕妇、肥胖、虚弱者或盲肠后位阑尾炎时，腹膜刺激征不明显。

3. 右下腹包块 右下腹饱满，扪及一压痛性包块，边界不清，固定，应考虑阑尾周围脓肿的诊断。

4. 其他体征 ①结肠充气试验（Rovsing 征）：患者取仰卧位时，用右手压迫左下腹，再用左手挤压近侧结肠，结肠内气体可传至盲肠和阑尾，引起右下腹疼痛为阳性。②腰大肌试验（Psoas 征）：患者取左侧卧位，右大腿后伸，引起右下腹疼痛者为阳性。说明阑尾位于腰大肌前方，盲肠后位或腹膜后位。③闭孔内肌试验（Obturator 征）：患者取仰卧位，右髋和右大腿屈曲，然后被动向内旋转，引起右下腹疼痛者为阳性。提示阑尾靠近闭孔内肌。④直肠指检引起阑尾所在位置压痛，压痛常在直肠右前方。当形成阑尾周围脓肿时，可触及痛性肿块。

（三）并发症

主要有局限性或弥漫性腹膜炎、腹腔脓肿形成（阑尾周围脓肿、盆腔脓肿、膈下脓肿）、内外瘘形成、化脓性门静脉炎、脓毒血症、感染性休克等。

【辅助检查】

（一）实验室检查

1. 血常规 90% 的急性阑尾炎患者白细胞计数和中性粒细胞比例增多。白细胞计数一般在（10 ~ 15）$\times 10^9$/L，随着炎症加重，白细胞数随之增加，甚至可超过 20×10^9/L，并发生核左移。但年老体弱或免疫功能受抑制的患者，白细胞数不一定增多。但也有仅中性多形核细胞比数明显增高，具有同样重要意义。

2. 尿常规 急性阑尾炎患者的尿液检查一般无特殊发现，但为排除类似阑尾炎症状的泌尿系统疾病，如输尿管结石，尿常规检查很有必要。如果炎性阑尾与输尿管或膀胱临近，尿中也可出现少量红细胞。

3. β-HCG 在生育期有闭经史的女性患者，应作为常规检查，以除外产科异位妊娠情况。

（二）影像学检查

1. 腹部平片 可见盲肠扩张和气液平面，偶尔可见钙化的粪石和异物影。

2. B 超检查 有时可发现肿大的阑尾或脓肿。因为它可显示输尿管结石、卵巢囊肿、异位妊娠、肠系膜淋巴结肿大等，因此对急性阑尾炎的鉴别诊断特别有用。

3. CT 扫描 可获得与 B 超相似的结果，有助于阑尾周围脓肿的诊断。

4. 腹腔镜检查 是急性阑尾炎诊断手段中最能得到肯定结果的一种方法。通过腹腔镜可直接观察阑尾有无炎症，也能分辨与阑尾炎有相似症状的邻近其他疾病，不但能确定诊断，并可同时进行手术治疗。

案例 24-1 分析 1

1. 转移性右下腹痛，伴有发热、呕吐。
2. 右下腹固定压痛点（麦氏点）。
3. 腹膜刺激征。

上述病例最可能的诊断：急性阑尾炎伴急性腹膜炎

【诊断和鉴别诊断】

（一）诊断

转移性右下腹痛或右下腹痛、阑尾部位压痛和白细胞升高三者为决定性依据。典型的急性阑尾炎（约占80%）均有上述症状和体征，易于做出诊断。对于临床表现不典型的患者，尚需借助一些辅助检查手段：如腹部X线平片、B超检查、CT、MRI检查，甚至腹腔镜检查。

（二）鉴别诊断

需要与急性阑尾炎鉴别的是其他脏器病变引起的急性腹痛，以及一些非外科急腹症，常见的有：①胃十二指肠溃疡穿孔；②右侧输尿管结石；③妇产科疾病，包括异位妊娠破裂、卵巢滤泡或黄体囊肿破裂、急性输卵管炎、急性盆腔炎、卵巢囊肿蒂扭转等；④急性肠系膜淋巴结炎；⑤急性肠胃炎；⑥胆道系统感染性疾病；⑦右侧肺炎、胸膜炎有时可出现反射性有下腹痛；⑧其他疾病，包括回盲部肿瘤、Crohn病、美克尔（Meckel）憩室炎、小儿肠套叠等。

【治疗】

（一）手术治疗

绝大多数阑尾炎一旦确诊，应早期施行阑尾切除术。

1. 手术适应证　①诊断明确的急性单纯性阑尾炎。②急性化脓性或坏疽性阑尾炎。③急性阑尾炎穿孔合并弥漫性腹膜炎者。④小儿、老年人阑尾炎，因确诊困难，且患者抵抗力较差，易致阑尾穿孔形成弥漫性腹膜炎，应争取早做手术切除。⑤慢性阑尾炎或慢性阑尾炎急性发作者。⑥阑尾周围脓肿经切开引流术或经非手术疗法治愈3个月，应行阑尾切除术。⑦其他阑尾不可逆性病变。

2. 手术禁忌证　①急性阑尾炎发病已超过72小时，或已有包块形成，阑尾的局部炎性水肿明显，不适合手术治疗。②对患者体质极差、有重度心肺等并发症者，则不宜行手术治疗。

3. 手术方法　不同临床类型急性阑尾炎的手术方法选择亦不相同。①急性单纯性阑尾炎：阑尾切除术，切口一期缝合。有条件的单位，可采用经腹腔镜阑尾切除术。②急性化脓性或坏疽性阑尾炎：阑尾切除术，仔细清除腹腔脓液，注意保护切口，一期缝合。③穿孔性阑尾炎：宜采用右下腹经腹直肌切口，术中探查确诊，切除阑尾，清除腹腔脓液，保护并冲洗切口，一期缝合。④阑尾周围脓肿：如果脓肿局限，则应使用抗生素治疗促进吸收，必要时超声引导下穿刺抽脓或置管引流。如果脓肿无法局限，则可采用超声定位后手术切开引流，视具体情况可同时处理阑尾。

腹腔镜阑尾切除具有创伤小、恢复快、可以全面探查腹腔的特点，在临床上得到了广泛的应用。

案例24－1分析2

1. 行腹腔镜阑尾切除术。
2. 使用抗菌药物，控制感染。
3. 支持及对症治疗。

4. 手术并发症 包括术后出血、切口感染、腹膜炎和腹腔脓肿、粘连性肠梗阻、阑尾残株炎、粪瘘等。

（二）非手术治疗

仅适用于单纯性阑尾炎及急性阑尾炎的早期阶段，急性阑尾炎诊断尚未肯定的观察期间，患者不接受手术治疗或客观条件不允许，或存在手术禁忌证。主要治疗措施是使用有效抗生素，主要针对革兰阴性细菌和厌氧菌的联合抗感染治疗，还包括卧床休息、禁食，经静脉补充水、电解质、热量等。

扫码“学一学”

第三节 胆道感染

胆道感染是胆囊炎和不同部位胆管炎的总称，按病程分为急性、亚急性和慢性。发病率一般居急腹症的第二位，但在国内沿海与南方的一些省份中已上升为第一位，成为外科的常见、多发、难治疾病。

胆道感染是指胆道内有细菌感染，可单独存在，但多与胆石症同时并存，互为因果。感染的胆道易于形成结石，胆石如阻塞胆总管则有 80% ~90% 合并感染，常见的感染细菌为大肠埃希菌、铜绿假单胞菌、厌氧菌等。胆石症在静止期可无明显症状及体征，或仅有上腹部不适、隐痛、厌油腻饮食等症状；当胆道某一部位发生胆石移动、梗阻或细菌感染时，可出现右中上腹绞痛、发热、黄疸等症状，右上腹可出现压痛、反跳痛或扪及肿大胆囊之底部。重症感染可并发胆囊坏疽穿孔、胆道出血、肝脓肿、中毒性休克等。

案例 24 - 2

患者女性，46 岁。因“阵发性右上腹痛 4 天”于 2018 年 12 月 06 日入院。

患者 4 天前进食油腻食物后出现右上腹痛，呈阵发性绞痛，向右肩背部放射，无恶心、呕吐。今日进食后右上腹痛加重，伴恶心，无呕吐，无畏寒、发热。精神尚可，胃纳差，大小便正常。

体格检查：T 37℃，P 89 次/分，R 20 次/分，BP 140/90 mmHg，急性病容，皮肤、巩膜无黄染，腹部稍膨隆，无胃肠型、蠕动波，腹肌紧张，右上腹压痛，无反跳痛，Murphy's 征（+），肝脾未触及肿大，肝区叩痛（+），移动性浊音（-），肠鸣音减弱。

实验室检查：①血常规 WBC 15.24 $\times 10^9$/L；②肝功能 总胆红素（TBIL）14.1 μmol/L，直接胆红素（DB）7.2 μmol/L，间接胆红素（MB）6.9 μmol/L，；③血淀粉酶（AMY）65U/L。

辅助检查：上腹 CT 平扫：肝脏形态大小正常，肝内胆管及胆总管未见明显扩张。胆囊饱满，大小约 9.2 cm × 5.8 cm × 5.3 cm，壁厚约 6mm，腔内可见多发高密度圆形结石影。

问题：

1. 本病例的诊断有哪些？
2. 需与哪些疾病鉴别？

常见的急性胆道感染包括急性胆囊炎和急性梗阻性化脓性胆管炎。分述如下：

一、急性胆囊炎

在所有腹痛患者中，急性胆囊炎患者占3%～10%，其中80%～95%由胆囊结石引起，5%～10%为非结石性胆囊炎。急性结石性胆囊炎的起病是由于结石阻塞胆囊管，造成胆囊内胆汁滞留，继发细菌感染而引起急性炎症。急性非结石性胆囊炎是一种特殊类型的急性胆囊炎，起病严重，预后比急性结石性胆囊炎差，通常在大手术、严重创伤、烧伤、脓毒症等危重患者中发生。急性胆囊炎病理类型包括急性单纯性胆囊炎、急性化脓性胆囊炎、急性坏疽性胆囊炎、胆囊穿孔等。致病菌多数为大肠埃希菌、克雷伯杆菌和粪链球菌，厌氧菌占10%～15%，但有时可高达45%。

【临床表现】

（一）症状

急性胆囊炎的症状主要有右上腹痛、恶心、呕吐和发热等。急性发作常因饱餐、进食油腻食物诱发，右上腹疼痛可放射到右肩、肩胛和背部。急性结石性胆囊炎较常表现为胆绞痛。呼吸和改变体位常常使疼痛加重，因此患者多喜欢向右侧静卧。伴有恶心、呕吐、厌食、便秘等消化道症状。大多数患者还伴有发热，体温通常在38.0～38.5℃之间，如出现寒战、高热，表明病情严重。

（二）体征

右上腹有压痛、肌紧张及反跳痛，墨菲（Murphy）征阳性，约40%患者右上腹可触及肿大和触痛的胆囊，部分患者可出现黄疸。如发生坏疽穿孔则出现弥漫性腹膜炎表现。

（三）并发症

急性胆囊炎主要并发症有胆囊穿孔、胆道出血、胆囊内瘘、胆管炎性狭窄、胆源性肝脓肿、胆源性胰腺炎。

【辅助检查】

（一）实验室检查

血常规白细胞计数及中性粒细胞增多，白细胞计数一般为（10～15）$\times 10^9$/L，但在急性化脓性胆囊炎、胆囊坏疽等严重情况时，白细胞计数可上升至20 $\times 10^9$/L。约10%的急性胆囊炎患者可发生黄疸，黄疸一般为轻度至中度，若血清胆红素超过85 μmol/L时，常提示胆总管结石或胆管炎并肝功能损害；较多的患者表现有SGOT和SGPT升高，提示有肝实质损害的可能；血清淀粉酶亦可升高。约1/3患者血清淀粉酶升高，部分患者是由于同时有急性胰腺炎。

（二）影像学检查

B超检查可见胆囊增大，囊壁增厚（>4 mm），明显水肿时可见“双边征”，囊内结石显示强回声、其后有声影。X线肝胆区平片在少数患者的胆囊区显示钙质沉着的结石影，若有胆囊十二指肠瘘，可发现胆囊内积气。CT检查见胆囊周围液体聚集、胆囊增大、胆囊壁增厚、胆囊周围脂肪组织出现条索状高信号区。MRI检查见胆囊周围高信号、胆囊增大、胆囊壁增厚。对症状不典型的患者，可行Tc－EHIDA检查，由于胆囊管的梗阻，胆囊不显影，如果胆囊显影，可排除急性胆囊炎的诊断。

案例24-2分析1

上述病例的诊断：

1. 急性胆囊炎。
2. 胆囊结石。

【诊断和鉴别诊断】

（一）诊断

1. 症状和体征 右上腹疼痛（可向右肩、背部放射），Murphy征阳性，右上腹包块、压痛、肌紧张、反跳痛。

2. 全身反应 发热，C反应蛋白升高（≥30 mg/L），白细胞升高。

3. 影像学检查 超声、CT、MRI检查发现胆囊增大，胆囊壁增厚，胆囊颈部结石嵌顿，胆囊周围积液等表现。

（二）鉴别诊断

需要做出鉴别诊断的疾病包括：消化性溃疡穿孔、急性胰腺炎、高位阑尾炎、肝脓肿、胆囊癌、结肠肝曲癌、小肠憩室穿孔、右侧肺炎、胸膜炎和肝炎等疾病。

案例24-2分析2

上述病例需要与下列疾病相鉴别：

消化性溃疡穿孔、急性胰腺炎、高位阑尾炎、肝脓肿、胆囊癌、结肠肝曲癌、小肠憩室穿孔、右侧肺炎、胸膜炎。

【治疗】

任何抗菌治疗都不能替代解除胆囊管梗阻的治疗措施。胆囊切除是针对急性胆囊炎的有效治疗手段。通过非手术治疗控制病情进展，争取择期手术。急性非结石性胆囊炎易坏疽穿孔，一经诊断，应早期手术治疗。

（一）非手术治疗

非手术治疗包括禁食、抗感染、解痉止痛、消炎利胆、营养支持、纠正水电解质及酸碱代谢失衡。治疗期间密切注意病情变化，如病情加重，应及时决定手术治疗。如病情控制，可择期手术治疗。

（二）手术治疗

目前对于手术时机的选择还存在着争论，一般认为应采用早期手术。早期手术不等于急诊手术，而是患者在入院后经过一段时期的非手术治疗和术前准备，并同时应用B超和同位素检查进一步确定诊断后，在发病时间不超过72小时的前提下进行手术。早期手术并不增加手术的死亡率和并发症率。对非手术治疗有效的患者可采用延期手术，一般在6周之后进行。

急诊手术适应证：①发病在 48 ~ 72 小时以内者；②经非手术治疗无效或病情恶化者；③有化脓性胆囊炎、胆囊穿孔、急性化脓性胆管炎、多发性肝脓肿、急性坏死性胰腺炎等并发症者。

手术方法：①胆囊切除术：首选腹腔镜下胆囊切除，也可应用传统的或小切口胆囊切除。②对于一般情况差、病情危重的急性化脓性胆囊炎患者，可先行超声引导下经皮经肝胆囊穿刺引流术（PTGD），待一般情况改善后再择期手术治疗。③对于受医疗条件所限，无法行 PTGD，且患者无法耐受胆囊切除术时，可一期行胆囊造瘘术，择期再行胆囊切除术。

二、急性梗阻性化脓性胆管炎

急性梗阻性化脓性胆管炎（acute obstructive suppurative cholangitis AOSC）是由于胆管梗阻和细菌感染，胆管内压升高，肝脏、胆、血屏障受损，大量细菌和毒素进入血液循环，造成以肝胆系统病损为主，合并多器官损害的全身严重感染性疾病，是急性胆管炎的严重阶段。

引起急性梗阻性化脓性胆管炎的原发疾病多为胆管结石，此外，胆道寄生虫病和胆管狭窄亦是重要因素。引起急性梗阻性化脓性胆管炎的细菌主要是革兰阴性细菌，如大肠埃希菌、克雷伯杆菌最多见，常合并厌氧菌感染。

【临床表现】

（一）症状

多数患者有较长的胆道感染和胆道手术史。本病的特点有典型的 Charcot 三联征：腹痛、寒战高热、黄疸的临床表现，还有休克、神经中枢系统受抑制的表现，合称为 Reynold 五联征。可分为肝外梗阻和肝内梗阻两种，肝外梗阻腹痛、寒战高热和黄疸均较明显，肝内梗阻则主要表现为寒战/高热，而腹痛、黄疸症状较轻，伴有恶心、呕吐等消化道症状。神经系统受抑制表现为神志淡漠、嗜睡甚至昏迷。休克表现为烦躁不安、谵妄、少尿等。

（二）体征

体温呈弛张热或持续高热，脉搏增快而弱，血压降低。口唇发绀，甲床青紫，全身皮肤可有出血点和皮下瘀斑。剑突下或右上腹有压痛，可有腹膜刺激征，肝脏肿大并有压痛。肝外梗阻患者可触及肿大的胆囊。

【辅助检查】

（一）实验室检查

白细胞计数增高，白细胞计数常高于 $20\times10^9/L$，中性粒细胞比例升高，胞浆内可出现中毒颗粒。部分患者血培养有细菌生长。肝功能常呈损害，凝血酶原时间延长。动脉血气分析可有氧分压下降，血氧饱和度下降，代谢性酸中毒及低钠血症等电解质紊乱。

（二）影像学检查

B 超检查是最常应用的，简便、快捷、无创伤性，辅助诊断方法可显示胆管扩大范围和程度以确定梗阻部位，可发现结石、蛔虫、大于 1 cm 直径的肝脓肿，膈下脓肿等。胸、腹 X 线片有助于鉴别诊断脓胸、肺炎、肺脓肿、心包积脓、膈下脓肿、胸膜炎等。CT 扫描不仅可以看到肝胆管扩张、结石、肿瘤、肝脏增大、萎缩等的征象，有时可发现肝脓肿。磁共振胆胰管成像（MRCP）可以详尽地显示肝内胆管树的全貌，阻塞部位和范围。图像不受梗阻部位的限制，是一种无创伤性的胆道显像技术，已成为较理想的影像学检查手段。

经内镜鼻胆管引流术（ENBD）、经皮肝穿刺引流（PTCD）既可确定胆道阻塞的原因和部位，又可做应急的减压引流，但有加重胆道感染或使感染淤积的胆汁溢漏进腹腔的危险。

【诊断和鉴别诊断】

（一）诊断标准

1. Reynold 五联征。

2. 无休克者，应满足以下 6 项中之 2 项即可诊断：①精神症状；②脉搏 > 120 次/分；③白细胞计数 $> 20 \times 10^9/L$；④体温 > 39℃或 < 36℃；⑤胆汁为脓性或伴有胆道压力明显增高；⑥血培养阳性或内毒素升高。对一些临床表现不典型者当出现休克或血培养阳性结果时，病情已极其严重，病死率大大增加。

（二）鉴别诊断

需要做出鉴别诊断的疾病包括：急性胆囊炎、消化性溃疡穿孔或出血、急性坏疽性阑尾炎、食管静脉曲张破裂出血、重症急性胰腺炎以及右侧胸膜炎，右下大叶性肺炎等。

【治疗】

原则是紧急手术解除胆道梗阻、引流胆汁，及早、有效地降低胆管内压力。只有解除胆管梗阻，才能控制胆道感染，制止病情进展。

（一）非手术治疗

既是治疗手段，又可作为手术前准备。主要包括：①有休克者应首先抗休克，并注意防治急性肾功能衰竭。②纠正水、电解质及酸碱失衡。③联合应用足量、广谱抗生素和抗厌氧菌的抗生素，然后根据胆汁及血液的细菌培养及抗生素敏感度的测定结果加以调整。④对症给予解痉镇痛剂，降温、营养支持等治疗。⑤经过上述紧急处理者，病情可能趋于稳定，血压平稳，腹痛减轻，体温下降，待全身情况好转后，再择期行手术，否则应在抗休克的同时紧急胆道引流治疗。

（二）手术治疗

胆道减压才有可能中止胆汁和细菌向血液反流，阻止病情的恶化，抢救患者的生命。减压方法力求简单、有效。包括：①胆总管切开减压术、T 管引流术。可视情况选择开腹或腹腔镜手术，术中宜先探查胆总管，取出胆管内的结石，放置 T 形引流管。但对较高位的肝内胆管梗阻，往往不能有效减压，需配合其他手术方法，以解除引流口以上的胆管梗阻或狭窄。②ENBD：此手术创伤小，能有效地减低胆道压力。由嵌顿于胆总管下端开口处结石所引起的 AOSC，可以经纤维十二指肠镜切开 Oddi 括约肌以解除梗阻。另外，鼻导管管径较细，易被黏稠脓性胆汁和胆泥所堵塞，因此泥沙样结石引起者不宜采用 ENBD。③PTCD（经皮经肝胆管引流），操作简单，能及时减压，对高位胆管或非结石性阻塞效果较好。④如患者一般情况恢复，宜在 1 ~ 3 个月后根据病因选择彻底的手术治疗。

（孟　勇　王鉴杰　张允亮）

扫码“练一练”

第二十五章　外科其他性质的疾病

外科疾病按病因分类，大致可分为损伤、感染、肿瘤、畸形、内分泌功能失调、寄生虫病及其他性质的疾病等七类。外科其他性质的疾病，常见的有器官梗阻，如肠梗阻、尿路梗阻；形成结石，如尿路结石、胆道结石；血液循环障碍，如下肢静脉曲张等。此大类疾病由于性质不同，发病的病因也不同，在临床表现、辅助检查手段及治疗方法上有较大的差异。本章主要介绍肠梗阻及尿路结石。

扫码“学一学”

第一节　肠梗阻

案例 25－1

患者，女性，81 岁。腹痛伴恶心、呕吐 3 小时。2019 年 4 月 16 日患者因急性心肌梗死行 PCI 术，术后 2 天一直处于卧床状态，平素胃肠蠕动较慢，易腹胀。

患者于 3 小时前出现上腹部隐痛，疼痛呈阵发性，无阵发性加剧，无向肩部、腰部及其他部位放射，无发热，无头晕、头痛，无腹胀，无腹泻，伴有恶心、呕吐，呕吐咖啡样胃内容物 3 次，量约 300 ml，肛门无排气排便。

体格检查：T 36.8℃，R 20 次/分，P 83 次/分，BP 164/88 mmHg，急性痛苦面容，心、肺无异常，腹平，腹部压痛明显，叩诊呈鼓音，未见异常胃肠蠕动波，肝、脾触诊不满意，未触及病理性包块，移动性浊音阴性，肠鸣音消失。直肠指检未扪及肿物，指套无染血。

问题：

1. 本病例临床症状有何特点？
2. 最可能的诊断是什么？
3. 请列出治疗方案？

肠梗阻（intestinal obstruction）是指肠内容物不能正常运行、顺利通过肠道，为外科常见急性疾病。肠梗阻不仅可导致肠管功能与解剖上的变化，还可引起全身性生理功能紊乱。临床表现复杂多变。根据肠梗阻发生的基本原因，肠梗阻可分为三类。

（一）机械性肠梗阻

机械性肠梗阻是由于各种原因引起肠腔变狭小，肠内容通过受阻而引起。常见病因可归纳为三类：①肠壁外病变，如腹腔手术后粘连带压迫、嵌顿疝、肠管扭转或受肠壁外肿瘤压迫等；②肠壁病变，如先天性肠道闭锁、炎症性狭窄、原发性或继发性肿瘤等；③肠腔堵塞，如蛔虫、粪石、异物阻塞等。

（二）动力性肠梗阻

动力性肠梗阻可分为麻痹性和痉挛性两类，麻痹性是由于神经抑制或毒素刺激引起肠壁肌肉运动紊乱，使肠蠕动丧失或肠管痉挛，以致肠内容物不能正常运行。常见的如急性弥漫性腹膜炎、腹部大手术、腹膜后血肿或感染引起的麻痹性肠梗阻。痉挛性肠梗阻少见，如肠道功能紊乱和慢性铅中毒引起的肠痉挛。

（三）血运性肠梗阻

血运性肠梗阻是肠系膜血管栓塞或发生血栓形成，使肠血管堵塞，肠管血运障碍，继而发生肠麻痹，使肠内容物不能运行。如动脉粥样硬化引起的血栓形成。

除了按上述分类外，肠梗阻可作以下分类。

1. 单纯性肠梗阻和绞窄性肠梗阻 根据肠壁有无血运障碍分类，单纯性肠梗阻只是肠内容物通过受阻，无肠管血运障碍；绞窄性肠梗阻不但有梗阻，而且有肠壁血运障碍，可因肠系膜血管受压、血栓形成或栓塞等引起。

2. 高位肠梗阻和低位肠梗阻 根据梗阻发生的部位，肠梗阻可分为高位肠梗阻（如空肠上段）和低位肠梗阻（如回肠末段和结肠）两种。

3. 完全性肠梗阻和不完全性肠梗阻 根据梗阻的程度，分为完全性肠梗阻和不完全性肠梗阻。

4. 急性肠梗阻和慢性肠梗阻 根据病程发展的快慢可分为急性肠梗阻和慢性肠梗阻。

肠梗阻的分类是为了便于诊断与治疗，肠梗阻在不断变化的病理过程中，上述有的类型在一定条件下是可以互相转化的。

【临床表现】

（一）症状

根据肠梗阻的原因、发生部位、病变程度、发病急慢的不同，其临床表现有所不同，但各种类型的肠梗阻共同的特点是肠管的通畅性受阻，肠内容物不能正常运行通过。因此，都有不同程度的腹痛、呕吐、腹胀及肛门停止排气排便等症状。

1. 腹痛 腹痛是机械性肠梗阻最早出现的症状，梗阻发生时，由于梗阻部位以上强烈肠蠕动，表现为阵发性绞痛，疼痛多在腹中部，也可偏于梗阻所在的部位。腹痛发作时可伴有连续高亢的肠鸣音，或呈气过水音或金属音，自我感觉有肠蠕动感。有时能见到肠型和肠蠕动波。如果腹痛的间歇期不断缩短，进展成为剧烈的持续性腹痛，应警惕可能是绞窄性肠梗阻的表现。麻痹性肠梗阻的阵发性腹痛不明显，腹胀是主要的表现。

2. 呕吐 在肠梗阻早期，呕吐呈反射性，吐出物为食物或胃液。此后，呕吐随梗阻部位高低而有所不同，一般是梗阻部位愈高，呕吐出现愈早、愈频繁。高位肠梗阻时吐出物主要为胃液、十二指肠液和胆汁；低位肠梗阻时，呕吐出现迟，呕吐次数少，吐出物可呈粪样。发生肠管血运障碍时，呕吐物呈咖啡色或血性。麻痹性肠梗阻时，呕吐多呈溢出性。

3. 腹胀 腹胀常在腹痛后发生，其程度与梗阻部位有关。高位肠梗阻腹胀不明显，但有时可见胃肠型。低位肠梗阻及麻痹性肠梗阻腹胀明显，表现为全腹腹胀。结肠梗阻时，如果回盲瓣关闭良好，梗阻以上结肠可成闭袢，则腹周膨胀显著。腹部隆起不均匀对称，表现为局限性腹胀，是闭袢性肠梗阻的特点。

4. 停止排气排便 在完全性肠梗阻，患者多不再排气排便。但在梗阻早期，尤其是高位肠梗阻，梗阻以下肠内残存的气体和粪便仍可自行排出，易出现误诊。绞窄性肠梗阻，如肠套叠、肠系膜血管栓塞或血栓形成时，可排出血性黏液样或果酱样粪便。

（二）体征

单纯性肠梗阻早期，患者多无明显体征。梗阻晚期或绞窄性肠梗阻患者，可表现明显脱水征，如唇干舌燥、眼窝内陷、皮肤弹性减退，尿少或无尿等。病情严重者，可有面色苍白、四肢发凉、脉搏细速、血压下降等休克表现和全身中毒症状。

腹部检查可观察到不同程度的腹胀，也可见胃肠型和蠕动波，肠扭转时腹胀多不对称，麻痹性肠梗阻时腹胀均匀。单纯性肠梗阻时，腹壁柔软，可有轻度压痛，但无腹膜刺激征。绞窄性肠梗阻时，腹部有固定压痛和腹膜刺激征，压痛肿块常为绞窄肠袢。蛔虫性肠梗阻时，常在腹中部触及条索状团块。腹部叩诊多呈鼓音，绞窄性肠梗阻时，腹腔有渗液，移动性浊音可呈阳性。机械性肠梗阻时，肠鸣音亢进，有气过水声或金属音。麻痹性肠梗阻时，肠鸣音减弱或消失。

案例 25－1 分析 1

患者男性，主要临床表现具有如下特点：

1. 腹痛。
2. 恶心、呕吐。
3. 肠鸣音消失。

【辅助检查】

1. 实验室检查　单纯性肠梗阻的早期，实验室检查结果多无明显异常。随着病情发展，由于失水及血液浓缩，血红蛋白值、红细胞压积可升高，尿比重也增高。白细胞计数和中性粒细胞明显增高，多见于绞窄性肠梗阻。根据血气分析和血清 Na^+、K^+、Cl^-、尿素氮、肌酐的变化，了解酸碱失衡、电解质紊乱和肾功能状况。如果呕吐物或粪便检查出有潜血或者大量红细胞，应考虑发生了血运障碍。

2. X 线检查　X 线检查可协助肠梗阻的诊断。有梗阻时，可显示出肠腔内气体。直立位或侧卧位透视或平片，可见多个液平面及肠袢胀气。无上述征象，也不能排除肠梗阻。肠梗阻的部位不同，X 线表现也各有其特点。空肠黏膜环状皱襞在肠腔充气时，可显示“鱼骨刺”样，结肠胀气可显示结肠袋形。回肠扩张的肠袢多，可见阶梯状的液平面。怀疑肠套叠、乙状结肠扭转或结肠肿瘤时，可做钡剂灌肠或 CT 检查以助诊断。疑似小肠梗阻时忌用胃肠造影，以免加重病情。

案例 25－1 分析 2

患者 X 线检查报告：中上腹部可见多个长短不等的气液平，大部分较短，液平呈阶梯状排列，肠管内积气，肠壁未见明显增宽，结肠内少量肠气。影像诊断：肠梗阻。

【诊断和鉴别诊断】

典型的单纯性肠梗阻，有腹痛、呕吐、腹胀、肠鸣音亢进等表现，粘连性肠梗阻的患者，多数有腹部手术史，在病程早期，有时并不具有典型的腹痛、呕吐、腹胀、肛门停止排气排便四大症状，仅有腹痛、呕吐，需与急性胃肠炎、急性胰腺炎、输尿管结石、卵巢囊肿蒂扭转等鉴别。在诊断肠梗阻时还应进行梗阻类型、病因的鉴别。

（一）机械性还是动力性梗阻

机械性肠梗阻一般具有腹痛、呕吐、腹胀、肛门停止排气排便等典型的临床表现，早期腹胀可不显著。麻痹性肠梗阻无阵发性绞痛等肠蠕动亢进的表现，反而是肠蠕动减弱或消失，腹胀显著，而且多继发于腹腔内严重感染、腹膜后出血、腹部大手术后等。X线检查可显示大、小肠全部充气扩张；而机械性肠梗阻胀气限于梗阻以上的部分肠管，即使晚期并发肠绞窄和麻痹，结肠也不会全部胀气。根据体征与X线检查能分辨这两类肠梗阻。

（二）单纯性还是绞窄性梗阻

绞窄性肠梗阻可发生肠坏死、穿孔、腹膜炎，预后严重，必须及早确诊及手术治疗。有下列表现者，应考虑绞窄性肠梗阻的可能：①腹痛发作急骤，起始即为持续性剧烈疼痛，或在阵发性加重之间仍有持续性疼痛，无静止期。呕吐出现早、剧烈而频繁。②病情发展迅速，早期出现休克，抗休克治疗后改善不显著。③有明显腹膜刺激征，脉率增快、体温上升、白细胞计数增高。④腹胀不对称，腹部有局部隆起或触及胀大的肠袢。⑤呕吐物、胃肠减压抽出液、肛门排出物为血性，或腹腔穿刺抽出血性液体。⑥经积极非手术治疗而症状体征无明显改善。⑦腹部X线检查见孤立胀大的肠袢、不因时间而改变位置。

（三）高位还是低位梗阻

高位小肠梗阻的特点是呕吐发生早而频繁，腹胀不明显。低位小肠梗阻的特点是腹胀明显，呕吐出现晚而次数少，并呕吐粪样物。低位小肠梗阻，扩张的肠袢在腹中部，呈“阶梯状”排列，而结肠内无积气。结肠梗阻时扩大的肠袢分布在腹部周围，可见结肠袋，胀气的结肠阴影在梗阻部位突然中断。

（四）完全性还是不完全性梗阻

完全性梗阻呕吐频繁，如为低位梗阻则腹胀明显，完全停止排便排气。腹部X线检查见梗阻以上肠袢明显充气和扩张，梗阻以下结肠内无气体。不完全梗阻时呕吐与腹胀都较轻或无呕吐，X线所见肠袢充气扩张都较轻，而结肠内仍有气体存在。

（五）引起梗阻原因的鉴别

应根据年龄、病史、体征、X线检查等多方面进行分析。粘连性肠梗阻在临床上最常见，多见于以往有腹部手术、损伤或腹部炎症史的患者。嵌顿性或绞窄性腹股沟疝是常见的肠梗阻原因。2岁以内小儿，则肠套叠多见。蛔虫团所致的肠梗阻常见于儿童。老年人则以肿瘤及粪块堵塞为常见。饱餐后运动或体力劳动者出现梗阻，应考虑肠扭转。

案例25－1 分析3

诊断：根据患者术后严格卧床状态，肠蠕动缓慢，临床表现有阵发性腹痛、呕吐、肛门停止排气排便及X线检查报告等，诊断为不完全性肠梗阻。

【治疗】

肠梗阻的治疗原则是纠正肠梗阻所引起的全身生理紊乱和解除梗阻。包括非手术治疗和手术治疗，不论采取何种治疗方式，首先要纠正水、电解质紊乱和酸碱失衡，改善患者的全身情况。

（一）基本治疗

1. 胃肠减压　主要治疗措施之一，通过胃肠减压，吸出胃肠道内的气体和液体，可以减轻腹胀，降低肠腔内压力，减少肠腔内的细菌和毒素，改善肠壁血循环，有利于改善局部病变和全身情况。

2. 纠正水、电解质紊乱和酸碱失衡　水、电解质紊乱和酸碱失衡是急性肠梗阻最突出的生理紊乱，纠正水、电解质紊乱和酸碱失衡是极重要的措施。输液所需容量和种类须根据呕吐情况、缺水体征、血液浓缩程度、尿排出量和比重，并结合血清钾、钠、氯和血气分析监测结果而定。

3. 防治感染和中毒　应用抗菌药物防治细菌感染，以减少毒素的产生。

4. 对症处理　包括镇静剂、解痉剂等，慎用止痛剂。

（二）非手术治疗

非手术治疗主要适用于单纯性肠梗阻（粘连性），麻痹性或痉挛性肠梗阻，蛔虫或粪块堵塞引起的肠梗阻，肠套叠早期等。在治疗期间，必须严密观察，如症状、体征不见好转或继续加重，即应手术治疗。非手术治疗的措施主要是胃肠减压，纠正水、电解质紊乱和酸碱失衡，防治感染和中毒。

（三）手术治疗

手术的原则和目的是在最短手术时间内，以最简单的方法解除梗阻或恢复肠腔的通畅。具体手术方法要根据梗阻的病因、性质、部位及患者全身情况而定。主要适用于绞窄性肠梗阻、肿瘤及先天性肠道畸形引起的肠梗阻，以及非手术治疗无效的患者，应手术治疗。根据梗阻的病因、性质、部位及患者全身情况决定手术方法。大体有以下四种方式。

（1）单纯解除梗阻的手术　如粘连松解术、切断粘连束带，肠切开去除蛔虫、粪石等异物，肠套叠或肠扭转复位术等。

（2）肠切除肠吻合术　如肠管因肿瘤、炎症性狭窄等，或局部肠袢已经坏死，则应做肠切除肠吻合术。

对于绞窄性肠梗阻，应争取在肠坏死以前解除梗阻，恢复肠管血液循环。正确判断肠管的生机十分重要。如在解除梗阻原因后有下列表现，说明肠管已无生机：①肠壁呈黑色并塌陷；②肠壁失去张力和蠕动能力，肠管呈麻痹、扩大、对刺激无收缩反应；③相应的肠系膜终末小动脉无搏动。若判断有困难，可用等渗盐水纱布热敷，或用0.5%普鲁卡因溶液做肠系膜根部封闭，观察10～30分钟仍无好转，说明肠已坏死，应做肠切除术。

（3）肠短路吻合　当引起梗阻的原因既不能简单解除，又不能切除时，如晚期肿瘤已浸润固定，或肠粘连成团与周围组织难以剥离，则可做梗阻近端与远端肠袢的短路吻合术。

（4）肠造口或肠外置术　病情危重，或为局部病变所限，不能耐受和进行复杂手术，可用这类术式解除梗阻，但主要适用于低位肠梗阻，如急性结肠梗阻。对单纯性结肠梗阻，一般采用梗阻近侧（盲肠或横结肠）造口，以解除梗阻。如已有肠坏死，则应切除坏死肠段并将两断端外置做造口术，待以后二期手术再解决结肠病变。

案例 25 - 1 分析 4

治疗方案：

1. 禁食。
2. 停留胃管。
3. 对症治疗，如解痉治疗等。
4. 支持治疗，如补充液体等。
5. 严密观察病情变化。

扫码“学一学”

第二节　尿路结石

尿路结石又称为尿石症，是肾结石、输尿管结石、膀胱结石和尿道结石的总称，是泌尿外科的常见病。男性多于女性，男女之比为 3∶1。尿路结石的形成机制未完全阐明，有多种学说，肾钙化斑、过饱和结晶、结石基质、晶体抑制物质、异质促进成核学说是结石形成的基本学说。目前，对多数结石尚无十分有效的预防方法。近 20 年来，尿路结石的治疗发生了重大突破，90% 左右的尿路结石可不再采取传统的开放手术治疗。

尿路结石主要在肾脏和膀胱内形成，输尿管结石和尿道结石一般是结石排出过程中在此停留所致。上尿路结石与下尿路结石的形成机制、病因、结石成分及流行病学有显著差异。上尿路结石以草酸钙或磷酸钙结石多见，膀胱结石以磷酸镁铵、尿酸结石多见。影响结石的主要因素有流行病学因素、尿液因素、泌尿系解剖结构异常、感染因素等。

尿路结石形成后，可引起尿路直接损伤、梗阻、感染和恶性变。这些病理生理改变与结石所在的部位、大小、数目、继发炎症和梗阻程度等有关。梗阻与感染不但造成泌尿系统的损伤，而且促进了结石的形成与发展。

一、上尿路结石

上尿路结石包括肾和输尿管结石，主要表现是疼痛和血尿，其程度取决于结石的部位、大小、活动度以及有无并发症。

案例 25 - 2

患者，男性，29 岁。因“左腰部疼痛伴肉眼血尿 5 小时”于 2018 年 4 月 21 日入院。

患者于 5 小时前无明显诱因下出现左腰部剧烈疼痛，疼痛呈持续性，无向其他部位放射，伴淡红色全程肉眼血尿，无寒战、发热，无尿频、尿急、尿痛，无排尿困难，无腹痛、腹胀，曾呕吐胃内容物 3 次。

体格检查：T 37℃，P 84 次/分，R 20 次/分，BP 136/70 mmHg，痛苦面容，心、肺无异常，腹平、软，全腹无压痛及反跳痛，左腰部有明显叩击痛，双输尿管行程无压痛。

辅助检查：①尿常规示白细胞5个/Hp，红细胞满视野；②B超检查示右肾正常，左肾肾盂轻度扩张，左输尿管上段扩张，可见强回声团，大小约0.7 cm×1.1 cm

问题：

1. 该病例的临床诊断是什么？
2. 应做哪些辅助检查明确诊断？
3. 如何治疗？

【临床表现】

（一）疼痛

活动后出现上腹或腰部绞痛或钝痛，典型的表现为剧烈疼痛，阵发性发作，沿输尿管行径，放射至同侧大腿内侧，还可累及同侧睾丸或阴唇，可有面色苍白、恶心、呕吐等症状。结石在中段输尿管，疼痛放射至中下腹部。结石处于输尿管膀胱壁段或输尿管口时，可伴有膀胱刺激征及尿道和阴茎头部放射痛。

（二）血尿

疼痛后出现血尿是尿路结石的特征性表现。通常表现为肉眼或镜下血尿，以后者更为常见。血尿的程度与结石对尿路黏膜损伤程度有关。

（三）膀胱刺激征

结石伴感染时，可有尿频、尿急、尿痛。

（四）肾区叩击痛或输尿管行径压痛

疼痛发作时，病侧肾区可有叩击痛或输尿管行径压痛。

【并发症】

结石继发急性肾盂肾炎或肾积脓时，可有发热、寒战等全身症状。结石所致严重肾积水，可在上腹部扪及增大的肾脏。双侧上尿路结石引起双侧尿路完全性梗阻或孤立肾上尿路完全性梗阻时，可导致无尿，出现尿毒症。

【诊断和鉴别诊断】

与活动有关的疼痛和血尿，有助于此病的诊断确立，尤其是典型的肾绞痛。鉴别诊断主要是排除其他可引起腹部疼痛的疾病如急性阑尾炎、异位妊娠、急性胆囊炎、肾盂肾炎、胆石症等。

案例25－2分析1

临床诊断：左侧输尿管上段结石

诊断依据：

1. 左腰部剧烈疼痛。
2. 肉眼血尿。

3. 左腰部有明显叩击痛。

4. 尿常规检查发现有大量红细胞。

5. B 超检查示左输尿管上段扩张，可见强回声团，大小约 0.7 cm×1.1 cm。

6. 做 X 线检查可明确诊断。

（一）实验室检查

1. 尿常规检查 常能见到肉眼或镜下血尿，伴感染时有脓尿。

2. 尿细菌培养 感染性尿结石患者尿细菌培养呈阳性。

3. 结石成分分析 怀疑患者尿路结石的形成与代谢有关时，应测定血、尿中钙、磷、尿酸、草酸等，必要时做钙负荷试验。

4. 肾功能测定。

（二）影像学检查

1. B 超 结石显示为特殊声影，亦能评价肾积水引起的肾包块或肾实质萎缩等，可发现泌尿系平片不能显示的小结石和透 X 线阴性结石。

2. 泌尿系统平片（KUB） 能发现 95% 以上的结石。正侧位摄片可以分辨腹内其他钙化阴影如胆囊结石、肠系膜淋巴结钙化、静脉石等。

3. 排泄性尿路造影（IVU） IVU 不但是上尿路结石确诊的方法，也是确定治疗方案的重要依据。IVU 可以评价结石所致的肾结构和功能改变，有无引起结石的尿路异常如先天性畸形等。若有充盈缺损，则提示有透 X 线的尿酸结石可能。

4. 逆行肾盂造影（RP） 适用于其他方法不能确定结石的部位或结石以下尿路情况不明时使用。

5. CT 能发现以上检查不能显示的或较小的输尿管中、下段结石。有助于鉴别不透光的结石、肿瘤、血凝块等。由于检查费用昂贵，很少作为结石患者的首选诊断方法。

6. 放射性核素肾显像 评价治疗前肾受损的肾功能和治疗后肾功能恢复状况；确定双侧尿路梗阻患者功能较好的肾。

7. 磁共振水成像（MRU） MR 不能显示尿路结石，可以了解结石梗阻后肾输尿管积水的情况，适用于不适合做静脉尿路造影的患者（如造影剂过敏）。

（三）内镜检查

包括肾镜、输尿管镜和膀胱镜检查。通常在泌尿系平片未显示结石，排泄性尿路造影有充盈缺损而不能确诊时，借助于内镜可以明确诊断和进行治疗。

【治疗】

案例 25-2 分析 2

上述病例的主要治疗方法：输尿管镜碎石取石术

治疗方案的选择与病因、结石大小、数目、位置、肾功能状况、有无梗阻、感染等相关。直径 <0.4 cm、光滑的结石，90% 能自行排出；直径 <0.6 cm、光滑的结石，无尿路梗阻、无感染，纯尿酸结石及胱氨酸结石，可先使用药物治疗。

（一）病因治疗

少数患者能找到形成结石的病因，如甲状旁腺功能亢进，只要切除腺瘤，原有的尿路结石会自行溶解、消失；尿路梗阻者，只要解除梗阻，可以避免结石复发。

（二）药物治疗

根据已排出的结石或经手术取出的结石所做的结石成分分析，决定药物治疗的方案。

胱氨酸结石治疗需碱化尿液，使 pH >7.8，摄入大量液体 α-巯丙酰甘氨酸（α-MPG）和乙酰半胱氨酸，乙酰半胱氨酸有溶石作用。卡托普利有预防胱氨酸结石形成的作用。

尿酸结石是体内嘌呤代谢紊乱的产物，碱化尿液、口服别嘌呤醇及饮食调节有治疗作用，效果较好。

酸化尿液，应用脲酶抑制剂，有控制结石长大作用；限制食物中磷酸的摄入，应用氢氧化铝凝胶限制肠道对磷酸的吸收，有预防作用。调节尿 pH 可以增高结石的溶解度。口服枸橼酸钾、碳酸氢钠等，以碱化尿液，有利于尿酸和胱氨酸结石的溶解和消失；口服氯化铵使尿酸化，有利于防止感染性结石生长。感染性结石需要控制感染。

在药物治疗过程中，还需增加液体摄入量，以增加尿量，每天保持尿量在 2000 ml 以上；控制感染，根据细菌培养及药物敏感试验选用抗菌药物。中药和针灸对结石排出有促进作用。

肾绞痛的治疗以解痉止痛为主，如注射阿托品、哌替啶，同时应用钙通道阻滞剂、吲哚美辛、黄体酮等。

（三）体外冲击波碎石（ESWL）

通过 X 线或 B 超对结石进行定位，利用高能冲击波聚焦后作用于结石，使结石裂解，直至粉碎成细砂随尿液排出体外。

碎石效果与结石部位、大小、性质、是否嵌顿等因素有关。肾、输尿管上段 <2.5 cm 的结石，具有正常的肾功能，碎石成功率可达 90% 左右。结石体积过大常需多次碎石，残留结石率高，清除时间长。按照结石成分不同，碎石由易到难依次为磷酸镁铵、二水草酸钙、尿酸、磷酸钙、一水草酸钙、胱氨酸。一般两次治疗的间隔时间不少于 1 周。

（四）经皮肾镜取石或碎石术（PCNL）

经腰背部细针穿刺直达肾盏或肾盂，扩张并建立皮肤至肾内的通道，插放肾镜，直视下取石或碎石。其优点在于结石取净率高、创伤性较小。碎石可采用机械、超声、液电、激光或气压弹道法等。适用于一些复杂性肾结石如鹿角形肾结石、多发性肾结石等。凝血机制障碍、对造影剂过敏、过于肥胖穿刺针不能达到肾或脊柱畸形者不宜采用此法。常见并发症有肾实质撕裂或穿破、出血、漏尿、感染、动静脉瘘、损伤周围脏器等。对于复杂肾结石，单一采用 PCNL 或 ESWL 都有困难，可以联合应用，互为补充。

（五）输尿管镜取石或碎石术（URL）

经尿道置入输尿管镜，经膀胱进入输尿管套石篮或取石钳取石，结石较大者超声、激光或气压弹道等方法碎石。可作为于中、下段输尿管结石的首选方法，亦用于 ESWL 治疗所致的“石街”。并发症有感染、黏膜下损伤、假道、穿孔、撕裂等，远期可有输尿管口狭窄，闭塞或逆流等。

（六）腹腔镜输尿管取石（LUL）

适用于输尿管结石 >2 cm 者或经 ESWL、输尿管镜取石失败者。

（七）开放手术治疗

由于腔内泌尿外科及 ESWL 技术的普遍开展，绝大多数上尿路结石已不用开放手术。主要术式有以下几种。

1. 肾盂切开取石术 适用于结石 >1 cm，或合并梗阻、感染的结石。肾外型肾盂伴发结石常采用此法。肾内型肾盂，或结石较大（鹿角形结石）经肾盂切开取石易造成肾盂撕裂者，应采取肾窦内肾盂切开取石术。

2. 肾实质切开取石术 适用于肾盏结石，尤其是肾盂切开不易取出或多发性肾盏结石。根据结石所在部位，沿肾前后段段间线切开或于肾后侧做放射状切口取石。当肾盏局部实质变薄时，做局部小切口即可取出结石。

3. 肾部分切除术 对结石在肾一极的，尤其是肾下盏多发性结石或有肾盏颈部狭窄的多发结石与肾盏黏膜粘连严重的结石，可采用肾部分切除术。术中除取净结石外，要求缝闭肾盂及充分止血，否则易形成肾尿瘘。此术式较少应用。

4. 肾切除术 因结石导致肾结构严重破坏，功能丧失，或合并肾积脓，而对侧肾功能良好，可将患肾切除。

5. 输尿管切开取石术 适用于嵌顿较久或其他的方法治疗无效的结石。

双侧上尿路结石的手术治疗原则：①双侧输尿管结石时，一般先处理梗阻严重侧。条件允许时，可同时行双侧输尿管取石。②一侧肾结石，另一侧输尿管结石时，先处理输尿管结石。③双侧肾结石时，应在尽可能保留肾的前提下，一般先处理容易取出且安全的一侧。若肾功能极差，梗阻严重，全身情况不良，宜先行经皮肾造瘘。待患者情况改善后再处理结石。④孤立肾上尿路结石或双侧上尿路结石引起急性完全性梗阻无尿时，一旦诊断明确，只要患者全身情况许可，应及时施行手术。若病情严重不能耐受手术，应试行输尿管插管，通过结石后留置导管引流；不能通过结石时，则改行经皮肾造瘘，待病情好转后再选择适当的治疗方法。

二、膀胱结石

原发性膀胱结石多见于男孩，与营养不良和低蛋白饮食有关，其发生率在我国已明显下降。继发性膀胱结石常见于前列腺增生、膀胱憩室、神经源性膀胱、异物或肾、输尿管结石排入膀胱。

案例 25－3

患者，男性，43 岁。因“活动后血尿伴尿频、尿痛，排尿困难 1 月余”于 2018 年 9 月 9 日入院。

1 个月前，患者打羽毛球后出现淡红色全程肉眼血尿，伴尿频、尿痛，排尿困难，尿线变细，无恶心、呕吐，无寒战、发热，无腹痛、腰痛。休息后，尿痛、排尿困难及血尿可自行缓解。近半月来，运动后肉眼血尿反复出现，伴排尿困难，尿痛，休息后可缓解。

体格检查：T 36.8℃，P 76 次/分，R 21 次/分，BP 122/83 mmHg，心、肺无异常，腹平、软，全腹无压痛及无反跳痛，双肾区无叩击痛，双输尿管行程无压痛，膀胱区无隆起，未触及包块。前尿道近阴茎根部可触及瘢痕，前列腺约 4 cm×4 cm 大小，中央沟浅，表面光滑，无硬结，边界清楚。

辅助检查：IVU 检查示膀胱结石，膀胱边缘毛糙，考虑慢性膀胱炎可能性大，双肾功能良好。

问题：

1. 本病例临床症状有何特点？
2. 考虑哪些诊断？

【临床表现】

常见症状为下腹疼痛、排尿困难和血尿。典型症状为排尿突然中断，疼痛放射至远端尿道及阴茎头部，伴排尿困难和膀胱刺激症状。症状出现时，小儿常用手搓拉阴茎，跑跳或改变排尿姿势，能使疼痛缓解，继续排尿。并发感染时，膀胱刺激症状加重，并有脓尿。若结石位于膀胱憩室内，仅表现为尿路感染。若结石持续嵌顿于膀胱颈，可发生急性尿潴留。

案例 25－3 分析 1

上述病例临床症状有以下特点：

1. 活动后血尿。
2. 尿频、尿痛，排尿困难。
3. 尿线变细。

【诊断和鉴别诊断】

根据典型症状可初步诊断，进一步诊断的方法需依靠以下辅助检查。

（一）实验室检查

尿液常规检查可发现红细胞。如并发感染，尿培养可有细菌生长。

（二）B 超检查

能发现强光团及声影，还可同时发现膀胱憩室、良性前列腺增生等。

（三）X 线检查

膀胱区平片能显示绝大多数结石，怀疑有上尿路结石可能时，还需做泌尿系统平片及排泄性尿路造影。

（四）膀胱镜检查

能直接见到结石，并可发现膀胱病变。

（五）直肠指检

较大的结石常可经直肠腹壁双合诊被扪及。

案例25－3分析2

上述病例的临床诊断：

1. 膀胱结石
2. 尿道狭窄（前尿道）
3. 慢性膀胱炎

【治疗】

采用手术治疗。膀胱感染严重时，应用抗菌药物；若有排尿困难，则应先留置导尿，以利于引流尿液及控制感染，同时治疗病因。

（一）经尿道膀胱镜取石或碎石

大多数结石应用碎石钳机械碎石，并将碎石取出，适用于结石<3 cm者。较大的结石需采用液电、超声、激光或气压弹道碎石。

（二）耻骨上膀胱切开取石术

为传统的开放手术方式，适用于结石过大、过硬或伴有膀胱憩室、前列腺增生等病变时，同时可将引起结石的病因一并处理。

三、尿道结石

尿道结石大部分来自膀胱，极少是因尿道狭窄、尿道憩室等在尿道内直接形成。好发部位为前列腺部尿道、球部尿道、尿道舟状窝及尿道外口。

【临床表现】

典型症状为排尿困难，点滴状排尿，伴尿痛并向阴茎头放射，重者可发生急性尿潴留及会阴部剧痛。

【诊断和鉴别诊断】

男性前尿道结石在阴茎或会阴部可扪及，后尿道结石可经直肠指检触及。X线检查及B超检查有助于明确诊断。尿道金属探条有特殊的感觉和声响。尿道镜能直接观察到结石。

【治疗】

尿道结石治疗的目的是尽快取出结石，迅速解除痛苦，防止尿潴留，以后再根据病因进行治疗。结石取出途径和方法的选择应符合最易于取出结石并对尿道的损伤小的原则。

结石位于舟状窝时，可向尿道内注射无菌石蜡油，而后轻轻推挤或用小钳子取出。前尿道结石可在阴茎根部阻滞麻醉下，压迫结石近端尿道防止结石后退，注入无菌石蜡油后轻轻推挤钳出。取石勿用暴力，尽量避免行尿道切开取石以免发生尿道狭窄。

后尿道结石可用尿道探条将结石推入膀胱，再按膀胱结石处理。

扫码“练一练”

（陈　祺　李锦锦　康　旭）

第六篇

妇产科疾病

扫码“学一学”

第二十六章　概论及女性生殖系统解剖

第一节　妇产科学概论

妇产科学（obstetrics and gynecology）是专门研究妇女生殖系统生理、病理变化及生育调控的一门学科，分产科学（obstetrics）和妇科学（gynecology）两大部分。

产科学是一门关系到妇女妊娠、分娩和产褥全过程，并对该过程中孕产妇、胚胎及胎儿所发生的一切生理、病理改变进行预防、诊断、处理的临床医学科学。产科学包括生理产科学、病理产科学及围产医学和胎心医学。妇科学是一门研究妇女在非妊娠期生殖系统的一切生理和病理改变，并对其诊断处理的医学科学。妇科学包括女性生殖系统解剖、女性生殖器炎症、损伤和发育异常，还有女性生殖器肿瘤、女性生殖内分泌异常及其他特有疾病。在我国，妇产科学还包括计划生育（family planning）的内容，其内容包括生育时期的选择、生育数量和间隔的控制及非意愿妊娠的预防和处理等。

妇产科学与女性的整体密不可分，例如，正常月经来潮和排卵有赖于生殖内分泌的调节，其中任何一环节异常均可出现月经失调或者不孕。一方面，女性生殖系统发生变化也与其他器官系统互相影响，譬如绝经对骨质疏松、冠心病等发病风险的增加。另一方面，产科学与妇科学之间也多有互为因果的关系，如子宫肌瘤可能与流产、难产等有关，输卵管炎症可导致宫外孕、不孕等。

妇产科学既是临床医学也是预防医学，如产前筛查、子宫颈癌筛查等，在女性一生的各个阶段都有不同的保健要点，预防疾病发生。

【分类】

妇产科疾病有多种分类方法，可分为产科学和妇科学两大类，常见的临床表现如下。

（一）产科学

1. 妊娠并发症　常见疾病有自然流产、异位妊娠、妊娠剧吐、妊娠期高血压疾病、妊娠期肝内胆汁淤积症、妊娠期急性脂肪肝、早产、过期妊娠。

2. 胎儿异常与多胎妊娠　常见疾病有胎儿生长受限、巨大儿、胎儿窘迫、死胎、多胎妊娠。

3. 胎儿附属物异常　常见疾病有前置胎盘、胎盘早剥、胎盘植入、胎膜早破、羊水量异常、脐带异常。

4. 分娩并发症　常见疾病有产后出血、羊水栓塞、子宫破裂。

（二）妇科学

1. 外阴　主要症状为外阴瘙痒、肿痛。常见疾病有前庭大腺炎、外阴慢性单纯性苔藓、外阴硬化性苔藓、其他外阴色素减退性疾病。

2. 阴道　主要症状为外阴瘙痒、灼热不适、阴道分泌物异常等。常见疾病有滴虫阴道炎、外阴阴道假丝酵母菌病、细菌性阴道病、萎缩性阴道炎等。

3. 子宫颈　主要症状为阴道分泌物增多、经间期出血或伴泌尿系统感染等。临床常见的是宫颈炎。若宫颈管黏膜炎症得不到及时治疗，可引起上生殖道炎症。

4. 子宫 主要症状有腹胀、下腹痛、痛经、不孕、性交不适、月经异常等。常见疾病有子宫肌瘤、子宫内膜息肉、子宫内膜异位症、子宫腺肌病、子宫内膜癌等。

5. 卵巢和输卵管 主要表现为腹胀、下腹疼痛、不孕等。常见疾病有卵巢肿瘤、输卵管炎症等。

6. 妊娠滋养细胞疾病 主要表现有停经，异常阴道流血、腹胀、腹痛、妊娠呕吐等。常见疾病有葡萄胎、妊娠滋养细胞肿瘤、胎盘部位滋养细胞肿瘤。

7. 盆腔疾病 主要表现有下腹痛、阴道分泌物增多，可有腹胀、腹泻、尿频、尿急、尿痛、排便困难等其他系统症状。常见疾病有盆腔炎性疾病、生殖器结核等。

8. 生殖内分泌疾病 主要表现有月经异常，还有不孕、多毛、痤疮、肥胖，代谢紊乱等内分泌异常表现。常见疾病有异常子宫出血、闭经、多囊卵巢综合征、痛经、经前期综合征、绝经综合征、高泌乳素血症、早发性卵巢功能不全。

【诊断与鉴别诊断】

正确的诊断必须建立在认真收集临床资料包括病史、体征、常规化验及其他特殊检查结果，并进行全面分析的基础上，才能尽快做出正确诊断。

（一）病史

应详细询问年龄、职业、月经史、孕产史、既往史、家族史和丈夫的健康状况等。如停经史首先鉴别妊娠和非妊娠状态，依据末次月经时间，发现怀孕时间及早期早孕B超结果可推算预产期；判断病情。

（二）症状

1. 产科常见症状 ①便秘；②痔疮；③消化系统症状；④腰背痛；⑤下肢及外阴静脉曲张；⑥贫血；⑦下肢肌肉痉挛；⑧仰卧位低血压，改变体位即恢复正常；⑨下肢水肿；⑩假丝酵母菌性阴道炎。

2. 妇科常见症状 ①阴道流血，为最常见的主诉，原因较多；②白带异常；③下腹痛；④外阴瘙痒；⑤下腹部肿块；⑥闭经；⑦不孕。

（三）体征

1. 产科检查 包括腹部检查、产道检查、阴道检查和肛门指诊。腹部检查触诊时，进行四步触诊法检查子宫大小、胎产式、胎先露、胎方位及胎先露是否衔接（图26-1）。在孕妇腹壁靠近胎背上方胎心听得最清楚。骨盆测量分内测量和外测量两种。

2. 妇科检查 包括外阴、阴道、宫颈、宫体及双侧附件检查。方法有外阴部检查、阴道窥器检查、双合诊、三合诊和直肠-腹部诊。

（四）实验室和辅助检查

1. 产前筛查和产前诊断 可取孕妇外周血检查，也可介入性宫内取材检查。

2. 羊水检查 用于遗传病及遗传代谢病、宫内病原体感染的产前筛查和诊断，胎儿肺成熟度的判断。

3. 生殖道细胞学检查 可采用涂片、刮片、脱落细胞、吸片等方法，可反映体内性激素水平，又可观察生殖道不同恶性肿瘤的情况变化。

4. 子宫颈脱落细胞 HPV 检测 高危型人乳头瘤病毒（human papilloma virus，HPV）

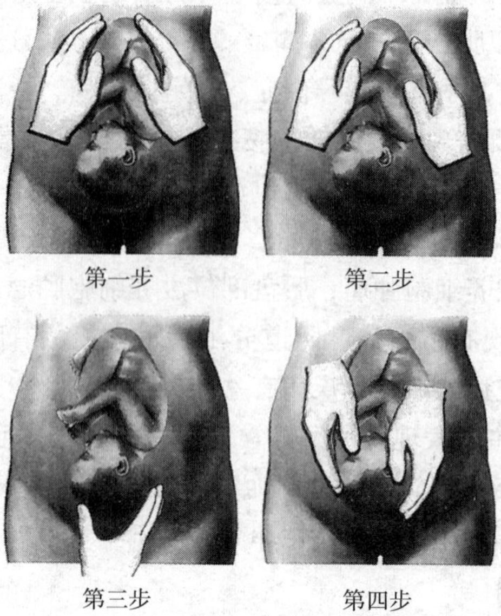

图 26－1　胎位检查的四步触诊法

的持续感染是促使子宫颈癌的主要因素，HPV 检测对子宫颈癌及其癌前病变是有效的常规筛查。

5. 妇科肿瘤标志物检查　有助于肿瘤诊断、鉴别诊断及疗效与预后监测。

6. 女性生殖器官活组织检查简称活检　可作为诊断的最可靠依据。

7. 女性内分泌激素测定　主要测定下丘脑、垂体、卵巢分泌的内分泌激素，对月经异常、不孕及避孕药物的使用均有重要意义。

8. 输卵管通畅检查　主要目的用于检查输卵管是否通畅。常用方法有通液术、子宫输卵管造影术，近来还有腹腔镜直视下输卵管通液检查、宫腔镜下经输卵管口插管通液检查。

9. 常用穿刺检查　①经腹壁腹腔穿刺术：用于判断腹腔积液、下腹部肿块性质，还有腹腔化疗等。②经腹壁羊膜腔穿刺术：于妊娠中晚期抽取羊水协助诊断，或注入药物或生理盐水用于治疗。③经阴道后穹隆穿刺术：常用于异位妊娠、盆腔积液、积脓协助检查，还有超声引导下取卵。

10. 影像检查　①超声检查：是妇产科疾病常用的影像学检查。产科方面可以了解胚胎、胎儿主要解剖、胎儿生长发育、胎儿附属物及羊水情况。妇科方面用于检查子宫肌瘤、子宫腺肌瘤、盆腔子宫内膜异位症、盆腔炎性疾病、盆底功能障碍性疾病、妇科恶性肿瘤等。②X 线检查：诊断先天性子宫畸形、妇科恶性肿瘤肺转移，还用于恶性肿瘤的介入治疗。③CT：显示肿瘤的结构特点、位置、囊实性、周围侵犯及远处转移情况，但对卵巢肿瘤定位不如 MRI。④MIR：清晰显示肿瘤信号与正常组织的差异，广泛用于妇科肿瘤和子宫内膜异位症的诊断和术前评估。⑤PET：妇科恶性肿瘤评估。

11. 妇产科内镜检查　①胎儿镜：可观察胎儿形态或行胎儿活组织检查以及对胎儿进行宫内治疗的方法。②阴道镜（colposcopy）：直接观察放大 5～40 倍的阴道和子宫颈部位的血管形态和上皮结构，以发现癌相关病变并进行活检。③宫腔镜（hysteroscope）：直接观察子宫颈管及内口、子宫腔及输卵管开口情况，可取活检甚至手术治疗。④腹腔镜检查（laparoscope）：在妇科手术中应用日益广泛，是盆腔脏器的重要诊疗手段，近来单孔腹腔镜的发展正在进一步拓展临床应用。

【防治原则】

上医治未病，妇产科疾病亦如此，讲求早发现、早诊断、早治疗。例如，可预防宫颈癌发病的疫苗已在国外上市多年，数据显示可预防大部分的宫颈癌发病的疫苗最近也在我国获得批准，以满足中国适龄女性对通过疫苗接种来预防宫颈癌的健康需求。对于子宫肌瘤，卵巢囊肿等常见病，可以选择药物治疗，还有手术或腹腔镜、宫腔镜等微创技术治疗。对于子宫内膜异位症等慢性疾病，指导患者掌握疾病的规律，并采取积极措施，预防复发，防止并发症等。

妇产科药物治疗有其特殊性。妊娠期是个特殊的时期，药物在孕妇体内发生的药代动力学和药效变化也会与非妊娠期有明显差异；对孕妇、胎儿、新生儿产生不良影响，故孕期应尽量减少药物应用。

内分泌治疗是妇产科治疗学的重要组成部分。女性生殖功能具有独特的生理特征——周期性，受中枢神经系统，特别是下丘脑和垂体、性激素的调节，是人体中最复杂的调控系统之一。下丘脑－垂体－卵巢轴间的精密协调、相互制约、互为因果，促成正常妇女生殖过程的周期性特征，是生殖内分泌的核心；应用自然或人工合成的性腺激素和药物来纠正、恢复妇女生殖功能，治疗月经不调和妇产科内分泌性疾病，对提高妇产科的临床诊治水平有很大的意义。

【进展和展望】

随着科学技术和基础学科不断取得新进展，妇产科学近年来也取得了快速的发展。

1. 胎儿医学　当代的围产医学改变了以往母婴医学为中心的理论体系，将使胎儿医学发展为独立的学科。

2. 产前筛查和诊断技术不断创新　功能基因组学的应用可为遗传筛查提供更多支持；产前诊断及胎儿手术等各种胎儿干预技术将把出生缺陷降低到最低限度。

3. 辅助生殖技术不断成熟　药物的完善、超声排卵监测、显微技术、体外未成熟卵子及胚胎的培养、卵子精子及胚胎的储存、分子遗传学技术的不断发展，使各种助孕技术得以大力开展，不断满足人类生殖、优生优育的要求。

4. 妇科微创技术飞跃发展　随着阴道镜、宫腔镜、腹腔镜的广泛应用，许多盆腔手术已被内镜手术替代，经脐单孔腹腔镜手术是国际最前沿微创技术；医学工程的进步将使机器人手术打开更多的手术禁区，将精确与微创推向更高的境界。

5. 妇科肿瘤学迅速发展　功能基因组学、肿瘤标志物及各种影像技术的应用，使一些妇科肿瘤的早期诊断成为可能。放射治疗技术的发展，手术方法的改进，各种新的化疗药物的研发及应用，使一些妇科肿瘤的治疗效果有了明显改善。

6. 再生医学的发展　生物医学工程的进步将把分子成像、干细胞移植、生物治疗、组织工程、器官克隆等新兴技术引入妇产科领域，将使女性生殖器官结构和功能重建成为可能。2019 年 1 月 20 日，中国首个、全球第 14 个在移植子宫内孕育的宝宝在西京医院出生。

第二节　女性生殖系统解剖

女性生殖系统包括内、外生殖器及其相关组织。骨盆为生殖器官的所在地，且与分娩有密切关系。

一、外生殖器

女性外生殖器又称外阴（vulva），指生殖器官的外露部分，位于两股内侧间，前面为耻骨联合，后面以会阴为界，包括阴阜、大阴唇、小阴唇、阴蒂和阴道前庭（图26－2）。

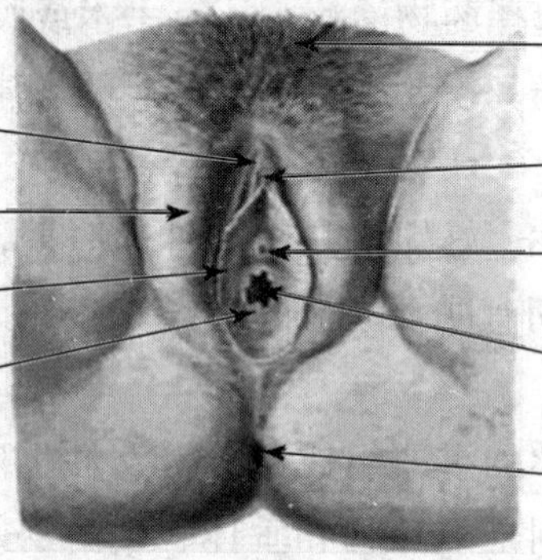

图26－2　女性外生殖器

（一）阴阜

阴阜即耻骨联合前面隆起的脂肪垫。青春期该部皮肤开始生长阴毛，分布呈尖端向下的三角形。

（二）大阴唇

大阴唇为邻近两股内侧的一对纵行隆起的皮肤皱襞。起自阴阜，止于会阴。大阴唇外侧面为皮肤，其内侧面湿润似黏膜。皮下富含血管、淋巴管和神经，外伤后易形成血肿。

（三）小阴唇

小阴唇为位于大阴唇内侧的一对薄皱襞。无毛，富含神经末梢，故敏感。

（四）阴蒂

阴蒂位于两小阴唇顶端的联合处，对性刺激敏感，其分为三部分，前为阴蒂头，富含神经末梢，极敏感，中为阴蒂体，后部分为两个阴蒂脚，各附着于两侧的耻骨支上。

（五）阴道前庭

阴道前庭为两小阴唇之间的菱形区。其前为阴蒂，后为阴唇系带。在此区域内，前方有尿道外口，后方有阴道口，尚有前庭球、前庭大腺及处女膜。

二、内生殖器

女性内生殖器包括阴道、子宫、输卵管和卵巢，后二者称子宫附件（uteline adnexa）（图26－3）。

（一）阴道

阴道（vagina）为性交器官，是月经血排出及胎儿娩出的通道。

1. 位置和形态　位于真骨盆下部中央，呈上宽下窄的管道，上端包围宫颈，下端开口于阴道前庭后部。环绕宫颈周围的部分称阴道穹隆。

2. 组织结构　阴道壁由黏膜、肌层和纤维组织膜构成，有很多横纹皱襞，故有较大伸展性。阴道黏膜受性激素影响有周期性变化。阴道壁的静脉丛丰富，损伤后易出血或形成血肿。

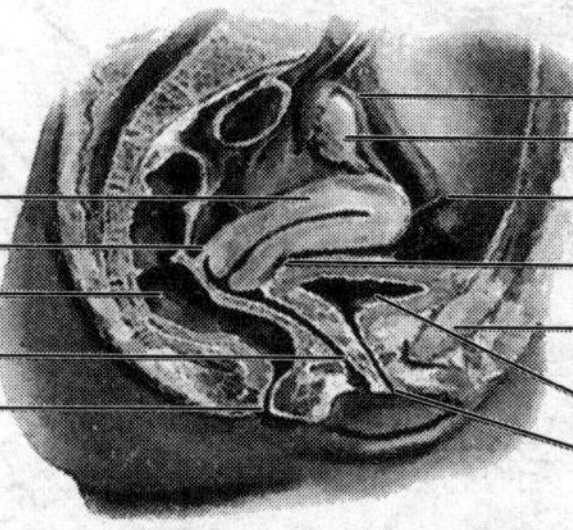

A

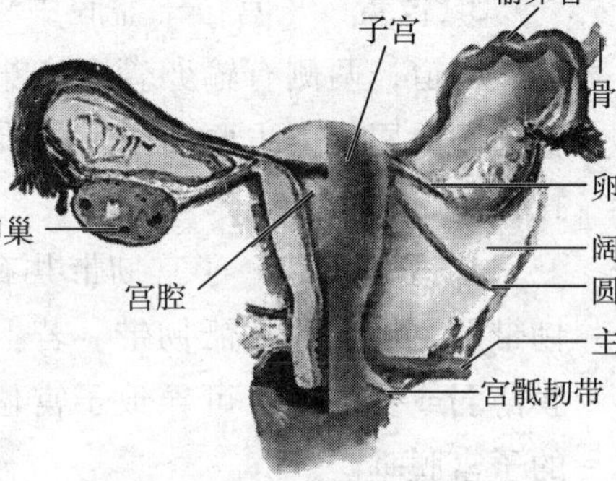

B

图 26-3　女性内生殖器

A. 矢状断面观；B. 后面观

（二）子宫

子宫（uterus）为有腔的肌性器官。腔内覆盖黏膜即子宫内膜，青春期后受性激素影响发生周期性改变并产生月经；性交后，子宫为精子到达输卵管的通道；孕期为胎儿发育、成长的部位；分娩时子宫收缩使胎儿及其附属物娩出。

1. 形态　成年人子宫呈前后略扁的倒置梨形，重 50 ~ 70 g，长 7 ~ 8 cm，宽 4 ~ 5 cm，厚2 ~ 3 cm，宫腔容量约 5 ml。子宫上部较宽称宫体，其上端隆突部分称宫底，宫底两侧为宫角，与输卵管相通。子宫下部较窄呈圆柱状称宫颈。

宫腔为上宽下窄的三角形。在宫体与宫颈之间形成最狭窄的部分称子宫峡部，在非孕期长约 1cm，其上端因解剖上较狭窄，又称解剖学内口；其下端因黏膜组织在此处由宫腔内膜转变为宫颈黏膜，又称组织学内口。宫颈内腔呈梭形称宫颈管，其下端称宫颈外口，宫颈下端伸入阴道内的部分称宫颈阴道部；在阴道以上的部分称宫颈阴道上部。未经阴道分娩的妇女的宫颈外口呈圆形；经阴道分娩的妇女的宫颈外口受分娩影响形成大小不等的横裂，而分为前唇和后唇（图 26-4）。

2. 组织结构　宫体和宫颈的结构不同。

（1）宫体　宫体壁由 3 层组织构成，内层为子宫内膜，外层为浆膜层（脏层腹膜），中间层为肌层。

（2）宫颈　主要由结缔组织构成，亦含有平滑肌纤维、血管及弹力纤维。宫颈管黏膜上皮细胞呈单层高柱状，黏膜层有许多腺体能分泌碱性黏液，形成宫颈管内的黏液栓。宫颈阴道部为复层鳞状上皮覆盖，表面光滑。宫颈黏膜受性激素影响也有周期性变化（图26-5）。

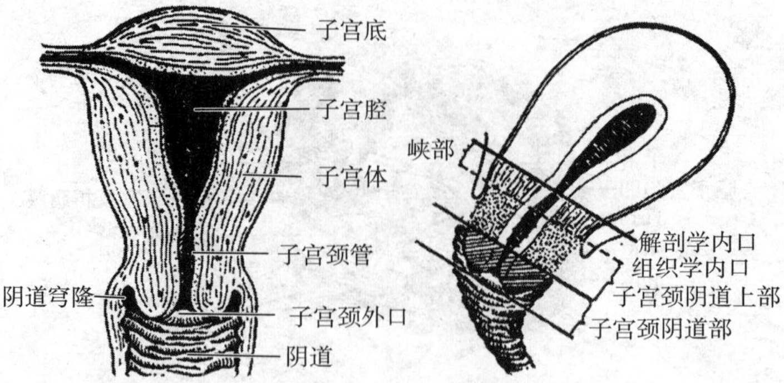

图 26－4　子宫各部

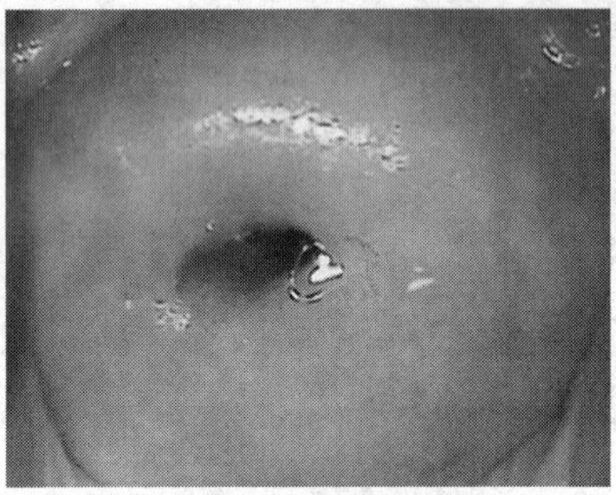
图 26－5　正常宫颈

3. 位置　子宫位于盆腔中央，膀胱与直肠之间，下端接阴道，两侧有输卵管和卵巢。子宫的正常位置呈轻度前倾前屈位，主要靠子宫韧带及骨盆底肌和筋膜的支托作用。

4. 子宫韧带　子宫韧带共有 4 对，包括圆韧带、阔韧带、主韧带和宫骶韧带。若上述韧带、骨盆底肌和筋膜薄弱或受损伤，可导致子宫位置异常，形成不同程度的子宫脱垂。

（三）输卵管

输卵管（fallopian tube or oviduct）为一对细长而弯曲的肌性管道，位于阔韧带上缘内 2/3 部，内侧与宫角相连通，外端游离，与卵巢接近。全长 8 ~ 14 cm。根据输卵管的形态由内向外可分为 4 部分（图 26－6）：①间质部，狭窄而短；②峡部；③壶腹部，管腔较宽大；④伞部：为输卵管的末端，呈漏斗状，有“拾卵”作用。输卵管为卵子与精子相遇的场所，也是向宫腔运送受精卵的管道。输卵管肌肉的收缩和黏膜上皮细胞的形态、分泌及纤毛摆动均受性激素影响，有周期性变化。

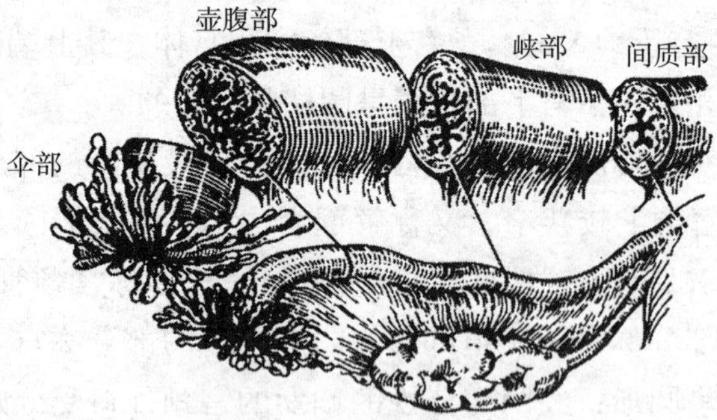

图 26－6　输卵管各部

（四）卵巢（ovary）

卵巢（ovary）为一对扁椭圆形的性腺。成年妇女的卵巢约 4 cm × 3 cm × 1 cm 大，重 5 ~ 6 g，呈灰白色。具有生殖和内分泌功能，产生和排出卵细胞，以及分泌性激素。

卵巢表面无腹膜，由单层立方上皮覆盖称生发上皮。上皮的深面有一层致密纤维组织称卵巢白膜。再往内为卵巢实质，分外层皮质与中心髓质（图 26－7）。

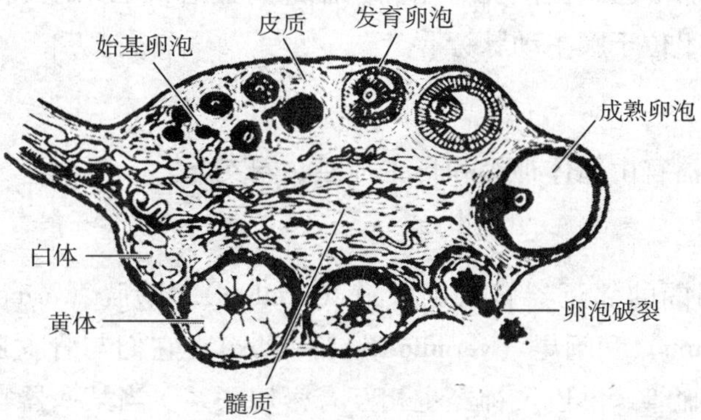

图 26－7　卵巢的构造模式图

三、血管、淋巴、神经及邻近器官

女性生殖器官的血管与淋巴管相伴行，各器官间静脉及淋巴管以丛、网状相吻合（图 26－8）。

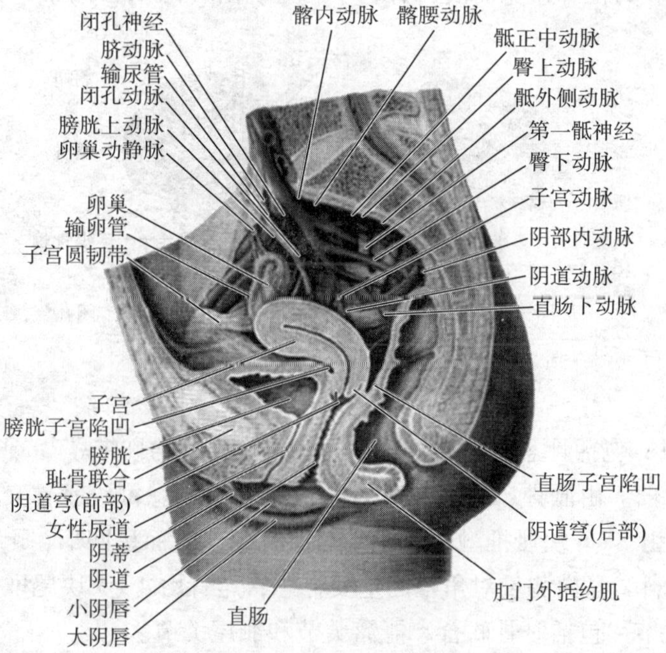

图 26－8　女性盆腔断面图

（一）血管

1. 动脉　女性内外生殖器官的血液供应主要来自卵巢动脉、子宫动脉、阴道动脉及阴部内动脉。

2. 静脉　盆腔静脉均与同名动脉伴行，但数目比动脉多，并在相应器官及其周围形成静脉丛，且互相吻合，故盆腔静脉感染容易蔓延。卵巢静脉出卵巢门后形成静脉丛，与同名动脉伴行，右侧汇入下腔静脉，左侧汇入肾静脉，故左侧盆腔静脉曲张较多见。

（二）淋巴

女性盆部具有丰富的淋巴系统，淋巴结一般沿相应的血管排列，其数目、大小和位置均不恒定。主要分为外生殖器淋巴与盆腔淋巴两组。外生殖器淋巴分为深浅两部分。盆腔淋巴又分为3组：①髂淋巴组由闭孔、髂内、髂外及髂总淋巴结组成；②骶前淋巴组位于骶骨前面；③腰淋巴组位于腹主动脉旁。

（三）神经

女性内、外生殖器官由躯体神经和自主神经共同支配。

（四）邻近器官

女性生殖器官周围的邻近器官有：尿道（urethra）、膀胱（urinary bladder）、输尿管（ureter）、直肠（rectum）和阑尾（vermiform appendix）。它们与骨盆腔其他器官不仅在位置上互相邻接，而且血管、淋巴及神经也相互有密切联系。当某一器官有病变时，如创伤、感染、肿瘤等，易累及邻近器官。

四、骨盆和骨盆底

（一）骨盆

女性骨盆（pelvis）是胎儿阴道娩出时必经的骨性产道。其大小、形状对分娩有直接影响。通常女性骨盆较男性骨盆宽而浅，有利于胎儿娩出（图26－9）。

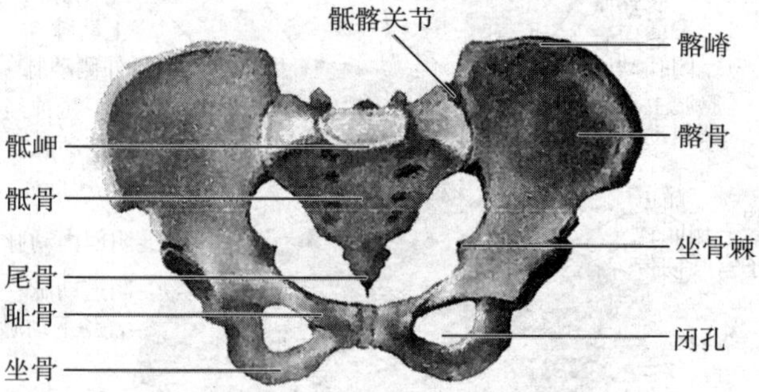

图26－9　正常女性骨盆

1. 骨盆的组成　包括骨盆的骨骼、骨盆的关节及骨盆的韧带。

（1）骨盆的骨骼　由骶骨、尾骨及左右两块髋骨组成。每块髋骨又由髂骨、坐骨及耻骨融合而成；骶骨由5～6块骶椎融合而成，形似三角，前面呈凹形，上缘向前方突出，形成骶岬，骶岬为产科骨盆内测量对角径的重要标志；尾骨由4～5块尾椎合成。

（2）骨盆的关节　包括耻骨联合、骶髂关节和骶尾关节。

（3）骨盆的韧带　有两对重要的韧带：一对是骶结节韧带；另一对是骶棘韧带。骶棘韧带宽度即坐骨切迹宽度，是判断中骨盆是否狭窄的重要指标。

2. 骨盆的分界　以耻骨联合上缘、髂耻缘及骶岬上缘的连线为界，将骨盆分为上下两部分。上方为假骨盆（又称大骨盆），为腹腔的一部分；下方为真骨盆（又称小骨盆），是胎儿娩出的骨产道。真骨盆的上口为骨盆入口，下口为骨盆出口，其间为骨盆腔，坐骨棘位于真骨盆中部，是分娩过程中衡量胎先露部下降程度的重要标志。耻骨两降支的前部相连构成耻骨弓，其角度大小影响分娩。骨盆腔的中轴称骨盆轴，分娩时胎儿循此轴娩出。

3. 骨盆的类型　依据骨盆形状分为4种类型（图26－10）。①女型：骨盆入口横径较前后径稍长，呈横椭圆形，髂骨翼宽而浅，耻骨弓较宽，两侧坐骨棘间径≥10 cm，为女性正常骨盆，最常见。②扁平型：骨盆入口前后径短而横径长，呈扁椭圆形。骨盆浅。较常见。③类人猿型，少见。④男型，较少见。

骨盆的形态、大小除种族差异外，还受遗传、营养与性激素的影响。上述四种骨盆形态为基本类型，临床上多见混合型骨盆。

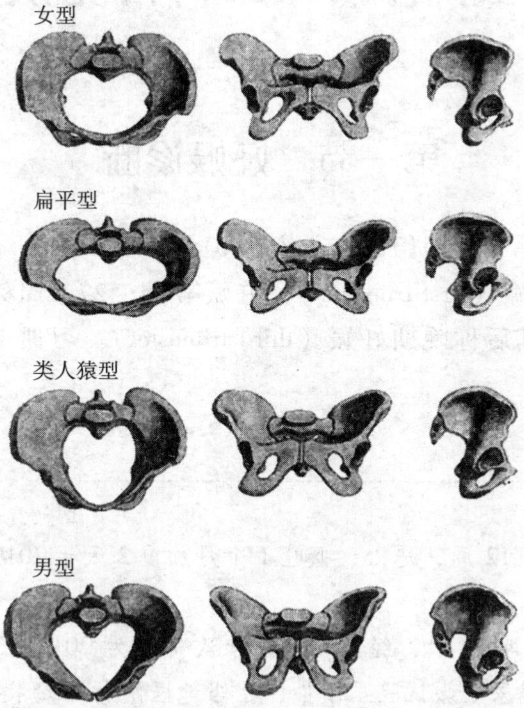

图 26－10　骨盆的四种基本类型和各部比较

（二）骨盆底

骨盆底（pelvic floor）由多层肌肉和筋膜所组成，分 3 层组织（外层、中层及内层），封闭骨盆出口，承托并保持盆腔脏器于正常位置。若骨盆底结构和功能出现异常，常影响盆腔脏器位置与功能，并能引起分娩障碍；而分娩处理不当，亦可损伤骨盆底。

骨盆底的前方为耻骨联合和耻骨弓，后方为尾骨尖，两侧为耻骨降支、坐骨升支及坐骨结节。两侧坐骨结节前缘的连线将骨盆底分为前、后两部，前部为尿生殖三角，向后下倾斜，有尿道和阴道通过；后部为肛门三角，向前下倾斜，有肛管通过。

会阴（perinem）：广义的会阴是指封闭骨盆出口的所有软组织；狭义的会阴是指阴道口与肛门之间的楔形软组织，厚 3～4 cm，又称会阴体。会阴伸展性大，妊娠期后期会阴组织变软有利于分娩。分娩时要保护此区，避免发生裂伤。

扫码“练一练”

（杨倩莹　王　芳）

扫码“学一学”

第二十七章　产科常见疾病

第一节　妊娠诊断

妊娠期从末次月经第一日开始计算，约为40周（280天）。临床上分为3个时期：妊娠至13^{+6}周称早期妊娠（first trimester）；妊娠第14～27^{+6}周称中期妊娠（second trimester）；妊娠28周及其后称晚期妊娠（third trimester）。习惯上，每4周为一个妊娠月（孕月）。

案例27－1

30岁女性，因停经12周，恶心、呕吐1个月加重2天于2019年6月8日入院。

【现病史】

平素月经规律，周期29天，经期4天，末次月经为2019－3－3，孕产期2019－12－10。停经30余天查尿妊娠试验呈阳性，于当地医院行B超提示：宫内孕。停经40余天出现明显恶心、呕吐等早孕反应，2天前加重，曾在当地医院行补液治疗后无好转随来我院就诊。孕期精神欠佳，食欲差，睡眠尚可，大、小便正常，孕期体重减轻2 kg。

【体格检查】

体温：36.5℃，脉搏：100次/分，呼吸：20次/分，血压：117/82 mmHg，体重：54 kg。身高：160 cm。

一般情况可，发育正常，营养中等，神志清楚，自动体位，查体合作。全身皮肤黏膜无黄染，无皮疹及出血点。双肺未闻及干湿啰音。心前区无隆起，心率100次/分，各瓣膜听诊区未闻及病理性杂音。腹部膨隆，胎心130次/分。四肢无畸形，活动自如。双侧下肢水肿（－）。

【辅助检查】

血型：A　RH（+）

2019年06月8日 本院：B超：单活胎，胎心搏动：可见，胎儿呈自然屈曲姿势，胎动：可见，CRL：61mm，胎盘位置：后壁，羊水深度：34mm，CRL相当于孕12周+4天大小

2019年06月8日 本院：心电图：窦性心律，心电轴不偏。

问题：

1. 如何明确诊断？

2. 如何处理？

一、早期妊娠的诊断

【临床表现】

1. **停经**　生育年龄妇女，性生活正常，平时月经周期规律，一旦月经延期10日或以上，应疑为妊娠。

2. **早孕反应（morning sickness）**　停经6周左右出现畏寒、头晕、乏力、嗜睡、流涎、食欲不振、喜食酸物或厌恶油腻、恶心、晨起呕吐等，称为早孕反应。多在妊娠12周左右自行消失。呕吐症状严重，属妊娠剧吐，按该病治疗。

3. **尿频**　系增大前倾的子宫在盆腔内压迫膀胱所致，当子宫增大超出盆腔时，尿频自然消失。

4. **乳房的变化**　乳房体积逐渐增大，自觉乳房轻度胀痛及乳头疼痛。检查见乳头及乳晕着色加深，由于皮脂腺增生，乳晕周围出现深褐色结节，称为蒙氏结节（Montgomery's tubercles）（图27－1）。哺乳期妇女一旦受孕，乳汁明显减少。

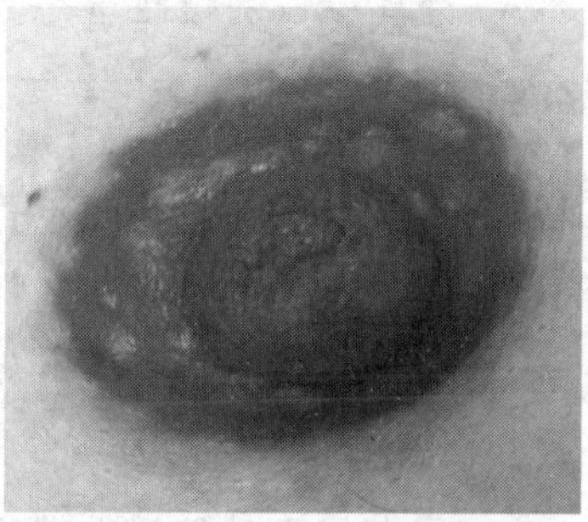

图27－1　妊娠期乳房变化

5. **生殖器官的变化**　于停经6～8周妇科检查，可见阴道壁及宫颈充血呈紫蓝色。双合诊检查发现子宫峡部极软，感觉宫颈与宫体似不相连，称为黑加征（Hegar sign）。随妊娠进展，子宫体增大变软呈球形。

6. **皮肤变化**　妊娠期促黑素细胞刺激激素分泌增多，加之雌激素、孕激素刺激作用，导致皮肤色素沉着（面部、腹白线、乳晕、乳晕等），面部有妊娠黄褐斑，产后自行消退。初产妇可见到淡红色或紫色的妊娠纹，经产妇为银色妊娠纹。

【辅助检查】

1. **妊娠试验（pregnancy test）**　受精卵着床后不久，即可用放射免疫法测出受检者血中β-hCG增高。临床上多用早孕试纸法检测尿液，若结果阳性结合临床表现，可以确诊为妊娠。但要确诊宫内妊娠还是宫外妊娠，需要超声检查。

2. **超声检查**　在增大的子宫轮廓中，见到来自羊膜囊的圆形光环即妊娠囊（gestational sac，GS）。阴道B型超声最早在停经4～5周时见到妊娠囊；妊娠6周后，可见到胚芽和原始心管搏动，可确诊为宫内妊娠、活胎。妊娠11～13^{+6}周测量胎儿头臀长度能较准确的估计孕周，校正预产期，同时检测颈项透明层厚度和胎儿鼻骨等，作为早孕染色体筛查的指标之一（图27－2、图27－3）。

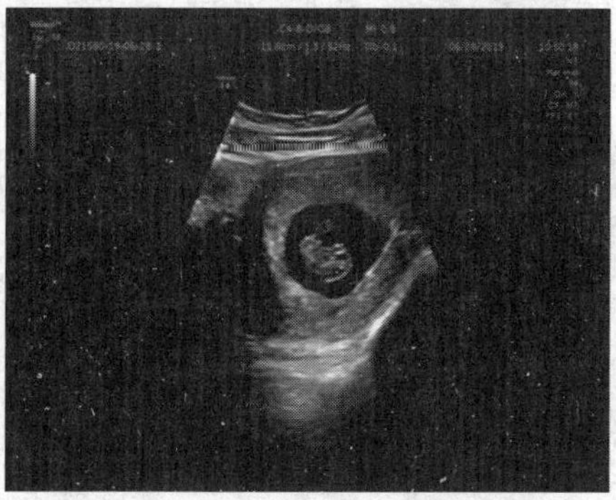

图27－2　早孕超声检查（GS）

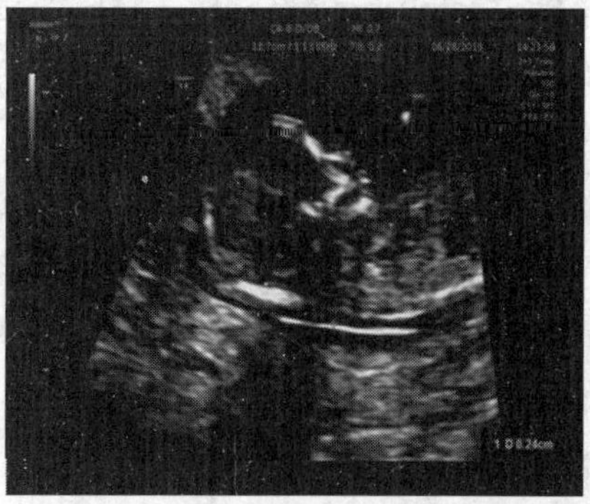

图27－3　早孕超声检查（NT）

3. **宫颈黏液检查** 宫颈黏液涂片干燥后光镜下见到排列成行的椭圆体，则早期妊娠的可能性大。

4. **基础体温测定（BBT）** 具有双相型体温的妇女，停经后高温相持续18日不下降，早孕的可能性大；高温相持续超过3周，则早孕的可能性更大。

案例27－1分析

临床特点：①生育年龄有正常性生活的健康妇女，停经40余天时B超确诊宫内妊娠。②早孕反应重。③可闻胎心。

临床诊断：早期妊娠；妊娠剧吐

处理：住院输液治疗。

二、中、晚期妊娠的诊断

【临床表现】

（一）病史和症状

有早期妊娠的经过，感到腹部增大和胎动。孕妇于妊娠20周自觉胎动。

（二）体征

1. **子宫增大** 子宫随妊娠进展逐渐增大。腹部检查时，根据手测宫底高度及尺测耻骨联合上缘子宫长度，可以判断妊娠周数，推算孕龄，了解胎儿发育（图27－4）。

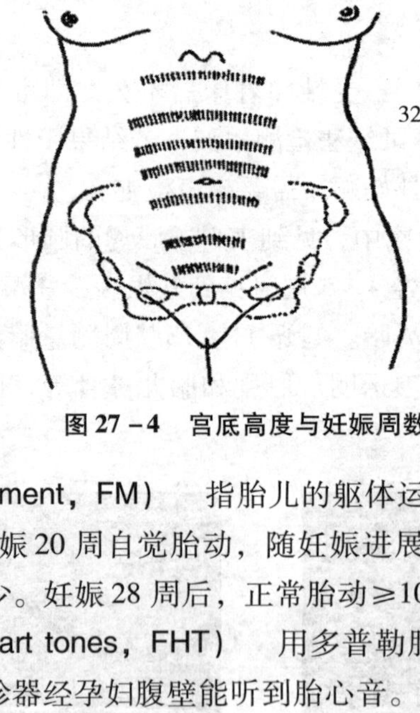

图27－4 宫底高度与妊娠周数对应

2. **胎动（fetal movement，FM）** 指胎儿的躯体运动。孕妇20周后可自感胎动指胎儿的躯体运动。孕妇于妊娠20周自觉胎动，随妊娠进展逐渐增强，至妊娠32～34周达高峰，妊娠38周后逐渐减少。妊娠28周后，正常胎动≥10次每2小时。

3. **胎心音（Fetal heart tones，FHT）** 用多普勒胎心听诊仪于妊娠12周即可听到，妊娠18～20周用普通听诊器经孕妇腹壁能听到胎心音。胎心音正常为110～160次/分。听到胎心音即可确诊妊娠且为活胎。

4. **胎体（fetal body）** 妊娠20周以后，经腹壁可触到胎体。

【辅助检查】

1. **B超检查** 不仅能显示胎儿数目、胎产式、胎先露、胎方位、有无胎心搏动以及胎盘位置及分级、羊水量、胎儿有无畸形，且能测量胎头双顶径、股骨长等多条径线，了解胎儿生长发育情况。妊娠22~24周可进行胎儿系统B超检查，筛查胎儿结构畸形。

2. 彩色多普勒超声检查　可以检测子宫动脉、脐动脉和胎儿大脑中动脉的血流速度波形，分别可以评估子痫前期风险、胎盘血流、胎儿贫血的程度。

三、胎姿势、胎产式、胎先露、胎方位

妊娠28周前，羊水较多、胎体较小，胎儿在子宫内的活动范围大，胎儿的位置容易改变。32周后，胎儿生长迅速、羊水相对减少，胎儿与子宫壁贴近，胎儿的位置和姿势相对恒定。

1. 胎姿势（fetal attitude）　胎儿在子宫内的姿势。正常胎姿势：胎头俯屈，颏部贴近胸壁，脊柱略前弯，四肢屈曲交叉于胸腹前，其体积及体表面积均明显缩小，整个胎体成为头端小、臀端大的椭圆形。

2. 胎产式（fetal lie）　指胎体纵轴与母体纵轴的关系。有3种类型，纵产式（占足月妊娠分娩总数99.75%）、横产式、斜产式（图27-5）。

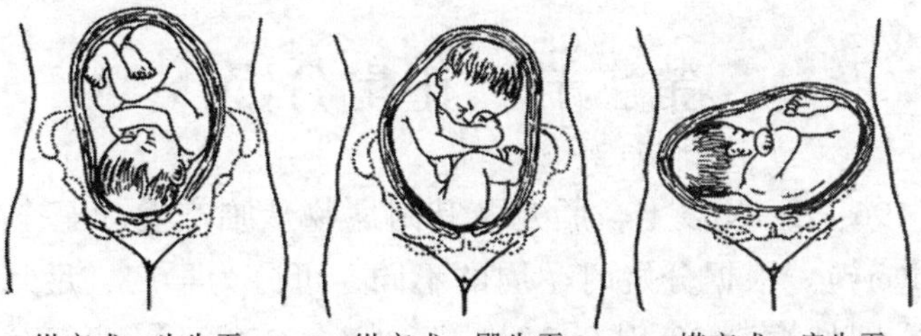

图27-5　胎产式和胎先露

3. 胎先露（fetal presentation）　是指最先进入骨盆入口的胎儿部分。纵产式有头先露、臀先露，横产式为肩先露。因入盆的先露部分不同，臀先露又分为混合臀先露、单臀先露、单足先露和双足先露等（图27-6）；由于胎头屈伸程度不同，头先露又分为枕先露、前囟先露、额先露、面先露（图27-7）。偶见头先露或臀先露与胎手或胎足同时入盆称为复合先露（图27-8）。

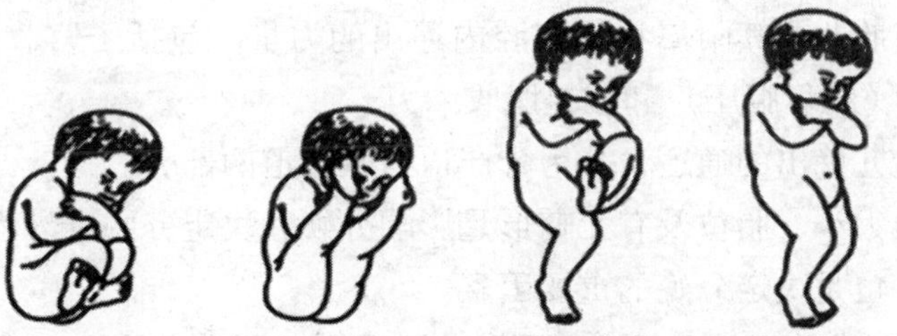

图27-6　臀先露的种类

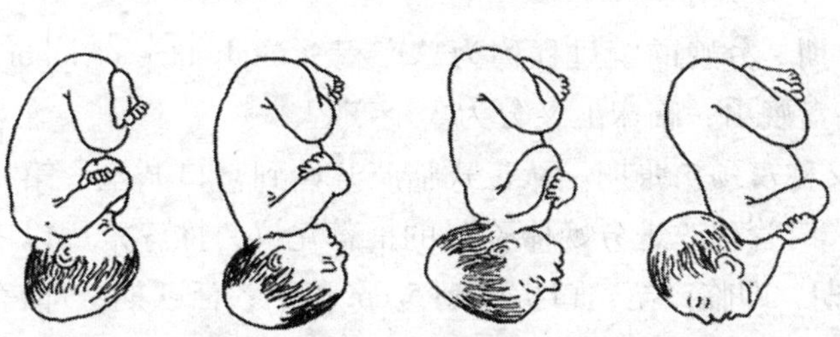

图27-7　头先露的种类

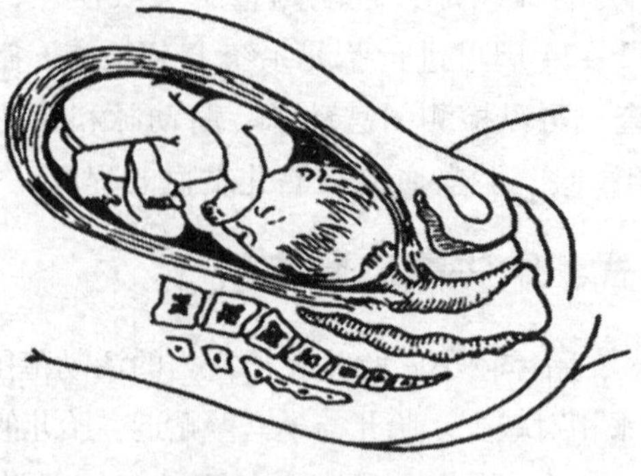

图 27-8 复合先露

4. 胎方位（fetal position） 是指胎儿先露部的指示点与母体骨盆的关系。枕先露以枕骨、面先露以颏骨、臀先露以骶骨、肩先露以肩胛骨为指示点。而每个指示点与母体骨盆左、右、前、后、横的关系又有不同的胎位。通过腹部视诊、触诊和必要的肛门指诊、阴道检查及 B 超检查，可确定胎产式、胎先露及胎方位。

扫码“学一学”

第二节 正常分娩

妊娠满 28 周（196 日）及以上，胎儿及其附属物从临产发动至全部从母体娩出的过程，称为分娩（delivery）。根据分娩时孕周的不同，可分为早产、足月产、过期产。早产（premature delivery）即妊娠满 28 周至 36^{+6} 周（196～258 日）期间分娩；足月产（term delivery）为妊娠满 37 周至 41^{+6} 周（259～293 日）期间分娩；过期产（postterm delivery）是妊娠满 42 周及以后（294 日及 294 日以上）分娩。

分娩发动的原因至今没有定论，现认为是炎症因子、内分泌控制、机械性刺激等多种因素综合作用的结果。

【影响分娩的因素和产程分期】

（一）影响分娩的因素

1. 产力 是将胎儿及其附属物从宫腔内逼出的力量。包括子宫收缩力（宫缩），腹壁肌及膈肌的收缩力（统称腹压）和肛提肌收缩力。

2. 产道 是胎儿娩出的通道，分为骨产道与软产道两部分。

3. 胎儿 胎儿大小、胎位及有无畸形是影响分娩和决定分娩难易程度的重要因素。

4. 精神心理 也是决定分娩的重要因素。

若以上因素均正常并能相互适应，则胎儿能顺利经阴道自然娩出，为正常分娩。

（二）产程分期

总产程和产程分期 分娩的全过程称为总产程（total stage of labor），是指从开始出现规律宫缩直到胎儿胎盘娩出，临床上又分为 3 个产程。

1. 第一产程 又称宫颈扩张期。从正式临产开始到宫口开全。第一产程又分为潜伏期和活跃期。WHO“产时管理改进分娩体验”的推荐建议，推荐采用以下定义（初产妇、经产妇均适用）：潜伏期，即临产至宫口扩张到 5 cm 以下；活跃期，即宫口扩张 6 cm 到宫口全开。

第一产程前潜伏期的持续时间没有确定标准，产妇个体间差异很大。初产妇活跃期

（宫口从6 cm到开全），一般不超过12小时，经产妇不应该超过10小时。

2. 第二产程 又称胎儿娩出期。从宫口开全到胎儿娩出。其间由于子宫收缩，产妇会不自主地向下用力。第二产程持续时间因人而异，初产妇通常不超过3小时，经产妇通常不超过2小时，若实施硬膜外麻醉镇痛者不应超过4小时。

3. 第三产程 又称胎盘娩出期。从胎儿娩出到胎盘娩出，需5~15分钟，不应超过30分钟。

案例27-2

孕妇，30岁，以停经40周，规律下腹痛5小时之主诉于2019年6月21日入院。

【现病史】平素月经规律，末次月经为2018-9-14，预产期为2019-6-21。孕早期无明显恶心、呕吐。停经4个月开始自觉胎动，伴腹渐隆至今。孕中期顺利，定期行产前常规检查。唐氏筛查为低风险，系统B超未提示异常，糖耐量试验结果正常。5小时前出现规律腹痛，现无阴道流血、流水，要求住院待产，门诊以“孕1产0，40周妊娠LOA待产”收入院。孕期精神可，食欲好，睡眠可，大、小便正常，孕期体重增加9.25 kg。

【产科检查】宫高：35 cm，腹围：98 cm，胎方位：LOA，胎心：140次/分，骨盆外测量：24-27-19-9 cm，耻骨弓角度：大于90°。内诊：宫颈质软，中位，颈管消60%，宫口开大0.5 cm，头先露，S-3，前羊膜囊可及。骶骨呈中弧形，双侧坐骨棘不突，坐骨切迹容3横指，骶岬无前突，尾骨无上翘，骶尾关节活动度好，估计胎儿体重：3300g。头盆评分：7分

【辅助检查】2019-6-21本院：血型：O RH（+）

2019-6-21本院：B超：BPD：9.3 cm，AC：33.4 cm，FL：7.1 cm，AFI：9 cm，胎盘Ⅱ级，胎儿颈部可见脐带回声压迹呈“U”形。

心电图：窦性心律，心电轴不偏，大致正常心电图。

问题：

1. 初步诊断是什么？
2. 如何进行产程观察和处理？

【临床表现】

（一）先兆临产

出现预示孕妇不久将临产的症状称先兆临产。

1. 假临产 孕妇在分娩发动前，常出现假临产。特点是：①持续时间短且不恒定，间歇时间长且不规律的宫缩，强度不增加；②常在夜间出现、清晨消失；③宫缩时下腹部轻微胀痛，宫颈管不短缩，宫口不扩张；④给予镇静剂药物能抑制宫缩。

2. 胎儿下降感 又称孕妇轻松感。多数初孕妇感到上腹部较前舒适，进食量增多，呼吸较前轻快，系胎先露部进入骨盆入口，宫底位置下降所致。

3. 见红 在分娩发动前24~48小时内，因宫颈内口附近的胎膜与该处的子宫壁分离，毛细血管破裂经阴道排出少量血液，与宫颈管内的黏液相混排出，称见红，是分娩即将开

始的比较可靠征象。若阴道流血量多，超过月经量及时到医院就诊。

（二）临产

临产开始的标志：①有规律且逐渐增强的子宫收缩，持续30秒或以上，间歇5～6分钟；②进行性宫颈管消失；③宫口扩张；④胎先露部下降。

（三）第一产程临床表现

1. 规律宫缩 产程开始时，宫缩持续时间较短（约30秒）且弱，间歇期较长（5～6分钟）。随产程进展，持续时间渐长（50～60秒）且强度增加，间歇期渐短。

2. 宫口扩张 当宫缩渐频且不断增强时，宫颈管逐渐短缩直至消失，宫口逐渐扩张。当宫口开全（10 cm）时，宫颈边缘消失，子宫下段及阴道形成宽阔管腔，有利于胎儿通过。

3. 胎头下降 是决定能否经阴道分娩的重要观察指标。

4. 胎膜破裂 简称破膜。当羊膜腔压力增加到一定程度时胎膜自然破裂，多发生在宫口近开全时。

（四）第二产程临床表现

宫口开全后宫缩较前增强，每次持续1分钟或更长，间歇期1～2分钟。当胎头降至骨盆出口压迫骨盆底组织时，产妇有排便感，不自主地向下屏气。随着产程进展，会阴体渐膨隆和变薄，肛门括约肌松弛。宫缩时胎头露出于阴道口，露出部分不断增大，宫缩间歇期，胎头又缩回阴道内，称胎头拨露（head visible on vulval gapping）。当胎头双顶径越过骨盆出口，宫缩间歇时胎头不再回缩，称胎头着冠（crowning of head）（图27－9）。此时会阴极度扩张，产程继续进展，胎头枕骨于耻骨弓下露出，出现仰伸动作，胎头娩出后，接着出现胎头复位及外旋转，随后前肩和后肩相继娩出，胎体很快顺利娩出，之后羊水随之涌出。经产妇的第二产程短，上述临床表现不易截然分开，有时仅需几次宫缩，即可完成上述动作。

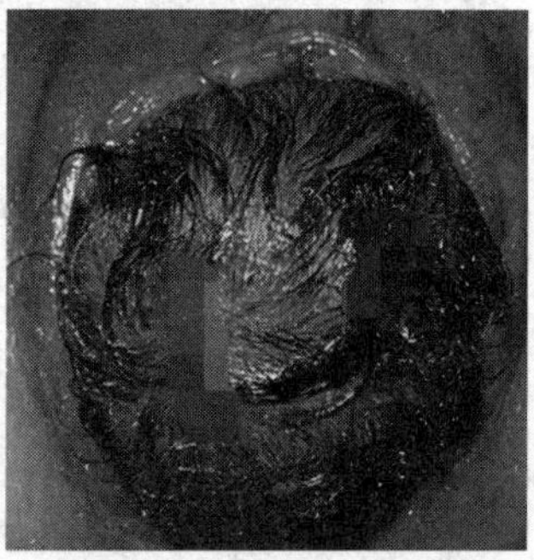

图27－9 胎头着冠

（五）第三产程临床表现

胎儿娩出后，宫底降至脐平，产妇略感轻松，宫缩暂停数分钟之后再次出现。由于宫腔容积明显缩小，胎盘不能相应缩小与子宫壁发生错位而剥离。胎盘剥离及排出方式有两种：①胎儿面娩出式，多见；②母体面娩出式，少见。

（六）并发症

如果分娩过程中处理不当或影响分娩的四个主要因素中的一个或几个，使其异常或它们之间不能相互适应，则发生产程异常、难产，出现脐带异常、羊水栓塞、子宫破裂和产后出血等严重的并发症。胎儿可出现胎儿窘迫、新生儿窒息、死产。

（七）专科检查

1. 肛门检查 临产后应适时在宫缩时进行，临产初期隔4小时查一次，经产妇或宫缩频者间隔应缩短。

2. 阴道检查 应在严密消毒后进行，能直接摸清胎头，并能触清矢状缝及囟门确定胎方位、宫口扩张程度，以决定其分娩方式。根据 WHO“产时管理改进分娩体验”的推荐建议，低危产妇推荐每 4 小时进行一次阴道指检，来评估活跃期进展。正常产妇，在产程中可间断使用多普勒超声或胎心听诊器听诊胎心。

【辅助检查】

1. 超声检查　在临产前进行超声检查可了解胎儿的大小、胎位、羊水量，脐血流情况。

案例 27－2 分析 1

1. 初步诊断：孕 1 产 0，40 周妊娠 LOA 临产。

2. 产规律腹痛入院，现已临产，临床处理是密切观察和判断产程进展，以及胎儿安危情况。

2. 胎心监护　描记胎心曲线，多用外监护，观察胎心率的变异及其与宫缩、胎动的关系。

【诊断和鉴别诊断】

分娩是一个正常的生理过程，产妇入院时应详细询问病史，特别是月经史、生育史、末次月经时间并推算预产期。产科检查明确胎儿大小、胎先露、胎方位、入盆与否，必要时行 B 超检查协助诊断。如果产妇未经正规产前检查，尚须进行骨盆内测量，明确骨产道和软产道是否存在异常，还需进行必要的实验室检查明确是否合并内外科疾病。根据宫缩、宫颈扩张、先露下降情况诊断是否临产。临产后密切观察产程进展，正确进行三个产程的划分；及时发现产程中出现的异常情况并做出诊断，给予及时处理。

应注意先兆临产与临产的鉴别，如胎儿娩出前，阴道出血量多，应注意与胎盘早剥、前置胎盘、胎盘前置的鉴别。临产后应注意正常产程和异常分娩的鉴别。

【产程的处理】

（一）第一产程的观察及处理

1. 一般处理　①精神安慰；②测血压；③鼓励产妇少量多次进食；④适当活动与休息，采用直立体位；⑤排尿与排便；2～4 小时排尿一次；⑥其他：外阴部位用肥皂水和温开水清洗；初产妇、有难产史的经产妇，应再次行骨盆外测量；有妊娠合并症者，应给予相应治疗等。

2. 观察子宫收缩、监测胎心变化　若宫缩后出现胎心率减慢且不能迅即恢复，或胎心率 $<$110 次/分或 $>$160 次/分，均为胎儿缺氧表现，应边找原因边处理，需立即给产妇吸氧，改左侧卧位等处理。

3. 观察产程进展　2010 年张军（Zhang）等采用新的统计学方法，进行了一项基于大数据的回顾性研究，提出了“新产程”。确定活跃期的起始点为宫口扩张至 6 cm，描记出宫口扩张曲线及胎头下降曲线，发现异常能尽早处理（图 27－10，图 27－11）。

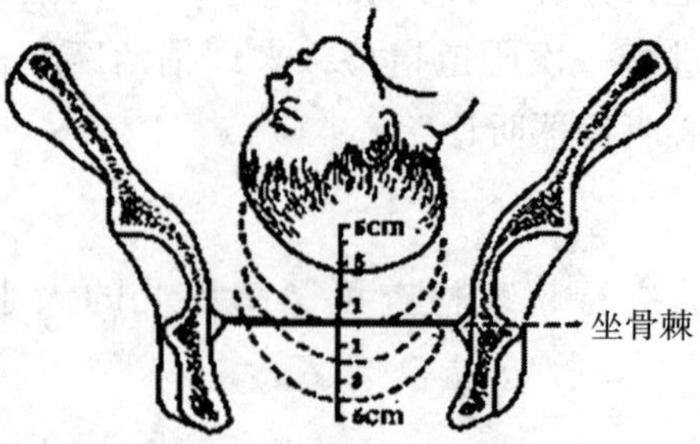

图 27－10　胎头下降程度判断

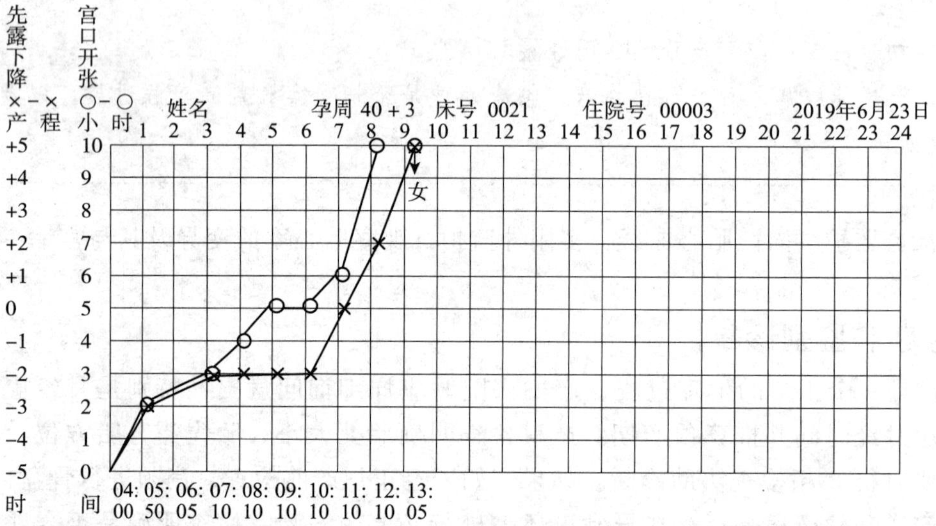

头位分娩评分法标准

骨盆大小评分	胎儿体重（g）评分	胎头位置评分	产力评分
＞正常　6	2 500＋/－250　4	枕前位　3	强　3
正常　6	3 000＋/－250　3	枕横位　2	中（正常）2
临界狭窄　4	3 500＋/－250　2	枕后位　1	弱　1
轻度狭窄　3	4 000＋/－250　1	高直枕位　0	
中度狭窄　2		面位　0	
重度狭窄　1			

图 27－11　产程图及头位分娩评分记录

（二）第二产程的处理

1. 密切监测胎心　此期宫缩频而强，需密切监测胎儿有无急性缺氧，应勤听胎心，通常每 5～10 分钟听一次，有条件者用胎儿监护仪观察胎心率及其基线变异。若发现胎心确有变化，应立即行阴道检查，尽快结束分娩。在适宜的地点选择正确的产程处理方案为妥，避免母儿并发症的发生。

2. 指导产妇屏气用力　宫口开全后，指导产妇正确运用腹压。若发现第二产程延长，应及时查找原因，尽量采取措施结束分娩，避免胎头长时间受压。

3. 接产准备　初产妇宫口开全、经产妇宫口扩张 6 cm 且宫缩规律有力时，应将产妇送至产房做好接产准备工作。

4. 接产

（1）接产要领　保护会阴的同时，协助胎头俯屈，让胎头以最小径线在宫缩间歇时缓慢地通过阴道口，是预防会阴撕裂的关键，产妇与助产士需要积极配合。接产者还必须正确娩出胎肩，胎肩娩出时也要注意保护好会阴。

（2）会阴切开术　会阴过紧或胎儿过大，估计分娩时会阴撕裂不可避免者，或母儿有病理情况急需结束分娩者，应行会阴切开术（图 27－12）。对于阴道自然分娩的产妇不推荐常规或无条件使用会阴侧切术。不推荐第二产程中，宫底加压加速胎儿娩出。

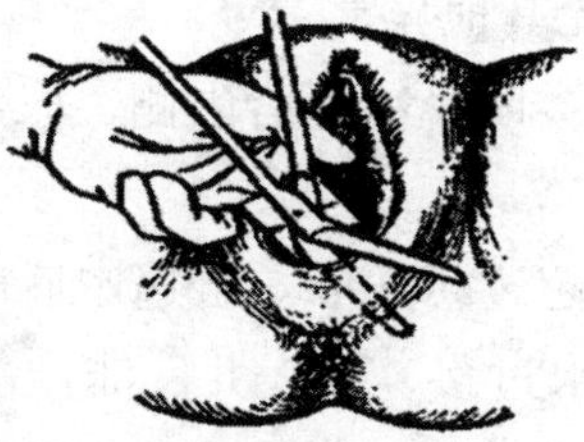
会阴左侧后-斜切开

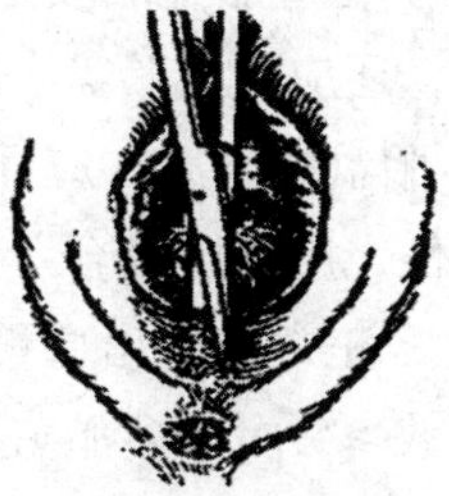
会阴正中切开

图 27－12　会阴侧切示意图

案例 27－2 分析 2

该产妇由阴道分娩条件，知情同意后先阴道试产。

从该产妇的产程图第一产程 4 小时，胎头下降曲线也正常。

下一步处理：准备接产。于 15：50 时宫口开全，16：05 时顺利娩出一活女婴，新生儿出生体重 3470 g，Apgar 评分 1 分钟 9 分，5 分钟 10 分。16：14 时胎盘胎膜自娩。产时及产后 2 小时，阴道流血 180 ml。

第二产程 15 分钟，第三产程 9 分钟。总产程 4 时 24 分。

（三）第三产程的处理

1. 新生儿处理

（1）清理呼吸道　断脐后继续清除呼吸道黏液和羊水，以免发生吸入性肺炎。

（2）阿普加评分（Apgar score）及其意义　新生儿阿普加评分法用以判断有无新生儿窒息及窒息严重程度，是以出生后一分钟内的心率、呼吸、肌张力、喉反射及皮肤颜色 5 项体征为依据，每项为 0～2 分。满分为 10 分，8～10 分属正常新生儿（表 27－1）。

表 27－1　新生儿阿普加评分法

体征	0 分	1 分	2 分
每分钟心率	0	100 次	≥100 次
呼吸	0	浅慢，不规则	佳，哭声响亮
肌张力	松弛	四肢稍屈曲	四肢屈曲，活动好
喉反射	无反射	有些动作	咳嗽恶心
皮肤颜色	全身苍白	身体红四肢青紫	全身粉红

4～7 分为轻度窒息，缺氧较严重，需清理呼吸道、人工呼吸、吸氧、用药等措施才能恢复；0～3 分为重度窒息，缺氧严重，需紧急抢救。5 分钟和 10 分钟后再次评分。在 5 分钟后 Apgar 评分 0～3 分时，认为是疾病的非特异性表现，可能是脑病的指征之一。推荐对于 5 分钟后 Apgar 评分≤5 分的新生儿查脐动脉血气分析，胎盘送病理检查。

（3）处理脐带　双重结扎法断脐。目前还有用气门芯、脐带夹、血管钳等方法取代双重结扎脐带法。对于早产儿建议延迟脐带结扎，出生后30～60秒。

（4）处理新生儿　详细体格检查后，系以标明新生儿性别、体重、出生时间、母亲姓名和床号的手腕带和包被。将新生儿抱给母亲，让母亲将新生儿抱在怀中进行首次吸吮乳头。

2. 协助胎盘娩出　正确处理胎盘娩出可减少产后出血的发生。

3. 检查胎盘胎膜　检查胎盘胎膜是否完整，再检查胎盘胎儿面边缘有无血管断裂，及时发现副胎盘。此外，还应检查胎盘、胎膜有无其他异常。

4. 检查软产道　胎盘娩出后，应仔细检查会阴、小阴唇内侧、尿道口周围、阴道及宫颈有无裂伤。若有裂伤，应立即缝合。

5. 预防产后出血　正常分娩出血量多数不超过300 ml。若遇产后出血的高危因素（有产后出血史，分娩次数≥5次，多胎妊娠，羊水过多，巨大儿、滞产等）的产妇，可在胎儿前肩娩出时静注缩宫素10U，或缩宫素10～20U加于0.9%氯化钠20 ml快速静注，均能促使胎盘迅速剥离减少出血。若胎盘未全剥离而出血多时，应行手取胎盘术。若胎儿已娩出30分钟，胎盘仍未排出，但出血不多时，B超检查胎盘是否粘连或排除胎盘植入，排空膀胱后，再轻轻按压子宫及静注子宫收缩剂后仍不能使胎盘排出时，再行手取胎盘术。若胎盘娩出后出血多时，可经下腹部直接注入宫体肌壁内或肌注麦角新碱0.2～0.4 mg，并将缩宫素20U加于5%葡萄糖液500 ml内静脉滴注。

【分娩镇痛】

分娩镇痛的目的是有效缓解疼痛，减少产妇因过度换气而引起的不良影响，产妇在临产后至第二产程均可以分娩镇痛。

1. 分娩镇痛的基本原则　①对产程影响小。②安全，对孕妇和胎儿不良作用小。③药物起效快，作用可靠，给药方法简便。④有创阵痛由麻醉师实施并全程监护。

2. 分娩镇痛技术　这里重点讲椎管内分娩镇痛技术，主要包括硬膜外腔镇痛、蛛网膜下腔镇痛和蛛网膜下腔—硬膜外腔联合镇痛等诊疗技术。

3. 椎管内分娩镇痛实施流程（参考）

（1）产妇进入产房，助产士对每位产妇进行分娩镇痛宣教；产程开始后，产妇有要求，经评估无产科禁忌证后，助产士告知产妇，产妇与家属电话沟通，初步取得家属的理解和同意。

（2）麻醉医师进行评估，拟定镇痛方式并签署知情同意。

（3）助产士准备相关物品，进行生命体征监测及胎心监测，建立静脉通路。

（4）麻醉医师实施椎管内镇痛操作，助产士协作配合。

（5）对椎管内分娩镇痛进行管理（助产士全程观察，监护产妇及胎儿情况，值班麻醉医师协助）。

（6）分娩结束，助产士观察2小时后返病房。

（7）麻醉医师随访，注意观察镇痛后恢复情况，包括下肢感觉、运动恢复情况及排尿情况等。随时掌握孕妇情况，及时处理并发症。

扫码“练一练”

（张　明　王　芳）

第二十八章　妇科常见疾病

第一节　女性生殖系统炎症

扫码"学一学"

女性生殖系统炎症是最常见的妇科疾病，可发生于任何年龄，是病原体最多的妇产科疾病。根据解剖结构与毗邻，其主要分为下生殖道炎症和上生殖道炎症两大类。下生殖道炎症包括外阴炎、阴道炎及宫颈炎；上生殖道炎症包括子宫内膜炎、输卵管炎、输卵管卵巢炎、盆腔腹膜炎及盆腔结缔组织炎。炎症可局限于一个部位，也可同时累及几个部位。若在急性病程未治愈，可转为慢性病程。

女性生殖道在解剖和生理上具有比较完善的自然防御功能，当自然防御系统遭到破坏，内源性菌群改变或外源性致病菌入侵，或机体自身免疫功能受损，均可发生炎症。

【女性生殖道的自然防御功能】

1. 两侧大阴唇自然合拢，遮掩阴道口、尿道口。

2. 由于盆底肌的作用，阴道口闭合，阴道前后壁紧贴，可以防止外界的污染。

3. 阴道的自净作用。阴道上皮中的糖原在乳酸杆菌作用下分解成乳酸，维持阴道正常的酸性环境（$pH\leqslant 4.5$，多在3.5~4.5），阴道分泌物中的黏液包含细胞因子、化学因子、抗菌蛋白酶等多种免疫调节因子。

4. 宫颈内口紧闭，宫颈管黏膜分泌大量黏液形成黏液栓呈碱性，内含溶菌酶、乳铁蛋白，屏障并抑制病原菌侵入。

5. 育龄妇女子宫内膜的周期性剥脱，也是消除宫腔感染的有利条件。同时，子宫内膜的分泌液也含有乳铁蛋白、溶菌酶，清除进入宫腔的病原体。

6. 输卵管黏膜上皮细菌的纤毛向宫腔方向摆动以及输卵管的蠕动，均有利于阻止病原体的侵入。输卵管液中也含乳铁蛋白、溶菌酶，清除偶然进入上生殖道的病原体。

7. 生殖道的免疫系统。生殖道黏膜聚集有不同数量的淋巴组织及散在的淋巴细胞，包括T细胞、B细胞。另外，中性粒细胞、巨噬细胞、补体以及一些细胞因子均在局部有重要的免疫功能，发挥抗感染作用。

【阴道生态系统】

（一）阴道正常微生物群

正常阴道内有大约20余种微生物寄居，形成阴道正常菌群，以细菌为主，包括：

1. **革兰阳性需氧菌及兼性厌氧菌**　乳杆菌、棒状杆菌、非溶血性链球菌、肠球菌及表皮葡萄球菌。

2. **革兰阴性需氧菌及兼性厌氧菌**　加德纳菌（此菌革兰染色变异，有时呈革兰阳性）、大肠埃希菌及摩根菌。

3. **专性厌氧菌**　消化球菌、消化链球菌、类杆菌、动弯杆菌、梭杆菌及普雷沃菌。

4. **其他**　支原体及假丝酵母菌（念珠菌）。

（二）阴道生态平衡

正常阴道菌群中，以产生过氧化氢（H_2O_2）的乳酸杆菌为优势菌，其产生的H_2O_2及其他抗微生物因子可抑制或杀灭其他细菌，同时分解上皮细胞的糖原，维持阴道正常的酸性环境，抑制适应于弱碱性环境中繁殖的病原体。女性体内雌激素影响一方面使阴道上皮增生变厚，增加糖原含量，增强对病原体侵入的抵抗力；另一方面雌激素还可维持阴道黏膜免疫功能。阴道黏膜系统除了具有屏障作用外，免疫细胞及其分泌的细胞因子还可发挥免疫调节作用。因此，雌激素、局部 pH、乳酸杆菌及阴道黏膜免疫系统在维持阴道微生态平衡中起重要作用。雌激素低下、长期使用广谱抗生素及外源性病原体入侵等因素打破该平衡，即可导致炎症发生。

一、非特异性外阴炎

外阴的皮肤及黏膜易受经血、阴道分泌物、尿液、粪便的刺激，尤其遇到糖尿病患者糖尿的刺激、粪瘘患者粪便的刺激以及尿瘘患者尿液的长期浸渍等，若不注意皮肤清洁，易引起外阴炎。此外，长期穿紧身化纤内裤、经期长期使用卫生用品均可引起外阴炎。我们称这种由非病原体所致的外阴皮肤或黏膜的炎症为非特异性外阴炎（non - specific vulvitis）。

【临床表现】

外阴皮肤黏膜瘙痒、疼痛、烧灼感，于活动、性交、排尿及排便时加重。检查见炎症多发生于小阴唇内外侧，外阴充血、肿胀、糜烂，常有抓痕，严重者可有成片湿疹或形成溃疡。慢性炎症可使皮肤增厚、粗糙、皲裂伴瘙痒，甚至苔藓样变。

【治疗】

治疗原则为保持外阴局部清洁、干燥，积极消除病因和局部对症治疗。

1. 局部治疗　可用 0.1% 聚维酮碘液或 1∶5000 高锰酸钾液坐浴，每日 2 次，每次 15 ~ 30 分钟。坐浴后涂抗生素软膏或中成药药膏。此外，可选用中药水煎熏洗外阴部，每日 1 ~ 2 次。急性期还可选用微波或红外线局部物理治疗。

2. 病因治疗　积极寻找病因，若发现糖尿病应及时治疗糖尿病，若有尿瘘、粪瘘应及时行修补术。

二、前庭大腺炎症

前庭大腺腺管开口位于阴道前庭后方小阴唇与处女膜之间的沟内，当性交、分娩或其他情况污染外阴时，病原体易侵入前庭大腺引起炎症。侵入初期导致前庭大腺导管炎，而后因腺体口肿胀或渗出物凝聚而阻塞，脓液不能外流，逐渐积聚形成前庭大腺脓肿。若脓肿消退后，脓液被黏液分泌物替代，可形成前庭大腺囊肿。病原体多为混合性细菌，包括葡萄球菌、大肠埃希菌、链球菌、肠球菌等。随着性传播疾病发病率的升高，淋病奈瑟菌及沙眼衣原体也成为常见病原体。

【临床表现】

前庭大腺炎症起病急，多为一侧，局部可产生肿胀、疼痛、灼热感，外阴皮肤黏膜瘙痒、疼痛、烧灼感，检查见局部皮肤红肿、发热、压痛明显，腺体开口处有时可见小白点。当前庭大腺脓肿形成时，患者疼痛剧烈，行走不便，脓肿成熟时局部可触及波动感。少数患者可出现发热等全身症状，腹股沟淋巴结可呈不同程度的增大。当脓肿压力增大时，可自行破溃，破孔若较小，引流不畅，炎症易持续存在并反复发作。

急性炎性消退后，可形成囊肿。前庭大腺囊肿多为单侧，也可双侧。若囊肿较小，患者常无自觉症状；若囊肿较大，患者可感外阴坠胀或性交不适。

【治疗】

治疗原则主要为抗感染，若形成前庭大腺囊肿需及时切开引流，前庭大腺囊肿可观察或行造口术。

1. 药物治疗 急性发作时，需保持外阴清洁，可细菌培养前庭大腺开口处分泌物确定病原体。常选择喹诺酮或头孢类与甲硝唑联合抗感染。可局部坐浴，口服清热、解毒中药。

2. 手术治疗 前庭大腺脓肿需尽早切开引流，切口应选择波动感明显处，尽量靠低位在内侧黏膜面切开，并放置引流条。无症状的前庭大腺囊肿可观察，对囊肿较大或反复发作者可行造口术。

三、阴道炎

阴道炎是最常见的女性生殖系统炎症之一，有滴虫阴道炎、外阴阴道假丝酵母菌病、细菌性阴道病、萎缩性阴道炎、婴幼儿外阴阴道炎等。本处重点介绍滴虫阴道炎、外阴阴道假丝酵母菌病和细菌性阴道病。

1. 滴虫阴道炎（trichomonal vaginitis，TV） 是由阴道毛滴虫引起的常见阴道炎症（图28－1）。滴虫为厌氧的寄生性原虫，适宜在温度25～40℃、pH 5.2～6.6的潮湿环境中生长，尤其月经前后阴道pH改变，滴虫易滋生繁殖。其不仅寄生于阴道，还常侵入尿道或尿道旁腺，甚至膀胱、肾盂以及男方的包皮皱褶、尿道或前列腺中，常与其他阴道炎并存。

2. 外阴阴道假丝酵母菌病（vulvovaginal candidiasis，VVC） 是由假丝酵母菌引起的常见外阴、阴道炎症，也称外阴阴群念珠菌病。80%～90%病原体为白假丝酵母菌，为双相菌，有酵母相及菌丝相；10%～20%为光滑假丝酵母菌、近平滑假丝酵母菌、热带假丝酵母菌等。假丝酵母菌适宜在阴道pH为4.0～4.7，通常<4.5的酸性环境中生长。

白假丝酵母菌为机会致病菌，10%～20%非孕妇女及30%孕妇阴道中有此菌寄生，但菌量极少，呈酵母相，并不引起症状（图28－2）。只有在全身及阴道局部细胞免疫能力下降，假丝酵母菌大量繁殖，并转变为菌丝相才出现症状。常见发病诱因有妊娠、糖尿病、大量应用免疫抑制剂及广谱抗生素。其他诱因有胃肠道假丝酵母菌通过粪便污染肠道、应用避孕药、穿紧身化纤内裤及肥胖，后者可使会阴局部温度及湿度增加，假丝酵母菌易于繁殖引起感染。

3. 细菌性阴道病（bacterial vaginosis，BV） 为阴道内正常菌群失调所致的一种混合感染，患病时乳酸杆菌减少而其他细菌大量繁殖，主要有加德纳菌、动弯杆菌、普雷沃菌、紫单胞菌、类杆菌、消化链球菌等厌氧菌以及人型支原体，其中以厌氧菌居多。促使阴道菌群发生变化的原因仍不清楚，推测可能与频繁性交、多个性伴侣或阴道灌洗使阴道碱化有关。

传播方式：①经性交直接传播：常见于滴虫性阴道炎。由于男性感染滴虫后常无症状，易成为感染源。②间接传播：经公共浴池、浴盆、浴巾、游泳池、坐式便器、衣物、污染的器械及敷料等传播。③除直接与间接传播外，假丝酵母菌主要为内源性传染，除作为条件机会致病菌寄生于阴道外，也可寄生于人的口腔、肠道，一旦条件适宜可引起感染。这三个部位的假丝酵母菌可互相传染。

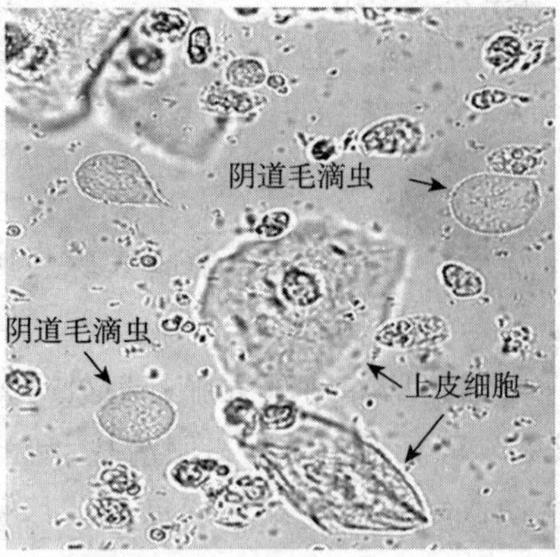

图 28－1　阴道毛滴虫电镜下

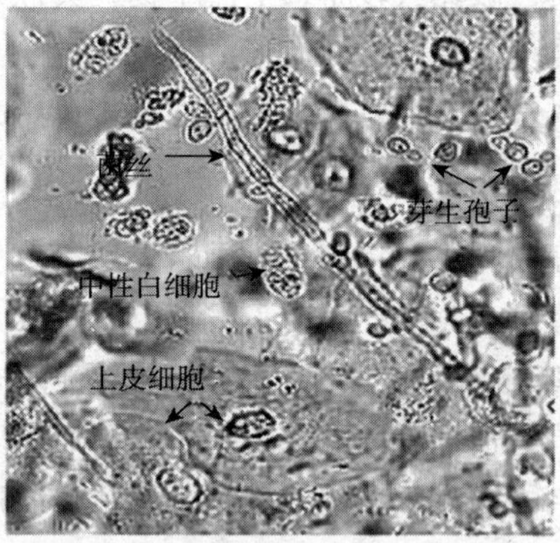

图 28－2　假丝酵母菌病显微镜下模式图

【临床表现】

共同特点为阴道分泌物增多及外阴瘙痒。

1. 滴虫阴道炎　潜伏期为 4～28 日。25%～50%患者感染初期无症状。主要症状是阴道分泌物增多及外阴瘙痒，间或有灼热、疼痛、性交痛等。分泌物典型特点为稀薄脓性、泡沫状、有异味。若合并尿道感染，可有尿频、尿痛，有时可见血尿。阴道毛滴虫能吞噬精子，可致不孕。

检查见阴道黏膜充血，严重者有散在出血点或红色小丘，甚至宫颈有出现斑点，“草莓样”；后穹隆有多量白带，呈灰黄色、黄白色稀薄液体或黄绿色脓性分泌物，常呈泡沫状；部分无症状者阴道黏膜可无异常改变。

2. 假丝酵母菌性阴道炎　主要表现为外阴瘙痒和阴道分泌物增多。

（1）外阴瘙痒症状明显，严重时坐卧不宁，以夜晚更加明显，部分患者还可伴有外阴部灼热、尿频、尿痛及性交痛。

（2）阴道分泌物增多，分泌物特征为白色稠厚呈凝乳或豆腐渣样。

（3）体征　妇科检查外阴可见红斑、水肿，常伴有抓痕。阴道黏膜可见水肿、红斑，小阴唇内侧及阴道黏膜上附有白色块状物，擦除后露出红肿黏膜面，急性期还可能见到糜烂及浅表溃疡。目前根据其流行情况、临床表现、微生物学宿主情况，治疗效果而分为单纯性外阴阴道假丝酵母菌病（uncomplicated VVC）和复杂性外阴阴道假丝酵母菌病（complicated VVC），后者占 10%～20%。

3. 细菌性阴道病　其临床特点是带有鱼腥臭味的稀薄阴道分泌物增多。10%～40%患者无临床症状，有症状者主要表现为阴道分泌物增多，有鱼腥臭味，尤其性交后加重，可伴有轻度外阴瘙痒或烧灼感。妇科检查见阴道黏膜无充血的炎症表现，可见灰白色，均匀一致，稀薄的分泌物，常黏附于阴道壁。阴道分泌物检查可找到线索细胞。

【诊断】

1. 滴虫性阴道炎　阴道分泌物中找到滴虫即可确诊。最简单的方法是湿片法，在滴有 0.9%氯化钠溶液的玻片中寻找呈波状运动的滴虫。此方法的敏感性为 60%～70%。取材 24～48 小时避免性交、阴道灌洗或局部用药。本病应与需氧性阴道炎（aerobic vaginitis，AV）相鉴别，两者阴道分泌物形状相似，主要通过实验室检查鉴别：前者病原体为滴虫，后者常见病原菌为 B 族 5 链球菌、葡萄球菌、大肠埃希菌及肠球菌等需氧菌。

2. 假丝酵母菌性阴道炎　根据临床表现和病原体检查及阴道分泌物 PH 测定可诊断。将分泌物分别放在滴有 10% 氢氧化钾溶液的玻片上用于检查假丝酵母菌。VVC 细菌性阴道病、滴虫性阴道炎是常见的阴道混合性感染类型。pH 试纸测定具有鉴别意义，$pH<4.5$ 考虑单纯感染，$pH>4.5$，考虑混合感染。

本病应与细菌溶解性阴道病（cytolytic vaginitis，CV）相鉴别，两者临床症状相似，后者阴道分泌物为黏稠或稀薄的白色干酪样。主要通过实验室检查鉴别：CV 镜下常见病原菌为大量乳酸杆菌和上皮溶解后细胞裸核。

3. 细菌性阴道病　根据 Amsel 临床标准，下列 4 项中有 3 项阳性即可临床诊断为细菌性阴道病。多数认为线索细胞阳性为必要条件。

（1）匀质、稀薄、白色阴道分泌物，常黏附于阴道壁。

（2）阴道 $pH>4.5$。

（3）胺臭味试验（whiff test）阳性　取阴道分泌物少许放在玻片上，加入 10% 氢氧化钾 1~2 滴，产生一种烂鱼肉样腥臭气味，这是由于胺遇碱释放氨所致。

（4）线索细胞（clue cell）阳性　即阴道脱落的表层细胞，于细胞边缘贴附颗粒状物即各种厌氧菌，尤其是加德纳菌，细胞边缘不清。

【治疗】

针对不同的病原体和诱发因素进行治疗。同时还需性伴侣的治疗，但无症状的细菌性阴道病不需对性伴侣常规治疗。妊娠期患者尽量选用安全的药物治疗。治疗后需随访至症状消失。

（一）滴虫阴道炎的治疗

治愈此病需全身用药，主要治疗药物为甲硝唑及替硝唑。

1. 全身用药　初次治疗可选择甲硝唑或替硝唑 2 g，单次口服；或甲硝唑 400 mg，每日 2~3 次，连服 7 日。口服药物的治愈率为 90%~95%。服药后偶见胃肠道反应，如食欲减退、恶心、呕吐。此外，偶见头痛、皮疹、白细胞减少等，一旦发现应停药。甲硝唑用药期间及停药 24 小时内，替硝唑用药期间及停药 72 小时内禁止饮酒，哺乳期用药不宜哺乳。

2. 阴道局部用药　甲硝唑阴道片 200 mg，每天 1 次，连用 7 日；或 0.75% 甲硝唑凝胶 5 g，2 次/天，连用 7 日。用乳酸或醋酸液体冲洗可减轻症状。

3. 性伴侣的治疗　由于性交直接传播是滴虫性阴道炎的主要传播方式，因此性伴侣应同时治疗，双方治愈期间应避免无保护性行为。

4. 随访及治疗失败的处理　对初次治疗失败，甲硝唑 2 g 单次口服者，可重复应用甲硝唑 400 mg，每日 2 次，连服 7 日；或替硝唑 2g，单次口服。若治疗仍失败，给予甲硝唑或替硝唑 2 g，每日 1 次，连服 5 日。此外，应高温消毒患者的内裤、毛巾等贴身用品，避免重复感染。

5. 妊娠合并滴虫阴道炎的治疗　妊娠期滴虫阴道炎可导致胎膜早破、早产及低出生体重儿，治疗妊娠期滴虫阴道炎可以减轻症状，由于替硝唑在妊娠期安全应用未确定，治疗方案通常为甲硝唑 400 mg，每日 2 次，连服 7 日。但甲硝唑治疗能否改善这些产科并发症尚无定论，因此，需患者及其家属知情同意。

6. 治愈标准　月经后复查白带，3 次实验室检查均阴性为治愈。

（二）假丝酵母菌性外阴阴道炎的治疗

1. 消除诱因 若有糖尿病应给予积极治疗；及时停用广谱抗生素、雌激素及皮质类固醇激素。勤换内裤，用过的内裤、盆及毛巾均应用开水烫洗。

2. 单纯性 VVC 的治疗 可局部用药，也可全身用药。

（1）局部用药 可选用下列药物放置阴道内：①克霉唑栓剂，每晚 1 粒（150 mg），塞入阴道深部，连用 7 日；或 1 粒（500 mg），单次用药。②咪康唑栓剂，每晚 1 粒（200 mg），连用 7 日；或每晚 1 粒（400 mg），连用 3 日；或 1 粒（1200 mg），单次用药。③制霉菌素栓剂，每晚 1 粒（10 万 U），连用 10 ~ 14 日。

（2）全身用药 对不能耐受局部用药者、未婚妇女及不愿采用局部用药者可选用口服药物。常用药物：氟康唑 150 mg，顿服。也可选用：伊曲康唑每次 200 mg，每日 1 次，连用 3 ~ 5 日。目前还有伏立康唑、盐酸特比萘芬片等药物可供选择。

3. 复杂性 VVC 的治疗

（1）严重 VVC 应在治疗单纯性 VVC 基础上延长一个疗程的治疗时间。若为口服或局部用药一日疗法，则在 72 小时加用一次；若为局部用药 3 ~ 7 日方案，则延长为 7 ~ 14 日。例如口服氟康唑 150 mg，则 72 小时后加服 1 次。症状严重者，局部应用低浓度糖皮质激素软膏或唑类霜剂。

（2）复发性外阴阴道假丝酵母菌病（recurrent vulvovaginal candidiasis，RVVC）的治疗 若患者经治疗临床症状及体征消失，且真菌学检查阴性后又出现真菌学证实的症状称为复发，若一年内发作 4 次或以上称 RVVC。抗真菌治疗分为强化治疗和巩固治疗。

强化治疗方案即在单纯性 VVC 治疗基础上延长多 1 ~ 2 个疗程的治疗时间。初始治疗若为局部治疗，延长治疗时间为 7 ~ 14 日；若口服氟康唑 150 mg，则第 4、7 日各加服 1 次。巩固治疗方案：氟康唑 150 mg，每周 1 次，连续 6 个月；或克霉唑栓剂 500 mg，每周 1 次，连用 6 个月。在治疗前应作真菌培养确诊，治疗期间定期复查监测疗效及药物不良反应，一旦发现不良反应如肝功能异常等，立即停药，待不良反应消失后更换其他药物。

4. 性伴侣治疗 无需对性伴侣常规治疗。对有症状男性应进行假丝酵母菌检查及治疗，预防女性重复感染。男性伴侣包皮过长者可择期手术。

5. 随访 若症状持续存在或诊断后 2 个月内复发者，需再次复诊。对 RVVC 在治疗结束后 7 ~ 14 天、1 个月、3 个月和 6 个月各随访 1 次，3 个月及 6 个月时建议同时进行真菌培养。

（三）细菌性阴道病的治疗

治疗原则为选用抗厌氧菌药物，主要有甲硝唑、替硝唑、克林霉素。

1. 全身用药 首选甲硝唑 400 mg，2 ~ 3 次/日，口服，共 7 日；其次为替硝唑 2 g，1 次/日，连服 3 日；或替硝唑 1 g，1 次/日，连服 5 日；或克林霉素 300 mg，2 次/日，连服 7 日。

2. 局部药物治疗 含甲硝唑栓剂 200 mg，每晚 1 次，连用 7 日；或 2% 克林霉素软膏阴道涂布，每次 5g，每晚 1 次，连用 7 日。口服药物与局部用药疗效相似，治愈率为 80% 左右。

3. 性伴侣治疗 本病虽与多个性伴侣有关，但性伴侣不需常规治疗。

4. 妊娠期细菌性阴道病的治疗 由于本病与不良妊娠结局如羊膜绒毛膜炎、胎膜早破、早产有关，任何有症状的细菌性阴道病孕妇及无症状的高危孕妇（有胎膜早破、早产史）均需筛查及治疗。用药方案：甲硝唑 400 mg，口服，2 次/日，连用 7 日；或克林霉素 300 mg，2 次/日，连用 7 日。

5. 随访　治疗后无症状者不需常规随访，但本病复发较常见，对症状持续或重复出现者，可选择与初始治疗不同的抗厌氧菌药物，也可以加用阴道乳酸杆菌制剂重建阴道微生态平衡。妊娠合并 BV 需要随访治疗效果。

【预防】

做好卫生宣传，消除诱因，严格公共设施的卫生管理和监护，防止交叉感染，及时发现和治疗感染者，消灭传染源。

三、子宫颈炎症

子宫颈炎症（cervicitis）是常见的女性下生殖道炎症，包括宫颈阴道部炎症及宫颈管黏膜炎。因宫颈阴道部鳞状上皮与阴道鳞状上皮相延续，阴道炎症均可引起宫颈阴道部炎症。临床多见的宫颈炎是急性子宫颈管黏膜炎，若子宫颈炎得不到及时彻底治疗，可引起上生殖道炎症。

子宫颈炎的病原体为：①性传播疾病病原体：淋病奈瑟菌、沙眼衣原体，主要见于性传播疾病的高危人群。②内源性病原体：部分患者的病原体与细菌性阴道病、生殖支原体感染有关，但也有部分患者的病原体不清楚。子宫颈炎主要见于感染性流产、产褥期感染、宫颈损伤或阴道异物并发感染。其次为性传播疾病。

【临床表现】

大部分患者无症状。有症状者主要表现为阴道分泌物增多，呈黏液脓性，可伴有外阴瘙痒、腰酸下坠。此外，可出现经间期出血、性交后出血等症状。若合并尿路感染还可出现尿急、尿频、尿痛。妇科检查见宫颈充血、水肿、黏膜外翻，有黏液脓性分泌物附着，甚至从宫颈管流出。宫颈管黏膜质脆，易出血。若为淋病奈瑟菌感染，可见尿道口、阴道口黏膜充血、水肿及多量脓性分泌物。

慢性子宫颈炎可由急性炎症迁延而来，亦可为病原体持续感染所致，多数患者无症状，妇科检查可发现黄色分泌物覆盖子宫颈口或从子宫颈口流出，或宫颈糜烂样改变基础上的同时伴有宫颈充血、水肿或接触性出血，也可以表现为子宫颈息肉或肥大（图 28-3）。

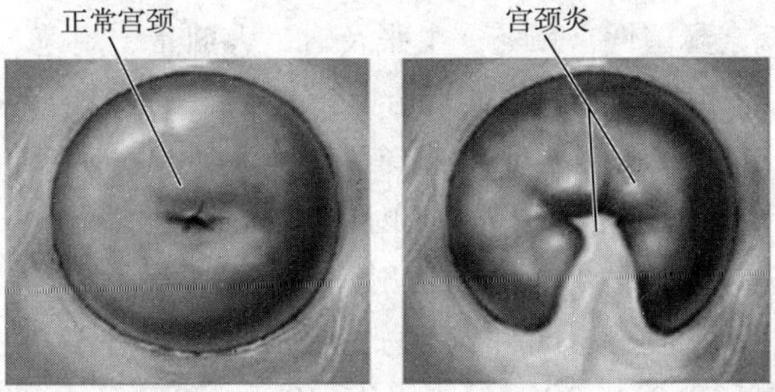

图 28-3　正常宫颈和宫颈炎表现

【诊断】

慢性子宫颈炎症根据临床表现、妇科检查即可做出判断，这里主要分析的是急性宫颈炎的诊断。

出现两个特征性体征，显微镜检查阴道分泌物白细胞增多，可初步诊断。还需进一步做衣原体及淋病奈瑟菌的检测。

1. 两个特征性体征 ①宫颈管或宫颈管棉拭子标本上，肉眼见到黏液或黏液脓性分泌物。②用棉拭子擦拭宫颈管时，容易诱发宫颈管出血。

2. 分泌物白细胞检查 可检测宫颈管分泌物或阴道分泌物中的白细胞，后者需排除引起白细胞增高的阴道炎症。①宫颈管脓性分泌物涂片做革兰染色，中性粒细胞＞30/高倍视野。②阴道分泌物涂片检查，白细胞＞10/高倍视野。

3. 病原体检测 应做衣原体和淋病奈瑟菌的检测，以及有无细菌性阴道病和滴虫性阴道炎。检测淋病奈瑟菌常用的实验室方法如下。

（1）宫颈分泌物涂片革兰染色 在多形核白细胞内找到典型双肾形革兰阴性双球菌，则诊断成立。此法阳性率为 40% ~60%，现已不推荐使用。

（2）淋病奈瑟菌培养 是确诊的金标准方法。（图 28－4）

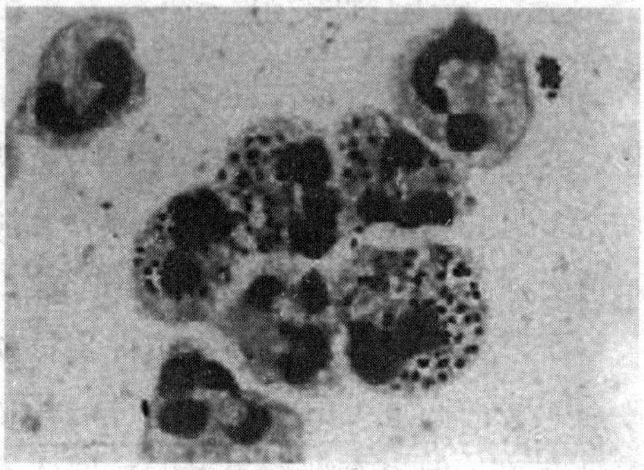

图 28－4 白细胞内的双肾形淋病奈瑟菌

（3）聚合酶链反应（PCR）技术 是扩增淋菌特异性 DNA 存在的一种基因诊断新方法。敏感性高、特异性强。

（4）检测沙眼衣原体 常用衣原体培养、酶联免疫吸附试验（ELISA）、PCR 核酸检测等方法。

【治疗】

主要为针对病原体的抗生素药物治疗。治疗后症状持续存在者，应告知患者随诊。对持续性宫颈炎症，需了解有无再次感染性传播疾病，性伙伴是否已治疗，阴道菌群失调是否持续存在。

1. 经验性抗生素治疗 对年龄小于25 岁，多性伴侣，并且为无保护性性交或性伴侣患STD 等以下性传播疾病高危因素患者，在未获取病原体检测结果前，可采取经验性抗生素治疗，方案为阿奇霉素 1 g 单纯顿服；或多西环素 100 mg，2 次/日，连服 7 日。

2. 针对病原体的抗生素治疗

（1）单纯急性淋病奈瑟菌性宫颈炎 主张及时、大剂量、规范、单次给药，同时治疗性伴侣。常用药物有：头孢菌素及头孢类素药物。前者如头孢松钠 250 mg，单次肌内注射；或头孢克肟 400 mg，单次口服；也可以选择头孢唑肟 500 mg，肌内注射；头孢噻肟钠 500 mg，肌内注射；后者如头孢西丁 2 g，肌内注射，加用丙磺舒 1 g 口服；另可选择氨基糖苷类抗生素中的大观霉素 4 g，单次肌内注射。

（2）衣原体感染所致宫颈炎 治疗药物主要有：①四环素类：如多西环素 100 mg 2 次/日连用 7 天；米诺环素 0.1g 2 次/日连用 7 ~10 天。②大环内酯类：阿奇霉素 1 g 单次口服；克拉霉素 0.25g 2 次/日连用 7 ~10 天；红霉素 500 mg，4 次/日，连用 7 天。③氟喹诺酮类：氧氟沙星 300 mg，2 次/日，连服 7 日；环丙沙星 250 mg 2 次/日连用 7 天；左氧氟沙星 500 mg，1 次/日，连服 7 日；莫西沙星 400 mg，1 次/日，连服 7 日。

（3）淋病奈瑟菌感染常合并有衣原体感染 治疗时应兼顾治疗。对于合并细菌性阴道病者，亦应同时治疗。

(4) 局部治疗　有炎症表现的子宫颈糜烂样改变和宫颈息肉，除外子宫颈上皮内瘤变和宫颈癌后，可行物理治疗和息肉摘除术。

四、盆腔炎性疾病

盆腔炎性疾病（pelvic inflammatory disease，PID）指女性上生殖道感染引起的一组疾病，主要包括子宫内膜炎（endometritis）、输卵管炎（salpingitis）、输卵管卵巢脓肿（tubo－ovarian abscess，TOA）和盆腔腹膜炎（peritonitis）。炎症可局限于某一个部位，也可同时累及几个部位，其中最常见的是输卵管炎、输卵管卵巢炎。PID 多发生在性活跃期、有月经的妇女，而初潮前、绝经后或无性生活者很少发生，如若发生盆腔炎也往往是邻近器官炎症的扩散。急性盆腔炎可引起感染性休克、败血症及弥漫性腹膜炎。盆腔炎性疾病未能及时、彻底治疗可导致不孕、输卵管妊娠及慢性盆腔痛。

PID 病原体通常分为外源性病原体和内源性病原体，往往两者同时合并存在。①外源性病原体：主要为性传播疾病的病原体，包括淋病奈瑟菌、沙眼衣原体及支原体，支原体有人型支原体、生殖支原体及解脲支原体三种，其中以人型支原体为主。②内源性病原体：为来自原寄居于阴道内的微生物群，包括需氧菌及厌氧菌。通常可以仅为需氧菌感染，也可以仅为厌氧菌感染，但以需氧菌及厌氧菌混合感染多见。厌氧菌感染的特点是容易形成盆腔脓肿、感染性血栓静脉炎，脓液有粪臭并有气泡。70%～80% 盆腔脓肿可培养出厌氧菌。

感染途径：①沿生殖道黏膜上行蔓延：病原体侵入外阴、阴道后，或阴道内的病原体沿宫颈黏膜、子宫内膜、输卵管黏膜，蔓延至卵巢和腹腔。是非妊娠期、非产褥期主要感染途径，淋病奈瑟菌、沙眼衣原体、葡萄球菌常沿此途径扩散。②经淋巴系统蔓延：病原体经外阴、阴道、宫颈及宫体创伤处的淋巴管侵入盆腔结缔组织及内生殖器其他部分，是产褥感染、流产后感染及放置节育器后感染的主要途径。链球菌、大肠埃希菌、厌氧菌多沿此途径蔓延。③经血循环传播：病原体先侵入人体的其他系统，再经血液循环感染生殖器，为结核菌感染的主要途径。④直接蔓延：腹腔其他脏器感染后，直接蔓延到内生殖器，如阑尾炎可引起右侧输卵管炎。

高危因素：①年龄：据美国资料，盆腔炎性疾病高发年龄为 15～25 岁。②性活动：性活跃期妇女，尤其是初次性交年龄小、有多个性伴侣、性交过频以及性伴侣有性传播疾病者高发。③下生殖道感染：下生殖道感染如淋病奈瑟菌性子宫颈炎、沙眼衣原体性子宫颈炎以及细菌性阴道病、宫颈炎等与盆腔炎性疾病的发生密切相关。④宫腔内手术操作（如刮宫术、宫腔镜检查等）后，可导致生殖道黏膜损伤、出血、坏死，下生殖道病原体上行感染。⑤性卫生不良习惯：经期性交、使用不洁月经垫等均可使病原体侵入而引起炎症。此外，低收入群体不注意性卫生保健，阴道冲洗者盆腔炎性疾病的发生率高。⑥邻近器官感染蔓延：如阑尾炎、腹膜炎可蔓延至盆腔，病原体以大肠埃希杆菌为主。⑦盆腔炎性疾病再次急性发作。

【临床表现】

由于炎症轻重、感染范围大小及感染的病原体不同，临床上 PID 患者症状和体征差异较大。轻者无症状或症状轻微，常见症状为下腹痛、阴道分泌物增多。若病情严重可出现发热、寒战、头痛、食欲下降。若有腹膜炎，出现消化系统症状；若伴有泌尿系统感染症状，可有尿频、尿急及尿痛。若有脓肿形成，根据包块相对于子宫的前后位置可分别出现膀胱刺激症状和直肠刺激症状。若有输卵管炎的症状及特征，并同时伴右上腹疼痛者，应怀疑有肝周围炎。

患者的体征差异较大，轻者无异常发现，或妇科检查仅发现宫颈举痛或宫体压痛或附件区压痛。严重病例呈急性病容，体温升高，心率加快，下腹部压痛、反跳痛及肌紧张，叩诊鼓音明显，肠鸣音减弱或消失。盆腔检查：阴道可见脓性臭味分泌物；宫颈充血、水肿，有脓性分泌物自宫颈口流出，穹隆触痛明显；宫颈举痛；宫体稍大，有压痛，活动受限；子宫两侧附件区增厚，可触及包块且压痛明显。宫旁结缔组织炎时，可扪及宫旁一侧或两侧片状增厚，或两侧宫骶韧带高度水肿、增粗、压痛明显；若盆腔脓肿形成且位置低，可扪及后穹窿有肿块且有波动感，三合诊常能协助进一步了解盆腔情况。

案例28－1

患者，女，53岁。因“宫颈锥切术后17天，反复发热15天”于2019年3月23日入院。缘患者因“宫颈高级别鳞状上皮病变”于2019－3－6在我院行“宫颈LEEP刀锥切术”，于2019－3－14日出院。出院后当晚出现发热，自行服用甲硝唑分散片及对乙酰氨基酚3天消炎退热。2019－3－29患者再次出现发热，最高温度38℃，伴有下腹坠胀感进行性加重及阴道流液，遂以“发热查因：盆腔炎”再次收入我院住院部行进一步治疗。

患者2018年12月曾因“双侧输卵管脓肿”在当地医院行药物保守治疗。既往月经规律，末次月经2018－11－10，已停经4个月。孕4产1，人工流产3次，足月顺产1女孩。平素工具避孕。

入院时体格检查：体温38.1℃，P 104次/分，R 20次/分，BP 103/64 mmHg。一般情况可，意识清楚，表情痛苦，步入病房，自动体位，查体合作。全身浅表淋巴结未触及肿大。五官头颅端正，颈软、胸廓对称无畸形，双肺呼吸音清，未闻及干湿啰音。心脏听诊、触诊正常。下腹压痛明显，无反跳痛；肝、脾肋下触诊不满意，无叩击痛；双肾无叩击痛，肠鸣音正常。脊柱四肢正常，生理反射存在，病理反射未引出。

妇查：外阴正常，阴道黏膜充血，宫颈可见LEEP术后改变，宫颈口可见脓血水流出，有异味。子宫正常大小，质软，活动可，压痛（+），右侧附件近子宫处可触及约4 cm×2 cm大小包块，质软，活动好，压痛（++），左侧附件触诊不满意。

实验室检查：血红蛋白112 g/L、白细胞21.1×10^9/L、C－反应蛋白46 mg/L。

问题：

1. 本病最可能诊断是什么？
2. 如何根据临床症状及体征予经验性抗生素治疗？
3. 保守治疗或手术治疗哪个为最优方案？

【诊断】

根据病史、症状、体征及实验室检查可做出初步诊断（表28－1）。

表 28-1　盆腔炎性疾病的诊断标准（2010 年美国 CDC 诊断标准）

最低诊断标准（minimum　criteria）
宫颈举痛或子宫压痛或附件区压痛
附加标准（Additional criteria）
体温超过 38.3℃（口表）
宫颈或阴道异常黏液脓性分泌物或脆性增加
阴道分泌物湿片见到大量白细胞
红细胞沉降率升高
血 C-反应蛋白升高
实验室证实的宫颈淋病奈瑟菌或衣原体阳性
特异标准（specific criteria）
子宫内膜活检组织学证实子宫内膜炎
阴道超声或核磁共振检查显示输卵管增粗、输卵管积液、伴或不伴有盆腔积液、输卵管卵巢肿块，或腹腔镜检查发现盆腔炎性疾病征象

最低诊断标准提示在性活跃的年轻女性或者具有性传播疾病的高危人群，若出现下腹痛，并可排除其他引起下腹痛的原因，妇科检查符合最低诊断标准，即可给予经验性抗生素治疗。

附加标准可增加最低标准的特异性，多数盆腔炎性疾病患者有子宫颈黏液脓性分泌物或阴道分泌物可见大量白细胞。

特异标准基本可诊断 PID，除 B 超检查及磁共振检查外，均为有创检查或费用较高，特异标准只适用于一些有选择的病例。腹腔镜诊断 PID 标准：输卵管表面明显充血、输卵管壁水肿、输卵管伞端或浆膜面有脓性渗出物。腹腔镜诊断准确，并能直接采取感染部位的分泌物做细菌培养，但临床应用有一定局限性。

在做出 PID 的诊断后，需进一步明确病原体。宫颈管分泌物及后穹隆穿刺液的涂片、培养及核酸扩增检测对明确病原体有帮助。虽然不及剖腹探查或腹腔镜直接采样的精确，病原体培养的临床实用性较强。此外，还可根据病史（如是否为性传播疾病高危人群）、临床症状及体征特点初步判断病原体。

案例 28-1 分析 1

入院后妇科阴道 B 超检查示：子宫大小正常，右侧附件区见条索状物回声区，大小约 45mm×30mm，性质待查。实验室辅助检查：白带常规涂片可见有大量白细胞；血常规示白细胞 21.1×10^{9}/L、中性粒细胞 0.78、C-反应蛋白 46 mg/L。

患者既往曾有输卵管脓肿保守治疗病史，且近期有宫颈手术操作，考虑患者为慢性盆腔炎性疾病急性发作可能性大，病原菌通过子宫颈可淋巴扩散引起输卵管积脓。治疗药物上除首选的头孢菌素类药物，还需加用甲硝唑从而更有效的抗厌氧菌。患者为围绝经妇女，已无生育需求，附件脓肿屡次发作，且有宫颈病变史，可行全子宫及双侧附件切除术。

【治疗】

主要为抗生素药物治疗，必要时行手术治疗。抗生素的治疗原则：经验、广谱、及时、个体化。治疗目的为清除病原体，改善症状及体征，减少后遗症。绝大多数盆腔炎经恰当的抗生素治疗后可彻底治愈。初次治疗往往根据病史、临床表现以及当地的流行病学推断病原体，予经验性抗生素治疗。由于盆腔炎性疾病病原体多为淋病奈瑟球菌、衣原体以及需氧菌、厌氧菌的混合感染，故抗生素应选择广谱抗生素或联合用药。对出现症状前60日内接触过的性伴侣有进行检查和治疗的必要。

1. 门诊治疗 PID诊断48小时内及时用药将明显降低后遗症的发生。若患者一般情况好，症状轻、能耐受口服抗生素，并有随访条件，可在门诊给予口服或肌内注射抗生素治疗。

2. 住院治疗 若患者一般情况差，病情严重；伴有发热、恶心、呕吐；或有盆腔腹膜炎；或输卵管卵巢脓肿；或门诊治疗无效；或不能耐受口服抗生素治疗；或诊断不清，均应住院给予以药物治疗为主的综合治疗。

（1）支持疗法 半卧位卧床休息，给予充分营养及液体摄入，纠正电解质紊乱及酸碱失衡。必要时少量输血。尽量避免不必要的妇科检查以免引起炎症扩散，有腹胀应行胃肠减压。

（2）抗生素治疗 给药途径以静脉滴注收效快，常用的配伍方案如下：①头霉素类或头孢菌素类：头霉素类如头孢替坦二钠2 g，静滴，1次/12小时或头孢西丁钠2 g，静滴，1次/6小时，加用多西环素100 mg，口服，1次/12小时，静脉或口服。头孢菌素类，如头孢呋辛钠、头孢曲松钠等也可选用。临床症状改善至少24小时后，转为口服药物治疗。②克林霉素与氨基糖苷类药物联合方案：克林霉素900 mg，静滴，1次/8小时；加用庆大霉素负荷剂量（2 mg/kg），静滴，维持剂量（1.5 mg/kg），1次/8小时。临床症状改善后继续静脉应用24～48小时，改口服药物治疗。③喹诺酮类药物与甲硝唑联合方案：氧氟沙星400 mg，静滴，1次/12小时，或左氧氟沙星500 mg，静滴，1次/日，加用甲硝唑500 mg，静滴，每1次/8小时；可选莫西沙星400 mg，静滴，1次/天。④青霉素类与四环素类药物联合方案：氨苄西林/舒巴坦3g，静滴，1次/6小时，加用多西环素100 mg，口服，每日2次，连服14日。

（3）手术治疗 盆腔炎的手术治疗主要用于抗生素控制不满意的输卵管卵巢脓肿（TOA）或盆腔脓肿。手术指征有：①脓肿经药物治疗48～72小时后无效；②经药物治疗病情好转，包块仍未消失但已局限化；③脓肿破裂。

3. 中药治疗 主要为活血化瘀、清热解毒药物，如银翘解毒汤、安宫牛黄丸等。

案例28－1分析2

诊疗经过：患者住院后先予联合抗菌药物治疗：头孢哌酮钠舒巴坦2g，静滴，1次/12小时，加用甲硝唑500 mg，静滴，3次/日，共用6天。用药2天后患者全身情况已明显改善，体温下降至正常。1周后复查血常规：白细胞6.65×10^9/L，C-反应蛋白7 mg/L，阴道B超提示右侧炎性包块大小约24 mm×12 mm，行腹腔镜下全子宫及双侧附件切除术。术后继续抗感染治疗3天，患者治愈出院。

【盆腔炎性疾病的后遗症】

PID症状及体征为静止性或隐匿性，使得做出正确诊断比较困难，导致诊断及治疗的延迟，继而导致一系列后遗症的产生，即使轻微的甚至亚临床的PID也会如此。常可出现不孕、异位妊娠、慢性盆腔痛和盆腔炎性疾病反复发作。

【治疗随访】

药物治疗患者，应在72小时内随诊，在此期间病情无好转的患者需进一步检查，必要时手术探查。沙眼衣原体或淋病奈瑟菌感染的PID患者，在治疗后3个月复查上述病原体，若3个月未复查，应于治疗后1年内任意一次就诊时复查。

（张 明 王 芳）

第二节 异常子宫出血

扫码“学一学”

正常月经（menstruation）的发生是基于排卵后黄体期结束，雌激素和孕激素撤退，使子宫内膜功能层皱缩、坏死而脱落出血。正常月经的建立有赖下丘脑－垂体－卵巢轴（hypothalam－pituitary－ovarian axis，HPOA）之间的神经内分泌调节，以及子宫内膜对性激素变化的反应。（图28－5）月经的临床指标至少包括周期频率和规律性、经期长度、经期出血量4个要素（我国暂定的术语见表28－2），若任1项不符、且源于宫腔的异常出血，称月经失调。

表28－2 AUB术语范围

月经临床评价指标	术语	范围
周期频率	月经频发	<21日
	月经稀发	>35日
周期规律性（近1年）	规律月经	<7日
	不规律月经	≥7日
	闭经	≥6个月无月经
经期长度	经期延长	>7日
	经期过短	<3日
经期出血量	月经过多	>80 ml
	月经过少	<5 ml

根据出血时间，AUB可分为：经间出血，不规则子宫出血，突破性出血。出血较多者为出血，量少者为点滴出血。

根据发病急缓，AUB可分为急性和慢性两组类型：急性AUB指发生了严重的大出血，需要紧急处理以防进一步失血的AUB，可见于有或无慢性AUB史者；慢性AUB是指近6个月内至少出现3次AUB，不需要紧急处理但需要规范诊疗。

【病因及分类】

国际妇产科联盟（FIGO）将AUB病因分为两大类9个类型，按英语首字母缩写为“PALM－COEIN”。

“PALM”存在结构性改变，具体指子宫内膜息肉（polyp，P）、子宫腺肌病（adenomyosis，A）、子宫平滑肌瘤（leiomyoma，L）、子宫内膜恶变和不典型增生（Malignant transformation and atypical hyperplasia of endometriu，M）所致AUB。上述的结构异常都可采用影像学技术和（或）病理学方法明确诊断。

“COEIN”无子宫结构性改变。具体指全身凝血相关疾病（coagulopathy，C）、排卵障碍（ovulatory dysfunction，O）、子宫内膜局部异常（endometrial，E）、医源性（iatrogenic，I）、未分类（not yet classified，N）所致 AUB。

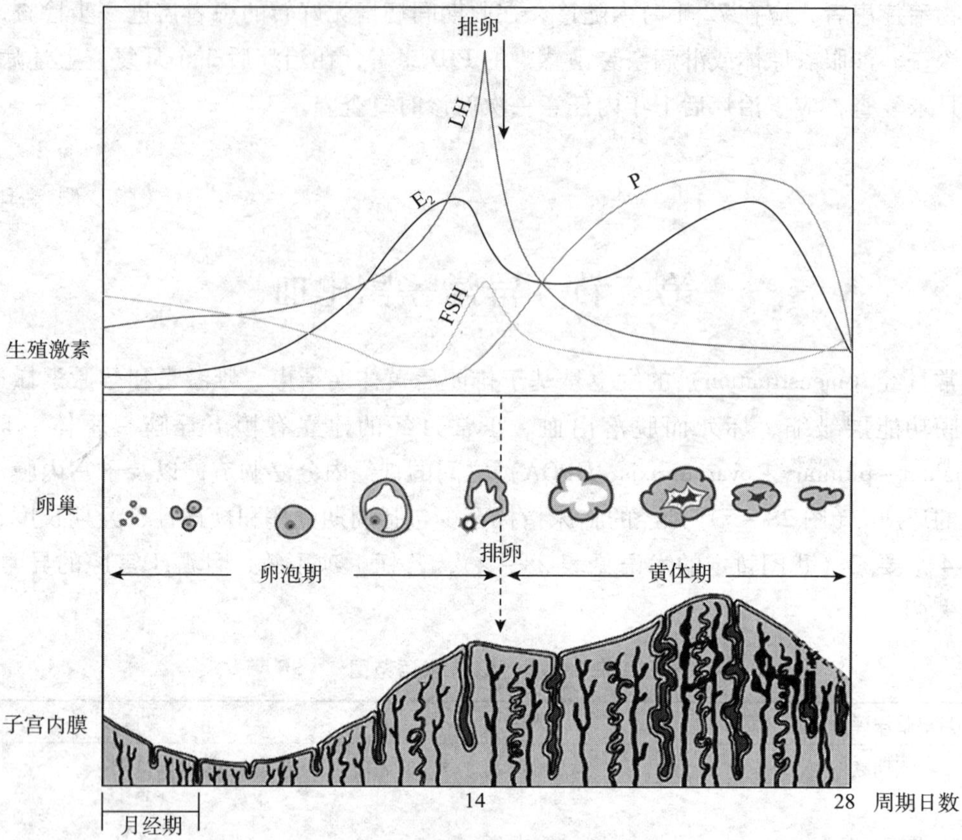

图 28-5 月经周期与性激素变化规律

导致 AUB 的原因可以是单一因素，也可以多因素并存。本章节重点讲临床上最常见的因排卵障碍所致 AUB，即 AUB-O。AUB-O 包含无排卵性异常子宫出血和排卵性异常子宫出血。后者还可涉及 AUB-E。

一、无排卵性异常子宫出血

【病因生理与机制】

无排卵性 AUB 持续常见于青春期、绝经过渡期。在青春期，女孩 HPO 轴反馈调节机制尚未成熟。雌激素对大脑正反馈调节作用存在缺陷，促卵泡生成素 FSH 呈持续低水平，无促排卵性黄体生成素 LH 峰形成，卵泡发育到一定程度即可能闭锁，无排卵发生；在绝经过渡期，卵巢储备功能不断衰退，卵泡耗竭，剩余卵泡对 FSH 反应性低下，卵泡发育受阻，故雌激素分泌减少，FSH 水平升高，不形成排卵前 LH 高峰，导致无排卵。

其次，生育期妇女受内部和外界各种因素，如精神紧张。肥胖或代谢内分泌紊乱还有受多囊卵巢综合征等影响，也可无排卵发生。

各种原因的无排卵均可使子宫内膜因长期受单一雌激素刺激且无孕激素拮抗而导致出血。其大致分突破性出血和撤退性出血两种机制。雌激素突破性出血亦有两种类型：①低雌激素维持在阈值水平，可发生间断少量出血，内膜修复慢，出血时间延长；②高水平雌激素且维持在有效浓度，子宫内膜持续增厚但不牢固，易发生急性突破性出血。雌激素撤退性出血机制具体表现为当多数生长卵泡退化闭锁，导致雌激素水平突然下降，内膜失去激素支持而剥脱出血。

此外，无排卵性 AUB 还与子宫内膜出血自限机制缺陷有关。主要表现为：①子宫内膜缺乏孕激素作用使组织脆性增加；②雌激素的波动使子宫内膜不规则和不完整；③单一雌激素易使血管结构和功能异常。

【子宫内膜病理】

无排卵性 AUB 根据体内雌激素水平的高低和持续作用时间长短，以及其对子宫内膜反应的敏感性，子宫内膜可表现不同程度的增生性变化。

1. 增殖期子宫内膜　与正常月经周期内膜周期性变化不同的是，因为无孕激素拮抗与转化，患者整个月经周期都可能呈增殖期形态。

2. 子宫内膜增生　根据 2014 年世界卫生组织（WHO）女性生殖系统肿瘤学分类，可分为：①不伴有不典型增生：指子宫内膜腺体虽多度增生，但无明显的细胞不典型。包括以往的单纯性增生和复杂性增生，发生子宫内膜癌的风险极低。②伴有不典型增生：子宫内膜增生且镜下见细胞不典型。此型发生子宫内膜癌的风险较高，属于癌前病变。

3. 萎缩型子宫内膜　仅少数呈萎缩性改变。

【临床表现】

少数无排卵女性可有规律的月经周期，临床上称“无排卵月经”。绝大多数不排卵女性的症状为月经紊乱，即失去正常周期和出血自限性，表现为月经周期紊乱，短至几日长至数月，经期长短不一，经量不定或增多，甚至大量出血。出血类型取决于血雌激素水平及其下降速度、雌激素对内膜持续作用时间及子宫内膜的厚度。

案例 28－2

患者 42 岁，女性。因不规则阴道流血 20 余天来我院门诊就诊。既往月经规律，初潮 13 岁，周期 28～30 天，经期 5～7 天；患者诉近 3 年月经周期缩短，常较以往提前 1 周来潮，经量明显减少，偶有痛经。近半年常感潮热盗汗、心悸眩晕、焦虑易怒、四肢酸软和失眠多梦等。此次月经 25 天前来潮，一直持续至今，淋漓不尽。孕 4 产 3，双侧输卵管已结扎。患者既往体健，无肝炎、结核和血液病史。

体格检查：T 36.5℃，P 96 次/分，BP 94/65 mmHg，发育正常，营养中等，神志清晰，全身皮肤及黏膜正常，未见皮下出血点，全身浅表淋巴未触及肿大，心肺正常，肝脾肋下未及。妇科检查：外阴发育正常，阴道通畅，见少量褐色分泌物，宫颈常大，光滑。子宫前位，大小正常，质软，活动，双侧附件未扪及肿块，压痛（－）。

辅助检查：尿 hCG 试验（－），血常规示：血红蛋白 90 g/L，红细胞 3.5×10^{12}/L，白细胞 7.1×10^{9}/L，血小板计数 125×10^{9}/L。阴道 B 超：子宫形态大小正常，肌层回声均匀，内膜增厚约 15 mm，回声欠均匀，左侧卵巢体积 21 mm×11 mm，右侧卵巢体积 18 mm×12 mm，双侧附件未见异常包块。

问题：

1. 该病例的初步诊断是什么？
2. 如何处理？

【辅助检查】

主要目的是了解卵巢功能（排卵和黄体功能）和子宫内膜组织病理变化。

1. 尿妊娠试验或血 hCG 检测 除外妊娠相关疾病。

2. 血液常规和凝血、纤溶功能检查 包括血红蛋白、红细胞、白细胞计数，血细胞比容、出凝血功能检查，必要时骨髓穿刺检查。

3. 超声检查 了解子宫内膜厚度及回声，观察卵泡发育、排卵和黄体情况，排除有无宫腔占位性病变及其他生殖道器质性病变等。

4. 诊断性刮宫 兼有诊断和止血作用。适用于年龄＞35 岁、药物治疗无效或存在子宫内膜癌高危因素的异常子宫出血者，应行诊刮明确子宫内膜病变。为确定卵巢排卵和黄体功能应于月经前期或月经来潮后 6 小时内诊刮。诊刮必须彻底全面，尤应注意两侧宫角部，刮出物全部送检。

5. 宫腔镜检查 对诊断宫腔息肉、黏膜下肌瘤有确诊价值。

6. 排卵和黄体功能监测 ①基础体温（BBT）：单相型曲线提示无排卵。②阴道细胞学和宫颈黏液功能（数量、黏稠度、拉丝度和结晶型）检查：评估排卵和黄体功能。③雌孕激素水平及甲状腺功能测定。

7. 生殖内分泌激素测定 卵泡早期可测定血 FSH，LH，雌二醇（E_2）、泌乳素（PRL），睾酮（T）、促甲状腺素（TSH）水平，月经前 5～9 日血孕酮（P）值可估计有无排卵。

【诊断和鉴别诊断】

排除生殖道器质性病变，确定 AUB 的病因，病理和临床分型。

（一）病史

应注意患者年龄，月经史、婚育史及避孕措施；排除妊娠；是否存在引起子宫出血的器质性疾病，包括生殖器肿瘤、感染、血液系统及肝肾、甲状腺疾病等，了解病史中有无特异的出血模式，经期有无服用干扰排卵（如紧急避孕药等）的药物。

（二）体征

包括妇科检查和全身检查。妇科检查应排除阴道、宫颈及子宫结构异常和器质性病变，确定出血来源。全身检查包括注意观察患者全身营养状况，有无贫血、黄染、出血倾向、血压、脉搏等。

（三）鉴别诊断

目的在于排除器质性病变引起的异常子宫出血。如血液病，内分泌疾病，肝脏疾病，全身性红斑狼疮，各种流产、异位妊娠、葡萄胎，生殖道炎症、肿瘤、创伤出血、放置宫内节育器及神经系统肿瘤、精神创伤、应激、营养不良等。

【治疗】

无排卵型功血的治疗 青春期无排卵 AUB 治疗原则以止血、调整周期；生育年龄妇女除了止血和调整周期，有生育要求还需促排卵为主。绝经过渡期 AUB，则以止血、调整周期、减少出血，防止子宫内膜病变为治疗原则。主要用性激素止血和调整周期，可辅助促进凝血和抗纤溶性药物，必要时手术治疗。

1. 止血

（1）药物治疗　性激素为首选药物，尽量使用最低有效剂量使其尽快止血。性激素治疗一般24 ~48 小时内出血量会明显减少，若96 小时仍不止血，应考虑有器质性病变存在的可能。

1）大剂量雌激素止血　适用于急性大量出血。原理是应用大剂量雌激素能快速促进内膜增生，修复创面而止血，适用于血红蛋白 <80 g/L 的青春期患者。根据出血量和患者状态决定初始用药间隔和用药剂量，首选口服药物。如戊酸雌二醇：2 mg，口服，6 ~8 小时/次；结合雌激素：1. 25 ~2. 5 mg，口服，6 ~8 小时/次；若不能耐受口服药物。一般采用苯甲酸雌二醇 3 ~4 mg/d 肌注，分 2 到 3 次注射，出血减少则维持；若出血量未见减少则加量（不超过 12 mg）。出血停止 3 日后开始减量，通常每 3 天递减 1/3 剂量。每日最大量一般不超过 12 mg。雌激素疗法必须加用孕激素撤退；有血液高凝或血栓性疾病史的患者禁忌使用。

2）孕激素止血　根据患者血红蛋白水平及生命体征是否稳定可有两种不同治疗方法：①子宫内膜脱落法：又称“药物刮宫”，由于孕激素转化持续增生内膜，停药短期必然有撤退性出血，所以适用于血红蛋白大于 80 g/L，体内有一定水平雌激素、生命体征稳定患者。具体用法：地屈孕酮每日 20 mg，口服，共用 10 日；②微粒化孕酮每日 200 ~300 mg，口服，共 10 日；黄体酮每日 20 ~40 mg，肌肉注射，共 3 ~5 日；醋酸甲羟孕酮（MPA）：每日 6 ~10 mg,共 10 日。②孕激素内膜萎缩法：高效合成孕激素可使内膜萎缩达到止血目的，适用于血红蛋白小于 80 g/L 的育龄期和围绝经期妇女，不适合青春期患者。出血量较多时，炔诺酮首剂量为 5 mg，每 8 小时一次，血止后每 3 天递减 1/3 剂量，直至维持量为 2. 5 ~5 mg/d；持续用至血止后 21 天停药，停药后 3 ~7 日发生撤退性出血，也可用左炔诺酮 1. 5 ~2. 25 mg/d，醋酸甲羟孕酮 20 ~30 mg/d，血止后按同样原则减量。

3）复方短效口服避孕药　激素联合用药的效果优于单一用药。口服避孕药在治疗青春期和生育年龄无排卵功血时常常有效。目前使用的是第三代短效口服避孕药，如屈螺酮炔雌醇片或复方醋酸环丙孕酮等，用法为每次 1 ~2 片，每 8 ~12 小时 1 次，血止 3 日后逐渐减量至每日 1 片，维持至 21 日周期结束。

4）雄激素　能减少盆腔充血和增强子宫肌张力并减少出血量，但不能缩短出血时间和完全止血。青春期女性禁止应用。常用药物包括丙酸睾丸酮和甲基睾丸素。

5）促性腺激素释放激素激动剂（简称 GnRH - a）　GnRH - a 可抑制垂体分泌 FSH 和 LH 减少，使性腺激素分泌减少，最终造成暂时性体内低性激素状态及药物去势，从而达到止血目的，但若应用治疗 GnRH - a 超过 3 个月，推荐雌激素反向添加治疗。

6）止血药　常用药物包括酚磺乙胺、卡巴克洛、维生素 K 等。如氨甲环酸 1 g，2 ~3 次/日。

（2）刮宫术　对于病程较长的已婚育龄期或绝经过渡期患者，应首先考虑使用，可迅速止血，并具有诊断价值。对于超声提示宫腔内异常者可在宫腔镜直视下活检，准确率显著高于盲取。

2. 调节周期，巩固疗效，防止复发　系在止血治疗的基础上，模拟生殖激素节律，以雌 - 孕激素人工周期疗法，促使子宫内膜周期发育和脱落，改善 HPO 轴反馈功能，恢复正常的内分泌功能。

（1）周期疗法　①雌 - 孕激素序贯疗法：即人工周期，常用于青春期患者。从撤药性出血第 5 日开始，口服结合雌激素 0. 625 ~1. 25 mg/d 或戊酸雌二醇 1 ~2 mg，每晚 1 次，连服 21 日，服雌激素第 11 日起加用地屈孕酮每日 20 mg 或微粒化孕酮每日 200 ~300 mg 或醋酸甲羟孕酮每日 10 mg，口服，连用 10 日。3 个周期为 1 疗程。②孕激素后半周期疗法：适用于体内有一定雌激素水平患者，如围绝经期妇女。具体方法见图 28－6，从月经周期的第 15～24 天（后半周期），加用地屈孕酮每日 20 mg 或微粒化孕酮每日 200～300 mg 或醋酸甲羟孕酮每日 10 mg，口服，连用 10～14 日，酌情应用 3～6 个周期。

（2）口服避孕药　适用于有避孕需求的育龄期妇女，也适用于抑制内膜增生过长，月经过多者，可很好控制周期；亦可以用于内分泌生殖激素失调有生育需求女性促排卵的预处理。共 3 个周期。病情反复者酌情延至 6 个周期。

（3）宫内孕激素释放系统　在宫腔内放置含孕酮或左炔诺孕酮宫内节育器，能抑制内膜过度增生，适用于多种药物治疗失败或无法耐受口服药物且无生育要求的患者。

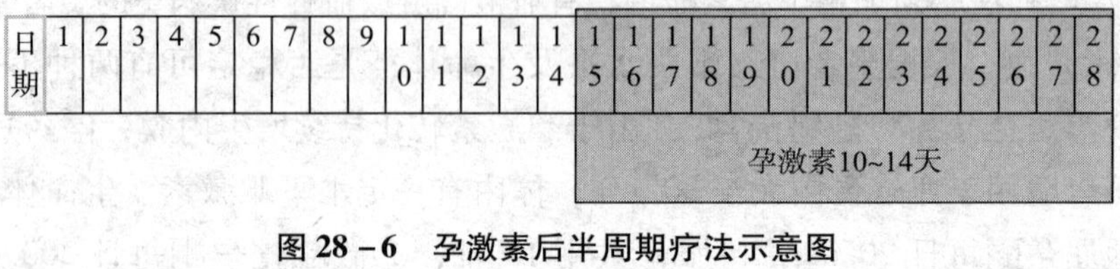

图 28－6　孕激素后半周期疗法示意图

3. 促排卵治疗　适用于生育期、有生育需求者，尤其是不孕患者。促排卵治疗兼有调经和助孕双重作用。常用方案有：①氯米酚（CC）－hCG；②HMG－hCG；③GnRHa 脉冲疗法等。

4. 手术治疗　高热或冷冻或激光子宫内膜切除术及子宫切除手术。适用于经量多且无生育要求的功血患者。

5. 口服避孕药　尤其适合有避孕需求的患者，可周期性使用短效口服避孕药 3 个周期。病情反复者酌情延至 6 个周期。

6. 手术治疗　对药物治疗无效、无生育要求的患者，可采用经宫腔镜激光、冷冻、微波或电凝的方法切除子宫内膜。

案例 28－2 分析 1

诊疗经过：

（1）止血治疗　为了避免盲刮漏诊误诊的可能，我院门诊予宫腔镜检查＋诊刮送病检。宫腔镜提示宫颈管及宫腔形态正常，未见占位性病变，子宫内膜厚薄不均。诊刮后送检内膜病理报告提示子宫内膜呈增殖期改变。确诊围绝经期的无排卵性异常子宫出血。术后 1 周予口服地屈孕酮片 20 mg/d，连用 10 天，停药后 3 天出现撤退性出血，由于孕激素的转化作用，停药后内膜脱落较完全，经期 1 周内结束。

（2）调整周期　患者为围绝经女性，体内仍有一定雌激素水平，我们予后半周期孕激素撤退方案调理。具体为：患者于撤退性出血第 15 日起，口服地屈孕酮片 20 mg/d，用药 10 日，半年后，患者停药后无月经来潮，安稳渡过绝经过渡期。

二、排卵性异常子宫出血

【病因生理与机制】

排卵性 AUB 较少见，多发生于育龄期女性，有周期性排卵，主要包含黄体功能不足、子宫内膜不规则脱落或子宫内膜局部异常所致的AUB。

（一）黄体功能不足

可由多种原因造成：①卵泡期FSH缺乏，使卵泡发育缓慢，雌激素分泌减少，从而对垂体及下丘脑正反馈不足；②LH脉冲峰值不高及排卵峰后LH低脉冲缺陷，使排卵后黄体发育不良，黄体过早衰退，孕激素分泌减少；③卵巢本身发育不良，排卵后颗粒细胞黄素化不全，孕激素分泌减少；④此外，月经初潮、分娩后及绝经过渡期也可导致黄体功能不足。

（二）子宫内膜不规则脱落

由于HPO轴调节功能紊乱，或溶黄体机制失常引起内膜持续受孕激素影响，不能如期完整脱落。

（三）子宫内膜局部异常

子宫内膜局部凝血纤溶调节机制异常、子宫内膜修复机制异常如子宫内膜炎症、感染及子宫内膜血管生成异常。

【子宫内膜病理】

（一）黄体功能不足

可表现为分泌期内膜，腺体分泌不良，间质水肿不明显或腺体与间质发育不同步，内膜活检显示分泌反应落后2日。

（二）子宫内膜不规则脱落

可表现为月经期第5~6日仍能见到呈分泌反应的子宫内膜，镜下能见混合型子宫内膜，即经期出血坏死组织及新增内膜与残留的分泌期内膜混合并存。

【临床表现】

（一）黄体功能不足

常表现为月经周期缩短，因卵泡期长短有个体差异，少数人月经周期有时也在正常范围。因黄体期缩短，患者可表现为不易受孕或早期妊娠丢失。

（二）子宫内膜不规则脱落

表现为月经周期正常，但经期延长，长达9~10日，且出血量多。

（三）子宫内膜局部异常

可表现为月经过多（>80 ml），经间出血或经期延长，而周期、经期持续时间正常。

【诊断】

1. 首先根据患者病史、辅助检查及体格检查排除生殖器官器质性病变引起的AUB。

2. 基础体温测定（BBT）　①黄体功能不足：BBT双相型，但高温期小于11日（图28-7）。②子宫内膜不规则脱落：BBT双相型，但下降缓慢（图28-8）。

3. 诊断性刮宫　病理检查可作为确诊依据。①黄体功能不足：子宫内膜活检显示分泌反应至少落后2日。②子宫内膜不规则脱落：在月经第5~7天行子宫内膜活检显示镜下能见混合型子宫内膜。

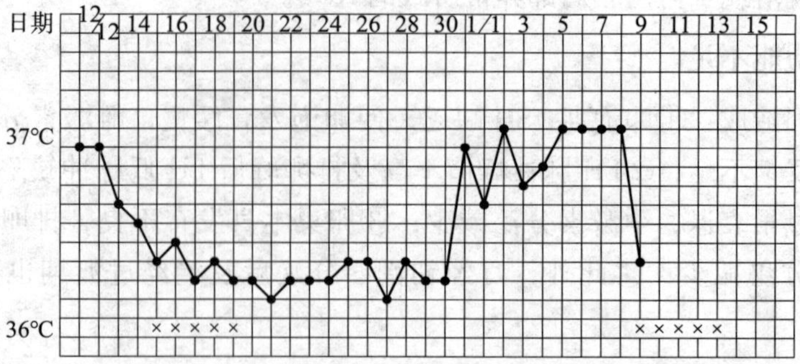

图 28－7　基础体温双相型（黄体期短）

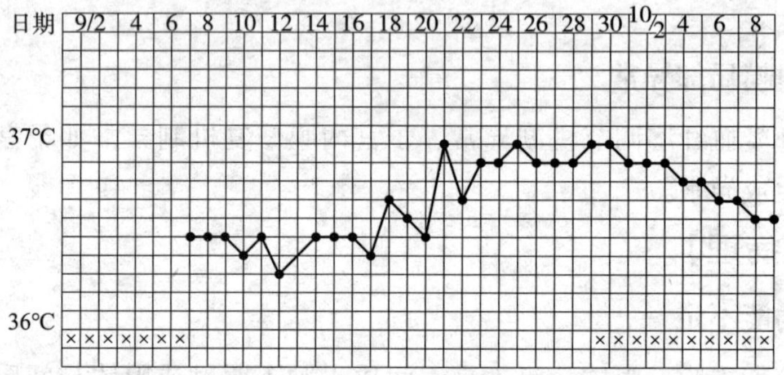

图 28－8　基础体温双相型（黄体萎缩不全）

【治疗】

原则是促进黄体功能，调整周期，防止复发。一般症状较轻治疗效果较好。

1. **黄体功能不全者**　卵泡期使用低剂量的雌激素，可于月经第 5 日开始口服结合雌激素 0.625 mg 或戊酸雌二醇 1 mg/d，连续 5～7 日。或于月经第 5 日每日口服氯米芬 50 mg，连续 5 日。

2. **刺激、补充黄体功能**　①在卵泡成熟时予绒促性腺素 5000～10000U 一次或分两次肌内注射。②可在经前 8～12 日肌注黄体酮每日 10～20 mg，5～7 日或口服甲羟孕酮片每日 8～12 mg，连续 10 日。或于基础体温上升后开始，隔日肌注 hCG 1000～2000U，共 5 次。

3. **口服避孕药**　尤其适合有避孕需求的患者，可周期性使用短效口服避孕药 3 个周期。病情反复者酌情延至 6 个周期。

4. **手术治疗**　对药物治疗无效、无生育要求的患者，可采用经宫腔镜激光、冷冻、微波或电凝的方法切除子宫内膜。

5. 对于因子宫内膜局部异常所致异常子宫出血，建议先行药物治疗，推荐治疗顺序为：①左炔诺孕酮宫内缓释系统（LNG－IUS），适用于近 1 年以上无生育要求者；②氨甲环酸抗纤溶治疗或非甾体类抗炎药，可用于不愿或不能使用性激素治疗或想尽快怀孕者；③短效口服避孕药；④孕激素子宫内膜萎缩治疗。

（杨巧婧　王　芳）

扫码“学一学”

第三节　子宫肌瘤

子宫肌瘤（myoma of uterus）是由子宫肌层平滑肌细胞或肌层血管壁平滑肌细胞增生而形成的子宫良性肿瘤，为最常见的妇科良性肿瘤，多见于30～50岁妇女，20岁以下少见。

目前子宫肌瘤确切的发病原因并不明了，但临床及实验研究发现与雌激素、孕激素、生长因子（EGF和IGF）的刺激及某些遗传因素相关。根据肌瘤与子宫肌壁的关系分肌壁间肌瘤（占60%～70%）、浆膜下肌瘤（占20%）和黏膜下肌瘤（占10%～15%）3类。肌瘤常为多个，各种类型的肌瘤可发生在同一子宫，称多发性肌瘤（图28-9）。

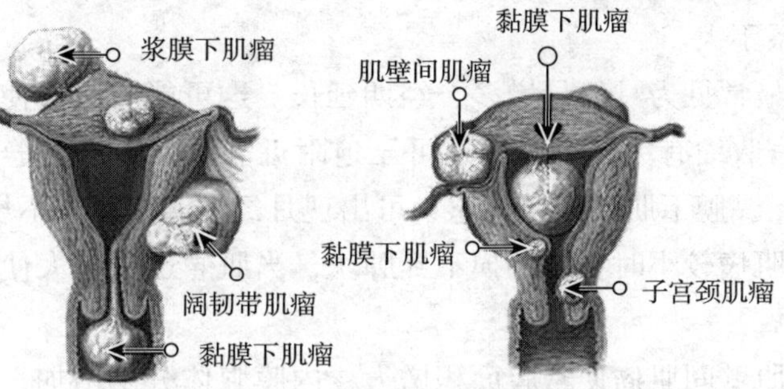

图28-9　子宫肌瘤分类图

案例28-3

患者，45岁，因体检发现子宫肌瘤7年，经期延长半年伴下腹痛5天于2018年2月23日来我院门诊就诊。患者平素月经规律，7天/28天，半年前经期延长至15天左右，偶有经间出血症状，有血块，伴痛经，末次月经2018年2月17日。患者诉本次月经痛经症状有加重，需服用止痛药缓解。2017年3月曾因“左侧卵巢囊肿蒂扭转”在外院行腹腔镜下左侧卵巢及囊肿切除术，具体不详。患者孕4产3，已绝育。现饮食睡眠、大小便正常，体重无明显增减。

门诊完善相关检查：①辅助检查：血常规示：血红蛋白110 g/L，红细胞3.0×10^{12}/L，白细胞6.8×10^{9}/L，血小板计数200×10^{9}/L；阴道B超：子宫增大，前壁肌瘤大小约30 mm×42 mm，形态欠规则，边界清，内部回声不均，内膜6 mm，双附件未见异常包块。（附：半年前B超提示子宫前壁肌瘤23×18 mm）。②妇科查体：外阴发育正常，阴道畅，宫颈光滑，子宫增大如孕3月大小，质硬，有压痛，双侧附件未扪及包块。

1. 该患者应考虑哪些诊断？
2. 哪种治疗方法恰当？

【病理】

1. 大体　为实质性球形结节，质地较子宫肌层硬，可单个或多个生长，多个肌瘤融合时呈不规则形状，切面呈白色，旋涡状或编织状，颜色和硬度与纤维结缔组织多少有关。

肌瘤膨胀性生长，压迫周围肌壁形成假包膜。假包膜中的血管呈放射状，受压后可因循环障碍发生各种退行性变，肌瘤失去其原有典型结构。常见的变性有：玻璃样变（最常见）、囊性变、红色样变（多见妊娠期或产褥期）、肉瘤样变（较少见）、钙化等。

2. 镜检 肌瘤主要由梭形平滑肌细胞和不等量纤维结缔组织组成。肌细胞排列成漩涡状或棚状，肌细胞大小均匀呈卵圆形，核呈杆状，染色较深。极少数下尚有一些特殊的组织学类型，如富细胞性、奇异性，核分裂活跃、上皮样平滑肌瘤及静脉内和散播性腹膜平滑肌瘤等，这些特殊类型肌瘤的性质及恶性潜能尚不明确。

【临床表现】

（一）症状

常无明显的症状。多在体检时发现。其症状与肌瘤生长部位、大小、有无癌变相关，而与肌瘤的数目关系不大。

1. 月经改变 最常见为月经量增多，经期延长。这可能与肌瘤使宫腔增大，子宫内膜面积增加并影响子宫收缩有关，且肌瘤还可压迫附近静脉导致子宫静脉丛扩张充血，使经量增多、经期延长。黏膜下肌瘤伴坏死感染可出现月经淋漓不净或不规则出血。

2. 下腹包块 肌瘤较小时在腹部摸不到肿块，当肌瘤逐渐增大使子宫超过3个月妊娠大时可从腹部触及。

3. 白带增多 肌壁间肌瘤使宫腔面积增大，内膜腺体分泌增加，伴有盆腔充血时白带增多；黏膜下肌瘤一旦感染、溃疡、坏死、出血时，可有大量脓样白带、脓血性，甚至伴有恶臭的阴道流液。

4. 压迫症状 子宫前壁下段肌瘤可压迫膀胱引起尿频、尿急；宫颈肌瘤可引起排尿困难、尿潴留；子宫后壁的肌瘤可引起下腹坠胀不适、便秘等症状。阔韧带肌瘤或宫颈巨大肌瘤向侧方发展，嵌入盆腔内压迫输卵管导致输卵管扩张甚至肾盂积水。

5. 不孕 发生率占子宫肌瘤的20%～30%，与肌瘤致宫腔变形或压迫输卵管使之扭曲有关。

6. 贫血 长期出血可合并继发性贫血，严重时可发生贫血性心脏病。

7. 其他 常见下腹坠痛、腰酸背痛，经期加重。肌瘤变性时常出现急腹痛并有呕吐，体温升高。浆膜下肌瘤蒂扭转或子宫黏膜下肌瘤由宫腔向外排出时都会引起腹痛。

（二）体征

与肌瘤大小、位置、数目及有无癌变相关。妇科检查发现子宫均匀增大或外形不规则，表面不规则有单个或多个结节状突起，光滑，质地硬；浆膜下肌瘤可扪及实性球状肿块与宫体有蒂相连；黏膜下肌瘤位于子宫内者，宫体均匀增大，脱出于宫颈外口者，窥器检查可看到宫颈处有粉红色肿物。

【辅助检查】

1. 超声 经腹或经阴道超声显示肌瘤位置大小及子宫关系，肌瘤多呈低回声。（图28－9、图28－10）

2. 宫腔镜检查 了解宫腔形态，对黏膜下突起占位病变，可同时刮取宫内膜送病理。

3. MRI 可准确判断肌瘤大小、数目、位置。

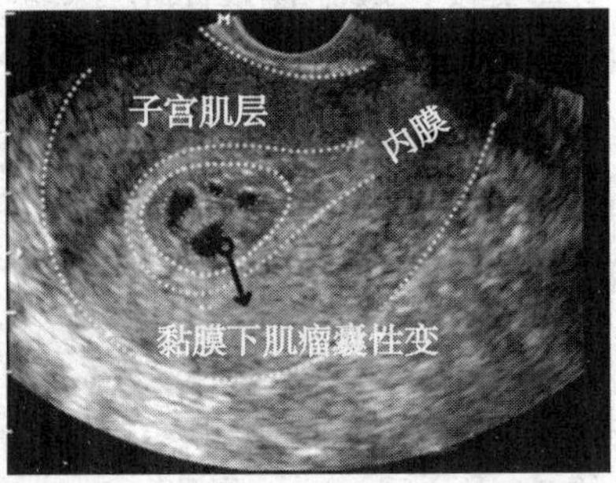

图 28－9　超声下黏膜下肌瘤囊样变

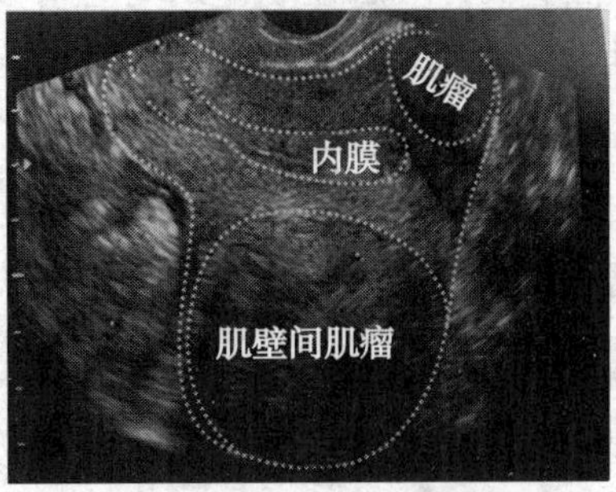

图 28－10　超声下肌瘤形态

【诊断和鉴别诊断】

根据病史、临床表现及辅助检查诊断并不困难。需与以下情况进行鉴别，如妊娠子宫、充盈膀胱、卵巢肿瘤、子宫内膜异位症、子宫腺肌瘤、子宫内膜癌、宫颈癌、盆腔炎性包块、子宫肉瘤等。

【治疗】

根据患者年龄、婚姻、生育情况、肌瘤大小、部位、症状轻重等，制定个体化处理方案。

（一）观察

对于有年轻育龄期无症状女性可每 3～6 个月复查一次。无症状肌瘤一般不需要治疗，尤其是绝经后肌瘤多可萎缩和症状消失。

（二）药物治疗

适用于症状轻、近绝经或全身情况不宜手术者。

1. 性腺激素释放激素激动剂类似物（GnRH－a）　抑制 FSH 和 LH 分泌，降低雌激素至绝经水平，达到缩小肿瘤、抑制肿瘤生长的目的。适用于：①缩小肌瘤有助于妊娠；②术前用药控制症状、纠正贫血；③术前用药缩小肌瘤，降低手术难度，尤其对采用经阴道或腹腔镜手术的术式；④对近绝经期患者，提前过渡到自然绝经。常用：醋酸曲普瑞林 3.75 mg，每 4 周皮下注射 1 次，连续使用 3～6 个月，可使肌瘤缩小达 50%。

2. 其他　米非司酮（RU486）可作为术前用药或提前绝经使用，但因其增加子宫内膜病变风险，不宜长期使用。常用：每日 10 mg 或 12.5 mg，连用 3 个月，肌瘤体积缩小 20%～50%，并出现闭经与轻度潮热。

（三）手术治疗

是治疗子宫肌瘤最常采用的方法，应根据疾病个体选择手术方式：根据患者肌瘤大小、生长部位及对生育要求可做肌瘤剥除术和子宫切除术。术前应行子宫颈细胞学检查，排除子宫颈恶性病变。黏膜下肌瘤还可行宫腔镜下子宫内膜切除术。

手术指征：①因肌瘤导致月经过多，导致继发贫血；②严重腹痛、性交痛或慢性腹痛、有蒂肌瘤扭转引起的急性腹痛；③肌瘤体积大压迫膀胱、直肠等引起相应症状；④因肌瘤造成不孕或反复流产；⑤疑有肉瘤变。

（四）其他治疗

主要用于不能耐受或不愿手术者。

1. 介入栓塞治疗　子宫动脉栓塞术（UAE）通过阻断子宫动脉及其分支，减少肌瘤血供，延缓肌瘤生长，缓解症状。对有生育要求的年轻女性一般不建议使用。

2. 高强度聚焦超声（highintensity focusedultrasound，HIFU）治疗 通过聚焦方式（换能器曲面聚焦，透镜聚焦或阵列聚焦），将超声源发出的声能量聚焦于人体组织内某一点，破坏聚焦区内的组织细胞。适用于绝经前、无生育要求的子宫肌瘤患者。

3. 子宫内膜切除术 经宫腔镜切除子宫内膜以减少月经量或造成闭经。

【肌瘤合并妊娠】

肌瘤对妊娠及分娩的影响与肌瘤类型及大小相关，黏膜下肌瘤可影响受精卵着床，肌壁间肌瘤可使宫腔变形或内膜供血不足引起早期流产；生长位置较低的肌瘤可妨碍胎先露下降，使妊娠后期出现胎位异常、胎盘早破、产道梗阻等，产后可因子宫收缩不良导致产后出血；妊娠期及产褥期肌瘤易发生红色样变。

案例 28－3 分析

患者为45岁女性，发现子宫肌瘤7年，因肌瘤不大且无明显症状，一直定期随访，近半年肌瘤生长速度较快，但考虑自己接近绝经年龄，一直纠结是否手术。根据患者既往病史，我们认为一位曾切除一侧卵巢的45岁女性，子宫肌瘤不应短期内有快速生长的趋势，且半年来患者月经症状出现明显改变：经期延长，经量增加，有痛经症状。因此，我院门诊医生仍然认为患者子宫肌瘤有手术指征，建议患者入院行手术治疗。

诊疗经过：

患者入院完善相关术前检查，考虑患者为近绝经期女性，无生育要求，且子宫肌瘤有恶变病变可能，建议行全子宫加附件切除术。2019年2月26日患者术中冰冻病理提示子宫肌瘤，增生活跃。术后石蜡病理诊断及免疫组化结构提示子宫平滑肌肉瘤。现患者术后定期复查随诊，暂未发现盆腔脏器被转移迹象，预后良好。

扫码“练一练”

（张　明　王　芳）

第七篇

儿科疾病

第二十九章　儿科疾病概论

扫码“学一学”

第一节　小儿年龄分期

小儿的生长发育是一个连续渐进的动态过程，不应被人为地割裂认识。根据小儿的解剖、生理和心理特点，一般将小儿年龄分为7个期。

1. 胎儿期　从受精卵形成至胎儿出生，共40周。此期的特点是胎儿完全依靠母体生存。孕母的健康、营养、工作、环境、疾病等对胎儿的生长发育影响极大。如母体遭受感染或其他不利因素的影响（如创伤、药物、接触放射性元素、毒品等），往往会影响胎儿各器官的正常发育，导致流产、早产、死胎或先天畸形等。

2. 新生儿期　自胎儿娩出脐带结扎时开始至28天之前为新生儿期。此期的特点是小儿刚脱离母体，内外环境发生巨大变化，而新生儿的生理调节和适应能力不够成熟，易发生各种疾病。此外，分娩过程中的损伤、感染延续存在，先天性畸形也常在此期表现。

3. 婴儿期　自出生28天至1周岁之前为婴儿期。此期的特点是生长发育最为迅速，各系统和器官继续发育和完善，因此需要摄入的热量和营养素特别高，但消化功能尚未完善，故易发生消化与营养紊乱。同时，婴儿体内来自母体的抗体逐渐减少，自身的免疫功能尚未成熟，抗感染能力较弱，易发生各种感染和传染性疾病。

4. 幼儿期　自1周岁后至3周岁之前为幼儿期。此期的特点是小儿体格生长发育的速度较前减慢，智能发育较前突出，语言、思维和应人应物的能力增强，但对各种危险的识别能力差，故应防止意外创伤和中毒。此阶段消化系统功能仍不完善，营养的需求量仍然相对较高，而乳牙萌出和断乳后食物种类的添加须在此时完成，因此适宜的喂养仍然是保持正常生长发育的重要环节。

5. 学龄前期　自3周岁后至6～7岁入小学前为学龄前期。此期的特点是体格发育较前进一步减慢，但稳步增长，而智能发育更趋完善。求知欲强，好奇、好问、喜模仿。此期机体抗病能力逐渐增强，传染病的发病率逐渐减少。

6. 学龄期　自入小学起（6～7岁）到青春期（女12岁，男13岁）开始之前称学龄期。此期的特点是除生殖系统外，其他器官的发育已接近成人水平。脑的形态发育已基本与成人相同。智能发育更趋向完善，是接受系统的文化科学教育的重要时期。

7. 青春期　女孩从11～12岁开始至17～18岁，男孩从13～14岁开始到18～20岁，称青春期。此期儿童的体格生长发育再次加速，出现第二次高峰，同时生殖系统的发育也加速并渐趋成熟。

扫码“学一学”

第二节　小儿生长发育

案例29－1

一小儿，男，3岁，现能与人交流，说短歌谣，会数数，会跑，会骑三轮车，不会穿鞋。小儿为第一胎，足月顺产，出生体重3.2 kg，出生时无产伤、窒息病史。生后混合喂养，6月添加辅食，2月会抬头，8月会爬，1岁能独走。

体格检查：T 36.2℃，P 92次/分，HR 30次/分，体重14 kg，身长97 cm，头围49 cm，乳牙20个，面色红润，营养状况可，心、肺、腹无异常。四肢肌力、肌张力正常，腱反射正常，神经系统检查未见异常。

问题：

1. 该小儿生长发育是否正常？
2. 诊断依据是什么？

人的生长发育是指从受精卵到成人的成熟过程。生长和发育是儿童不同于成人的重要特点。生长是指儿童身体各器官、系统的长大，可用相应的测量值来表示其量的变化；发育是指细胞、组织、器官的分化与功能成熟。生长和发育两者紧密相关，生长是发育的物质基础，生长的量的变化可在一定程度上反映身体器官、系统的成熟状况。

【生长发育规律】

生长发育，不论在总的速度上或各器官、系统的发育顺序，都遵循一定的规律（图29－1）。

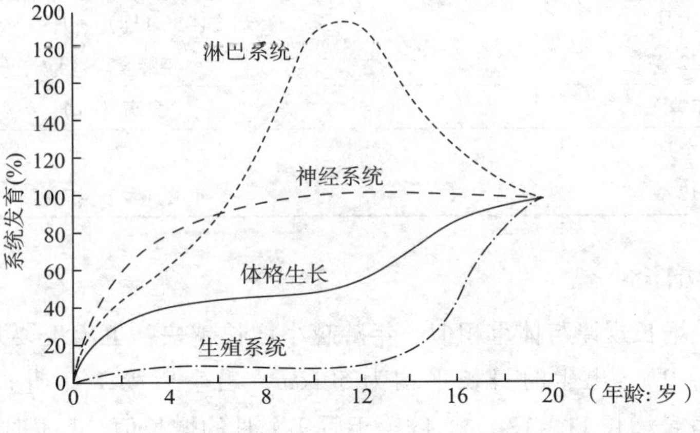

图29－1　各系统发育趋势图

1. 生长发育是连续的、有阶段性的过程　生长发育在整个儿童时期不断进行，但不同年龄阶段生长速度不同。例如，体重和身长在出生后第1年，尤其前3个月生长速度很快，为生后的第一个生长高峰；第2年以后生长速度逐渐减慢，至青春期生长速度又加快，出现第二个生长高峰。

2. 各系统器官生长发育不平衡　人体各器官系统的发育顺序遵循一定规律。如神经系统发育较早，脑在出生后2年发育较快；淋巴系统在儿童期迅速发育，于青春期前达高峰，以后逐渐下降；生殖系统发育较晚。其他系统如心、肝、肾、肌肉的发育基本与体格生长相平行。

3. 生长发育的个体差异 儿童生长发育虽按一定总规律发展，但在一定范围内受遗传、环境的影响，存在着相当大的个体差异。

4. 生长发育的一般规律 生长发育遵循由上到下、由近到远、由粗到细、由低级到高级、由简单到复杂的规律。如出生后运动发育的规律是：先抬头、后抬胸，再会坐、立、行（从上到下）；从臂到手，从腿到脚的活动（近到远）；从全掌抓握到手指拾取（从粗到细）；先画直线后画圈、图形（简单到复杂）；先会看、听、感觉事物，认识事物，发展到有记忆、思维、分析、判断（低级到高级）。

【出生至青春前期的体格生长规律】

（一）体重的增长

体重易于准确测量，是最易获得的反映儿童生长与营养状况的指标。儿科临床中用体重计算药量、静脉输液量。

新生儿出生体重与胎次、胎龄、性别以及宫内营养状况有关。我国 2005 年九市城区调查结果显示平均男婴出生体重为 3.33 ±0.39 kg，女婴为 3.24 ±0.39 kg。出生后的最初几天，小儿可出现生理性体重下降，但下降范围一般不超过 300 g，出生后 3～4 天体重就不断增加。体重增加的速度和年龄有关，出生后 3 个月之内生长最快，4～5 个月时，体重是出生时的 2 倍，1 周岁时约为出生时的 3 倍，系第一个生长高峰；生后第 2 年体重增加 2.5～3.5 kg；2 岁至青春前期体重增长减慢，年增长值约 2 kg。

为便于医务人员计算小儿用药量和液体量，可用以下公式估计体重（表 29－1）。

表 29－1 正常儿童体重、身高估计公式

年龄	体重（kg）
12 个月	出生体重（kg）＋月龄×0.5
1～12 岁	年龄×2＋8 kg
年龄	身高（cm）
12 个月	75
2～12 岁	年龄（岁）×7＋75

（二）身高的增长

身高（长）的增长规律与体重相似。年龄越小增长越快，也出现婴儿期和青春期两个生长高峰（图 29－2）。出生时身长平均为 50 cm，出生后第 1 年身长增长最快，约为 25 cm；前 3 个月身长增长 11～12 cm，约等于后 9 个月的增长值，1 岁时身长约 75 cm；第 2 年身长增长速度减慢，为 10～12 cm，即 2 岁时身长约 87 cm；2 岁以后身高每年增长 6～7 cm。2 岁以后每年身高增长低于 5 cm，为生长速度下降，2 岁～12 岁平均身长计算公式：2～12 岁身长（cm）＝年龄×7＋75 cm（表 29－1）。

（三）头围的增长

经眉弓上缘、枕骨结节左右对称环绕头一周的长度为头围。头围的增长与脑、颅骨以及生长有关。胎儿期脑生长居全身各系统的领先地位，故出生时头围相对大，平均 32～34 cm；与体重、身长增长相似，出生第 1 年前 3 个月头围的增长（6 cm）约等于后 9 个月头围的增长值（6 cm），即 1 岁时头围约为 46 cm；出生后第 2 年头围增长减慢，约为 2 cm；

2 岁时头围约 48 cm；2 ~ 15 岁头围仅增加了 6 ~ 7 cm。头围的测量在 2 岁以内最有价值。婴幼儿期连续追踪测量头围比一次测量更重要。头围 < X - 2SD 常提示有脑发育不良的可能，头围 < X - 3SD 以上常提示脑发育不良；头围增长过速往往提示脑积水。

（四）胸围的增长

胸围反映胸廓骨骼、肌肉及软组织和肺的发育程度。新生儿的胸围比头围约小 1 cm；12 ~ 18 个月时二者约相等；以后胸围大于头围。

（五）头与身长比例

在宫内与婴幼儿期，头领先生长，其次为躯干，下肢生长则较晚，生长时间也较长。这样，头、躯干、下肢长度的比例在生长进程中发生变化。头长占身长（高）的比例从婴幼儿的 1/4 减为成人的 1/8（图 29 - 2）。

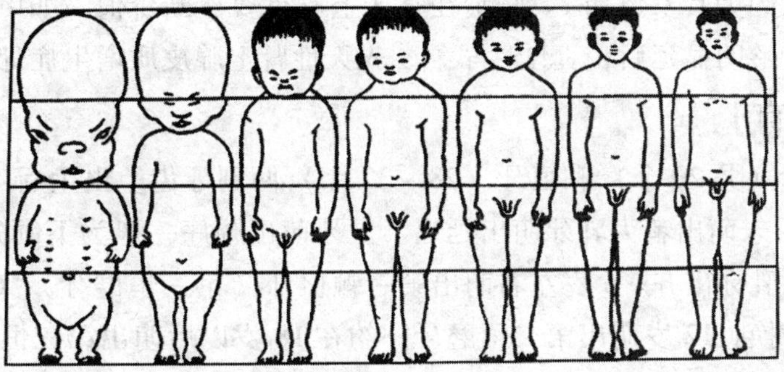

图 29 - 2　头与身长比例示意图

【青春期的体格生长规律】

青春期是儿童到成人的过渡期，受性激素的影响，体格生长出现生后的第二个高峰，有明显的性别差异。男孩的身高增长高峰约晚于女孩 2 年，且每年身高的增长值大于女孩，因此最终的身高一般来说男孩比女孩高。不论男女孩，在青春期前的 1 ~ 2 年中生长速度略有减慢。女孩在乳房发育后（9 ~ 11 岁），男孩在睾丸增大后（11 ~ 13 岁）身高开始加速生长，1 ~ 2 年生长达高峰，此时女孩身高平均年增加 8 ~ 9 cm，男孩 9 ~ 10 cm。青春期体重的增长与身高平行，同时内脏器官增长。女性耻骨与髂骨下部的生长与脂肪堆积，臀围加大。男性则有肩部增宽，下肢较长，肌肉增强的不同体形特点。

【骨骼的生长发育】

1. 头颅骨　除头围外，还可据骨缝闭合、前囟大小及前后囟闭合时间来评价颅骨的生长及发育情况。婴儿娩出时经过产道，故出生时颅骨缝稍有重叠，不久重叠现象消失。出生时后囟很小或已闭合，最迟 6 ~ 8 周龄闭合。前囟出生时为 1 ~ 2 cm，以后随颅骨生长而增大，6 月龄左右逐渐骨化而变小，最迟于 1.5 岁闭合（图 29 - 3）。前囟大小以两个对边中点连线的长短表示。前囟检查在儿科临床很重要，如脑发育不良时头围小、前囟小或关闭早；甲状腺功能低下时前囟闭合延迟；颅内压增高时前囟饱满；脱水时前囟凹陷。

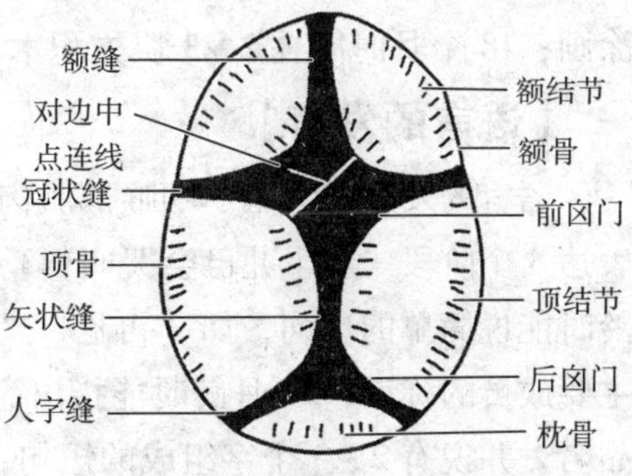

图 29 - 3　前囟大小示意图

2. 脊柱 脊柱的生长反映脊椎骨的生长。生后第一年脊柱生长快于四肢，以后四肢生长快于脊柱。出生时脊柱无弯曲，仅呈轻微后凸。3个月左右抬头动作的出现使颈椎前凸；6个月后能坐，出现胸椎后凸；1岁左右开始行走，出现腰椎前凸。这样的脊椎自然弯曲至6～7岁才为韧带所固定。

3. 长骨 是从胎儿到成人期逐渐完成的。长骨的生长主要由长骨干骺端的软骨骨化，骨膜下成骨，使长骨增长、增粗，当骨骺与骨干融合时，标志长骨停止生长。随年龄的增加，长骨干骺端的软骨次级骨化中心按一定顺序及骨解剖部位有规律地出现。骨化中心出现可反映长骨的生长成熟程度。用X线检查测定不同年龄儿童长骨干骺端骨化中心出现的时间、数目、形态的变化，并将其标准化，即为骨龄（bone age）。出生时腕部尚无骨化中心，股骨远端及胫骨近端已出现骨化中心。因此判断长骨的生长，婴儿早期应摄膝部X线骨片，年长儿摄左手及腕部X线骨片。骨化中心于10岁时出全，共10个，故1～9岁腕部骨化中心的数目大约为其岁数加1。骨龄在临床上有重要诊断价值，如甲状腺功能低下症、生长激素缺乏症骨龄明显延后；真性性早熟、先天性肾上腺皮质增生症骨龄超前。

【牙齿的发育】

人一生有乳牙（共20个）和恒牙（28～32个）两副牙齿。出生后4～10个月乳牙开始萌出，12个月后未萌出者为乳牙萌出延迟。乳牙萌出顺序一般为下颌先于上颌、自前向后，约于2.5岁时乳牙出齐。6岁左右萌出第一颗恒牙（第一恒磨牙）；6～12岁阶段乳牙逐个被同位恒牙替换；12岁萌出第二恒磨牙；约在18岁以后萌出第三恒磨牙（智齿），也有终生第三恒磨牙不萌出者。

【运动的发育】

运动发育可分为大运动（包括平衡）和细运动两大类。

1. 平衡与大运动

（1）抬头 新生儿俯卧时能抬头1～2秒；3个月时抬头较稳；4个月时抬头很稳。

（2）坐 6个月时能双手向前撑住独坐；8个月时能坐稳。

（3）翻身 7个月时能有意识地从仰卧位翻身至俯卧位，然后从俯卧位翻至仰卧位。

（4）爬 应从3～4个月时开始训练，8～9月可用双上肢向前爬。

（5）站、走、跳 11个月时可独自站立片刻；15个月可独自走稳；24个月时可双足并跳；30个月时会独足跳。

2. 细动作 3～4个月握持反射消失之后手指可以活动；6～7个月时出现换手与捏、敲等探索性动作；9～10个月时可用拇、食指拾物，喜撕纸；12～15个月时学会用匙，乱涂画；18个月时能叠2～3块方积木；2岁时可叠6～7块方积木，会翻书。

【语言的发育】

语言的发育与大脑、咽喉部肌肉的正常发育及听觉的完善有关。要经过发音、理解和表达3个阶段。新生儿已会哭叫，3～4个月咿呀发音；6月龄时能听懂自己的名字；12月龄时能说简单的单词，如“再见”“没了”。18月龄时能用15～20个字，指认并说出家庭主要成员的称谓；24月龄时能指出简单的人、物名和图片，而到3岁时几乎能指认许多物品名，并说有2～3个字组成的短句；4岁时能讲述简单的故事情节。

【感知的发育】

1. 视感知发育 新生儿已有视觉感应功能，瞳孔有对光反应，在安静清醒状态下可短暂注视物体，但只能看清15～20 cm内的事物。第2个月起可协调地注视物体，开始有头眼协调；3～4个月时喜看自己的手，头眼协调较好；6～7个月时目光可随上下移动的物体垂直方向转动；8～9个月时开始出现视深度感觉，能看到小物体；18个月时已能区别各种形状；2岁时可区别垂直线与横线；5岁时已可区别各种颜色；6岁时视深度已充分发育。

2. 听感知发育　出生时鼓室无空气，听力差；生后3～7日听觉已相当良好；3～4个月时头可转向声源，听到悦耳声时会微笑；7～9个月时能确定声源，区别语言的意义；13～16个月时可寻找不同响度的声源，听懂自己的名字；4岁时听觉发育已经完善。听感知发育和儿童的语言发育直接相关，听力障碍如果不能在语言发育的关键期内（6个月内）或之前得到确诊和干预，则可因聋致哑。

3. 触觉、味觉和嗅觉发育

（1）触觉　婴儿一出生就有，口唇部分最为敏感，当用手或物品轻轻触动其嘴唇时，可引起噘嘴动作。手掌、足底的皮肤触觉也很灵敏，轻划其手掌或足底时，可引起手指或足趾的运动。

（2）味觉　出生时味觉发育已很完善；4～5月甚至对食物轻微的味道改变已很敏感，为味觉发育关键期，此期应适时添加各类转乳期食物。

（3）嗅觉　出生时嗅觉中枢与神经末梢已发育成熟，能根据母亲乳汁的气味找到乳房；3～4月时能区别愉快与不愉快的气味；7～8月开始对芳香气味有反应。

小儿神经精神发育进程见表29－2。

表29－2　小儿神经精神发育进程

年龄	粗、细动作	语言	适应周围人物的能力与行为
新生儿	无规律、不协调动作；紧握拳	能哭叫	铃声使全身活动减少
2月	直立及俯卧位时能抬头	发出和谐的喉音	能微笑，有面部表情，眼随物转动
3月	仰卧位变为侧卧位；用手摸东西	咿呀发音	头可随看到的物品或听到的声音转180°
4月	扶着髋部时能坐；可在俯卧位时	笑出声	自己玩弄手，见食物表示喜悦；用两手支持抬起胸部；较有意识的哭和笑
5月	扶腋下能站得直；两手各握一玩具	喃喃地发出单音	伸手取物；能辨别人声；望镜中人笑
6月	能独坐一会；用手摇玩具		能认识熟人和陌生人；自拉衣服；握足玩
7月	会翻身；自己独坐很久；将玩具从一手换入另一手	能发“爸爸”“妈妈”等复音	能听懂自己的名字；自握饼干吃
8月	会爬；会自己坐起来、躺下去；开始会扶着栏杆站起来；会拍手	重复大人所发简单音节	注意观察大人的行动
9月	试独站；会从抽屉中取出玩具与人合作游戏	能懂几个较复杂的词句	看见熟人会伸手要人抱
10月	能独站片刻；扶椅或推车、走几步；拇示指对指拿东西	开始用单词，一个单词表示很多意义	能模仿成人的动作；招手、“再见”，抱奶瓶自食
12月	独走；弯腰拾东西；用杯喝水	能叫出物品的名字	对人和事物有喜憎之分
15月	走得好；能蹲着玩	能说出几个词和自己名字	能表示同意、不同意
18月	能爬台阶；有目标地扔皮球会自己进食	能认识和指出身体各部分	会表示大小便；懂命令
2岁	能双脚跳；手的动作更准确能完成简单的动作	会说简单的句子	能表达喜、怒、怕、懂
3岁	能跑；会骑三轮车；会洗手、洗脸；脱、穿简单衣服	能说短歌谣，数几个数	能认识画上东西；认识男、女；自称“我”；表现自尊心、同情心、害羞

续表

年龄	粗、细动作	语言	适应周围人物的能力与行为
4岁	能爬梯子；会穿鞋	能唱歌	能画人像；初步思考问题；记忆力强、好发问
5岁	能单足跳；会系鞋带	开始识字	能分辨颜色；数10个数；知物品用途及性能
6岁	参加简单劳动，如扫地、擦桌子、剪纸、泥塑、结绳等	能讲故事；开始写字	能数几十个数；可简单加减

案例29－1

该小儿，男，3岁，其生长发育的特点如下：

1. 运动发育正常：2月抬头，8月会爬，1岁能独走。现能与人交流，说短歌谣，会数数，会跑，会骑三轮车。

2. 出生史正常：足月顺产，出生体重3.2 kg，出生时无产伤、窒息病史。

3. 体格生长发育正常：体重14 kg，身长97 cm，头围49 cm，乳牙20个。

4. 神经系统检查未见异常。

初步诊断：根据上述各项指标符合3岁小儿生长发育特点，为正常儿童。

扫码“学一学”

第三节　小儿药物治疗

【药物治疗原则】

生长发育中的小儿因器官功能发育尚不够成熟健全，对药物的毒副作用较成年人更为敏感。小儿疾病多变，选择药物须慎重、确切，更要求剂量恰当。因而儿科用药有它的特殊性和应该遵循的原则。

（一）儿科药物治疗的特点

由于药物在体内的分布受体液pH、细胞膜的通透性、药物与蛋白质的结合程度、药物在肝脏内的代谢和肾脏排泄等因素的影响，小儿期的药物治疗具有下述特点。

1. **药物在组织内的分布因年龄而异**　如巴比妥类、吗啡、四环素在幼儿脑浓度明显高于年长儿。

2. **小儿对药物的反应因年龄而异**　吗啡对新生儿呼吸中枢的抑制作用明显高于年长儿，麻黄素使血压升高的作用在未成熟儿却低得多。

3. **肝脏解毒功能不足**　特别是新生儿和早产儿，肝脏系统发育不成熟，对某些药物的代谢延长，药物的半衰期延长，增加了药物的血浓度和毒性作用。

4. **肾脏排泄功能不足**　新生儿、特别是未成熟儿的肾功能尚不成熟，药物及其分解产物在体内滞留的时间延长，增加了药物的毒副作用。

5. **先天遗传因素**　要考虑家族中有遗传病史的患儿对某些药物的先天性异常反应；对家族中有药物过敏史者要慎用某些药物。

6. **某些药物对正在生长小儿产生不良影响**　如性激素可以促进骨骼生长，但最终使骨骺与骨干过早闭合，影响身高的增长。

（二）药物选择

选择用药的主要依据是小儿年龄、病种和病情，同时要考虑小儿对药物的特殊反应和药物的远期影响。

1. 抗生素　小儿容易患感染性疾病，故常用抗生素等抗感染的药物。合理使用抗生素，首先要掌握不同抗生素的抗菌谱，务必使所选药物的抗菌谱与所感染的微生物相适应，其次要考虑药物的吸收、分布等特征。并且，既要合理使用抗生素，更要重视其毒副作用，如肾毒性、肝毒性、对骨髓造血功能的抑制作用等。

2. 肾上腺皮质激素　短疗程常用于过敏性疾病、重症感染性疾病等；长疗程则用于治疗肾病综合征、血液病、自身免疫性疾病等。哮喘、某些皮肤病则提倡局部用药。在使用中必须重视其副作用：①短期大量使用可掩盖病情，故诊断未明确时一般不用；②较长期使用可抑制骨骼生长，影响水、盐、蛋白质、脂肪代谢，也可引起血压增高和库欣综合征；③长期使用尚可导致肾上腺皮质萎缩；可降低免疫力使病灶扩散。④水痘患儿禁用激素，以防加重病情。

3. 退热药　一般使用对乙酰氨基酚和布洛芬，剂量不宜过大，可反复使用。婴儿不宜使用阿司匹林，以免发生 Reye 综合征。

4. 镇静止惊药　在患儿高热、烦躁不安、剧咳不止等情况下可考虑给予镇静药。发生惊厥时可用苯巴比妥、水合氯醛、地西泮等镇静止惊药。

5. 镇咳止喘药　婴幼儿一般不用镇咳药，多用祛痰药口服或雾化吸入，使分泌物稀释、易于咳出。哮喘病儿提倡局部吸入 β 受体激动剂类药物，必要时也可用茶碱类，但新生儿、小婴儿慎用。

6. 止泻药与泻药　对腹泻患儿除用止泻药外，还需用口服补液疗法预防脱水和电解质紊乱，同时适当使用保护肠黏膜的药物，或辅以含双歧杆菌或乳酸杆菌的制剂以调节肠道的微生态环境。小儿便秘一般不用泻药，多采用调整饮食和松软大便的通便法。

7. 乳母用药　阿托品、苯巴比妥、水杨酸盐等药物可经母乳影响哺乳婴儿，应慎用。

8. 新生儿、早产儿用药　幼小婴儿的肝、肾等代谢功能均不成熟，不少药物易引起毒副反应，如磺胺类药、维生素 K_3 可引起高胆红素血症，氯霉素引起“灰婴综合征”等，故应慎重。

（三）给药方法

根据年龄、疾病及病情选择给药途径、药物剂型和用药次数，以保证药效和尽量减少对病儿的不良影响。

1. 口服法　是最常用的给药方法。幼儿用糖浆、水剂、冲剂等较合适，也可将药片捣碎后加糖水吞服，年长儿可用片剂或药丸。小婴儿喂药时最好将小儿抱起或头略抬高，以免呛咳时将药吐出。病情需要时可采用鼻饲给药。

2. 注射法　注射法对小儿刺激大，肌肉注射次数过多还可造成臀肌挛缩、影响下肢功能，故非病情必需不宜采用。静脉推注多在抢救时应用；静脉滴注应根据年龄大小、病情严重程度控制滴速。如抗生素需应用时间较长时，提倡使用续贯疗法，以提高疗效和减少抗生素的副作用。

3. 外用药　以软膏为多，也可用水剂、混悬剂、粉剂等。要防止小儿用手抓摸药物，误入眼、口引起意外。

4. 其他方法 雾化吸入常用；灌肠法小儿采用不多，可用缓释栓剂；含漱剂很少用于小龄儿，年长儿可采用。

（四）药物剂量计算

儿科用药剂量较成人更须准确。可按以下方法计算。

1. 按体重计算 是最常用、最基本的计算方法，可算出每日或每次需用量。须连续应用数日的药，如抗生素、维生素等，都按每日剂量计算，再分2～3次服用；而临时对症用药如退热、催眠药等，常按每次剂量计算。年长儿按体重计算，如已超过成人量则以成人量为上限。

2. 按体表面积计算 此法较按年龄、体重计算更为准确，因其与基础代谢、肾小球滤过率等生理活动的关系更为密切。小儿体表面积计算公式为：≤30 kg 小儿的体表面积（m）＝体重（kg）×0.035＋0.1；＞30 kg 小儿体表面积（m）＝（体重 kg－30）×0.02＋1.05。

3. 按年龄计算 剂量幅度大、不需十分精确的药物，如营养类药物可按年龄计算，比较简单易行。

4. 按成人剂量折算 小儿剂量＝成人剂量×小儿体重（kg）/50，此法仅用于未提供小儿剂量的药物，所得剂量一般都偏小，故不常用。

采用上述任何方法计算的剂量，还必须与病儿具体情况相结合，才能得出比较确切的药物用量，如：新生儿或小婴儿肾功能较差，一般药物剂量宜偏小；但对新生儿耐受较强的药物如苯巴比妥，则可适当增大用量；重症患儿用药剂量宜比轻症患儿大；须通过血脑屏障发挥作用的药物，如治疗化脓性脑膜炎的磺胺类药或青霉素类药物剂量也应相应增大。用药目的不同，剂量也不同，如阿托品用于抢救中毒性休克时的剂量要比常规剂量大几倍到几十倍。

扫码“练一练”

（徐学聚）

第三十章　小儿肺部感染性疾病

第一节　小儿肺部感染性疾病概论

扫码"学一学"

小儿肺部感染性疾病是指不同病原体所引起的肺部炎症，包括细菌、病毒、真菌、支原体、衣原体、寄生虫以及其他病原微生物等，都可以导致肺部感染性疾病，近年随着社会经济发展和疾病谱变迁，病毒和支原体感染有增多趋势。临床上以支气管肺炎为主，由于累及支气管壁和肺泡，主要表现为发热、咳嗽、气促、呼吸困难和肺部固定性中、细湿啰音。重症患者可累及循环、神经及消化系统而出现相应的临床症状。

小儿出生后，由于肺发育不成熟，肺泡数量较少，直径小；弹力纤维发育较差，但血管丰富，间质发育旺盛，致肺含血量多而含气量少，潮气量较成人少，从而易于感染，且感染时还会因为气体交换不足，代偿能力差，导致呼吸衰竭。年龄较大的小儿，免疫力逐渐增强，局限感染的能力也增加，这时肺炎容易局限而不波及较大范围病灶，可出现大叶性肺炎。

肺炎为婴儿时期的常见病，居我国住院小儿死亡原因的第一位，严重威胁小儿健康，新中国成立后曾被卫生部列为小儿四病防治之一，掌握小儿支气管肺炎的诊治，对于改善小儿的健康水平十分重要。

【分类】

小儿肺部感染性疾病常用的分类方法包括病理、病原体及病情、病程等几种。

（一）病理分类

按病变累及的部位分为：大叶性肺炎、支气管肺炎和间质性肺炎、小儿以支气管肺炎最为常见。

（二）病原体分类

1. **病毒性肺炎**　目前以呼吸道合胞病毒最常见。其次为腺病毒 3、7、11、21 型，流感病毒、副流感病毒 1、2、3 型，巨细胞病毒和肠道病毒等。

2. **细菌性肺炎**　肺炎链球菌、金黄色葡萄球菌、肺炎杆菌、流感嗜血杆菌、大肠埃希菌、军团菌等。

3. **支原体肺炎**　由肺炎支原体所致。

4. **衣原体肺炎**　由沙眼衣原体、肺炎衣原体和鹦鹉热衣原体引起，临床上以沙眼衣原体多见。

5. **原虫性肺炎**　卡氏肺囊虫（卡氏肺孢子虫）肺炎，尤以白血病等肿瘤化疗患儿和获得性免疫缺陷病患者为易感人群，如获得性免疫缺陷综合征（HIV）等。

6. **真菌性肺炎**　由白色念珠菌、肺曲菌、组织胞浆菌、毛霉菌、球孢子菌等引起的肺炎。多见于免疫缺陷病及长期使用抗生素者。

7. **非感染病因引起的肺炎**　如吸入性肺炎、坠积性肺炎、嗜酸细胞性肺炎等（过敏性肺炎）。

（三）病程分类

1. 急性肺炎 病程 <1 个月。

2. 迁延性肺炎 病程 1～3 个月。

3. 慢性肺炎 病程 >3 个月。

（四）病情分类

1. 轻症肺炎。

2. 重症肺炎。

（五）临床表现典型与否分类

1. 典型性肺炎 肺炎链球菌、金黄色葡萄球菌（金葡菌）、肺炎杆菌、流感嗜血杆菌、大肠埃希菌等引起的肺炎。

2. 非典型性肺炎 肺炎支原体、衣原体、军团菌、病毒性肺炎等。传染性非典型肺炎，也称严重急性呼吸道综合征（severe acute respiratory syndrome，简称 SARS），为新型冠状病毒引起。

（六）按照发生肺炎的地点分类

1. 社区获得性肺炎（community acquired pneumonia，CAP） 指无明显免疫抑制的患儿在院外或住院 48 小时内发生的肺炎。

2. 院内获得性肺炎（hospital acquired pneumonia，HAP） 指住院 48 小时后发生的肺炎。

【诊断与鉴别诊断】

小儿肺部感染性疾病临床大多表现为呼吸系统症状，但由于小儿不同于大人的特点，一个系统的疾病，其临床表现并不一定局限于某一系统，可能累及全身或其他部位。在认真收集临床资料基础上，经过全面分析可做出正确诊断。

（一）病史

病史是诊断疾病的基本资料，小儿不能完整地表达疾病的过程，关键是家长提供的信息，由家长提供小儿呼吸系统的症状和体征，是诊断肺部感染的主要依据。

（二）症状

1. 前驱症状 鼻塞、流涕、喷嚏。

2. 发热 热型不规则、低热、高热甚至体温不升。

3. 呼吸系统症状 咳嗽、咳痰、气促，唇周、四肢端发绀，面色苍白、青紫，呼吸困难，三凹征。

4. 循环系统 严重时婴幼儿常常出现心功能不全表现。

5. 神经系统 出现烦躁、嗜睡、凝视、甚至惊厥、昏迷，球结膜水肿、瞳孔对光反应迟钝或消失，呼吸节律不整，前囟膨隆、严重者可出现脑疝。脑脊液除压力增高外，其他均正常，称为中毒性脑病。

6. 消化系统 患儿出现食欲下降、呕吐、腹胀，严重者呕吐物为咖啡色或便血，肠鸣音消失，中毒性肠麻痹，甚至中毒性肝炎。

7. 其他 呕吐、腹泻精神差、吃奶少。

（三）体征

1. 视诊　包括精神、哭声、反应及营养状态，皮肤黏膜、四肢端、口唇发绀，鼻翼扇动，呼吸快、慢或是否规则、三凹征，腹胀等。

2. 触诊　包括呼吸运动幅度、语颤增强或减弱等。

3. 叩诊　叩诊时以清音为主，如果出现过清音、浊音或实音，要注意是否存在并发症，如气胸、脓胸或胸腔积液。

4. 听诊　主要有肺部啰音：固定的中、小水泡音等。

（四）鉴别诊断

本病需要与以下疾病鉴别：肺结核、喉梗阻、婴儿哮喘、气管异物、心肌炎、心律失常等。

（五）辅助检查

1. 实验室检查

（1）血常规　细菌感染白细胞升高，中性粒细胞增多，并有核左移现象，胞浆可有中毒颗粒。病毒感染白细胞大多正常或偏低，淋巴细胞增高或出现变异淋巴细胞。

（2）血沉、C 反应蛋白（C－reactive protein，CRP）　有助于细菌与病毒感染时的鉴别，细菌感染时血沉和血清 CRP 浓度上升，而非细菌感染时则正常或上升不明显。

（3）血气分析　反映气体交换和血液的酸碱平衡状态，为缺氧或呼吸衰竭的诊断和治疗提供依据，有较重要价值。

（4）中性粒细胞碱性磷酸酶（Neutrophil alkaline phosphatase，NAP）　细菌感染时中性粒细胞碱性磷酸酶明显升高。

（5）前降钙素原（procalcitonin，PCT）检测　对于区别细菌或非细菌感染较有价值，尤其全身中毒反应重时，其敏感度优于 CRP，且随病情恢复而快速下降，可以作为反应炎症强弱的指标。

（6）病原学检查

1）细菌学检查　痰细菌培养和涂片染色镜检，采取气管吸取物、肺泡灌洗液、胸水、脓液和血标本做细菌培养和鉴定，找细菌、真菌或抗酸杆菌，可明确感染的病原性质或结核感染等。

2）病毒学检查　①病毒分离和血清学试验：气管分泌物、肺泡灌洗液进行病毒分离是诊断病毒性病原体的金标准。②快速诊断：a. 检测抗原：采取咽拭子、鼻咽分泌物、气管吸取物或肺泡灌洗液涂片，或快速培养后使用病毒特异性抗体（包括单克隆抗体）免疫荧光技术、免疫酶法或放射免疫法可发现特异性病毒抗原。b. 检测抗体：血清中 IgM 特异性病毒抗体出现较早，消失也快，若病毒特异性 IgM 抗体阳性说明是新近感染。c. 其他快速诊断方法：如核酸分子杂交技术或聚合酶链反应（Polymerase chain reaction，PCR），但要注意防止污染导致假阳性的发生。

3）其他病原学检查　①肺炎支原体（Mycoplasma pneumoniae，MP）：a. 冷凝集试验≥1：64 有参考价值，该试验为非特异性，可作为过筛试验。b. 特异性诊断：包括 MP 分离培养或特异性 IgM 和 IgG 抗体测定。补体结合抗体检测是诊断 MP 的常规方法，基因探针及 PCR 技术检测 MP 的特异性和敏感性强，但应避免发生污染。②衣原体：衣原体分为沙眼衣原体（Chlamydia trachomatis，CT）、肺炎衣原体（Chlamydia pneumoniae，CP）和鹦鹉热衣原体。细胞培养用于诊断 CT 和 CP。

(7) 其他　免疫吸附试验、放射免疫电泳法检测双份血清特异性抗体或抗原、核酸探针及 PCR 技术检测抗原等。放射免疫、酶联免疫、基因芯片等已广泛应用于某些疾病的诊断。

2. X 线检查　①胸部正侧位片：对诊断肺炎及其并发症有重要价值。早期肺纹理增强，透光度减低，以后两肺下野、中内带出现大小不等的点状或小片絮状影，或融合成片状阴影。有肺气肿、肺不张。伴发脓胸、脓气胸或肺大泡者均可有相应的 X 线改变。②支气管造影：了解气管病变，先天性发育异常或其他。

3. 电子计算机 X 线断层显像（Computer tomography，CT）　对肺部感染范围、胸膜炎、胸膜增厚等诊断有重要作用。

4. 超声显像　副作用少，没有辐射，可短时间内重复检查，对于胸腔积液的定位、指导穿刺有重要作用。

5. 磁共振成像（Magnetic resonance imaging MRI）　较胸片更早发现肺部炎症，必要时可以应用。

6. 正电子发射体层显像（Positron emission tomography－Computed Tomography，PET－CT）　PET－CT 具有较高的对不明原因的胸腔积液疾病进行诊断和鉴别的功能，以排除肿瘤性疾病，但价格昂贵。

7. 放射性核素检查　可以鉴别肺栓塞及慢性阻塞性肺部疾病等。

8. 内镜检查　支气管镜检查可在直视下做活检或刷检，可视范围大，容易取材，进行细胞和组织学检查，可提高阳性率。亦可进行支气管肺泡灌洗，了解肺泡灌洗液中细胞成分、形态和生物学特征，分析各种细胞因子和炎症介质等。

9. 肺功能学检查　通过潮气呼吸检测婴幼儿肺功能，由于不需要婴幼儿的主动配合或特殊呼吸动作，甚至可用于新生儿，而且操作方便。

10. 活组织检查。

【防治原则】

肺炎是儿科最常见的疾病之一，在感冒、营养不良、贫血、佝偻病及婴儿时期等均较易发生，而且临床症状重。平时强调预防为主，因此必须鼓励小儿多进行户外活动，家庭保持室内空气新鲜，避免到机动车较多的马路边。注意增强儿童体质，合理喂养，及时添加辅助饮食，按时进行预防接种以及加强保暖等，以减少感冒、贫血、营养不良等基础疾病的发生。

小儿肺部感染性疾病的治疗，包括一般治疗和药物治疗，原则是应用抗生素杀灭病原菌，如病毒则加抗病毒药物。临床上根据不同的病原菌选用敏感的药物，早期足疗程治疗，同时还可以对症治疗，如发热时给予服用退热剂、咳嗽应给予化痰止咳药物，对重症肺炎应及时到医院进行相应的住院治疗，防止和减少并发症，必要时甚至可予手术或介入治疗。

【进展和展望】

1. 小儿肺部感染性疾病谱的变化研究及治疗进展　由于疾病谱的变迁，小儿肺部感染性疾病的病原体也出现了改变。既往以细胞感染为主，目前病毒和支原体感染明显增加；既往普通细菌感染，目前肺炎链球菌、流感杆菌、金黄色葡萄球菌到目前的肺炎克雷白杆菌、绿脓杆菌及鲍曼氏不动杆菌感染逐渐增加，对药物的耐受性也越来越强，甚至出现超广谱 β-内酰胺酶；这也与技术进步，辅助治疗手段包括呼吸机、各种置管及有创检查的应用有关。对上述耐药细菌检测，发现细菌内部均存在大量的耐药基因，说明目前滥用抗生素已经导致严重的后果之一就是细菌变异和耐药。

小儿肺部感染的治疗，应该强调尽可能根据肺部感染进行病原学检测，以明确是细菌、病毒或支原体还是其他，才能做到合理使用抗生素的基础。如有足够病原学证据，就可能对每一位具体患儿行成功的经验治疗；如果没有条件开展更多检查，则最大限度根据本地区病原体分布特点及耐药性进行经验性用药。由于新技术和新诊断指标的应用，重症肺炎的预后也得到明显的改善。

2. 小儿支气管镜检查的进展　随着技术的进步，小儿纤维支气管镜在临床的应用也广泛起来，在一些难治性或诊断有困难的小儿肺部感染性疾病中，纤维支气管检查发挥了重要作用。如重症肺炎的冲洗吸痰、痰液培养、肺炎并发的肺不张、胸腔积液、胸膜炎、胸膜增厚、气管软化及发育、解剖异常等疾病的诊断等，对于改善小儿肺部感染性疾病的预后也做出较大贡献。但由于小儿的生理及解剖因素，镜检容易出现咽喉部不适或疼痛、喉水肿或声音嘶哑、低氧血症、发热、刺激性咳嗽、气胸甚至麻醉意外等并发症，临床应用应该慎重。

第二节　支气管肺炎

扫码“学一学”

案例

患儿，男，13 个月，因“发热、咳嗽 5 天，加重伴气促、发绀 1 天”入院。

体格检查：T 39.5℃，P 135 次/分，R 38 次/分，BP 92/65 mmHg，神志清，精神欠佳，呼吸急促、唇周轻发绀、鼻翼扇动、三凹征阳性，双肺可闻及散在中细湿啰音。腹平软，肝肋下约 1 cm、质软，脾肋下未触及，移动性浊音阴性，肠鸣音 5 次/分。神经系统检查未见异常。

问题：

1. 本病例临床症状有何特点？
2. 最可能的诊断是什么？
3. 如何确诊？
4. 请列出治疗方案？

支气管肺炎（bonchial pneumonia）是婴幼儿时期最常见的肺炎，一年四季均可发病。在北方则多发生于冬春寒冷季节及气候骤变时。另外伴有肠炎、营养不良、维生素 D 缺乏性佝偻病、先天性心脏病等合并症，极低出生体重儿、免疫低下或缺陷者也易发生本病。

细菌或病毒感染，近年细菌与病毒混合感染及支原体、衣原体感染的病例不断增加。发达国家肺部感染以病毒为主，包括 RSV、ADV、流感及副流感病毒等。发展中国家则以细菌为主，其中肺炎链球菌最为常见。随着经济的迅速发展，我国小儿肺炎的病毒性感染也逐渐增多，肺炎支原体、衣原体和流感嗜血杆菌也有增加趋势。病原体常由呼吸道入侵，少数由血行入肺感染。

由于肺泡炎症引起通气和换气障碍，导致缺氧和二氧化碳潴留，引起临床上一系列病理生理改变，从而可通过检查进行评价和治疗。

【临床表现】

以婴幼儿为主，起病多数较急，发病前可有上呼吸道感染等前驱症状，也有直接发病者，主要临床表现为发热、咳嗽、咳痰、气促和肺部固定性的中、细湿啰音。

（一）症状

1. 发热 热型不定，多为不规则发热，亦可为弛张热或稽留热。而新生儿、重度营养不良患儿、严重感染并中毒患儿体温可不升或甚至低于正常。

2. 咳嗽、咳痰 阵发性或较频繁，也可先有刺激性干咳，后期咳嗽反而减轻，细菌感染或恢复期则咳嗽有痰。

3. 气促 多伴发热、咳嗽后出现。

4. 全身症状 细菌性感染中毒症状多较重，可出现反应差、精神疲倦、食欲下降、烦躁不安，甚至伴轻度腹泻或呕吐；病毒感染则多数中毒症状相对轻。

（二）体征

1. 呼吸加快 与年龄、体温及缺氧程度有关，呼吸频率为40～80次/分，可见鼻翼扇动和三凹征。

2. 发绀 轻症患儿可无呼吸困难，重症者出现口周、鼻唇沟和指（趾）端发绀。

3. 肺部啰音 可闻及较固定的中、细湿啰音，以背部两侧下方及脊柱两旁较多，深吸气末更明显。肺部叩诊多正常，有并发症或严重者可出现实变体征（语颤增强，叩诊浊音，呼吸音减弱或有管性呼吸音）。

（三）重症肺炎的表现

国内定义：①婴幼儿：腋温≥38.5℃，RR≥70次/分（发热哭闹等因素影响除外），胸壁吸气性凹陷，鼻扇，发绀，间歇性呼吸暂停、呼吸呻吟，拒食；②年长儿：腋温≥38.5℃，RR≥50次/分（发热哭闹等因素影响除外），鼻扇，发绀，呼吸呻吟，有脱水征。世界卫生组织定义：肺炎基础上出现激惹或嗜睡、拒食、下胸壁凹陷及发绀，则可诊断为重症肺炎。具体临床表现如下。

1. 循环系统 主要有中毒性心肌炎，表现为面色苍白、心音低钝、严重者可闻奔马律。重症肺炎并发心肌炎所表现的心率增快、呼吸增快、困难/烦躁不安和肝脏增大，注意与心力衰竭相鉴别。肺炎合并心力衰竭诊断标准：①呼吸突然加快>60次/分。②心率突然加快>180次/分。③突然出现极度烦躁不安、明显发绀、面色苍白或发灰，指（趾）甲微血管再充盈时间延长。以上三项不能用发热、肺炎本身和其他合并症解释者。④心音低钝、奔马律，颈静脉怒张。⑤肝脏迅速增大。⑥尿少或无尿，眼睑或双下肢水肿。以上条件中具备前5项即可做出诊断。

2. 神经系统 严重者脑水肿或中毒性脑病，出现烦躁或嗜睡、意识障碍、惊厥、前囟隆起、球结膜水肿、瞳孔对光反射迟钝或消失，呼吸节律不齐甚至呼吸停止。

3. 消化系统 以食欲减退、呕吐和腹泻多见，如合并中毒性肠麻痹可导致腹胀加重，肠鸣音减弱或消失，X线表现为肠淤张、不完全性肠梗阻，严重者呕吐咖啡样物，便血。中毒性肝炎则可有黄疸、肝功能异常。

4. DIC（disseminated intravascular coagulation） 可表现为血压下降，四肢冰凉，脉快而弱，皮肤、黏膜及胃肠道甚至全身出血。

5. 抗利尿激素异常分泌综合征（syndrome of inappropriate – cretion of antidiuretic hormone SIADH）　可有全身凹陷性水肿，表现为：①血钠≤130 mmol/L，血渗透压<275 mmol/L；②肾脏排钠增加，尿钠≥20 mmol/L；③临床上无血容量不足，皮肤弹性正常；④尿渗透摩尔浓度高于血渗透摩尔浓度；⑤肾功能正常；⑥肾上腺皮质功能正常；⑦ADH 升高。若 ADH 不升高，则可能为稀释性低钠血症，应注意检查血钠。

案例分析 1

患儿男性幼儿，主要临床表现为发热、咳嗽、气促，具有如下特点：

1. 发病年龄小，病程短。
2. 急性起病，发热、咳嗽 5 天，加重伴气促发绀 1 天。
3. 呼吸道症状以咳嗽、气促为主，逐渐加重伴发绀。
4. 缺氧及呼吸困难体征，唇周轻发绀、鼻翼扇动、三凹征阳性。
5. 双肺可闻及散在中细湿啰音。

（四）并发症

肺炎基础上，常见有脓胸、脓气胸、肺大泡和胸腔积液，严重者出现心力衰竭、中毒性脑病等。细菌感染尤其金黄色葡萄球菌多见。

1. 脓胸　高热不退，中毒症状加重，患侧出现实变征：呼吸运动受限，胸廓饱满；触觉语颤减弱，严重出现纵隔和气管向健侧移位；叩诊浊音；听诊呼吸音减弱；胸部 X 线有实变征：患侧肋膈角变钝或反抛物线影；胸腔穿刺或闭式引流有脓液。

2. 脓气胸　病程中突然出现呼吸困难加剧，剧烈咳嗽，烦躁不安，面色发绀；叩诊积液侧肺上方呈鼓音；听诊呼吸音减弱或消失；个别可出现张力性气胸。胸部 X 线可见液气平面。

3. 肺大泡　肺泡破裂可形成肺大泡，有时一个或多个，严重者可引起呼吸困难；胸部 X 线有薄壁空洞。

【特殊类型肺炎特点】

（一）呼吸道合胞病毒肺炎

呼吸道合胞病毒肺炎（respiratory syncytial virus pneumonia，RSV）是最常见的病毒性肺炎，多见于婴幼儿，尤其 1 岁以内小儿。轻则表现为发热、呼吸困难等症状；重则明显呼吸困难，喘憋、口唇发绀、鼻翼扇动及三凹征。肺部可闻及中、细湿啰音。X 线检查两肺可见小点片状、斑片状阴影，肺气肿。白细胞总数大多正常，病程约 1 周左右。严重者可由于气道痉挛、长时间呼吸暂停、酸中毒及脱水导致死亡。

（二）腺病毒肺炎

腺病毒肺炎（adenovirus pneumonia，ADV）是由腺病毒 3、7 型所致，多见于 6 个月 ~ 2 岁小儿，冬春季节多发。特点为起病急骤、表现为稽留高热，中毒症状重（精神萎靡、嗜睡、面色苍白、剧烈咳嗽，甚至喘憋、发绀），肺部啰音出现较晚、起病 4 ~ 5 天后肺部才出现明显啰音，X 线改变则较肺部体征出现早（肺纹理增粗、增多，肺气肿征），易并发病灶融合、肺大泡和胸腔积液。基本与临床一致，恢复慢，病程数周甚至数月。如继发细菌感染也可持续高热不退，痰液由白色转为黄色脓样，外周血白细胞明显升高，有核左移。

（三）金黄色葡萄球菌肺炎

金黄色葡萄球菌肺炎（staphylococcal aureus pneumonia）病原菌为金黄色葡萄球菌（金葡菌），由呼吸道入侵或经血行播散入肺，新生儿、婴幼儿感染率高。病变发展迅速，短时间内由于组织破坏严重，故易形成肺脓肿、脓胸、脓气胸、肺大泡、皮下气肿、纵隔气肿。并可引起败血症及其他器官的迁徙性化脓灶。临床特点为起病急、病情严重、进展快，全身中毒症状明显。患者面色苍白、烦躁不安；咳嗽、呻吟，呼吸浅快和发绀；重症者可发生休克。肺部体征出现较早，两肺散在中、细湿啰音，发生脓胸、脓气胸和皮下气肿时则有相应体征。可有荨麻疹或猩红热样皮疹。X线检查：初期小片状影，病变进展，数小时内可出现小脓肿、肺大泡或胸腔积液。外周血白细胞多数明显增高，中性粒细胞增高伴核左移和中毒颗粒。

（四）流感嗜血杆菌肺炎

流感嗜血杆菌肺炎（hemophilus influenza pneumonia）由流感嗜血杆菌引起，以4岁以下小儿多见，临床起病较为缓慢，一旦感染，则全身中毒症状重：发热、面色苍白、痉挛性咳嗽、呼吸困难、发绀及鼻翼扇动和三凹征等，肺部可闻及湿性啰音或实变征，甚至像金葡菌感染并发脓胸，还有败血症、脑膜炎、中耳炎及心包炎等。外周血白细胞增高，胸部X线检查呈肺炎或肺实变。

（五）肺炎支原体肺炎

肺炎支原体肺炎由肺炎（mycoplasma pneumoniae pneunlonia）支原体感染引起，以学龄儿童及青少年多见，近年婴幼儿发病率明显上升，有报道发病率甚至占肺炎的50%。突出的症状为咳嗽，初为干咳，后转为顽固性剧咳，常有黏稠痰液，个别患儿可类似百日咳样阵咳，病程1～4周。肺部体征多不明显。少数可闻及干、湿啰音，故体征与剧咳及发热等临床表现不一致，为本病特点之一。婴幼儿起病急，病程长，病情较重，表现为呼吸困难、喘憋、喘鸣音较为突出；肺部啰音比年长儿多。本病的重要诊断依据为肺部X线改变。其特点可呈支气管肺炎的改变，以右肺中下肺野多见。也可有间质性肺炎的改变，甚至为均匀一致的片状阴影类似大叶性肺炎改变，有时呈薄薄的云雾状浸润影。

（六）衣原体肺炎

衣原体肺炎（chlamydial pneumonia，CP）由衣原体感染引起，人类疾病关系密切的衣原体有沙眼衣原体（CT）、肺炎衣原体（CP）。

1. 沙眼衣原体肺炎 ①主要见于6个月以下婴儿；②起病缓慢，不发热或仅有低热，一般情况良好；③病初可有鼻塞、流涕等上呼吸道症状；④呼吸增快和阵发性的咳嗽，急促咳嗽后可有呼吸暂停；⑤肺部偶闻及干、湿啰音，甚至捻发音和哮鸣音；⑥X线可显示双侧间质性或小片状浸润，伴过度充气。

2. 肺炎衣原体肺炎 ①多见于学龄儿童；②症状相对较轻，发病常隐匿；③早期可有咽痛、声音嘶哑；④常见症状是咳嗽，并出现下呼吸道感染征象，未经积极治疗，咳嗽可持续1～2个月甚至更长；⑤肺部偶闻及干、湿啰音或哮鸣音；⑥X线可见到肺炎病灶改变。

【辅助检查】

（一）实验室检查

1. 外周血检查 白细胞计数及分类：白细胞升高，中性粒细胞增多，严重者并有核左移现象，胞浆可见中毒颗粒，主要为细菌性感染时出现。病毒性感染时白细胞大多正常或偏低，淋巴细胞比例增高。

2. C－反应蛋白（CRP）　细菌感染时血清 CRP 浓度上升，而非细菌感染时则上升不明显。

3. 前降钙素原（PCT）　意义与 C－反应蛋白相同，但敏感及特异性较高。

4. 四唑氮蓝试验（nitrogen blue tetrazolium test，NBT）　细菌感染激活的中性粒细胞吞噬和氧化 NB 染料，可形成棕褐色颗粒，故细菌感染时阳性细胞数升高（>10%），病毒感染不升高。

5. 病原体检查

（1）细菌学检查　①细菌培养或涂片：血或痰液、气管分泌物、肺泡灌洗液、胸腔积液进行细菌培养和涂片，必要时抗酸染色；细菌培养阳性者同时进行药物敏感性试验；以明确病原体，寻找敏感抗生素，指导治疗。② 细菌血清学检测抗体水平，PCR 技术检测细菌基因等。

（2）病毒学检测　① 病毒分离：感染的肺组织，气管灌洗液，呼吸道分泌物及痰液等，行病毒分享和培养，可以明确病毒类型和分离到病毒株。②抗原检测：采取咽拭子、鼻咽分泌物、气管吸取物或肺泡灌洗液涂片，或快速培养后使用病毒特异性抗体（包括单克隆抗体），有条件开展免疫荧光技术、免疫酶法或放射免疫法，可发现特异性病毒抗原。③抗体检测：IgM 特异性病毒抗体出现较早，若病毒特异性 IgM 抗体阳性提示新近感染。其他快速诊断方法：如核酸分子杂交或聚合酶链反应（PCR）技术的敏感性高，但易出现假阳性。急性期和恢复期 IgG 抗体升高 4 倍以上有意义；④病毒基因检测：采用核酸分子杂交技术、聚合酶链反应（PCR）或逆转录聚合酶链反应（RT－PCR）技术，可以检测呼吸道分泌物中的病毒基因而明确病原。

（3）其他病原学检测　① 肺炎支原体和衣原体检测；②嗜肺军团菌血清特异性抗体测定；③结核菌检测结核感染 T 细胞检测（T－SPOT），对于找痰结核菌阴性的结核感染有较大意义。

（二）X 线检查

早期肺纹理增强，透光度减低，以后两肺下野、中内带出现大小不等的点状或小片絮状影，或融合成片状阴影。有肺气肿、肺不张、伴发脓胸、脓气胸、肺大泡或者不同的病原感染则有相应的 X 线改变。

（三）CT 或超声检查

需要进一步评估病情或定位穿刺引流。

【诊断和鉴别诊断】

根据有发热、咳嗽、咳痰、气促，唇周发绀、鼻翼扇动、三凹征、双肺固定细湿啰音，诊断本病不难，胸片有斑点片状阴影可以进一步协助诊断。

本病需与喉梗阻、急性支气管炎、支气管异物、支气管哮喘和肺结核鉴别。

案例分析 2

根据上述典型呼吸道疾病的特点，初步诊断为支气管肺炎。可以借助胸部 X 光片进一步确诊。

患儿入院后第二天检查胸片：结果见图 30－1。胸片：双肺纹理增重，双肺野中可见斑点片状模糊阴影。

诊断：支气管肺炎。

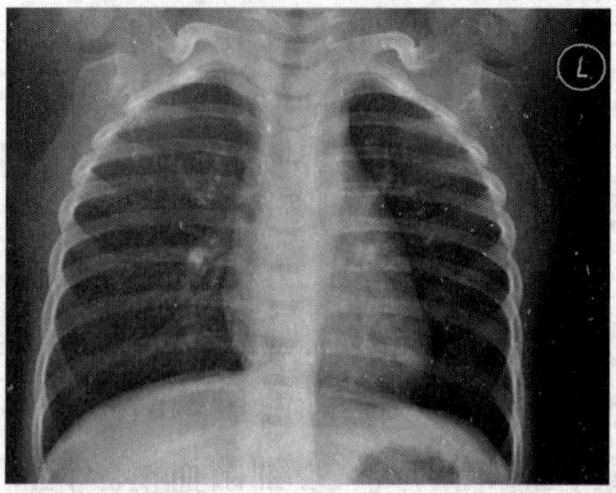

图 30－1　支气管肺炎 X 线片

【治疗】

（一）一般治疗和护理

室内空气要流通，温度、湿度要适宜；给予营养丰富的饮食，进食困难者，可给予肠外营养。经常变换体位，促进炎症吸收；注意隔离，以防交叉感染。

（二）抗感染治疗

见表 30－1

表 30－1　抗感染治疗方案

一线治疗方案：
患儿 13 个月，体重 10 kg
普通细菌感染，病原未明：
青霉素 80 万 u＋5% GS50 ml　ivgtt q12 h×7d/10d
氨苄西林 0.5g＋5% GS50 ml　ivgtt q12 h×7d/10d
沐舒坦 15 mg＋5% GS50 ml　ivgtt qd×7d/10d
肺炎链球菌：
青霉素 80 万 u＋5% GS50 ml　ivgtt q12 h×7d/10d
头孢曲松 0.5g＋5% GS50 ml　ivgtt q12 h×7d/10d
沐舒坦 15 mg＋5% GS50 ml　ivgtt qd×7d/10d
流感嗜血杆菌：
氨苄青霉素舒巴坦 0.5g＋5% GS50 ml　ivgtt q12 h×7d/10d
头孢呋辛 0.5g＋5% GS50 ml　ivgtt q12 h×7d/10d
沐舒坦 15 mg＋5% GS50 ml　ivgtt qd×7d/10d
金黄色葡萄球菌：
苯唑青霉素 0.5g＋5% GS30 ml　ivgtt q8 h×7d/10d
头孢呋辛 0.5g＋5% GS30 ml　ivgtt q8 h×7d/10d
沐舒坦 15 mg＋5% GS50 ml　ivgtt qd×7d/10d
支原体、衣原体：
红霉素 0.25g＋5% GS250 ml　ivgtt qd×14d
红霉素 0.125g po qn×14d
革兰阴性杆菌：
头孢曲松 0.5g＋5% GS50 ml　ivgtt q12 h×7d/10d
沐舒坦 15 mg＋5% GS50 ml　ivgtt qd×7d/10d
病毒感染：
利巴韦林 0.1g＋5% GS50 ml　ivgtt qd×7d/14d
沐舒坦 15 mg＋5% GS50 ml　ivgtt qd×7d/10d
重症肺炎治疗：
根据药物敏感试验换用二线药物。

1. 抗生素治疗

（1）原则　①首选有效和安全药物；②先进行细菌培养和药敏试验，在结果出来前可给予经验性治疗；③重症患儿宜静脉途径用药；④选用肺组织浓度高的药物；⑤注意足量和足疗程；⑥必要时可联合用药。

（2）根据病原菌选择抗生素　①肺炎链球菌：首选青霉素或阿莫西林；青霉素过敏选用大环内酯类。②金黄色葡萄球菌：甲氧西林敏感者首选苯唑西林钠或氯唑西林钠，耐药者选用万古霉素。③流感嗜血杆菌：氨苄青霉素＋舒巴坦或羟氨苄青霉素＋克拉霉素。④大肠杆菌和肺炎杆菌：首选头孢曲松或头孢噻肟，绿脓杆菌首选替卡西林＋克拉维酸。⑤肺炎支原体和衣原体：首选大环内酯类抗生素如红霉素、罗红霉素、阿奇霉素。

（3）给药时间　持续至体温正常后5～7天，症状、体征消失后3天停药。支原体肺炎至少使用抗菌药物2～3周。葡萄球菌肺炎在体温正常后2～3周可停药，总疗程≥6周。

2. 抗病毒治疗　①三氮唑核苷（病毒唑）：广谱抗病毒药物，可口服、滴鼻、雾化吸入、肌注和静脉点滴均可，肌肉注射或静脉给药的剂量为10～15 mg/（kg·d）。②α－干扰素，可肌肉注射，亦可雾化吸入，5～7天为一疗程。③流感病毒感染：磷酸奥司他韦口服，13岁以上可以按照每天两次，每次75mg，连用5天。

（三）对症治疗

1. 吸氧　有缺氧表现时需吸氧。

2. 保持气道通畅　改善通气功能，防止缺氧，雾化吸入有助于解除支气管痉挛和水肿。呼吸衰竭时应行气管插管，机械通气（人工呼吸机）。

3. 止咳、祛痰　以祛痰为主，可口服复方甘草合剂或沐舒坦口服液；轻度咳嗽可不予处理，咳嗽剧烈时可适当口服镇咳药物。

4. 心力衰竭治疗　镇静、吸氧、强心、利尿、扩张血管等。

5. 腹胀的治疗　低钾血症者，应补充钾盐。中毒性肠麻痹时，要禁食和胃肠减压，必要时使用酚妥拉明静脉滴注。

6. 其他　高热患儿可用物理降温，如酒精擦浴、冷敷、冰袋置于腋窝、腹股沟及头部；口服对乙酰氨基酚或布洛芬等。

（四）糖皮质激素

糖皮质激素可减少炎症渗出，减轻症状。应用指征：①严重憋喘或呼吸衰竭、心力衰竭；②严重全身中毒症状，休克、中毒性脑病、超高热；③支气管痉挛明显或分泌物多；④早期胸腔积液，为防止胸膜粘连。上述情况可短期应用激素。可用甲泼尼龙1～2 mg/（kg·d），琥珀酸氢化可的松5～10 mg/（kg·d）或用地塞米松0.1～0.3 mg/（kg·d）加入瓶中静脉点滴，疗程3～5天，超过5～7天逐渐减量停药。

（五）并发症的治疗

1. 肺炎合并心力衰竭治疗　原则：吸氧、镇静、强心、利尿和应用血管活性药物。①吸氧从低流量起，严重心力衰竭甚至并发左心衰者可以高流量或酒精湿化吸氧。②强心药：可用地高辛、西地兰或洋地黄毒苷静脉注射，不同年龄剂量有所不同。③利尿：呋塞米（速尿）每次1 mg/kg，静脉注射。④血管活性药物：酚妥拉明每次0.5～1.0 mg/kg，最大量不超过10 mg，静脉点滴或缓慢注射，必要时也可以用卡托普利或硝普钠。

2. **肺炎合并中毒性脑病治疗** 原则：脱水、改善通气、扩血管、止痉、激素及促进脑细胞恢复。①脱水：20%甘露醇1.25～5 ml/kg，每6～8小时1次。②改善通气：吸氧，必要时人工辅助通气，间歇正压通气，病情稳定后可撤机。③扩血管药物：酚妥拉明每次0.5～1.0 mg/kg，每2～6小时1次；山莨菪碱每次1～2 mg/kg，视病情可重复。④止痉：一般选用地西泮，每次0.2～0.3 mg/kg，静脉注射，1～2小时后可重复，必要时可用人工冬眠疗法。⑤糖皮质激素：地塞米松0.25 mg/kg静脉注射。⑥促进脑细胞恢复：有胞磷胆碱，维生素 B_6 和三磷酸腺苷等。

3. **SIADH治疗** 原则：限制水入量，补充高渗盐水。当血钠为120～130 mmol/L，症状不明显时，可以通过限制入量缓解低渗症状。当血钠低于120 mmol/L时，可按照3%氯化钠12 ml/kg可提高血钠10 mmol/L计算，先补充1/2量，在2～4小时内静脉点滴，必要时可重复1次。

4. 脓胸和脓气胸者应及时进行穿刺引流，若脓液黏稠，经反复穿刺抽脓不畅或发生张力性气胸时，宜考虑胸腔闭式引流。

5. 合并佝偻病、贫血、营养不良者应给予相应治疗。

案例分析3

治疗方案：

1. 保持呼吸道通畅，多饮水，保证足够的营养，注意水、电解质及酸碱平衡，保证液体量60～80 ml/（kg·d）。

2. 抗感染 青霉素20万U（kg·d），分四次肌内注射或静脉滴注；或头孢唑啉50 mg/（kg·d），一日2次肌内注射或静脉滴注。

3. 祛痰止咳 生理盐水10 ml加α-糜蛋白酶5 mg、小诺霉素15 mg，一日1次超声雾化吸入；小儿止咳糖浆5 ml，一日3次口服。

4. 对症 发热可给予物理或药物降温。

扫码“练一练”

（六）辅助支持治疗

血浆和静脉注射用丙种球蛋白（1V1G），对于重症患儿，可按照400 mg/（kg·d），连用3～5天，有一定的辅助治疗作用。

（徐学聚）

第三十一章　维生素D缺乏性佝偻病

扫码“学一学”

案例

患儿女，1岁2个月，经常出现夜惊、多汗、烦躁不安，近2周加重。

患儿为第一胎，胎龄34周，剖宫产，生后因母乳不足，混合喂养，未添加辅食，未补充鱼肝油或钙剂。尚不能扶站。

体格检查：T 36.5℃，P 116次/分，HR 32次/分，体重9.5 kg，身长72 cm，头围43 cm，神志清，精神可，方颅，前囟2 cm×2 cm，平软，颅骨无软化，乳牙未萌出。胸廓可见“鸡胸”畸形。心、肺、腹无异常。四肢肌力、肌张力正常，神经系统检查未见异常。

问题：

1. 本病例临床症状有何特点？
2. 最可能的诊断是什么？
3. 如何确诊？
4. 如何治疗？

维生素D缺乏性佝偻病（rickets of vitamin D deficiency）是由于儿童体内维生素D不足使钙、磷代谢紊乱，产生的一种以骨骼病变为特征的全身慢性营养性疾病。典型的表现是生长着的长骨干骺端生长板和骨基质矿化不全。

婴幼儿特别是小婴儿是高危人群，北方佝偻病患病率高于南方。近年来，随社会经济文化水平的提高，我国营养性维生素D缺乏性佝偻病发病率逐年降低，病情也趋于轻度。

佝偻病病因：①围生期维生素D不足：母亲妊娠期，特别是妊娠后期维生素D不足，以及早产、双胎均可使婴儿体内维生素D不足。②日照不足：各种原因引起日光照射皮肤不足，不能将皮肤中的7-脱氢胆固化醇（7-DHC）转变为维生素D_3，因而影响内源性维生素D的生成。③生长速度快，需要增加：如早产及双胎婴儿出生后生长发育快，需要维生素D多，且体内贮存的维生素D不足。婴儿早期生长速度较快，也易发生佝偻病。④食物中含维生素D不足：乳类中含维生素很少，如单纯乳类喂养不另加维生素D制剂或少晒太阳，可发生维生素D缺乏。⑤疾病及药物的影响：胃肠、肝胆、肾等疾病可影响维生素D和钙磷的吸收和利用；长期服用抗惊厥药物可使体内维生素D不足；糖皮质激素有对抗维生素D对钙的转运的作用。

【临床表现】

临床以生长最快部位的骨骼改变、肌肉松弛及非特异性神经精神症状为主要表现。因此年龄不同，临床表现不同。重症佝偻病患儿还可有消化和心肺功能障碍，并可影响行为发育和免疫功能。本病在临床上可分期如下。

1. 初期（早期） 多见于6个月以内，特别是3个月以内小婴儿。表现为神经兴奋性增高，如易激惹、烦闹、汗多刺激头皮而摇头等。

2. 活动期（激期） 早期维生素D缺乏的婴儿未经治疗，继续加重，出现钙、磷代谢失常的典型骨骼改变。6月龄以内婴儿的佝偻病以颅骨改变为主，前囟边较软，颅骨薄，检查者用双手固定婴儿头部，指尖稍用力压迫枕骨或顶骨的后部，可有压乒乓球样的感觉。额骨和顶骨中心部分常常逐渐增厚，至7~8个月时，变成“方盒样”头型即方头（从上向下看），头围也较正常增大。骨骺端因骨样组织堆积而膨大，沿肋骨方向于肋骨与肋软骨交界处可扪及圆形隆起，从上至下如串珠样突起，以第7~10肋骨最明显，称佝偻病串珠；手腕、足踝部亦可形成钝圆形环状隆起，称手、足镯。1岁左右的小儿可见到胸骨和邻近的软骨向前突起，形成“鸡胸样”畸形；严重佝偻病小儿胸廓的下缘形成一水平凹陷，即肋膈沟。由于骨质软化与肌肉关节松弛，小儿开始站立与行走后双下肢负重，可出现股骨、胫骨、腓骨弯曲，形成严重膝内翻（“O”形）或膝外翻（“X”形）。患儿会坐与站立后，因韧带松弛可致脊柱畸形。严重低血磷使肌肉糖代谢障碍，使全身肌肉松弛，肌张力降低和肌力减弱。

3. 恢复期 以上任何期经治疗或日光照射后，临床症状和体征逐渐减轻或消失。

4. 后遗症期 多见于2岁以后的儿童。因婴幼儿期严重佝偻病，残留不同程度的骨骼畸形。无任何临床症状。

【辅助检查】

1. X线骨骼检查 初期常无骨骼病变，骨骼X线可正常，或钙化带稍模糊。活动期X线显示长骨钙化带消失，干骺端呈毛刷样、杯口状改变；骨骺软骨盘（生长板）增宽（>2mm）；骨质稀疏，骨皮质变薄；可有骨干弯曲畸形或青枝骨折，骨折可无临床症状。经治疗2~3周后骨骼X线改变有所改善，出现不规则的钙化线，以后钙化带致密增厚，骨骺软骨盘<2mm，逐渐恢复正常。到后遗症期X线检查显示骨骼干骺端病变消失。

2. 血生化检查 初期血清25-(OH)D_3下降，PTH升高，一过性血钙下降，血磷降低，碱性磷酸酶正常或稍高。活动期除血清钙稍低外，其余指标改变更加显著。恢复期血钙、磷逐渐恢复正常，碱性磷酸酶需1~2月方可降至正常水平。

【诊断】

正确的诊断必须依据维生素D缺乏的病因、临床表现、血生化及骨骼X线检查。应注意早期非特异性的神经兴奋性增高症状，仅据临床表现的诊断准确率较低；骨骼的改变可靠；血清25-(OH)D_3水平为最可靠的诊断标准，但很多单位不能检测。血生化与骨骼X线的检查为诊断的“金标准”。

案例分析1

患儿1岁2月，方颅、前囟增大、鸡胸为主要特征，具有如下特点：

1. 患儿为早产儿，生后混合喂养，未及时添加辅食。
2. 生后至今未补充鱼肝油或钙剂。
3. 有夜惊、多汗、烦躁不安症状，方颅、前囟增大并伴有乳牙萌出延迟症状，且尚不能站立。有鸡胸。

初步诊断：根据上述典型“方颅、前囟增大、鸡胸”改变，诊断为佝偻病（活动期）。入院后血生化检查结果如下：血钙1.95 mmol/L，血磷0.9 mmol/L，碱性磷酸酶460U/L，血清25-(OH)$D_3$23nmol/L。②腕关节X线检查结果见图31-1。

提示：维生素D缺乏性佝偻病（活动期）。

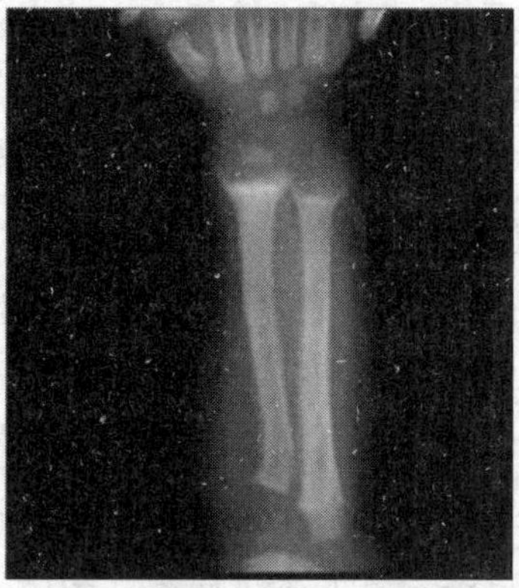

图31-1　X线检查表现：腕关节骨骺软骨盘明显增宽，尺骨干骺端呈杯口状改变，骨质稀疏，骨皮质变薄，骨化中心两个

【治疗】

目的在于控制活动期，防止骨骼畸形。治疗的原则应以口服维生素D为主，一般剂量为每日2000～5000IU，持续4～6周；之后小于1岁婴儿改预防量400IU/日，大于1岁婴儿改预防量600IU/日，同时给予多种维生素。当重症佝偻病有并发症或无法口服者可大剂量肌肉注射维生素D 20万～30万IU一次，3个月后改预防量。

除采用维生素D治疗外，应注意加强营养，保证足够奶量，及时添加转乳期食品，坚持每日户外活动。

案例分析2

治疗方案：

1. 口服维生素D 2000IU/d，持续1个月后复查血生化指标及骨骼X线，如症状好转，改为每日口服维生素D 600IU。
2. 口服钙剂及多种维生素。
3. 加强营养，逐渐添加牛奶、鸡蛋、豆制品等辅食。
4. 加强户外活动，多晒太阳。

扫码“练一练”

【预防】

营养性维生素D缺乏性佝偻病是自限性疾病，一旦婴幼儿有足够时间户外活动，可以自愈。有研究证实日光照射和生理剂量的维生素D（400IU）可治疗佝偻病。因此，现认为确保儿童每日获得维生素D 400IU是预防和治疗的关键。

（李欢欢）

主要参考文献

[1] 陈垦．临床医学概论．北京：中国医药科技出版社，2007.

[2] 陈垦．诊断学基本技能训练和指导．北京：科学出版社，2009.

[3] 彭吉润，王杉主译．克氏外科学．19 版．北京：北京大学医学出版社，2015.

[4] 徐新娟，杨大明．诊断学案例版．北京：科学出版社，2008.

[5] 胡品津，谢灿茂．内科鉴别诊断学．北京：人民卫生出版社，2014.

[6] 万学红，卢雪峰．诊断学．9 版．北京：人民卫生出版社，2018.

[7] 万学红，卢雪峰．诊断学．8 版．北京：人民卫生出版社，2013.

[8] 亚美．诸福堂实用儿科学．8 版．北京：人民卫生出版社，2012.

[9] 王卫平．儿科学．9 版．北京：人民卫生出版社，2018.

[10] 欧阳钦．临床诊断学．2 版．北京：人民卫生出版社，2010.

[11] 葛均波，徐永健，王辰．内科学．9 版．北京：人民卫生出版社，2018.

[12] 陈孝平，汪建平，赵继宗．外科学．9 版．北京：人民卫生出版社，2018.

[13] 吴肇汉，秦新裕，丁强．实用外科学．4 版．北京：人民卫生出版社，2017.

[14] 吴孟超，吴在德．黄家驷．外科学．7 版．北京：人民卫生出版社，2008.

[15] 陈垦，杨建新．临床医学概论．2 版．北京：科学出版社，2016.

[16] 谢幸，孔北华，段涛．妇产科学．9 版．北京：人民卫生出版社，2018.

[17] 曹泽毅．中华妇产科学．3 版．北京：人民卫生出版社，2014.

[18] 刘兴会，漆洪波．难产．北京：人民卫生出版社，2015.

[19] 谢幸，苟文丽．妇产科学．8 版．北京：人民卫生出版社，2013.

[20] 白人驹．医学影像诊断学．4 版．北京：人民卫生出版社，2017.

[21] 金征宇，龚启勇．医学影像学．3 版．北京：人民卫生出版社，2015.

[22] 梁碧玲．骨与关节疾病影像诊断学．2 版．北京：人民卫生出版社，2016.

[23] 王纯正．超声诊断学．3 版．北京：人民卫生出版社，2013.

[24] 徐克，龚启勇，韩萍．医学影像学．8 版．北京：人民卫生出版社，2013.

[25] 杨正汉，冯逢，王霄英．磁共振成像技术指南——检查规范、临床策略及新技术应用．北京：人民军医出版社，2007.

[26] 姜玉新，冉海涛．医学超声影像学．2 版．北京：人民卫生出版社，2016.

[27] 陈新，黄宛．临床心电图学．6 版．北京：人民卫生出版社，2010.

[28] 郭继鸿．新概念心电图．4 版．北京：北京大学医学出版社有限公司，2014.

[29] 方丕华，张澍．心电学新进展．北京：中国协和医科大学出版社，2010.

[30] 潘大明．心电图学教学图谱．浙江：浙江大学出版社，2010.

[31] 胡大一．基础心电图：正常与异常心电图．北京：人民卫生出版社，2010.

[32] 李兰娟，任红．传染病学．9 版．北京：人民卫生出版社，2018.

[33] 林果为，王吉耀，葛均波．实用内科学．15 版．北京：人民卫生出版社，2017.

[34] 张健，陈义汉．心脏病学实践．北京：人民卫生出版社，2018.

[35] 葛均波，方唯一．现代心脏病学进展．北京：科学出版社，2018.
[36] 颜红兵，赵汉军．解读欧洲急性心肌梗死治疗指南 2018. 北京：科学技术出版社，2018.
[37] 廖二元．内分泌代谢病学．4 版．北京：人民卫生出版社，2012.
[38] 薛耀明，肖海鹏．内分泌与代谢病学．广州：广东科技出版社，2018.
[39] 贾建平，陈生弟．神经病学 .7 版．北京：人民卫生出版社，2013.
[40] 钱家鸣，王莉瑛．消化疾病．北京：科学出版社，2012.
[41] 陈香美．肾脏病学高级教程．北京：人民军医出版社，2014.
[42] 里奇曼．威廉姆斯血液学手册 .8 版．北京：人民军医出版社，2015.
[43] 钟南山．呼吸内科学．2 版．北京：人民卫生出版社，2012.
[44] 蔡柏蔷，李龙芸．协和呼吸病学．北京：中国协和医科大学出版社，2011.